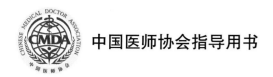 中国医师协会指导用书

全科医师心血管疾病防治能力提升

Improvement of Prevention and Treatment Capabilities of Cardiovascular Diseases for General Practitioners

（第2版）

主　编　韩雅玲　马长生　王祖禄

副主编　黄　岚　陈绍良　吴书林　张　健
　　　　刘梅林　韩　凌　王效增

北京大学医学出版社

QUANKE YISHI XINXUEGUAN JIBING FANGZHI NENGLI TISHENG

图书在版编目（CIP）数据

全科医师心血管疾病防治能力提升 / 韩雅玲，马长生，王祖禄主编 . —2 版 . —北京：北京大学医学出版社，2024.5

ISBN 978-7-5659-3165-9

Ⅰ.①全…　Ⅱ.①韩…②马…③王…　Ⅲ.①心脏血管疾病－防治　Ⅳ.① R54

中国国家版本馆 CIP 数据核字（2024）第 109187 号

全科医师心血管疾病防治能力提升（第 2 版）

主　　编：韩雅玲　马长生　王祖禄

出版发行：北京大学医学出版社

地　　址：（100191）北京市海淀区学院路 38 号　北京大学医学部院内

电　　话：发行部 010-82802230；图书邮购 010-82802495

网　　址：http://www.pumpress.com.cn

E - m a i l：booksale@bjmu.edu.cn

印　　刷：北京信彩瑞禾印刷厂

经　　销：新华书店

责任编辑：高　瑾　　责任校对：靳新强　　责任印制：李　啸

开　　本：889 mm×1194 mm　1/16　印张：31.5　字数：1000 千字

版　　次：2024 年 5 月第 2 版　2024 年 5 月第 1 次印刷

书　　号：ISBN 978-7-5659-3165-9

定　　价：220.00 元

编者名单

主　编：韩雅玲　马长生　王祖禄

副主编：黄　岚　陈绍良　吴书林　张　健　刘梅林　韩　凌　王效增

编　者（以姓氏笔画为序）

于世勇	陆军军医大学第二附属医院	李艳玮	河南大学临床医学院
于海波	北部战区总医院	吴书林	广东省人民医院
马长生	首都医科大学附属北京安贞医院	邹长虹	中国医学科学院阜外医院
王　江	陆军军医大学第二附属医院	沙鹏鹃	首都医科大学附属复兴医院
王建铭	北部战区总医院	张　波	大连医科大学附属第一医院
王城祺	北部战区总医院（研究生）	张　剑	北部战区总医院
王祖禄	北部战区总医院	张　健	中国医学科学院阜外医院
王效增	北部战区总医院	张权宇	北部战区总医院
王琦光	北部战区总医院	陈　欣	广东省人民医院
方　毅	北部战区总医院	陈三保	北部战区总医院
左　嵩	首都医科大学附属北京安贞医院	陈绍良	南京医科大学附属南京医院
卢尚欣	首都医科大学附属北京安贞医院	林炜东	广东省人民医院
田　庄	北京协和医院	赵　巍	北部战区总医院
付志方	北京大学第一医院	贾　叶	首都医科大学附属复兴医院
冯雪茹	北京大学第一医院	贾朝旭	首都医科大学附属北京安贞医院
曲　鹏	大连医科大学附属第二医院、	徐　凯	北部战区总医院
	大连理工大学医学部	高　阳	北部战区总医院
朱琳琳	南京医科大学附属南京医院	桑才华	首都医科大学附属北京安贞医院
刘　荣	北部战区总医院	黄　岚	陆军军医大学第二附属医院
刘美丽	北部战区总医院	康正松	北部战区总医院（研究生）
刘海伟	北部战区总医院	梁　明	北部战区总医院
刘梅林	北京大学第一医院	梁振洋	北部战区总医院
刘梅颜	首都医科大学附属北京安贞医院	彭程飞	北部战区总医院
孙鸣宇	北部战区总医院	董志超	大连医科大学附属第一医院
孙佳琪	北部战区总医院	韩　凌	首都医科大学附属复兴医院
李　洋	北部战区总医院	韩雅玲	北部战区总医院
李　颖	北部战区总医院	揭秉章	首都医科大学附属复兴医院
李　毅	北部战区总医院	曾　颖	陆军军医大学第二附属医院
李美岑	北部战区总医院		

前　言

2023年6月国家心血管病中心发布最新的《中国心血管健康与疾病报告2022》指出，我国有心血管疾病（CVD）危险因素的人群巨大，人口老龄化加速，CVD发病率和死亡率仍在升高，据推算我国CVD现患病人数达3.3亿。为促进"以治病为中心"向"以人民健康为中心"转变，国家相继发布《"健康中国2030"规划纲要》和《健康中国行动（2019—2030年）》，中国卫生健康事业进入了一个新的历史发展阶段，推动CVD防治主战场由医院逐步向社区转移。

党的二十大报告指出，"促进优质医疗资源扩容和区域均衡布局，坚持预防为主，加强重大慢性病健康管理，提高基层防病治病和健康管理能力。"全科医生是居民健康的"守门人"、患者就医的"始发站"和"枢纽站"，在基本医疗卫生服务中发挥着重要作用。然而，CVD具有发病急、病情发展快、病情严重、致残风险和致死风险高以及发病率持续增高的特点，我们面临着疾病危害带来的巨大压力和防治能力相对薄弱之间差异的挑战。因此，快速提升全科医师对心血管疾病的诊治能力是实现"健康中国"建设的重要环节之一。

为培养水平高、能力强、技术全面的全科医生，更好地服务于广大基层患者，中国医师协会于2020年成立全科医师心血管诊疗能力提升工作委员会（Chinese Cardiovascular Diagnosis and Treatment Ability Improvement Committee，简称CCAC），北部战区总医院韩雅玲院士担任CCAC首届主任委员，马长生、张抒扬、王祖禄教授等70余位国内著名心血管疾病专家担任副主任委员和委员。

CCAC持续开展的"全科医师心血管疾病防治能力提升项目"（简称"全心提升项目"），高度融合心血管专科与全科医学的发展理念，为全科医师和基层医师们提供了一个学习、交流、提高的平台，以期全面提升全科医师和基层医师们对常见心血管疾病的预防、诊疗和急救水平，提高转诊判定能力，更好地掌握心血管疾病防治的最新理念和技术，培养出更多高素质的"人民健康守门员"，更好地服务于广大患者。项目已在全国26个省（自治区/直辖市）完成100余场线下和线上培训，超过23万人次参会，受到广大基层医师和全科医师的热烈欢迎。

为更加方便全科医师学习和掌握心血管疾病防治知识，我作为"全心提升项目"主席，邀请了国内数十位心血管病学领域著名专家和中青年学者共同编撰了《全科医师心血管疾病防治能力提升（第2版）》。本书共二十六章，具有以下三个特点：其一，内容覆盖面广，涵盖了基层医师亟需的CVD防治基本知识。包括了冠心病、高血压、心力衰竭、心律失常、心肌梗死、心脏性猝死、血脂异常、肺栓塞、先天性心脏病、心脏瓣膜疾病、主动脉及外周动脉疾病、心肺复苏、心电图识别及心血管疾病相关心理学（双心医学）等常见病的诊疗规范、合理用药、鉴别诊断及治疗策略等。其二，可读性强，主要为培训全科和基层医师心血管疾病防治技能而编写，兼顾实用性、前沿性与可读性，从心血管基础知识和典型病例出发，深入浅出，理论和实践紧密结合。其三，实用价值高，本书编者均长期在临床一线从事 CVD 诊治和研究工作，使此书成为一部心血管病学专家临床诊治经验方法的精粹汇编。我衷心希望广大全科医师、基层医师能从中获益。

最后，真诚感谢所有编者和北京大学医学出版社编辑老师在百忙之中为本书的出版所付出的辛勤劳动；并向支持"全心提升项目"举办、关心本书出版的中国医师协会领导和同道们致以诚挚的谢意！

韩雅玲

中国工程院院士

中国医师协会全科医师心血管诊疗能力提升工作委员会主任委员

北部战区总医院全军心血管病研究所所长兼心内科主任

2024 年 6 月

目 录

第一章
冠心病的诊断分型和防治原则

（李　洋　韩雅玲）

心脏是一个强而有力的"泵"，主要功能是为血液流动提供压力，将血液运行至身体各部分。将血液输送到心脏、供应心肌血液的动脉血管称作"冠状动脉"。冠状动脉发生粥样硬化病变而严重阻塞或闭塞，导致心肌缺血、缺氧或坏死而引起的心脏病，即称"冠心病"，归属为缺血性心脏病，是动脉粥样硬化导致器官病变的最常见类型。

第一节　我国冠心病的发病现状

《中国心血管健康与疾病报告 2022》显示[1]，我国心血管疾病患病率处于持续上升阶段，推算现阶段心血管疾病患病人数达 3.3 亿，其中冠心病 1139 万。心血管疾病死亡占居民疾病死亡构成 45% 以上，居首位，高于肿瘤及其他疾病（图1-1）。2020 年城市居民冠心病死亡率为 126.91/10 万，农村为 135.88/10 万；2020 年冠心病死亡率延续 2012 年以来的上升趋势，农村地区上升明显，至 2016 年已超过城市水平（图 1-2）。2004 年至今，心脑血管疾病住院费用年均增速远高于国内生产总值增速。由于我国居民不健康生活方式流行，有心血管疾病危险因素的人群巨大，人口老龄化加速，我国心血管疾病发病率和死亡率仍在升高，疾病负担下降的拐点尚未出现。

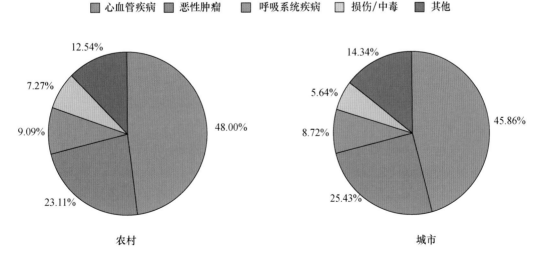

图 1-1　2020 年中国农村和城市居民主要疾病死因构成比
（摘自：《中国心血管健康与疾病报告 2022》）

1

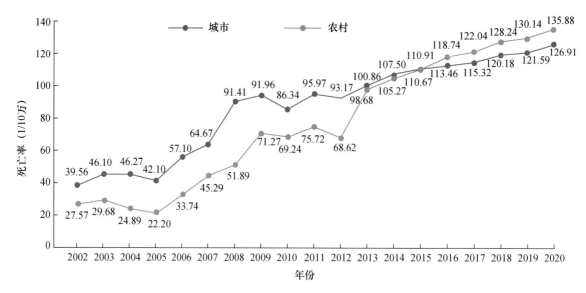

图 1-2　2002—2020 年中国城乡地区冠心病死亡率变化趋势
（摘自：《中国心血管健康与疾病报告 2022》）

第二节　冠心病的主要危险因素

一、高血压

大量研究表明，高血压是冠心病的主要危险因素，收缩压和舒张压均与冠心病发病率显著相关，而且随着血压升高，冠心病的发病率和死亡率均呈上升趋势[2-4]。胡大一教授主持的一项中国人群的研究证实[2]，在＞ 60 岁的人群中，收缩压与不良心血管事件及心血管死亡率具有更密切的联系。

二、血脂异常

高胆固醇血症、高甘油三酯血症与冠心病的发病均存在关联[5]。Framingham 研究证实，血总胆固醇水平为 200 ～ 220 mg/dl 时，冠心病发生风险相对稳定；超过此限度，冠心病发生风险将随总胆固醇水平升高而增加。其中低密度脂蛋白胆固醇与心血管疾病发生呈正相关，而高密度脂蛋白胆固醇则与心血管疾病发生呈负相关。高甘油三酯血症是冠心病的独立危险因素[6]。

三、糖尿病

糖尿病是冠心病发病的高危因素。至 2030 年，全球范围内糖尿病的患病率将升高至 7.7%。Framingham 研究显示，男性糖尿病患者冠心病发病率较非糖尿病患者高 2 倍，女性糖尿病患者冠心病发生风险则增加 4 倍[7]。在糖尿病患者中，血糖水平的高低也与冠心病发生风险密切相关。中国慢性病前瞻性研究对中国 10 个地区 30 ～ 79 岁的 512 869 人进行调查后发现，糖尿病患者的全因死亡率显著高于无糖尿病者，糖尿病增加了缺血性心脏病和脑卒中风险。

四、肥胖和超重

肥胖在冠心病危险因素中的作用是被逐步发现的。多项前瞻性研究证明[7]，超重可增加冠心病的发生风险，向心性肥胖更是冠心病的高危因素。实际上，心血管疾病发生风险的增加不仅限于与重度肥胖有关，在"正常体重"范围上限时，心血管疾病的发生风险就开始增加，随着体重的增加，危险性逐步增大。

五、吸烟

吸烟是冠心病的重要危险因素之一已经达成基本共识。冠心病发生风险与每天吸烟量以及烟龄有关[7]。Framingham 研究发现每天吸烟大于、等于、小于 20 支烟的人群冠心病发生风险分别提高 7.25 倍、2.67 倍、1.43 倍。此外，吸烟者心肌梗死发生风险较不吸烟者高出 1.5 ～ 2.0 倍。

六、不良饮食习惯

不良饮食习惯包括过多的热量摄入导致的超重和肥胖，过多的胆固醇摄入引起血脂紊乱，过多的盐摄入导致血压不稳等。

七、年龄与性别

冠心病发病存在年龄和性别差异。本病多发生在 40 岁以后。45 岁之前女性冠心病的患病率明显低于男性，这是女性分泌正常浓度雌激素的结果，但是随着绝经期雌激素分泌量的减少，女性冠心病的患病率逐年升高，60 岁以上的女性冠心病患病率明显升高，与男性无明显差别。女性发病平均比男性晚 10 年。

八、心理社会因素

心理社会因素包括环境应激源和个性特征模式两方面。暴露于应激源可以指急性的一次应激，也可以指高度紧张工作条件下的长期慢性紧张。个人应对环境紧张的行为反应包括抑郁等心理因素，还包括不健康的生活方式，如吸烟、不合理的饮食习惯、缺乏运动等。研究认为，沮丧和敌意等情绪因素对冠心病发病率和死亡率的影响独立于传统危险因素之外。

九、遗传因素

冠心病具有遗传易感性。研究发现脱辅基脂蛋白基因缺陷是形成冠心病的内在遗传因素，人群中 3% ～ 5% 的人存在脱辅基脂蛋白 A1 基因缺失，引起血中高密度脂蛋白水平过低；20% 的人存在脱辅基脂蛋白 B 基因缺失，引起血中低密度脂蛋白水平增加，上述情况均可引起动脉粥样硬化改变，导致冠心病发生[3-4]。近年来，我国学者发现趋化因子 19、趋化因子 21、趋化因子受体 7、白介素 -8、一氧化氮合成酶等基因多态性与冠心病的发生具有相关性。鉴于此，对于有家族性冠心病的人群，应作为重点监测对象，尽早采取切实可行的防治措施。

第三节　冠心病的病理生理机制

冠心病的病理基础是冠状动脉粥样硬化，以及因此引起的心肌缺血、坏死。美国心脏病学会根据动脉粥样硬化病变的发展过程，将其分为 6 型：Ⅰ型脂质点，Ⅱ型脂质条纹，Ⅲ型斑块前期，Ⅳ型粥样斑块，Ⅴ型纤维粥样斑块，Ⅵ型复合病变（图 1-3）。近年来临床研究表明，冠心病患者的病程进展并不像前述病理分型那样，从Ⅰ型病变逐渐演变至Ⅵ型病变，而是在粥样硬化病变的任一阶段都可能并发斑块破裂、出血和（或）血栓形成，这正是急性冠脉综合征（acute coronary syndrome，ACS）的病理生理机制。

一、炎症反应

脂质沉积学说、炎症反应学说和血小板聚集学说为动脉粥样硬化发生、发展的主要机制。正如 Russell Ross 所说[3]，动脉粥样硬化是一种炎症性疾病，而不是简单的脂质沉积，炎症反应无

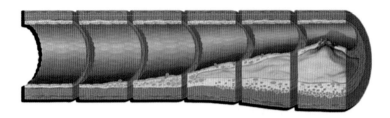

内皮损伤 ➡ 动脉粥样硬化 ➡ 斑块破裂 ➡ 血栓形成 ➡ 心肌缺血

泡沫细胞　脂纹　临界病变　粥样硬化　纤维斑块　复合性病变/破裂

图 1-3　冠心病发生的主要病理生理机制

论是在动脉粥样硬化的进展中，还是在 ACS 的发生中均起着重要作用。炎症反应可以导致内皮功能障碍、粥样硬化斑块的进展和破裂及血栓形成，同时内皮功能障碍、粥样硬化斑块的进展和破裂及血栓形成，又导致进一步的炎症反应和炎症介质的释放，从而使患者进入 ACS 的恶性循环过程。

二、斑块破裂

在动脉粥样硬化病变的进展过程中，一方面，斑块可使血管发生负性重塑而导致管腔狭窄，另一方面，斑块也可使血管发生正性重塑，而不导致管腔狭窄甚至管腔扩张。冠心病患者由"稳定"到"不稳定"的过程往往是由于斑块破裂及血栓形成所致。斑块破裂及血栓形成使原本"稳定"的冠心病发展为不稳定型心绞痛、非 ST 段抬高型心肌梗死（non-ST-elevation myocardial infarction，NSTEMI）或 ST 段抬高型心肌梗死（ST-elevation myocardial infarction，STEMI），这取决于冠状动脉血流减少的程度及持续时间。斑块破裂与否取决于斑块的类型，而不是斑块的大小，影响斑块稳定的因素包括斑块局部的因素和全身因素。局部因素包括脂质池的大小和致密性、纤维帽的厚度、纤维帽的炎症浸润及修复情况、斑块的形态、斑块受剪切力情况等；全身因素包括体力的负荷和强大的心理负荷，这些因素可增加交感神经张力、斑块剪切力及炎症反应。

三、血栓形成

临床上出现 ACS 多是由于冠状动脉管腔在短时间内急剧减小，从而出现心肌氧供或氧需失衡所致。造成管腔在短时间内急剧减小的原因，主要是血栓形成，也可能同时伴有血管痉挛和收缩，而炎症反应和斑块破裂是血栓形成的主要因素。血栓形成也可发生在没有明显斑块的基础上，内皮功能障碍或内皮损伤也可启动上述血栓形成过程。血栓形成后，临床上是发生不稳定型心绞痛、NSTEMI，还是 STEMI，主要取决于原来管腔狭窄的程度、此次管腔闭塞的程度和急剧程度及持续时间所引起的心肌氧供或氧需失匹配的程度。如达到了心肌细胞缺血坏死的程度，则发生急性心肌梗死；否则，临床上表现为不稳定型心绞痛。

总之，炎症反应和斑块破裂互为因果，启动了 ACS 病理生理机制的恶性循环过程，在此基础上继发血栓形成，导致了临床上的 ACS。

第四节 冠心病的分型

由于病理解剖和病理生理变化的不同，冠心病有不同的临床表型。1979年世界卫生组织曾将之分为五型：①隐匿型或无症状性冠心病；②心绞痛；③心肌梗死；④缺血性心肌病；⑤猝死。

近年，趋向根据发病特点和治疗原则不同分为两大类[3, 8-9]：

（1）稳定性冠状动脉疾病，包括：①慢性稳定性劳力型心绞痛；②缺血性心肌病；③ACS之后稳定的病程阶段。

（2）ACS，包括：①不稳定型心绞痛；②NSTEMI；③STEMI。

一、稳定性冠状动脉疾病

（一）稳定型心绞痛

也称劳力性心绞痛，是指在冠状动脉固定性严重狭窄基础上，由于心肌负荷的增加引起心肌急剧的、暂时的缺血缺氧的临床综合征，其特点为阵发性的前胸压榨性疼痛或憋闷感觉，主要位于胸骨后部，可放射至心前区和左上肢尺侧，常发生于劳力负荷增加时，持续数分钟，休息或用硝酸酯制剂后疼痛消失。疼痛发作的程度、频度、持续时间、性质及诱发因素等在数个月内无明显变化。疼痛特点为：

（1）诱因：发作常由体力劳动或情绪激动（如愤怒、焦急、过度兴奋等）所诱发，饱食、寒冷、吸烟、心动过速、休克等亦可诱发。疼痛多发生于劳力或激动的当时，而不是在劳累之后。典型的稳定型心绞痛常在相似的条件下重复发生。

（2）部位：主要在胸骨体之后，可波及心前区，手掌大小范围。

（二）缺血性心肌病

属于冠心病的一种特殊类型或晚期阶段，是指由冠状动脉粥样硬化引起的长期心肌缺血，导致心肌弥漫性纤维化，产生与原发性扩张型心肌病类似的临床表现。其病理生理基础是冠状动脉粥样硬化病变使心肌缺血、缺氧以至心肌细胞减少、坏死、心肌纤维化、心肌瘢痕形成。

二、急性冠脉综合征（ACS）

（1）不稳定型心绞痛：根据临床表现可分为以下几种（表1-1）。

表1-1 不稳定型心绞痛分类	
分类	临床表现
静息型心绞痛	休息时发作，持续时间通常＞20 min
初发型心绞痛	通常在首发症状1～2个月内、很轻的体力活动可诱发
恶化型心绞痛	在相对稳定的劳力性心绞痛基础上心绞痛逐渐加重（疼痛更剧烈、时间更长或更频繁）
继发性不稳定型心绞痛	有明显的诱发因素：①心肌氧耗增加：感染、甲状腺功能亢进或心律失常；②冠状动脉血流减少：低血压；③血液携氧能力下降：贫血和低氧血症
变异型心绞痛	特征为静息心绞痛，表现为一过性心电图ST段动态改变（抬高），机制是冠状动脉痉挛

（2）NSTEMI和STEMI：将在"急性心肌梗死的诊断、鉴别诊断和处理"章节中详细阐述。

第五节　心绞痛的主要辅助检查

一、心电图检查

是诊断冠心病的常用方法，可发现有无心肌缺血、心律失常等，包括静息心电图、心绞痛发作时心电图、心电图连续监测（Holter）、心电图负荷试验等。

正常心电图 ST 段在基线上，在以 R 波为主的导联上，T 波向上，T 波的近侧上升支较平斜，远侧支较陡直，故不对称，T 波的顶端稍钝圆。心内膜下缺血早期，T 波向上变尖，上升支与下降支对称；进一步发展，ST 段压低，或 ST 段与 T 波融合，构成凹陷下移的 ST-T 波形；如心肌全层缺血，当心内膜下较心外膜下严重，表现为 ST 段压低，T 波低平或双向，当心外膜下较心内膜下严重，则以明显的 T 波倒置为主，ST 段轻度压低或仍在基线上（图 1-4）。

（一）静息心电图

冠状动脉粥样硬化的程度与临床表现及心电图改变往往不成平行的关系。由于心房复极波造成的假性 ST 段下移及非特异性 ST-T 改变增加了心肌缺血的误诊率，诊断冠心病的敏感度较低。

通过冠状动脉造影与心电图的对比发现，冠状动脉造影显示多支冠状动脉病变而无心肌梗死的患者中，约半数患者静息心电图正常。

（二）心绞痛发作时心电图

绝大多数患者可出现暂时性心肌缺血引起的 ST 段位移。因心内膜下心肌更容易缺血，故常见反映心内膜下心肌缺血的 ST 段压低（≥0.1 mV），发作缓解后回复。有时出现 T 波倒置，在平时有 T 波持续性倒置的患者，发作时可变为直立（"假性正常化"）。T 波改变虽然对反映心肌缺血的特异性不如 ST 段压低，但如与平时心电图比较有明显差别，也有助于诊断。

（三）心电图连续监测

可记录检查对象 24 h 或更长时间心电图变化，包括日常的各种生活活动、工作活动以及睡眠状态时的心电图，能将 24 h 内 ST 段的变化完整准确记录下来，抓住心肌缺血事件概率大，同时可比较症状与心电活动的关系，客观评价治疗效果和预后，已成为院外和日常活动时心肌缺血的主要无创检查手段。与静息心电图结合提高了冠心

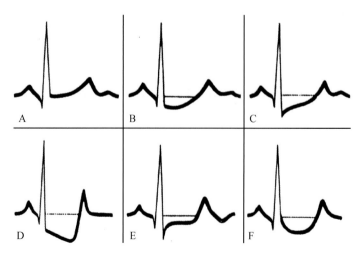

图 1-4　心肌缺血时 ST 段改变类型

A. 正常波形；**B-F.** ST 段异常改变。

病诊断的敏感性。

（四）心电图负荷试验

许多冠心病患者尽管冠状动脉扩张的最大储备能力已下降，静息时冠状动脉血流量尚可维持生理需要，心肌无明显缺血现象，因而普通心电图可完全正常。对于这部分患者，临床上常常可通过心脏运动或药物负荷试验，增加心脏作功量及氧耗量，诱发心肌缺血，出现心电图缺血性改变而加以诊断[10]。目前平板运动试验已被公认为是一种简便、实用和相对安全又有良好重复性的心脏运动负荷检查方法，并广泛应用于冠心病的诊断、疗效和预后的评价。

1. 禁忌证

（1）绝对禁忌证：急性心肌梗死（2天内）、药物未控制的不稳定型心绞痛、引起症状和血流动力学障碍的未控制的心律失常、新发的严重动脉狭窄、症状明显的未控制的心力衰竭、急性肺动脉栓塞和肺梗死、急性心肌炎或心包炎、急性主动脉夹层。

（2）相对禁忌证：冠状动脉主干狭窄和同等病变、中度以上瓣膜狭窄性心脏病、电解质异常、严重动脉压升高、心动过缓或心动过速、肥厚型心肌病或其他原因所致的流出道梗阻性病变、精神障碍或肢体活动障碍而不能配合进行运动、高度房室传导阻滞。

2. 终止指征

（1）绝对终止指征：运动试验中收缩压下降超过基础血压值 10 mmHg，并伴有其他心肌缺血征象；中重度心绞痛；逐渐加重的神经系统症状（如共济失调、眩晕或晕厥前期）；低灌注体征（发绀或苍白）；操作障碍而难以监测心电图或收缩压；持续性室性心动过速；ST 段抬高 ≥ 1 mm；受试者要求终止运动。

（2）相对终止指征：运动试验中收缩压下降超过基础血压值 10 mmHg，但不伴有其他心肌缺血征象；ST 段或 QRS 波群改变，如 ST 段水平或下斜型压低 > 2 mm 或明显的电轴偏移；持续性室性心动过速以外的心律失常，包括多源性室性期前收缩、短阵室性心动过速、室上性心动过速、

传导阻滞等缓慢性心律失常；乏力、呼吸困难、腿痉挛、跛行；出现与室性心动过速不易鉴别的束支传导阻滞或心室内传导阻滞；胸痛增加；高血压反应［无明显症状，但收缩压 > 250 mmHg 和（或）舒张压 > 115 mmHg］。

3. 评估指标

在排除了心室肥大、药物、束支传导阻滞或其他器质性心脏病等情况下，出现可逆性缺血性 ST 段下移，即缺血性 ST 段压低发生在运动诱发后，停止运动又恢复原来水平。不同 ST 段形态的阳性诊断标准各不相同，一般认为下斜型、水平型和上斜型 ST 段阳性标准分别为 J 点后 60～80 ms 处下移 ≥ 1 mm、≥ 1.5 mm 和 ≥ 2 mm 持续 2 min。ST 段下移出现在胸前导联意义最大，尤其 V_5 导联是诊断冠心病的可靠导联，而 II 导联较易出现假阳性，诊断价值有限。

4. 假阳性与假阴性相关因素

（1）假阳性相关因素：患者没有心肌缺血，而是存在自主神经功能紊乱、过度换气等情况；存在心肌肥厚、X 综合征及运动诱发的冠状动脉痉挛等情况。

（2）假阴性相关因素：运动量不足；冠状动脉病变程度轻，其供血区域较小，其他分支代偿能力强，或有较丰富的侧支循环，运动时可不表现心肌缺血；血管狭窄部位相互对应（即前降支中远段与钝缘支或回旋支远段，前降支与右冠状动脉远段或后降支、右冠状动脉中段或锐缘支或钝缘支，右冠状动脉近段与前降支或回旋支近段）使心脏互为对立的面均发生心肌缺血，对应部位产生的缺血性 ST-T 向量相互抵消其结果可显示静息心电图及平板运动试验阴性；药物因素，最常见的抗心绞痛药物如 β 受体阻滞剂、钙通道阻滞剂、硝酸酯类等。因此，在评价运动试验结果时，应注意分析假阳性和假阴性的情况。

二、超声心动图

超声心动图简便快捷，能够对心内结构及室壁运动进行实时动态观察，而且不受心率和心律影响。但是空间分辨率低，受声窗和扫描视野等

限制较大并具有明显的操作者依赖性为其不足。多数心绞痛患者静息时超声心动图检查无异常，有陈旧性心肌梗死患者或严重心肌缺血者二维超声心动图可探测到坏死区或缺血区心室壁的运动异常，运动或药物负荷超声心动图检查可以评价心肌灌注和存活性。超声心动图可测定左心室功能，射血分数降低者预后差。超声心动图还有助于发现其他需与冠状动脉狭窄导致的心绞痛相鉴别的疾病，如梗阻性肥厚型心肌病、主动脉瓣狭窄等。

三、多层螺旋 CT 冠状动脉成像（CTA）

CTA 进行冠状动脉二维或三维重建，多视角观察冠状动脉的起源和走行途径，显示管腔及管壁结构，能够准确判断冠状动脉畸形以及冠状动脉旁路血管移植术后桥血管通畅性和管壁钙化情况，对判断管壁内斑块分布范围和性质也有一定意义（图 1-5）[8]。大量的临床实践表明 CTA 阴性预测值高，故 CTA 未见异常者，能较可靠地除外冠状动脉狭窄，一般可不进行有创检查[11]。但是 CTA 阳性预测值低，特别是严重钙化会显著影响对于狭窄程度的判断。此外现有的 CT 空间分辨率仍不足以对远段血管和支架内狭窄进行准确判断，并且受运动伪影、心率、心律以及观察者间变异性等因素影响较大。考虑到 X 线的潜在危害，CTA 不推荐应用于低度危险的无症状患者，更不可用于群体普查。

四、冠状动脉造影

冠状动脉（冠脉）造影为有创性检查手段，目前仍是诊断冠心病较准确的方法。选择性冠脉造影是用特殊形状的心导管经股动脉、桡动脉或肱动脉送到主动脉根部，分别插入左、右冠状动脉口，注入少量含碘对比剂，在不同的投射方位下摄影可使左、右冠状动脉及其主要分支得到清楚的显影，可发现狭窄性病变的部位并估计其程度（图 1-6）。一般认为，管腔直径减少 70% ～ 75% 及以上会严重影响血供，部分狭窄 50% ～ 70% 者也有缺血意义。

五、冠状动脉腔内影像及生理学检查

冠状动脉腔内影像学［包括血管内超声（IVUS）和光学相干断层扫描（OCT）］和生理学［血流储备分数测定（FFR）］检查是有助于弥补冠脉造影局限性的有效工具，可用于指导介入手术，提高手术效率和改善患者预后[12-13]。IVUS 诞生于 20 世纪 90 年代，通过导管技术将微型化的探头置入血管腔进行显像，可提供血管的横截面图像，不仅可以了解管腔的形态，还能直接显示管壁的结构，了解管壁病变的性质。OCT 是一种实时、在体、高分辨率、无损成像方法，最初用于眼睛等透明组织成像。自 2001 年开始国外首次报道 OCT 技术在人体冠状动脉内获得高清晰图像以来，其在冠心病介入领域中应用的报道逐渐增多。OCT 可对斑块进行定性分析，如区分钙

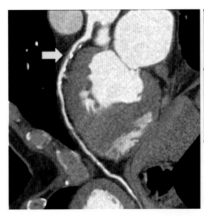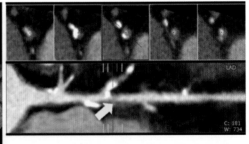

前降支病变

图 1-5　CTA 示冠状动脉前降支病变

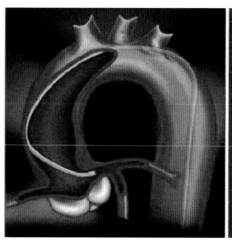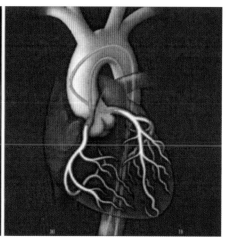

图 1-6 选择性冠脉造影示意图

化、纤维及脂质斑块，判断血栓病变、内膜撕裂等冠脉造影不能发现的情况，精确测量支架与管壁间的距离，判断支架内内膜组织的覆盖程度等。然而，IVUS 和 OCT 只能提供斑块的形态学特征，而冠脉狭窄到底对远端血流产生了多大影响却不得而知。FFR 是指在冠状动脉存在狭窄病变的情况下，该血管所供心肌区域能获得的最大血流与同一区域理论上正常情况下所能获得的最大血流之比。FFR 测定避免了单纯影像学检查的不全面性，从功能的角度对狭窄病变进行评价，给介入医生提供多角度的信息以更好地处理复杂冠脉病变。总之，冠状动脉腔内影像学和生理学检查的进步扩展了对冠状动脉粥样硬化性病变的认识，并可指导临床实践。

六、其他检查

胸部 X 线检查对心绞痛并无特异的诊断意义，一般情况下都是正常的，但有助于了解其他心肺疾病的情况，如有无心脏增大、充血性心力衰竭等，帮助鉴别诊断。核素心肌灌注及代谢显像可以观察到心肌的血流灌注情况及心肌细胞的功能状态，直接看心肌是否有缺血存在，具有简单、无创伤、安全、诊断准确性高等优点。心脏磁共振用于评估心脏结构和功能，其中对比剂延迟强化在心血管疾病预后判断和危险分层中发挥重要作用。实验室检查包括血常规、空腹血糖、空腹血脂、生化等，有助于鉴别诊断。

第六节 诊断与鉴别诊断

根据典型心绞痛的发作特点，结合年龄和冠心病危险因素，除外其他原因所致的心绞痛，一般即可建立诊断。心绞痛发作时心电图检查可见 ST-T 改变，症状消失后心电图 ST-T 改变亦逐渐恢复，支持心绞痛诊断。未捕捉到发作时心电图者可行心电图负荷试验。CTA 有助于无创性评价冠脉管腔狭窄程度及管壁病变性质和分布，冠脉造影可以明确冠状动脉病变的严重程度，有助于诊断和决定下一步治疗。鉴别诊断要考虑下列情况。

一、其他心血管疾病

除冠心病心绞痛外，其他心脏病也可引起类似心绞痛的症状或轻重不等的胸痛，包括严重主动脉瓣关闭不全或狭窄、二尖瓣脱垂、主动脉夹层、心肌炎、心肌病、风湿性冠脉炎、梅毒性主动脉炎引起冠脉口狭窄或闭塞，以及肥厚型心肌病等。

二、微血管病变（X综合征）

由小冠状动脉内皮依赖性舒张功能障碍、异常的神经刺激或代谢障碍等多因素所致。主要表现为反复发作劳累性心绞痛，心电图和放射性核素检查可有缺血表现，但冠脉造影心外膜下冠状动脉无狭窄。多见于女性。

三、消化系统疾病

消化系统疾病常见的有：①溃疡病：也是一种常见病，溃疡病引起的疼痛和饮食有关，多发生在空腹时，一般在上腹部而不在胸部，十二指肠溃疡可有夜间疼痛；②胆系疾病：胆结石引起的疼痛也十分剧烈，可向右肩放射，胆囊炎可有

发热和（或）黄疸；③急性胰腺炎：发病急，疼痛剧烈，血淀粉酶升高；④其他：食管裂孔疝、食管痉挛、食管炎等。

四、胸部疾病

常见的有：①肋软骨炎：可触及肋软骨处肿痛；②带状疱疹：可见肋间隙有疱疹；③胸腔疾病：如胸膜炎、气胸、肺梗死、纵隔肿瘤或其他疾病等，胸部X线检查可有发现。

五、颈椎病

可压迫相关神经，引起类似心绞痛的症状。

第七节　预防和治疗

冠心病的主要矛盾是冠状动脉供血不足，致使心肌缺血缺氧。治疗的原则是减少心肌耗氧量，改善冠状动脉血流，控制危险因素。治疗方法包括一般治疗、药物治疗、介入治疗和外科手术。

一、一般治疗

控制危险因素，防治诱因（表1-2）。

表 1-2　一般治疗

生活方式/ 危险因素	目标
戒烟	从不吸烟或者戒烟超过1年
运动	每周中等强度运动不少于150 min或高强度运动不少于75 min
更好的饮食习惯	高蔬菜水果饮食
控制体重	体重指数（BMI）小于25 kg/m²
控制胆固醇	总胆固醇水平低于200 mg/dl（5.2 mmol/L）
控制血压	血压低于120/80 mmHg
控制血糖	空腹血糖低于100 mg/dl（5.6 mmol/L）

二、药物治疗

（一）改善缺血、减轻症状的药物

主要包括β受体阻滞剂、硝酸酯类药物及钙通道阻滞剂（calcium channel blocker，CCB）。

1. β受体阻滞剂

抑制心脏β肾上腺素能受体，从而减慢心率，减弱心肌收缩力，降低血压，减少心肌耗氧量和心绞痛发作，增加运动耐量。用药后要求静息心率降至55～60次/分，严重心绞痛患者如无心动过缓症状，可降至50次/分。如无禁忌证，β受体阻滞剂应作为稳定型心绞痛的初始治疗药物。目前临床更倾向于使用选择性β_1受体阻滞剂，如美托洛尔、阿替洛尔及比索洛尔。

伴严重心动过缓和高度房室传导阻滞、窦房结功能紊乱、明显支气管痉挛或支气管哮喘患者禁用β受体阻滞剂。外周血管疾病及严重抑郁均为应用β受体阻滞剂的相对禁忌证。慢性肺源性心脏病患者可谨慎使用高度选择性β_1受体阻滞

剂。无固定狭窄的冠状动脉痉挛造成的缺血，如变异型心绞痛，不宜使用 β 受体阻滞剂，此时CCB 是首选药物。β 受体阻滞剂的使用剂量应个体化，目前在住院和门诊治疗的患者中普遍未达到较为有效的治疗剂量，其使用方法应由较小剂量开始，逐渐增加，当达到上述静息心率时维持当前剂量。

2. 硝酸酯类药物

为内皮依赖性血管扩张剂，能够减少心肌耗氧量，改善心肌灌注，缓解心绞痛症状。硝酸酯类药物会反射性增加交感神经张力，使心率加快。因此，常联合负性心率药物如 β 受体阻滞剂或非二氢吡啶类 CCB 治疗慢性稳定型心绞痛。联合用药的抗心绞痛作用优于单独用药。舌下含服硝酸甘油可作为心绞痛发作时缓解症状用药，也可于运动前数分钟使用，以减少或避免心绞痛发作。长效硝酸酯药物用于降低心绞痛发作的频率和程度，并可能增加运动耐量，不适宜治疗心绞痛急性发作，而适宜慢性长期治疗。每天用药时应注意给予足够的无药间期，保证提供每天 8 ～ 12 h的无硝酸酯或低硝酸酯浓度时间，以减少耐药性的发生。

硝酸酯类药物的不良反应包括头痛、面部潮红、心率反射性加快及低血压，上述不良反应以短效硝酸甘油更明显。严重主动脉瓣狭窄或梗阻性肥厚型心肌病引起的心绞痛，不宜使用硝酸酯类药物，因为硝酸酯类药物可降低心脏前负荷，减少左心室容量，进一步增加左心室流出道梗阻程度。严重主动脉瓣狭窄患者应用硝酸酯类药物因前负荷的降低而进一步减少心搏量，有发生晕厥的风险。

3. CCB

通过改善冠状动脉血流和减少心肌耗氧量发挥缓解心绞痛的作用，对变异型心绞痛或以冠状动脉痉挛为主的心绞痛，CCB 是一线治疗药物。地尔硫䓬和维拉帕米能够减慢房室传导，常用于伴有心房颤动或心房扑动的心绞痛患者。这两种药物不宜用于已有严重心动过缓、高度房室传导阻滞及病态窦房结综合征的患者。

β 受体阻滞剂和长效 CCB 联用较单药更有效。此外，两药联用时，β 受体阻滞剂还可减轻二氢吡啶类 CCB 引起的反射性心动过速不良反应。非二氢吡啶类 CCB 地尔硫䓬或维拉帕米可作为对 β 受体阻滞剂有禁忌患者的替代治疗。但非二氢吡啶类 CCB 和 β 受体阻滞剂的联用能使传导阻滞和心肌收缩力的减弱更明显，需特别警惕。老年人、已有心动过缓或左心室功能不良患者应避免联用。所有 CCB 常见的不良反应包括外周水肿、便秘、心悸、面部潮红，低血压也时有发生，其他不良反应还包括头痛、头晕、虚弱无力等。

4. 其他治疗药物

（1）曲美他嗪：通过调节心肌能源底物，抑制脂肪酸氧化，优化心肌能量代谢，改善心肌缺血及左心功能，缓解心绞痛。可与 β 受体阻滞剂等抗心肌缺血药物联用。

（2）尼可地尔：是一种钾通道开放剂，其冠状动脉扩张作用与 ATP 敏感性 K 通道开放及鸟苷酸环化酶有关。通过双重冠状动脉扩张作用，有效扩张各级冠状动脉，尤其是冠状动脉微小血管，缓解冠状动脉痉挛，显著增加冠状动脉血流量。

（二）预防心肌梗死，改善预后的药物

1. 抗血小板药[14-15]

阿司匹林通过抑制环氧化酶和血栓烷 A2 的合成发挥抗血小板聚集的作用，所有患者如无用药禁忌证均应服用。阿司匹林的最佳剂量范围为 75 ～ 150 mg/d，其主要不良反应为胃肠道出血或对阿司匹林过敏。不能耐受阿司匹林的患者可改用氯吡格雷作为替代治疗，目前尚无指南推荐替格瑞洛可用于替代阿司匹林。

氯吡格雷为 $P2Y_{12}$ 受体拮抗剂，为无活性前体药物，需经肝活化后通过选择性不可逆地抑制血小板 ADP 受体而阻断 $P2Y_{12}$ 依赖激活的血小板膜糖蛋白（GP）Ⅱb/Ⅲa 复合物，有效减少 ADP 介导的血小板激活和聚集。顿服 300 ～ 600 mg 后约 2 h 即可达到有效血药浓度，常用维持剂量为 75 mg，每天 1 次口服。其可用于对阿司匹林不耐受患者的替代治疗。

替格瑞洛为新型 $P2Y_{12}$ 受体拮抗剂，无需经肝代谢激活即可直接起效，直接作用于血小板

ADP受体。与氯吡格雷相比，其特点为起效快、抗血小板作用强，抗血小板作用可逆[18]。既往有脑出血病史的患者禁用，对于氯吡格雷与替格瑞洛之间的转换与替代治疗，需在心血管医师指导下进行。

2. β受体阻滞剂

多项荟萃分析显示[14]，心肌梗死后患者长期接受β受体阻滞剂二级预防治疗，可降低相对死亡率。需指出的是，目前仍被广泛使用的β受体阻滞剂阿替洛尔，尚无明确证据表明其能够影响患者的死亡率。

3. 他汀类药物

以降低血清、肝脏、主动脉中的总胆固醇及低密度脂蛋白胆固醇（LDL-C）水平为主，具有降血脂、保护血管内皮细胞功能、稳定粥样斑块、抗炎等作用。冠心病患者LDL-C的目标值应< 1.8 mmol/L（100 mg/dl）或降幅> 50%。为达到更好的降脂效果，在他汀类药物治疗基础上，可加用胆固醇吸收抑制剂依折麦布10 mg/d[16]。高甘油三酯血症或低高密度脂蛋白血症的高危患者可考虑联用降低LDL-C的药物和一种贝特类药物（非诺贝特）或烟酸类药物[17]。在应用他汀类药物时，应严密监测转氨酶及肌酸激酶等生化指标，及时发现药物可能引起的肝脏损害和肌病。采用强化降脂治疗时，更应注意监测药物的安全性。

4. 前蛋白转化酶枯草杆菌蛋白酶/kexin9型（PCSK9）抑制剂

PCSK9与肝细胞表面的LDL受体结合，使其降解，引起血清LDL-C水平升高。PCSK9抑制剂是一类抑制PCSK9的化合物，以PCSK9单克隆抗体发展最为迅速，是近年来血脂领域降低LDL-C的重大进展。PCSK9抑制剂无论单独应用或与他汀类药物联合应用均明显降低血清LDL-C水平，同时可改善其他血脂指标，包括HDL-C、Lp（a）等。PCSK9单抗可使LDL-C降低40% ～ 70%，并可减少心血管事件。PCSK9单抗evolocumab（依洛优单抗）在中国获批用于纯

合子家族性高胆固醇血症（HoFH）和极高危动脉硬化性心血管疾病患者的二级预防。2016年《中国成人血脂指南》指出[16]，家族性高胆固醇血症尤其是HoFH患者，经生活方式加最大剂量调脂药物（如他汀类＋依折麦布）治疗，LDL-C水平仍> 2.6 mmol/L的动脉硬化性心血管疾病患者，加用PCSK9抑制剂，组成不同作用机制调脂药物的三联合用。

5. 血管紧张素转化酶抑制剂（ACEI）或血管紧张素Ⅱ受体阻滞剂（ARB）

阻断了血管紧张素Ⅱ收缩血管、升高血压、促进醛固酮分泌、水钠潴留、交感神经兴奋等作用，可减少冠心病患者心血管死亡、非致死性心肌梗死等[19-20]。对于冠心病合并糖尿病、心力衰竭或左心室收缩功能不全的高危患者均应使用ACEI或ARB。

三、介入治疗和术后处理

（一）介入治疗

介入治疗用心导管技术疏通狭窄甚至闭塞的冠状动脉管腔，从而改善心肌的血流灌注，是心肌血流重建术中创伤性最小的一种，包括经皮冠状动脉球囊扩张成形术和冠状动脉内支架植入术。

（二）介入术后药物治疗

1. 抗血小板治疗

阿司匹林：100 mg/d，如无禁忌终身服用。

稳定性冠心病：氯吡格雷75 mg/d，3～6个月；支架内血栓及左主干病变患者替格瑞洛90 mg，2次/日，3～6个月。

ACS：首选替格瑞洛90 mg，2次/日，12个月。氯吡格雷75 mg/d，12个月。

替格瑞洛主要用于缺血高危不稳定型心绞痛、心肌梗死后及氯吡格雷不耐受患者。

双联抗血小板（双抗）治疗期间出血事件的管理见表1-3。

表 1-3 双抗治疗期间出血事件的管理	
出血程度	处理方法
微小出血	• 继续双抗治疗
轻度出血	• 继续双抗治疗 • 替格瑞洛换成氯吡格雷
中度出血（需要住院治疗） 血红蛋白下降 > 3 g/dl	• 停用阿司匹林，保留 P2Y$_{12}$ 受体抑制剂 • 安全前提下，尽早恢复双抗治疗
重度出血 血红蛋白下降 > 5 g/dl	• 停用阿司匹林，保留 P2Y$_{12}$ 受体抑制剂 • 不能及时止血者，停用双抗药物
危及生命的出血	• 立刻停用双抗治疗

2. 调脂治疗

同前[21]。

3. 降压治疗

同前[22-23]。

四、冠状动脉旁路移植术治疗

取患者自身的血管，在冠状动脉狭窄的近端和远端之间建立一条通道，使血液绕过狭窄部位而到达远端血管，以恢复心肌的血液供应，解除心肌缺血缺氧状态，是治疗冠心病心肌缺血的重要手段之一。

第八节　常见问题及解答

1. 血脂正常后可以停用他汀类药物吗？

推荐长期服用他汀以逆转斑块，且达标后不盲目停药或减少剂量。

2. 血压正常后可以停用 ACEI/ARB 类药物吗？

不能停药，尤其是冠心病合并心力衰竭、高血压、糖尿病、慢性肾病者，更应长期使用 ACEI/ARB 以保护靶器官。

3. 有吸烟史的冠心病患者减少吸烟量有效吗？

应加强戒烟宣教，告诫患者严格戒烟，包括二手烟、三手烟。

4. 支架植入术后的冠心病患者应减少运动吗？

应养成规律运动的习惯。由心脏康复医生制订运动处方，鼓励患者遵循处方坚持运动。

5. 需要常规行冠脉 CT 检查吗？

除非有明确的疾病风险指征，否则不宜在体检中常规应用 CTA。

第九节　典型病例

病史简介： 老年女性患者，66 岁，因"劳累后胸痛 5 年，加重 1 个月"入院。患者 5 年前开始出现活动劳累后胸痛，位于胸骨后，无放射，无出汗，无恶心呕吐、头晕黑矇，休息数分钟可缓解，未系统诊治。近 1 个月患者静息或轻微活动后即有胸痛发作，性状及缓解方式同前，遂于 2019-04-06 就诊于门诊，行冠脉 CT 检查示：左前降支近段 95% 狭窄，左回旋支管腔轻度狭窄，右冠状动脉中远段 90% 狭窄，为进一步诊治于 2019-04-16 入院。既往高血压病史 10 余年，血压最高 195/100 mmHg，间断服用硝苯地平等药物，血压维持在 140 ～ 150 mmHg/90 mmHg，否认糖尿病、脑血管病及消化道溃疡史。无吸烟饮酒史。父母已故，母亲患有高血压。有 5 姐 2 兄，均患有高血压，有高血压家族遗传史。

体格检查： 体温：36.5℃，脉搏：80 次/分，呼吸：20 次/分，血压：156/92 mmHg。无阳性体征。

辅助检查：

心电图：窦性心律，Ⅰ、aVL、V$_3$ ～ V$_6$ 导联 T 波倒置，V$_3$ ～ V$_6$ 导联 ST 段压低（图 1-7）。

超声心动图：左心室：45 mm；射血分数：58%；高血压病主动脉硬化改变，二尖瓣及主动脉瓣退行性变，主动脉瓣反流（轻度）（图1-8）。

冠脉CT：左前降支（LAD）近段95%狭窄，左回旋支（LCX）管腔轻度狭窄，右冠状动脉（RCA）中远段90%狭窄（图1-9）。

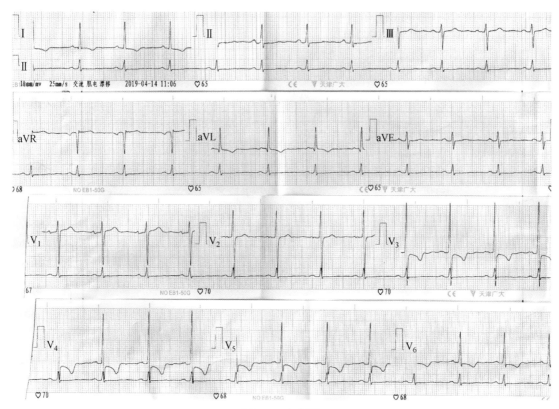

图1-7 心电图

超声所见：	心脏测量值（mm）			心功能检查			
	主动脉根部	27	右心房	30×40	左心室收缩功能		左心室舒张功能	
	左心房	29	肺动脉	22	SV	44 ml	EV	0.4 m/s
	右心室	15	右室壁		CO	4.4 L/min	AV	1.0 m/s
	室间隔	11~13	左心室流出道		EF	58%	A/E	>1
	左心室	45	右心室流出道		FS	30%	TV	
	左心室后壁	10	心尖部				其他	

各腔室内径正常，室间隔基底部增厚。
主动脉前壁活动曲线运动速度减慢，幅度减低。
二尖瓣后叶及主动脉瓣回声增强，开放未见明显受限。
余瓣膜形态及活动未见明显改变。
室壁无明显异常运动。
房室间隔回声连续，心包未见异常。

脉冲及彩色多普勒：
主动脉瓣见少量反流束。
二尖瓣、三尖瓣见微量反流束。
主动脉瓣收缩期血流速度1.4 m/s。

超声提示：高血压，主动脉硬化改变
二尖瓣及主动脉瓣退行性变
主动脉瓣反流（轻度）

图1-8 超声心动图

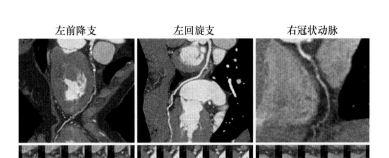

左前降支　　　　左回旋支　　　　右冠状动脉

图 1-9　冠脉 CT

血常规：白细胞 8.7×10^9/L，血红蛋白 116 g/L，血小板 199×10^9/L。

肾功能：血清肌酐 59.27 μmol/L，血清尿素 5.82 mmol/L，血清钾 3.79 mmol/L。

肝功能和血脂：血清谷丙转氨酶 14 U/L，血清谷草转氨酶 14 U/L，血清总胆固醇 4.63 mmol/L，血清甘油三酯 2.42 mmol/L，血清低密度脂蛋白 2.13 mmol/L。

心肌酶：血清磷酸肌酸激酶 70 U/L，血清磷酸肌酸激酶同工酶 14 U/L，高敏肌钙蛋白 0.034 ng/ml。

入院诊断：1. 冠状动脉粥样硬化性心脏病，不稳定型心绞痛　2. 高血压 3 级（很高危）。

入院当时用药：

阿司匹林肠溶片 100 mg 口服 1 次 / 日；

硫酸氢氯吡格雷片 75 mg 口服 1 次 / 日；

琥珀酸美托洛尔缓释片 23.75 mg 口服 1 次 / 日；

硝苯地平控释片 30 mg 口服 1 次 / 晚；

阿托伐他汀钙片 20 mg 口服 1 次 / 晚；

单硝酸异山梨酯缓释胶囊 50 mg 口服 1 次 / 日。

患者入院时血压 156/92 mmHg，在原降压药物（硝苯地平控释片）基础上，加用缬沙坦胶囊 80 mg 1 次 / 日，入院第 2 天血压 137/85 mmHg，第 3 天血压 138/73 mmHg。

入院第 3 天冠脉造影结果：左主干正常，左回旋支（LCX）远段 50% 狭窄，极远段 70% 狭窄，血流 TIMI 3 级，左前降支（LAD）近段 99% 次全闭塞，血流 TIMI 2 级，右冠状动脉（RCA）近段 99% 次全闭塞（细小），血流 TIMI 1 ～ 2 级（图 1-10）。

该患者冠脉造影与冠脉 CT 结果比较：冠脉 CT 结果示 LAD 近段 95% 狭窄，LCX 轻度狭窄，

RCA 中段 90% 狭窄。而冠脉造影显示的狭窄程度较冠脉 CT 结果更为严重，LAD 近端的狭窄程度达 99% 次全闭塞，血流速度减慢，LCX 除远段 50% 狭窄外，极远段还有 70% 狭窄，RCA 血管虽然细小，但狭窄程度也达 99% 次全闭塞。由于冠脉 CT 成像受患者心功能、心率、心律、呼吸，以及冠脉钙化程度等因素影响，清晰和准确程度不如冠脉造影，对冠脉血流的动态观察亦不如冠脉造影。因此，冠脉 CT 对冠脉造影阳性的患者不能准确评价冠脉狭窄程度。

经皮冠状动脉介入治疗（PCI）：于左前降支近段预扩后植入 2.75 mm×30 mm 药物洗脱支架 1 枚，血流 TIMI 3 级（图 1-11）。

术后情况：患者术后心绞痛症状基本消失，康复运动过程中亦没有心绞痛发作。

术后医嘱：嘱患者保持健康愉快心情，生活作息规律，规律地进行康复运动。

阿司匹林肠溶片 100 mg 口服 1 次 / 日，长期；

硫酸氢氯吡格雷片 75 mg 口服 1 次 / 日，1 年；

琥珀酸美托洛尔缓释片 23.75 mg 口服 1 次 / 日，长期；

缬沙坦胶囊 80 mg 口服 1 次 / 日，长期；

硝苯地平控释片 30 mg 口服 1 次 / 晚，长期；

阿托伐他汀钙片 20 mg 口服 1 次 / 晚，长期；

单硝酸异山梨酯缓释胶囊 50 mg 口服 1 次 / 日，胸痛时服用。

讨论：本例患者心绞痛症状典型，且有静息发作。既往高血压病史，存在冠心病危险因素，且心电图及冠脉 CT 结果支持不稳定型心绞痛诊断。冠脉造影检查进一步明确了冠脉病变，显示左前降支病变严重，需进行血运重建治疗，右冠

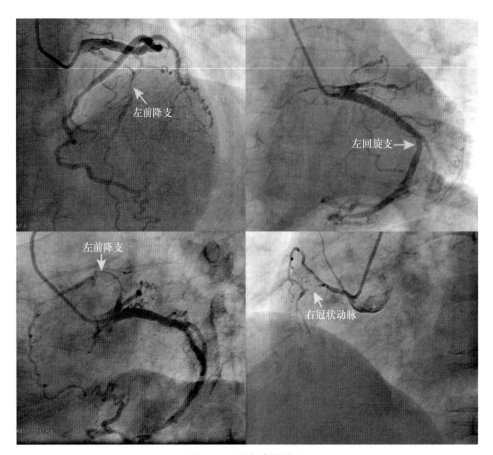

图 1-10　冠脉造影结果

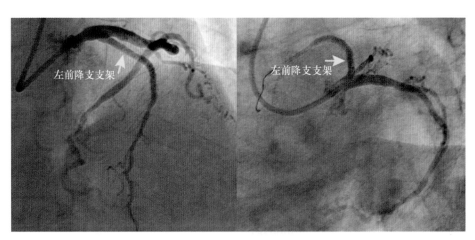

图 1-11　PCI 后影像

状动脉虽存在严重病变，但血管细小，建议药物保守治疗。左前降支支架植入后冠脉严重狭窄解除，血流由 TIMI 2 级恢复 TIMI 3 级。术后患者行康复运动中无心绞痛发作。术后建议患者采用阿司匹林联合氯吡格雷双抗治疗 1 年，随后阿司匹林长期服用，同时建议患者控制好血压、心率，长期服用降脂药物稳定斑块，定期门诊监测血常规、肝肾功能、血脂、便潜血及心脏功能。

患者入院后针对冠心病不稳定型心绞痛、高血压给予系统的药物治疗，成功完成了血运重建，同时进行冠心病二级预防用药，改善患者长期预后，延缓冠心病进展，手术方案及药物的种类、剂量选择合理，住院期间患者症状明显改善。

参考文献

［1］中国心血管健康与疾病报告编写组.中国心血管健康与疾病报告 2022 概要.中国循环杂志,2023,38（6）:583-612.

［2］韩雅玲,周玉杰.冠心病合理用药指南（第 2 版）.北京:人民卫生出版社,2018.

［3］葛均波,徐永健,王辰.内科学（第 9 版）.北京:人民卫生出版社,2018.

［4］Peter Libby, Robert O. Bonow, Douglas L. Mann, et al. Braunwald's Heart Disease: A Textbook of Cardiovascular Medicine, Eleventh Edition.

［5］韩雅玲,马长生.全国高等学校医学研究生规划教材.心血管内科学（第三版）.北京:人民卫生出版社,2022.

［6］Reiner Ž. Hypertriglyceridaemia and risk of coronary artery disease. Nat Rev Cardiol, 2017, 14（7）: 401-411.

［7］Kullo IJ, Fan X, Ding K. Genetic risk, lifestyle, and coronary artery disease. N Engl J Med, 2017, 376（12）: 1192-1193.

［8］Qiu L, Tan H, Cheng D, et al. The incremental clinical value of cardiac hybrid SPECT/CTA imaging in coronary artery disease. Nucl Med Commun, 2018, 39（6）: 469-478.

［9］中华医学会心血管病学分会介入心脏病学组,动脉粥样硬化与冠心病学组,中国医师协会心血管内科医师分会血栓防治专业委员会,中华心血管病杂志编辑委员会.稳定性冠心病诊断与治疗指南,中华心血管病杂志,2018,46（9）:680-694.

［10］Miller TD, Askew JW, Anavekar NS. Noninvasive stress testing for coronary artery disease. Cardiol Clin, 2014, 32（3）: 387-404.

［11］Schmermund A, Eckert J, Schmidt M, et al. Coronary computed tomography angiography: a method coming of age. Clin Res Cardiol, 2018, 107（Suppl 2）: 40-48.

［12］中华医学会心血管病学分会介入心脏病学组,中国医师协会心血管内科医师分会血栓防治专业委员会,中华心血管病杂志编辑委员会.中国经皮冠状动脉介入治疗指南（2016）.中华心血管病杂志,2016,44（5）:382-400.

［13］Neumann FJ, Sousa-Uva M, Ahlsson A, et al. 2018 ESC/EACTS Guidelines on myocardial revascularization. Eur Heart J, 2019, 40（2）: 87-165.

［14］Valgimigli M, Bueno H, Byrne RA, et al. 2017 ESC focused update on dual antiplatelet therapy in coronary artery disease developed in collaboration with EACTS: The Task Force for dual antiplatelet therapy in coronary artery disease of the European Society of Cardiology（ESC）and of the European Association for Cardio-Thoracic Surgery（EACTS）. Eur Heart J, 2018, 39（3）: 213-260.

［15］Capodanno D, Alfonso F, Levine GN, et al. ACC/AHA Versus ESC Guidelines on Dual Antiplatelet Therapy: JACC Guideline Comparison. J Am Coll Cardiol, 2018, 72（23 Pt A）: 2915-2931.

［16］中华医学会心血管病学分会,中国康复医学会心血管病专业委员会,中国老年学学会心脑血管病专业委员会.冠心病康复与二级预防中国专家共识.中华心血管病杂志,2013,41（4）:267-275.

［17］中国血脂管理指南修订联合专家委员会.中国血脂管理指南（2023 年）.中华心血管病杂志,2023,51（3）:221-255.

［18］中国医师协会心血管内科医师分会血栓防治专业委员会,中华医学会心血管病学分会介入心脏病学组,中华心血管病杂志编辑委员会.替格瑞洛临床应用中国专家共识.中华心血管病杂志,2016,44（2）:112-120.

［19］Bainey KR, Armstrong PW, Fonarow GC, et al. Use of renin-angiotensin system blockers in acute coronary syndromes: findings from Get with the Guidelines-Coronary Artery Disease Program. Circ Cardiovasc Qual Outcomes, 2014, 7（2）: 227-235.

［20］Sorbets E, Labreuche J, Simon T, et al. Renin-angiotensin system antagonists and clinical outcomes in stable coronary artery disease without heart failure. Eur Heart J, 2014, 35（26）: 1760-1768.

［21］Grundy SM, Stone NJ, Bailey AL, et al. 2018 AHA/ACC/AACVPR/AAPA/ABC/ACPM/ADA/AGS/APhA/ASPC/NLA/PCNA Guideline on the Management of Blood Cholesterol: A Report of the American College of Cardiology/American Heart Association Task Force on Clinical Practice Guidelines. J Am CollCardiol, 2018, pii: S0735-1097（18）39034-X. doi: 10.1016/j.jacc.2018.11.003.［Epub ahead of print］

［22］Williams B, Mancia G, Spiering W, et al. 2018 ESC/ESH Guidelines for the management of arterial hypertension. Eur Heart J, 2018, 39（33）: 3021-3104.

［23］Whelton PK, Carey RM, Aronow WS, et al. 2017 ACC/AHA/AAPA/ABC/ACPM/AGS/APhA/ASH/ASPC/NMA/PCNA Guideline for the Prevention, Detection, Evaluation, and Management of High Blood Pressure in Adults: A Report of the American College of Cardiology/American Heart Association Task Force on Clinical Practice Guidelines. Circulation, 2018, 138（17）: e484-e594.

第二章
胸痛的诊断和鉴别诊断——如何规避误诊漏诊风险

（李 洋 韩雅玲 李 颖）

急性胸痛是急诊内科最常见的病种之一，占中小医院急诊内科接诊病例的 5% ~ 20%；三级医院接诊病例的 20% ~ 30%[1]。急性胸痛的临床表现各异，不同病因导致的胸痛或胸痛等同症状既可相似，但又有不同特征，其伴随症状亦各不相同，病种繁多，严重者可危及生命，但具有一定可救治性。10% ~ 20% 的胸痛患者最终诊断为急性冠脉综合征（acute coronary syndrome，ACS），其中 1/3 为急性心肌梗死（acute myocardial infarction，AMI），但仍有 2% ~ 10% 的 ACS 患者被漏诊[2-3]。14% ~ 33% 胸痛患者是非心血管源性的[3]。其中心源性胸痛有很强的时间依赖性，漏诊或误诊可能致命或严重影响患者预后。

第一节　胸痛的危险分层

急性胸痛的病情千变万化，危险性存在较大差异。急性胸痛的病因分心源性和非心源性两大类，后者涉及很多引起胸痛的病因。急性胸痛的诊断要求快和准，首先考虑或排除危及生命的急症，应在众多表现为急性胸痛的患者中识别出高危疾病，如 ACS、主动脉夹层、肺栓塞、气胸等；低危胸痛则种类更多，包括颈椎病、胸壁本身疾病（肋软骨骨膜炎、肋间神经痛、带状疱疹）、食管病变（食管源性功能性胸痛、胃食管反流病）、呼吸系统疾病（胸膜炎、自发性气胸、大叶性肺炎）、心脏神经官能症等，两者的危险性不同，高危胸痛需要迅速诊断，并给予及时、准确的处理，低危胸痛患者，则可观察 6 ~ 8 h，若无反复胸痛发作，且辅助检查结果阴性则可暂时出院。

以下评分量表有助于临床医师对胸痛患者进行危险分层：

一、胸痛患者中危及生命的疾病标准（提示 2-1）[4]

提示 2-1　胸痛患者中危及生命的疾病标准 *

- 意识障碍
- 呼吸功能不全（$SpO_2 < 90\%$）
- 严重血压调节异常（收缩压 ≤ 90 mmHg 或 ≥ 220 mmHg）
- 心动过速或心动过缓（心率 > 100 次 / 分或 < 60 次 / 分）
- 面色苍白，出汗
- 疼痛对药物无反应

注：* 如果满足上述标准中的一个或多个，患者可能有危及生命的疾病。

二、HEART 评分[5-6]

HEART 评分基于病史、心电图、年龄、危险因素和肌钙蛋白水平，评分总分为 10 分。评分 0 ~ 3 分，建议患者出院观察；评分 4 ~ 6 分，建议患者留院观察；评分 7 ~ 10 分，建议患者住院治疗（表 2-1）[7]。

表 2-1 HEART 评分系统		
评分项目	表现	评分
病史	● 高度可疑	2
	● 中度可疑	1
	● 轻度可疑	0
心电图	● 显著 ST 段压低或抬高	2
	● 非特异性复极异常	1
	● 束支传导阻滞	1
	● 左心室肥厚	1
	● 正常	0
年龄	● ≥ 65 岁	2
	● 45 ～ 64 岁	1
	● < 45 岁	0
危险因素	● ≥ 3 个或动脉粥样硬化病史	2
	● 1 ～ 2 个	1
	● 无	0
肌钙蛋白	● > 2 倍正常上限	2
	● 1 ～ 2 倍正常上限	1
	● ≤ 正常上限	0

注：危险因素包括糖尿病、吸烟、高血压、高脂血症、肥胖、冠心病家族史。

三、其他评分

高危胸痛需要迅速诊断，并给予及时、准确的处理；低危胸痛患者，则可观察 6 ～ 8 h，若无反复胸痛发作，且辅助检查结果阴性则可暂时出院（表 2-2）[8]。

表 2-2 胸痛的其他评分标准	
评分	早期出院标准
北美胸痛规则 North American Chest Pain Rule	心电图无新的缺血表现，无冠状动脉疾病史，无典型疼痛，年龄 ≤ 40 岁，初始肌钙蛋白阴性；如年龄 41 ～ 50 岁，6 h 内重复检测肌钙蛋白
温哥华胸痛法则 Vancouver Chest Pain Algorithm	无持续性疼痛、心绞痛；无心力衰竭、心脏杂音或血流动力学不稳定；心电图无缺血表现，无肌钙蛋白水平升高

第二节　胸痛的诊断

对急性胸痛患者，诊断的难点也就在于如何快速鉴别高危胸痛（尤其心源性胸痛）与低危胸痛，应尽快了解病史、查体，并完成心电图及心肌损伤标志物检测，综合判断胸痛患者是否存在危及生命的疾病，以快速决定是否需纳入"快速通道"。最常用的思维方式是重点排除法，即首先通过常规问诊、查体和必要的辅助检查采集信息，建立病例特点，考虑最有可能的重点疾病谱，然后由重到轻逐一排除，直到确定诊断。如果患者的特征非常典型，而医生对这种疾病也非常熟悉，通过确诊性的检查和必要的排除性检查就可以明确诊断。

但是，由于可能的疾病多、相关的信息量大，需要快速而准确判断，就有必要拟订一个诊断流程作为急诊胸痛诊断和处理的参考。这一流程的大致经过是：病史、查体、常规检查→分析资料→建立病例特点→必要的诊断 / 排除检查→逐步排除→确诊（图 2-1）[9]。

一、采集详细的病史

采集详细的病史是诊断胸痛的最重要的环节，高效的问诊技能可以帮助全科医生快速地识别胸痛的病因。学会将以医生为重点的问诊方式与以患者为中心的问诊方式有机地结合在一起，在问诊中充分发挥两者的优势。以患者为中心的问诊鼓励患者自发地描述自己的症状，关注患者的个人感受和情绪反应。以医生为重点的问诊侧重于特定的问题、特定的细节，完善诊断的证据。

接诊胸痛患者，应重点了解胸痛的部位（胸骨后、心前区、侧胸）、性质（阵发性灼痛、刀割样痛、压榨样痛）、持续时间（持续性、间断性疼痛，持续数秒、数分钟、数小时）、加重或者缓解的因素（活动、情绪激动、饱食后诱发，休息、

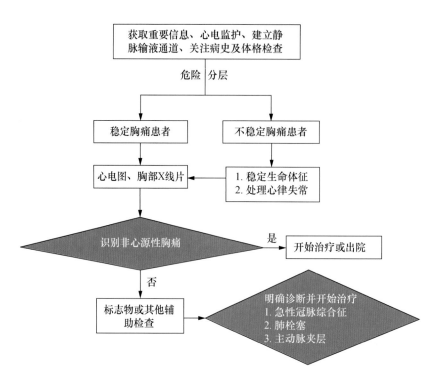

图 2-1 胸痛的诊断流程

含服硝酸甘油是否缓解）、伴随症状（咳嗽、咳痰、发热、休克、反酸、吞咽困难、出汗、焦虑、抑郁）、年龄（老年、中青年）、既往史（高血压、糖尿病、冠心病、吸烟）、有无放射痛等。

二、体格检查

检查时应注意双侧血压的差异，注意有无奇脉。检查有无呼吸窘迫、发绀、皮肤苍白、出汗、颈静脉怒张、气管移位等。应注意胸壁有无皮疹、局部压痛、水疱、红肿等。经过简单的视诊及触诊，胸壁的外伤、炎症性疾病等就可确诊。心肺的查体是重中之重，应注意心音强弱，有无杂音、奔马律、心包摩擦音，有无呼吸音的减弱或消失、胸膜摩擦音、皮下气肿、啰音等。腹部不同部位的压痛对疾病的诊断有一定的提示作用。出现新发意识障碍、呼吸衰竭（$SpO_2 < 90\%$）、血压严重异常（收缩压 ≤ 90 mmHg 或 ≥ 220 mmHg）、心率明显异常（心率 > 100 次/分或 < 60 次/分）、面色苍白、大汗、对药物无反应等一个或多个体征时应考虑致命性胸痛，需建立绿色通道、吸氧、心电监护，转入监护抢救室，开放静脉通路，尽

早完善相关检查明确诊治。

三、辅助检查

进行辅助检查时应突出针对性，不应盲目全面检查延误诊治时间。对于危重症患者检查应优先于床旁进行，有必要需转运外出检查者，需携带吸氧、监护设备，在医生、护士陪同下进行，必要时携带抢救药物及抢救设备。

1. 实验室检查

血常规、尿常规、肝肾功能、淀粉酶、心肌酶、电解质、凝血功能、血气分析等均是常用检查项目，应在体格检查后马上进行。心肌酶是急性心肌梗死诊断非常重要的检查，需引起重视的是应注意其时限性，肌酸激酶（creatinekinase，CK）、肌酸激酶同工酶 MB（creatine kinase isoenzymes，CK-MB）、肌红蛋白（myoglobin，MYO）、心肌肌钙蛋白 T（cardiac troponin-T,cTnT）和肌钙蛋白 I（cardiac troponin-I，cTnI）的开始升高时间、达峰时间、持续时间不尽相同，必要时需要 $4 \sim 6$ h 再次复查。

2. 心电图

为胸痛患者的必行检查，能在第一时间对 ST

段抬高型心肌梗死（STEMI）做出准确判断，及早防范恶性心律失常，协助诊断肺栓塞及心包炎，有时也能对左侧气胸有所提示。胸痛患者争取在来诊 10 min 内完成第 1 次心电图，同时必须做 18 导联心电图，以免遗漏正后壁及右心室的梗死[10]。有些患者早期心电图没有典型表现，需要进行动态监测复查，一般建议半小时复查或者病情有变化时及时复查。

3. 胸部 X 线检查

可对气胸、肺炎、胸腔积液做出快速准确的判断。急性肺栓塞时胸部 X 线可出现右下肺动脉段增宽、右心室肥大等肺动脉高压表现，并出现底部指向胸壁、尖端指向肺门的楔形阴影，但是特异性及阳性率均不高；主动脉夹层时可有纵隔增宽表现，透视下可见血管搏动影。

4. 超声检查

超声检查可无创发现肝胆、膈下病变，对胃

潴留、胸腔积液也能快速诊断。超声心动图可对瓣膜功能、是否形成室壁瘤、室壁运动、心功能的情况做出判断，节段性室壁运动异常常提示心肌缺血。超声对主动脉夹层也可做出判断：可表现为主动脉腔内可见飘动的线性回声，同时对破口的位置、病变范围、程度、内径等进行直视下检查。对于肺栓塞，同时可见提示右心功能不全及肺动脉高压的表现。

5. 胸部 CT 检查

增强 CT 检查、血管造影均是主动脉夹层及肺栓塞的常用确诊方法[11]。主动脉夹层在增强 CT 检查中可见主动脉被内膜片分成 2 个或多个管腔，CT 检查对主动脉夹层的诊断准确性明显高于超声，并可明确分型，进行术前病情评估，可作为诊断的首选方法。肺栓塞在增强 CT 中表现为肺动脉内可见充盈缺损灶，被认为是肺栓塞诊断的金标准。

第三节　急性高危胸痛

一、急性心肌梗死

急性胸痛中有 15% ~ 25% 的患者被确诊为 ACS，ACS 包括不稳定型心绞痛（unstable angina pectoris，UAP）、非 ST 段抬高型心肌梗死（NSTEMI）和 STEMI，是临床常见的心脏急症[12]。也是造成急性死亡的重要原因。美国每年有 60 万人死于冠心病，其中 60% ~ 65% 猝死于院外，而 3% 急诊诊断为心源性胸痛患者，在 30 天内有可能发生恶性心脏事件，约 2% 的 AMI 患者由于各种原因导致漏诊，其急性期病死率是确诊患者的 2 倍。

对急性胸痛患者，诊断的难点也就在于如何鉴别 ACS 与其他病因所致的胸痛。应尽快了解病史、查体，并完成心电图及心肌损伤标志物检测，综合判断胸痛患者是否存在危及生命的疾病，以快速决定是否需纳入快速通道。对于低危的胸痛患者，可观察 6 h，若无反复胸痛发作且经序列心电图和心肌损伤标志物检查阴性者，可行负荷试

验评价，试验结果阴性可安全出院[8]。

具备临床症状（持续性胸痛大于 30 min）、心电图（具备 ST-T 的动态变化）、血清生化标志物测定（心肌酶升高）3 个特征中的 2 个即可诊断急性心肌梗死（AMI）。

临床症状对 AMI 的诊断缺乏足够的敏感性和特异性，因为 AMI 的临床表现差异很大，从无症状→症状轻微甚至漏诊→剧烈胸痛→心脏性猝死或严重血流动力学障碍，均可出现，而心电图诊断 AMI 的敏感性可达 80%，且心电图的 ST 段抬高与否对决定是否采用再灌注治疗具有决定性意义。

目前 CK-MB 已不再作为诊断 AMI 的金标准，仅在不能检测心肌肌钙蛋白时作为最好的替代指标，而心肌肌钙蛋白灵敏度高，特异性强，发病后出现较早，故生物学标志物首推心肌肌钙蛋白，其次才是 CK-MB[10, 13]。心肌肌钙蛋白反应迅速，可以反映显微镜下才能见到的小灶性心肌梗死，使过去不能诊断的小灶性心肌梗死得到

明确。

第4版全球心肌梗死通用定义中指出，心肌损伤定义为心肌肌钙蛋白高于正常参考值上限。通常情况下，稳定的肌钙蛋白升高（变化范围≤20%）提示慢性损伤性疾病[10]。肌钙蛋白明显升高且伴随临床心肌缺血症状，提示AMI；心肌损伤后肌钙蛋白释放入血液循环需要一定时间达峰后逐渐下落。在症状发作初期，肌钙蛋白检查结果与样本采集时间密切相关。多种疾病可导致患者基线肌钙蛋白数值上升，需注意鉴别（提示2-2）。

通过病史、体检、心电图检查，在10 min内完成初步评价。综合上述结果在20 min内确立诊断。若心电图＋心脏标志物正常，于15 min后进行心电图复查，6～9 h、12～24 h进行心脏生物标志物复查[14-15]。AMI一旦确立诊断，应按指南规范及时治疗，早期再灌注治疗是改善心室功能和提高存活率的关键。

提示2-2 可引起肌钙蛋白升高的疾病

慢性或急性肾功能不全
重症急性或慢性充血性心力衰竭
高血压危象
心动过速或缓慢性心律失常
肺动脉栓塞，重度肺动脉高压
炎症，如心肌炎
急性神经系统疾病，如脑卒中或蛛网膜下腔出血
主动脉夹层、主动脉瓣病变或肥厚型心肌病
心脏挫伤、心脏消融、植入起搏器、心脏复律或心内膜
　心肌活检
甲状腺功能减退
心尖球形综合征
浸润性疾病，如淀粉样变性、血色素沉着病、结节病，
　或硬皮病
心脏毒性药物，如阿霉素、5-氟尿嘧啶、赫赛汀、蛇毒
烧伤，达体表面积30%以上
横纹肌溶解
重症疾病，主要是呼吸衰竭或脓毒症

二、主动脉夹层（aortic dissection，AD）

系主动脉内膜撕裂后循环中的血液通过裂口进入主动脉壁内，导致血管壁分层。主动脉夹层的平均年发病率为（0.5～1）/10万人口，在美国

每年至少发病2000例，最常发生在50～70岁的男性，男女性别比约3∶1，40岁以下发病者应除外有家族史及患有马方综合征或先天性心脏病等[16]。主动脉夹层的主要高危因素包括：高血压、主动脉粥样硬化、主动脉中层病变（如马方综合征）、内膜撕裂（二叶主动脉瓣、主动脉狭窄）以及妊娠、主动脉炎、创伤等。

（一）诊断要点[16-17]

（1）突发心前区、背部或腰部剧烈撕裂样疼痛；

（2）类似"动脉栓塞"表现（有时夹层撕裂的症状与急性闭塞的动脉相关，脑、心肌、肠、肾脏以及脊髓均可累及）；

（3）有高血压及动脉粥样硬化病史，且大多入院时血压均较高，但亦有以休克为初始症状者，此时往往已累及心包；

（4）心底部及主动脉走行区可闻及血管杂音；

（5）主动脉CT扫描可确诊，CT可显示主动脉腔内膜片、假腔及主动脉内膜和中层之间夹层等征象，从而确诊主动脉夹层的存在。尽早开始镇静镇痛，控制血压、心率和减慢心肌收缩等治疗，确诊后禁用抗栓药物。有适应证者尽早行外科手术。

（二）辅助检查建议

（1）实验室检查：胸痛且高度怀疑急性AD的患者，应完善常规检查如血常规及血型、尿常规、肝肾功能、血气分析、血糖、传染病筛查、心肌酶、肌红蛋白、凝血5项（包括D-二聚体）和血脂检查。这些检查有助于鉴别诊断及评估脏器功能及手术风险，减少术前准备的时间（表2-3）。

患者D-二聚体快速升高时，拟诊为AD的可能性增大。研究表明，发病24 h内，当D-二聚体达到临界值500 μg/L时，其诊断急性AD的敏感性为100%，特异性为67%，故可作为急性AD诊断的排除指标。但D-二聚体阴性也不能除外主动脉溃疡或壁间血肿可能。

（2）影像学检查：AD的影像学检查目的是对全主动脉进行综合评价，包括AD受累的范围、形态、不同部位主动脉的直径、主动脉瓣及各分

支受累情况、与周围组织的关系，以及 AD 的其他相关表现如心包积液、胸腔积液及脏器缺血情况等（表 2-4）。

（三）诊断流程

对于急性胸痛的患者，2010 美国心脏协会指南中提出了疑诊 AD 的高危易感因素、高危胸痛症状和高危体征。

国际急性主动脉夹层注册（IRAD）研究基于上述高危因素提出 AD 危险评分，根据患者符合危险因素分类（高危病史、高危胸痛症状及高危体征）的类别数计 0～3 分（0 分为低危，1 分为中危，≥ 2 分为高危）；该评分 ≥ 1 分诊断 AD 的敏感度达 95.7%。因此，对存在上述高危病史、症状及体征的初诊患者，应考虑 AD 可能并安排合理的辅助检查以明确诊断（表 2-5，图 2-1）。

表 2-3　疑诊 AD 患者实验室检查项目推荐[16]

推荐条目	推荐类别	证据等级
血常规和血型、尿常规、生化全套、血气分析、乙肝等传染病筛查、心肌酶及心肌标志物、肌红蛋白、凝血 5 项检查推荐作为常规实验室检查项目	I	C
D- 二聚体作为常规实验室检查，这对于夹层的诊断及鉴别诊断至关重要	I	B
C 反应蛋白可考虑作为检查项目	IIb	C

（摘自：2017 年中国《主动脉夹层诊断与治疗规范中国专家共识》）

表 2-4　疑诊 AD 患者影像学检查项目推荐[16]

推荐条目	推荐类别	证据等级
疑似急性主动脉夹层患者全主动脉 CTA 作为首选确诊影像学检查手段	I	B
患者因碘过敏、严重肾功能损害、妊娠、甲状腺功能亢进或者医疗机构无 CT 设备而不能行全主动脉 CTA 检查时，可行 MRI 明确诊断	I	B
经胸超声心动图作为拟诊主动脉夹层患者必要的初步影像学评估手段	I	C
疑似急性主动脉夹层者完善床旁心电图检查	I	C

（摘自：2017 年中国《主动脉夹层诊断与治疗规范中国专家共识》）

表 2-5　AD 的高危病史、高危胸痛症状及高危体征[16]

高危病史	高危胸痛症状	高危体征
1. 马方综合征等结缔组织病	1. 突发疼痛	1. 动脉搏动消失或无脉
2. 主动脉疾病家族史	2. 剧烈疼痛，难以忍受	2. 四肢血压差异明显
3. 已知的主动脉瓣疾病	3. 撕裂样、刀割样尖锐痛	3. 局灶性神经功能缺失
4. 已知的胸主动脉瘤	4. 新发主动脉瓣杂音	4. 低血压或休克
5. 曾行主动脉介入或外科操作		

（摘自：2017 年中国《主动脉夹层诊断与治疗规范中国专家共识》）

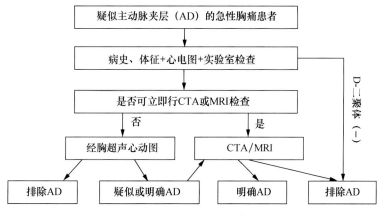

图 2-1　AD 诊断流程[16]

（摘自：2017 年中国《主动脉夹层诊断与治疗规范中国专家共识》）

三、急性肺栓塞

与前两种疾病相比，肺栓塞漏诊率和误诊率普遍偏高，误诊率达20%，在美国，深静脉血栓的发病率为0.1%，而肺栓塞的发病率为0.05%，年发病约60万人；病死率高[11]。发病1h内猝死率为11%，总死亡率为32%，快速做出正确诊断十分重要。

（一）临床表现

肺栓塞的临床表现多种多样，缺乏特异性，表现为典型肺梗死三联征（呼吸困难、胸痛、咯血）者不足30%。肺栓塞的主要体征表现为肺动脉高压及右心功能衰竭的体征和下肢深静脉血栓形成所致的肿胀、压痛、僵硬、色素沉着和浅静脉曲张等（表2-6）。

（二）疑诊相关检查

（1）推荐基于临床经验或应用临床可能性评分（简化的Wells评分、修订的Geneva评分量表）对急性肺栓塞进行疑诊的临床评估（表2-7）。

（2）推荐临床评估联合D-二聚体检测进一步筛查急性肺栓塞。

（3）临床评估低度可能的患者，如D-二聚体检测阴性，可基本除外急性PTE，如D-二聚体检

表2-6 急性肺栓塞的临床表现[11]

症状	体征
呼吸困难及气促（80%～90%）	呼吸急促（52%）
胸膜炎性胸痛（40%～70%）	哮鸣音（5%～9%）；细湿啰音（18%～51%）；血管杂音
晕厥（11%～20%）	发绀（11%～35%）
烦躁不安、惊恐甚至濒死感（15%～55%）	发热（24%～43%），多为低热，少数患者可有中度以上的发热（11%）
咳嗽（20%～56%）	颈静脉充盈或搏动（12%～20%）
咯血（11%～30%）	心动过速（28%～40%）
心悸（10%～32%）	血压变化，血压下降甚至休克
低血压和（或）休克（1%～5%）	胸腔积液体征（24%～30%）
猝死（<1%）	肺动脉瓣区第二心音亢进（P2＞A2）或分裂（23%～42%）
	三尖瓣区收缩期杂音

（摘自：2018年中国《肺血栓栓塞症诊治与预防指南》）

表2-7 肺栓塞临床可能性评分表[11]

简化Wells评分	计分	修订版Geneva评分[a]	计分
PTE或DVT病史	1	PTE或DVT病史	1
4周内制动或手术	1	1个月内手术或骨折	1
活动性肿瘤	1	活动性肿瘤	1
心率（次/分）		心率（次/分）	
≥100	1	75～94	1
咯血	1	≥95	2
DVT症状或体征	1	咯血	1
其他鉴别诊断的可能性低于PTE	1	单侧下肢疼痛	1
临床可能性		下肢深静脉触痛及单侧下肢水肿	1
低度可能	0～1	年龄＞65岁	1
高度可能	≥2	**临床可能性**	
		低度可能	0～2
		高度可能	≥3

注：PTE：肺栓塞；DVT：深静脉血栓形成；[a]：修订版Geneva评分三分类法：0～1分为低度可能，2～4分为中度可能，≥5分为高度可能

（摘自：2018年中国《肺血栓栓塞症诊治与预防指南》）

测阳性，建议行确诊相关检查。

（4）临床评估高度可能的患者，建议直接行确诊相关检查。

评估 D- 二聚体检测结果的诊断价值时应该考虑年龄因素的影响，D- 二聚体的正常阈值应该根据年龄进行修正。对临床评估高度可能的患者，D-二聚体检测阴性的可能性比较低，无论 D- 二聚体检测结果如何，基于临床经验和临床研究结果，应进行确诊相关检查。

（三）确诊相关检查

（1）疑诊肺栓塞的患者，推荐根据是否合并血流动力学障碍采取不同的诊断策略（图 2-2，图 2-3）。

（2）血流动力学不稳定的肺栓塞疑诊患者：如条件允许，建议完善 CT 肺动脉造影（CTPA）检查以明确诊断或排除肺栓塞。如无条件或不适合行 CTPA 检查，建议行床旁超声心动图检查，如发现右心室负荷增加和（或）发现肺动脉或右心腔内血栓证据，在排除其他疾病可能性后，建议按照肺栓塞进行治疗；建议行肢体加压静脉超声（CUS），如发现深静脉血栓形成（DVT）的证据，则静脉血栓栓塞症（VTE）诊断成立，并可启动治疗；在临床情况稳定后行相关检查明确诊断。

（3）血流动力学稳定的肺栓塞疑诊患者：推荐将 CTPA 作为首选的确诊检查手段；如果存在 CTPA 检查相对禁忌（如造影剂过敏、肾功能不

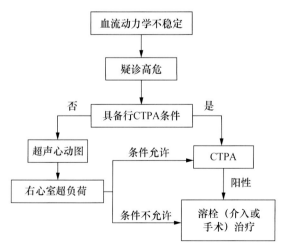

图 2-2 高危肺血栓栓塞症诊断流程

注：CTPA：CT 肺动脉造影[11]

（摘自：2018 年中国《肺血栓栓塞症诊治与预防指南》）

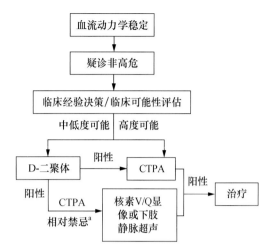

图 2-3 非高危肺血栓栓塞症诊断流程

注：CTPA：CT 肺动脉造影；V/Q：肺通气 / 灌注；a：造影剂过敏、肾功能不全、妊娠[11]

（摘自：2018 年中国《肺血栓栓塞症诊治与预防指南》）

全、妊娠等），建议选择其他影像学确诊检查，包括核素肺通气 / 灌注（V/Q）显像、磁共振肺动脉造影（MRPA）。

四、气胸

诊断要点如下[9]。

（1）突发剧烈的胸痛、呼吸困难，胸痛可放射至同侧肩部、对侧胸廓或腹部，类似急性心肌梗死或急腹症。

（2）喘憋症状尤为明显，80% 的老年人气胸表现为呼吸困难，而胸痛症状不明显。

（3）如果气胸发生在左侧，会出现心电图异常 Q 波，酷似急性心肌梗死，但气胸引流后心电图恢复正常。

（4）体检气胸侧胸廓运动减弱，纵隔移位（心脏浊音及心尖搏动移向健侧），叩诊鼓音，语颤减弱或消失，呼吸音消失。

（5）胸部 X 线示肺外周部分空气，无肺纹理可确诊。

五、总结

急性高危胸痛患者心电图鉴别诊断及急性高危胸痛鉴别诊断要点总结见表 2-8 及表 2-9。

表 2-8　急性高危胸痛患者心电图鉴别诊断

疾病	典型心电图表现
心肌梗死	－ ST 段抬高（在 J 点测量） － $V_1 \sim V_3$ 导联 ST 段压低，伴随 $V_4 \sim V_9$ 导联 ST 段抬高 ≥ 0.25 mV － aVR 导联 ST 段抬高 ≥ 0.05 mV 伴前壁导联 ST 段压低，提示左主干或前降支近段病变 － 新出现的 T 波倒置 － 新发左或右束支传导阻滞
肺栓塞	新出现的右束支传导阻滞，S Ⅰ Q Ⅲ型，前壁导联 T 波倒置，肺性 P 波
主动脉夹层	通常为非特异性改变，30% 患者表现正常，5% 患者出现 ST 段抬高
气胸	胸前导联 R 波衰减和 T 波倒置，QRS 波幅低，电轴右偏；左侧气胸可产生类似于心肌缺血的心电图改变

表 2-9　急性高危胸痛鉴别诊断要点总结

疾病	病史特征	体格检查	心电图	胸部 X 线片	辅助检查
ACS	• 常见于胸骨下 / 左侧胸部压迫感或紧缩感 • 疼痛放射至肩部或体力活动易诱发疼痛 • 非典型症状如呼吸困难、虚弱等，常见于老年人、女性和糖尿病患者	• 无特殊体征 • 可表现为心力衰竭	• ST 段压低或抬高、出现 Q 波，以及新发左束支传导阻滞是急性心肌梗死的证据	• 无特殊体征 • 可有心力衰竭表现	• 肌钙蛋白和（或）CK-MB 升高能辅助诊断急性心肌梗死
AD	• 突发强烈的撕裂样、刀割样疼痛 • 发作时最为剧烈 • 最常始于胸部，也可能始于背部	• 上肢或颈动脉脉搏消失 • 左右上肢收缩压差 > 20 mmHg 有提示意义	• 15% 患者有心肌缺血改变 • 30% 患者有非特异性 ST 段以及 T 波改变	• 可有胸腔纵隔增大表现	
肺栓塞	• 胸痛、呼吸困难经常是主要症状 • 可表现为咯血、休克	• 可表现为呼吸、心率增快，低血压 • 可表现为右心负荷增加	• 电轴右偏、右束支传导阻滞、右心房肥大	• 可表现肺不张、胸腔积液等	• D- 二聚体可用来排除诊断
气胸	• 突发剧烈的胸膜疼痛 • 呼吸困难经常是主要症状	• 同侧呼吸音减弱或消失		• 胸膜腔有气体	

第四节　低危胸痛[18-20]

一、食管疾病

非心源性胸痛中，有半数来自食管病变。食管疾病所引起的胸痛与心源性胸痛非常相似，但前者引起的胸痛一般与进食有关，同时还伴有一些消化道症状。食管疾病中以胃食管反流病（GERD）最为常见，其表现为胸骨下方或胸骨后持续样疼痛，在进食后发生或进食时疼痛加重。

二、急性心包炎

呈尖锐性及稳定性疼痛，可放射至肩胛骨、前胸、上腹部或后背。通常有胸膜疾病的成分，向前倾斜身体可缓解症状。干性心包炎可闻及心包摩擦音。

三、胸膜炎

干性胸膜炎病变局限者 X 线胸片上可无明显变化，胸腔积液较少时见肋膈角变钝，胸腔积液较多时可见弧形积液影，超声检查可见液性暗区，可提示穿刺的范围、部位和深度。胸腔积液组织学检查可明确病因。

四、颈椎骨关节炎

可引起神经根损伤，疼痛可放射至前臂，偶尔也可引起前胸痛，但这种疼痛在做颈部运动时由于脊椎孔狭窄可使疼痛加剧，斜位颈椎 X 线摄片可示脊椎孔狭窄则提示本病诊断。

五、胸廓出口综合征

本病是由于前斜方肌或颈肋异常压迫臂丛神经和锁骨上动脉而产生上肢的感觉、运动和血行障碍。可有臂痛和前胸痛的表现。体征有尺神经分布区域的感觉减退或过敏、桡动脉搏动减弱、指端发凉等。颈椎 X 线可显示颈肋及第一肋骨畸形等征象。

六、肋间神经炎、胸椎或脊髓损伤、纵隔肿瘤、肺尖上部癌以及膈疝等

均可累及臂丛下支神经，引起胸痛。

七、非化脓性肋软骨炎及胸壁外伤或感染

可出现胸痛，但多伴压痛。

八、带状疱疹

常骤然起病，沿肋间神经分布，呈粟粒至绿豆大丘疹，继变为水疱，常发生在胸部一侧不越过中线，患部皮肤感觉过敏，呈刀割样剧痛或灼痛。

九、其他精神因素（如戒断综合征）所致

这些患者常有焦虑不安、心悸、坐立不安以及含糊不清的胸部不适的主诉，但必须除外辅助检查阳性发现者作为排除诊断。

总结与建议

急性胸痛的病因十分繁杂，较易引起误诊和漏诊。在诊断过程中应尽早对疾病进行评估，诊断思路应从高危到低危。高危患者生命体征不稳定，应该首先稳定生命体征，做到先救命，后诊病。要动态、严密地观察病情变化，必要时要重复检查以及及时请相关科室会诊，通过多学科合作，为胸痛患者提供快速而准确的诊断、危险评估和恰当的治疗手段，从而提高胸痛的早期诊断和治疗能力，减少误诊和漏诊，既要避免治疗不足又要避免过度治疗。总之，对于急性胸痛，应做到快速诊断、及时治疗、减少死亡、避免资源浪费。

第五节　常见问题及解答

1. 当患者出现急性胸痛、ST 段抬高、心肌酶升高时，一定是心肌梗死吗？

千万不要忘记主动脉夹层累及冠状动脉的鉴别诊断。当主动脉夹层逆向撕裂至冠状动脉时便会造成急性心肌缺血或心肌梗死。文献报道，急性 Stanford A 型主动脉夹层累及冠状动脉的发生率为 6% ~ 19%，尸检检出率为 7%。

2. 患者没有胸痛症状，可能心肌梗死吗？

据临床统计，约 1/4 心肌梗死发生时没有任何症状。这可能是因为：首先，心脏病变部位不同，对疼痛敏感性会不一样。有的后壁心肌梗死可能不出现疼痛，还有发生心内膜下心肌梗死时也常无疼痛感觉。其次，个体差异造成对疼痛反应不一样。如老年人全身各器官组织老化，感觉迟钝，对疼痛敏感性降低，加上脑萎缩或痴呆，语言表达能力下降，说不出明确的不适，掩盖了病情；再如，酒后、过度紧张、疲劳、情绪的改变等因素，都会让人变得迟钝，降低对疼痛的敏感性；此外，由于糖尿病患者常有周围神经病变，感觉神经受累，这样便会使痛觉变得迟钝甚至没有痛觉。临床上要高度警惕此类患者，因缺乏胸痛"预警"可能造成漏诊，一旦漏诊将会给患者带来灾难性后果。

3. 患者有胸痛症状，但心电图正常，可能是心肌梗死吗？

某些心肌梗死患者胸痛发作时可表现为一过性"假正常化"，如在急性心肌梗死时，特别是下壁 / 正后壁心肌梗死由超急性期向急性期过渡时，ST 段过快回落至基线而使病理性 Q 波延迟出现，心电图可表现为"大致正常"，造成漏诊，临床上可能在急性胸痛发作 12 ~ 24 h 期间出现这种现象。总之，不是每个心肌梗死患者胸痛发作时都有典型的心电图表现，若症状典型，应高度怀疑心肌梗死。

4. 认为"呼吸困难、胸痛、咯血"是肺栓塞的典型表现

不明原因的呼吸困难、胸痛、咯血及晕厥为肺栓塞的常见症状，各病例可以出现以上症状的不同组合，但由于肺组织接受肺动脉、支气管动脉及肺泡内氧气直接弥散等多重供氧，因此临床上出现呼吸困难、咯血、胸痛等肺梗死三联征表现的肺栓塞患者仅为 20%。因此，仅把"呼吸困难、胸痛、咯血"作为肺栓塞的典型表现会使大部分肺栓塞漏诊。

5. 把 D- 二聚体含量升高作为标准来确诊肺栓塞

目前，肺栓塞的确诊主要依靠肺动脉造影和 CT 肺动脉造影，其他实验室及影像学检查大多不能单独确诊肺栓塞。D- 二聚体是临床常用的实验室检查，只要有血栓形成其血浆含量就可以升高。因此，其应用价值不是确诊肺栓塞而主要是排除肺栓塞。

第六节　典型病例

病史简介：老年女性患者，75 岁，因"发作性胸痛 3 年，再发加重近 6 h"入院。患者于 2016 年 4 月开始出现无明显诱因胸痛，呈针刺样，伴胸闷、气短、大汗，无恶心、呕吐，无头晕、头痛，无意识丧失，症状持续 5 min 左右，口服"丹参滴丸"等药物后逐渐缓解。曾多次就诊于当地医院，未明确诊断。2019 年 4 月 22 日 18:10 患者活动后突发胸痛，呈烧灼样，向双肩及后背部放射，伴胸闷、气短、大汗、恶心、呕吐胃内容物 1 次，伴头晕、头痛，无意识丧失，症状持续不缓解。

2019 年 4 月 22 日 23:46 到达我院胸痛中心，完善相关检查，心电图示：窦性心律，$V_1 \sim V_5$ 导联 ST 段抬高 0.1 ～ 0.3 mV；心肌酶：血清磷酸肌酸激酶 294 U/L ↑，血清磷酸肌酸激酶同工酶 43 U/L ↑，高敏肌钙蛋白 T3.58 ng/ml ↑；血气分析：pH 7.369，氧分压 74 mmHg，二氧化碳分压 43.9 mmHg，氧饱和度 96.1%，乳酸 1.1 mmol/L；D-二聚体 0.57 mg/L（正常值 0.5 mg/L），诊断"急性广泛前壁心肌梗死"，给予口服阿司匹林 300 mg 及氯吡格雷 600 mg 后，经急诊绿色通道入院途径于 23 日 00:16 到达导管室，急诊行冠脉造影示：左主干正常；左前降支中段 100% 狭窄，血流 TIMI 0 级；第二对角支近段 80% 狭窄；左回旋支远段 60% 狭窄；右冠状动脉硬化改变。PCI：于左前降支中段预扩张后植入 3.0 mm×18 mm 药物洗脱支架 1 枚，血流恢复 TIMI 3 级，于 00:44 靶血管成功开通，为进一步治疗收入心内科监护室。既往高血压病史 30 余年，最高血压 180/100 mmHg，服用"尼福达"等药物治疗，控制血压于 130/80 mmHg；十二指肠溃疡病史 20 年，口服"奥美拉唑"治疗，近期有反酸、烧心等症状，否认出血病史；脑梗死病史 10 余年，现稍有吐字不清，

无肢体感觉运动障碍。无吸烟饮酒史，无冠心病、高血压等遗传史。

体格检查： 体温：36.4℃，脉搏：73 次 / 分，呼吸：20 次 / 分，血压：138/73 mmHg。听诊两肺呼吸音清，未闻及干湿啰音和胸膜摩擦音。各瓣膜听诊区未闻及杂音。

辅助检查：

急诊心电图：窦性心律，$V_1 \sim V_5$ 导联 ST 段抬高 0.1 ～ 0.3 mV（图 2-4）。

超声心动图：左心室：44 mm；射血分数：47%；冠心病心肌梗死改变，心功能减低，左心室心尖部室壁瘤形成，二、三尖瓣反流（轻度）（图 2-5）。

D- 二聚体：0.28 mg/L。

入院诊断： 1. 冠状动脉粥样硬化性心脏病 1.1 急性广泛前壁心肌梗死 1.2 Killip Ⅰ 级；2. 高血压 3 级（很高危）；3. 陈旧性脑梗死；4. 十二指肠溃疡。

冠脉造影及 PCI： 左主干正常；左前降支中段 100% 狭窄，血流 TIMI 0 级；第二对角支近段 80% 狭窄；左回旋支远段 60% 狭窄；右冠状动脉硬化改变。PCI：于左前降支中段预扩张后植入 3.0 mm×18 mm 支架 1 枚，术终血流恢复 TIMI 3 级（图 2-6）。

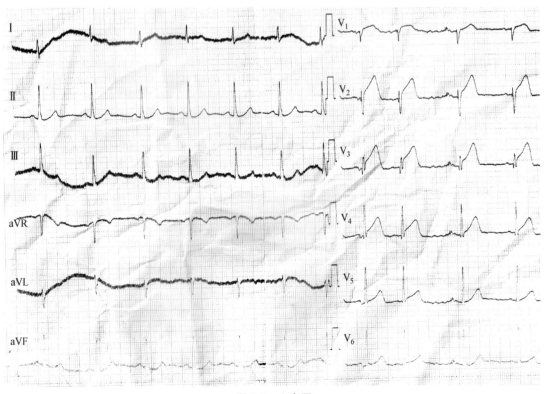

图 2-4　心电图

超声所见：

心脏测量值（mm）				心功能检查			
主动脉根部	28	右心房	38×43	左心室收缩功能		左心室舒张功能	
左心房	33	肺动脉	20	SV	93 ml	EV	0.8 m/s
右心室	16	右室壁		CO	5.1 L/min	AV	0.9 m/s
室间隔	9	左心室流出道		EF	47%	A/E	>1
左心室	44	右心室流出道		FS	23%	TV	
左心室后壁	9	心尖部				其他	

床旁超声，患者平卧位扫查，心脏图像显示欠清晰，检查结果仅供参考。

各腔室内径正常。
主动脉前壁活动曲线运动速度减慢，幅度减低。
各瓣膜形态及活动未见明显改变。
左心室前间壁及广泛前壁心肌运动减弱。
两腔心切面：左心室心尖部收缩期外凸，范围约32 mm×24 mm。
房室间隔回声连续，心包未见异常。

脉冲及彩色多普勒：
左、右心房内见少量反流束。

超声提示：冠心病，心肌梗死改变，心功能减低
左心室心尖部室壁瘤形成
二、三尖瓣反流（轻度）

图 2-5　超声心动图

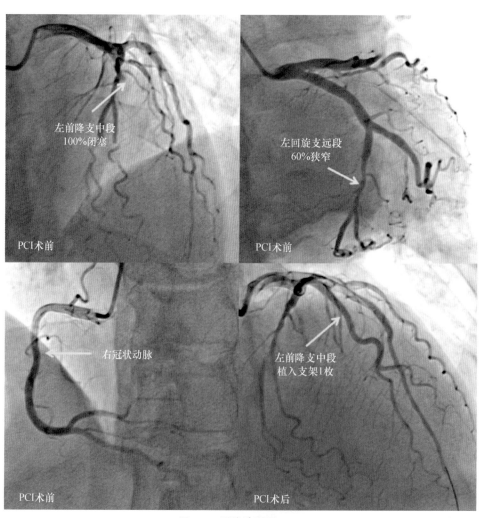

图 2-6　冠脉造影及 PCI

讨论：本例患者为老年女性，既往存在胸痛病史，但未明确诊断。此次发病为活动后突发胸痛，且持续不缓解，来院时生命体征相对平稳。急性胸痛的诊断思路应从高危到低危，结合患者症状（持续严重胸痛），以及心电图（前壁导联ST段抬高）、超声心动图（未发现主动脉增宽）、心肌酶（血清磷酸肌酸激酶、血清磷酸肌酸激酶同工酶及高敏肌钙蛋白均升高）、血气分析、D-二聚体等辅助检查，诊断急性广泛前壁心肌梗死，初步排除主动脉夹层、肺栓塞、气胸诊断。患者入院时距离发病5 h 36 min，根据2017年欧洲心脏病学会STEMI指南，发病48 h内的STEMI均应立即行冠脉造影及PCI；如就诊医院无法行PCI或无法在120 min内完成转运PCI，则在无禁忌证的情况下应立即给予静脉溶栓治疗。本例患者符合急诊PCI指征，经急诊冠脉造影证实靶血管为左前降支，证实急性广泛前壁心肌梗死诊断，并于靶血管植入支架1枚，入院后58 min开通靶血管，完成血运重建。

参考文献

［1］ Mozaffarian D，Benjamin EJ，Go AS，et al. Heart disease and stroke statistics-2015 update：a report from the American Heart Association. Circulation，2015，131（4）：e29-322.

［2］ Pope JH，Aufderheide TP，Ruthazer R，et al. Missed diagnoses of acute cardiac ischemia in the emergency department. N Engl J Med，2000，342（16）：1163-1170.

［3］ Moy E，Barrett M，Coffey R，et al. Missed diagnoses of acute myocardial infarction in the emergency department：variation by patient and facility characteristics. Diagnosis（Berl），2015，2（1）：29-40.

［4］ Bruno RR，Donner-Banzhoff N，Söllner W，et al. The interdisciplinary management of acute chest pain. DtschArztebl Int，2015，112（45）：768-779.

［5］ Chang AM，Fischman DL，Hollander JE. Evaluation of chest pain and acute coronary syndromes. CardiolClin. 2018，36（1）：1-12.

［6］ Sharp AL，Baecker AS，Shen E，et al. Effect of a HEART care pathway on chest pain management within an integrated health system. Ann Emerg Med，2019. pii：S0196-0644（19）30007-1.

［7］ Six AJ，Backus BE，Kelder JC. Chest pain in the emergency room：value of the HEART score. Neth Heart J，2008，16（6）：191-196.

［8］ Huis In't Veld MA，Cullen L，Mahler SA，et al. The fast and the furious：low-risk chest pain and the rapid rule-out protocol. West J Emerg Med，2017，18（3）：474-478.

［9］ 杨新春，张大鹏. 心血管急症救治－急性胸痛的诊断与鉴别诊断. 中国循环杂志，2013，28（8）：569-571.

［10］ Thygesen K，Alpert JS，Jaffe AS，et al. Fourth universal definition of myocardial infarction（2018）. J Am Coll Cardiol，2018，72（18）：2231-2264.

［11］ 中华医学会呼吸病学分会肺栓塞与肺血管病学组，中国医师协会呼吸医师分会肺栓塞与肺血管病专业委员会，全国肺栓塞与肺血管病防治协作组. 肺血栓栓塞症诊治与预防指南. 中华医学杂志，2018，98（10）：1060-1087.

［12］ Swap CJ，Nagurney JT. Value and limitations of chest pain history in the evaluation of patients with suspected acute coronary syndromes. JAMA，2005，294（20）：2623-2629.

［13］ Gueckel J，Koechlin L，Zimmermann T，et al. Cardiac troponin in stable chest pain. J Am Coll Cardiol，2019，73（16）：2120-2121.

［14］ Ibanez B，James S，Agewall S，et al. 2017 ESC Guidelines for the management of acute myocardial infarction in patients presenting with ST-segment elevation：The Task Force for the management of acute myocardial infarction in patients presenting with ST-segment elevation of the European Society of Cardiology（ESC）. Eur Heart J，2018，39（2）：119-177.

［15］ 中华医学会心血管病学分会，中华心血管病杂志编辑委员会. 急性ST段抬高型心肌梗死诊断和治疗指南（2019）. 中华心血管病杂志，2019，47（10）：766-783.

［16］ 中国医师协会心血管外科分会大血管外科专业委员会. 主动脉夹层诊断与治疗规范中国专家共识. 中华胸心血管外科杂志，2017，33（11）：641-654.

［17］ Czerny M，Pacini D，Aboyans V，et al. Current options and recommendations for the use of thoracic endovascular aortic repair in acute and chronic thoracic aortic disease：an expert consensus document of the European Society for Cardiology（ESC）Working Group of Cardiovascular Surgery，the ESC Working Group on Aorta and Peripheral Vascular Diseases，the

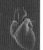

European Association of Percutaneous Cardiovascular Interventions（EAPCI）of the ESC and the European Association for Cardio-Thoracic Surgery（EACTS）. Eur J Cardiothorac Surg，2021，59（1）：65-73.

［18］Yamasaki T，Fass R. Noncardiac chest pain：diagnosis and management. Curr Opin Gastroenterol，2017，33（4）：293-300.

［19］Frieling T. Non-cardiac chest pain. Visc Med，2018，34（2）：92-96.

［20］Rushton S，Carman MJ. Chest pain：if it is not the heart，what is it？NursClin North Am，2018，53（3）：421-431.

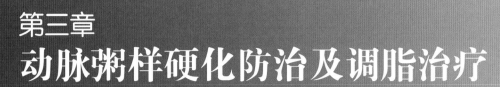

第三章
动脉粥样硬化防治及调脂治疗

（张　波　董志超　曲　鹏）

第一节　高脂血症与动脉粥样硬化的发生与发展

血脂通常是指血清中所含脂质的总和，主要包括胆固醇和三酰甘油（甘油三酯）两大类。血脂不溶于水，脂蛋白是血脂在血液中存在、运输及代谢的形式。应用超速离心法可将脂蛋白依据其密度、分子量、颗粒大小以及电荷强度之间的差异分为乳糜微粒（chylomicron，CM）、极低密度脂蛋白（very low density lipoprotein，VLDL）、低密度脂蛋白（low density lipoprotein，LDL）、高密度脂蛋白（high density lipoprotein，HDL）和脂蛋白（a）[Lp（a）]。通常临床的血脂化验单包括总胆固醇、甘油三酯、低密度脂蛋白胆固醇、高密度脂蛋白胆固醇四项指标，而近年来越来越多的临床实验室也将 ApoA1、ApoB 及 Lp（a）列入其中[1]。高脂血症主要是指血液中胆固醇和（或）甘油三酯浓度升高，通常包括高胆固醇血症、高甘油三酯血症和混合型高脂血症。高脂血症一般无任何不适症状，但被称为"沉默的杀手"，因其直接参与了动脉粥样硬化（atherosclerosis，AS）的形成与进展，导致血管狭窄，最终引起冠心病、脑卒中等疾病的发生，危害甚大。随着降脂药物的问世，低密度脂蛋白胆固醇（low-density lipoprotein cholesterol，LDL-C）水平被大幅降低，动脉粥样硬化性心血管疾病（atherosclerotic cardiovascular disease，ASCVD）的不良心血管事件也随之呈线性减少[2-3]，降脂治疗的临床价值有目共睹。然而，血脂的严格规范化管理目标不再局限于"高脂血症"，不同 ASCVD 危险层级的人群对于血脂管理的要求被细化，所谓"正常的血脂"对于患有 ASCVD 或合并多种 ASCVD 危险因素的人群不再适用，目前最新的指南已经完成了从"血脂异常防治"到"血脂管理"的理念的转变。

随着血脂领域研究的不断进展，各大指南进一步强调了 LDL-C 作为 ASCVD 疾病的致病性危险因素，同时所有含 ApoB 的脂蛋白，包括富含甘油三酯的 CM 及其残粒以及 Lp（a）也和 ASCVD 的发生有关[4]。具体来讲，血液中的脂质成分（特别是 LDL-C）升高，可通过一系列机制逐渐沉积于血管壁，造成 AS 的发生、发展，逐渐引起血管管腔的狭窄或阻塞。AS 是系统性、进行性疾病，其发生机制的探索已经历了上百年的时间，先后提出了炎症学说、脂质浸润学说、氧化学说和损伤应答等学说。其中 LDL-C 沉积于动脉内膜下是 AS 进程的始动环节，在高血压、糖尿病、高脂血症、吸烟等危险因素的作用下，血管内皮结构或功能损伤，LDL-C 通过受损的内皮被动转运进入并沉积于动脉内膜下，并在此完成过氧化修饰过程。除了被动转运方式，LDL-C 也可以通过内皮细胞清道夫受体 B1（SR-B1）进行主动跨内皮转运，还可以通过内皮细胞的质膜微囊、LDL 受体（LDLR）等囊泡运输方式进入内皮下[5-6]；同时由于 LDL-C 中的载脂蛋白 B100 带正电荷的基团与动脉壁内带负电荷的基团相互作用导致 LDL-C 滞留在内皮下[7]。进入到内皮下的 LDL-C 被氧化修饰，此时血液中的单核细胞黏附－迁移至血管内膜下，进一步转化为巨噬细胞，巨噬细胞通过清道夫受体识别并吞噬被氧化修饰的LDL-C形成泡沫细胞，同时在各种细胞因子、生长因子的作用下，平滑肌细胞从中膜迁移至内膜并增殖，吞噬被氧化修饰的LDL-C形成泡沫细胞，二者共同形成最早的动脉粥样硬化脂质条纹。最终大量泡沫细胞死亡形成脂池，发展成为典型的粥样硬化斑块，即AS的进展阶段。并发症阶段为粥样硬化斑块不断进展使得血管管腔进行性狭窄或闭塞，最终导致组织、脏器的缺血。具体表现为脂质核心增大、炎症反应加剧，斑块中平滑肌细胞和纤维组织减少，进而不稳定斑块形成并破裂，引起急性血栓形成，导致血管腔急剧狭窄或闭塞，发生急性心脑血管不良事件，如不稳定型心绞痛、急性心肌梗死或急性缺血性脑卒中、猝死等。

从上述AS斑块的形成过程看，LDL-C水平会影响动脉壁胆固醇的聚集速度，从而对AS的进展产生影响。在整个生命过程中，动脉壁始终都暴露于LDL-C之中，因此，在衡量LDL-C对内皮细胞的损害时，时间这个变量也颇为重要。

也就是高浓度LDL-C暴露时间越长，AS就会越严重[8]，即LDL-C与ASCVD在因果关系之外的累及效应，简单来说就是循环LDL-C浓度和暴露时间二者共同影响动脉粥样硬化斑块负荷。当不断扩大的动脉粥样硬化斑块负荷达到临界阈值，破裂后可以导致血管急性闭塞，从而导致急性心脑血管不良事件发生。

LDL-C导致ASCVD发生除以上机制外，也存在着明确的遗传学证据。家族性高胆固醇血症是一种常染色体显性遗传病，一种为LDLR或ApoB基因发生突变，使得含ApoB的脂蛋白与LDLR结合减少；另一种为前蛋白转化酶枯草溶菌素9型（PCSK9）基因突变，导致LDLR降解。疾病表现为LDL-C显著升高和过早的ASCVD事件，在此类遗传性疾病的家族中，LDL-C的显著升高伴随着ASCVD患病风险增加[9]。

因此，血脂与AS之间的关系一脉相通。针对我国血脂知晓率、治疗率及控制率持续低下而ASCVD疾病负担不断上升的局面，血脂控制迫在眉睫。

第二节　高脂血症的治疗与他汀类药物的基石地位

心脑血管疾病是危害全球人类生命健康的最常见的慢性非传染性疾病，高脂血症是心脑血管疾病的主要危险因素之一。近年来，随着生活水平的提高，越来越多的人罹患高脂血症，因血脂异常导致的不良后果，如心脑血管疾病、急性胰腺炎等事件日益剧增，而我国血脂异常的管理现状仍处于初级阶段。2018年全国调查结果显示，在≥18岁人群中血脂代谢异常总患病率为35.6%[10]，较2015年相比有所上升，同时我国血脂异常人群面临着知晓率低、治疗率低和控制率低的窘境。因此，面对我国ASCVD疾病不断上升的趋势，临床实践中，有效、持续的血脂管理任重而道远。

截至目前，已有大量随机对照试验（randomized controlled trial，RCT）显示血脂代谢异常在AS和心血管疾病（CVD）以及脑血管疾病的发生、发展过程中发挥着主导作用。Framingham心脏研究发现，总胆固醇每升高1%，患冠心病的风险增加2%。LDL-C下降与心脑血管不良事件风险下降明确相关，他汀类药物的问世在人类ASCVD防治史上具有里程碑式意义，2010年CTT（胆固醇治疗试验）一项荟萃分析纳入26项临床试验[11]，结果显示接受他汀类药物治疗的患者LDL-C每下降1 mmol/L（38.7 mg/dl），5年内主要心血管事件风险下降22%。2014年发表的一项研究分析了8个随机对照研究，结果发现接受他汀类药物治疗后LDL-C＜1.3 mmol/L（50 mg/dl）的患者发生心血管事件风险最低，与LDL-C≥4.5 mmol/L（175 mg/dl）患者相比，主要心血管事件风险下降约54%[12]。2022年一项荟萃分析发现他汀类药物治疗能够降低全因死亡9%，心肌梗死29%，脑卒中14%[13]。可以说他汀类药物治疗的循证学历程奠定了其预防ASCVD的基石地位。

人体内的胆固醇大部分为肝脏自身合成的（70%），少量从食物中摄取（30%），因此减少体内胆固醇的自身合成是预防和治疗动脉粥样硬化的关键所在。他汀类药物通过抑制肝内胆固醇合成的限速酶——羟甲基戊二酸单酰辅酶A还原酶（HMG-CoA还原酶），减少糖、脂肪酸等物质转化成胆固醇，从而降低血浆胆固醇水平，并且刺激LDL受体表达上调，促进细胞对胆固醇的摄取，总体上降低血浆中LDL-C的浓度，从而达到抑制AS的进展、降低心血管不良事件发生风险的作用。荟萃分析结果提示，他汀类药物每降低LDL-C 1.0 mmol/L，可使主要心血管事件风险降低20%，主要冠状动脉事件风险降低23%。此外还有研究证实，他汀类药物不仅能够通过降低胆固醇、调节血脂代谢降低心血管事件风险，还能通过如抗炎、抗氧化、改善血管内皮功能等作用，稳定和逆转甚至缩小动脉粥样斑块，有效抑制AS进展。

近三十年多项大型RCT先后证实了他汀类药物治疗能够带来显著的临床获益。早期有关他汀类药物的临床研究，如4S、WOSCOPS、CARE等都是他汀类药物与安慰剂的对比研究，证实了他汀类药物可以降低心血管疾病患者死亡和心血管事件发生的风险。2001年MIRACLE研究和2004年PROVE-IT（TIMI22）研究证实ACS早期应用强化的他汀治疗能够进一步改善预后。2004年重新修正了美国国家胆固醇教育计划成人治疗组第三次报告（NCEP ATP Ⅲ）指南，并把LDL-C＜70 mg/dl设定为极高危患者的降脂目标。似乎以"LDL-C越低越好"成为一种口号，当然因此

也引发了国内外学术界的争议。2005年TNT和IDEAL研究针对已接受现代治疗的稳定型冠心病患者，证明更积极的他汀治疗可以进一步获益。ARMYDA系列研究证明在PCI围术期和PCI术后应用他汀类药物治疗，能够改善患者的临床结局，显著提高PCI术后30天无心脏事件的比例。REVERSAL研究、ASTEROID研究、GAIN研究和ESTABLISH研究应用血管内超声评价斑块进展，显示他汀类药物强化治疗后可稳定或逆转动脉粥样硬化斑块的进展。2006年SPARCL研究，首次专门针对无心脏病史的卒中患者，结果显示他汀治疗可降低致死/非致死性卒中发生风险，证实了他汀类药物在卒中二级预防中的重要作用。2016年HOPE-3研究提示他汀类药物可降低中危ASCVD患者主要复合终点事件，并且在研究随访5.6年时停药的后续3.1年随访发现他汀组的主要不良心血管事件发生率进一步降低，提示即使停用他汀类药物，仍有持续有效的获益[14-15]。IMPROVEIT研究和SHARP研究表明在辛伐他汀基础上加用依折麦布能够进一步减少心血管事件。另外目前血脂管理指南针对他汀类药物联合依折麦布不能使LDL-C达标的极高危ASCVD人群，可直接启动以他汀类药物为基础直接联合PCSK9抑制剂[1]。上述研究逐步奠定了他汀类药物在心脑血管疾病治疗中的地位，成为防治ASCVD最为重要的药物。目前临床上应首选他汀类调脂药物（Ⅰ类推荐，A级证据）预防和治疗AS，这一观念已经得到业界广泛的接受和认可。

第三节　调脂治疗及他汀类药物使用需要关注的问题

一、关于他汀治疗的获益人群

《中国血脂管理指南（2023年）》[1]做出更新，以下人群可在他汀治疗中获益：①临床存在的ASCVD者[16]，包括以下人群：急性冠脉综合征（ACS），既往心肌梗死病史，稳定或不稳定型

心绞痛，冠状动脉或其他血管血运重建术后，缺血性卒中，短暂性脑缺血发作，以及外周动脉粥样硬化的患者。②在尚无ASCVD的人群中，符合如下3个条件之一者：a. LDL-C ≥ 4.9 mmol/L或TC ≥ 7.2 mmol/L；b. 年龄≥ 40岁的糖尿病患者；c. CKD3 ～ 4期。③ 10年ASCVD总体发病风险

的评估为高危或中危组年龄＜55岁，ASCVD余生风险为高危者。

二、血脂管理的核心策略

目前血脂管理的核心策略是依据ASCVD发病风险，采取不同强度干预措施，ASCVD总体风险评估是血脂异常治疗决策的基础，2023版指南对风险评估流程进行了更新：首先按是否患有ASCVD分为二级预防和一级预防两类情况；其次在已患有ASCVD的二级预防人群中进一步划分出超（极）高危的危险分层。根据危险分层决定治疗的具体目标值（图3-1）。

三、降脂治疗的干预靶点

《中国血脂管理指南（2023年）》[1]推荐LDL-C是ASCVD首要的干预靶点（Ⅰ类推荐，A

级证据），非HDL-C作为糖尿病、代谢综合征、高甘油三酯（TG）、极低LDL-C患者ASCVD风险干预的靶点（Ⅰ类推荐，B级证据）；临床应根据个体ASCVD的危险程度，决定是否启动药物调脂治疗（Ⅰ类推荐，A级证据）；ApoB作为糖尿病、代谢综合征、高TG、极低LDL-C患者ASCVD风险干预的次要靶点（Ⅱa类推荐，C级证据）。高TG作为LDL-C达标后ASCVD高危患者管理指标（Ⅱa类推荐，B级证据），高Lp（a）作为ASCVD高危患者的管理指标（Ⅱa类推荐，B级证据）。

四、降脂治疗的目标值

针对LDL-C而言，超高危患者目标值为LDL-C＜1.4 mmol/L（54.4 mg/dl）且较基线降低幅度＞50%，极高危患者目标值为LDL-C＜1.8 mmol/L（70 mg/dl）且较基线降低幅度＞50%，中高危者目标值为LDL-C＜2.6 mmol/L

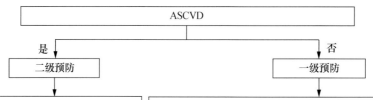

图3-1　中国成人ASCVD总体发病风险评估流程

ASCVD：动脉粥样硬化性心血管疾病；ACS：急性冠脉综合征；LDL-C：低密度脂蛋白胆固醇；CABG：冠状动脉旁路移植术；PCI：经皮冠状动脉介入治疗；TC：总胆固醇；CKD：慢性肾脏病；HDL-C：高密度脂蛋白胆固醇；BMI：体重指数。1 mmHg＝0.133 kPa。危险因素的水平均为干预前水平。a危险因素包括吸烟、低HDL-C、年龄≥45/55岁（男性/女性）；＜40岁的糖尿病患者危险分层参见特殊人群糖尿病部分。

（100 mg/dl），低危者目标值为 LDL-C < 3.4 mmol/L（130 mg/dl）。另外指南推荐，根据患者不同的基线 ASCVD 风险制订不同的 LDL-C 目标，即基线风险越高，LDL-C 目标值则应越低。RCT 的事后分析显示，即使 LDL-C 低于 1 mmol/L，ASCVD事件降低仍与 LDL-C 水平呈线性负相关[17]。

五、降脂药物的选择

根据现有证据和荟萃分析结果，个体患者采用何种降脂治疗策略，应取决于 LDL-C 降幅能否满足患者相应的治疗目标，但他汀类药物仍然是降脂治疗的基石。《中国血脂管理指南（2023年）》推荐，对于中国人群，不建议使用高强度大剂量他汀类药物，推荐使用常规剂量、中等强度他汀类药物作为中国人群的初始降脂方案；并规定高强度他汀治疗是指每日剂量可降低 LDL-C ≥ 50% 的他汀类药物治疗，如瑞舒伐他汀 20 mg，阿托伐他汀 40 ~ 80 mg；而中等强度的他汀治疗是指每日剂量可降低 LDL-C 25% ~ 50%的他汀类药物治疗，如瑞舒伐他汀 5 ~ 10 mg，阿托伐他汀 10 ~ 20 mg，氟伐他汀 80 mg，洛伐他汀 40 mg，匹伐他汀 1 ~ 4 mg，普伐他汀 40 mg，血脂康 1.2 g/d 等（表 3-1）。应用他汀治疗后若胆固醇水平仍不达标，应与其他调脂药物（如依折麦布等）联合应用（表 3-2）。流行病学研究显示 TG 升高也与 ASCVD 风险增加相关，孟德尔随机化研究也支持 TG 与冠心病呈因果关联，因此当 TG > 5.6 mmol/L 时，可采用贝特类药物、高纯度 ω-3 脂肪酸或烟酸类药物治疗。ASCVD 患者及高危人群接受中等强度他汀类药物治疗后如 TG > 2.3 mmol/L，应考虑给予大剂量二十碳五烯酸乙酯（IPE，2 g，每日 2 次）或高纯度 ω-3 脂肪酸或非诺贝特、苯扎贝特治疗，以降低 ASCVD 风险[3, 18]。联合治疗是目前血脂干预策略的基本趋势，主要目的是提高血脂达标率，进一步降低 ASCVD 风险，减少降脂药物的不良反应发生率。

表 3-1 他汀类药物降胆固醇强度

降胆固醇强度	药物及其剂量
高强度（每日剂量可降低 LDL-C ≥ 50%）	阿托伐他汀 40 ~ 80 mg[a] 瑞舒伐他汀 20 mg
中等强度（每日剂量可降低 LDL-C 25% ~ 50%）	阿托伐他汀 10 ~ 20 mg 瑞舒伐他汀 5 ~ 10 mg 氟伐他汀 80 mg 洛伐他汀 40 mg 匹伐他汀 1 ~ 4 mg 普伐他汀 40 mg 辛伐他汀 20 ~ 40 mg 血脂康 1.2 g

注：LDL-C 为低密度脂蛋白胆固醇。[a] 阿托伐他汀 80 mg 国人使用经验不足，请谨慎使用。

表 3-2 降脂药物的联合应用

联合策略[a]	适用情况	血脂降幅或 MACE	安全性关注点
他汀类药物＋胆固醇吸收抑制剂	单药 LDL-C 不达标	LDL-C 50% ~ 60%	常规监测
他汀类药物＋PCSK9 单抗	单药 LDL-C 不达标	LDL-C ≈ 75%	常规监测
他汀类药物＋胆固醇吸收抑制剂＋PCSK9 单抗	双联 LDL-C 不达标	LDL-C ≈ 85%	常规监测
他汀类药物＋高纯度 IPE 4 g/d	LDL-C 达标、TG 2.3 ~ 5.7 mmol/L	MACE 风险降低 25%	心房颤动、出血
他汀类药物＋非诺贝特或 ω-3 脂肪酸	LDL-C 达标、TG 2.3 ~ 5.7 mmol/L	MACE 风险降低	肾功能损伤、心房颤动、出血
贝特类药物＋ω-3 脂肪酸	单药 TG ≥ 5.7 mmol/L	TG 60.8% ~ 71.3%	常规监测
贝特类药物＋烟酸类药物	单药 TG ≥ 5.7 mmol/L	缺乏数据	常规监测
ω-3 脂肪酸＋烟酸类药物	贝特类药物不耐受，且单药 TG ≥ 5.7 mmol/L	TG > 33%	常规监测

注：[a] 联合策略中的他汀类药物均指中等强度他汀类药物（具体种类和剂量见表 3-1），ω-3 脂肪酸均指医用处方级，剂量 4 g/d。PCSK9 为前蛋白转化酶枯草溶菌素 9；IPE 为二十碳五烯酸乙酯；LDL-C 为低密度脂蛋白胆固醇；TG 为甘油三酯；MACE 为主要不良心血管事件。

六、他汀类药物在亚裔人群中的应用

他汀类药物的应用方面，亚裔人群与西方欧美人群的特征存在一些差异。首先，同等剂量下，亚裔人群血药浓度更高，约是西方人群的2倍；其次，他汀治疗安全性不同，HPS2-THRIVE研究中，亚裔人群辛伐他汀40 mg肝脏、肌肉耐受性更差。因此，亚裔人群可能不适合欧美指南中推荐的高强度他汀治疗。最近亚洲人群研究显示，在ASCVD患者中，与使用高强度他汀类药物比较，中等强度他汀类药物联合依折麦布有更高的LDL-C达标率和更好的耐受性，且ASCVD事件发生率有降低趋势[17]，提示中等强度他汀类药物联合非他汀类药物可替代高强度他汀类药物，疗效和安全性更好。因此，如前所述《中国血脂管理指南（2023年）》推荐，起始中等强度他汀类药物作为中国血脂异常人群的常用治疗药物，若胆固醇水平仍不达标，应与其他调脂药物（如依折麦布等）联合应用，而不是采取高强度他汀方案。同时，他汀治疗过程中还应当强调长期性原则。

七、他汀类药物治疗的不耐受问题

他汀类药物不耐受是指他汀类药物应用后出现与他汀类药物相关的临床不良反应和（或）实验室检测指标异常，总患病率为9.1%（95%CI：8%～10%）。一般需同时满足以下4个条件[19]：①临床表现：主观症状和（或）客观血液检查不正常；②不能耐受≥2种他汀类药物，其中一种他汀类药物的使用剂量为最小剂量；③存在因果关系；④排除其他原因[20]。Meta回归分析显示，他汀类药物不耐受的独立预测因素包括人口学特征、合并疾病以及药物作用三大类（见表3-3）[19, 21]。

表3-3　他汀类药物不耐受的危险因素[19]		
项目	因素	具体内容
不可改变因素	人口学特征	＞80岁；女性；亚裔
	基因多态性	SLCO1B1 rs4149056（经辛伐他汀诱发的肌肉疾病证实）线粒体基因G12630A突变
可改变因素	生活方式	高强度运动；饮酒；药物滥用；葡萄柚或蔓越莓食用过多
	基线临床指标或身体状况	基线CK水平升高；维生素D缺乏；低BMI；肥胖；虚弱
	合并疾病	肾功能受损；肝病；1型或2型糖尿病；胆道梗阻；代谢综合征；甲状腺功能减退症；肌肉疾病；急性感染；器官移植；严重创伤
	药物相互作用	CYP3A4抑制剂/底物：如环孢素、大环内酯类药物、唑类抗真菌药物、烟酸、夫西地酸、维拉帕米、胺碘酮、秋水仙碱、莱特莫韦、HIV/HCV蛋白酶抑制剂
		CYP2C9抑制剂/底物：如环孢素、酮康唑、胺碘酮
		OATP1B1抑制剂：如吉非罗齐、环孢素、莱特莫韦、HIV蛋白酶抑制剂

注：SLCO1B1：溶质载体有机阴离子转运体家族成员1B1；CK：肌酸激酶；BMI：体重指数；CYP3A4：细胞色素P450 3A4；HIV/HCV：人类免疫缺陷病毒/丙型肝炎病毒；CYP2C9：细胞色素P450 2C9；OATP1B1：有机阴离子转运多肽1B1。

第四节　他汀类药物的安全性问题

临床实践中，他汀类药物相关的不良反应也屡见报道，它的获益与潜在风险是医生和广大患者共同关注的问题。在他汀类药物使用过程中存在多种问题，部分患者由于对他汀类药物不良反应缺乏正确认识，出于安全性的担忧停用；也有患者对他汀类药物的不良反应警惕性不足，在服用大剂量他汀或联合用药时缺乏监测或评估，因不良反应而停用。总体来讲，他汀类药物是安全的，并且具有良好的耐受性，应当充分让患者认识到他汀类药物长期治疗的获益远大于不良反应的风险，针对不同个体充分评估获益/风险比，给予患者最优化的治疗策略。目前报道的不良反应主要涉及以下几方面：他汀类药物相关肌肉并发症（肌痛、肌病和横纹肌溶解症）、肝损伤、新发糖尿病等。

一、他汀类药物相关肌肉症状

他汀类药物诱导的肌肉症状（statin-related muscle symptoms，SAMS）是他汀类药物最常见的不良反应，是导致停药的常见原因，主要表现为：肌肉症状（肌无力或肌痛）不伴肌酸激酶（CK）增高；肌痛，肌无力或痉挛，伴有 CK 升高 > 10 倍正常值上限（upper limit of normal，ULN），称为肌炎或肌病；横纹肌溶解伴有 CK > 10 倍 ULN，尿中出现肌红蛋白，肌电图提示肌源性损害（肌肉活检为非特异性炎症性改变），是肌病的严重阶段，可引起急性肾衰竭或死亡。但是横纹肌溶解症的发生率非常低，为 1/10 000。一旦发现 CK 显著升高（> 5 倍 ULN），应暂时终止他汀治疗。如果肌肉症状严重，即使 CK 水平 ≤ 5 倍 ULN，也应考虑终止他汀治疗。

他汀类药物诱发肌损害的机制尚不完全清楚，可能与辅酶 Q10 耗竭相关的线粒体功能障碍和细胞能量利用障碍相关，某些个人可能存在遗传易感性。危险因素包括高龄（尤其 > 80 岁）、女性、身体虚弱、甲状腺功能减退和饮酒，高剂量他汀治疗，多系统疾病（如合并慢性肾功能不全），曾有 CK 升高史，既往降脂治疗有肌痛史或肌肉症状家族史以及治疗过程中出现无法解释的肌肉痉挛，多种药物联合应用，特殊情况如感染、创伤、重体力劳动者，使用与他汀类药物存在相互作用的药物（抑制他汀类药物的分解代谢）。此外，阿托伐他汀、洛伐他汀和辛伐他汀主要通过 CYP3A4 代谢，同样经过 CYP3A4 代谢的药物，包括唑类抗真菌药、大环内酯类抗生素、蛋白酶抑制剂等可以增加他汀类药物的血清浓度，增加 SAMS 风险[22]。

二、他汀类药物相关肝损伤

肝酶异常主要表现为谷丙转氨酶（ALT）或谷草转氨酶（AST）的升高，总体发生率 0.5% ~ 3.0%，呈剂量依赖性，多发生在开始用药的 3 个月之内，且多为一过性，约 70% 的患者即使继续服用他汀类药物，转氨酶可自行恢复至正常或基线水平。绝大多数患者肝酶升高但未达到诊断药物性肝损伤的标准，并且肝脏组织学上也无明显的肝脏受损表现，因此这种情况可能是一种用药后的"适应性反应"[23]。

他汀类药物相关肝损伤的主要发生机制为线粒体损伤，他汀类药物增加活性氧产生和脂质过氧化，降低线粒体膜电位，导致细胞毒性的产生。其他机制还包括对呼吸链（复合物 I、II、III）和钙释放的抑制等。发生风险与不同药物的特性、剂量、时间、药物相互作用等相关。首先，就药物特性而言，亲脂性他汀类药物如阿托伐他汀、辛伐他汀等主要通过 CYP450 代谢，肝损伤发生率要高于不经过 CYP450 代谢的亲水性他汀类药物，如瑞舒伐他汀、普伐他汀等。其次，他汀类药物引起的肝损伤具有剂量依赖性。最后，药物相互作用，如和经 CYP450 代谢、影响 P 糖蛋白等药物（如胺碘酮、地尔硫䓬）联合使用时，可增加肝损伤风险。

他汀类药物用药前需测定基础转氨酶水平，用药过程中如监测到转氨酶水平增高，首先需查明并纠正引起转氨酶异常的其他原因，如明确由他汀类药物引起的转氨酶升高，建议采取个体化原则处理，如血清谷丙转氨酶和（或）谷草转氨酶升高 ≥ 3 倍 ULN 及合并总胆红素升高者，应酌情减量或停药，酌情加用保肝药物治疗。对于转氨酶升高在 3 倍 ULN 以内者，可在原剂量或减量的基础上进行观察，也可换用另一条代谢途径的他汀类药物，部分患者经此处理转氨酶可恢复正常。"他汀类药物安全性评价工作组"建议以下情况禁用他汀类药物：活动性肝病，不明原因转氨酶持续升高，任何原因血清转氨酶升高超过3倍正常上限，失代偿性肝硬化，急性肝衰竭。而对于非酒精性脂肪性肝病患者，他汀治疗总体获益利大于弊。

三、他汀类药物对新发糖尿病的影响

长期服用他汀类药物有增加新发糖尿病的风险，属他汀类效应，近年来越来越引起临床的关注。2010年 *Lancet* 发表了纳入91 140例患者的荟萃分析[24]，涉及 ASCOT-LLA、JUPITER、WOSCOPS 等13项他汀类药物的大型临床研究；结果显示，他汀治疗导致糖尿病发病风险增加9%（OR = 1.09，95%CI 1.02 ~ 1.17）。尽管如此，与他汀治疗所带来的临床获益相比，可能的糖代谢紊乱仍显微不足道：一方面增加的糖尿病风险实际上较低，每10年仅约1%；另一方面他汀治疗的心血管获益仍明显大于糖尿病风险。

2012年，美国食品药品监督管理局（FDA）修改了他汀类药物的说明书，提出"他汀增加血糖和糖化血红蛋白（HbA1c）升高风险"的警告，但也表示，他汀类药物心血管获益超过风险。根据已发表的RCT研究，估计每100 ~ 250人服用他汀类药物2 ~ 5年，就有1人发生糖尿病。孟德尔随机化研究支持了因果关系，与 HMG-CoA 还原酶活性降低相关的基因变异与更高的糖尿病风险相关。而且在他汀类药物使用后的前4个月内，糖尿病风险最大。他汀类药物增加糖尿病风险的确切机制尚不完全清楚，但有两个关键因素：多器官胰岛素抵抗和胰腺 β 细胞功能障碍。根据人群特征、研究类型和他汀强度的不同，他汀类药物服用者糖尿病发生率的差异很大。临床实践和试验中观察到老年人群、绝经女性、他汀强化治疗者、本身糖尿病风险高危人群更易发生糖尿病[25]。

他汀类药物对 ASCVD 的总体益处远大于新增糖尿病风险，无论是糖尿病高危人群还是糖尿病患者，有他汀类药物治疗适应证者都应坚持服用此类药物。需个体化评估患者的心血管疾病风险和糖尿病风险：①心血管疾病高危、糖尿病风险低：建议使用有证据不增加新诊断糖尿病的他汀类药物，如匹伐他汀[26]。②心血管疾病高危、糖尿病高危：避免使用大剂量他汀类药物，优选对糖代谢影响小的他汀类药物，减少影响糖代谢的合并用药（如利尿剂、非选择性 β 受体阻滞剂），同时加强血糖监测与生活方式干预。使用高强度他汀类药物时，新发糖尿病发生率高于常规剂量他汀类药物（12% *vs.* 9%）[27]。③心血管疾病低危、糖尿病高危：不应盲目使用他汀类药物，首先强调生活方式干预，若无法达到血脂目标，可考虑使用小到中等剂量他汀类药物。

四、他汀类药物与出血性卒中风险

由于流行病学研究表明他汀类药物与出血性卒中可能存在相关性，因此胆固醇水平降低与出血性卒中风险增加相关性的问题一直备受关注。SPARCL 试验观察到，与安慰剂组相比，他汀治疗组的出血性卒中风险略有升高（n = 55 *vs.* n = 33；HR 1.66，95%CI 1.08 ~ 2.55）。SPARCL 试验是唯一的一项证明出血性卒中风险增加的研究。将 SPARCL 和 CORONA 试验加入到2010年 CTT 荟萃分析中，结果显示，LDL-C 水平每降低1 mmol/L，出血性卒中风险增加了21%（HR 1.21，95%CI 1.05 ~ 1.41，P = 0.01），不过由于缺血性卒中和主要心血管事件风险显著降低，获益明显超过出血性卒中风险[11]。

对23项随机对照试验和19项观察性研究进行的荟萃分析（n = 248 391）显示，他汀类药物治疗与脑卒中风险增加之间没有关联[28]。IMPROVE-IT 和 FOURIER 试验数据显示，出血性卒中与低 LDL-C 水平之间无关联[2, 29]。2023年美国心脏协会（AHA）发表声明表示，对于没有脑血管病史的患者，与他汀类药物相关的出血性卒中的风险很低，并且始终不显著。目前也没有证据表明 PCSK9 抑制剂或依折麦布会增加出血风险。评估终生低 LDL-C 的患者或人群的随机研究、孟德尔遗传研究，也没有表明他们更容易出现脑出血，而且几乎没有证据表明达到极低水平的 LDL-C 会增加脑出血风险[30]。

五、他汀类药物与认知障碍

大脑的胆固醇含量最高，约占人体胆固醇总量的 25%。有观点指出，强化降脂（特指 LDL-C）可能会引起大脑的结构和功能发生变化，从而导致认知障碍。确有观察性的研究和病例报告显示他汀类药物与认知功能障碍之间可能存在关联，但来自观察性研究的结果并不一致，而且存在偏倚。近日针对这一观点，美国心脏协会（AHA）发表声明称，尽管一些较早的回顾性、病例对照和前瞻性纵向研究表明，他汀类药物和 LDL-C 降低与认知障碍或痴呆相关，但大量观察性研究和随机试验数据（中位随访时间为 1.6～6.0 年）并不支持这一结论[30]。通常在开始他汀类药物治疗之前不需要进行认知功能测评，如果患者存在认知障碍相关症状，而且正在服用他汀类药物，则不应忽视这些症状。如果怀疑他汀类药物治疗改变了认知功能，合理的选择是停药 1～2 个月然后考虑再次开始他汀治疗。

他汀类药物治疗领域还有一些问题。如现有

他汀类药物一般无明显的肾毒性，并不会增加急性肾功能衰竭发生的风险，但是有些他汀类药物在肾功能明显减退时，需调整剂量。通过 CYP450 3A4 途径代谢的他汀类药物与抗排异药物（如环孢素等）、抗真菌药、大环内酯类药物、钙通道阻滞剂等联用时，不良反应发生风险将明显增高；因此，对于老年、多系统疾病、服用多种药物、肝肾功能减退的患者，应当注意他汀类药物与其他药物合用时的相互作用问题。长期应用他汀类药物是否增加肿瘤发生风险一直为众多学者所关注，曾有研究发现，LDL-C 水平与他汀类药物服用患者癌症风险呈负相关；初步推断以往发现的他汀类药物相关肿瘤风险，可能与显著降低的 LDL-C 水平有关，而非他汀类药物本身所致。2011 年 *JACC* 发表的一项大型回顾性研究显示，他汀治疗与肿瘤的发生并无明显相关性，结果显示他汀治疗组癌症发病率为 11.37%，对照组则为 11.11%，两组间无统计学差异；且两组参试者中确诊的癌症患者的 10 年生存率为 1.04：1，亦无显著统计学差异。

第五节 新型降脂药物和"后他汀时代"血脂管理理念的变迁

如前所述，他汀类药物的应用降低 LDL-C 水平，抑制 AS 的发生、发展，在降低心血管事件风险方面贡献巨大。但是他汀类药物的临床应用也存在一些问题，首先，部分心血管疾病患者已接受最大耐受剂量他汀治疗后，血脂仍不能达标，依然存在较高的 ASCVD 风险；其次，部分患者因为他汀类不耐受问题，如肌痛、转氨酶升高等不能继续使用；最后，规范药物治疗后血脂达标的患者，心血管剩余风险仍不容忽视。因此，他汀类药物治疗之后，进一步降低 LDL-C 水平及作用于其他靶点的新型降脂药物的研究步伐始终没有停止。近年来，他汀类药物联合胆固醇吸收抑制剂或前蛋白转化酶枯草溶菌素 9（PCSK9）抑制剂的临床试验结果令人振奋，大量非他汀类药物的涌现，开启了调脂治疗的"后他汀时代"。

一、胆固醇吸收抑制剂

人体血循环中胆固醇主要来源于 2 种途径，即体内（肝脏与外周组织）生物合成和肠道内的胆固醇吸收，这 2 种途径之间相互影响，处于代偿平衡状态：当生物合成受到抑制时，吸收会增强；反之亦然。肠黏膜吸收胆固醇的过程非常复杂，位于小肠黏膜刷状缘的一种特殊转运蛋白尼曼-匹克 C1 型类似蛋白 1（Niemann-Pick C1 like 1，NPC1L1）起到至关重要的作用。胆固醇吸收抑制剂（代表药物为依折麦布）选择性作用于 NPC1L1，从而抑制肠道对膳食和胆汁来源的胆固醇的吸收，导致输送到肝脏的胆固醇降低，肝脏 LDL 受体（LDLR）上调，血浆 LDL-C 水平降低，但不影响脂溶性营养素的吸收。

依折麦布单药治疗，可降低 LDL-C 水平约 20%，与他汀类药物联合时，相较于单用他汀类药物，LDL-C 水平可进一步降低约 15%。一项大规模、多中心、双盲研究证实，联合应用辛伐他汀（起始剂量 20 mg/d）和依折麦布（10 mg/d）的降胆固醇作用，显著优于瑞舒伐他汀（起始剂量 10 mg/d）单药治疗[31]。IMPROVE-IT 研究表明[32]，ACS 患者在辛伐他汀基础上加用依折麦布能够进一步降低心血管事件发生率。

依折麦布不良反应发生率与安慰剂相似，其安全性和耐受性良好。一项纳入 20 项随机临床研究、包含 14 856 例患者的荟萃分析显示，在他汀类药物基础上联合应用依折麦布治疗，不良事件发生率与单用他汀类药物无显著差别，显示依折麦布与他汀类药物联合治疗安全性良好[33]。依折麦布的推荐剂量为 10 mg/d，可早晨或晚上服用，轻度肝功能不全或轻至重度肾功能不全患者无须调整剂量。《中国血脂管理指南（2023 年）》推荐胆固醇吸收抑制剂可单独用于不能耐受他汀类药物的患者（Ⅱa 类推荐，C 级证据），或经中等强度他汀治疗 LDL-C 仍未能达标者的联合治疗（Ⅰ类推荐，A 级证据）[1]。另一种胆固醇吸收抑制剂海博麦布是国产的新药，其作用机制与依折麦布相似，Ⅲ期临床研究结果显示：与安慰剂相比 10 mg/d 降 LDL-C 水平达 15%。

二、PSCK9 抑制剂

PCSK9 是一种由肝脏合成的分泌型丝氨酸蛋白酶，能够与肝细胞表面的 LDLR 结合，介导 LDLR 进入肝细胞后至溶酶体降解，导致 LDLR 数量减少，结果使得肝脏对 LDL-C 分子的摄取和清除能力下降，血浆 LDL-C 水平升高。因此，抑制 PCSK9 的功能或降低其水平（PCSK9 抑制剂）是降低 LDL-C 的有效途径。目前已上市的 PCSK9 抑制剂主要有 PCSK9 单克隆抗体和小干扰 RNA（small interfering RNA，siRNA）制剂。

PCSK9 单抗靶向作用于 PCSK9 蛋白，与血浆中 PCSK9 结合后，减少细胞表面的 LDLR 分解代谢，从而降低循环中 LDL-C 水平。目前获批上市的有 2 种全人源性单克隆抗体，分别是依洛尤单抗和阿利西尤单抗。临床研究中，依洛尤单抗和阿利西尤单抗单药或联合基础降脂药物，可显著降低 LDL-C 水平达 50%～70%。对绝大多数患者包括杂合型家族性高胆固醇血症（heterozygous familial hypercholesterolemia，HeFH）以及具有残留 LDLR 功能的纯合子家族性高胆固醇血症（homozygous familial hypercholesterolemia，HoFH）患者均有效，受体缺陷型 HoFH 者对治疗反应不佳。依洛尤单抗和阿利西尤单抗还可降低 TG 水平 26%，升高 HDL-C 水平 9%，可降低 Lp（a）水平 30% 左右。

FOURIER 研究[34] 及 ODYSSEY Outcomes 研究[35] 均提示，PCSK9 单抗与安慰剂相比，MACE 复合终点（心血管死亡、心肌梗死、卒中、不稳定型心绞痛再住院和再血管化治疗）的相对风险均下降 15%。显示在高强度他汀治疗、低 LDL-C 水平的患者中仍有持续获益。FOURIER-OLE 研究[36] 中 ASCVD 患者应用依洛尤单抗最长达 8.4 年（中位 5 年），中位 LDL-C 达 0.78 mmol/L 水平，其严重不良事件、肝功能损伤、肌肉相关事件、新发糖尿病、出血性脑卒中和神经认知障碍事件等不良反应发生率与安慰剂组相似，最常见的不良反应为注射部位的不良反应和流感样症状，证实长期用药和极低水平 LDL-C 的安全性和耐受性良好。

PCSK9 抑制剂研究领域的进展，催生了各国相关指南及共识文件的发表。《中国血脂管理指南（2023 年）》推荐 PCSK9 单抗可单独用于不能耐受他汀类药物的患者（Ⅱa 类推荐，C 级证据），或经中等强度他汀联合胆固醇吸收抑制剂治疗 LDL-C 仍未能达标者的联合治疗（Ⅰ类推荐，A 级证据），对于基线 LDL-C 水平较高（服用他汀类药物者 LDL-C ≥ 2.6 mmol/L，未服用他汀类药物者 LDL-C ≥ 4.9 mmol/L）且预计他汀类药物联合胆固醇吸收抑制剂难以达标的超高危患者，可直接启动他汀类药物联合 PCSK9 单抗治疗（Ⅱa 类推荐，A 级证据）。

Inclisiran 是 PCSK9 小干扰 RNA，一类靶向特定信使 RNA 序列以破坏特定蛋白质翻译和产生的药物。Inclisiran 仅靶向肝内 PCSK9 RNA。研究表明，其 LDL-C 降幅与 PCSK9 单抗相当但作用更持久，注射一剂疗效可维持半年[37]，优势在于可提高患者治疗的依从性，已被批准用于原发性高胆固醇血症患者。目前 Inclisiran 大规模国际多中心 RCT 以心血管结局为主要终点的临床研究 ORION-4 及 VICTORION-2 PREVENT 正在进行中。

三、三磷酸腺苷-柠檬酸裂解酶（ACL）抑制剂

贝派地酸（Bempedoic acid）也属于胆固醇合成抑制剂，口服后经肠道吸收进入肝，在酰基辅酶 A 合成酶 -1 的作用下代谢为活性形式（ETC-1002-CoA），对 ATC 起到竞争性抑制作用。ATC 能够将线粒体来源的柠檬酸催化为草酰乙酸和乙酰辅酶 A，乙酰辅酶 A 是胆固醇生物合成的底物，抑制 ATC 也就阻断了脂质的生物合成。因此，贝派地酸与他汀类药物相同可抑制胆固醇生物合成途径的上游，导致 LDLR 密度上调发挥降脂作用。贝派地酸口服单用时 LDL-C 降幅约 30%，联合他汀类药物 LDL-C 进一步下降 17%～22%，联合依折麦布 LDL-C 进一步下降 28.5%，总降幅 48%，并对血浆葡萄糖和炎症标志物产生有益影响，总体安全性、耐受性好，尤其肌痛的发生率较低。然而贝派地酸的应用也需要考虑一些潜在的风险。基于其作用途径，高尿酸血症和痛风的风险在临床应用中需要得到重视和监测。

CLEAR Outcomes 研究[38]证实在他汀类药物不耐受的患者中，相较于安慰剂组，使用贝派地酸治疗（每天 180 mg）可降低主要不良心血管事件（心血管死亡、非致死性心肌梗死、非致死性卒中或冠状动脉血运重建）的风险 13%。"2023 年国际脂质专家组（International Lipid Expert Panel，ILEP）立场文件"[39]推荐其可单药或联合其他降脂药物，用于不能耐受他汀类药物或应用他汀类药物 LDL-C 仍未达标的患者。目前其单药及与依折麦布的固定复方片剂已在国外上市，期待未来更多研究证据，有助于我们确认和（或）扩展其在脂质紊乱管理中的作用。

四、"后他汀时代"血脂管理理念的变迁

1. 重视危险分层，识别超（极）高危患者

ASCVD 总体风险评估是血脂干预决策的基础。《中国血脂管理指南（2023 年）》结合最新研究证据及国内外指南共识，对风险评估流程进行了更新：按是否患有 ASCVD 分为二级预防和一级预防两类情况；在已诊断 ASCVD 的人群中，将发生过 ≥ 2 次严重 ASCVD 事件或发生过 1 次严重 ASCVD 事件，且合并 ≥ 2 个高危险因素者列为超高危人群，其他 ASCVD 患者列为极高危人群。推荐采用中国成人 ASCVD 总体发病风险评估流程进行风险评估（见图 3-1）。

对于 ASCVD 风险不同人群，LDL-C 的合适水平和升高的判断标准不同，启动降脂药物治疗的 LDL-C 水平和 LDL-C 的治疗目标也有所不同。对于超高危人群，LDL-C 推荐目标值 < 1.4 mmol/L，且较基线降低幅度 > 50%（Ⅰ类推荐，A 级证据）。2020 年《超高危动脉粥样硬化性心血管疾病患者血脂管理中国专家共识》[16]，提出了更严格的 LDL-C 控制目标：对于 2 年内发生 ≥ 2 次 MACE 的患者，可考虑将 LDL-C 降至 1.0 mmol/L 以下且较基线降幅超过 50% 以上。此外，非 HDL-C 作为次要靶标，建议超高危 ASCVD 患者的非 HDL-C < 2.2 mmol/L。

2. ACS 后早期应用

ACS 患者出院后 1 年内再发心血管事件风险极高，尤其是前 1～3 个月内。目前各国指南建议，无论 ACS 患者 LDL-C 基线水平如何，均应起始强化降脂治疗，依据 LDL-C 降脂效果，遵从阶梯降脂治疗策略，依次联用非他汀类药物。然而，观察性研究一致显示，出院后的药物调整率非常低。即使每 4～6 周进行一次 LDL-C 评估和治疗升级，仍可能需长达 12 周的时间才能接受最佳的降脂治疗，而这个阶段正是心血管事件复发风险最高的时期。

近年来相关研究证据显示，ACS 患者在标准降脂治疗的基础上，早期、强化降脂，极早期应用 PCSK9 抑制剂，斑块纤维帽厚度或斑块动脉粥

样硬化体积显著改善[40-41]。瑞典一项大型观察性研究显示，出院时接受高强度他汀类药物治疗且LDL-C降幅超过50%的患者总心血管事件发生率更低[42]。

IMPROVE-IT研究[32]及ODYSSEY Outcomes研究[35]发现，在ACS后早期（10天内，中位时间2.6天），他汀类药物基础上联合非他汀类降脂药物可减少心血管不良事件。"2022年欧洲多学会关于ACS后LDL-C管理的临床共识声明"[43]提出了"尽早强效出击"的治疗策略，最好在冠脉造影术、血脂检测结果获得前就开始治疗，ACS患者早期起始PCSK9抑制剂或住院期间升级至联合PCSK9抑制剂治疗是合理的。正在进行中的EVOLVE-MI研究，旨在评估急性心肌梗死急性期应用依洛尤单抗对心血管结局的影响，未来将提供更多的证据支持。

3. 降脂药物联合应用是血脂异常治疗策略的基本趋势

在过去的几十年中，大量证据显示，治疗后达到的LDL-C水平与心血管结局明确相关，指南对LDL-C目标水平要求日趋严格。循环中胆固醇水平，受体内合成和肠道吸收两者共同影响，不同药物在降低胆固醇机制方面存在协同作用。降脂药物联合应用是血脂异常干预策略的基本趋势，可显著增强降脂效果，提高血脂达标率，同时减少降脂药物的不良反应发生率。目前可供选择的联合降脂方案见表3-2。

4. 坚持长期降低LDL-C，控制LDL-C累积暴露风险

降脂药物治疗必须长期坚持，同时应定期随访观察疗效与不良反应并及时调整治疗方案，贯彻长期治疗、长期达标理念。FOURIER研究[34]中，27 564名稳定型ASCVD患者被随机分配到依洛尤单抗组和安慰剂组，中位随访2.2年，研究结束后，上述患者中有6635人继续参与了FOURIER-OLE研究[36]转入开放标签扩展阶段，即两组均接受依洛尤单抗治疗，继续随访中位时间5.0年。两项研究分析结果显示，自FOURIER母研究阶段即启动依洛尤单抗治疗的患者比安慰剂组患者总体心血管事件风险降低19%，提示长

期将LDL-C维持在较低水平，心血管结局更好。

孟德尔随机试验显示，与药物治疗导致的短期降低LDL-C相比，暴露于基因介导的长期低LDL-C降低冠心病风险远超预期，这证明了LDL-C与ASCVD在因果关系之外的累积效应。研究者利用CARDIA研究数据，以LDL-C-年龄曲线下面积来描述累积LDL-C暴露量，评估其与心血管事件发生风险的关系，结果显示心血管事件发生率随着累积LDL-C暴露量的增加而增加[8]。美国4项前瞻性队列研究的汇总数据结果与之相似[44]。因此，重视一级预防，识别高危患者，从生命早期开始优化血脂管理非常重要。

5. 血脂相关心血管残余风险的管理

心血管事件危险与LDL-C升高为主的血脂异常密切相关，但甘油三酯（TG）、富含甘油三酯的脂蛋白（TRL）、Lp（a）、炎症等也在ASCVD发生中扮演着重要的作用。后者可能是他汀类药物降低LDL-C后，血脂相关心血管剩余风险存在的最常见的重要因素。后他汀时代，新型降脂药物如依折麦布或PCSK9抑制剂联合他汀类药物可大幅降低LDL-C水平，但心血管剩余风险仍不容忽视，对其他降脂靶点干预的研究不断出现。

降低Lp（a）新药包括Apo（a）反义寡核苷酸（Pelacarsen）和Apo（a）小干扰RNA（SLN360），二者前期临床试验均显示了显著降低Lp（a）的作用及良好的安全性[45-46]。目前，其大规模、国际多中心、心血管硬终点的临床研究Horizon正在进行中。

临床试验结果及荟萃分析提示，贝特类药物可显著降低TG和升高HDL-C，但心血管获益尚不确切，仅亚组特殊人群（如TG升高合并低HDL-C血症患者）分析提示其可改善心血管预后。REDUCE-IT研究[3]结果显示，对于已接受他汀类药物治疗LDL-C基本达标（LDL-C < 2.6 mmol/L）但TG轻中度升高（1.5 ~ 5.6 mmol/L）的ASCVD患者或合并至少1项ASCVD危险因素的糖尿病患者，联合高纯度二十碳五烯酸乙酯（icosapent ethyl，IPE）（4 g/d）可进一步降低MACE相对风险达25%。但由于TG平均降低仅0.45 mmol/L，心血管获益可能源于多种机制，且其作用不能推广至

所有鱼油制剂。

6. 强化降脂治疗，实现斑块进展逆转

如前所述，LDL-C 在血管内皮下聚集是斑块形成的必备条件，其中巨噬细胞在此过程中发挥了重要作用。巨噬细胞可通过各种机制识别和吞噬"凋亡细胞（AC）"，但过多 LDL-C 沉积会诱导更多的 AC，以至于超过巨噬细胞的吞噬能力，从而引起斑块不断增长。而通过积极降脂治疗，可使斑块内的脂质减少，AC 减少，AC 清除＞AC 产生，斑块体积就会相应缩小，即所谓的"逆转"。

在过去 20 年间，冠状动脉成像技术发展迅猛，可用于评估斑块的体积和成分随各种治疗产生的变化。早期的 YELLOW 研究[47]（瑞舒伐他汀 40 mg/d）发现强化降脂带来 LDL-C 明显下降的同时可显著降低患者脂质核心负荷指数和最大脂质核心负荷指数，同样在阿托伐他汀的 REVERSAL 研究（80 mg/d）中也发现强化降脂显著降低了 CAD 患者的斑块总体积和斑块体积百分比（PAV）。后续的 ASTEROID 研究、SATURN 研究均得出类似的结果[48]，荟萃分析也证实 LDL-C 水平降低与 PAV 改变呈线性关系[49]。上述研究提示他汀类药物降脂越强，斑块内脂质降低越多，可以实现斑块逆转。

近年来，机制各异的非他汀类药物不断涌现，以他汀类药物为基础的联合降脂已经成为血脂干预策略的基本趋势。同样非他汀强化降脂治疗也能显著逆转斑块进展，PRECISE-IVUS 研究[50]是一项纳入 ACS 或稳定性 CAD 患者的 RCT 研究，结果显示阿托伐他汀＋依折麦布组 LDL-C 下降更为显著且斑块逆转幅度明显更大。PCSK9 抑制剂因其更强效降低 LDL-C 而备受临床关注，目前已经有多项研究证实其同样具有显著的逆转斑块进展的作用，如关于依洛尤单抗的 GLAGOV 研究[51]结果显示，他汀类药物＋依洛尤单抗组 LDL-C 水平较单纯他汀类药物组显著下降（93.0 mg/dl vs. 36.6 mg/dl，P＜0.001），且 PAV 降低更明显（0.05% vs. −0.95%；P＜0.001），PAV 发生逆转的患者比例更高（47% vs. 64%，P＜0.001）；并且治疗所达到的 LDL-C 水平和 PAV 变化的关系无平台效应，提示 LDL-C 水平降得越低，PAV 变化越大，斑块逆转越显著。此外，HUYGENS 研究[41]探讨了依洛尤单抗对冠状动脉斑块稳定性的影响，结果显示，在他汀类药物治疗的基础上加用依洛尤单抗治疗 12 个月，可显著增加斑块最小纤维帽厚度（FCT），显著减小最大脂质弧度，稳定易损斑块。2023 年美国心脏病学会（ACC）公布了 YELLOW Ⅲ研究的进展，结果提示在他汀类药物的基础上加依洛尤单抗持续 26 周在显著降低 TC、LDL-C、TC/HDL-C 比值的同时，可显著增加纤维帽厚度，降低 PAV、最大脂质弧度、长度和脂质容量指数等，起到显著的稳定、逆转斑块进展的作用。PACMAN-AMI 研究[40]是一项通过多模态影像技术评估阿利西尤单抗对动脉粥样硬化影响的研究，结果显示，与对照组相比，阿利西尤单抗组 PAV 和最大脂质核心负荷指数在 4 mm 内的平均变化（mean change in maximum lipid core burden index within 4 mm，maxLCBI4 mm）显著降低，FCT 显著增加，斑块趋于稳定。

上述研究提示不论他汀类药物还是非他汀类药物降脂治疗，LDL-C 降得越低，斑块逆转越多。那么斑块如果被逆转，能不能减少心血管不良事件的发生率呢？2023 年的一项降脂治疗研究的荟萃分析回答了这个问题，该荟萃分析共纳入了 23 项研究[52]，包含了 7407 例患者，研究时间从 80 天到 2 年不等，通过对这些研究进行综合分析发现，动脉粥样硬化的体积百分比平均每缩小 1%，主要不良事件的发生风险就能够降低 17%。在校正心血管危险因素后，动脉粥样硬化的体积百分比缩小 1%，主要心血管不良事件的发生率降低了 19%。

综上所述，高脂血症与 AS 的发生、发展有着密切的关系；大量循证医学证据证实，他汀类药物能够有效降低血浆胆固醇水平，降低心血管不良事件的发生风险，奠定了他汀类药物在 ASCVD 治疗领域的基石地位。"后他汀时代"依折麦布和 PCSK9 抑制剂包括其他调脂靶点药物的出现，为 ASCVD 防治领域带来了新的希望，提供了更多选择。

第六节　常见问题及解答

问题1. 血脂不高需要吃他汀类药物吗？

人群血脂合适水平随ASCVD危险分层的级别不同而异，在没有危险因素的人群中，所谓"正常"的LDL-C水平对ASCVD超（极）高危患者而言则属明显升高。对于ASCVD低危人群，LDL-C理想值小于3.4 mmol/L，中、高危人群LDL-C理想值小于2.6 mmol/L，极高危人群LDL-C理想值小于1.8 mmol/L且较基础值降低幅度大于50%，超高危人群LDL-C理想值小于1.4 mmol/L且较基础值降低幅度大于50%[1]。

问题2. 肝肾功能不全的患者可以口服他汀类药物吗？

失代偿性肝硬化、急性肝功能衰竭者应停用他汀类药物。对于血清转氨酶升高达≥3倍ULN及合并总胆红素升高患者，应酌情减量或停药。对于转氨酶升高在3倍ULN以内者，可在原剂量或减量的基础上进行观察。对于轻中度肾功能不全患者，可以正常服用他汀类药物，重度肾功能不全患者，建议选用主要经肝代谢的他汀类药物，避免应用高强度他汀治疗。

问题3. 吃了他汀类药物血脂不达标怎么办？

一些患者即使吃了他汀类药物，LDL-C也不能达标，此时盲目加大剂量不可取。因为他汀类药物的量-效关系有个"6%原则"，也就是说剂量每增加1倍时，LDL-C只能多下降6%，但他汀类药物相关的副作用显著增加。所以，不建议盲目加大剂量。目前指南推荐降脂药物联合应用，可显著增强降脂效果，提高血脂达标率，同时减少降脂药物的不良反应发生率。建议可以联合使用依折麦布，如果还不能达标，联合新型的降胆固醇药物PCSK9抑制剂也是一个比较好的选择。

问题4. 他汀类药物不耐受怎么办？

他汀类药物不耐受是一种临床综合征，主要表现为用药后出现的不良反应，肌肉不良反应和肝功能异常最为常见，服药情况下可持续存在。一些患者表现为部分不耐受，另一些患者可完全不耐受。对于部分他汀类药物不耐受患者，调整他汀类药物种类、剂量、给药频率后，通常可继续使用他汀类药物，也可选择天然的他汀制剂，若血脂不能达标应联合非他汀类药物。对于完全他汀类药物不耐受的患者需换用非他汀类药物（表3-4）。

问题5. PCSK9是什么？它的抑制剂降脂作用机制是什么？目前上市的药物有哪些？

PCSK9是前蛋白转化酶家族中的第9个蛋白酶K亚家族，主要为由肝合成的分泌型丝氨酸蛋白酶，可与肝细胞上低密度脂蛋白胆固醇受体（LDLR）结合并使LDLR降解，从而减少LDLR

表3-4　他汀类药物不耐受的处理方法[19]

类型	解决方案	举例
部分他汀类药物不耐受	换用另一种他汀类药物或含红曲的降脂药物	从辛伐他汀换为阿托伐他汀，从仿制他汀类药物换为原研他汀类药物，换用血脂康、脂必泰等
	减少药物剂量	瑞舒伐他汀剂量从20 mg/d降为5 mg/d或10 mg/d
	间隔服用他汀类药物	阿托伐他汀从每日1次改为两日1次
	小剂量他汀类药物与非他汀类药物联用	他汀类药物联合依折麦布/PCSK9抑制剂
完全他汀类药物不耐受	单用非他汀类药物	依折麦布、PCSK9抑制剂、贝派地酸等

对血液中 LDL-C 的清除，升高 LDL-C 的水平。PCSK9 抑制剂通过抑制 PCSK9，阻止 LDL-R 降解，促进 LDL-C 的清除，降低血浆内 LDL-C 水平。

全球共有 3 款 PCSK9 抑制剂获批上市，主要分为两类：① PCSK9 单克隆抗体：安进公司的依洛尤单抗（瑞百安，Evolocumab）、赛诺菲 / 再生元公司的阿利西尤单抗（波立达，Alirocumab）；②小干扰 RNA（siRNA）：诺华公司的小干扰 RNA（siRNA）（英克司兰钠，Inclisiran）。

问题 6. 联合应用他汀类药物、PCSK9 抑制剂等药物后血脂降得很低，部分患者低于 1.0 mmol/L，有安全性问题吗？

新生儿身体成长发育最快最活跃，各类营养物质需求最旺盛，而其 LDL-C 水平仅为 0.5 ～ 0.8 mmol/L，这就是说这样低水平的胆固醇完全可以满足人体需求；从现有的证据来看，可能 LDL-C 维持在 0.32 mmol/L，细胞膜的流动性以及结构和功能等可不受影响。基于目前循证医学证据显示，LDL-C 低至 0.4 mmol/L，是相对安全的，未观察到额外的安全性事件发生[53]。

问题 7. 降脂药物需要长期应用吗？

口服他汀类药物后，血脂达标，如无明显不良反应，建议长期规律用药。动脉粥样硬化是系统性、进行性疾病，是炎症、脂质浸润等多种因素长期作用的结果。LDL-C 与 ASCVD 存在明确的因果关系，并且心血管事件发生率随着累积 LDL-C 暴露量的增加而增加，因此他汀类药物建议长期应用。

问题 8. 目前降血脂药物有哪些？

基于不同的作用机制，目前降血脂药物有以下几种：①主要降胆固醇药物：他汀类药物、胆固醇吸收抑制剂、前蛋白转化酶枯草溶菌素 9 抑制剂、胆酸螯合剂、普罗布考；②主要降甘油三酯药物：贝特类药物、高纯度 ω-3 脂肪酸、烟酸类药物；③新型降脂药物：如贝派地酸，通过抑制三磷酸腺苷-柠檬酸裂解酶（ACL），减少胆固醇的合成。

第七节　典型病例

临床实践中，经常遇到一些典型病例，起病因素与血脂代谢异常密切相关。

病例 1：

患者女性，36 岁，主因"胸闷、气短 3 个月，加重 2 周"入院。父亲 54 岁诊断为冠心病，患者入院前 3 个月开始于活动时出现胸闷、气短，程度较轻，休息 2 ～ 3 min 后即可缓解，就诊于门诊，行超声心动图检查未见异常，心电图提示 V_3 ～ V_6 导联 ST 段略下移，心电图平板运动试验检查阳性，建议患者住院行进一步检查，患者未同意，予以药物治疗，症状缓解不明显。入院前 2 周劳累后，胸闷症状发作频繁，再次于门诊就诊，完善冠脉 CTA 检查：左前降支中至重度狭窄，左回旋支闭塞，右冠状动脉闭塞，遂完善冠脉造影检查示：左主干末端狭窄 30%，左前降支 6 段狭窄 50%，7 段狭窄 50% ～ 85%，左回旋支 11 段狭窄 75% ～ 85%，13 段闭塞，左前降支向回旋支提供侧支循环，右冠状动脉 1 段闭塞，自身桥侧支向远端提供侧支循环。医患共决策后，决定分次血运重建，本次首先处理回旋支，于左回旋支植入 2 枚支架。对于该患者，我们不禁自问，如此年轻的患者，冠脉血管病变如此严重，原因何在？危险因素筛查中发现，患者血脂明显升高：总胆固醇（TC）14.4 mmol/L，LDL-C 9.85 mmol/L，TG 0.62 mmol/L，HDL-C 1.34 mmol/L。综合分析，本年轻患者严重的冠状动脉病变主要是高脂血症"惹的祸"，其中 LDL-C 显著升高是很重要的致病因素。基于《中国血脂管理指南（2023年）》，患者 ASCVD 风险评估为超高危，指南中指出对于基线 LDL-C 水平较高（服用他汀类药物者 LDL-C ≥ 2.6 mmol/L，未服用他汀类药物者 LDL-C ≥ 4.9 mmol/L）且预计他汀类药物联合胆固醇吸收抑制剂难以达标的超高危患者，可直接启动他汀类药物联合 PCSK9 单抗治疗（Ⅱa 类推荐，A 级证据），该患者 LDL-C 高达 9.85 mmol/L，因此采取他汀类药物＋依折麦布＋ PCSK9 抑制剂联合降脂策略，术后 1 个月复查 LDL-C 降至 1.38 mmol/L。

病例 2：

患者男性，55 岁，主因"突发胸闷 3 h"入院。患者入院前 3 h 于活动时突发胸闷，伴恶心、大汗，持续不缓解，遂于急诊就诊，查心电图提示急性下壁 ST 段抬高型心肌梗死，行急诊造影检查示：左主干尾部狭窄 40%，左前降支 6 段狭窄 80%，左回旋支大致正常，右冠状动脉 1 段完全闭塞，于右冠状动脉植入支架 1 枚，择期于左主干-左前降支植入支架 1 枚，术后予以标准冠心病二级预防治疗。筛查患者冠心病危险因素，发现患者有高血压、糖尿病，无吸烟，血脂示：TC 4.44 mmol/L，LDL-C 3.84 mmol/L，TG 1.44 mmol/L，HDL-C 0.97 mmol/L。综合分析，本患者严重的冠状动脉病变的主要致病因素是高血

压、糖尿病。长期药物管理上，强化对血压、血糖管理，LDL-C 降至 1.8 mmol/L 以下（基于 2016 年《中国成人血脂异常防治指南》）。术后 1 年，患者再次因胸闷就诊，复查造影检查提示左主干、左前降支原支架通畅，无支架内再狭窄，左回旋支大致正常，右冠状动脉 2 段支架内狭窄 85%，OCT 检查示 2 段支架内病变以纤维增生为主，于右冠状动脉支架内病变行药物球囊扩张（图 3-2）。分析患者再次血运重建病因，患者血压、血糖控制良好，无不良嗜好，生活规律，复查血脂示：TC 3.25 mmol/L，LDL-C 1.75 mmol/L，TG 1.09 mmol/L，HDL-C 0.84 mmol/L，基于 2019 年《ESC 血脂管理指南》，患者属于超高危 ASCVD 患者，建议将 LDL-C 降至＜ 1.4 mmol/L 且较基础值降低幅度大于 50%，患者既往他汀类药物联合依折麦布治疗时 LDL-C 绝对值未达标，因此本次降脂方案调整为他汀类药物联合应用 PCSK9 抑制剂，后续随访 LDL-C 降至 0.5 mmol/L 左右，半年后复查造影示右冠状动脉原支架通畅，无支架内狭窄，OCT 检查示：支架内无增生，斑块愈合良好（图 3-3）。血脂变化情况见表 3-5。

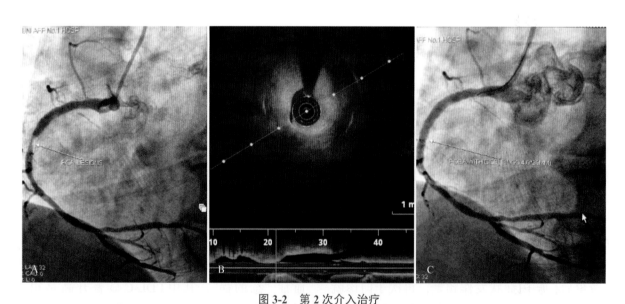

图 3-2　第 2 次介入治疗

A. 右冠状动脉 2 段支架内狭窄 85%；**B.** OCT 检查：支架内以纤维增生为主；**C.** 药物球囊扩张后结果。

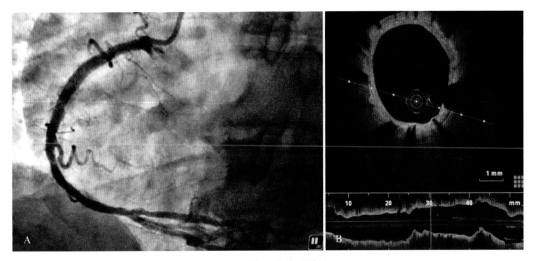

图 3-3 第 3 次造影检查

A. 右冠状动脉支架内无再狭窄，轻度内膜增生；**B.** OCT 检查：支架内斑块愈合良好。

表 3-5 血脂控制情况

	TC（mmol/L）	LDL-C（mmol/L）	TG（mmol/L）	HDL-C（mmol/L）
第一次介入（2018 年 5 月）	4.44	3.84	1.44	0.97
第二次介入（2019 年 6 月）	3.25	1.75	1.09	0.84
第二次术后 3 个月（2019 年 9 月）	1.72	0.54	0.65	0.75
第二次术后 6 个月（2020 年 1 月）	1.76	0.54	0.65	0.86

病例 3：

患者男性，55 岁，主因"突发胸痛 7 h"就诊。患者 7 h 前无明显诱因出现心前区剧痛，向后背及双肩部放射，伴胸闷、大汗，持续不缓解，于当地医院就诊，查心电图提示急性前间壁 ST 段抬高型心肌梗死，当地医院无急诊介入治疗条件，予以静脉溶栓治疗，溶栓后患者症状缓解，复查心电图提示前间壁导联 ST 段回落，转入我院择期行冠脉造影检查示：左主干自发夹层，无明显狭窄，左前降支近段狭窄 95%，第一对角支（D1）、第二对角支（D2）开口狭窄 85%，左回旋支钝缘支接近闭塞，右冠状动脉 1 段、2 段弥漫性狭窄 40%，3 段狭窄 70%（图 3-4），于左前降支及左回旋支植入支架 2 枚，术后予以标准冠心病二级预防治疗。患者冠心病主要危险因素为吸烟、高脂血症。入院查血脂示：TC 6.16 mmol/L，LDL-C 3.59 mmol/L，TG 2.54 mmol/L，HDL-C 0.83 mmol/L，行戒烟宣教，强化降血脂治疗，予以他汀类药物＋依折麦布＋ PCSK9 抑制剂三联降血脂，定期复查血脂提示 LDL-C 波动于 0.5 ～ 1.0 mmol/L。1 年后复查造影检查示：左主干尾部可见夹层，左前降支支架通畅，无再狭窄，D1、D2 开口狭窄 85%，左回旋支原支架通畅，无再狭窄，右冠状动脉（RCA）1 段、2 段狭窄 20% ～ 30%，3 段狭窄 40%，该患者强化降血脂治疗（LDL-C 维持在 1.0 mmol/L）1 年后，RCA1、2 段病变，特别是 3 段病变实现斑块消退。对 RCA 行 IVUS 检查示：3 段以纤维斑块为主，局部可见脂质斑块，最小管腔面积（MLA）3.92 mm^2（图 3-4）。斑块消退主要表现为冠状动脉造影测得的管腔直径增加，但随着斑块成像技术的发展，新的技术可以更准确地测量斑块的体积和成分，主要表现为脂质核心的变小，纤维帽厚度的增加等，从而降低斑块破裂的风险，改善患者远期预后。血脂控制情况见表 3-6。

全科医师心血管疾病防治能力提升（第2版）

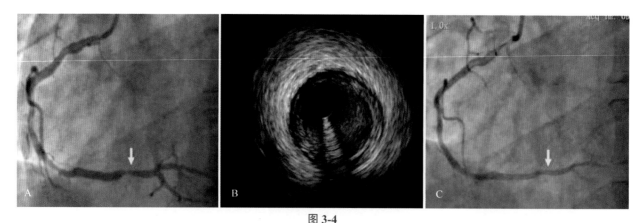

图 3-4

A. 第 1 次右冠状动脉造影；**B.** 右冠状动脉 IVUS 影像；**C.** 第 2 次右冠状动脉造影。

表 3-6 血脂控制情况	TC（mmol/L）	LDL-C（mmol/L）	TG（mmol/L）	HDL-C（mmol/L）
第 1 次介入（2019 年 10 月）	6.16	3.59	2.54	0.83
术后 6 个月（2020 年 3 月）	2.22	0.83	1.31	0.85
术后 12 个月（2020 年 10 月）	3.89	1.02	2.05	1.07

参考文献

[1] 中国血脂管理指南修订联合专家委员会.中国血脂管理指南（2023 年）.中华心血管病杂志，2023，51：221-255.

[2] Sabatine MS, Giugliano RP, Keech AC, et al. Evolocumab and clinical outcomes in patients with cardiovascular disease. N Engl J Med, 2017, 376: 1713-1722.

[3] Bhatt DL, Steg PG, Miller M, et al. Cardiovascular risk reduction with icosapent ethyl for hypertriglyceridemia. N Engl J Med, 2019, 380: 11-22.

[4] Mach F, Baigent C, Catapano AL, et al. 2019 ESC/EAS Guidelines for the management of dyslipidaemias: lipid modification to reduce cardiovascular risk. Eur Heart J, 2020, 41: 111-188.

[5] Boren J, Chapman MJ, Krauss RM, et al. Low-density lipoproteins cause atherosclerotic cardiovascular disease: pathophysiological, genetic, and therapeutic insights: a consensus statement from the European Atherosclerosis Society Consensus Panel. Eur Heart J, 2020, 41: 2313-2330.

[6] Huang L, Chambliss KL, Gao X, et al. SR-B1 drives endothelial cell LDL transcytosis via DOCK4 to promote atherosclerosis. Nature, 2019, 569: 565-569.

[7] Boren J, Olin K, Lee I, et al. Identification of the principal proteoglycan-binding site in LDL. A single-point mutation in apo-B100 severely affects proteoglycan interaction without affecting LDL receptor binding. J Clin Invest, 1998, 101: 2658-2664.

[8] Domanski MJ, Tian X, Wu CO, et al. Time course of LDL cholesterol exposure and cardiovascular disease event risk. J Am Coll Cardiol, 2020, 76: 1507-1516.

[9] Wiegman A, Gidding SS, Watts GF, et al. Familial hypercholesterolaemia in children and adolescents: gaining decades of life by optimizing detection and treatment. Eur Heart J, 2015, 36: 2425-2437.

[10] 国家卫生健康委员会.中国居民营养与慢性病状况报告（2020 年）.营养学报，2020，42：521.

[11] Cholesterol Treatment Trialists' (CTT) Collaboration, Baigent C, Blackwell L, et al. Efficacy and safety of more intensive lowering of LDL cholesterol: a meta-analysis of data from 170 000 participants in 26 randomised trials. Lancet, 2010, 376: 1670-1681.

[12] Boekholdt SM, Hovingh GK, Mora S, et al. Very low levels of atherogenic lipoproteins and the risk for cardiovascular events: a meta-analysis of statin trials. J Am Coll Cardiol, 2014, 64: 485-494.

[13] Byrne P, Demasi M, Jones M, et al. Evaluating the association between low-density lipoprotein cholesterol reduction and relative and absolute effects of statin treatment: a systematic review and meta-analysis. JAMA Intern Med, 2022, 182: 474-481.

［14］Yusuf S，Lonn E，Pais P，et al. Blood-pressure and cholesterol lowering in persons without cardiovascular disease. N Engl J Med，2016，374：2032-2043.

［15］Bosch J，Lonn EM，Jung H，et al. Lowering cholesterol，blood pressure，or both to prevent cardiovascular events：results of 8.7 years of follow-up of Heart Outcomes Evaluation Prevention（HOPE）-3 study participants. Eur Heart J，2021，42：2995-3007.

［16］中华医学会心血管病学分会动脉粥样硬化与冠心病学组，中华心血管病杂志编辑委员会. 超高危动脉粥样硬化性心血管疾病患者血脂管理中国专家共识. 中华心血管病杂志，2020，48：280-286.

［17］Kim BK，Hong SJ，Lee YJ，et al. Long-term efficacy and safety of moderate-intensity statin with ezetimibe combination therapy versus high-intensity statin monotherapy in patients with atherosclerotic cardiovascular disease（RACING）：a randomised，open-label，non-inferiority trial. Lancet，2022，400：380-390.

［18］Das Pradhan A，Glynn RJ，Fruchart JC，et al. Triglyceride lowering with pemafibrate to reduce cardiovascular risk. N Engl J Med，2022，387：1923-1934.

［19］国家心血管病专家委员会心血管代谢医学专业委员会. 他汀不耐受的临床诊断与处理中国专家共识. 中国循环杂志，2024，39：105-115.

［20］Li JJ，Liu HH，Wu NQ，et al. Statin intolerance：an updated，narrative review mainly focusing on muscle adverse effects. Expert Opin Drug Metab Toxicol，2020，16：837-851.

［21］Bytyci I，Penson PE，Mikhailidis DP，et al. Prevalence of statin intolerance：a meta-analysis. Eur Heart J，2022，43：3213-3223.

［22］Adhyaru BB，Jacobson TA. Safety and efficacy of statin therapy. Nat Rev Cardiol，2018，15：757-769.

［23］李晓芸，钟巍，茅益民. 他汀类药物相关药物性肝损伤. 中华肝脏病杂志，2023，31：659-663.

［24］Sattar N，Preiss D，Murray HM，et al. Statins and risk of incident diabetes：a collaborative meta-analysis of randomised statin trials. Lancet，2010，375：735-742.

［25］Mansi IA，Sumithran P，Kinaan M. Risk of diabetes with statins. BMJ，2023，381：e071727.

［26］Vallejo-Vaz AJ，Kondapally Seshasai SR，Kurogi K，et al. Effect of pitavastatin on glucose，HbA1c and incident diabetes：a meta-analysis of randomized controlled clinical trials in individuals without diabetes. Atherosclerosis，2015，241：409-418.

［27］Preiss D，Seshasai SR，Welsh P，et al. Risk of incident diabetes with intensive-dose compared with moderate-dose statin therapy：a meta-analysis. JAMA，2011，305：2556-2564.

［28］Hackam DG，Woodward M，Newby LK，et al. Statins and intracerebral hemorrhage：collaborative systematic review and meta-analysis. Circulation，2011，124：2233-2242.

［29］Giugliano RP，Wiviott SD，Blazing MA，et al. Long-term safety and efficacy of achieving very low levels of low-density lipoprotein cholesterol：a prespecified analysis of the IMPROVE-IT trial. JAMA Cardiol，2017，2：547-555.

［30］Goldstein LB，Toth PP，Dearborn-Tomazos JL，et al. Aggressive LDL-C lowering and the brain：impact on risk for dementia and hemorrhagic stroke：a scientific statement from the American Heart Association. Arterioscler Thromb Vasc Biol，2023，43：e404-e442.

［31］Catapano AL，Davidson MH，Ballantyne CM，et al. Lipid-altering efficacy of the ezetimibe/simvastatin single tablet versus rosuvastatin in hypercholesterolemic patients. Curr Med Res Opin，2006，22：2041-2053.

［32］Cannon CP，Blazing MA，Giugliano RP，et al. Ezetimibe added to statin therapy after acute coronary syndromes. N Engl J Med，2015，372：2387-2397.

［33］Luo L，Yuan X，Huang W，et al. Safety of coadministration of ezetimibe and statins in patients with hypercholesterolaemia：a meta-analysis. Intern Med J，2015，45：546-557.

［34］Sabatine MS，Giugliano RP，Wiviott SD，et al. Efficacy and safety of evolocumab in reducing lipids and cardiovascular events. N Engl J Med，2015，372：1500-1509.

［35］Schwartz GG，Steg PG，Szarek M，et al. Alirocumab and cardiovascular outcomes after acute coronary syndrome. N Engl J Med，2018，379：2097-2107.

［36］O'Donoghue ML，Giugliano RP，Wiviott SD，et al. Long-term evolocumab in patients with established atherosclerotic cardiovascular disease. Circulation，2022，146：1109-1119.

［37］Fitzgerald K，White S，Borodovsky A，et al. A highly durable RNAi therapeutic inhibitor of PCSK9. N Engl J Med，2017，376：41-51.

［38］Nissen SE，Lincoff AM，Brennan D，et al. Bempedoic acid and cardiovascular outcomes in statin-intolerant patients. N Engl J Med，2023，388：1353-1364.

［39］Banach M，Penson PE，Farnier M，et al. Bempedoic acid in the management of lipid disorders and cardiovascular risk. 2023 position paper of the International Lipid Expert Panel（ILEP）. Prog Cardiovasc Dis，2023，79：2-11.

［40］Raber L，Ueki Y，Otsuka T，et al. Effect of alirocumab added to high-intensity statin therapy on coronary atherosclerosis in patients with acute myocardial infarction: the PACMAN-AMI randomized clinical trial. JAMA，2022，327: 1771-1781.

［41］Nicholls SJ，Kataoka Y，Nissen SE，et al. Effect of evolocumab on coronary plaque phenotype and burden in statin-treated patients following myocardial infarction. JACC Cardiovasc Imaging，2022，15: 1308-1321.

［42］Schubert J，Lindahl B，Melhus H，et al. Low-density lipoprotein cholesterol reduction and statin intensity in myocardial infarction patients and major adverse outcomes: a Swedish nationwide cohort study. Eur Heart J，2021，42: 243-252.

［43］Krychtiuk KA，Ahrens I，Drexel H，et al. Acute LDL-C reduction post ACS: strike early and strike strong: from evidence to clinical practice. A clinical consensus statement of the Association for Acute CardioVascular Care（ACVC），in collaboration with the European Association of Preventive Cardiology（EAPC）and the European Society of Cardiology Working Group on Cardiovascular Pharmacotherapy. Eur Heart J Acute Cardiovasc Care，2022，11: 939-949.

［44］Zhang Y，Pletcher MJ，Vittinghoff E，et al. Association between cumulative low-density lipoprotein cholesterol exposure during young adulthood and middle age and risk of cardiovascular events. JAMA Cardiol，2021，6: 1406-1413.

［45］Nissen SE，Wolski K，Balog C，et al. Single ascending dose study of a short interfering RNA targeting lipoprotein（a）production in individuals with elevated plasma lipoprotein（a）levels. JAMA，2022，327: 1679-1687.

［46］Tsimikas S，Karwatowska-Prokopczuk E，Gouni-Berthold I，et al. Lipoprotein（a）reduction in persons with cardiovascular disease. N Engl J Med，2020，382: 244-255.

［47］Kini AS，Baber U，Kovacic JC，et al. Changes in plaque lipid content after short-term intensive versus standard statin therapy: the YELLOW trial（reduction in yellow plaque by aggressive lipid-lowering therapy）. J Am Coll Cardiol，2013，62: 21-29.

［48］Nicholls SJ，Borgman M，Nissen SE，et al. Impact of statins on progression of atherosclerosis: rationale and design of SATURN（Study of Coronary Atheroma by InTravascular Ultrasound: effect of Rosuvastatin versus AtorvastatiN）. Curr Med Res Opin，2011，27: 1119-1129.

［49］Puri R，Nissen SE，Ballantyne CM，et al. Factors underlying regression of coronary atheroma with potent statin therapy. Eur Heart J，2013，34: 1818-1825.

［50］Tsujita K，Sugiyama S，Sumida H，et al. Impact of dual lipid-lowering strategy with ezetimibe and atorvastatin on coronary plaque regression in patients with percutaneous coronary intervention: the multicenter randomized controlled PRECISE-IVUS trial. J Am Coll Cardiol，2015，66: 495-507.

［51］Nicholls SJ，Puri R，Anderson T，et al. Effect of evolocumab on progression of coronary disease in statin-treated patients: the GLAGOV randomized clinical trial. JAMA，2016，316: 2373-2384.

［52］Iatan I，Guan M，Humphries KH，et al. Atherosclerotic coronary plaque regression and risk of adverse cardiovascular events: a systematic review and updated meta-regression analysis. JAMA Cardiol，2023，8: 937-945.

［53］Gaba P，O'Donoghue ML，Park JG，et al. Association between achieved low-density lipoprotein cholesterol levels and long-term cardiovascular and safety outcomes: an analysis of FOURIER-OLE. Circulation，2023，147: 1192-1203.

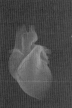

第四章
急性心肌梗死的诊断、鉴别诊断和处理

（朱琳琳　陈绍良）

急性心肌梗死（acute myocardial infarction, AMI）是指急性心肌缺血性坏死，大多是在冠脉病变的基础上，发生冠脉血供急剧减少或中断，使相应的心肌严重而持久地急性缺血所致[1]。根据《中国心血管健康与疾病报告 2021》数据，2002 至 2018 年 AMI 死亡率总体呈上升态势。自 2005 年起，AMI 死亡率呈快速上升趋势，且自 2013 年开始，农村地区 AMI 死亡率明显超过城市地区[2]。

AMI 的定义为：有急性心肌损伤［定义为心肌肌钙蛋白水平升高和（或）下降，并且至少一次超过 99% 参考上限值］和急性心肌缺血的临床证据，同时合并以下至少一条：①心肌缺血的症状，②新的缺血性心电图改变，③新的病理性 Q 波，④影像学证据提示新的心肌活力丧失或区域性室壁运动异常，⑤造影或尸检发现冠状动脉血栓[3]。

根据第 4 版"心肌梗死全球定义"，急性心肌梗死包括：1 型（自发性心肌梗死）：急性动脉粥样硬化性血栓形成；2 型（继发于心肌氧供需失衡的心肌梗死）：心肌需氧与供氧失平衡并且与急性动脉粥样硬化性血栓形成无关，例如冠状动脉痉挛或栓塞、贫血、低血压等；3 型（心脏性猝死）：心脏性死亡伴心肌缺血症状和新的缺血性心电图改变，但无心肌损伤标志物检测结果。冠状动脉操作相关心肌梗死包括：4a 型［经皮冠状动脉介入治疗（percutaneous coronary intervention, PCI）相关心肌梗死］；4b 型（支架内血栓形成引起的心肌梗死）；4c 型（PCI 后再狭窄相关心肌梗死）；5 型［外科冠状动脉旁路移植术（coronary artery bypass graft, CABG）相关心肌梗死］。还有一类定义为隐匿性心肌梗死（既往无症状或未识别）[3]。

第一节　ST 段抬高型心肌梗死

ST 段抬高型心肌梗死（ST-segment elevation myocardial infarction, STEMI）通常多为在冠状动脉不稳定斑块破裂、糜烂、侵蚀及内皮损伤基础上继发血栓形成而导致冠状动脉急性、持续、完全闭塞，使心肌发生急性缺血性坏死[1, 4-5]。STEMI 包括第四版"心肌梗死全球定义"中的 1 型心肌梗死、部分 2 型及 4 型心肌梗死，但大多数 STEMI 属于 1 型心肌梗死。STEMI 发病率、致残率、致死率均较高，在年轻人中发病率较老年人高，男性发病率高于女性[6]。

一、临床表现

（一）先兆

50% ～ 81.2% 的患者在发病前数日有乏力、胸部不适、活动时心悸等前驱症状，其中以新发生心绞痛或原有心绞痛加重最为突出。心绞痛发作较以往频繁、程度较剧、持续较久、硝酸甘油疗效差、诱发因素不明显。同时心电图示 ST 段一过性明显抬高（变异型心绞痛）或压低，T 波倒置或增高（"假性正常化"）。如及时诊治，可使部分患者避免发生 AMI。

（二）症状

1. 疼痛

是最先出现的症状。疼痛部位和性质与心绞痛相同，但诱因多不明显，且常发生于安静时，程度较重，持续时间较长，可达数小时或更长，休息和含用硝酸甘油片多不能缓解。患者常烦躁不安、出汗、恐惧，胸闷或有濒死感。少数患者无疼痛，一开始即表现为休克或急性心力衰竭。部分患者疼痛位于上腹部而被误诊为胃穿孔、急性胰腺炎等急腹症；少数患者主诉下腹痛而被误诊为急性阑尾炎；部分患者疼痛放射至下颌、颈背部，被误认为牙痛或骨关节痛。

2. 全身症状

有发热、心动过速、白细胞计数增高和红细胞沉降率增快等，由坏死物质被吸收所引起，体温一般低于 38.5℃。一般在疼痛发生后 24～48 h 出现，程度与梗死范围常呈正相关。

3. 心律失常

见于 75%～95% 的患者，多发生在起病 1～2 天，而以 24 h 内最多见。各种心律失常中以室性心律失常最多，尤其是室性期前收缩，如室性期前收缩频发，成对出现或呈短阵室性心动过速，多源性或"R-on-T"现象常为心室颤动的先兆。房室传导阻滞和束支传导阻滞也较多见，常见于急性下壁心肌梗死。室上性心律失常则较少，多发生在泵衰竭患者中。

4. 低血压和休克

疼痛期中血压下降常见，未必是休克。如疼痛缓解而收缩压仍低于 80 mmHg，有烦躁不安、面色苍白、皮肤湿冷、脉细而快、大汗淋漓、尿量减少、神志迟钝甚至晕厥者，则为休克表现。

5. 心力衰竭（泵衰竭）

主要是急性左心衰竭，严重者可发生肺水肿，随后可有颈静脉怒张、肝大、水肿等右心衰竭表现。右心室心肌梗死者可一开始即出现右心衰竭表现，伴血压下降。

（三）体征

1. 心脏体征

心脏浊音界可正常也可轻度至中度增大。心率多增快，少数也可减慢。心尖区第一心音减弱，可出现第四心音（心房性）奔马律，少数有第三心音（心室性）奔马律。10%～20% 患者在起病第 2～3 天出现心包摩擦音，为反应性纤维性心包炎所致。心尖区可出现粗糙的收缩期杂音或伴收缩中晚期喀喇音，为二尖瓣乳头肌功能失调或断裂所致，室间隔穿孔时可在胸骨左缘 3～4 肋间新出现粗糙的收缩期杂音伴有震颤。

2. 血压

除极早期血压可增高外，几乎所有患者都有血压降低。起病前有高血压者，血压可降至正常，且可能不再恢复到起病前的水平。

3. 其他

可有与心律失常、休克或心力衰竭相关的其他体征。

二、实验室检查

（一）心电图

典型的 STEMI 早期心电图表现为 ST 段弓背向上抬高（呈单向曲线）伴或不伴病理性 Q 波、R 波减低（正后壁心肌梗死时，ST 段变化可以不明显）[7]。发生下壁心肌梗死的患者推荐记录右胸导联（V_{3R}～V_{5R}）观察有无 ST 段抬高，从而判断是否存在右心室梗死。同样，V_1～V_3 导联 ST 段压低提示心肌缺血，尤其是终末 T 波高耸时（等同于 ST 段抬高），V_7～V_9 导联持续存在 ST 段抬高 ≥ 0.5 mm 时提示后壁心肌梗死。急性前壁心肌梗死动态演变过程见图 4-1，急性下壁心肌梗死动态演变过程见图 4-2。

1. 以下情况 ST 段抬高（测量 J 点）提示发生冠状动脉急性闭塞

（1）40 岁以下男性连续 ≥ 2 个导联 ST 段抬高 ≥ 2.5 mm。

（2）≥ 40 岁男性 ST 段抬高 ≥ 2.0 mm。

（3）女性 $V_2 \sim V_3$ 导联 ST 段抬高 ≥ 1.5 mm 或其他导联 ST 段抬高 ≥ 1 mm。

2. 特征性 STEMI 心电图表现特点

（1）ST 段抬高呈弓背向上型，在面向坏死区周围心肌损伤区的导联上出现。

（2）宽而深的 Q 波（病理性 Q 波），在面向透壁心肌坏死区的导联上出现。

（3）T 波倒置，在面向损伤区周围心肌缺血区的导联上出现。在背向心肌梗死区的导联则出现相反的改变，即 R 波增高、ST 段压低和 T 波直立并增高。

3. STEMI 动态性心电图改变

（1）起病数小时内，可尚无异常或出现异常高大两肢不对称的 T 波，为超急性期改变。

（2）数小时后，ST 段明显抬高，弓背向上，与直立的 T 波连接，形成单相曲线。数小时至 2 日内出现病理性 Q 波，同时 R 波减低，为急性期改变。Q 波在 3 ～ 4 天内稳定不变，以后 70% ～ 80% 永久存在。

（3）在早期如不进行治疗干预，ST 段抬高持续数日至 2 周左右，逐渐回到基线水平，T 波则变为平坦或倒置，为亚急性期改变。

（4）数周至数个月后，T 波呈 V 形倒置（冠状 T 波），两肢对称，波谷尖锐，为慢性期改变。T 波倒置可永久存在，也可在数个月至数年内逐渐恢复。

4. 定位诊断

（1）前壁心肌梗死：$V_1 \sim V_4$ 导联受累。

（2）下壁心肌梗死：Ⅱ、Ⅲ、aVF 导联受累。

（3）右心室心肌梗死：$V_{3R} \sim V_{5R}$ 导联受累。

（4）正后壁心肌梗死：$V_7 \sim V_9$ 导联受累。

（5）广泛前壁心肌梗死：$V_1 \sim V_6$、Ⅰ、aVL 导联。

（6）广泛下壁心肌梗死：下壁导联（Ⅱ、Ⅲ、aVF）、正后壁导联（$V_7 \sim V_9$）和（或）右心室导联（$V_{3R} \sim V_{5R}$）受累。

（二）血清心肌损伤标志物

cTn 是诊断心肌坏死最特异和敏感的首选心肌损伤标志物，通常在 STEMI 症状发生后 2 ～ 4 h

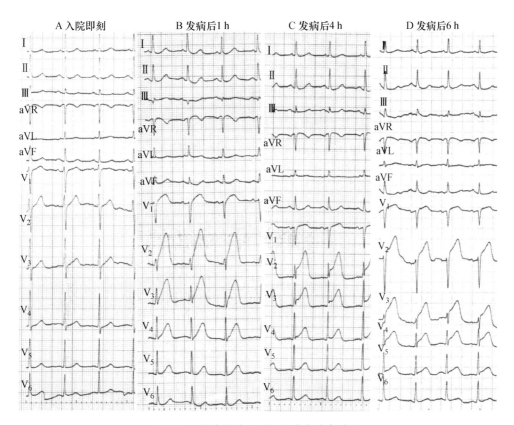

图 4-1 急性前壁心肌梗死动态演变过程

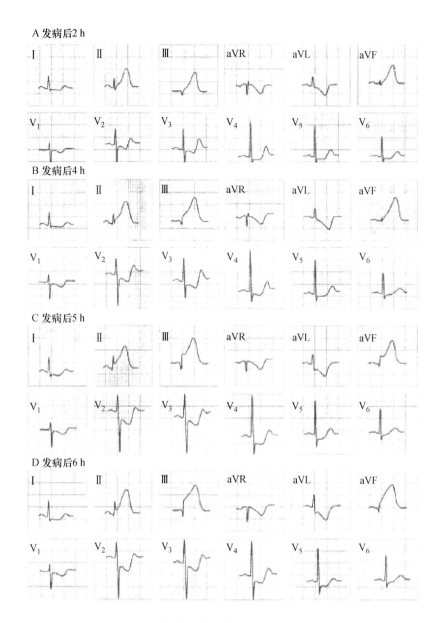

图 4-2　急性下壁心肌梗死动态演变过程

开始升高，10～24 h 达到峰值，并可持续升高 7～14 d[8]。肌酸激酶同工酶（CK-MB）对判断心肌坏死的临床特异性较高，STEMI 起病后 4 h 内升高，16～24 h 达到峰值，3～4 天恢复正常。溶栓治疗后梗死相关动脉开通时 CK-MB 峰值前移（14 h 以内）。CK-MB 测定也适用于诊断再发心肌梗死。肌红蛋白测定有助于 STEMI 早期诊断，但特异性较差。

（三）影像学检查

　　超声心动图等影像学检查有助于了解心室壁的运动和左心室功能，诊断室壁瘤和乳头肌功能失调，检测心包积液及室间隔穿孔等并发症，有助于对急性胸痛患者的鉴别诊断和危险分层。

三、危险分层

1. Killip 分级法[9]

　　Ⅰ级：尚无明显心力衰竭。

　　Ⅱ级：有左心衰竭，肺部啰音＜50% 肺野。

　　Ⅲ级：有急性肺水肿，全肺 50% 以上区域出现大、小、干、湿啰音。

Ⅳ级：有心源性休克等不同程度或阶段的血流动力学变化。

2. Forrester 分类法[10]

Ⅰ类：无肺淤血和周围灌注不足；肺毛细血管楔压（PAWP）和心排血指数（CI）正常。

Ⅱ类：单有肺淤血；PAWP 增高（≥ 18 mmHg），CI 正常 [≥ 2.2 L/（min·m²）]。

Ⅲ类：单有周围灌注不足；PAWP 正常（< 18 mmHg），CI 降低 [< 2.2 L/（min·m²）]，主要与血容量不足或心动过缓有关。

Ⅳ类：合并肺淤血和周围灌注不足；PAWP 增高（≥ 18 mmHg），CI 降低 [< 2.2 L/（min·m²）]。

3. 临床危险分层

危险分层是一个连续的过程，需根据临床情况不断更新最初的评估。高龄、女性、Killip 分级Ⅱ～Ⅳ级、既往心肌梗死史、心房颤动（房颤）、前壁心肌梗死、肺部啰音、收缩压 < 100 mmHg、心率 > 100 次 / 分、糖尿病、cTn 明显升高等是 STEMI 患者死亡风险增加的独立危险因素[11-13]。溶栓治疗失败、伴有右心室梗死和血流动力学异常的下壁 STEMI 患者病死率增高。合并机械性并发症的 STEMI 患者死亡风险增大。冠状动脉造影可为 STEMI 风险分层提供重要信息。

4. TIMI 评分

见表 4-1。

5. GRACE 危险评分系统

见表 4-2。

表 4-1 TIMI 评分

项目	分值（分）
病史	
年龄 ≥ 75 岁	3
年龄 65 ～ 74 岁	2
糖尿病或高血压或心绞痛	1
检查	
收缩压 < 100 mmHg	3
心率 > 100 次 / 分	2
Killip 分级Ⅱ～Ⅳ级	2
体重 < 67 kg	1
前壁 ST 段抬高或左束支传导阻滞	1
距离就诊时间 > 4 h	1
总分	14

四、鉴别诊断

1. 主动脉夹层

（1）常有高血压病史。

（2）用力时背部、腹部突发持续性剧烈的撕裂样、搏动样疼痛，常与体位变化相关。

（3）夹层远段的脉搏搏动减弱或消失，四肢血压分布异常。

（4）通常无明显的心肌酶水平升高和心电图 ST-T 动态演变。

（5）主动脉超声、主动脉 CTA 可资鉴别。

2. 急性肺栓塞

（1）常有下肢静脉炎、长期卧床和手术病史。

表 4-2 GRACE 危险评分

Killip 分级	得分	收缩压（mmHg）	得分	心率（次 / 分）	得分	年龄（岁）	得分	肌酐（mg/dl）	得分	危险因素	得分
Ⅰ	0	< 80	58	< 50	0	< 30	0	0 ～ 0.39	1	院前心搏骤停	43
Ⅱ	20	80 ～ 99	53	50 ～ 69	3	30 ～ 39	8	0.4 ～ 0.79	4	ST 段改变	15
Ⅲ	39	100 ～ 119	43	70 ～ 89	9	40 ～ 49	25	0.8 ～ 1.19	7	心肌酶水平升高	30
Ⅳ	59	120 ～ 139	34	90 ～ 109	15	50 ～ 59	41	1.2 ～ 1.59	10		
		140 ～ 159	24	110 ～ 149	24	60 ～ 69	58	1.6 ～ 1.99	13		
		160 ～ 199	10	150 ～ 199	38	70 ～ 79	75	2.0 ～ 3.99	21		
		≥ 200	0	≥ 200	46	80 ≥ 89	91	≥ 4.0	28		
						≥ 90	100				

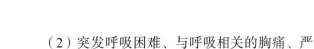

（2）突发呼吸困难、与呼吸相关的胸痛、严重者有低氧血症、低碳酸血症。

（3）常伴有低血压、心动过速、P2＞A2、呼吸音粗、通常无啰音；"两快一低"：呼吸频率加快（大多＞20次/分）、心率加快（＞100次/分）、血压降低。

（4）D-二聚体水平进行性升高。

（5）无明显的心肌酶水平升高，可有心电图ST-T变化，但缺乏STEMI的ST-T特征性动态演变。

（6）肺动脉CTA和肺动脉造影可资鉴别。

3. 心绞痛

与心肌梗死的区别主要在于疼痛持续时间、疼痛剧烈程度和治疗效果的不同。STEMI是更严重、更长时间（＞20 min）、更不易缓解的心绞痛，即梗死性心绞痛，大面积重症心肌梗死可有严重心律失常、心力衰竭、晕厥、休克表现甚至猝死。

4. 早期复极综合征

一般无胸痛症状；心电图仅表现为J点上移型的ST段抬高，但无ST-T动态演变。既往心电图和后续连续心电图比较无变化可资鉴别。

5. 急腹症

急性胰腺炎、消化性溃疡穿孔、急性胆囊炎、胆石症等，均有上腹部疼痛，可能伴休克。仔细询问病史，进行体格检查、心电图检查、血清心肌酶和肌钙蛋白测定可协助鉴别。

6. 急性心包炎

尤其是急性非特异性心包炎，可有较剧烈而持久的心前区疼痛，为胸膜刺激性疼痛，向肩部放射，前倾坐位时减轻；心包炎的疼痛与发热同时出现，呼吸和咳嗽时加重，早期即有心包摩擦音；心电图除aVR导联外，其余导联均有ST段弓背向下的抬高，T波倒置，无异常Q波出现。

7. 气胸

可以表现为急性呼吸困难、胸痛和患侧呼吸音减弱。

8. 消化性溃疡

可有胸部或上腹部疼痛，有时向后背放射，可伴晕厥、呕血或黑便。

五、紧急处理

（一）初始判断

STEMI管理（包括诊断和治疗）从首次医疗接触的时间（FMC）开始[4]。首先要明确STEMI的诊断，诊断通常基于心肌缺血症状（如持续胸痛）、体征和检查（心电图）。对疑似STEMI的胸痛患者，应在首次医疗接触后10 min内记录12导联心电图［下壁和（或）正后壁心肌梗死时需加做V_{3R}～V_{5R}和V_7～V_9导联心电图］[14]。首次心电图不能明确诊断时，需在10～30 min后复查。与既往心电图进行比较有助于诊断。左束支传导阻滞患者发生心肌梗死时，心电图诊断困难，需结合临床情况仔细判断。建议尽早开始心电监测，以发现恶性心律失常。不必因为Q波存在与否而改变再灌注治疗策略。推荐急性期时常规检测血浆标志物水平，但是不应因此延迟再灌注治疗。不能确定是否存在进展性的急性心肌梗死时，可行急诊影像学检查，从而保证患者可以及时开始再灌注治疗。必须指出，症状和心电图能够明确诊断STEMI的患者不需等待心肌损伤标志物和（或）影像学检查结果，而应尽早给予再灌注及其他相关治疗。

（二）初始一般治疗

（1）休息，尽早心电监护。

（2）缓解低氧血症：低氧血症患者吸氧（SaO_2＜90%或PaO_2＜60 mmHg），SaO_2≥90%的患者不推荐常规吸氧。

（3）缓解疼痛和焦虑：考虑静脉给予阿片类药物缓解疼痛。如静脉注射吗啡3 mg，必要时间隔5 min重复1次，总量不宜超过15 mg。但吗啡可引起低血压和呼吸抑制，并减弱$P2Y_{12}$受体拮抗剂的抗血小板作用。

（三）再灌注治疗

急诊PCI虽然是恢复心肌再灌注的有效方法[15-17]，但受制于患者就诊医院的医疗条件、地理位置及技术能力。若患者就诊于无直接PCI条件的医院，如能在FMC后120 min内转运至可行 PCI 的医院并完成再灌注治疗，则应将患者转运至可行 PCI 的医院实施直接 PCI，且患者应在就诊后 30 min 内转出[18]。若 FMC 至导丝通过梗死相关动脉（IRA）时间 > 120 min，则应在 FMC 后 30 min 内开始溶栓[18]。基于我国国情及 STEMI 救治现状，对于大部分不能于 120 min 内行直接 PCI 开通梗死血管的 STEMI 患者，早期溶栓结合转运 PCI 是符合我国基本国情、适合我国多数基层医院作为首选的 STEMI 救治策略[19-20]。

1. 溶栓治疗

溶栓治疗快速、简便，在不具备 PCI 条件的医院或因各种原因使 FMC 至 PCI 时间明显延迟时，对有适应证的 STEMI 患者，静脉内溶栓仍是较好的选择[21-22]。对发病 3 h 内的患者，溶栓治疗的即刻疗效与直接 PCI 基本相似；有条件时可在救护车上开始溶栓治疗[23-24]。随着 STEMI 发病时间的延长，溶栓治疗的临床获益会降低。患者就诊越晚（尤其是发病 3 h 后），越应考虑转运行直接 PCI（而不是溶栓治疗）[18]。

决定是否溶栓治疗时应综合分析预期风险 / 效益比、发病至就诊时间、就诊时临床及血流动力学特征、合并症、出血风险、禁忌证和预期 PCI 延误时间。

（1）溶栓适应证

1）发病 12 h 以内，预期 FMC 至 PCI 时间延迟大于 120 min，无溶栓禁忌证。

2）发病 12 ～ 24 h 仍有进行性缺血性胸痛和至少 2 个胸前导联或肢体导联 ST 段抬高 > 0.1 mV，或血流动力学不稳定的患者，若无直接 PCI 条件，溶栓治疗是合理的。

3）计划进行直接 PCI 前不推荐溶栓治疗。

4）ST 段压低（除正后壁心肌梗死或合并 aVR 导联 ST 段抬高）的患者不应采取溶栓治疗。

5）STEMI 发病超过 12 h，症状已缓解或消失的患者不应给予溶栓治疗。

（2）绝对禁忌证

1）既往任何时间发生过颅内出血或未知原因卒中。

2）近 6 个月发生过缺血性卒中。

3）中枢神经系统损伤、肿瘤或动静脉畸形。

4）近 1 月内有严重创伤 / 手术 / 头部损伤、胃肠道出血。

5）已知原因的出血性疾病（不包括月经来潮）。

6）明确、高度怀疑或不能排除主动脉夹层。

7）24 h 内接受非可压迫性穿刺术（如肝活检、腰椎穿刺）。

（3）相对禁忌证

1）6 个月内有短暂性脑缺血发作。

2）口服抗凝药治疗中。

3）妊娠或产后 1 周。

4）严重未控制的高血压［收缩压 > 180 mmHg 和（或）舒张压 > 110 mmHg］。

5）晚期肝脏疾病。

6）感染性心内膜炎。

7）活动性消化性溃疡。

8）长时间或有创性复苏。

（4）院前溶栓

院前溶栓的效果优于入院后溶栓[25]。对 STEMI 发病 3 h 内的患者，溶栓治疗的即刻疗效与直接 PCI 基本相似；有条件时可在救护车上开始溶栓治疗。院前溶栓治疗须具备以下全部 4 个条件：①急性胸痛持续 30 min 以上，但未超过 12 h；②心电图相邻 2 个或 2 个以上导联 ST 段抬高，在肢体导联 ≥ 0.1 mV、胸导联 ≥ 0.2 mV 或新出现的左束支传导阻滞（LBBB）或右束支传导阻滞（RBBB）；③年龄 ≤ 75 周岁；④不能在 120 min 内完成急诊 PCI[26]。

（5）溶栓药物

目前临床应用的主要溶栓药物包括非特异性纤溶酶原激活剂和特异性纤溶酶原激活剂两大类。建议优先采用特异性纤溶酶原激活剂。重组组织型纤溶酶原激活剂阿替普酶可选择性激活纤溶酶原，对全身纤溶活性影响较小，无抗原性，是目前最常用的溶栓剂[27-31]。但其半衰期短，为防止梗死相关动脉再阻塞需联合应用肝素（24 ～ 48 h）。其他特异性纤溶酶原激活剂还有尿激酶原、瑞替普酶和替奈普酶（重组人 TNK 组织型纤溶酶原激活剂）等。非特异性纤溶酶原激活剂包括尿激酶，可直接将循环血液中的纤溶酶原转变为有活性的纤溶酶，无抗原性和过敏反应。由于非特异性纤溶酶原激活剂溶栓再通率低、使用不方便，不推荐院前溶栓使用。常用溶栓药物的特征和用法见表 4-3。

（6）疗效评估

溶栓开始后 60～90 min 内应密切监测临床症状、心电图 ST 段变化及心律失常。临床评估溶栓成功的指标包括 60～90 min 内：①抬高的 ST 段回落≥50%；②胸痛症状缓解或消失；③出现再灌注性心律失常，如加速性室性自主心律、室性心动过速甚至心室颤动、房室传导阻滞、束支传导阻滞突然改善或消失，或下壁心肌梗死患者出现一过性窦性心动过缓、窦房传导阻滞，伴或不伴低血压；④心肌坏死标志物峰值提前，如 cTn 峰值提前至发病后 12 h 内，肌酸激酶同工酶峰值提前至 14 h 内。

典型的溶栓治疗成功标准是抬高的 ST 段回落≥50% 的基础上，伴有胸痛症状明显缓解和（或）出现再灌注性心律失常。

冠状动脉造影判断标准：心肌梗死溶栓（TIMI）2 或 3 级血流表示血管再通，TIMI 3 级为完全性再通，溶栓失败则梗死相关血管持续闭塞（TIMI 0～1 级）[32-33]。

（7）溶栓后 PCI

溶栓后应尽早将患者转运到有 PCI 条件的医院，出现心力衰竭或休克患者必要时推荐行急诊冠脉造影和有指征的 PCI；溶栓成功的患者应在溶栓后 2～24 h 内常规行冠状动脉造影并对梗死相关动脉（IRA）血运重建治疗[34]；溶栓失败，或在任何时候出现血流动力学、心电不稳定或缺血症状加重，推荐立即行补救性 PCI[18]；初始溶栓成功后缺血症状再发或有证据证实再闭塞，推荐行急诊冠状动脉造影和 PCI。

对于发病时间＜6 h、预计 PCI 延迟≥60 min 或 FMC 至导丝通过时间≥90 min 的 STEMI 患者应考虑给予半量阿替普酶后常规冠状动脉造影并对 IRA 行 PCI 治疗，相比直接 PCI 可获得更好的心肌血流灌注[35]。

（8）出血并发症及其处理

所有患者应首先评估其是否具有出血的高危因素，决定是否接受溶栓治疗及抗栓、抗凝力度。CRUSADE 评分是常用的出血风险评分系统。溶栓治疗的主要风险是出血，尤其是颅内出血（0.9%～1.0%）[36-37]。高龄、低体重、女性、既往脑血管病病史、入院时血压升高是颅内出血的主要危险因素[38]。一旦发生颅内出血，应立即停止溶栓和抗栓治疗；进行急诊 CT 或磁共振检查；测定出凝血相关指标并检测血型及交叉配血，维持生命体征，启动降低颅内压等急救措施。4 h 内使用过普通肝素的患者，推荐用鱼精蛋白中和（1 mg 鱼精蛋白中和 100 U 普通肝素）；出血时间异常可酌情输入 6～8 U 血小板[4]。

2. 介入治疗

开展急诊直接 PCI 的医院应全天候应诊，并争取 STEMI 患者首诊至直接 PCI 时间≤90 min[39-40]。

表 4-3 常用溶栓药物特征和用法					
药物	尿激酶	重组人尿激酶原	阿替普酶	瑞替普酶	替奈普酶
用法及用量	150 万 U 溶于 100 ml 生理盐水，30 min 内静脉滴入	20 mg 溶于 10 ml 生理盐水，3 min 内静脉推注，继以 30 mg 溶于 90 ml 生理盐水，30 min 内静脉滴完	全量 90 min 加速给药法：首先静脉推注 15 mg，随后 0.75 mg/kg 在 30 min 内持续静脉滴注（最大剂量不超过 50 mg），继之 0.5 mg/kg 于 60 min 持续静脉滴注（最大剂量不超过 35 mg）半量给药法：50 mg 溶于 50 ml 专用溶剂，首先静脉推注 8 mg，其余 42 mg 于 90 min 内滴完	2 次静脉注射，每次 1000 万 U 负荷量，间隔 30 min	每支 16 mg，用注射用水 3 ml 稀释后 5～10 s 内静脉注射
特点	不具有纤维蛋白选择性，再通率低	再通率高，脑出血发生率低	再通率高，脑出血发生率低	2 次静脉注射，使用较方便	再通率高，一次静脉注射，使用方便

（1）直接 PCI

直接 PCI 适应证

Ⅰ类推荐

1）发病 12 h 内（包括正后壁心肌梗死）或伴有新出现左束支传导阻滞的患者；

2）伴心源性休克或心力衰竭时，即使发病超过 12 h 者；

3）常规支架植入；

4）一般患者优先选择经桡动脉入路，重症患者可考虑经股动脉入路。

Ⅱa 类推荐

1）发病 12～24 h 内具有临床和（或）心电图进行性缺血证据；

2）除心源性休克或 IRA PCI 后仍有持续性缺血外，应仅对 IRA 病变行直接 PCI；

3）冠状动脉内血栓负荷大时建议应用导管进行血栓抽吸；

4）直接 PCI 时首选药物洗脱支架（DES）。

Ⅲ类推荐

1）无血流动力学障碍患者，不应对非 IRA 进行急诊 PCI；

2）发病超过 24 h、无心肌缺血、血流动力学和心电稳定的患者不宜行直接 PCI；

3）不推荐常规使用主动脉内球囊反搏泵（IABP）；

4）不主张常规使用血管远端保护装置。

（2）溶栓后 PCI（易化 PCI）：见溶栓治疗。

（3）转运 PCI：若 STEMI 患者首诊于无直接 PCI 条件的医院，当预计 FMC 至 PCI 的时间延迟 < 120 min 时，应尽可能地将患者转运至有直接 PCI 条件的医院；如预计 FMC 至 PCI 的时间延迟 > 120 min，则应于 30 min 内溶栓治疗[18, 40]。根据我国国情，也可以请有资质的医生到有 PCI 设备的医院行直接 PCI（反向转运 PCI，时间 < 120 min）[18]。

（4）未接受早期再灌注治疗 STEMI 患者的 PCI（症状发病 > 24 h）

病变适宜 PCI 且有再发心肌梗死、自发或诱发心肌缺血或心源性休克或血流动力学不稳定的患者建议行 PCI 治疗。左心室射血分数（LVEF）< 40%、有心力衰竭、严重室性心律失常者应常规行 PCI；STEMI 急性发作时有临床心力衰竭的证据，但发作后左心室功能尚可（LVEF > 40%）的患者也应考虑行 PCI。

对无自发或诱发心肌缺血证据，但 IRA 有严重狭窄者可于发病 24 h 后行 PCI。对 IRA 完全闭塞、无症状的 1～2 支血管病变，无心肌缺血表现，血流动力学和心电稳定患者，不推荐发病 24 h 后常规行 PCI。

3. 冠状动脉旁路移植（CABG）

对于 IRA 明确但解剖结构不适合行 PCI 且存在大面积受损心肌、严重心力衰竭或心源性休克风险的 STEMI 患者，应考虑急诊 CABG[41]。存在心肌梗死相关机械并发症的患者需要进行血运重建时，建议行外科修补术的同时行 CABG[41]。介入封堵室间隔穿孔可在高度选择的患者中施行。

STEMI 后病情稳定的患者行非急诊 CABG 的最佳手术时机要依据患者个体情况而定。出现血流动力学恶化，或再发缺血事件高危的患者（如有冠状动脉严重狭窄或者再发缺血可导致大面积心肌损伤）应尽快手术，无需等待 DAPT 停用后血小板功能完全恢复。对于正在服用 P2Y$_{12}$ 受体抑制剂而拟行择期 CABG 的 STEMI 患者应在术前停用 P2Y$_{12}$ 受体抑制剂 3～7 日，以减少出血并发症的发生，但建议继续服用阿司匹林。择期 CABG 术前需停用替格瑞洛至少 3 日，氯吡格雷至少 5 日[18, 42]。

CABG 术后无出血并发症的 STEMI 患者尽快（术后 6～24 h）重启双联抗血小板治疗（DAPT），阿司匹林 100 mg/d，替格瑞洛 90 mg，2 次/日；如替格瑞洛无法获得或禁忌，则选择氯吡格雷 75 mg/d[18, 43]。

六、抗栓治疗

STEMI 的主要原因是冠状动脉斑块破裂或侵蚀诱发血栓性阻塞。因此，抗栓治疗（包括抗血小板和抗凝）十分必要[18, 44]。STEMI 患者行急诊 PCI 或溶栓联合 PCI 治疗后推荐 DAPT[45-47]。对于只进行了溶栓治疗未行 PCI 以及那些未得到再灌注的患者推荐 DAPT 至少 1 个月，并且可考虑延长 12 个月治疗时间[48]。

（一）抗血小板治疗

1. 阿司匹林

所有无禁忌证的 STEMI 患者均应立即嚼服肠溶阿司匹林 300 mg，继以 75 ～ 100 mg/d 长期维持。

2. P2Y$_{12}$ 受体抑制剂

目前国内常用的口服 P2Y$_{12}$ 受体抑制剂包括氯吡格雷和替格瑞洛[49]。与氯吡格雷相比，替格瑞洛和普拉格雷具有更强和快速抑制血小板的作用，且前者不受基因多态性的影响[50-52]。

STEMI 直接 PCI（特别是植入 DES）患者，应给予负荷量替格瑞洛 180 mg，以后每次 90 mg，每日 2 次，至少 12 个月；或氯吡格雷 600 mg 负荷量，以后每次 75 mg，每日 1 次，至少 12 个月。肾功能不全（肾小球滤过率 < 60 ml/min）患者无需调整 P2Y$_{12}$ 受体抑制剂用量。STEMI 静脉溶栓患者，如年龄 ≤ 75 岁，应给予氯吡格雷 300 mg 负荷量，以后 75 mg/d，维持 12 个月。如年龄 > 75 岁，则用氯吡格雷 75 mg，以后 75 mg/d，维持 12 个月。挽救性 PCI 或延迟 PCI 时，P2Y$_{12}$ 受体抑制剂的应用与直接 PCI 相同。未接受再灌注治疗的 STEMI 患者可给予任何一种 P2Y$_{12}$ 受体抑制剂，例如氯吡格雷 75 mg、1 次 / 日，或替格瑞洛 90 mg、2 次 / 日，至少 12 个月。正在服用 P2Y$_{12}$ 受体抑制剂而拟行 CABG 的患者应在术前停用 P2Y$_{12}$ 受体抑制剂，择期 CABG 需停用氯吡格雷至少 5 日，急诊时至少 24 h；替格瑞洛需停用 3 日，急诊时至少停用 24 h。

STEMI 急诊 PCI 术后双联抗血小板治疗时间至少 12 个月。

STEMI 合并心房颤动需持续抗凝治疗的直接 PCI 患者，建议应用氯吡格雷 600 mg 负荷量，以后每天 75 mg[53]。

3. 血小板糖蛋白（glycoprotein，GP）Ⅱb/Ⅲa 受体拮抗剂

用于接受 PCI 的高危患者[54]。

（二）抗凝治疗

1. 直接 PCI 患者

围术期可以静脉推注普通肝素或比伐卢定[55]。磺达肝癸钠有增加导管内血栓形成的风险，不宜单独用作 PCI 时的抗凝选择[56]。

2. 静脉溶栓患者

应至少接受 48 h 抗凝治疗（最多 8 日或至血运重建）。建议：

（1）静脉推注普通肝素 60 U/kg（最大剂量 4000 U），继以 12 U/（kg·h）（最大剂量 1000 U/h）滴注，维持 APTT 为正常水平的 1.5 ～ 2.0 倍（约 50 ～ 70 s）；使用肝素期间应监测血小板计数，及时发现肝素诱导的血小板减少症。

（2）根据年龄、体重、肌酐清除率（CrCl）给予依诺肝素。年龄 < 75 岁的患者，静脉推注 30 mg，继以每 12 h 皮下注射 1 mg/kg（前 2 次最大剂量 100 mg）；年龄 ≥ 75 岁的患者仅需每 12 h 皮下注射 0.75 mg/kg（前 2 次最大剂量 75 mg）。如 CrCl < 30 ml/min，则不论年龄，每 24 h 皮下注射 1 mg/kg。

（3）静脉推注磺达肝癸钠 2.5 mg，之后每天皮下注射 2.5 mg。如果 CrCl < 30 ml/min，则不用磺达肝癸钠。

3. 发病 12 h 内未行再灌注治疗或发病 > 12 h 的患者

须尽快给予抗凝治疗，磺达肝癸钠有利于降低死亡率和再梗死率，而不增加出血并发症[57]。

4. 预防血栓栓塞

CHA$_2$DS$_2$-VASc 评分 ≥ 2 的心房颤动患者、心脏机械瓣膜置换术后或静脉血栓栓塞患者应给予华法林或新型口服抗凝药（NOAC）治疗，但须注意 DAPT 联合口服抗凝药导致的出血风险增加。

合并无症状左心室附壁血栓患者应用华法林抗凝治疗是合理的[58-59]。

DES 后接受双联抗血小板治疗的患者如加用华法林时应控制国际标准化比值（INR）在 2.0 ～ 2.5。

出血风险大的患者可应用华法林加氯吡格雷治疗[60]。

七、长期药物治疗策略

（一）β受体阻滞剂

有利于缩小心肌梗死面积，减少复发性心肌缺血、再梗死、心室颤动及其他恶性心律失常，对降低急性期病死率有肯定的疗效[61-62]。无禁忌证的 STEMI 患者应在发病后 24 h 内常规口服 β 受体阻滞剂[63]。建议口服美托洛尔，从低剂量开始，逐渐加量[64]。若患者耐受良好，2～3 日后换用相应剂量的长效控释制剂。

STEMI 合并持续性心房颤动、心房扑动并出现心绞痛，但血流动力学稳定时，可使用 β 受体阻滞剂；STEMI 合并顽固性多形性室性心动过速（室速），同时伴交感兴奋电风暴表现者可选择静脉 β 受体阻滞剂治疗。

以下情况时需暂缓或减量使用 β 受体阻滞剂：

（1）心力衰竭或低心排血量；

（2）心源性休克高危患者（年龄＞70 岁、收缩压＜120 mmHg、窦性心率＞110 次/分）；

（3）其他相对禁忌证：PR 间期＞0.24 s、二度或三度房室传导阻滞（AVB）、活动性哮喘或反应性气道疾病。发病早期有 β 受体阻滞剂使用禁忌证的 STEMI 患者，应在 24 h 后重新评价并尽早使用。

（二）ACEI 和 ARB

ACEI 主要通过影响心肌重构、减轻心室过度扩张而减少慢性心力衰竭的发生，降低死亡率[65-66]。所有无禁忌证的 STEMI 患者均应给予 ACEI 长期治疗。早期使用 ACEI 能降低死亡率，高危患者临床获益明显，前壁心肌梗死伴有左心室功能不全的患者获益最大[67-68]。在无禁忌证的情况下，即可早期开始使用 ACEI，但剂量和时限应视病情而定。应从低剂量开始，逐渐加量。不能耐受 ACEI 者用 ARB 替代。不推荐常规联合应用 ACEI 和 ARB。ACEI/ARB 的禁忌证包括：STEMI 急性期收缩压＜90 mmHg、严重肾衰竭（血肌酐＞265 μmol/L）、双侧肾动脉狭窄、移植肾或孤立肾伴肾功能不全、对 ACEI/ARB 过敏、血管神经性水肿或导致严重咳嗽、妊娠及哺乳期妇女等。

（三）醛固酮受体拮抗剂

通常在 ACEI 治疗的基础上使用[69-70]。对 STEMI 后 LVEF ≤ 40%、有心功能不全或糖尿病，无明显肾功能不全［血肌酐男性≤ 221 μmol/L（2.5 mg/dl），女性≤ 177 μmol/L（2.0 mg/dl）、血钾≤ 5.0 mmol/L］的患者，应给予醛固酮受体拮抗剂。

（四）他汀类药物

所有无禁忌证的 STEMI 患者入院后应尽早开始他汀类药物治疗，且长期使用，且无需考虑胆固醇水平[71]。推荐 LDL-C 降至 1.8 mmol/L 以下，并且较基线降低幅度＞50%。对于 ASCVD 风险为超高危的患者，推荐 LDL-C 降至 1.4 mmol/L 以下，并且较基线降低幅度＞50%[72]。如在应用他汀类药物基础上 LDL-C 仍不达标，则考虑联合治疗，联合胆固醇吸收抑制剂和（或）PCSK9 抑制剂。

（五）硝酸酯类

静脉滴注硝酸酯类药物用于缓解缺血性胸痛、控制高血压或减轻肺水肿[73]。收缩压＜90 mmHg 或较基础血压降低＞30%、严重心动过缓（＜50 次/分）或心动过速（＞100 次/分）、拟诊右心室梗死的 STEMI 患者不应使用硝酸酯类药物。在静脉滴注硝酸甘油过程中应密切监测血压。此外，硝酸酯类药物会引起青光眼患者眼压升高；48 h 内曾应用 5 型磷酸二酯酶抑制剂的患者易发生低血压，应避免使用。

（六）钙通道阻滞剂

不推荐 STEMI 患者使用短效二氢吡啶类钙通道阻滞剂；对无左心室收缩功能不全或 AVB 的患者，为缓解心肌缺血、控制心房颤动或心房扑动的快速心室率，如果 β 受体阻滞剂无效或禁忌使用（如支气管哮喘），则可应用非二氢吡啶类钙通道阻滞剂。STEMI 后合并难以控制的心绞痛时，在使用 β 受体阻滞剂的基础上可应用地尔硫䓬。STEMI 合并难以控制的高血压患者，可在血管紧张素转化酶抑制剂（ACEI）或血管紧张素受体阻滞剂（ARB）和 β 受体阻滞剂的基础上应用长效二氢吡啶类钙通道阻滞剂。

沙库巴曲用于 STEMI 患者治疗的作用尚需更多研究证据。

八、并发症及处理

（一）心力衰竭

急性 STEMI 并发心力衰竭患者临床上常表现呼吸困难（严重时可端坐呼吸，咳粉红色泡沫痰）、窦性心动过速、肺底部或全肺野啰音及末梢灌注不良。应给予吸氧、连续监测氧饱和度及定时血气测定、心电监护。胸部 X 线片可评估肺淤血情况。超声心动图除有助于诊断外，还可了解心肌损害的范围和可能存在的机械并发症（如二尖瓣反流或室间隔穿孔）。

轻度心力衰竭（Killip Ⅱ 级）时，利尿剂治疗常有迅速反应。如呋塞米 20 ～ 40 mg 缓慢静脉注射，必要时 1 ～ 4 h 重复 1 次。合并肾衰竭或长期应用利尿剂者可能需加大剂量。无低血压患者可静脉应用硝酸酯类药物。无低血压、低血容量或明显肾衰竭的患者应在 24 h 内开始应用 ACEI，不能耐受时可改用 ARB。

严重心力衰竭（Killip Ⅲ 级）或急性肺水肿患者出现呼吸窘迫时应尽早使用机械辅助通气。适量应用利尿剂。无低血压者应给予静脉滴注硝酸酯类。急性肺水肿合并高血压者适宜硝普钠静脉滴注，常从小剂量（10 μg/min）开始，并根据血压逐渐增加至合适剂量。当血压明显降低时，可静脉滴注多巴胺 [5 ～ 15 μg/（kg·min）]（Ⅱb 类推荐，C 级证据）和（或）多巴酚丁胺（Ⅱa 类推荐，B 级证据）。如存在肾灌注不良时，可使用小剂量多巴胺 [< 3 μg/（kg·min）]。STEMI 合并严重心力衰竭或急性肺水肿患者应考虑早期血运重建治疗。

STEMI 发病 24 h 内不主张使用洋地黄制剂，以免增加室性心律失常危险。合并快速心房颤动时可选用胺碘酮治疗，如果同时存在急性心力衰竭和低血压，可考虑静脉注射洋地黄控制心室率。

（二）心源性休克

通常由于大面积心肌坏死或合并严重机械性并发症（如室间隔穿孔、游离壁破裂、乳头肌断裂）所致。心源性休克临床表现为低灌注状态，包括四肢湿冷、尿量减少和（或）精神状态改变；严重持续低血压（收缩压 < 90 mmHg 或平均动脉压较基础值下降 ≥ 30 mmHg）伴左心室充盈压增高（肺毛细血管楔压 > 18 ～ 20 mmHg，右心室舒张末期压 > 10 mmHg），心脏指数明显降低 [无循环支持时 < 1.8 L/（min·m²），辅助循环支持时 < 2.0 ～ 2.2 L/（min·m²）]。心源性休克可为 STEMI 的首发表现，也可发生在急性期的任何时段。心源性休克的近期预后与患者血流动力学异常的程度直接相关[74]。需注意除外其他原因导致的低血压，如低血容量、药物导致的低血压、心律失常、心脏压塞、机械并发症或瓣膜功能失调。

除 STEMI 一般处理措施外，静脉滴注正性肌力药物有助于稳定患者的血流动力学。多巴胺 < 3 μg/（kg·min）可增加肾血流量。严重低血压时静脉滴注多巴胺的剂量为 5 ～ 15 μg/（kg·min），必要时可同时静脉滴注多巴酚丁胺 [3 ～ 10 μg/（kg·min）]。大剂量多巴胺无效时也可静脉滴注去甲肾上腺素 2 ～ 8 μg/min。

急诊血运重建治疗（包括直接 PCI 或急诊 CABG）可改善 STEMI 合并心源性休克患者的远期预后，直接 PCI 时可行多支血管介入干预。STEMI 合并机械性并发症时，CABG 和相应心脏手术可降低死亡率。不适宜血运重建治疗的患者可给予静脉溶栓治疗，但静脉溶栓治疗的血管开通率低，住院期病死率高。目前急性 STEMI 不推荐常规应用主动脉球囊反搏（intra-aortic ballon pump，IABP），但在其他干预后血流动力学仍不能稳定的情况下 IABP 可作为辅助治疗手段[75-76]。经皮左心室辅助装置（left ventricular assist device，LVAD）可部分或完全替代心脏的泵血功能，有效地减轻左心室负担，保证全身组织、器官的血液供应，可考虑在心源性休克难以纠正的患者中短期使用。但与 IABP 相比，左心室辅助装置不能改善 STEMI 合并心源性休克患者 30 日预后[77-78]。

（三）机械性并发症

1. 左心室游离壁破裂

左心室游离壁破裂占心肌梗死住院死亡率的15%，患者表现为循环"崩溃"伴电机械分离，且常在数分钟内死亡。

心室壁不完全破裂发生在机化血栓和血肿与心外膜一起封堵了左心室破裂口，防止了心包积血，过一段时间机化血栓和心外膜形成假性室壁瘤，多见于亚急性左心室游离壁破裂。此类患者常发生突然血流动力学恶化伴一过性或持续性低血压，同时存在典型的心脏压塞体征，超声心动图检查发现心包积液（出血），宜立即手术治疗。

2. 室间隔穿孔

表现为临床情况突然恶化，并出现胸前区粗糙的收缩期杂音。彩色多普勒超声心动图检查可定位室间隔缺损和评估左向右分流的严重程度。如无心源性休克，血管扩张剂（如静脉滴注硝酸甘油）联合 IABP 辅助循环有助于改善症状。外科手术可能为 STEMI 合并室间隔穿孔伴心源性休克患者提供生存的机会。对某些选择性患者也可行经皮导管室间隔缺损封堵术，但总体病死率仍然较高。

3. 乳头肌功能不全或断裂

常导致急性二尖瓣反流，表现为突然急性左心衰竭、血流动力学恶化，二尖瓣区新出现收缩期杂音或原有杂音加重（左心房压急剧增高也可使杂音较轻）；胸部 X 线片示肺淤血或肺水肿；彩色多普勒超声心动图可诊断和定量二尖瓣反流。宜在血管扩张剂（如静脉滴注硝酸甘油）联合 IABP 辅助循环下尽早外科手术治疗。

（四）心律失常

1. 室性心律失常

STEMI 急性期持续性和（或）伴血流动力学不稳定的室性心律失常需要及时处理。心室颤动（室颤）或持续多形性室性心动过速（室速）应立即行非同步直流电除颤。单形性室速伴血流动力学不稳定或药物疗效不满意时，也应尽早采用同步直流电复律。室颤增加 STEMI 患者院内病死率，但与远期病死率无关[79]。有效的再灌注治疗、早期应用 β 受体阻滞剂、纠正电解质紊乱，可降低 STEMI 患者 48 h 内室颤发生率。除非是尖端扭转型室速，镁剂治疗并不能终止室速，也并不降低死亡率，因此不建议在 STEMI 患者中常规补充镁剂。对于室速经电复律后仍反复发作的患者建议静脉应用胺碘酮联合 β 受体阻滞剂治疗。室性心律失常处理成功后不需长期应用抗心律失常药物，但长期口服 β 受体阻滞剂将提高 STEMI 患者远期生存率。对无症状的室性早搏、非持续性室速（持续时间 < 30 s）和加速性室性自主心律患者不需要预防性使用抗心律失常药物。

2. 心房颤动

STEMI 时心房颤动（房颤）发生率为 10% ～ 20%，可诱发或加重心力衰竭，应尽快控制心室率或恢复窦性心律。但禁用ⅠC类抗心律失常药物转复房颤。房颤的转复和心室率控制过程中应充分重视抗凝治疗。

3. 房室传导阻滞（auriculo-ventricular block，AVB）

STEMI 患者 AVB 发生率约为 7%，持续性束支传导阻滞发生率为 5.3%。下壁心肌梗死引起的 AVB 通常为一过性，其逸搏位点较高，呈现窄 QRS 波逸搏心律，心室率往往 > 40 次 / 分。前壁心肌梗死引起 AVB 通常与广泛心肌坏死有关，其逸搏位点较低，心电图上呈现较宽的 QRS 波群，逸搏频率低且不稳定。STEMI 急性期发生影响血流动力学的 AVB 时应立即行临时起搏术。STEMI 急性期后，永久性起搏器植入指征为：发生希-浦系统交替束支传导阻滞的持续二度 AVB，或希-浦系统内或之下发生的三度 AVB；一过性房室结下二度或三度 AVB 患者，合并相关的束支传导阻滞，如果阻滞部位不明确，应行电生理检查；持续性、症状性二度或三度 AVB 患者；没有症状的房室结水平的持续二度或三度 AVB 患者。

（五）其他

1. 栓塞

左心室附壁血栓脱落引起脑、肾、脾或四肢等动脉栓塞。也可因下肢静脉血栓形成部分脱落

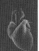

导致肺动脉栓塞，大块肺栓塞可导致猝死，需抗凝治疗。合并无症状左心室附壁血栓患者应用华法林抗凝治疗是合理的。

2. 室壁瘤

主要见于左心室。体格检查可见左侧心界扩大，心脏搏动范围较广，可有收缩期杂音。室壁瘤可导致心功能不全、栓塞和室性心律失常。

3. 心肌梗死后综合征

于心肌梗死后数周至数月内出现，可反复发生。表现为心包炎、胸膜炎或肺炎，有发热、胸痛等症状，发病机制可能为自身免疫反应所致。对心肌梗死后心包炎的患者可给予抗炎治疗，优先选用大剂量阿司匹林，可联合秋水仙碱。不推荐使用糖皮质激素。

九、特殊类型心肌梗死

（一）右心室心肌梗死

右心室心肌梗死大多与下壁心肌梗死同时发生，也可单独出现[80]。右胸前导联（尤为 V_{4R}）ST 段抬高≥ 0.1 mV 高度提示右心室梗死，所有下壁导联 STEMI 的患者均应记录右胸前导联心电图。超声心动图检查可能有助于诊断。右心室梗死易出现低血压，但很少伴发心源性休克。右心室梗死患者应尽早施行再灌注治疗。右心室心肌梗死的治疗措施与左心室梗死略有不同。右心室心肌梗死引起右心衰竭伴低血压，而无左心衰竭的表现时，宜扩张血容量[81]。治疗原则是维持有效的右心室前负荷，避免使用利尿剂和血管扩张剂。在血流动力学监测下静脉滴注输液，直到低血压纠正或肺毛细血管楔压（PCWP）达 15 mmHg。如输液

1～2 L 低血压仍未能纠正者应静脉滴注血管活性药（如多巴酚丁或多巴胺），以多巴酚丁胺为优。伴有房室传导阻滞者可予以临时起搏。

（二）冠状动脉非阻塞性心肌梗死

近来研究显示 14% 的 STEMI 患者行冠脉造影未见明显阻塞，被称为冠状动脉非阻塞性心肌梗死（myocardial infarction with non-obstructive coronary arteries，MINOCA），原因包括斑块破裂或斑块侵蚀、冠脉痉挛、冠脉血栓栓塞、自发性冠脉夹层[82-83]、Takotsubo 心肌病[84]（应激性心肌病）以及其他类型的 2 型心肌梗死[85]（包括贫血、心动过速、呼吸衰竭、低血压、休克、伴或不伴左心室肥厚的重度高血压、严重主动脉瓣疾病、心力衰竭、心肌病以及药物毒素损伤等），这部分患者治疗策略与阻塞性冠状动脉疾病不同，应早期发现并根据不同病因给予个体化治疗，其总体预后仍不良，1 年内死亡率约为 3.5%。

十、急性心肌梗死的生活方式干预以及危险因素控制

重要的生活方式干预包括戒烟、合理控制血压、合理饮食、将体重控制在合适水平以及积极参加体育锻炼[86]。达到最佳治疗目标的主要障碍是依从性较低，同时这也与预后不良相关。发生猝死的风险评估：已接受最佳药物，NYHA Ⅱ～Ⅲ级，LVEF ≤ 35%，距离心肌梗死发生时间＞ 40 天或者 PCI 术后 3 个月的患者，如预期寿命超过 1 年，建议植入埋藏式心脏复律除颤器（ICD）一级预防以降低猝死风险[87-88]。

第二节　非 ST 段抬高型心肌梗死

非 ST 段抬高型心肌梗死（non-ST-elevation myocardial infarction，NSTEMI）由于冠状动脉严重狭窄和（或）易损斑块破裂或糜烂所致的急性白色血栓形成，引起冠状动脉血流减低和心肌缺

血（1 型心肌梗死），少数由非动脉粥样硬化性疾病（2 型心肌梗死）及 4b 型心肌梗死所致[44, 89]。根据典型的胸痛症状、典型的缺血性心电图改变（新发或一过性 ST 段压低＞ 0.1 mV，或 T 波倒置

＞0.2 mV）以及心肌损伤标志物［心肌肌钙蛋白水平升高和（或）下降，并且至少一次超过99%参考值上限］测定，诊断 NSTEMI。虽然 STEMI 相关的不良事件发生率逐渐下降，而 NSTEMI 相关的不良事件发生率却在逐渐升高。

一、临床特点

（1）典型心绞痛：长时间（＞20 min）静息性心绞痛；新发心绞痛；恶化性心绞痛；心肌梗死后1个月内发作心绞痛。

（2）不典型胸痛表现：包括上腹痛、类似消化不良症状和孤立性呼吸困难，常见于老年人、女性、糖尿病和慢性肾脏疾病或痴呆症患者。临床缺乏典型胸痛，特别是当心电图正常或临界改变时，常易被忽略和延误治疗，应注意连续观察。

（3）少数患者表现为血流动力学异常或心搏骤停。

（4）80%NSTEMI 患者既往有心血管疾病史并且大多数有冠心病危险因素。

二、体格检查

往往没有特殊表现，高危患者心肌缺血引起心功能不全时，可有新出现的肺部啰音或啰音增加、第三心音。体格检查时应注意与非缺血性胸痛及非心源性胸痛（如心包炎、心脏瓣膜疾病、主动脉夹层、急性肺栓塞、气胸、肺炎和胸膜炎等）相鉴别。

三、心电图

特征性的心电图异常包括 ST 段下移、一过性 ST 段抬高和 T 波改变[90]。首次医疗接触后10 min 内应进行12导联心电图检查，如果患者症状复发或诊断不明确，应复查12导联心电图。如果怀疑患者有进行性缺血而且常规12导联心电图结论不确定，建议加做18导联心电图。

四、生物标志物

cTn 是 NSTEMI 最敏感和最特异的生物标志物[89]：cTn 增高或增高后降低，并至少有1次数值超过正常值上限。但 cTn 升高也见于以胸痛为表现的主动脉夹层和急性肺栓塞、非冠状动脉性心肌损伤（如慢性和急性肾功能不全、严重心动过速和过缓、严重心力衰竭、心肌炎、卒中、骨骼肌损伤及甲状腺功能减低等），应注意鉴别[91]。与 cTn 比较，CK-MB 在心肌梗死后迅速下降，因此对判断心肌损伤的时间和诊断早期再梗死，可提供补充价值。与标准 cTn 检测相比，高敏肌钙蛋白（hs-cTn）检测对于急性心肌梗死有较高的预测价值，可更早地预测急性心肌梗死[92]。

五、危险分层

1. 临床表现

高龄、糖尿病和肾功能不全，静息胸痛、胸痛症状频繁发作，就诊时心动过速、低血压、心力衰竭和新出现的二尖瓣反流，提示预后不良，需尽快诊断和处理。

2. 心电图

ST 段下移的导联数和幅度与心肌缺血范围相关，缺血范围越大其风险越高。ST 段压低伴短暂抬高，则风险更高。

3. 生物标志物

hs-cTn 水平越高，则死亡风险越高[92-93]。可在第3天或第4天再检测1次 cTn，评估梗死面积和心肌坏死的动态变化。B 型利钠肽升高的患者预后更差[94]。

4. GRACE 危险评分

为入院和出院提供了准确的风险评估。参数包括年龄、收缩压、脉率、血清肌酐、就诊时的 Killip 分级、院前心搏骤停、心脏生物标志物升高和 ST 段变化，见 STEMI 部分。

5. TIMI 风险评分

包括7项指标，即年龄≥65岁、≥3个冠心病危险因素（高血压、糖尿病、冠心病家族史、高脂血症、吸烟）、已知冠心病（冠状动脉狭窄

≥50%）、过去7日内服用阿司匹林、严重心绞痛（24 h内发作≥2次）、ST段偏移≥0.5 mm和心肌损伤标志物增高，每项1分。TIMI风险评分使用简单，但其识别精度不如GRACE危险评分。

六、治疗原则

1. 对NSTEMI（无ST段抬高、明确后壁心肌梗死或新发左束支传导阻滞）患者不建议静脉溶栓治疗。

2. 除了不能溶栓以外，NSTEMI患者的一般治疗、对症治疗、抗凝、抗血小板及其他药物治疗（包括β受体阻滞剂、ACEI或ARB、他汀类药物及螺内酯）原则可参考STEMI。

3. 侵入治疗原则

（1）建议对具有至少1条极高危标准（表4-4）的患者选择紧急侵入治疗策略（<2 h）。

（2）建议对具有至少1条高危标准患者选择早期侵入治疗策略（<24 h）。

（3）建议对具有至少1条中危标准（或无创检查提示症状或缺血反复发作）的患者选择侵入治疗策略（<72 h）。

（4）对首诊于非PCI中心的极高危患者，建议立即转运至PCI中心行紧急PCI；高危者，建议发病24 h内转运至PCI中心行早期PCI；中危者，建议转运至PCI中心，于发病72 h内行延迟PCI；低危者，可考虑转运行PCI或药物保守治疗。

七、小结

急性心肌梗死定义为以伴随心肌缺血相关临床证据及急性心肌损伤（cTn升高超过2倍）为

表4-4　NSTEMI侵入治疗危险分层及标准	
危险分层	症状及临床表现
极高危	血流动力学不稳定或心源性休克；药物治疗无效的反复发作或者持续性胸痛；致命性心律失常或心搏骤停；心肌梗死合并机械并发症；急性心力衰竭；反复的ST-T动态改变，尤其是伴随间歇性ST段抬高
高危	心肌梗死相关的肌钙蛋白上升或下降；ST-T动态改变（有或无症状）；GRACE危险评分>140
中危	糖尿病；肾功能不全[eGFR<60 ml/（min·1.73 m²）]；LVEF<40%或慢性心力衰竭；早期心肌梗死后心绞痛；PCI史；CABG史；109<GRACE危险评分<140
低危	无任何上述提及的特征

注：eGFR为估算的肾小球滤过率，LVEF为左心室射血分数

特征的临床综合征。需与非缺血性胸痛及非心源性胸痛（如主动脉夹层、急性肺栓塞、心包炎、心脏瓣膜疾病、气胸、肺炎、胸膜炎及急腹症等）鉴别。STEMI的治疗是机会性极强、时间有决定性意义的抢救性治疗，只有分秒必争的早期治疗才能挽救大片心肌，既挽救患者的生命，又能维持较高的生活质量。基于我国国情及STEMI救治现状，对于大部分不能于120 min内行直接PCI开通梗死血管的STEMI患者，早期溶栓结合转运PCI是符合我国基本国情、适合我国多数基层医院作为首选的STEMI救治策略。STEMI后期死亡率下降与再灌注治疗、PCI治疗、抗栓治疗以及二级预防有关。NSTEMI患者不建议静脉溶栓治疗。所有无禁忌证AMI患者均应坚持使用阿司匹林、替格瑞洛或氯吡格雷（1年）、β受体阻滞剂、ACEI或ARB以及他汀类药物。

第三节　常见问题及解答

1. 为早期判断急性心梗，除识别ST段抬高型心肌梗死的典型ECG表现外，还需特别注意哪些STEMI等危心电图？

STEMI等危心电图常见类型包括：

（1）LBBB：新发LBBB或既往有LBBB伴如下表现：①Sgarbossa同向性图形：任何导联出现与QRS波主波方向一致的ST段抬高≥1 mm；②Chapman征：Ⅰ、aVL、V₅、V₆导联R波的升支上，

出现超过 50 ms 的切迹；③ Cabrera 征：$V_3 \sim V_5$ 导联的 S 波升支上，连续 2 个以上导联出现了超过 50 ms 的切迹。

（2）"6 + 2" ECG：①≥ 6 个导联 ST 段压低≥ 1 mm；② aVR 导联 ST 段抬高≥ 1 mm；③ aVR 导联 ST 段抬高 > V_1 导联 ST 段抬高。

（3）De winter 综合征：①$V_1 \sim V_6$ 导联 J 点下移伴 ST 段上斜型压低 > 1 mm；②胸导联 T 波高耸，呈对称性；③大多数患者可出现 aVR 导联 ST 段抬高 $1 \sim 2$ mm；④部分患者胸导联 R 波递增不良。

（4）Wellens 综合征：① A 型：心绞痛缓解后 $V_2 \sim V_3$ 导联 T 波双向；② B 型：心绞痛缓解后 $V_2 \sim V_3$ 导联 T 波对称性深倒（部分在 V_1、V_4、V_5、V_6 导联出现）。

"6 + 2" ECG 提示左主干闭塞或严重三支病变，De winter 综合征、Wellens 综合征、新发 LBBB 等则提示前降支近段闭塞或严重狭窄。

2. 如何规范防治急性心梗后的心室重构？

按发作时间不同，AMI 后心室重构可分为早期心室重构与晚期心室重构，前者常在 AMI 后 $24 \sim 72$ h 发生，初始梗死面积通常为广泛性，伴中至重度 LV 收缩功能不全；后者通常在数周内发生，可延续数月甚至 1 年，初始梗死面积通常受限、伴临界或轻度 LV 收缩功能不全，具有隐匿和缓慢进展的模式，且很可能诱发恶性心律失常和（或）心脏性猝死。

针对 AMI 后早期心室重构需做到早预防、早

检测、早诊断和早干预，首先通过心电图、BNP/NT-proBNP 检测等判断有无心室重构的可能性，再通过超声心动图、心脏核磁等心脏影像学检查明确是否存在心室重构。对于 AMI 后晚期心室重构患者，则应侧重长期防治，延缓重构进展。推荐心肌梗死患者出院后每 2 周随访 1 次，病情稳定后改为每 $1 \sim 2$ 个月 1 次，随访的内容包括测量血压及心率、临床评估心功能分级等；根据病情行 BNP/NT-proBNP、超声心动图和动态心电图检查。通常在规范治疗 3 个月后，患者临床状况可发生变化，建议每 6 个月进行 1 次病情评估，根据评估结果及时采取药物调整等措施。药物治疗主要包括 ACEI/ARB 或 ARNI、β 受体阻滞剂、醛固酮受体拮抗剂。

3. 急性心梗后 ICD 植入一级预防适应证有哪些？

植入式 ICD 一级预防适应证包括：

（1）心肌梗死后至少 40 天或血运重建后至少 90 天，在接受最佳药物治疗的基础上，如果 LVEF 仍≤ 35% 且 NYHA 心功能分级 Ⅱ 级以上，预期生存时间 > 1 年的患者；

（2）心肌梗死后至少 40 天或血运重建后至少 90 天，经最佳药物治疗后 NYHA 心功能分级 1 级，LVEF 仍≤ 30%，预期生存时间 > 1 年的患者。

对于心肌梗死后早期（40 天内）伴有严重左心功能不全、LVEF < 35% 的高危患者可考虑可穿戴式心律转复除颤器（WCD）作为桥接治疗。

第四节　典型病例

病史简介：患者杨某，71 岁，男性，因"胸痛 4 小时"入院。患者于 2024 年 5 月 16 日 22:10 突发胸痛，位于心前区，呈紧缩感，伴有出汗，期间呕吐胃内容物 4 次，为非喷射性，无腹痛腹泻，无呼吸困难，自行含服"硝酸甘油 0.5 mg"后上述症状不缓解。5 月 17 日 02:20 到达我院胸痛中心，完善相关检查，心电图示 Ⅱ、Ⅲ、aVF 导联 ST 段抬高（图 4-3）；肌钙蛋白 T 5.26 ng/ml ↑，

CK 625 U/L ↑，CK-MB 65 U/L ↑；血气分析：pH 7.37，氧分压 86 mmHg，二氧化碳分压 42 mmHg，氧饱和度 98%，乳酸 1.0 mmol/L；D- 二聚体 0.45 μg/ml（正常值 0.5 μg/ml），诊断"急性下壁心肌梗死"，给予口服阿司匹林 300 mg 及替格瑞洛 180 mg 后，经急诊绿色通道途径于 02:56 到达导管室，急诊冠脉造影提示：左冠状动脉未见明显狭窄（图 4-4A，B），右冠状动脉远段 95% 狭

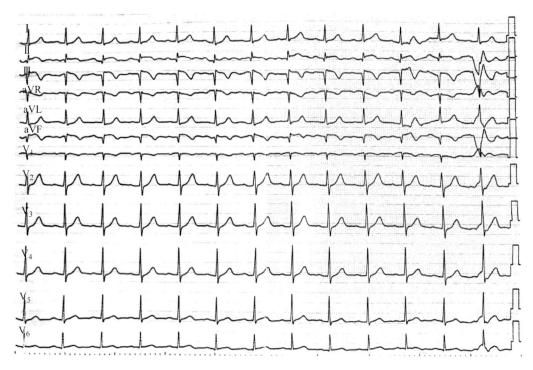

图 4-3　入院心电图

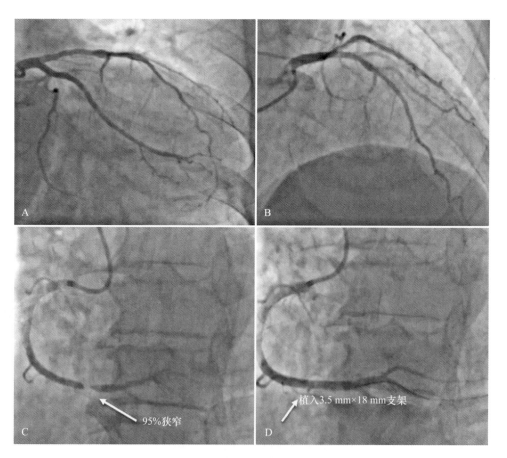

图 4-4　冠状动脉造影及 PCI

窄，远端 TIMI 血流 2 级（图 4-4C）。予 RCA 植入一枚 3.5 mm×18 mm 药物洗脱支架后，无残余狭窄，远端 TIMI 血流 3 级，03：30 靶血管成功开通（图 4-4D）。术后收入心内重症监护治疗病房（CCU）。既往有"高血压"病史 8 年，最高达 190/100 mmHg，平时血压控制良好。否认"糖尿病"病史。无吸烟饮酒史，无冠心病、高血压等遗传史。

体格检查：体温 36.5℃，脉搏 67 次 / 分，呼吸 18 次 / 分，血压 102/65 mmHg。两肺呼吸音清，两肺未闻及湿啰音，心律齐，各瓣膜听诊区未闻及病理性杂音。

辅助检查：超声心动图：主动脉瓣退行性变并关闭不全（轻度），二、三尖瓣反流（轻度），左心室舒张功能异常，左心室收缩功能正常，EF 62%，室间隔、左心室下壁运动减弱。

入院诊断：冠状动脉粥样硬化性心脏病，急性下壁心肌梗死，Killip Ⅰ 级，高血压 3 级（很高危）。

讨论：患者老年男性，既往有高血压病史，突发"胸痛 4 小时"急诊来院。胸痛呈持续性，紧缩感，含服"硝酸甘油"不缓解。来院后心电图提示下壁导联 ST 段抬高，心肌标志物阳性，初步诊断急性下壁心肌梗死。按照 2023ESC 急性冠脉综合征管理指南，患者 STEMI 发病 4 小时，有急诊行 PCI 指征，需及时行再灌注治疗缓解症状，减小心肌梗死面积，提高存活率，改善预后。对于急性胸痛的患者需与急性主动脉夹层及肺栓塞鉴别，通常依据胸痛的特点，结合床边超声心动图、血气分析、D- 二聚体，必要时行主动脉、肺动脉 CTA 以鉴别。急性下壁心肌梗死常常伴有呕吐、上腹部不适等症状，要与急腹症相鉴别。根据患者超声心动图、血气分析及 D- 二聚体结果，可初步排除主动脉夹层及肺栓塞。冠脉造影结果进一步证实了急性下壁心梗的诊断。

参考文献

［1］Anderson J L，Morrow D A. Acute myocardial infarction ［J］. N Engl J Med，2017，376（21）：2053-2064.

［2］中国心血管健康与疾病报告编写组 . 中国心血管健康与疾病报告 2021 概要［J］. 中国循环杂志，2022，37（6）：553-578.

［3］Thygesen K，Alpert J S，Jaffe A S，et al. Fourth universal definition of myocardial infarction（2018）［J］. Glob Heart，2018，13（4）：305-338.

［4］Ibanez B，James S，Agewall S，et al. 2017 ESC Guidelines for the management of acute myocardial infarction in patients presenting with ST-segment elevation：The Task Force for the management of acute myocardial infarction in patients presenting with ST-segment elevation of the European Society of Cardiology（ESC）［J］. Eur Heart J，2018，39（2）：119-177.

［5］中华医学会心血管病学分会，中华心血管病杂志编辑委员会 . 非 ST 段抬高型急性冠状动脉综合征诊断和治疗指南（2016）［J］. 中华心血管病杂志，2017，45（5）：359-376.

［6］White H D，Thygesen K，Alpert J S，et al. Clinical implications of the Third Universal Definition of Myocardial Infarction［J］. Heart，2014，100（5）；424-432.

［7］Wimmer N J，Scirica B M，Stone P H. The clinical significance of continuous ECG（ambulatory ECG or Holter）monitoring of the ST-segment to evaluate ischemia：a review［J］. Prog Cardiovasc Dis，2013，56（2）：195-202.

［8］中华心血管病杂志编辑委员会，中华医学会心血管病学分会 . 高敏心肌肌钙蛋白在急性冠状动脉综合征中的应用中国专家共识［J］. 中华心血管病杂志，2012，40（10）：809-812.

［9］中华医学会心血管病学分会，中华心血管病杂志编辑委员会 . 急性 ST 段抬高型心肌梗死诊断和治疗指南［J］. 中华心血管病杂志，2015，43（5）：380-393.

［10］Forrester J S，Diamond G，Chatterjee K，et al. Medical therapy of acute myocardial infarction by application of hemodynamic subsets（first of two parts）［J］. N Engl J Med，1976，295（24）：1356-1362.

［11］Castro-Dominguez Y，Dharmarajan K，Mcnamara R L. Predicting death after acute myocardial infarction［J］. Trends Cardiovasc Med，2018，28（2）：102-109.

［12］Ceriello A. Acute hyperglycaemia：a 'new' risk factor during myocardial infarction［J］. Eur Heart J，2005，26（4）：328-331.

［13］Sara J D，Eleid M F，Gulati R，et al. Sudden cardiac death from the perspective of coronary artery disease［J］. Mayo Clin Proc，2014，89（12）：1685-1698.

［14］Roffi M，Patrono C，Collet J P，et al. 2015 ESC Guidelines for the management of acute coronary syndromes in patients presenting without persistent ST-segment elevation：Task Force for the Management of Acute

Coronary Syndromes in Patients Presenting without Persistent ST-Segment Elevation of the European Society of Cardiology（ESC）[J]. Eur Heart J, 2016, 37（3）: 267-315.

[15] Correction to: 2016 ACC/AHA/HFSA Focused Update on New Pharmacological Therapy for Heart Failure: An Update of the 2013 ACCF/AHA Guideline for the Management of Heart Failure: A Report of the American College of Cardiology Foundation/American Heart Association Task Force on Clinical Practice Guidelines and the Heart Failure Society of America[J]. Circulation, 2016, 134（13）: e298.

[16] O'Gara P T, Kushner F G, Ascheim D D, et al. 2013 ACCF/AHA guideline for the management of ST-elevation myocardial infarction: executive summary: a report of the American College of Cardiology Foundation/American Heart Association Task Force on Practice Guidelines: developed in collaboration with the American College of Emergency Physicians and Society for Cardiovascular Angiography and Interventions[J]. Catheter Cardiovasc Interv, 2013, 82（1）: E1-E27.

[17] Windecker S, Kolh P, Alfonso F, et al. 2014 ESC/EACTS Guidelines on myocardial revascularization: The Task Force on Myocardial Revascularization of the European Society of Cardiology（ESC）and the European Association for Cardio-Thoracic Surgery（EACTS）Developed with the special contribution of the European Association of Percutaneous Cardiovascular Interventions（EAPCI）[J]. Eur Heart J, 2014, 35（37）: 2541-2619.

[18] 中华医学会心血管病学分会, 中华心血管病杂志编辑委员会. 急性ST段抬高型心肌梗死诊断和治疗指南（2019）[J]. 中华心血管病杂志, 2019, 47（10）: 766-783.

[19] 中华医学会心血管病学分会介入心脏病学组, 中国医师协会心血管内科医师分会血栓防治专业委员会, 中华心血管病杂志编辑委员会. 中国经皮冠状动脉介入治疗指南（2016）[J]. 中华心血管病杂志, 2016, 44（5）: 382-400.

[20] 颜红兵, 向定成, 刘红梅, 等. ST段抬高型急性心肌梗死院前溶栓治疗中国专家共识[J]. 中国医学前沿杂志: 电子版, 2018, 10（4）: 1-10.

[21] Duane S P, Paul D F, Anjan K C, et al. Myocardial infarction patients for percutaneous coronary intervention compared with administration of onsite fibrinolytic declines as delays increase[J]. Circulation, 2011,

124（23）: 2512-2521.

[22] Lassen JF, Bøtker HE, Terkelsen CJ. Timely and optimal treatment of patients with STEMI[J]. Nat Rev Cardiol, 2013, 10（1）: 41-48.

[23] Manfredini R, Boari B. Impact of time to treatment on mortality after prehospital fibrinolysis or primary angioplasty[J]. Circulation, 2004, 109（18）: e219.

[24] Boden W E, Eagle K, Granger C B. Reperfusion strategies in acute ST-segment elevation myocardial infarction: a comprehensive review of contemporary management options[J]. J Am Coll Cardiol, 2007, 50（10）: 917-929.

[25] Han Y L, Liu J N, Jing Q M, et al. The efficacy and safety of pharmacoinvasive therapy with prourokinase for acute ST-segment elevation myocardial infarction patients with expected long percutaneous coronary intervention-related delay[J]. Cardiovasc Ther, 2013, 31（5）: 285-290.

[26] Cabello JB, Burls A, Emparanza JL, et al.Oxygen therapy for acute myocardial infarction[J]. Cochrane Database Syst Rev, 2016, 12: CD007610.

[27] Pu J, Ding S, Ge H, et al. Efficacy and safety of a pharmaco-invasive strategy with half-dose alteplase versus primary angioplasty in ST-segment-elevation myocardial infarction: EARLY-MYO Trial（Early Routine Catheterization After Alteplase Fibrinolysis Versus Primary PCI in Acute ST-Segment-Elevation Myocardial Infarction）[J]. Circulation, 2017, 136（16）: 1462-1473.

[28] Gurewich V. Therapeutic fibrinolysis: how efficacy and safety can be improved[J]. J Am Coll Cardiol, 2016, 68（19）: 2099-2106.

[29] Mccartney P J, Eteiba H, Maznyczka A M, et al. Effect of low-dose intracoronary alteplase during primary percutaneous coronary intervention on microvascular obstruction in patients with acute myocardial infarction: a randomized clinical trial[J]. JAMA, 2019, 321（1）: 56-68.

[30] Guimaraes P O, Krishnamoorthy A, Kaltenbach L A, et al. Accuracy of medical claims for identifying cardiovascular and bleeding events after myocardial infarction: a secondary analysis of the TRANSLATE-ACS study[J]. JAMA Cardiol, 2017, 2（7）: 750-757.

[31] Correction to: Efficacy and safety of a pharmaco-invasive strategy with half-dose alteplase versus primary

angioplasty in ST-segment-elevation myocardial infarction: EARLY-MYO Trial（Early Routine Catheterization After Alteplase Fibrinolysis Versus Primary PCI in Acute ST-Segment-Elevation Myocardial Infarction）[J]. Circulation, 2018, 137（7）: e29.

[32] Allahwala U K, Tang J, Murphy J C, et al. Thrombolysis in myocardial infarction（TIMI）risk score remains relevant in the era of field triage of patients with ST elevation myocardial infarction treated with primary percutaneous coronary intervention [J]. Int J Cardiol, 2013, 166（1）: 255-257.

[33] Wiviott S D, Morrow D A, Frederick P D, et al. Application of the thrombolysis in myocardial infarction risk index in non-ST-segment elevation myocardial infarction: evaluation of patients in the National Registry of Myocardial Infarction [J]. J Am Coll Cardiol, 2006, 47（8）: 1553-1558.

[34] Armstrong PW, Gershlick AH, Goldstein P, et al. Fibrinolysis or primary PCI in ST-segment elevation myocardial infarction [J]. N Eng J Med, 2013, 368（15）: 1379-1387.

[35] Pu J, Ding S, Ge H, et al. Efficacy and safety of a pharmaco-invasive strategy with half-dose alteplase versus primary angioplasty in ST-segment-elevation myocardial infarction: EARLY-MYO trial（early routine catheterization after alteplase fibrinolysis versus primary PCI in acute ST-segment-elevation myocardial infarction）[J]. Circulation, 2017, 136（16）: 1462-1473.

[36] Mannino M, Asciutto S, Terruso V, et al. Myocardial infarction following intravenous thrombolysis for acute ischemic stroke: case report and literature review [J]. J Stroke Cerebrovasc Dis, 2017, 26（6）: e105-e107.

[37] Mallik S, Vaccarino V. Outcomes of thrombolytic therapy for acute myocardial infarction in women [J]. Prog Cardiovasc Dis, 2004, 47（1）: 58-71.

[38] Cordero A, Rodriguez-Manero M, Garcia-Acuna J M, et al. Additive value of the CRUSADE score to the GRACE score for mortality risk prediction in patients with acute coronary syndromes [J]. Int J Cardiol, 2017, 245: 1-5.

[39] Niccoli G, Scalone G, Lerman A, et al. Coronary microvascular obstruction in acute myocardial infarction [J]. Eur Heart J, 2016, 37（13）: 1024-1033.

[40] Vogel B, Mehta S R, Mehran R. Reperfusion strategies in acute myocardial infarction and multivessel disease [J]. Nat Rev Cardiol, 2017, 14（11）: 665-678.

[41] Pi Y, Roe M T, Holmes D N, et al. Utilization, characteristics, and in-hospital outcomes of coronary artery bypass grafting in patients with ST-segment-elevation myocardial infarction: results from the National Cardiovascular Data Registry Acute Coronary Treatment and Intervention Outcomes Network Registry-Get With The Guidelines [J]. Circ Cardiovasc Qual Outcomes, 2017, 10（8）: e003490.

[42] Valgimigli M, Bueno H, Byrne RA, et al. 2007 ESC focused update on dual antiplatelet therapy in coronary artery disease developed in collaboration with EACTS: the task force for dual antiplatelet therapy in coronary artery disease of the European Society of Cardiology（ESC）and of the European Association for Cardio-Thoracic Surgery（EACTS）[J]. Eur Heart J, 2018, 39（3）: 213-260.

[43] Held C, Asenblad N, Bassand JP, et al. Ticagrelor versus clopidogrel in patients with acute coronary syndromes undergoing coronary artery bypass surgery: results from the PLATO（platelet inhibition and patient outcomes）trial [J]. J Am Coll Cardiol, 2011, 57（6）: 672-684.

[44] Levine G N, Bates E R, Bittl J A, et al. 2016 ACC/AHA Guideline Focused Update on Duration of Dual Antiplatelet Therapy in Patients With Coronary Artery Disease: A Report of the American College of Cardiology/American Heart Association Task Force on Clinical Practice Guidelines: An Update of the 2011 ACCF/AHA/SCAI Guideline for Percutaneous Coronary Intervention, 2011 ACCF/AHA Guideline for Coronary Artery Bypass Graft Surgery, 2012 ACC/AHA/ACP/AATS/PCNA/SCAI/STS Guideline for the Diagnosis and Management of Patients With Stable Ischemic Heart Disease, 2013 ACCF/AHA Guideline for the Management of ST-Elevation Myocardial Infarction, 2014 AHA/ACC Guideline for the Management of Patients With Non-ST-Elevation Acute Coronary Syndromes, and 2014 ACC/AHA Guideline on Perioperative Cardiovascular Evaluation and Management of Patients Undergoing Noncardiac Surgery [J]. Circulation, 2016, 134（10）: e123-e155.

[45] Palmerini T, Della R D, Benedetto U, et al. Three, six, or twelve months of dual antiplatelet therapy after DES implantation in patients with or without acute coronary syndromes: an individual patient data pairwise and network meta-analysis of six randomized

trials and 11 473 patients［J］. Eur Heart J, 2017, 38
（14）：1034-1043.

［46］Bhatt D L, Hulot J S, Moliterno D J, et al. Antiplatelet
and anticoagulation therapy for acute coronary syndromes
［J］. Circ Res, 2014, 114（12）：1929-1943.

［47］Oldgren J, Wallentin L, Alexander J H, et al. New oral
anticoagulants in addition to single or dual antiplatelet
therapy after an acute coronary syndrome：a systematic
review and meta-analysis［J］. Eur Heart J, 2013, 34
（22）：1670-1680.

［48］Bittl J A, Baber U, Bradley S M, et al. Duration
of dual antiplatelet therapy：A systematic review for the
2016 ACC/AHA Guideline Focused Update on Duration
of Dual Antiplatelet Therapy in Patients With Coronary
Artery Disease：A Report of the American College of
Cardiology/American Heart Association Task Force on
Clinical Practice Guidelines［J］. J Am Coll Cardiol,
2016, 68（10）：1116-1139.

［49］Sibbing D, Kastrati A, Berger P B. Pre-treatment with
P2Y12 inhibitors in ACS patients：who, when, why,
and which agent？［J］. Eur Heart J, 2016, 37（16）：
1284-1295.

［50］Dobesh P P, Varnado S, Doyle M. Antiplatelet agents
in cardiology：a report on aspirin, clopidogrel,
prasugrel, and ticagrelor［J］. Curr Pharm Des,
2016, 22（13）：1918-1932.

［51］Lemesle G, Schurtz G, Bauters C, et al. High on-
treatment platelet reactivity with ticagrelor versus
prasugrel：a systematic review and meta-analysis［J］.
J Thromb Haemost, 2015, 13（6）：931-942.

［52］May C H, Lincoff A M. Safety profile and bleeding risk
of ticagrelor compared with clopidogrel［J］. Expert
Opin Drug Saf, 2012, 11（6）：959-967.

［53］Michniewicz E, Mlodawska E, Lopatowska P, et
al. Patients with atrial fibrillation and coronary artery
disease—Double trouble［J］. Adv Med Sci, 2018,
63（1）：30-35.

［54］Bhatt D L, Topol E J. Current role of platelet glycoprotein
Ⅱb/Ⅲa inhibitors in acute coronary syndromes［J］.
JAMA, 2000, 284（12）：1549-1558.

［55］Zeymer U, Rao S V, Montalescot G. Anticoagulation
in coronary intervention［J］. Eur Heart J, 2016, 37（45）：
3376-3385.

［56］Yusuf S, Mehta S R, Chrolavicius S, et al. Effects of
fondaparinux on mortality and reinfarction in patients
with acute ST-segment elevation myocardial infarction：
the OASIS-6 randomized trial［J］. JAMA, 2006,
295（13）：1519-1530.

［57］Bundhun P K, Shaik M, Yuan J. Choosing between
Enoxaparin and Fondaparinux for the management of
patients with acute coronary syndrome：A systematic
review and meta-analysis［J］. BMC Cardiovasc
Disord, 2017, 17（1）：116.

［58］Su D, Wang K, Qin S, et al. Safety and efficacy of
warfarin plus aspirin combination therapy for giant
coronary artery aneurysm secondary to Kawasaki
disease：a meta-analysis［J］. Cardiology, 2014,
129（1）：55-64.

［59］White D C, Grines C L, Grines L L, et al. Comparison
of the usefulness of enoxaparin versus warfarin for
prevention of left ventricular mural thrombus after
anterior wall acute myocardial infarction［J］. Am J
Cardiol, 2015, 115（9）：1200-1203.

［60］Asencio L A, Huang J J, Alpert J S. Combining antiplatelet
and antithrombotic therapy（triple therapy）：what are
the risks and benefits？［J］. Am J Med, 2014, 127（7）：
579-585.

［61］Er F, Erdmann E, Nia A M, et al. Esmolol for tight
heart rate control in patients with STEMI：Design
and rationale of the beta-blocker in acute myocardial
infarction（BEAT-AMI）trial［J］. Int J Cardiol,
2015, 190：351-352.

［62］Lemaitre R N, Heckbert S R, Sotoodehnia N, et al.
beta1-and beta2-adrenergic receptor gene variation,
beta-blocker use and risk of myocardial infarction and
stroke［J］. Am J Hypertens, 2008, 21（3）：290-
296.

［63］Hjalmarson A. Effects of beta blockade on sudden
cardiac death during acute myocardial infarction and the
postinfarction period［J］. Am J Cardiol, 1997, 80（9B）：
35J-39J.

［64］Peters D H, Benfield P. Metoprolol：a pharmacoeconomic
and quality-of-life evaluation of its use in hypertension,
post-myocardial infarction and dilated cardiomyopathy
［J］. Pharmacoeconomics, 1994, 6（4）：370-400.

［65］Strauss M H, Hall A S. The divergent cardiovascular
effects of angiotensin converting enzyme inhibitors and
angiotensin receptor blockers on myocardial infarction
and death［J］. Prog Cardiovasc Dis, 2016, 58（5）：
473-482.

［66］Salvador G L, Marmentini V M, Cosmo W R, et
al. Angiotensin-converting enzyme inhibitors reduce
mortality compared to angiotensin receptor blockers：
Systematic review and meta-analysis［J］. Eur J Prev

Cardiol，2017，24（18）：1914-1924.

［67］Messerli F H，Bangalore S. Angiotensin Receptor blockers reduce cardiovascular events，including the risk of myocardial infarction［J］. Circulation，2017，135（22）：2085-2087.

［68］Mcdonald M A，Simpson S H，Ezekowitz J A，et al. Angiotensin receptor blockers and risk of myocardial infarction：systematic review［J］. BMJ，2005，331（7521）：873.

［69］Lopez-De-Sa E，Martinez A，Anguita M，et al. Aldosterone receptor antagonist use after myocardial infarction. Data from the REICIAM registry［J］. Rev Esp Cardiol，2011，64（11）：981-987.

［70］Galuppo P，Bauersachs J. Mineralocorticoid receptor activation in myocardial infarction and failure：recent advances［J］. Eur J Clin Invest，2012，42（10）：1112-1120.

［71］Papageorgiou N，Zacharia E，Briasoulis A，et al. Statins and myocardial infarction：Type，dose，and administration time：Does it matter？［J］. Trends Cardiovasc Med，2016，26（5）：433-441.

［72］中国血脂管理指南修订联合专家委员会. 中国血脂管理指南（2023 年）. 中国循环杂志，2023，38（3）：237-271.

［73］Munzel T，Gori T. Nitrate therapy and nitrate tolerance in patients with coronary artery disease［J］. Curr Opin Pharmacol，2013，13（2）：251-259.

［74］van Diepen S，Katz J N，Albert N M，et al. Contemporary management of cardiogenic shock：A scientific statement from the American Heart Association［J］. Circulation，2017，136（16）：e232-e268.

［75］Unverzagt S，Buerke M，de Waha A，et al. Intra-aortic balloon pump counterpulsation（IABP）for myocardial infarction complicated by cardiogenic shock［J］. Cochrane Database Syst Rev，2015（3）：D7398.

［76］Thiele H，Jobs A，Ouweneel D M，et al. Percutaneous short-term active mechanical support devices in cardiogenic shock：a systematic review and collaborative meta-analysis of randomized trials［J］. Eur Heart J，2017，38（47）：3523-3531.

［77］Mandawat A，Rao S V. Percutaneous mechanical circulatory support devices in cardiogenic shock［J］. Circ Cardiovasc Interv，2017，10（5）.

［78］Schrage B，Ibrahim K，Loehn T，et al. Impella support for acute myocardial infarction complicated by cardiogenic shock［J］. Circulation，2019，139（10）：1249-

1258.

［79］Gheeraert P J，De Buyzere M L，Taeymans Y M，et al. Risk factors for primary ventricular fibrillation during acute myocardial infarction：a systematic review and meta-analysis［J］. Eur Heart J，2006，27（21）：2499-2510.

［80］Pfisterer M. Right ventricular involvement in myocardial infarction and cardiogenic shock［J］. Lancet，2003，362（9381）：392-394.

［81］Harjola V P，Mebazaa A，Celutkiene J，et al. Contemporary management of acute right ventricular failure：a statement from the Heart Failure Association and the Working Group on Pulmonary Circulation and Right Ventricular Function of the European Society of Cardiology［J］. Eur J Heart Fail，2016，18（3）：226-241.

［82］Pasupathy S，Tavella R，Beltrame J F. The what，when，who，why，how and where of myocardial infarction with non-obstructive coronary arteries（MINOCA）［J］. Circ J，2016，80（1）：11-16.

［83］Manolis A S，Manolis A A，Manolis T A，et al. Acute coronary syndromes in patients with angiographically normal or near normal（non-obstructive）coronary arteries［J］. Trends Cardiovasc Med，2018，28（8）：541-551.

［84］Brunetti N D，Santoro F，De Gennaro L，et al. Combined therapy with beta-blockers and ACE-inhibitors/angiotensin receptor blockers and recurrence of Takotsubo（stress）cardiomyopathy：A meta-regression study［J］. Int J Cardiol，2017，230：281-283.

［85］Niccoli G，Scalone G，Crea F. Acute myocardial infarction with no obstructive coronary atherosclerosis：mechanisms and management［J］. Eur Heart J，2015，36（8）：475-481.

［86］Leong D P，Joseph P G，Mckee M，et al. Reducing the global burden of cardiovascular disease，Part 2：prevention and treatment of cardiovascular disease［J］. Circ Res，2017，121（6）：695-710.

［87］Vehmeijer J T，Brouwer T F，Limpens J，et al. Implantable cardioverter-defibrillators in adults with congenital heart disease：a systematic review and meta-analysis［J］. Eur Heart J，2016，37（18）：1439-1448.

［88］中华医学会心血管病学分会心力衰竭学组，中国医师协会心力衰竭专业委员会，中华心血管病杂志编辑委员会. 中国心力衰竭诊断和治疗指南 2018［J］. 中华心血管病杂志，2018，46（10）：760-789.

［89］Anderson J L，Adams C D，Antman E M，et al.

2012 ACCF/AHA focused update incorporated into the ACCF/AHA 2007 guidelines for the management of patients with unstable angina/non-ST-elevation myocardial infarction: a report of the American College of Cardiology Foundation/American Heart Association Task Force on Practice Guidelines [J]. J Am Coll Cardiol, 2013, 61 (23): e179-e347.

[90] Sgarbossa E B, Birnbaum Y, Parrillo J E. Electrocardiographic diagnosis of acute myocardial infarction: Current concepts for the clinician [J]. Am Heart J, 2001, 141 (4): 507-517.

[91] Park K C, Gaze D C, Collinson P O, et al. Cardiac troponins: from myocardial infarction to chronic disease [J]. Cardiovasc Res, 2017, 113 (14): 1708-1718.

[92] Chapman A R, Lee K K, Mcallister D A, et al. Association of high-sensitivity cardiac troponin I concentration with cardiac outcomes in patients with suspected acute coronary syndrome [J]. JAMA, 2017, 318 (19): 1913-1924.

[93] Smulders M W, Kietselaer B L, Schalla S, et al. Acute chest pain in the high-sensitivity cardiac troponin era: A changing role for noninvasive imaging? [J]. Am Heart J, 2016, 177: 102-111.

[94] Wiviott SD, de Lemos JA, Morrow DA. Pathophysiology, prognostic significance and clinical utility of B-type natriuretic peptide in acute coronary syndromes [J]. Clin Chim Acta, 2004, 346 (2): 119-128.

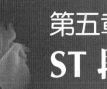

第五章
ST 段抬高型急性心肌梗死的诊断、溶栓及转运治疗

（赵　巍　韩雅玲　刘海伟）

第一节　急性心肌梗死的分型

第 4 版心肌梗死全球定义（新定义）仍然延续了以往 5 型的分类方法，并结合近年来的研究对于诊断细节进行了更新（表 5-1）。对于 1 型心肌梗死（MI），新定义强调了易损斑块（破裂或侵蚀）与动脉粥样硬化血栓形成的因果关系（图 5-1）。2 型 MI 纳入范围有所扩展，包括：导致心肌灌注减少的因素，如动脉粥样硬化所致管腔狭窄（不伴斑块破裂）、冠状动脉痉挛、冠状动脉微循环功能障碍（包括内皮功能异常、血管平滑肌功能异常和自主神经调节异常）、冠状动脉栓塞、冠状动脉夹层（伴或不伴壁内血肿）；供氧减少的因素，如严重的缓慢性心律失常、呼吸衰竭、严重贫血、低血压 / 休克；耗氧量增加的因素，如持续快速心律失常、严重高血压等。对于 4 型和 5

型 MI，新定义同样关注其与心肌损伤的鉴别。围术期 MI 是指术前心肌肌钙蛋白（cTn）正常的患者，术后 cTn 超过正常参考值上限的第 99 百分位数的 5 倍（PCI 患者）或 10 倍（CABG 患者）以上，或术前 cTn 升高的患者，术后升高超过 20%，并且存在心肌缺血的证据。

第 4 版心肌梗死（MI）全球定义的 MI 分型[1]

1 型：自发性 MI

2 型：继发于心肌氧供需失衡的 MI

3 型：心脏性猝死

4a 型：经皮冠状动脉介入治疗（PCI）相关 MI

4b 型：支架内血栓形成引起的 MI

4c 型：PCI 后再狭窄相关 MI

5 型：冠状动脉旁路移植术（CABG）相关 MI

1型心肌梗死

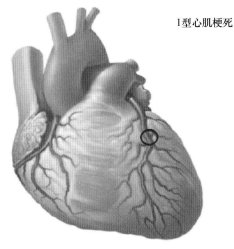
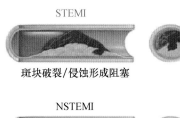
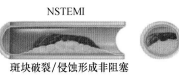

图 5-1　1 型心肌梗死发病机制示意图

表5-1　第4版MI全球定义的心肌梗死（MI）分型

分型		定义	诊断细节
1型心肌梗死		cTn升高和（或）降低，至少一次超过正常值上限第99百分位数，并至少符合右列中一项	①心肌缺血的症状；②新发缺血性心电图改变；③新出现的病理性Q波；④影像学提示与缺血一致的新出现存活心肌的缺失或节段性室壁运动异常；⑤冠状动脉造影或尸检证实冠状动脉血栓
2型心肌梗死		cTn升高和（或）降低，至少一次超过正常值上限第99百分位数，与冠状动脉血栓无关的心肌需氧-供氧失衡，并至少符合右列中一项	①心肌缺血的症状；②新发缺血性心电图改变；③新出现的病理性Q波；④影像学提示与缺血一致的新出现存活心肌的缺失或节段性室壁运动异常
3型心肌梗死		心源性死亡的患者，伴有提示心肌缺血的症状和新出现的缺血性心电图改变或心室颤动，但患者于可取得血标本前或血清生物标志物升高前死亡	—
4型心肌梗死	4a型	经皮冠状动脉介入治疗相关的心肌梗死（术后≤48 h）：cTn升高＞正常值上限第99百分位数的5倍；术前cTn即升高的患者，术后较基线升高＞20%，并至少符合右列中一项	①新发缺血性心电图改变；②新出现的病理性Q波；③影像学提示与缺血一致的新出现存活心肌的缺失或节段性室壁运动异常；④造影发现与操作相关的血流受限的并发症，如冠状动脉夹层、主要血管或边支闭塞/血栓，远端栓塞等
	4b型	支架内血栓	根据支架内血栓的发生距离经皮冠状动脉介入治疗的时间分为：急性（0～24 h），亚急性（24 h至30日）、晚期（31日至1年）、极晚期（＞1年）
	4c型	支架内再狭窄	—
5型心肌梗死		冠状动脉旁路移植术患者相关的心肌梗死（术后≤48 h）；cTn升高＞正常值上限第99百分位数的10倍；术前cTn即升高的患者，术后较基线升高＞20%，并至少符合右列中一项	①新出现的病理性Q波；②造影提示新的桥血管闭塞或新出现自身冠状动脉闭塞；③影像学提示与缺血一致的新出现存活心肌的缺失或节段性室壁运动异常

注：cTn：肌钙蛋白

第二节　我国ST段抬高型急性心肌梗死的发病及救治现状

中国冠心病（主要为急性心肌梗死所致）死亡率逐年攀升，已成大患[2]，2002—2020年冠心病死亡率总体仍呈上升态势，从2005年开始，冠心病死亡率呈现快速上升趋势，而且从2012年开始农村地区冠心病死亡率明显升高，2016年始大幅超过城市平均水平。到2020年冠心病死亡率城市为126.91/10万，农村为135.88/10万（图5-2）。

根据国家卫生健康委员会冠心病介入治疗注册数据，2022年中国大陆地区PCI总例数为1 421 123例（包括网络直报数据及部队医院数据）。PCI术

后患者死亡率稳定在较低水平（0.72%）。2021年发病12 h内到院的STEMI患者中90 min接受直接PCI比例为47.7%，较2016年（38.91%）明显提升。

冠心病领域主要的医疗质量评价及改善研究包括：中国急性冠脉综合征临床路径研究（CPACS）、中国心血管疾病医疗质量改善项目（CCC）、心血管疾病高危人群早期筛查与综合干预项目（China PEACE）、中国急性心肌梗死注册研究（CAMI）和中国冠心病二级预防架桥工程

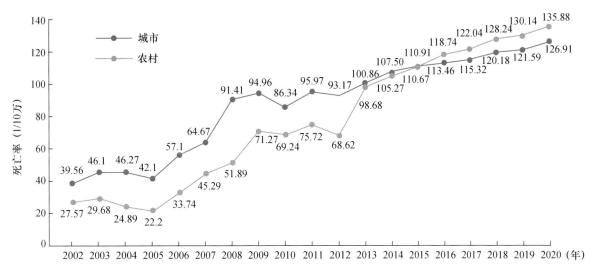

图 5-2　2002—2020 年中国城乡居民冠心病死亡率变化趋势

（BRIG）。2017 年 11 月，国家心血管病中心、中国医学科学院阜外医院受国家卫生健康委医政医管局委托，承担了国家级心血管疾病医疗质量控制工作，成立专家委员会，并设立了冠心病等专家工作组。由韩雅玲院士担任首任组长的冠心病工作组制定了 STEMI 医疗质量评价指标，目前通过医院质量监测系统（HQMS）及国家单病种质量管理与控制平台进行相关质控指标的监控。近年来，中国心血管领域医疗质量提高迅速，但也存在不足之处。China PEACE 研究显示，与 2001 年相比，2011 年 AMI 患者按照指南推荐药物接受治疗的比例增加，PCI 治疗率增加，但溶栓比例下降。由于患者就诊时间明显延误以及总再灌注治疗率低，STEMI 患者的院内病死率没有显著下降[3]。

第三节　ST 段抬高型心肌梗死的定义及发病机制

一、ST 段抬高型心肌梗死定义

ST 段抬高型心肌梗死（ST-segment elevation myocardial infarction，STEMI）是指在冠状动脉不稳定斑块破裂、糜烂及内皮损伤基础上继发血栓形成，导致心外膜下冠状动脉急性、持续、完全闭塞，心肌血供急剧减少或中断，从而导致心肌细胞缺血、损伤和坏死过程的临床综合征（图 5-3）。

二、STEMI 发病机制

从病理生理角度看，STEMI 发生的关键环节是冠状动脉腔内急性红血栓发生发展的速度以及导致血管阻塞的程度，这些因素都与心肌微循环障碍和梗死面积直接相关，而有效的心肌微循

环再灌注时间和水平决定了 STEMI 患者病情的转归和预后。因此，早期的静脉肝素化及溶栓治疗可迅速阻抑冠状动脉内红血栓的发生发展，溶解早期形成的疏松血栓，甚至开通梗死相关血

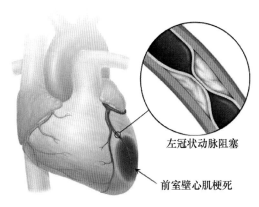

左冠状动脉阻塞
前室壁心肌梗死

图 5-3　急性心肌梗死与冠状动脉阻塞

管，减轻梗死相关血管血栓负荷，开通各级血管的血流，恢复心肌前向微循环的灌注，挽救濒死心肌及改善心肌微灌注，缩小缺血梗死面积，也可以为后续的介入治疗创造条件，减少无复流的发生，同时可以延长心肌梗死之后介入治疗的时间窗[4]。

光学相干断层成像（optical coherence tomography，OCT）腔内影像证实有 25% ～ 30% 的 STEMI 患者并无严重的斑块固定狭窄，仅在血管内膜糜烂、侵蚀基础上继发血栓形成，此类高凝血栓状

态的 STEMI 患者通过强化抗栓治疗甚至无需支架治疗[5]。因此，STEMI 的发生从本质上是梗死相关血管内形成红色血栓，包括 2018 ESC 年会上发布的第四版心肌梗死全球定义中的 1 型 MI、部分 2 型 MI 及 4b 型 MI（包括急性支架内血栓、亚急性支架内血栓、晚期支架内血栓、极晚期支架内血栓）。冠状动脉非阻塞性心肌梗死虽无冠状动脉阻塞（心外膜血管直径狭窄 ≤ 50%），但仍为动脉硬化斑块破裂、冠状动脉痉挛或自发夹层基础上继发红血栓形成。

第四节　ST 段抬高型心肌梗死的诊断

一、STEMI 的诊断

急性 ST 段抬高型心肌梗死的诊断，通常基于患者持续的心肌缺血症状、心电图的动态演变及心肌酶学的异常改变。

（一）症状及病史

1. STEMI 典型症状

①胸骨后 / 心前区剧烈的压榨性疼痛，通常超过 10 ～ 20 min，可向左上臂、下颌、颈部、背 / 肩部放射；②常伴有恶心、呕吐、大汗和呼吸困难等，部分患者可发生晕厥；③含硝酸甘油不能完全缓解。应注意不典型疼痛部位和症状及无痛性心肌梗死。

2. 既往史

包括冠心病、高血压、糖尿病、周围动脉疾病史，外科手术 / 拔牙史，出血性疾病（消化性溃疡、大出血、不明原因贫血 / 黑便），脑血管疾病（缺血性卒中、颅内出血 / 蛛网膜下腔出血），抗血小板、抗凝和溶栓药物应用史等。

（二）体格检查

应密切注意生命体征。①观察患者有无皮肤湿冷、面色苍白、烦躁不安、颈静脉怒张等；②听诊有无肺部啰音、心律不齐、心脏杂音和奔马律；

③评估神经系统体征；④建议采用 Killip 分级法评估心功能（表 5-2）[6]。

（三）心电图

（1）对疑似 STEMI 的胸痛患者，应在首次医疗接触（first medical contact，FMC）10 min 内记录 12 导联心电图（加做 V_{3R} ～ V_{5R} 和 V_7 ～ V_9 导联以鉴别右心室和正后壁 MI）。

（2）首次心电图不能明确诊断时，需在 10 ～ 30 min 后复查。

（3）与既往心电图进行比较有助于诊断。

（4）左、右束支传导阻滞患者发生 MI 时，心电图诊断困难，需结合临床情况仔细判断。

（5）建议尽早开始心电监测，以发现恶性心律失常。

表 5-2　心功能 Killip 分级法	
分级	症状与体征
Ⅰ级	无明显的心力衰竭
Ⅱ级	有左心衰竭，肺部啰音＜ 50% 肺野，奔马律，窦性心动过速或其他心律失常，静脉压升高，有肺淤血的 X 线表现
Ⅲ级	肺部啰音＞ 50% 肺野，可出现急性肺水肿
Ⅳ级	心源性休克，有不同阶段和程度的血流动力学障碍

STEMI 的心电图诊断标准（图 5-4，表 5-3）

（1）12 个标准导联 ST 段呈弓背向上型抬高，呈单向曲线伴或不伴病理性 Q 波或 R 波减低，对应导联 ST 段镜像性压低；其中在 V_2 和 V_3 导联，男性 J 点抬高 ≥ 0.2 mV（40 岁以下 ≥ 0.25 mV），女性 J 点抬高 ≥ 0.15 mV；其他导联男、女性均 J 点抬高 ≥ 0.1 mV。

（2）附加导联 ST 段抬高：V_{3R} 和 V_{4R} 导联 J 点抬高 ≥ 0.05 mV（30 岁以下男性 ≥ 0.1 mV）；$V_7 \sim V_9$ 导联男、女性 J 点抬高 ≥ 0.05 mV。

（3）临床症状（胸痛）相关的新出现的完全性左或右束支传导阻滞。

（四）血清心肌损伤标志物

（1）cTn 是诊断心肌坏死最特异和敏感的首选心肌损伤标志物，通常在 STEMI 症状发生后 2 ~ 4 h 开始升高，10 ~ 24 h 达到峰值，并可持续升高 7 ~ 14 天。

（2）肌酸激酶同工酶（CK-MB）对判断心肌坏死的临床特异性较高，STEMI 时其测量值超过正常上限并有动态变化；CK-MB 测定也适于诊断再发心肌梗死。

（3）肌红蛋白测定有助于 STEMI 的早期诊断，但特异性较差。

（五）影像学检查

超声心动图等影像学检查有助于对急性胸痛患者的鉴别诊断和危险分层。

（六）总结

综上所述 STEMI 主要诊断依据包括如下几点

（1）梗死性心绞痛的临床特点：程度重，时

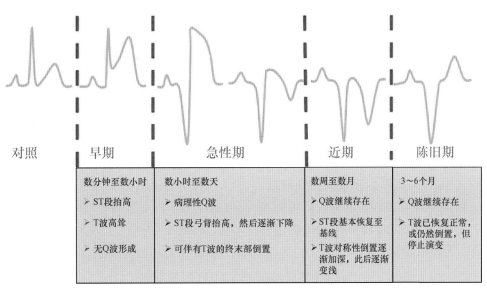

对照	早期	急性期	近期	陈旧期
	数分钟至数小时	数小时至数天	数周至数月	3 ~ 6 个月
	➤ ST 段抬高	➤ 病理性 Q 波	➤ Q 波继续存在	➤ Q 波继续存在
	➤ T 波高耸	➤ ST 段弓背抬高，然后逐渐下降	➤ ST 段基本恢复至基线	➤ T 波已恢复正常，或仍然倒置，但停止演变
	➤ 无 Q 波形成	➤ 可伴有 T 波的终末部倒置	➤ T 波对称性倒置逐渐加深，此后逐渐变浅	

图 5-4　STEMI 的图形演变及分期

表 5-3　STEMI 的心电图定位诊断		
MI 部位	**心电图导联及缺血改变**	**梗死相关冠状动脉**
广泛前、侧壁	$V_1 \sim V_6$、Ⅰ、aVL 或 CLBBB	左前降支（LAD）起始闭塞
前、侧壁	$V_1 \sim V_5$、Ⅰ、aVL	LAD 第一穿隔支以远闭塞
前、侧壁 + 下壁	$V_1 \sim V_4$、Ⅱ、Ⅲ、aVF	LAD 对角支以远闭塞
下、后、侧壁和后间隔	Ⅱ、Ⅲ、aVF、$V_5 \sim V_9$、$V_1 \sim V_3$	右冠状动脉（RCA）- 后降支（PAD）/左室后支（PLA）闭塞
下/后、侧壁和高侧壁	Ⅱ、Ⅲ、aVF、$V_5 \sim V_9$、Ⅰ、aVL	左回旋支（LCX）/钝缘支（OM）闭塞
下、后壁和右心室	Ⅱ、Ⅲ、aVF、$V_5 \sim V_9$、$V_{3R} \sim V_{5R}$	RCA

第五章　ST 段抬高型急性心肌梗死的诊断、溶栓及转运治疗

间 > 20 min，含服硝酸甘油、异山梨酯、速效救心丸后不缓解。

（2）STEMI 心电图 ST-T 动态演变：STEMI 心电图 ST-T 动态演变（T 波增宽、增高→ST-T 融合抬高→ST-T 单向曲线型抬高→Q 波形成）。

（3）心肌坏死标志物水平升高：CK-MB、cTn I/T 超过正常值上限 2 倍。

另外，STEMI 早期并无典型 ST 段单向曲线型抬高及 Q 波形成，仅见 T 波增宽、增高等超急损伤期改变和对应导联的镜像性改变；STEMI 发病 2 h 内心肌坏死标志物可不升高；早期 STEMI 诊断治疗不必等待出现心肌坏死标志物的升高、不必等待心电图呈典型 ST 段单向曲线型抬高及病理性 Q 波形成（即"三不等"），而应尽早给予再灌注及其他相关治疗。

二、STEMI 的鉴别诊断

STEMI 应与其他疾病引起的胸痛相鉴别。

（1）主动脉夹层：向背部放射的严重、持续性撕裂样疼痛，常伴呼吸困难 / 晕厥。

（2）急性肺动脉栓塞：呼吸困难且频速、心率增高、D- 二聚体高，血压降低、低氧血症（总结为"三高两低"）。

（3）急性心包炎：发热、胸膜刺激性疼痛，向肩部放射，前倾坐位时减轻；部分患者可闻及心包摩擦音，心电图表现 PR 段压低、ST 段呈弓背向下型抬高，无镜像改变。

（4）气胸：急性呼吸困难、胸痛、患侧呼吸音减弱，行胸部 X 线片鉴别。

（5）消化性溃疡：可有胸部 / 上腹部疼痛，有时向后背放射，可伴晕厥、呕血或黑便。

（6）反流性食管炎：常于夜间卧位时发作胸部或上腹部疼痛，常伴有反酸、嗳气等消化道症状。

（7）急性胆囊炎：可有类似 STEMI 症状，但有右上腹触痛。

上述疾病均不出现 STEMI 的心电图特点和演变过程。

三、STEMI 的危险分层

危险分层是一个连续的过程，需根据临床情况不断更新最初的评估，可通过 GRACE 评分对患者进行早期危险分层（表 5-4）。常见的高危 STEMI 患者包括：

（1）高龄（尤其老年女性）。

（2）原有严重的基础疾病（糖尿病、心肾功能不全、脑血管疾病病史等）。

（3）重要脏器出血病史（脑出血、消化道出血等）。

（4）大面积心肌梗死 [广泛前壁 MI、广泛下壁（下壁、正后壁、右心室）MI、多次再发 MI]。

（5）合并严重并发症 [恶性心律失常（室性心动过速 / 心室颤动）、急性心力衰竭、心源性休克、机械并发症等]（图 5-5）。

（6）院前心搏骤停。

表 5-4 GRACE 评分

Killip 分级	得分（分）	收缩压（mmHg）	得分（分）	心率（次 / 分）	得分（分）	年龄（岁）	得分（分）	肌酐（mg/dl）	得分（分）	危险因素	得分（分）
I	0	< 80	58	< 50	0	< 30	0	0 ~ 0.39	1	院前心搏骤停	43
II	20	80 ~ 99	53	50 ~ 69	3	30 ~ 39	8	0.4 ~ 0.79	4	ST 段改变	15
III	39	100 ~ 119	43	70 ~ 89	9	40 ~ 49	25	0.8 ~ 1.19	7	心肌酶水平升高	30
IV	59	120 ~ 139	34	90 ~ 109	15	50 ~ 59	41	1.2 ~ 1.59	10		
		140 ~ 159	24	110 ~ 149	24	60 ~ 69	58	1.6 ~ 1.99	13		
		160 ~ 199	10	150 ~ 199	38	70 ~ 79	75	2.0 ~ 3.99	21		
		≥ 200	0	≥ 200	46	80 ~ 89	91	≥ 4.0	28		
						≥ 90	100				

注：1 mg/dl = 88.4 μmol/L；GRACE：全球急性冠状动脉事件注册。

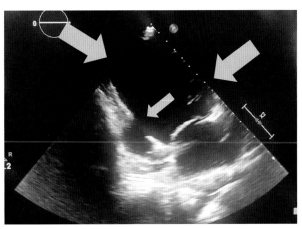

图 5-5　心尖部室壁瘤及室间隔穿孔

（粗箭头：心尖部室壁瘤；细箭头：室间隔穿孔）

第五节　ST 段抬高型心肌梗死的溶栓治疗

一、溶栓治疗在 STEMI 救治中的地位

溶栓药又称为纤维蛋白溶解剂，为内源性或外源性纤溶酶原激活剂，直接或间接激活纤溶酶原，使其转化为纤溶酶，纤溶酶则能降解血栓中的纤维蛋白，从而溶解血栓。与直接 PCI 机械物理性碎解血栓仅开通心外膜传导性大动脉血管不同的是，溶栓治疗系生物化学性溶解血栓的方法，使血栓内纤维蛋白分子链裂解，从而使血栓溶解再通。静脉溶栓治疗是针对冠状动脉血管内大、中、小及微血栓均有溶解作用的治疗措施，其效果是使阻塞血管的血栓总体积消失或减少，并减少前向微循环血栓总体积，能够整体改善冠状动脉及微循环系统灌注，从而使包括远端微循环在内的功能血管开通，即实现"无渣灌注"。研究表明在肝素化基础上，溶栓后早期介入治疗过程中无复流的发生率明显降低，进而证实了溶栓治疗对冠状动脉微循环的保护作用，这对 STEMI 救治中实现心肌微循环的保护具有重要的临床意义。

已有充分的循证医学证据和临床实践表明，直接 PCI 的梗死相关血管开通率在 95% 以上，而发病 2 h 应用第三代特异性纤溶酶静脉溶栓，梗死相关血管开通率接近或高于 90%，能达到更好的心肌微循环灌注水平，且溶栓治疗具有快捷、简便、易行、价格低廉的优点，基层医院完全可以进行，如不能在首次医疗接触后 120 min 内行直接 PCI 开通梗死血管，就应在 30 min 内对患者进行溶栓治疗。

一项包括 15357 名接受溶栓治疗（$n = 4212$）、直接 PCI（$n = 6139$）或溶栓治疗后常规立即或早期 PCI（$n = 5006$）治疗的 STEMI 患者的网络荟萃分析支持在 2 ~ 24 h 内将 STEMI 患者转移到具有 PCI 功能的中心进行血管造影的安全性[7]。研究表明，对于症状发作 6 h 内的 STEMI 患者，先给予特异性纤溶酶进行溶栓，溶栓后 2 ~ 24 h 内行早期介入干预，与直接 PCI 干预具有相似的疗效和安全性，先溶栓再介入治疗甚至较直接介入治疗获得了更优异的心外膜和心肌再灌注水平，临床硬终点也有改善趋势，同时也拓宽了溶栓患者后续 PCI 的时间窗。早在 2008 年，韩雅玲牵头的一项多中心随机对照研究即显示，与单纯急诊直接支架植入术治疗相比，应用尿激酶原溶栓后行急诊介入治疗早期达到 TIMI3 级血流的患者人数明显高于直接支架植入组（48% *vs.* 21%，$P = 0.002$），并且可使 1 年主要不良心血管事件（包括全因死亡、再发 MI、再次血运重建、因心力衰竭加重再入院）发生率下降 44%[8]。2018 年 ESC 年会上公布的一项院前 STEMI 救治的研究表明，先静脉溶栓后行 PCI 组患者 ST 段回落程度、1 年主要终点事件（包括全因死亡、心力衰竭、休克、复发心绞痛）等均优于直接 PCI 组，且两组患者在安全性方面无统计学差异。对于老年患者，给予 50 mg 阿替普酶后行 PCI，其临床效果与全量溶栓药物后行 PCI 相当，且优于直接 PCI[9]。

溶栓再灌注效果具有严格的时效性，溶栓越早，效果越好，血管再通率越高，获益越大。2023 年 ESC STEMI 患者的管理指南要求 FMC 后 10 min 内启动静脉溶栓治疗。然而受制于我国国情及医疗条件，建议溶栓治疗应该在 FMC 后 30 min 内进行。对于冠状动脉内高血栓负荷的患者可行冠状动脉内靶向溶栓。值得注意的是，院前溶栓效果优于入院后溶栓。若有条件时可在救护车上、首诊诊所甚至家庭内即开始溶栓治疗。

二、STEMI 溶栓前的基本处置

（一）常规处置（即刻进行）

（1）根据病情应选择合理、舒适的体位（坐位、半卧位或平卧位），避免用力活动，以减少心脏负担，并避免体位变化的不利影响。

（2）应给予语言安慰，心理疏导，消除紧张、恐惧情绪。

（3）应即刻心电监护，及时了解心率、血压、呼吸、指氧饱和度情况；FMC 10 min 内应完成 12 导联（必要时 18 导联）心电图检查，并做出诊断报告，同时除颤器应进入备用状态。

（4）STEMI 诊断一旦确立，应在 FMC 20 min 内完成下列处置：①建立通畅的静脉通路，并同时同步进行静脉采血（应尽量避免肌肉注射）；②可酌情考虑不同方式给氧（如鼻导管、面罩、无创辅助呼吸等）；③镇静止痛：STEMI 胸痛患者如无禁忌指征，应给予镇静止痛治疗，如静脉注射吗啡 3 mg，必要时 5 min 重复 1 次，总量不宜超过 15 mg。根据病情需要，也可考虑应用其他镇静止痛药物，如地西泮、咪达唑仑、曲马多等。

（二）抗交感治疗

STEMI 早期常伴高交感张力状态——高儿茶酚胺血症，如无禁忌证（严重缓慢性心律失常、急性左心衰竭、低血压、低血容量及支气管哮喘）时应早期给予 β 受体阻滞剂（美托洛尔等），可含化、口服、静脉应用，以降低交感张力和心室颤动阈值，防止恶性快速性室性心律失常（室性心动过速、心室颤动），同时可减少心肌耗氧量和改善缺血区的氧供需失衡，缩小心肌梗死面积，对降低 STEMI 急性期早期死亡率和改善远期预后均具有重大意义。

（三）血管扩张剂

硝酸酯类药物可扩张冠状动脉，增加冠状动脉血供，降低心脏前后负荷，缓解缺血性胸痛。如无低血压、低血容量或心源性休克等禁忌证，应予以适量硝酸甘油舌下含服、口服或静脉应用。

（四）纠正低钾血症

维持血钾在正常高限水平。STEMI 早期常伴高交感张力状态（高儿茶酚胺血症），引起血钾转移、分布、代谢异常，导致急性低钾血症和急性相对低钾血症［某些 STEMI 患者血钾虽尚未降至 3.5 mmol/L 以下，但其血钾下降幅度其实已达 20% 以上（如 STEMI 发生前血钾为 4.5 mmol/L，后降至 3.6 mmol/L，下降幅度达 20%），此时为相对低血钾状态］，恶化已受损的心肌电生理特性，进一步降低心室颤动阈值，极易发生低血钾。

三、STEMI 溶栓的适应证及禁忌证

（一）溶栓适应证

（1）严重的持续性胸痛发作 ≥ 30 min，症状不缓解。

（2）相邻 2 个或 2 个以上导联 T 波增高增宽，ST-T 融合抬高。

（3）起病时间 < 12 h，年龄 < 75 岁，无溶栓禁忌证者。

（4）患者年龄 ≥ 75 岁，经慎重权衡缺血/出血利弊后考虑减量或半量溶栓治疗。

（5）发病时间已达 12～24 h，仍有进行性缺血性胸痛或血流动力学不稳定，ST 段持续抬高者。

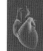

（6）患者和（或）家属同意签署知情同意书。

（二）溶栓禁忌证

1. 绝对禁忌证

（1）既往任何时间脑出血病史。

（2）已知的脑血管结构异常（如动静脉畸形）。

（3）已知的颅内恶性肿瘤（原发或转移）。

（4）3 个月内缺血性卒中或短暂性脑缺血发作病史（不包括 4.5 h 内急性缺血性卒中）。

（5）可疑或确诊主动脉夹层。

（6）活动性出血或出血素质（不包括月经来潮）。

（7）3 个月内的严重头部闭合性创伤或面部创伤。

2. 相对禁忌证

（1）慢性、严重、未得到良好控制的高血压（收缩压 ≥ 180 mmHg 或者舒张压 ≥ 110 mmHg），需在控制血压的基础上（收缩压 < 160 mmHg）开始溶栓治疗。

（2）心肺复苏胸外按压持续时间 > 10 min 或有创性心肺复苏操作（肋骨骨折、心包积血）。

（3）痴呆或已知其他颅内病变。

（4）3 周内创伤或进行过大手术或 4 周内发生过内脏出血。

（5）2 周内接受过不能压迫止血部位的大血管穿刺。

（6）感染性心内膜炎。

（7）妊娠。

（8）活动性消化性溃疡。

（9）终末期肿瘤或严重肝肾疾病。

（10）正在使用抗凝药物［国际标准化比值（INR）越高，出血风险越大］。

决定是否溶栓治疗时，应综合分析预期风险/获益比、发病至就诊时间、就诊时临床及血流动力学特征、合并症、出血风险、禁忌证和预期 PCI 延误时间等。

四、STEMI 溶栓剂的分类及选择

STEMI 多为完全堵塞冠状动脉的红血栓所致，而红血栓的主要成分之一是纤维蛋白，溶栓药物能够直接或间接激活纤溶酶原转化为纤溶酶，进而降解纤维蛋白（原），促进血栓的裂解并达到开通冠状动脉血管、恢复心肌灌注的目的。按照对纤溶酶激活的方式分类，可以分为非特异性纤溶酶原激活剂（尿激酶、链激酶）和特异性纤溶酶原激活剂（阿替普酶、尿激酶原、瑞替普酶、替奈普酶）。特异性纤溶酶原激活剂可选择性激活血栓中与纤维蛋白结合的纤溶酶原，其溶栓治疗的血管再通率高，对全身性纤溶活性影响较小，且出血风险低，因此溶栓效果优于非特异性纤溶酶原激活剂。

STEMI 静脉溶栓治疗系一次性、关键性、机会性的时间窗治疗，故应该首选特异性纤溶酶原激活剂，仅在无上述特异性纤溶酶原激活剂时应用非特异性纤溶酶原激活剂。对于自行来院或经"120"入院的预计 FMC 至 PCI 时间 > 120 min 的 STEMI 患者，力争在 FMC 后 30 min 内开始溶栓治疗，是目前对基层胸痛中心建设单位的基本要求。

（一）特异性纤溶酶原激活剂

1. 尿激酶原

尿激酶原是单链尿激酶型纤溶酶原激活剂，无抗原性，与尿激酶相比，具有较强的血浆稳定性、更快的纤溶酶原激活作用及更强的纤维蛋白特异性血栓溶解作用，是我国具有独立知识产权的第三代溶栓药物。尿激酶原极少消耗纤维蛋白原，半衰期为 1.9 h，具有血管再通率高、脑出血发生率低的特点。国内尿激酶原多中心研究显示，尿激酶原血管开通率达 85.4%，颅内出血率低于 0.32%，同时在病死率及其他不良反应方面均优于尿激酶。SESAM 研究发现尿激酶原与阿替普酶血管再通率相似。对于冠状动脉造影发现的血栓高负荷患者，可给予尿激酶原 10 ～ 20 mg 冠状动脉内靶向溶栓，达到降低冠状动脉内整体血栓负荷及预防无复流发生的治疗效果。

用法用量：在静脉肝素治疗的基础上，给予尿激酶原一次用量 50 mg，先将 20 mg 以 10 ml 生理盐水溶解后，3 min 内静脉注射完毕，其余 30 mg 溶于 90 ml 生理盐水，30 min 内静脉滴注完毕。后

继续维持肝素静脉滴注 48 h 左右。

2. 瑞替普酶

瑞替普酶，通用名为重组人组织型纤溶酶原激活物衍生物，为第三代溶栓药物，对纤维蛋白的亲和力弱于阿替普酶；与阿替普酶比较，游离的瑞替普酶更能进入血凝块内部激活纤溶酶原，提高了溶栓效果与速度；瑞替普酶还因为给药方法为 2 次静脉注射，具有使用方便的特点。瑞替普酶中度消耗纤维蛋白原，半衰期为 15 ~ 18 min。国内多中心研究显示，瑞替普酶血管开通率高于尿激酶，同时其死亡率和出血事件发生率均低于尿激酶。多项研究表明瑞替普酶溶栓效果与阿替普酶相似。

用法用量：在静脉肝素治疗的基础上，将 18 mg 瑞替普酶溶于 5 ~ 10 ml 无菌注射用水，静脉注射时间 > 2 min，30 min 后重复上述剂量。后继续维持肝素静脉滴注 48 h 左右。

3. 替奈普酶

替奈普酶是组织型纤溶酶原激活物（t-PA）的多点变异体，半衰期延长，对于纤溶蛋白特异性增加，极少消耗纤维蛋白原，对形成较久的血栓具有明显的溶栓效果，具有血管再通率高、使用方便的特点。对于 STEMI 发病 6 h 内的患者，替奈普酶溶栓治疗 90 min TIMI 3 级血流率、30 天病死率、中重度出血发生率与阿替普酶相似。替奈普酶的 Ⅱ 期临床试验 TIMI 10B 及其平行试验——ASSENT-1 试验结果提示，替奈普酶的体重调整剂量给药法可获得更好的疗效。近期我国国产替奈普酶的临床研究发现，小剂量替奈普酶 16 mg 组 90 min 冠状动脉造影血管再通率高于 50 mg 阿替普酶组。

用法用量：ESC 指南推荐用量与我国不同，推荐用量为静脉肝素治疗的基础上，将 30 ~ 50 mg 替奈普酶溶于 10 ml 生理盐水中，静脉注射（如体重 < 60 kg，剂量为 30 mg；体重每增加 10 kg，剂量增加 5 mg，最大剂量为 50 mg，患者年龄 > 75 岁，剂量减半），后继续维持肝素静脉滴注 48 h 左右。我国自主研发的替奈普酶使用说明建议，在静脉肝素治疗的基础上，将 16 mg 替奈普酶以 3 ml 无菌注射用水溶解后，在 5 ~ 10 s 内静

脉注射完毕。后继续维持肝素静脉滴注 48 h 左右。

4. 阿替普酶

阿替普酶对纤维蛋白具有特异性的亲和力，故可选择性地激活血凝块中的纤溶酶原，使阿替普酶具有较强的局部溶栓作用。阿替普酶无抗原性，轻度消耗纤维蛋白原，但由于半衰期短（3 ~ 8 min），需要持续静脉给药，具有血管再通率高、脑出血发生率低的特点。GUSTO 试验结果表明，在降低早期和 1 年死亡率方面，阿替普酶优于链激酶。我国的 TUCC 临床试验显示国人 50 mg 阿替普酶 90 min 血管再通率达 79.3%，TIMI 3 级血流者占 48.2%，与国外 100 mg 阿替普酶的血管再通率接近，且出血并发症减少。

全量给药法：在静脉肝素治疗的基础上，静脉注射阿替普酶 15 mg，随后以 0.75 mg/kg 在 30 min 内持续静脉滴注（最大剂量不超过 50 mg），继之以 0.5 mg/kg 于 60 min 持续静脉滴注（最大剂量不超过 35 mg），总剂量不超过 100 mg。后继续维持肝素静脉滴注 48 h 左右。

半量给药法：在静脉肝素治疗的基础上，50 mg 阿替普酶溶于 50 ml 专用溶剂，首先静脉注射 8 mg，之后将 42 mg 于 90 min 内静脉滴注完毕。后继续维持肝素静脉滴注 48 h 左右。

（二）非特异性纤溶酶原激活剂

建议仅在无上述特异性纤溶酶原激活剂时应用。尿激酶对纤维蛋白无选择性、无抗原性、不引起过敏反应、价格便宜，现广泛应用于广大基层医院。尿激酶属于非特异性纤溶酶原激活剂，血管再通率低于特异性纤溶酶原激活剂，出血发生率高，因此建议基层医院首选阿替普酶、尿激酶原、瑞替普酶等特异性纤溶酶原激活剂，仅在无上述药物时选择尿激酶。应注意的是，因为尿激酶溶栓再通率低，特异性不高，因而全身出血发生率高，长期药物经济学效益差，所以基层医院应常规备有特异性纤溶酶原激活剂。

用法用量：在静脉肝素治疗的基础上，将尿激酶 150 万 U 溶于 100 ml 生理盐水或以 2.2 万 U/kg 于 30 min 内静脉滴注。溶栓结束后 6 ~ 12 h 皮下注射普通肝素 7500 U 或低分子量肝素，共 3 ~ 5 日。

五、STEMI 溶栓疗效评估

溶栓开始后 60 ～ 180 min 内应密切监测临床症状、心电图 ST 段变化及心律失常。血管再通的间接判定指标包括（前两项最重要）：

（1）60 ～ 90 min 内心电图抬高的 ST 段回落 ≥ 50%。

（2）cTn 峰值提前至发病 12 h 内，CK-MB 酶峰提前至 14 h 内。

（3）2 h 内胸痛症状明显缓解。

（4）2 ～ 3 h 内出现再灌注心律失常：加速性室性自主心律、房室传导阻滞、束支传导阻滞突然改善 / 消失、下壁 MI 患者出现一过性窦性心动过缓、窦房传导阻滞，伴 / 不伴低血压。

当然，溶栓后靶血管再通的最可靠表现为冠脉造影，靶血管 TIMI 血流恢复 3 级的患者其预后明显优于 TIMI 血流＜ 3 级的患者。

六、STEMI 溶栓并发症出血及处理

出血是溶栓治疗的主要风险，尤其是颅内出血（0.9% ～ 1%）；颅内出血的主要危险因素：高龄、低体重、女性、既往脑血管疾病史、入院时血压升高；一旦发生颅内出血，应立即停止溶栓和抗栓治疗，行急诊 CT/MRI 检查，测定血细胞比容、血红蛋白、血小板计数、凝血酶原、活化部分凝血活酶时间（APTT）、纤维蛋白原、D- 二聚体，检测血型及交叉配血；请急诊神经科会诊。

治疗措施：降低颅内压；4 h 内使用过普通肝素的患者，推荐用鱼精蛋白中和（1 mg 鱼精蛋白中和 100 U 普通肝素）；出血时间异常可酌情输入 6 ～ 8 U 血小板。

七、STEMI 溶栓后应行常规 PCI 或补救性 PCI

早期荟萃分析、近期 Fast-MI 注册研究、FAST-

PCI 研究、STREAM 研究以及两项基于中国人群的研究均显示，溶栓后早期实施 PCI 的患者 30 天死亡率与直接 PCI 的患者无差异，溶栓后早期（2 ～ 24 h）常规 PCI 的患者 1 年主要不良心脑血管事件（MACCE）结局有优于直接 PCI 的趋势。因此，对 STEMI 患者尽早溶栓并进行早期 PCI 是可行的，尤其适用于无直接 PCI 治疗条件的患者。溶栓后 PCI 推荐详见表 5-5。

应该强调在 STEMI 溶栓救治时通过实时立体的信息网络会诊系统，如建立微信联络群，使基层医院得到中心 / 上级医院的及时指导和医疗支援服务，这也是保证及时、规范、有效地进行 STEMI 溶栓治疗的重要支持；为尽早实现 STEMI 患者心肌再灌注，在条件允许的情况下，可在救护车上进行院前溶栓治疗，同时协调转运救护车及时、安全、畅通地转运，力争直接转运至导管室直接行冠状动脉造影和（或）PCI。这样才能尽可能地缩短心肌总缺血时间，力争第一时间、第一速度地救治 STEMI 患者。

各级基层医疗单位医生有责任和义务通过健康教育和媒体宣传，使公众了解 STEMI 的早期症状，教育患者在发生疑似心肌梗死症状（胸痛）后尽早呼叫"120"救护车，争取尽早实施再灌注治疗，从而尽可能缩短发病至心肌再灌注的时间，使 STEMI 患者尽快得到及时有效的救治。

表 5-5　2016 中国经皮冠状动脉介入治疗指南关于 STEMI 溶栓后 PCI 的推荐

溶栓后 PCI 推荐	类别	等级
建议所有患者溶栓后 24 h 内送至 PCI 中心	I	A
建议溶栓成功 24 h 内行冠脉造影并根据需要对梗死相关动脉（IRA）行血运重建	I	A
溶栓后出现心源性休克或急性严重心力衰竭时建议行急诊冠脉造影并对梗死相关动脉行血运重建	I	A
建议对溶栓失败患者（溶栓后 60 min ST 段下降＜ 50% 或仍有胸痛）行急诊补救性 PCI	I	A

第六节　ST段抬高型心肌梗死溶栓前、后的抗凝、抗血小板治疗

一、抗凝治疗

应用特异性纤溶酶溶栓必须在有效的抗凝及抗栓基础上进行，确诊STEMI后应该即刻肝素化：静脉注射普通肝素4000 U（50～70 U/kg），继以12 U/（kg·h）静脉滴注，溶栓后应该监测APTT或ACT至对照值的1.5～2.0倍（APTT为50～70 s），通常需维持48 h。对于进行直接PCI（PPCI）的STEMI患者，可考虑将比伐卢定作为普通肝素的替代药物，但不推荐使用磺达肝癸钠[10]。

1. 普通肝素

静脉推注普通肝素4000 U，继以1000 U/h滴注，维持APTT 1.5～2.0倍（50～70 s）。

需要强调，溶栓一定要在肝素化抗凝的基础上进行，早期规范肝素抗凝不容忽视。溶栓只是STEMI再灌注治疗的开始而不是结束，溶栓后2～24 h内应该及时将患者转运至上级PCI医院行冠脉造影或PCI，以进一步评价血管再通与心肌灌注水平，对溶栓开通血管效果欠佳的STEMI患者，应及时行PCI，以期进一步确认、补救、完善及巩固STEMI再灌注治疗的效果。

早期规范静脉普通肝素化治疗是第一时间阻断红血栓凝血过程的关键环节，后续早期溶栓结合PCI既可把握早期再灌注时间，又可巩固、完善溶栓后的再通效果，有利于缩短心肌总缺血时间，同时扩大PCI的时间窗，能为患者争取最佳的治疗机会和效果，是目前我国大多数基层医院首选的治疗策略和模式。

早期肝素化治疗应在STEMI确立诊断后10 min内完成，由于STEMI的病理生理学过程表现为冠状动脉内血栓急剧发生发展，机体呈高凝血栓倾向。凝血酶（Ⅱa因子）在血栓形成过程中发挥了关键作用，早期应用普通肝素阻断凝血酶及红血栓的发生发展至关重要。目前，STEMI溶栓前临床常用的抗凝药物为普通肝素和低分子量肝素。

普通肝素为高硫酸黏多糖，其分子量为3000～30 000 Da，平均15 000 Da，其发挥抗凝作用主要依靠抗凝血酶Ⅲ（AT-Ⅲ）介导，静脉注射肝素后其迅速与AT-Ⅲ结合，抑制凝血酶（Ⅱa因子）的活性，从而抑制纤维蛋白原转变为纤维蛋白。AT-Ⅲ是丝氨酸蛋白水解酶抑制物，能使以丝氨酸为活性中心的凝血因子（凝血酶Ⅱa、Ⅹa、Ⅸa、Ⅺa、Ⅻa）失活，其对凝血酶的灭活作用最快，而肝素可迅即激活AT-Ⅲ的这一强大效应达1000倍以上，因此能够快速、有效地阻断凝血瀑布的级联反应，阻止血栓的发生发展。

基层STEMI救治经验表明，约1/4的STEMI患者早期应用肝素后可出现血管再通。因此，对于没有溶栓条件的医院，更应重视早期肝素化治疗。肝素还通过促进血管内皮细胞释放组织型纤溶酶原激活物，促进体内血栓溶解，防止梗死面积扩大。所以早期静脉应用普通肝素是STEMI溶栓甚为关键的基础性治疗。

由于STEMI是在冠状动脉斑块破裂基础上继发的凝血级联反应，使纤维蛋白原不断地转化为纤维蛋白，网罗红细胞形成红血栓，导致梗死相关动脉内血栓长度增加，其对溶栓再通与介入开通该血管均造成不利影响，因此，STEMI早期患者血栓倾向的控制是治疗的关键环节。可在救护车或诊室给予。越早给予普通肝素抗凝治疗，患者获益越大。STEMI首次应用普通肝素极少发生出血（因为此时多为高凝倾向），故不应过度担心肝素的出血风险。一旦确诊STEMI，应立即在10 min内进行静脉肝素抗凝治疗。确诊STEMI后应该即刻静脉注射普通肝素4000 U（50～70 U/kg），继以12 U/（kg·h）静脉滴注，溶栓过程中及溶栓后应监测活化部分凝血活酶时间（APTT）或活化凝血时间（ACT）至对照值的1.5～2.0倍（APTT为50～70 s），通常需维持48 h左右。由于肝素维持时间通常不超过48 h，因此也不应过度担心肝

素诱导的血小板减少症的发生。

2. 依诺肝素

低分子量肝素的分子量约为普通肝素的 1/3，平均分子量为 4000～5000 Da。低分子量肝素同样通过激活 AT-Ⅲ 发挥作用，但其抗凝作用弱于普通肝素。目前，低分子量肝素类药物仅有依诺肝素能够用于静脉溶栓前的抗凝治疗，用法为：年龄＜75 岁的患者，静脉推注 30 mg 负荷剂量，15 min 后以每 12 h 皮下注射 1 mg/kg（前 2 次最大剂量 100 mg），直至血运重建或至出院前，最多 8 天。年龄≥75 岁的患者仅需每 12 h 皮下注射 0.75 mg/kg（前 2 次最大剂量 75 mg）；如肌酐清除率＜30 ml/min，则不论年龄，每 24 h 皮下注射 1 mg/kg；年龄≥75 岁的 STEMI 患者，不予依诺肝素静脉注射，首次皮下注射剂量为 0.75 mg/kg，前两次皮下注射每次最大剂量为 75 mg；估算肾小球滤过率（eGFR）＜30 ml/（min·1.73 m²）

的合并肾功能不全的 STEMI 患者拟使用依诺肝素时，无需考虑年龄，均每天给药 1 次。

3. 磺达肝癸钠

高出血风险者也可考虑应用磺达肝癸钠用于 STEMI 静脉抗凝治疗，首先静脉注射磺达肝癸钠 2.5 mg，之后每天皮下注射 2.5 mg，如果估测的肌酐清除率＜20 ml/min，则禁用磺达肝癸钠。在大型 OASIS-6 试验中，磺达肝癸钠在预防死亡和再梗死方面优于安慰剂或普通肝素，特别是在接受链激酶的患者中[11]。

二、抗血小板治疗（表 5-6，表 5-7）

1. 阿司匹林

阿司匹林通过不可逆性抑制血小板环氧化酶 -1（COX-1）使血栓素 A2 合成减少，达到抑制血小板聚集的目的。阿司匹林作为抗血小板口服制剂的

表 5-6　2016 中国经皮冠状动脉介入治疗指南关于 STEMI 救治中抗血小板治疗的推荐[16]

STEMI 抗血小板治疗推荐	类别	等级
所有无阿司匹林禁忌证的患者初始口服负荷剂量 100～300 mg，并长期 100 mg 每天维持	Ⅰ	A
在阿司匹林基础上增加一种 P2Y₁₂ 受体拮抗剂，并维持至少 12 个月，除非存在禁忌证（如出血风险较高）。选择包括：	Ⅰ	A
替格瑞洛：无禁忌证患者给予负荷剂量 180 mg，维持剂量 90 mg，每天 2 次	Ⅰ	B
氯吡格雷：负荷剂量 600 mg，维持剂量 75 mg，每天 1 次，用于无替格瑞洛或存在替格瑞洛禁忌者	Ⅰ	B
首次医疗接触时给予 P2Y₁₂ 受体拮抗剂	Ⅰ	B
紧急情况、存在无复流证据或发生血栓并发症时考虑使用 GPI	Ⅱa	C
转运行直接 PCI 治疗的高危患者可考虑上游使用 GPI	Ⅱb	B

表 5-7　2023 ESC 急性冠脉综合征指南关于溶栓治疗及抗血小板、抗凝治疗的推荐[17]

溶栓治疗及抗血小板、抗凝治疗	类别	等级
当纤维蛋白溶解是再灌注策略时，建议在院前环境中诊断后尽快开始这种治疗（目标为＜10 min 溶栓）	Ⅰ	A
特异性纤维蛋白激活剂（即替奈普酶、阿替普酶或瑞替普酶）	Ⅰ	B
年龄＞75 岁的患者应考虑使用半剂量替奈普酶	Ⅱa	B
抗血小板与纤溶联合治疗		
建议使用阿司匹林和氯吡格雷	Ⅰ	A
抗凝与纤溶联合治疗		
建议接受纤维蛋白溶解治疗的患者在血运重建（如果进行）或住院期间（最多 8 天）进行抗凝治疗	Ⅰ	A
推荐依诺肝素静脉注射随后皮下注射作为首选抗凝剂应用	Ⅰ	A
当依诺肝素不可用时，推荐普通肝素（根据体重调整）静脉推注，然后输注	Ⅰ	B
在用链激酶治疗的患者中，静脉弹丸式注射磺达肝癸钠后，皮下注射应考虑 24 h 后开始给药	Ⅱa	B

基本和首选药物，只要无禁忌证，所有 STEMI 患者均应该立即口服阿司匹林 150～300 mg（负荷量），如无法口服，则静脉注射 75～250 mg，继以 75～100 mg，每日 1 次。ISIS-2（第二次国际梗死生存研究）证明阿司匹林（即，第一剂阿司匹林 162～325 mg）和纤溶剂应咀嚼或静脉注射。从第二天开始每天口服低剂量（75～100 mg）。在接受纤溶治疗的患者中，阿司匹林加用氯吡格雷可降低心血管事件的风险和总体死亡率，应在溶栓治疗后加用阿司匹林[10, 12-13]。

2. 氯吡格雷或替格瑞洛

氯吡格雷或替格瑞洛为 P2Y$_{12}$ 受体抑制剂，通过干扰二磷酸腺苷（ADP）介导的血小板的活化发挥抑制血小板聚集的作用。氯吡格雷为前体药物，需要肝细胞色素 P450 酶代谢形成活性代谢物，与 P2Y$_{12}$ 受体不可逆结合。STEMI 患者应该尽早给予 P2Y$_{12}$ 受体抑制剂氯吡格雷 300～600 mg 负荷量，以后 75 mg 维持，每日 1 次。

替格瑞洛是一种直接作用、迅即达到有效血药浓度、可逆结合的新型 P2Y$_{12}$ 受体抑制剂，相较于氯吡格雷，其具有更快速、直接强效抑制血小板聚集的特点，且不受细胞色素 P450 2C19 等基因多态性的影响。研究显示，年龄 < 75 岁的 STEMI 患者在静脉溶栓后 24 h 内随机接受替格瑞洛 180 mg 或氯吡格雷 300 mg 负荷剂量，其后分别以常规维持剂量继续治疗，30 天内替格瑞洛组患者大出血发生风险不劣于氯吡格雷组，但轻微出血比例高于氯吡格雷组。因此建议对于缺血高危需要使用强效抗血小板药物的患者和存在氯吡格雷耐药倾向的 STEMI 静脉溶栓患者，如年龄 < 75 岁，在阿司匹林基础上给予替格瑞洛 180 mg 负荷剂量，维持剂量 90 mg，每日 2 次；如年龄 ≥ 75 岁，则建议使用氯吡格雷 75 mg（可不给负荷剂量），以后 75 mg 维持，每日 1 次。

根据 III 期 PLATO 和 TRITON-TIMI 38 研究的结果，推荐将包括阿司匹林和强效 P2Y$_{12}$ 受体抑制剂（普拉格雷或替格瑞洛）在内的双重抗血小板治疗（DAPT）作为 ACS 患者的默认 DAPT 策略[14-15]。

3. 血小板糖蛋白 IIb/IIIa 受体拮抗剂（GPI）

替罗非班是强效静脉血小板抑制剂（血小板糖蛋白 IIb/IIIa 受体拮抗剂），可迅速阻抑血小板活化聚集，全面阻断血小板血栓形成。对于急性 STEMI 合并高血栓负荷、溶栓失败的患者可考虑给予半量或减量替罗非班，但应警惕溶栓的同时应用替罗非班有可能增加出血风险。可根据患者年龄、性别、体重等因素个体化调整替罗非班用量。对于 CrCl ≤ 60 ml/min：负荷量，25 μg/kg 静脉注射持续 5 min，随后维持输注 0.075 μg/（kg·min），持续 18 h。既往颅内出血（ICH）患者、30 天内缺血性卒中患者、纤维蛋白溶解患者或血小板计数 < 100 000/mm³ 患者禁用。

建议在基层医院备有 STEMI 抢救箱存放 STEMI 救治必备药物，包括：肝素、替罗非班、吗啡、美托洛尔或艾司洛尔、利多卡因、氯化钾及特异性纤溶酶原激活剂（尿激酶原、瑞替普酶、替奈普酶、阿替普酶）等静脉制剂。

第七节　ST 段抬高型心肌梗死的转运

一、早期、快速、完全地开通梗死相关动脉是改善 STEMI 患者预后的关键

时间就是生命！时间就是心肌！心肌总缺血时间（胸痛发作开始→恢复有效心肌再灌注）决定 STEMI 的梗死面积和预后。冠状动脉闭塞 20 min 后自心内膜向心外膜呈进行性损害直至坏死，闭塞 40 min 后坏死面积约为总面积的 30%，3 h 约为 50%，6 h 约为 70%，24 h 约为 80%，如于冠状动脉闭塞 3 h 内恢复有效再灌注可使 50% 以上的心肌免于坏死。由此可见，心肌总缺血时间是决

定心肌梗死面积大小的最主要因素，因此，早期有效再灌注治疗，尤其是 2 h 内的有效再灌注治疗，可以挽救大片濒死心肌，缩小梗死面积，保护心室功能，改善患者预后。要注意以下两个关键因素（图 5-6，表 5-8）。

（一）缩短 FMC 的时间

通过健康教育和媒体宣传，让公众了解急性心肌梗死的早期症状。教育患者在发生疑似心肌梗死症状（胸痛）后尽早呼叫"120"急救中心并及时就医，避免因为自行用药或长时间多次评估症状而延误治疗。缩短发病至 FMC 的时间，在医疗保护下到达医院可明显改善 STEMI 的预后（Ⅰ类推荐，A 级证据）。

（二）缩短自 FMC 至开通梗死相关动脉的时间

建立区域协同救治网络和规范化的胸痛中心

是缩短 FMC 至开通梗死相关动脉时间的有效手段（Ⅰ类推荐，B 级证据）。有条件时应该尽可能在 FMC 后 10 min 内完成首份心电图记录，并提前电话通知或经远程无线系统将心电图传输到拟行 PCI 治疗的上级医院（Ⅰ类推荐，B 级证据）。确诊后迅速分诊，优先将发病 12 h 内的 STEMI 患者送至可行直接 PCI 的医院（特别是 FMC 后 90 min 内能实时直接 PCI 者）（Ⅰ类推荐，A 级证据），并尽可能绕过急诊室和冠心病监护病房或普通心脏病房，直接将 STEMI 患者送入心脏导管室尽早行直接 PCI。对于已经到达无直接 PCI 条件医院的 STEMI 患者，如果能在 FMC 后 120 min 内完成转运 PCI，则应该将患者转运至可行 PCI 的医院实施直接 PCI（Ⅰ类推荐，B 级证据）。也可请有资质的医生到有 PCI 设备但不能独立进行 PCI 的医院进行直接 PCI（Ⅱb 类推荐，B 级证据）。需要强调的是，平时应该在公众当中普及心肌再灌注治疗的相关背景知识，以便更好地配合医护人员

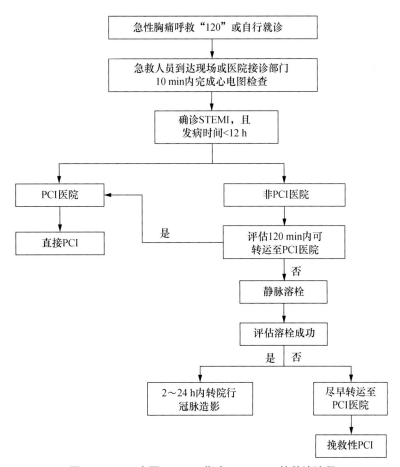

图 5-6　2019 中国 STEMI 指南：STEMI 的救治流程

第五章　ST 段抬高型急性心肌梗死的诊断、溶栓及转运治疗

表 5-8　2016 中国经皮冠状动脉介入治疗指南关于 STEMI 救治减少时间延误的推荐

推荐	类别	等级
对于首诊可开展急诊 PCI 的医院，要求 FMC 至 PCI 的时间 < 90 min	I	A
对于首诊不能开展急诊 PCI 的医院，当预计 FMC 至 PCI 的时间延迟 < 120 min 时，应尽可能将患者转运至有直接 PCI 条件的医院	I	B
根据我国国情，可以请有资质的医生到有 PCI 设备的医院行直接 PCI，但要求 FMC 至 PCI 时间 < 120 min	II b	B
如预计 FMC 至 PCI 的时间延迟 > 120 min，对有适应证的患者，应于 30 min 内尽早启动溶栓治疗（STEMI 诊断到溶栓开始应在 10 min 之内进行——2017 ESC STEMI 指南）	I	A

进行抢救治疗。

二、重视 ST 段抬高型心肌梗死整体规范化救治

　　虽然再灌注治疗是 STEMI 救治成功的关键，但 STEMI 整体规范化救治的各个环节也与患者最终救治效果密切相关，包括应该早期采用有效的抗栓抗凝、镇静止痛、抗交感、防猝死（β 受体阻滞剂）、纠正低钾血症等综合治疗，尤其以早期维持有效的肝素化抗凝和抗栓治疗最为重要。早期给予血管紧张素转化酶抑制剂（angiotensin converting enzyme inhibitor，ACEI）与他汀类药物也可增加 STEMI 治疗获益。另外，整体救治也应包括实时心电、血压监护和除颤器等医疗必备设施的及时到位。

第八节　常见问题及解答

1. STEMI 需要等待确诊后再进行再灌注治疗吗?

　　为了尽早挽救存活心肌，早期 STEMI 诊断治疗不必等待出现心肌坏死标志物的升高、不必等待心电图出现典型 ST 段单向曲线型抬高、不必等待病理性 Q 波形成（即"三不等"），只要典型胸痛超过 20 min，心电图出现 T 波高耸，就应尽早给予再灌注及其他相应治疗。

2. 溶栓前后给予肝素会导致较高出血风险，故应当慎用?

　　由于 STEMI 的病理生理学过程表现为冠状动脉内血栓急剧发生发展，机体呈高凝血栓倾向。凝血酶（II a 因子）在血栓形成过程中发挥了关键作用，早期应用普通肝素阻断凝血酶及红血栓的发生发展至关重要。目前，STEMI 溶栓前临床常用的抗凝药物为普通肝素和低分子量肝素。肝素可迅即激活 AT-III，快速、有效地阻断凝血瀑布的级联反应，阻止血栓的发生发展。因此，应用特异性纤溶酶溶栓必须在有效的抗凝及抗栓基础上进行，确

诊 STEMI 后应该即刻肝素化：常用静脉注射普通肝素 4000 U（50 ~ 70 U/kg），继以 12 U/（kg·h）静脉滴注，溶栓后应该监测 APTT 或 ACT 至对照值的 1.5 ~ 2.0 倍（APTT 为 50 ~ 70 s），通常需维持 48 h。STEMI 时血液系统主要表现为高凝，肝素剂量合适的情况下，出血的概率极低；而且，第三代特异性纤溶酶原激活剂可选择性激活血栓中与纤维蛋白结合的纤溶酶原，其溶栓治疗的血管再通率高，对全身性纤溶活性影响较小，进一步降低了出血风险。总之，STEMI 首次应用普通肝素极少发生出血（因为此时多为高凝倾向），故不应过度担心肝素的出血风险。

3. 溶栓成功后可以继续留在基层医院保守治疗吗? 为什么?

　　不能留在基层医院保守治疗。无论溶栓成功与否，溶栓开始后都应尽快转至有条件行 PCI 的中心，于溶栓后 2 ~ 24 h 实施早期 PCI、必要时植入支架。因为：①一部分 STEMI 患者溶栓未再

通，需要实施补救性PCI开通靶血管，挽救心肌；②一部分STEMI患者虽然溶栓成功，但病变处残余狭窄严重，仍会导致供血心肌缺血不足、心肌重塑和心功能不全；③一部分STEMI患者溶栓虽然成功，靶病变处严重的残余狭窄导致的局部涡流、全身血液的高凝状态、破裂斑块引发的局部血栓以及血管痉挛等，仍可能导致靶血管再次闭塞，发生再次MI，使患者面临更大的危险。

4. MI患者血压正常后可停用ACEI/ARB类药物吗?

不能停药。尤其是合并心力衰竭、高血压、糖尿病、慢性肾病者更应长期使用ACEI/ARB以保护靶器官，并能抑制MI患者心室重构、预防缺血性心肌病。

5. STEMI溶栓成功后，是否可以停用双联抗血小板药物或者改为单抗?

STEMI患者无论是否接受了溶栓或者PCI，都应服用阿司匹林加P2Y$_{12}$受体拮抗剂（替格瑞洛或氯吡格雷）双联抗血小板药物至少12个月，除非存在出血高危等因素。其后才可以在心血管医生指导下更改双抗的治疗方案。

第九节　典型病例

实例：**溶栓后急诊冠脉造影＋支架植入术1例（由北部战区总医院提供）。**

病例简介：男性52岁，于2018-08-09 9:15开始发作剧烈胸痛，至当地医院诊断为"急性前壁ST段抬高型心肌梗死，Killip I级"，于当日11:30当地医院给予静脉推注尿激酶原12 ml＋静滴48 ml溶栓，并立即由"120"急救车转运至北部战区总医院胸痛中心（13:45左右到达）。

经急性心肌梗死绿色通道收入行急诊冠脉造影：左前降支（LAD）近中段狭窄80%伴血栓影像，血流TIMI 3级（图5-7左图）；左回旋支（LCX）远段狭窄70%～80%，右冠状动脉（RCA）正常。考虑LAD为靶血管，溶栓再通，但因病变处残余狭窄较重患者仍反复发作胸痛，决定立即给予LAD近中段支架植入术。首先于LAD近中段进行球囊导管扩张（图5-7右图）。

PCI：于LAD近中段植入3.0 mm×24 mm药物洗脱支架一枚（图5-8左图），术后最终影像见图5-8右图，支架膨胀良好，TIMI血流3级。

术后患者胸痛症状缓解，恢复良好，随访至今无明显不适。

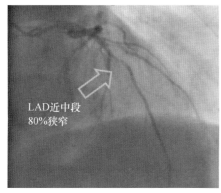
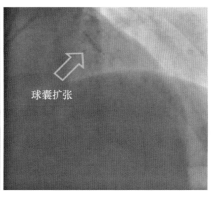

LAD近中段80%狭窄

球囊扩张

图5-7　溶栓后急诊冠脉造影＋支架植入术1例
（左：冠脉造影；右：球囊导管扩张）

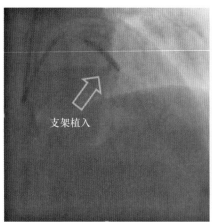
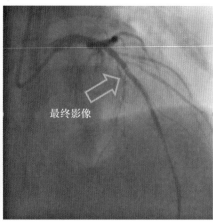

图 5-8　溶栓后急诊冠脉造影＋支架植入术 1 例
（左：支架植入；右：最终影像）

参考文献

［1］Mair J，Jaffe A，Lindahl B，et al. The clinical approach to diagnosing peri-procedural myocardial infarction after percutaneous coronary interventions according to the fourth universal definition of myocardial infarction—from the study group on biomarkers of the European Society of Cardiology（ESC）Association for Acute CardioVascular Care（ACVC）. Biomarkers，2022，27（5）：407-417.

［2］中国心血管健康与疾病报告 2021 概要 . 中国循环杂志，2022，37（6）：553-578.

［3］Li J，Li X，Wang Q，et al. ST-segment elevation myocardial infarction in China from 2001 to 2011（the China PEACE-Retrospective Acute Myocardial Infarction Study）：a retrospective analysis of hospital data. Lancet，2015，385（9966）：441-451.

［4］国家卫生计生委合理用药专家委员会，中国药师协会 . 急性 ST 段抬高型心肌梗死溶栓治疗的合理用药指南（第 2 版）. 中国医学前沿杂志（电子版），2019，11（1）：40-65.

［5］Jia H，Dai J，Hou J，et al. Effective anti-thrombotic therapy without stenting：intravascular optical coherence tomography-based management in plaque erosion（the EROSION study）. Eur Heart J，2017，38（11）：792-800.

［6］中华医学会心血管病学分会，中华心血管杂志编辑委员会 . 急性 ST 段抬高型心肌梗死诊断和治疗指南 . 中华心血管病杂志，2019，47（10）：766-783.

［7］Fazel R，Joseph TI，Sankardas MA，et al. Comparison of reperfusion strategies for ST-segment-elevation myocardial infarction：a multivariate network meta-analysis. J Am Heart Assoc，2020，9（12）：e015186.

［8］Han YL，Liu JN，Jing QM，et al. The efficacy and safety of pharmacoinvasive therapy with prourokinase for acute ST-segment elevation myocardial infarction patients with expected long percutaneous coronary intervention-related delay. Cardiovasc Ther，2013，31（5）：285-290.

［9］Pu J，Ding S，Ge H，et al；EARLY-MYO Investigators. Efficacy and safety of a pharmaco-invasive strategy with half-dose alteplase versus primary angioplasty in ST-segment-elevation myocardial infarction：EARLY-MYO Trial（Early Routine Catheterization After Alteplase Fibrinolysis Versus Primary PCI in Acute ST-Segment-Elevation Myocardial Infarction）. Circulation，2017，136（16）：1462-1473.

［10］Chen ZM，Jiang LX，Chen YP，et al；COMMIT（ClOpidogrel and Metoprolol in Myocardial Infarction Trial）collaborative group. Addition of clopidogrel to aspirin in 45，852 patients with acute myocardial infarction：randomised placebo-controlled trial. Lancet，2005，366（9497）：1607-1621.

［11］Yusuf S，Mehta SR，Chrolavicius S，et al；OASIS-6 Trial Group. Effects of fondaparinux on mortality and reinfarction in patients with acute ST-segment elevation myocardial infarction：the OASIS-6 randomized trial. JAMA，2006，295（13）：1519-1530.

［12］ISIS-2（Second International Study of Infarct Survival）Collaborative Group. Randomised trial of intravenous streptokinase，oral aspirin，both，or neither among 17 187 cases of suspected acute myocardial infarction：ISIS-2. Lancet，1988，2（8607）：349-360.

［13］Sabatine MS，Cannon CP，Gibson CM，et al；

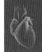
CLARITY-TIMI 28 Investigators. Addition of clopidogrel to aspirin and fibrinolytic therapy for myocardial infarction with ST-segment elevation. N Engl J Med, 2005, 352（12）: 1179-1189.

［14］Wallentin L，Becker RC，Budaj A，et al；PLATO Investigators. Ticagrelor versus clopidogrel in patients with acute coronary syndromes. N Engl J Med，2009，361（11）: 1045-1057.

［15］Wiviott SD，Braunwald E，McCabe CH，et al；TRITON-TIMI 38 Investigators. Prasugrel versus clopidogrel in patients with acute coronary syndromes. N Engl J Med，2007，357（20）: 2001-2016.

［16］中华医学会心血管病学分会介入心脏病学组等. 中国经皮冠状动脉介入治疗指南（2016）. 中华心血管病杂志，2016，44（5）: 382-400.

［17］Byrne RA，Rossello X，Coughlan JJ，et al；ESC Scientific Document Group. 2023 ESC Guidelines for the management of acute coronary syndromes. Eur Heart J，2023，25: ehad191.

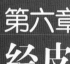

第六章
经皮冠状动脉介入治疗后长期抗血小板药物治疗管理

（韩雅玲 李 洋 李 毅）

血小板活化、聚集是动脉血栓形成的重要因素。药物洗脱支架（drug eluting stent，DES）植入后，其表面的药物等是诱发血小板聚集、导致支架内血栓形成的重要原因。因此，经皮冠状动脉介入治疗（percutaneous coronary intervention，PCI）后加强抗血小板治疗非常必要。抗血小板治疗是一把双刃剑，在降低心血管不良事件发生率的同时，也会带来出血风险。因此，合理、安全、有效抗血小板治疗，平衡治疗获益与出血风险尤为必要。本章将就PCI后长期抗血小板药物治疗的管理进行系统阐述。

第一节 常用抗血小板药物简介

血小板具有黏附、释放、聚集、收缩等多种生理特性，其活化过程非常复杂。抗血小板药物同样种类繁多，其作用受体不同、阻断途径各异、代谢途径不一。临床应用比较普遍的抗血小板药物有环氧酶抑制剂阿司匹林、不可逆性 $P2Y_{12}$ 受体拮抗剂氯吡格雷、强效可逆性 $P2Y_{12}$ 受体拮抗剂替格瑞洛、血小板糖蛋白 $IIb/IIIa$ 受体拮抗剂（glycoprotein $IIb/IIIa$ receptor inhibitor，GPI）替罗非班[1]。

阿司匹林是最早开发的抗血小板制剂，也是目前应用最广泛的抗血小板药物，其主要药理作用是通过抑制环氧酶（cyclooxygenase，COX）从而干扰前列腺素的生物合成。阿司匹林不可逆诱导COX-1的529丝氨酸残基乙酰化，使其活性部位的构象发生改变，不能与花生四烯酸结合，从而阻断后续前列环素及血栓素A2（thromboxane A2，TXA2）的合成，最终抑制TXA2诱导的血小板聚集。阿司匹林还可通过其他作用抑制血小板，包括通过嗜中性粒细胞抑制血小板及促进一氧化氮合成。

氯吡格雷是噻氯吡啶的乙酸衍生物，为无活性的前体药，在肝内转变成活性代谢产物后，其活性硫醇基通过二硫键与 $P2Y_{12}$ 受体的半胱氨酸残基结合，导致 $P2Y_{12}$ 受体的不可逆抑制，从而抑制纤维蛋白原与血小板膜 GP $IIb/IIIa$ 受体之间的附着，活化血小板腺苷酸环化酶，升高血小板内环磷酸腺苷水平，从而发挥抗血小板聚集的作用，还可抑制由胶原和凝血酶诱导的血小板聚集[2-3]。

替格瑞洛为环戊基三唑嘧啶类药物，是一种直接作用、可逆结合的新型口服 $P2Y_{12}$ 受体拮抗剂，其本身即为活性药物，不受肝酶细胞色素P450（CYP450）2C19基因型的影响。与氯吡格雷相比，替格瑞洛具有更快、更强及更一致的抑制血小板效果，对于急诊PCI具有重要价值。除抑制 $P2Y_{12}$ 受体以外，还可通过抑制红细胞膜上腺苷酸平衡型核苷转运体-1对腺苷的摄取，增加血浆腺苷浓度，导致额外的血小板抑制，并增加冠脉血流速度、改善外周动脉功能、减少心肌梗死（myocardial infarction，MI）面积、抑制动脉内膜增生[4-5]。

替罗非班是一种小分子非肽类酪氨酸衍生物，不具有抗原性，通过特异性阻断血小板激活的最后通道 GP Ⅱb/Ⅲa 受体而发挥强大的抗血小板聚集作用，可有效地抑制各种血小板激活剂诱导的血小板聚集，是目前作用最强、最直接的抗血小板制剂[1]。

第二节　经皮冠状动脉介入治疗后长期抗血小板治疗的基本原则

一、稳定性冠心病（stable coronary artery disease，SCAD）[6-12]

（1）植入支架的 SCAD 患者推荐在阿司匹林（100 mg，每天 1 次）基础上给予氯吡格雷（75 mg，每天 1 次）的双联抗血小板治疗（dual anti-platelet therapy，DAPT）。

（2）权衡缺血（如高 SYNTAX 评分、支架内血栓史、植入支架的部位和数量）与出血风险，如行 PCI 的 SCAD 患者缺血风险高危且出血低危，可考虑在阿司匹林基础上予替格瑞洛替代氯吡格雷。

（3）推荐有消化道疾病史、接受 DAPT 的患者联合应用质子泵抑制剂（proton pump inhibitor，PPI），基于药物间相互作用研究，奥美拉唑和艾美拉唑与氯吡格雷发生相互作用的倾向最大，泮托拉唑和雷贝拉唑与氯吡格雷发生相互作用的倾向最小。

（4）不推荐行常规血小板功能检测来调整抗小板治疗策略。

（5）冠脉植入 DES 的 SCAD，不论何种类型的支架，推荐行 6 个月阿司匹林联合氯吡格雷的 DAPT。

（6）对于存在高出血风险的 SCAD 患者，可考虑进行 3 个月的 DAPT。

（7）对于经药物涂层球囊治疗的 SCAD 患者，考虑进行 6 个月的 DAPT。

（8）对于植入完全生物可降解支架的 SCAD 患者，应考虑进行至少 12 个月的 DAPT。

（9）对于耐受 DAPT 无出血并发症、出血风险低但血栓风险高的 SCAD 患者，可考虑进行 > 6 个月且 ≤ 30 个月的包含氯吡格雷的 DAPT。

（10）对于 3 个月 DAPT 考虑不够安全的 SCAD 患者，可考虑进行 1 个月的 DAPT。

（11）停 P2Y$_{12}$ 受体抑制剂后，推荐阿司匹林行终身抗血小板治疗。

（12）不同性别患者，均建议相似的 DAPT 类型及时程。

二、急性冠脉综合征（acute coronary syndrome，ACS）（图 6-1）[6-12]

（1）植入 DES 的 ACS 患者推荐在阿司匹林（100 mg，每天 1 次）基础上给予替格瑞洛（90 mg，每天 2 次）的 DAPT。

（2）植入 DES 不能耐受替格瑞洛的 ACS 患者（包括陈旧性颅内出血或有口服抗凝药适应证的患者），推荐在阿司匹林（100 mg，每天 1 次）基础上给予氯吡格雷（75 mg，每天 1 次）的 DAPT。

（3）推荐接受溶栓治疗的急性 ST 段抬高型心肌梗死（ST-segment elevation myocardial infarction，STEMI）患者在阿司匹林（100 mg，每天 1 次）基础上给予氯吡格雷（75 mg，每天 1 次）的 DAPT。STEMI 溶栓患者不推荐使用替格瑞洛，但溶栓后行 PCI 的患者，可权衡出血和缺血风险，考虑在溶栓 48 h 后使用替格瑞洛。

（4）不推荐行常规血小板功能检测来调整抗小板治疗策略。

（5）冠脉植入 DES 的 ACS 患者，除非存在高出血风险禁忌证，推荐行 12 个月阿司匹林联合一种 P2Y$_{12}$ 受体抑制剂的 DAPT。

（6）对于植入 DES 的存在高出血风险的 ACS

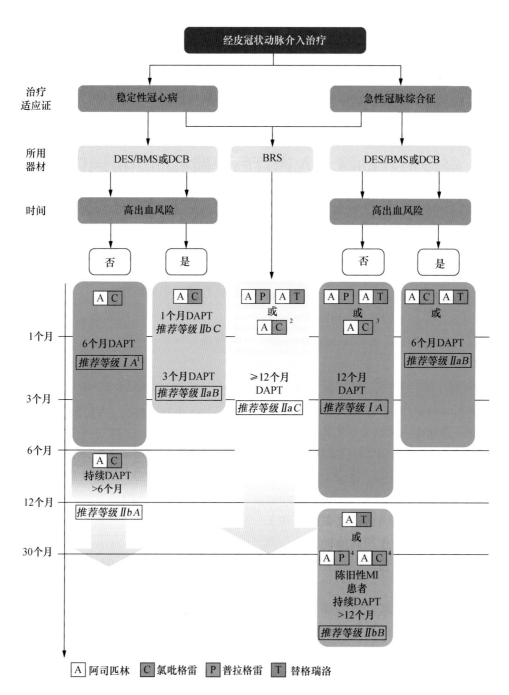

图 6-1　PCI 后 DAPT 疗程推荐

（摘自：2017 ESC 双联抗血小板治疗指南）

ACS，急性冠脉综合征；BMS，裸金属支架；BRS，生物可吸收支架；DCB，药物涂层球囊；DES，药物洗脱支架；冠状动脉疾病高出血风险：DAPT 期间自发性出血风险增加（如 PRECISE-DAPT 评分≥ 25 分）。

图形颜色代表 ESC 推荐级别（绿色代表 I 类推荐；黄色代表 II a 类推荐；橘黄色代表 II b 类推荐）。

同一行内的治疗策略按字母顺序排序，除非另有说明没有优先建议。

[1] DCB 治疗后应考虑进行 6 个月的 DAPT。

[2] 如果稳定性冠心病患者或者某些 ACS 患者不适合应用普拉格雷或替格瑞洛治疗。

[3] 如果患者不适合应用普拉格雷或替格瑞洛治疗。

[4] 如果患者不适合应用替格瑞洛治疗。

患者，应考虑行 6 个月的 DAPT。

（7）3～6 个月 DAPT 后无事件且无高缺血风险的患者，可考虑采用单一抗血小板治疗（优先考虑 $P2Y_{12}$ 受体抑制剂）；高出血风险患者可考虑在 1 个月 DAPT 后接受阿司匹林或 $P2Y_{12}$ 受体抑制剂单药治疗。

（8）不推荐在 ACS 发病最初 30 天内进行 $P2Y_{12}$ 受体抑制剂的降阶治疗（即由强效 $P2Y_{12}$ 受体抑制剂转换至氯吡格雷）。

（9）对于植入完全生物可降解支架的 ACS 患者，应考虑进行至少 12 个月 DAPT。

（10）对于耐受 DAPT 且无出血并发症的 ACS 患者，可考虑进行＞ 12 个月的 DAPT，比如＞ 6 个月且≤ 30 个月的包含氯吡格雷的 DAPT。

（11）对于耐受 DAPT 且无出血并发症的 MI 和高血栓风险［定义为年龄≥ 50 岁合并以下至少 1 条高危因素：年龄≥ 65 岁，需要药物治疗的糖尿病，2 次自发 MI 史，多支病变或慢性肾功能不全（估算肾小球滤过率（eGFR）＜ 60 ml/min］的患者，与氯吡格雷相比，更倾向于＞ 12 个月可长达 3 年的阿司匹林联合 60 mg 替格瑞洛（每天 2 次）的 DAPT。

（12）停 $P2Y_{12}$ 受体抑制剂后，推荐阿司匹林行终身抗血小板治疗。

（13）对于 ACS 患者 12 个月后的长期抗血小板治疗策略，可考虑采用 $P2Y_{12}$ 受体抑制剂单药

替代阿司匹林。

（14）不同性别患者，均建议相似的 DAPT 类型及时程。

三、抗血小板药物间的相互转换[5]

见图 6-2。

四、ACS 特殊人群抗血小板治疗[13]

1. 高龄患者

高龄（≥ 75 岁）ACS 患者临床表现常不典型，且冠状动脉多支病变及复杂病变常见，缺血事件发生率常高于非高龄 ACS 患者。随着年龄的增长，多种凝血因子血浆水平发生变化导致出凝血功能紊乱，加之常合并多种疾病如心力衰竭、高血压、糖尿病、卒中及肾功能不全等，多种药物联合使用较为常见，所以高龄也是 ACS 患者诊疗过程中出血的主要危险因素之一。此外，高龄患者常被排除在随机对照研究之外，因此高龄 ACS 患者的抗血小板治疗缺乏循证医学证据，更应谨慎用药。2019 年 ACC 公布的 GLOBAL LEADERS 研究比较了替格瑞洛单抗治疗组（阿司匹林联合替格瑞洛 DAPT 1 个月后行替格瑞洛单抗治疗 23 个月），和标准 DAPT 治疗组（ACS 为替格瑞洛＋阿司匹林，SCAD 为氯吡格雷＋阿司匹林 1 年，

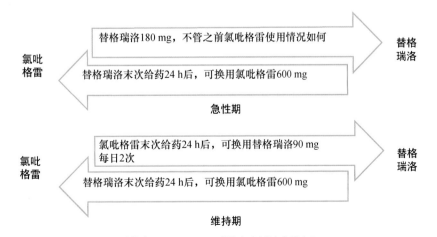

（摘自：2017 ESC 双联抗血小板治疗指南）

图 6-2 抗血小板药物间的相互转换

绿色箭头：ACS 患者急性期由氯吡格雷改为替格瑞洛时有临床证据。

橙色箭头：目前无临床证据

急性期指住院期间

继以阿司匹林单抗治疗1年）的有效性和安全性，2年随访分析显示：＞75岁的老年患者中，替格瑞洛单抗治疗组主要终点（死亡及非致死性心肌梗死）发生率显著低于对照组。

建议：对于年龄≥75岁的ACS患者，在阿司匹林基础上选择氯吡格雷作为首选的P2Y$_{12}$受体抑制剂。用法：75 mg、每天1次，如此次发病前未用此药，建议予负荷量300 mg。建议DAPT疗程为12个月，可根据患者缺血与出血风险适当延长或缩短。

2. 合用口服抗凝药患者

长期口服抗凝药物（oral anticoagulation，OAC）是高危非瓣膜病心房颤动（non-valvular atrial fibrillation，NVAF）患者预防血栓栓塞的基石。当此类患者接受PCI治疗后，往往需要DAPT。但几项大型注册研究显示，三联抗栓治疗导致大出血的风险是OAC或DAPT单独用药的3～4倍。

建议：①低出血风险（HAS-BLED评分≤2分）的ACS合并心房颤动患者，不论支架的类型，起始新型口服抗凝药（NOAC）或华法林＋阿司匹林及氯吡格雷三联抗栓治疗持续6个月，再NOAC或华法林＋阿司匹林或氯吡格雷治疗至12个月；②高出血风险（HAS-BLED评分≥3分）的ACS合并NVAF患者，不论临床状况（SCAD或

ACS）和植入支架类型（BMS或新一代DES），应根据缺血风险给予起始NOAC或华法林＋氯吡格雷双联治疗，或NOAC/华法林＋阿司匹林＋氯吡格雷三联抗栓治疗持续1个月，再NOAC或华法林＋阿司匹林或氯吡格雷双联抗栓至12个月；③在联用华法林及阿司匹林和（或）氯吡格雷的患者中，应小心调整华法林剂量，目标INR应为推荐治疗窗的低值，INR达标时间应大于目标治疗窗低值的65%～70%；④不推荐替格瑞洛与阿司匹林及OAC联用进行抗栓治疗；⑤如使用NOAC，可考虑以下方案以减少出血风险：a. 达比加群110 mg、每天2次基础上，加用氯吡格雷75 mg、每天1次；b. 利伐沙班15 mg、每天1次基础上，加用氯吡格雷75 mg、每天1次；c. 利伐沙班2.5 mg、每天2次基础上，联合DAPT（氯吡格雷75 mg、每天1次＋阿司匹林100 mg、每天1次）（图6-3，提示6-1）。

提示6-1 不适合抗凝和抗血小板联合治疗的情况	
预期寿命短	恶性肿瘤
依从性差	精神疾病
终末期肾病	高龄
大出血/出血性卒中病史	酗酒
贫血	双联抗栓治疗中临床显著出血

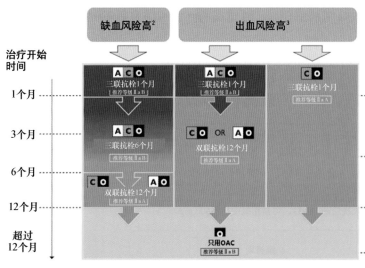

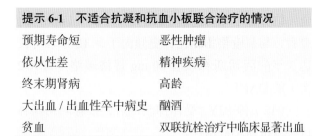

有OAC指征的PCI患者DAPT治疗[1]：

三联治疗指DAPT（阿司匹林+氯吡格雷）+口服抗凝药（OAC）；双联治疗指单一的抗血小板药物（阿司匹林或氯吡格雷）+OAC；

[1] 推荐PCI围术期常规使用阿司匹林+氯吡格雷，无论其他治疗策略如何。暂不推荐替格瑞洛

[2] 高缺血风险指有缺血的临床表现或有增加心肌梗死发生风险的危险因素

[3] 可使用HAS-BLED或ABC评分评估

图6-3　口服抗凝药患者DPT疗程推荐

（摘自：2017 ESC双联抗血小板治疗指南）

3. 卒中 / 短暂性脑缺血发作（transient ischemic attack，TIA）患者

卒中目前已经成为全球第二大致死病因，约 12.3% ～ 16.6% 的 ACS 患者有卒中 /TIA 病史。既往卒中 /TIA 病史显著增加卒中风险，1 年内发生非致命性颅内出血的风险是无卒中和 TIA 病史患者的 3.03 倍。因此，ACS 合并卒中的患者缺血和出血风险均显著增高，抗血小板治疗更应该兼顾出血和缺血的平衡。

建议：①既往有缺血性卒中或 TIA 病史的 ACS 患者，推荐阿司匹林（100 mg、每天 1 次）＋氯吡格雷（75 mg、每天 1 次）持续 12 个月；② ACS 应用 DAPT 期间发生颅内出血，应停用 DAPT，权衡出血和再发缺血事件的风险，于病情稳定 2 ～ 8 周后，适时恢复适度的抗栓治疗，可先启用氯吡格雷治疗，随后继续应用 DAPT。

4. 近期消化道出血病史患者

抗血小板药物在减少心血管事件的同时，可增加消化道出血的风险，尤其对于消化道出血风险较高者［具有胃肠道溃疡或出血病史者；或长期使用非甾体抗炎药（nonsteroidal anti-inflammatory drugs，NSAID）或糖皮质激素；或具有下列 2 项或更多危险因素：年龄≥ 65 岁、消化不良、胃食管反流病、幽门螺杆菌感染或长期饮酒］。真实世界中，行 PCI 出院后自发性出血人群中，消化道出血约占 77.2%。

阿司匹林增加胃肠出血风险的机制包括两个方面：一是对正常消化道黏膜有直接刺激作用，破坏消化道黏膜屏障；二是抑制环氧化酶，减少前列腺素的合成，从而减少胃黏膜血流量，不利于胃黏膜的修复。P2Y$_{12}$ 受体抑制剂并不直接损伤消化道黏膜，但可抑制血小板衍生生长因子和血小板释放的血管内皮生长因子，从而阻碍新生血管生成并影响溃疡愈合。消化道出血不仅影响患者预后而且降低其治疗依从性，因此该类患者的抗血小板治疗应充分权衡获益与风险。

建议：①具有高危消化道出血风险的 ACS 患者（包括老年人、服用华法林、糖皮质激素或者 NSAID 等），推荐在氯吡格雷和阿司匹林 DAPT 基础上服用 PPI 1 ～ 3 个月。②既往有消化道出血史及抗血小板治疗过程中发生消化道出血的 ACS 患者，应联合应用 PPI 3 ～ 6 个月，其后可考虑继续或间断服用 PPI。③ DAPT 期间发生消化道出血的患者，在尽快明确出血原因并积极治疗原发病的基础上，应权衡出血和缺血风险决定是否停用抗血小板治疗及何时恢复抗血小板治疗。轻度出血无需停用 DAPT，如有明显出血（血红蛋白下降＞ 3 g 或需要住院治疗，但未引起血流动力学紊乱），可考虑首先停用阿司匹林，如出现危及生命的活动性出血，可停用所有抗血小板药物。病情稳定后，在确保安全的情况下尽快恢复抗血小板治疗，一般 3 ～ 5 天后恢复氯吡格雷，5 ～ 7 天后恢复阿司匹林。④服用替格瑞洛发生消化道出血的患者，建议停用替格瑞洛，如轻、中度出血可考虑直接换用氯吡格雷，重度出血需停用 P2Y$_{12}$ 受体抑制剂治疗者，在出血停止后换用氯吡格雷。

5. 糖尿病患者

糖尿病患者是心血管疾病的高危人群，约 32% 的 ACS 人群合并糖尿病。与非糖尿病患者比较，糖尿病患者多为高龄、合并症［如高血压、动脉粥样硬化性疾病、慢性肾脏病（chronic kidney disease，CKD）、左心室功能不全等］发病率高。ACS 合并糖尿病的患者不仅血栓风险增高，而且出血风险也明显增高。研究表明，ACS 合并糖尿病患者血栓的数量及结构与单纯 ACS 患者存在显著差异，主要表现为数量增多、纤维蛋白排列紊乱的低张力血栓以及微血栓数量更多、血栓自溶的时间更长。糖尿病患者的血小板常存在多个信号通路的异常调节，包括受体和细胞内下游信号的异常，从而导致血小板反应性增高。因而，抗血小板药物治疗在 ACS 合并糖尿病患者中显得尤为重要。

建议：①合并糖尿病的 ACS 和（或）PCI 患者，推荐阿司匹林（100 mg、每天 1 次）＋替格瑞洛（90 mg、每天 2 次）或阿司匹林（100 mg、每天 1 次）＋氯吡格雷（75 mg、每天 1 次）治疗至少 12 个月；②合并糖尿病的 ACS 患者行 PCI 后，可给予三联抗血小板治疗（阿司匹林＋氯吡格雷＋西洛他唑）6 ～ 9 个月，后维持 DAPT 至少 12 个月。

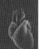

6. 合并慢性肾脏病患者

慢性肾脏病（CKD）是严重危害人类健康的慢性疾病之一，一项全美范围的急性冠脉治疗干预注册研究表明，30.5% 的 STEMI 以及 42.9% 的非 ST 段抬高型心肌梗死患者合并 CKD。合并 CKD 的 ACS 患者因肾功能不全，可能存在血小板功能障碍及异常的凝血级联反应，同时具有出血及血栓形成倾向。TRILOGYACS 研究表明，合并 CKD 的 ACS 患者其出血、缺血发生率会随着 CKD 的恶化而升高，而且受损的肾脏还可能导致血小板治疗药物低反应。因此对合并 CKD 的 ACS 患者给予有效的抗血小板药物干预及指导是非常必要的。

建议：①对重度肾功能不全（eGFR < 30 ml/min）患者，应首选阿司匹林 100 mg、每天 1 次＋氯吡格雷 75 mg、每天 1 次；②对轻中度肾功能不全（30 ml/min < eGFR < 90 ml/min）患者，推荐阿司匹林（100 mg、每天 1 次）＋氯吡格雷（75 mg、每天 1 次）或阿司匹林（100 mg、每天 1 次）＋替格瑞洛（90 mg、每天 2 次）；③对于 CKD 患者，如需联用 ARB 治疗，DAPT 首选氯吡格雷＋阿司匹林。

7. 合并痛风 / 高尿酸血症患者

痛风指急性特征性关节炎和慢性痛风石疾病，近 10 年的流行病学研究显示，我国不同地区痛风患病率为 0.86% ～ 2.20%。相较于非痛风者，痛风患者非致命性心肌梗死风险更高。高尿酸血症是痛风发生发展的重要生化基础及最直接病因，随着血尿酸水平的升高，超过其饱和度而析出结晶时，便会附着于血管壁，从而损伤血管内皮细胞并促进冠状动脉粥样硬化斑块的形成。高尿酸血症是女性全因死亡和冠心病死亡的独立危险因素。高尿酸血症对男性和女性冠心病的发生和预后影响不同，可能与雌激素水平的影响有关。血尿酸水平每升高 60 μmol/L，女性心血管疾病病死率和缺血性心脏病病死率分别增加 26% 和 30%，男性则分别增加 9% 和 17%。

建议：①痛风急性发作时首选氯吡格雷 75 ～ 150 mg、每天 1 次，病情稳定后尽早服用阿司匹林 75 ～ 100 mg、每天 1 次＋氯吡格雷 75 mg、每天 1 次，6 ～ 12 个月后改为氯吡格雷 75 mg、每天 1 次，长期维持；②植入支架后服用 DAPT 过程中发生痛风，应权衡缺血和痛风危害，可考虑在氯吡格雷和阿司匹林 DAPT 基础上合用抗痛风药物；③ ACS 合并痛风治疗，应考虑阿司匹林对血尿酸的影响，小剂量阿司匹林（75 ～ 325 mg、每天 1 次）可轻度升高血尿酸，一旦证实阿司匹林增加了痛风风险，立即停用阿司匹林或换用西洛他唑＋氯吡格雷。

8. 缺铁性贫血患者

荟萃分析表明，相较于非贫血 ACS 患者，贫血 ACS 患者长期死亡风险、心力衰竭、心源性休克以及大出血的风险均显著升高。又因贫血是 ACS 患者出血性及缺血性事件风险的独立因素，因此，对于合并缺铁性贫血的 ACS 患者的抗血小板治疗，应同时综合衡量出血及缺血的风险。

建议：①贫血患者选择抗栓治疗时需充分权衡缺血和出血风险，如果贫血原因不明或难以纠正，应限制使用 DES，因为后者需延长 DAPT 的时间；②经 DES 治疗后的 ACS 合并贫血患者，推荐 DAPT 治疗 12 个月，治疗过程中应对出血风险及骨髓抑制风险进行监测，并依据实际情况调整 DAPT 疗程，如患者伴高出血风险，则应考虑 DAPT 治疗 6 个月后停用 $P2Y_{12}$ 受体抑制剂。

9. 血小板减少患者

ACS 合并血小板减少患者分为两种情况，一是发生 ACS 之前已存在较低的血小板计数，二是 ACS 发病之后才出现血小板计数降低。就前者而言，血小板计数低的患者可见血小板体积增大（增大的血小板更易黏附在血管壁表面，诱发血栓形成）以及血小板微粒增多（这可在一定临床环境中促进血栓形成），预示了该类患者随后发生 ACS 的风险增加。而 ACS 之后出现的较低血小板计数，主要原因大多与治疗相关，如抗血栓药物（肝素或 GPI）。ACS 患者出现血小板减少的情况时，往往使临床处理更为棘手。一方面，ACS 需强化抗血小板治疗；另一方面，血小板减少的情况不建议继续抗血小板治疗，否则可能增加出血风险。

2017 年欧洲心脏病学会（ESC）发表了对于 ACS 合并血小板减少患者的处理意见，建议将血小板减少分为轻度［血小板计数＞（100～150）×10^9/L］、中度［血小板计数（50～100）×10^9/L］和重度（血小板计数＜50×10^9/L）。轻度血小板减少不影响抗血小板治疗策略。中度血小板减少且无活动性出血的情况下，可行 PCI，PCI 后给予1 个月 DAPT，后改为氯吡格雷单药治疗；如未行PCI，可予氯吡格雷单药治疗，无论何种治疗，均合用 PPI。重度血小板减少应停用所有抗血小板药物，并避免行 PCI。

我国特殊人群抗血小板治疗共识建议：①如 ACS 患者血小板计数＜100×10^9/L 且＞60×10^9/L，需谨慎评估 DAPT 的安全性。低出血风险患者可首选氯吡格雷联合阿司匹林治疗，高出血风险患者可考虑使用单药（氯吡格雷或阿司匹林）治疗，避免使用替格瑞洛；②如 ACS 患者血小板计数＜60×10^9/L 且＞30×10^9/L，建议使用单药（氯吡格雷或阿司匹林）维持治疗，避免使用替格瑞洛；③如 ACS 患者血小板计数＜30×10^9/L 建议停用所有抗血小板药物，并避免行 PCI；④如 ACS 患者血小板计数短期下降幅度超过 30×10^9/L，不建议继续抗血小板治疗，应积极纠正原发疾病后再评估抗血小板治疗的安全性。

10. 非心脏外科手术围术期患者

大型队列研究显示，PCI 术后 2 年，行非心脏外科手术的概率约为 22.5%。对于这部分患者，尤其是需要尽快行外科手术的患者，继续应用抗血小板治疗可能引起围术期出血风险，但若停用则可能发生支架内血栓，这是一个两难的抉择。

建议：（1）根据手术出血风险及心血管事件风险调整抗血小板药物：①出血低风险的小手术，可不停用抗血小板药物；高风险者应停用，必要时输注血小板和采用特殊止血方法（表 6-1）；②心血管事件低风险者，术前 7～10 天停用，术后 24 h 恢复；心血管事件中至高风险者，可不停用抗血小板药物，但需注意出血风险。

（2）冠状动脉支架植入患者：①植入 BMS 患者的非心脏手术应推迟到 30 天以后，植入 DES患者则应推迟 6 个月以后，围术期可继续服用阿司匹林。②近期植入支架的患者，非心脏手术前停用 P2Y$_{12}$ 受体抑制剂后，可考虑使用 GPI 作为桥接治疗。③若患者植入支架后因外科手术必须调整抗血小板治疗，应继续阿司匹林治疗，并在术后尽快恢复 P2Y$_{12}$ 受体抑制剂治疗。④围术期需中断抗血小板药物者，术前 3～5 天停用替格瑞洛，术前 5～7 天停用氯吡格雷，术后 24 h 恢复使用。

（3）非心脏手术患者：①患者近期伴有心肌梗死或其他缺血高风险，需选择 DAPT 进行治疗，择期手术可推迟 6 个月。②如在 DAPT 开始后 1个月内行择期非心脏手术，不建议停用 DAPT。③氯吡格雷于术前 5 天停用，替格瑞洛于术前 3天停用。

表 6-1　常见手术及操作的出血风险

风险分级	手术类型
低风险	内镜检查，外科操作，皮肤浅表手术，脓肿切开引流，皮肤活检
中风险	经内镜取组织活检，前列腺和膀胱活检
高风险	脊髓或硬膜外麻醉，腹部外科手术，肝脏活检

表 6-2　不同类型手术后 30 天内发生不良心脏事件的风险

风险分级	发生风险	手术类型
低风险	＜1	体表手术，甲状腺/乳腺手术，无症状颈动脉狭窄手术（颈动脉内膜剥脱术或颈动脉支架术）
中风险	1～5	腹腔手术，症状性颈动脉狭窄手术（颈动脉内膜剥脱术或颈动脉支架术），外周动脉成形术，腔内血管瘤修补术，头颈部手术
高风险	＞5	主动脉及大血管手术，开放式下肢血运重建术或截肢术或取栓术，十二指肠/胰腺手术，肝切除术，胆道手术，消化道穿孔修补术，肝移植术

（摘自：2018 年中国急性冠状动脉综合征特殊人群抗血小板治疗的中国专家建议）

第三节　经皮冠状动脉介入治疗后抗血小板治疗合并出血的综合评估与对策

一、一般原则

对于抗栓治疗合并出血的 ACS 患者，如何做到迅速控制出血并兼顾缺血风险是临床医生经常面临的两难境地。ACS 合并大出血本身增加死亡风险，而发生出血后停用抗栓药物可能导致缺血事件，后者亦增加死亡风险。因此，一旦发生出血应进行综合评估并权衡利弊，制订个体化的临床方案[14-15]。

1. 出血相关评估

依据出血程度（BARC 出血分型）、部位、原因及止血方法对出血患者进行评估并采取不同的干预措施（表 6-3，表 6-4）[16]。

2. 缺血相关评估

与缺血事件相关的因素较多，临床医生需结合临床特征、病变特征、介入操作及器械特征、术中并发症、PCI 时间以及血小板功能等综合评估（表6-5）[17]。

3. 临床决策路径

对于 ACS 抗栓治疗合并出血的患者，应尽快完成出血与缺血双评估，在选择合理止血方案的基础上，决定后续抗栓治疗策略。在出血的评估与处理、缺血风险的评估和抗栓策略调整等过程中，心血管内科医师必须与相关学科密切协作，在整合多学科意见的基础上做出最佳临床决策。

4. 输血有关问题

严重出血可导致循环衰竭乃至死亡，但输血本身也可导致或加重炎症反应，输血适应证把握不当可能增高病死率。一般建议，血红蛋白低于

表 6-3　2011 年出血学术研究会（BARC）制定的 BARC 出血分型	
出血类型	临床指征
0 型	无出血
1 型	无需立即干预的出血，患者无需因此就医或住院，包括出血后未经咨询医生而自行停药等情况
2 型	任何明显的、有立即干预征象的出血（如出血量多于根据临床情况估算的出血量，包括仅在影像学中发现的出血），但尚达不到以下 3～5 型标准，但符合以下至少 1 项者：①需要内科、非手术干预；②需住院或提升治疗级别；③需要进行评估
3 型	
3a 型	明显出血且血红蛋白下降 3～5 g/dl；需输血的明显出血
3b 型	明显出血且血红蛋白下降≥5 g/dl；心脏压塞；需外科手术干预或控制的出血（除外牙齿、鼻部、皮肤和痔疮）；需静脉应用血管活性药物的出血
3c 型	颅内出血（除外微量脑出血、脑梗死后出血性转化，包括椎管内出血）；经尸检、影像学检查、腰椎穿刺证实的亚型；损害视力的出血
4 型	冠状动脉旁路移植术（CABG）相关的出血：①围术期 48 h 内颅内出血；②胸骨切开术关胸后为控制出血而再次手术；③48 h 内输入≥5 单位全血或浓缩红细胞；④24 h 内胸管引流≥2 L
5 型	致死性出血
5a 型	未经尸检或影像学检查证实的临床可疑的致死性出血
5b 型	经尸检或影像学检查证实的确切的致死性出血

表 6-4　出血相关评估的主要内容与意义

要素	内容	意义
出血程度	BARC 出血分型、血流动力学状态、是否需要输血、血红蛋白下降程度等	小出血（如 BARC ＜ 3 型）或经局部处理能完全控制的出血，应予严密监测，一般无需中断抗血小板治疗
出血部位	穿刺部位、皮肤黏膜、消化道、颅内、腹膜后等	穿刺部位和皮下出血一般无需中断抗血小板治疗
出血原因	穿刺、插管或压迫止血相关，外伤或创伤（如拔牙、内镜检查、非心脏手术等），溃疡或胃黏膜损伤（如药物、Hp 感染等）、脑血管畸形、脑淀粉样血管病等，血液系统疾病（如凝血因子病、HIT 或 HITTS 等）	明确原因对于选择止血方法、预估止血效果具有重要意义
止血方法	存在有效止血方法，经局部处理能完全控制；无有效止血方法或采用特定方法仍无法控制	对于无有效止血方法的大出血应早期中断抗血小板治疗

注：Hp，幽门螺杆菌；HIT，肝素诱发的血小板减少症；HITTS，肝素诱发的血小板减少症伴血栓形成综合征

表 6-5　缺血相关评估的主要内容与意义

要素	内容	意义
冠心病诊断	SCAD、NSTE-ACS、STEMI	按发生血栓事件的风险依次为 SCAD ＜ NSTE-ACS ＜ STEMI；ACS 患者无论是否植入支架，或无论植入何种 DES，DAPT 应尽可能维持使用至 12 个月
临床合并症	高龄、糖尿病、恶性肿瘤、高脂血症、妊娠、创伤、应激反应等	应结合临床、病变和介入情况综合评估缺血事件风险
靶血管病变	左主干病变、主动脉-冠状动脉开口病变、分叉病变、小血管病变、严重钙化病变、冠状动脉瘤样扩张等	左主干病变 PCI 术后尤应警惕血栓风险；严重钙化病变预处理不充分易出现支架贴壁不全并增加血栓事件风险
PCI 复杂程度	分叉病变双支架术、弥漫长支架（full metal jacket）、重叠支架等	分叉病变双支架术、重叠支架、弥漫长支架等术后亚急性血栓风险增高
支架性能	支架类型：BMS、DES、BVS 等 DES 分代：第一代 DES、新一代 DES 涂层类型：无涂层、可降解涂层、永久聚合物涂层	第一代 DES（如 Cyper 系列、Taxus 系列）采用的永久聚合物涂层，可增高晚期支架内血栓风险。采用氟聚合物涂层或 BioLink 涂层的新一代 DES（如 Xience 系列、Rosolute 系列等），以及采用完全可降解涂层或无涂层的 DES，术后晚期血栓发生率较低，必要时可考虑早期停用 P2Y$_{12}$ 受体抑制剂
术中合并症	高血栓负荷、无复流、夹层、急性闭塞、贴壁不全、支架脱载等	术者判断术后血栓闭塞等风险
距 PCI 时间	1 周内、1 个月内、3 ～ 6 个月、≥ 12 个月	支架植入后 1 周内亚急性支架内血栓风险较高，1 个月内停用 DAPT 的血栓风险也较高；部分新一代 DES（如 Resolute、Xience 等）必要时可考虑早期（1 ～ 3 个月）停用 DAPT

摘自：2016 年中国急性冠脉综合征抗栓治疗合并出血防治多学科专家共识
注：PCI，经皮冠状动脉介入治疗；SCAD，稳定性冠心病；NSTE-ACS，非 ST 段抬高型急性冠脉综合征；STEMI，ST 段抬高型心肌梗死；BMS，裸金属支架；DES，药物洗脱支架；BVS，生物可降解支架；ACS，急性冠脉综合征；DAPT，双联抗血小板治疗

70 g/L 时应考虑输血，但仅建议将血红蛋白升至 70 ～ 90 g/L。有研究显示，通过输血将血红蛋白升至 90 ～ 110 g/L 反而升高病死率。因而，只要患者生命体征平稳，临床上不建议过多输血。

二、消化道出血

（一）上消化道出血

成人上消化道出血（UGIB）的病死率为 2.5%～

10.0%，尽管内镜和抗酸药物已得到广泛应用，再出血率仍高达 13%。

1. 风险评估

主要依据临床症状、实验室检查及内镜检查进行风险评估，内容包括：①临床评估：结合症状与体征评估血流动力学是否稳定，是否需要给予液体复苏治疗。②实验室评估：血细胞比容 < 25% 或血红蛋白 < 80 g/L 伴心率加快、鼻胃管抽出红色血液提示严重上消化道出血；对于血尿素氮（BUN） < 6.5 mmol/L（18.2 mg/dl），血红蛋白 ≥ 130 g/L（男性）或 ≥ 120 g/L（女性），收缩压 ≥ 110 mmHg，脉搏 < 100 次/分，且无黑便、心功能不全、晕厥和肝脏疾病者为低危患者，可暂不进行干预。③危险评分：建议请内镜医生会诊，对所有急性上消化道出血患者进行危险评分。

2. 抗血小板治疗策略的调整

ACS 抗栓治疗过程中一旦发生上消化道出血，应综合评估缺血与出血风险；小出血（如 BARC 出血分型 < 3 型）患者，可在充分止血及监测下继续服用抗血小板药物；严重出血（如 BARC 出血分型 ≥ 3 型）患者，应考虑减少药物种类及剂量。当出血无法控制或可能威胁生命时，应立即停药，并予血小板输注等治疗；对于血栓事件高风险的患者（如 BMS 植入 ≤ 1 个月或 DES 植入 ≤ 3 个月），应积极采用内镜下止血治疗，并尽可能保留 DAPT；对于溃疡性出血复发危险较高的患者，不建议使用氯吡格雷替代阿司匹林，而应该给予阿司匹林联合 PPI 治疗[18]。

满足以下条件考虑出血已经得到控制，5 天后可恢复使用抗血小板药物：①血流动力学稳定；②不输血情况下，血红蛋白稳定；③ BUN 不继续升高；④肠鸣音不活跃；⑤便潜血转阴（非必需条件）。

3. 药物治疗

PPI 是预防和治疗抗血小板药物致消化道损伤的首选药物。对于无法或需延迟进行内镜检查的患者，建议立即给予静脉 PPI，必要时可联合胃黏膜保护剂治疗。禁用静脉止血剂、抗纤溶剂（如止血敏、止血芳酸等）。

4. 再出血的预防与处理

再出血本身也可导致病死率增高。内镜止血后再发出血的预测因素包括血流动力学不稳定、内镜下活动性出血、溃疡大于 2 cm、溃疡位于胃小弯上部或十二指肠后部、血红蛋白低于 100 g/L 和需要输血等。

再出血的治疗措施包括再行内镜止血、经导管动脉栓塞和外科手术，往往需要多学科联合决策。对于无法控制的出血应考虑靶向或经验性经导管动脉栓塞治疗。内镜和放射介入治疗无效患者需行外科止血手术治疗。

对于长期应用 NSAID 导致的溃疡性出血，应重新评估是否应该继续服用 NSAID。必须服用时，应尽量服用选择性 COX-2 的 NSAID，尽可能使用最低有效剂量并联用 PPI。需长期服用抗栓药物且有消化性溃疡病史者，应注意检测并根除幽门螺杆菌（Hp）。定期复查便潜血及血常规，及早发现出血并发症。

（二）下消化道出血

1. 影像学检查评估

结肠镜是目前明确急性下消化道出血病因的主要方法，早期检查能提高出血部位的检出率，但应注意掌握检查时机。在常规内镜检查未明确病因时，可以采用胶囊内镜及小肠镜检查。CT 血管造影术和放射性核素显像有助于明确出血原因和定位。钡剂灌肠及结肠双重对比造影应在出血停止后进行。

2. 抗血小板药物的调整

下消化道出血的基础病因包括小肠血管发育异常、肠道缺血性疾病、炎性肠病、肠道肿瘤、憩室出血和痔等。对于临床表现隐匿，无特殊不适，BARC 出血分型 < 3 型的患者，在严密监测治疗的情况下无需停用抗血小板药物。对于 BARC 出血分型 ≥ 3 型的患者，应考虑减少药物种类及剂量乃至暂时停药。对于血栓高风险的患者，待出血停止后应尽早恢复抗栓治疗，并优先考虑恢复使用 $P2Y_{12}$ 受体抑制剂。

3. 止血治疗方案

下消化道出血的止血治疗方法包括内镜止血

治疗、介入栓塞治疗及外科手术治疗。如果无法经内镜明确出血位置并止血，可选择经导管选择性动脉栓塞治疗，在出血灶注入栓塞剂。外科止血手术治疗适用于内镜未发现出血部位或无法进行介入栓塞的活动性出血且血流动力学不稳定的患者；术中同时做消化道内镜，能够找到小而隐蔽的出血灶，提高检出率。

（三）颅内出血

颅内出血是抗栓治疗的严重并发症之一，严重者可致残甚至致命。抗栓治疗前应充分评估脑出血风险，对于既往曾发生脑出血或存在顽固性高血压的 ACS 患者，应在与患者及家属充分沟通的基础上，谨慎制订抗栓方案，并在治疗过程中严密监测血压等。

1. 诊断与评估

（1）临床评估：首先对患者生命体征（如意识障碍、瞳孔改变、脑神经麻痹症状、局灶性神经功能损害症状、病理征阳性等）进行评估，并借助卒中量表评估病情严重程度、判断患者预后及指导选择治疗措施。常用的量表有格拉斯哥昏迷量表（GCS）、美国国立卫生研究院卒中量表（NIHSS）及脑出血评分量表。

（2）影像学评估：影像学检查是脑出血诊断的重要手段。主要的影像学检查包括 CT 平扫、MRI、脑血管造影检查等。其中头颅 CT 检查是诊断早期脑出血的金标准。

（3）出血量评估：脑 CT 平扫是疑似出血患者首选的影像学检查方法，可由神经科及影像科医生结合脑 CT 平扫判断出血量的大小。CT 平扫示血肿灶为高密度影，边界清楚，CT 值为 75 ～ 80 HU；可用简易公式估算血肿的大小［血肿量 = 0.5× 最大面积长轴（cm）× 最大面积短轴（cm）× 层面数，扫描层厚 1 cm］，但对于不规则血肿病灶，此计算方法则欠准确。

2. 抗血小板药物的调整

有关抗血小板治疗药物能否增加血肿体积、不良结局事件或影响功能恢复存在着较大争议。荟萃分析提示，颅内出血患者使用抗血小板药物可导致病死率增高，但并不影响功能恢复，氯吡格雷与阿司匹林 DAPT 联用较单用阿司匹林者血肿体积增大更明显，病死率也更高[19]。输注新鲜血小板获益尚不明确，仅推荐用于血小板数量显著减少的患者。

若考虑脑出血与抗血小板治疗有关，应根据出血量多少，权衡出血与缺血风险，并对脑出血进行危险分层，再酌情处理。一般分为三种情况：①脑出血量大，导致患者生命体征紊乱或经评估有极大死亡风险；②脑出血量较大，引发新的神经功能损伤，并极有可能导致患者残疾；③虽然有新发脑出血，但对患者一般情况影响较小；或仅在影像学上发现新发出血，对预后影响不大。对于前两种情况，应立即停用抗血小板药物，以稳定生命体征，降低残疾程度，改善整体预后。对于第 3 种情况，若为缺血事件高风险患者，可以考虑在停药 7 ～ 10 天后再考虑恢复抗血小板治疗；也可根据病情适当减少抗血小板药物的种类或剂量，并且严密监测出血。如果脑出血的同时还伴有消化道出血，建议停用阿司匹林。

（四）穿刺相关出血

1. 穿刺部位出血和血肿

穿刺部位出血和血肿发生率为 2% ～ 6%，根据 BARC 出血分型评估此型出血大多数 < 3 型，多为出血低危，经桡动脉途径可降低该风险。一旦发生桡动脉穿刺点出血或前壁肿胀，应确认穿刺点压迫位置是否准确、压力是否适当，并动态观察血肿消长，避免发生骨筋膜室综合征，不建议停用口服抗血小板药物。

2. 假性动脉瘤

假性动脉瘤在诊断性心导管术后发生率约为 0.1% ～ 1.5%，介入治疗术后为 2% ～ 6%，根据 BARC 出血分型评估此型出血大多数 < 3 型，为出血低危。老年、女性、肥胖、使用 GPI、穿刺点偏低或术后压迫止血不当等是其主要危险因素，以股动脉途径更为多见。不建议停用口服抗血小板药物。

3. 腹膜后血肿

腹膜后血肿是较罕见的穿刺并发症，介入术后发生率为 0.15% ～ 0.74%，根据 BARC 出血分

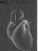

型评估此型出血大多数≥3型，为出血高危。一旦发生往往会引起严重的后果，部分患者尚未发现就可导致死亡，病死率为4%或更高。多发生于股动脉穿刺点位置偏高（腹股沟韧带以上）且未使用血管缝合装置的患者。早期症状隐匿，主要为腹股沟区、下腹部及后腰部非特异性疼痛。如患者术后出现低血压、少尿、血红蛋白下降等活动性出血征象，应尽快排查有无腹膜后血肿可能。首选腹部CTA检查，明确有无活动性出血及出血部位。确诊后应立即进行心电监护、抗休克、纠正凝血功能异常，必要时输血治疗，每4～6h检测血红蛋白直至病情稳定。如患者进行性失血、血流动力学不稳定、患侧肢体神经功能异常及严重疼痛，应考虑对穿刺点及时进行手术探查修补和局部减压。推荐停用抗凝药物和GPI，根据出血后再发缺血的风险，推荐停用或逐步停用口服抗血小板药物。

4. 骨筋膜室综合征

骨筋膜室综合征多由经桡动脉途径穿刺后局部出血和血肿控制不良所致，早期临床表现以前臂肿胀、剧烈疼痛和感觉减弱为主，随缺血加重可发展为肌挛缩和坏疽，典型表现为"5P"征（疼痛转为无痛 Painlessness、苍白 Pallor、感觉异常 Paresthesia、麻痹 Paralysis 及无脉 Pulselessness）。若桡动脉存在活动出血，应警惕前臂骨筋膜室综合征，应立即停用抗凝药物和GPI，患肢制动，给予20%甘露醇静脉滴注脱水和50%硫酸镁局部冷敷。若内科治疗无改善甚至加重，或筋膜间室压力＞30 mmHg，应考虑尽早外科手术切开减压治疗。根据BARC出血分型评估此型出血大多数＜3型，为出血低危。此种情况下，建议停用抗凝药物和GPI，不建议停用口服抗血小板药物。

5. 其他部位出血的评估与对策[14, 20-21]

见表6-6。

表6-6　其他部位出血的评估与对策	
出血类型	出血的评估与对策
呼吸道出血	少量咯血：BARC出血分型＜3型，可考虑停用抗凝药物和GPI*，不建议停用口服抗血小板药物 大咯血：每次咯血量≥100 ml或24 h咯血量≥600 ml，为出血高危 ● 立即请呼吸科会诊，患者绝对卧床，取患侧卧位以预防窒息，行床旁胸部X线片（病情允许可行胸部高分辨率CT）以明确咯血的部位、咯血量及肺部原发病，慎用静脉止血药物，可行纤维支气管镜检查和镜下局部止血治疗，血红蛋白显著降低者可酌情输血。以上措施均无效时考虑急诊外科手术 ● 除停用抗凝药物和GPI外，还应根据出血后再发缺血的风险，停用或逐步停用口服抗血小板药物
泌尿系出血	仅有镜下血尿的患者，应维持抗血小板及抗凝药物 肉眼血尿患者，应停用抗凝药物和GPI*，一般不必停用口服抗血小板药物
生殖道出血	根据BARC出血分型、出血后再发缺血风险，给予相应的抗凝和抗血小板药物使用策略。紧急情况下可行刮宫术或子宫切除术
皮肤黏膜、口腔牙龈出血	推荐停用抗凝药物和GPI*，推荐加强局部止血，若止血有效，不建议停用抗血小板药物
眼部出血	损害视力的出血为出血高危（BARC出血分型为3c型），推荐停用抗凝药物和GPI，根据出血后再发缺血风险，推荐停用或逐步停用口服抗血小板药物 未损害视力的出血（BARC出血分型＜3型）为出血低危，推荐停用抗凝药物和GPI*，不建议停用抗血小板药物
鼻出血	推荐：①局部加压和器械治疗控制出血；②停用抗凝药物和GPI*。不建议停用抗血小板药物

（摘自：2016年中国急性冠脉综合征抗栓治疗合并出血防治多学科专家共识）

注：* 起病48 h以内的STEMI急性期可在监测下继续使用抗凝药物及GPI。

第四节　常见问题及解答

1. 完成冠状动脉支架植入就完事大吉了吗？

很多患者依从性比较差，不习惯长期定时服药，认为自己已经做了 PCI 手术，冠脉血管有支架保护，血管不会再次狭窄，药物服用一段时间就可以不吃了。这是一种错误的认识，因为支架多由不锈钢或合金材料制成，支架对机体而言是一个异物，身体存在排异反应，并且在其植入过程中，摩擦内皮使其受损，机体的凝血机制就被激活，血小板发生聚集反应，形成血栓增加。因此，PCI 后需按照医嘱进行规范的双联抗血小板治疗。

2. 冠状动脉支架植入术后 DAPT 需要持续多长时间？

一般情况，SCAD 推荐行 6 个月阿司匹林联合氯吡格雷的 DAPT。对于存在高出血风险的 SCAD 患者，可考虑进行 3 个月甚至 1 个月的 DAPT。ACS 患者推荐行 12 个月阿司匹林联合一种 $P2Y_{12}$ 受体抑制剂的 DAPT。对于植入 DES 的存在高出血风险的 ACS 患者，应考虑行 6 个月的 DAPT。总之，冠心病患者 PCI 术后 DAPT 疗程的确定，取决于缺血与出血风险的全面衡量：高缺血风险、低出血风险的患者考虑延长双抗疗程，并选用新型口服抗血小板药物；低缺血风险、高出血风险的患者考虑缩短双抗疗程；密切随访、个体化、动态调整的 DAPT 方案可能对患者更加合理。

3. 冠状动脉支架植入术后服用 DAPT 期间如何监测出血？

支架植入术后需要长期服用阿司匹林和氯吡格雷 / 替格瑞洛预防支架内血栓，其最常见的副作用就是出血。服药期间建议患者注意观察在没有明显磕碰的情况下皮肤的出血点和瘀斑，如果出血点少而局限，短时间内可以自行消退的，可以先观察，不予特殊处理；如果范围较大，长时间不退甚至出现大片瘀斑，建议及时去医院就诊。另外，还要注意观察有无牙龈出血、黑便、血尿等内出血情况，定期（1～3 个月）复查血常规（观察血小板计数及血红蛋白水平）、尿常规（是否存在血尿）、便潜血，并注意每次化验结果的比较，如有异常，应及时就医。

4. 冠状动脉支架植入术后只要存在出血就需停用双联抗血小板药物吗？

轻微出血问题原则上不需要停用抗血小板药物，随意停药反而容易导致支架内血栓形成，导致血管闭塞，甚至诱发心肌梗死。国外研究表明，在病程中即使只中断数天抗血小板药物治疗，支架内血栓发生率也会成倍增加。为了避免出血，患者在生活中要避免皮肤损伤。但若经常出血或出血严重，应及时就医，在医生指导下调整用药。

第五节　典型病例

病史简介：中年男性患者，54 岁，2015 年 12 月 10 日因"急性前壁 ST 段抬高型心肌梗死"于外院行急诊 PCI，于左前降支（LAD）近段植入 DES 一枚，支架膨胀良好，术后 7 天出院，出院医嘱建议阿司匹林联合氯吡格雷双联抗血小板治疗 1 年，其后阿司匹林长期服用。出院后 2 天患者擅自停用氯吡格雷（仅保留阿司匹林）；3 天后，于 2015 年 12 月 22 日胸痛再发，紧急入我院，急诊心电图示：窦性心律，$V_1 \sim V_6$ 导联 ST 段抬高；心肌酶：CK 563 U/L，CKMB 45 U/L，cTnT 2.145 ng/ml。

急诊冠脉造影：LAD 近段原支架内血栓形

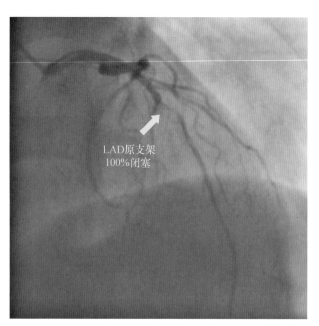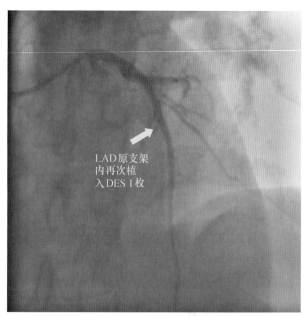

图 6-4　急诊 PCI 影像

成，管腔 100% 闭塞，血流 TIMI 0 级。

诊断：支架内亚急性血栓形成，急性前壁再次 ST 段抬高型心肌梗死。

急诊 PCI：于 LAD 原支架内球囊扩张，并于 LAD 近段原支架内再次植入 DES 一枚，LAD 血流恢复为 TIMI 3 级（图 6-4）。

出院医嘱：嘱患者严格服用阿司匹林联合氯吡格雷双联抗血小板药物至少 12 个月，目前随访已 3 年无不良事件。

参考文献

[1] Tantry US，Navarese EP，Myat A，et al. Selection of P2Y12 inhibitor in percutaneous coronary intervention and/or acute coronary syndrome. Prog Cardiovasc Dis，2018，60（4-5）：460-470.

[2] Winter MP，Grove EL，De Caterina R，et al. Advocating cardiovascular precision medicine with P2Y12 receptor inhibitors. Eur Heart J CardiovascPharmacother，2017，3（4）：221-234.

[3] Miyazaki Y，Suwannasom P，Sotomi Y，et al. Single or dual antiplatelet therapy after PCI. Nat Rev Cardiol，2017，14（5）：294-303.

[4] Wang H，Qi J，Li Y，et al. Pharmacodynamics and pharmacokinetics of ticagrelor vs. clopidogrel in patients with acute coronary syndromes and chronic kidney disease. Br J ClinPharmacol，2018，84（1）：88-96.

[5] 中国医师协会心血管内科医师分会血栓防治专业委员会，中华医学会心血管病学分会介入学组，中华心血管病杂志编辑委员会. 替格瑞洛临床应用中国专家共识. 中华心血管病杂志，2016，44（2）：112-120.

[6] Levine GN，Bates ER，Bittl JA，et al. 2016 ACC/AHA Guideline Focused Update on Duration of Dual Antiplatelet Therapy in Patients With Coronary Artery Disease：A Report of the American College of Cardiology/American Heart Association Task Force on Clinical Practice Guidelines. J Am CollCardiol，2016，68（10）：1082-1115.

[7] Valgimigli M，Bueno H，Byrne RA，et al. 2017 ESC focused update on dual antiplatelet therapy in coronary artery disease developed in collaboration with EACTS：The Task Force for dual antiplatelet therapy in coronary artery disease of the European Society of Cardiology（ESC）and of the European Association for Cardio-Thoracic Surgery（EACTS）. Eur Heart J，2018，39（3）：213-260.

[8] 中华医学会心血管病学分会介入学组，中国医师协会心血管内科医师分会血栓防治专业委员会，中华心血管病杂志编辑委员会. 中国经皮冠状动脉介入治疗指南（2016）. 中华心血管病杂志，2016，44（5）：382-400.

[9] Flannery L，Liu R，Elmariah S. Dual antiplatelet therapy：how long is long enough？ Curr Treat Options Cardiovasc Med，2019，21（4）：17.

[10] Capodanno D，Alfonso F，Levine GN，et al. ACC/

AHA Versus ESC Guidelines on Dual Antiplatelet Therapy：JACC Guideline Comparison. J Am Coll Cardiol，2018，72（23 Pt A）：2915-2931.

［11］中华医学会心血管病学分会，中华心血管病杂志编辑委员会. 急性 ST 段抬高型心肌梗死诊断和治疗指南（2019）. 中华心血管病杂志，2019，47（10）：766-783.

［12］中华医学会心血管病学分会介入学组，中华医学会心血管病学分会动脉粥样硬化与冠心病学组，中国医师协会心血管内科医师分会血栓防治专业委员会，中华心血管病杂志编辑委员会. 稳定性冠心病诊断与治疗指南. 中华心血管病杂志，2018，46（9）：680-694.

［13］中国医师协会心血管内科医师分会血栓防治专业委员会，中华医学会心血管病学分会介入学组，中华心血管病杂志编辑委员会. 急性冠状动脉综合征特殊人群抗血小板治疗中国专家建议. 中华心血管病杂志，2018，46（4）：255-266.

［14］中国医师协会心血管内科医师分会，中国医师协会心血管内科医师分会血栓防治专业委员会，中华医学会消化内镜学分会，北京神经内科学会，急性冠脉综合征抗栓治疗合并出血防治多学科专家共识组. 急性冠脉综合征抗栓治疗合并出血防治多学科专家共识. 中华内科杂志，2016，55（10）：813-824.

［15］Chen H，Power D，Giustino G. Optimal duration of dual antiplatelet therapy after PCI：integrating procedural complexity，bleeding risk and the acuteness of clinical presentation. Expert Rev Cardiovasc Ther，2018，16（10）：735-748.

［16］Gawaz M，Geisler T，Borst O. Current concepts and novel targets for antiplatelet therapy. Nat Rev Cardiol，2023，20（9）：583-599.

［17］Han Y，Chen J，Qiu M，et al. Predicting long-term ischemic events using routine clinical parameters in patients with coronary artery disease：The OPT-CAD risk score. Cardiovasc Ther，2018，36（5）：e12441.

［18］Neumann FJ，Sousa-Uva M，Ahlsson A，et al. 2018 ESC/EACTS Guidelines on myocardial revascularization. Eur Heart J，2019，40（2）：87-165.

［19］De Luca L，Colivicchi F，Gulizia MM，et al. Clinical pathways and management of antithrombotic therapy in patients with acute coronary syndrome（ACS）：a Consensus Document from the Italian Association of Hospital Cardiologists（ANMCO），Italian Society of Cardiology（SIC），Italian Society of Emergency Medicine（SIMEU）and Italian Society of Interventional Cardiology（SICI-GISE）. Eur Heart J Suppl，2017，19（Suppl D）：D130-D150.

［20］Gulizia MM，Colivicchi F，Abrignani MG，et al. Consensus Document ANMCO/ANCE/ARCA/GICR-IACPR/GISE/SICOA：Long-term Antiplatelet Therapy in Patients with Coronary Artery Disease. Eur Heart J Suppl，2018，20（Suppl F）：F1-F74.

［21］Byrne RA，Rossello X，Coughlan JJ，et al. 2023 ESC Guidelines for the management of acute coronary syndromes. Eur Heart J，2023，ehad191. doi：10.1093/eurheartj/ehad191. Online ahead of print.

第七章 国家基层高血压防治管理指南解读

（刘梅林　付志方）

高血压是以体循环动脉压升高为主要临床表现的心血管综合征。中国高血压最新调查数据显示，2018 年我国≥ 18 岁成人高血压加权患病率为27.5%，中国高血压的患病率总体呈增高趋势。近年来，中青年人群高血压患病率上升趋势更为明显。高血压是心脑血管疾病重要的危险因素，常与其他心血管疾病危险因素并存，可导致靶器官功能受损及衰竭，通过合理、有效的治疗，可减少或延缓并发症及心血管事件。预防和控制高血压，是我国心脑血管疾病防治的重要策略，但我国高血压患者的知晓率、治疗率和控制率总体仍处于较低水平，分别为 51.6%、45.8% 和 16.8%。

基层医疗机构是高血压管理的"主战场"，基层医疗机构医务人员是高血压管理的主力军。为了加强高血压管理，为基层医务人员提供更全面的指导，国家卫生健康委员会基层卫生健康司组织相关专家对"国家基层高血压防治管理指南[1]"进行更新，指南主要涉及高血压的诊断治疗、管理流程、转诊和随访管理等内容，本章对指南关键内容进行解读。

第一节　高血压的诊断

一、血压的测量方法

血压值是诊断与评估治疗水平、预后的主要依据，规范化的血压测量极为重要。新版指南再次强调了血压测量的重要性，建议基层医疗卫生机构以诊室血压作为确诊高血压的主要依据，同时推荐测定诊室外血压，有条件的应进行家庭血压或动态血压测量，可作为辅助诊断的依据。家庭自测血压是患者自我管理的主要手段，有助于评估降压药疗效；动态血压监测可记录更多的血压信息（包括活动、清晨、睡眠时间），有助于观察血压变化节律，为调整降压药物提供依据。规范血压测量注意以下"三要点"：设备精准，安静放松，位置规范。

推荐使用经过认证和校准的上臂式医用电子血压计、合适的袖带，并采用标准测量方法。测量血压时注意：①首诊测量双上臂血压，如果多次测量双臂血压差值＞ 10 mmHg，通常采用测量读数较高一侧的血压；如果双臂血压差值＞ 20 mmHg，需考虑进一步评估有无相关血管病变。老年人或糖尿病患者初次就诊以及疑诊直立（体位）性低血压者，应测量仰卧位和站位血压（站位血压测量时间：卧位改为站位后 1 min 和 3 min）。②高血压诊断：需测量 3 次非同日血压，要求每次重复测量血压 3 次，每次间隔 1 ～ 2 min，取后两次血压测量结果记录。（3）随访血压测量：如果血压≥ 140/90 mmHg，应间隔 1 ～ 2 min 重复测量第二次，取两次平均值记录；如果两次差值＞ 10 mmHg，则需测量第三次，取后两次的平均值记录。

二、高血压的诊断标准

首诊发现诊室坐位收缩压≥ 140 mmHg 和（或）舒张压≥ 90 mmHg，非同日 3 次测量均达到上述诊断界值，即可确诊。诊室血压升高，而诊室外动态血压监测和家庭自测血压正常者应注意排除白大衣高血压；部分患者可能存在隐蔽性高血压，即诊室血压正常，而诊室外血压升高。诊断不确定或怀疑"白大衣高血压"或"隐蔽性高血压"，可结合动态血压监测或家庭自测血压辅助诊断。对应的动态血压监测和家庭自测血压诊断标准见表7-1。

高血压分为原发性高血压和继发性高血压，继发性高血压的常见病因为肾实质性疾病、肾动脉狭窄、嗜铬细胞瘤、原发性醛固酮增多症、睡眠呼吸暂停综合征等。继发性高血压除了高血压直接造成危害外，原发病相关的电解质紊乱、内分泌失衡、低氧血症等还可导致进一步损害。当原发病治疗或诱因矫正后血压常随之下降或恢复正常，新诊断高血压患者应该进行常见的继发性高血压筛查，尤其是高血压发病年龄较轻、血压在短时间内突然升高、原有高血压突然加重、应用多种降压药物治疗效果不佳、以往有肾脏病或大动脉炎病史等患者需排查继发性高血压，建议转诊至上级医院进行排查。

三、高血压患者的评估

（一）血压水平评估

血压水平与心血管风险呈正相关，高血压诊断明确后，应根据血压升高水平，进一步将高血压分为1级、2级和3级，具体分级见表7-2。

（二）其他危险因素及靶器官损害评估

超过50%的高血压患者合并其他心血管危险因素，以代谢综合征、糖尿病、血脂异常和高尿酸血症最为常见，这些危险因素增加高血压患者心、脑、肾、血管疾病的风险。所有高血压患者均应评估心血管疾病发病风险、靶器官损害及并存疾病的情况，以确定高血压的治疗策略。建议

表7-1 诊室及诊室外高血压诊断标准

分类	收缩压（mmHg）		舒张压（mmHg）
诊室	≥ 140	和（或）	≥ 90
动态血压监测			
白天	≥ 135	和（或）	≥ 85
夜间	≥ 120	和（或）	≥ 70
24 h	≥ 130	和（或）	≥ 80
家庭自测血压	≥ 135	和（或）	≥ 85

表7-2 血压水平分级（mmHg）

分类	收缩压		舒张压
高血压	≥ 140	和（或）	≥ 90
1级高血压（轻度）	140 ～ 159	和（或）	90 ～ 99
2级高血压（中度）	160 ～ 179	和（或）	100 ～ 109
3级高血压（重度）	≥ 180	和（或）	≥ 110

注：当收缩压和舒张压分属不同级别时，以较高分级为准。

初诊及每年评估的内容如下：

1. 病史

既往是否有糖尿病、脑卒中、冠心病、心力衰竭、肾脏疾病、外周动脉粥样硬化等合并症；高血压、糖尿病、血脂异常及早发心血管病家族史；吸烟、饮酒史。

2. 体格检查

血压、心率、身高、体重、腰围，计算体重指数（BMI），确认有无下肢水肿，有无引起继发性高血压原发病的典型体征等。

3. 辅助检查

建议做血常规、尿常规、生化（肌酐、尿酸、肝肾功能、血脂、血钾、血糖、糖化血红蛋白）、心电图（识别有无左心室肥厚、心肌缺血梗死、心律失常等）。有条件者可选做：动态血压监测、超声心动图、颈动脉超声、尿白蛋白/肌酐、胸部X线片、眼底检查等。

第二节 高血压的治疗

一、治疗原则：平稳达标、综合管理

高血压治疗的主要目的是减少心脑血管并发症并降低死亡风险，提高生活质量，应包括针对血压升高的降压治疗，针对高血压病因的纠正治疗及针对合并的危险因素、靶器官损害和临床并发症的治疗。

降压治疗的获益主要来自血压降低本身。降压治疗中需对获益和潜在的风险进行权衡，特别是老年和合并多种疾病患者。在强调降压达标的同时应考虑患者的治疗条件及经济承受能力；平稳降压至关重要，建议优选长效降压药物；应对高血压患者进行综合管理，选择降压药时考虑伴随疾病，降压治疗同时干预可纠正的危险因素、靶器官损害和并存的临床疾病，对于心血管疾病患者，应给予抗血小板及调脂治疗。

二、降压目标：以耐受为前提，分层逐步达标

一般高血压患者，推荐诊室血压 < 140/90 mmHg，合并糖尿病、冠心病、心力衰竭、慢性肾脏疾病等靶器官损害的患者，如能耐受，可进一步降至 130/80 mmHg 以下。年龄 65 ~ 80 岁的患者降压目标为 140/90 mmHg，如能耐受，可进一步降至 130/80 mmHg；80 岁以上患者降压目标为 150/90 mmHg 以下，如能耐受，可进一步降至 140/90 mmHg 以下。并存多种疾病或老年综合征患者降压目标需个体化，衰弱患者收缩压目标 < 150 mmHg，不应 < 130 mmHg。在诊室血压达标的同时应关注家庭自测血压，家庭血压目标为 < 135/85 mmHg。应根据患者个体情况制订个体化血压目标值，使血压逐步达标。

大多数高血压患者可在 4 周内或 12 周内将血压逐渐降至目标水平，对于年轻、病程较短的高血压患者，可尽快达标。老年人、病程较长，有合并症且耐受性差的患者，降压速度宜慢，可逐渐达标。

三、降压治疗措施

主要包括生活方式干预和药物治疗，生活方式干预是基础，药物治疗是血压达标的关键。

（一）生活方式干预

生活方式干预是高血压的基本治疗措施，应连续贯穿高血压治疗全过程，新版指南再次强调应加大患者教育力度，强化生活方式管理，助力血压达标。所有高血压患者，均应启动并长期坚持进行生活方式干预。盐是导致高血压的重要因素，我国居民每日盐的平均摄入量为男性 14.3 g、女性 12.3 g，平均为 13.3 g，远高于指南推荐的盐摄入量，限盐是高血压防控的重要措施。生活方式干预还包括合理膳食、控制体重、运动，戒烟、限酒，保持心理平衡。具体生活方式干预目标及降压效果见表 7-3。

（二）药物治疗

1. 启动药物治疗的时机

启动降压药物治疗的时机取决于包括血压水平在内的总体心血管风险。所有高血压患者一旦诊断，建议在生活方式干预的同时启动药物治疗。《2023 年欧洲高血压学会（ESH）高血压管理指南》[2] 建议血压水平 ≥ 150/95 mmHg 时，应立即启动降压药物治疗。血压 < 150/95 mmHg 且未合并心、脑、肾等靶器官损害的高血压患者，可根据病情及患者意愿暂缓给药，采用生活方式干预 3 个月，若仍未达标，应尽早启动降压药物治疗。

2. 降压药物选择

推荐使用降压药物包括血管紧张素转化

表 7-3　生活方式干预目标及降压效果

内容	目标	收缩压下降范围
减少钠盐摄入	每人每日食盐摄入量不超过 6 g（一啤酒瓶盖） 注意隐性盐的摄入（咸菜、鸡精、酱油等）	2 ～ 8 mmHg
减轻体重	BMI ＜ 24 kg/m²，腰围＜ 90 cm（男），＜ 85 cm（女）	5 ～ 20 mmHg/ 减重 10 kg
规律运动	中等强度运动，每次 30 min，每周 5 ～ 7 次	4 ～ 9 mmHg
戒烟	科学戒烟，避免被动吸烟	—
限制饮酒	每日饮酒量限制：白酒＜ 50 ml（1 两），葡萄酒＜ 200 ml，啤酒＜ 500 ml	—
心理平衡	减轻精神压力，保持心情愉悦	—

酶抑制剂（ACEI）、血管紧张素 Ⅱ 受体阻滞剂（ARB）、血管紧张素受体脑啡肽酶抑制剂（ARNI）、β 受体阻滞剂、钙通道阻滞剂（CCB）和利尿剂，以上六类降压药物均可作为初始和维持治疗的常用药物。单药标准剂量不达标时，推荐联用不同作用机制降压药物，减少不良反应，固定剂量复方制剂有利于提高患者依从性。

A：ACEI、ARB： 降压作用明确，更适于高血压伴有心力衰竭、心肌梗死后、糖尿病、慢性肾脏疾病患者。双侧严重肾动脉狭窄、高血钾、妊娠及计划妊娠的患者禁用。严重肾功能不全［肌酐＞ 3 mg/dl（265 μmol/L）］患者慎用。伴有心力衰竭、心肌梗死后高血压患者优先选用 ACEI，但发生干咳无法耐受时换用 ARB。通常不联用 ACEI、ARB。应警惕可能诱发血管神经性水肿（少见）。

ARNI 同时作用于利钠肽系统和肾素 - 血管紧张素 - 醛固酮系统（RAAS），尤其适用于高血压合并心力衰竭患者。最常见不良反应是可能出现血钾升高，应监测血钾、肾功能。

B：β 受体阻滞剂： 通过抑制交感神经活性降低心率，用于心率快、合并心肌梗死或心力衰竭的高血压患者。可减轻冠心病、劳力性心绞痛患者症状并改善预后。可用于计划怀孕或孕期的女性高血压患者。合并心力衰竭的高血压患者，β 受体阻滞剂应从小剂量起始，如患者能耐受，每 1 ～ 2 周调整剂量一次，直至达到治疗所需的目标剂量或最大耐受剂量。禁用于严重心动过缓（心率＜ 55 次 / 分）、病态窦房结综合征、二或三度房室传导阻滞、支气管哮喘患者。常见不良反应包括心动过缓、支气管痉挛。

C：CCB： 包括二氢吡啶类 CCB 和非二氢吡啶类 CCB，常用长效二氢吡啶类 CCB。耐受性好，无绝对禁忌证，慎用于心力衰竭患者。二氢吡啶类 CCB 慎用于快速性心律失常患者，非二氢吡啶类 CCB 禁用于二度及以上房室传导阻滞患者。常见不良反应有头痛、踝部水肿等。

D：利尿剂： 噻嗪类 / 样利尿剂较常用，建议小剂量使用，尤其适用于老年人、单纯收缩期高血压、合并心力衰竭以及盐敏感性高血压患者。主要不良反应为低钾血症。三药联合疗效不佳时可加用螺内酯，不能耐受者可换用依普利酮。

3. 降压药物治疗方案和原则

常用的六大类降压药物均可作为初始治疗用药，应根据患者情况进行个体化治疗。降压药物可单药起始，大部分患者常需要两种或两种以上降压药物联合治疗才能达到血压控制目标。收缩压≥ 160 mmHg 和（或）舒张压≥ 100 mmHg，如排除白大衣高血压，可起始联合使用两种降压药物或固定复方制剂，应选择不同类型、作用机制互补的降压药物联合，达到协同增效、减少不良反应、改善预后、保护靶器官的治疗目标。

高血压药物治疗的原则包括：①剂量原则：一般成年人高血压患者，可采用常规剂量，对于老年患者，建议从较小剂量开始，逐步调整剂量。②优先原则：优先选择长效制剂，血压水平更平稳；需联合治疗时优先选择固定复方制剂，提高用药依从性。③个体化原则：根据患者血压水平、合并症情况、药物疗效及耐受性、个人意愿等因素综合考虑制订个体化治疗方案。

高血压患者选择降压药物时应综合考虑伴随的合并症，指南对于有合并症的高血压进行了降压药物推荐（见表7-4），合并心肌梗死患者首选ACEI/ARB联合β受体阻滞剂，血压未达标者可加用长效CCB或利尿剂；合并心绞痛的患者可选用β受体阻滞剂、ACEI/ARB或CCB，血压未达标者可联合应用；合并心力衰竭患者，推荐ACEI/ARB联合β受体阻滞剂，合并水钠潴留时加用利尿剂，若血压控制不佳，可加用长效二氢吡啶类CCB（如氨氯地平、非洛地平、贝尼地平），ARNI可替代ACEI/ARB用于心力衰竭患者；合并卒中患者可选用ACEI/ARB、CCB或利尿剂，血压未达标者可联合使用；合并糖尿病患者一线推荐ACEI/ARB，必要时使用CCB或利尿剂；合并慢性肾脏病患者[3]首选ACEI/ARB［血肌酐≥3 mg/dl（265 μmol/L）的严重肾功能不全及高血钾的患者禁用］，血压未达标者可加用CCB或利尿剂，肌酐水平首次超出正常范围患者，建议降压治疗方案由专科医师决定。

每次调整药物种类或剂量后建议观察2~4周，避免频繁更换药物；服药达标的患者，出现偶尔的血压波动，应注意排除诱因，避免依据单次血压测量值频繁调整药物。

四、高血压的综合管理

高血压患者降压治疗的同时应进行心血管疾病危险因素管理。高血压合并冠心病、缺血性卒中、外周动脉粥样硬化的患者，血压稳定在150/90 mmHg以下建议服用小剂量阿司匹林（活动性胃溃疡或消化道出血、过敏者禁用）。不推荐心血管疾病中低风险的患者使用阿司匹林进行一级预防。对于心血管疾病高风险的老年患者应充分评估其出血风险，权衡获益与风险，进行个体化选择。

高血压合并冠心病、缺血性卒中、外周动脉粥样硬化、慢性肾脏病、糖尿病、严重高胆固醇血症及其他心血管危险因素时应予以调脂治疗。《中国血脂管理指南（2023版）》也强调对高血压患者血脂管理的重要性，应根据危险分层，确定高血压个体相应的LDL-C目标值，予以积极降胆固醇治疗。具体调脂目标见表7-5。

指南强调，他汀类药物总体耐受性好，但可能导致肌病、横纹肌溶解、转氨酶升高等，不良反应随剂量增加而升高。建议对初始用药的患者，6周内应复查血脂、转氨酶和肌酸激酶，无不良反应且LDL-C达标后，可调整为6~12个月复查一次。

表7-4 有合并症高血压的推荐治疗方案[1]

患者特征	第一步	第二步	第三步
心肌梗死	A + B[2]	A + B + C[3] 或 A + B + D[4]	转诊或 A + B + C[3] + D
心绞痛	B 或 A 或 C	B + C 或 B + A 或 A + C	B + C + A 或 B + C + D
心力衰竭	A + B[2]	A + B + D[4]	转诊或 A + B + D[4] + C[3]
卒中	C 或 A 或 D	C + A 或 C + D 或 A + D	C + A + D
糖尿病或慢性肾脏疾病[5]	A	A + C 或 A + D	A + C + D

注：[1]合并症：指伴随冠心病、心力衰竭、脑卒中、糖尿病、慢性肾脏病或外周动脉粥样硬化，且处于稳定期。伴外周动脉粥样硬化的高血压患者用药同无合并症者，无特殊推荐，未列入本表。[2]A + B两药合用，应从最小剂量起始，避免出现低血压。[3]C类用于心肌梗死时，限长效药物；C类用于心力衰竭时，仅限氨氯地平及非洛地平。[4]D类用于心肌梗死时包括螺内酯；用于心力衰竭时包括袢利尿剂和螺内酯。[5]肌酐水平首次超出正常，降压治疗方案由上级医院决定。A：ACEI/ARB：即血管紧张素转化酶抑制剂／血管紧张素Ⅱ受体阻滞剂；B：β受体阻滞剂；C：二氢吡啶类钙通道阻滞剂；D：噻嗪类利尿剂。

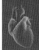

表 7-5　高血压合并疾病或情况的调脂目标

高血压合并疾病 / 情况	LDL-C 目标值
冠心病 缺血性卒中 外周动脉粥样硬化	＜ 1.8 mmol/L（70 mg/dl）
慢性肾脏疾病 ≥ 40 岁糖尿病 TC ≥ 7.2 mmol/L（278 mg/dl）或 LDL-C ≥ 4.9 mmol/L（190 mg/dl）	＜ 1.8 mmol/L（70 mg/dl）
吸烟＋ HDL ＜ 1 mmol/L（40 mg/dl） 吸烟＋≥ 45 岁男性或≥ 55 岁女性 HDL ＜ 1 mmol/L（40 mg/dl）＋≥ 45 岁男性或≥ 55 岁女性	＜ 2.6 mmol/L（100 mg/dl）
LDL-C ≥ 3.4 mmol/L（130 mg/dl）（不符合上述情况）	＜ 3.4 mmol/L（130 mg/dl）

注：TC，总胆固醇；LDL-C，低密度脂蛋白胆固醇；HDL-C，高密度脂蛋白胆固醇

第三节　高血压患者的转诊

对于起病急、症状重、疑继发、难控制的高血压患者以及孕产妇高血压患者建议转诊。

一、初诊转诊

需转诊人群包括：①血压显著升高≥ 180/110 mmHg，经短期处理仍无法控制；②怀疑新出现心、脑、肾并发症或其他严重临床情况；③妊娠和哺乳期女性；④发病年龄＜ 30 岁；⑤伴蛋白尿或血尿；⑥非利尿剂或小剂量利尿剂引起的低钾血症；⑦阵发性血压升高，伴头痛、心慌、多汗；⑧双上肢收缩压差异＞ 20 mmHg；⑨因诊断需要到上级医院进一步检查。

二、随访转诊

随访过程中，如下情况应转上级医院进一步治疗：①至少三种降压药物足量使用（包括一种利尿剂），血压仍未达标；②血压明显波动并难以控制；③怀疑与降压药物相关且难以处理的不良反应；④随访过程中发现严重临床疾患或心、脑、肾损害而难以处理。

三、紧急转诊

血压≥ 180/110 mmHg 不伴心、脑、肾急性并发症症状时，可口服短效降压药物，如卡托普利 12.5 ～ 25 mg，或酒石酸美托洛尔 25 mg，如血压不能降至 180/110 mmHg 以下，或症状明显者，应尽快转诊到上级医院，不建议舌下含服硝苯地平快速降压。如血压≥ 180/110 mmHg 伴有心、脑、肾急性并发症症状，应立即转诊到上级医院（高血压急症或亚急症处理流程见图 7-1）。出现其他影响生命体征的严重情况，如意识淡薄、心率过慢或过快等情况，也应立即经急救车转诊。紧急转诊患者转运过程中应持续监测血压等生命体征。

转诊后基层医务人员应主动随访，了解患者转诊后诊疗情况，血压达标后转回基层机构恢复常规随访，做好双向转诊工作。

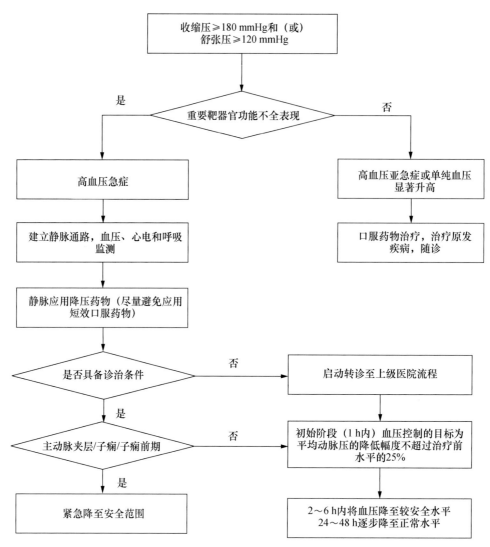

图 7-1　高血压急症的处理流程[5]

第四节　高血压患者的长期随访管理

高血压需要终生管理，管理目标旨在提高高血压的知晓率、治疗率、规范管理率和控制率，降低心脑血管疾病等并发症发生风险，延长寿命、提高生活质量。基层高血压管理应以人为中心，医务人员要确认和处理现患问题，综合评估，为患者及其家属提供疾病防治和健康促进的建议，根据患者具体情况和意愿，与患者共同决策，制订管理目标、随访的具体内容和管理方案，优化患者健康生活方式和自我管理，规律使用降压药物，提高治疗依从性和血压达标率。

应对高血压患者长期随访，血压达标者坚持每3个月随访。血压未达标时2周内随访，再次随访不达标者建议转诊治疗。所有患者每年应进行年度评估。

随访主要内容包括血压水平评估（根据患者家庭血压监测和诊室测量结果），是否有新发合并症，体检（重点关注血压、心率、心律，超重或肥胖患者监测体重及腰围）及辅助检查，评估生活方式并给予指导，患者对药物的依从性及不良反应，必要时调整治疗药物，或转诊至上级医院。

第五节 常见问题及解答

1. 家庭中应选择什么样的血压计？

推荐使用上臂式家用自动电子血压计进行家庭血压监测，不推荐腕式血压计、水银柱血压计进行家庭血压监测。

2. 测量血压时的注意事项有哪些？

先保持安静状态 5 min 后再进行测量，测量时应取坐姿。测量血压时，被测者不要说话，上臂中点与心脏处于同一水平线上，不要移动手臂或身体。

3. 家庭血压监测多久测一次血压？

血压达标者，建议每周测量 1 天，早晚各测量血压 1 次；血压未达标者，建议每天早晚各测量血压 1 次，每次测量 2 ～ 3 遍，连续 7 天，后 6 天血压平均值作为随访时医生血压水平评估的参考。

4. 为什么不同时间测量的血压不同？

血压有周期性变化的特性，随情绪、季节、环境波动。不同时间测量的血压往往不同，有时差异相当大，可能与被测者自身血压波动、外界环境因素影响或测量误差有关。血压还可因吸烟、酒精、含咖啡因饮料等因素影响而发生变化，测量血压时需避免上述因素的影响。

5. 高血压需要终身治疗吗？

高血压患者常需要终生服用降压药物，有效控制血压才能减少并发症、改善远期预后。若血压降至正常范围，可根据血压变化调整降压药剂量和种类，避免血压过低。建议每年进行全面体检，监测降压药物的治疗效果、不良反应、是否出现合并症及靶器官损害。

6. 如何选择降压药？

应根据患者的个体特点选择降压药物，合并心力衰竭的患者首选 ARNI、ACEI、β 受体阻滞剂、利尿剂治疗；合并冠心病（心绞痛或心肌梗死）的患者首选 β 受体阻滞剂和 ACEI；合并糖尿病、肾病的高血压患者首选 ACEI 或 ARB。

7. 服用降压药物时注意什么？

①对于起始剂量，一般患者采用常规剂量，老年人及高龄老年人通常从小剂量开始，并根据疗效逐步调整剂量。②不提倡频繁换药，每次调整降压方案后观察 2 ～ 4 周，疗效仍不佳时调整剂量或更换方案。③大幅度的血压波动可导致心脑血管事件，提倡选用长效制剂平稳降压。

8. 发现高血压应尽快把血压降至目标水平吗？

将血压降到目标水平可以显著降低心脑血管并发症的风险，但降压速度不宜过快。除高血压急症和亚急症外，大多数高血压患者应根据病情，在 4 周内或 12 周内将血压降至目标水平。年轻、病程较短的高血压患者，降压速度可稍快；老年人、病程较长，有合并症且耐受性差的患者，降压速度可稍慢。

9. 什么是血压昼夜节律？

受人体激素水平的影响，血压呈昼夜性波动，正常情况下，血压波动曲线如长柄勺状，夜间 2 ～ 3 时处于低谷，凌晨迅速上升，上午 6 ～ 8 时和下午 4 ～ 6 时出现两个高峰，健康成年人的夜间血压较日间降低 10% ～ 20%（勺型血压节律）。高血压患者常伴有血压昼夜节律的异常，表现为夜间血压下降幅度 < 10%（非勺型）或 > 20%（超勺型），甚至夜间血压反较白天升高（反勺型）。

10. 什么是血压"晨峰现象"？

部分高血压患者表现为清晨血压升高，称为"晨峰血压"，减少晨峰血压对于预防心脑血管事件至关重要。可通过以下措施控制"晨峰血压"：尽量使用长效降压药物；注意每天早晨起床后尽快服用降压药物；夜间和清晨血压难于控制者，可在睡前服药；晨起后测血压，如发现清晨血压升高，应寻找原因、及时就诊并调整降压方案。

11. 什么是直立（体位）性低血压？

①直立（体位）性低血压是指从卧位改变为

直立体位的 3 min 内，收缩压下降 ≥ 20 mmHg 或舒张压 ≥ 10 mmHg，同时伴有头晕或晕厥等脑循环灌注不足的症状。②易发人群：失水过多、液体入量不足，服用利尿剂、扩血管药物，自主神经调节障碍、平时活动少、长期卧床的患者。

第六节　典型病例

王某，男，54 岁，因头痛 2 h 就诊于某社区卫生服务中心。患者自诉 2 h 前在工作中情绪激动，之后自觉头痛，为持续性胀痛，伴有头晕、恶心、心悸、多汗，无视物模糊、旋转，无胸痛、呕吐，肢体活动正常，二便无异常。

既往史：高血压 10 余年，血压最高达 180/120 mmHg，不规律服用氨氯地平治疗，未监测血压水平。否认传染病、其他慢性疾病史。

个人史：吸烟 30 余年，每天 10 支；偶饮酒。

家族史：父亲及哥哥患高血压。

体格检查：身高 175 cm，体重 90 kg，BMI 29.3 kg/m²；血压左上肢 185/110 mmHg，右上肢 190/115 mmHg，双肺呼吸音清，未闻及明显干湿啰音；心律齐，心率 105 次 / 分，各瓣膜听诊区未闻及杂音及心包摩擦音；腹软，无压痛、反跳痛，肝脾肋下未及，肠鸣音正常，腹部血管听诊未闻及杂音；双下肢不肿。

1. 该病例初步诊断是什么？需要何种紧急处理？

中年男性，发现血压升高多年，未规律服药，吸烟，有高血压家族史（父亲及哥哥有高血压病史），肥胖（BMI > 28 kg/m²）。情绪激动诱因下出现头痛、头晕、恶心、心悸、多汗症状，伴有血压显著升高，收缩压大于 180 mmHg，舒张压大于 110 mmHg，但无急性脑卒中、心力衰竭、急性冠脉综合征、高血压脑病等靶器官损害的典型临床表现，考虑高血压亚急症可能性大。

嘱患者休息，减轻精神压力，保持心情愉悦，患者血压明显升高伴心率明显增快，给予酒石酸美托洛尔 25 mg 口服，1 h 后复测血压降至 160/95 mmHg，心率 85 次 / 分。

该患者高血压诊断明确，未规律进行治疗和监测血压变化，应进一步评估有无继发性高血压因素、心血管疾病发病风险、靶器官损害及并存的临床疾病情况，与患者讨论协商转诊至上级医院行进一步评估和治疗。

2. 上级医院进一步完善检查排查继发性高血压，评估靶器官损害及并存的临床疾病情况，制订治疗方案。

（1）血、尿常规未见异常。

（2）凝血功能：未见异常。

（3）生化：谷氨酰转肽酶 62 IU/L（0 ～ 50 IU/L），谷丙转氨酶、谷草转氨酶、碱性磷酸酶、胆碱酯酶、胆红素、血总蛋白、白蛋白均正常，血肌酐 86.9 μmol/L（44 ～ 133 μmol/L），估算肾小球滤过率（eGFR）81.4 ml/（min·1.73 m²），尿素氮 4.87 mmol/L（1.8 ～ 7.1 mmol/L），血钾 3.88 mmol/L。

（4）同型半胱氨酸：22 μmol/L（6.0 ～ 17.0 μmol/L）。

（5）心肌酶谱、BNP：未见异常。

（6）血脂：甘油三酯 2.21 mmol/L，总胆固醇 4.57 mmol/L，高密度脂蛋白胆固醇 0.88 mmol/L，低密度脂蛋白胆固醇 3.43 mmol/L。

（7）空腹血糖 6.4 mmol/L。

（8）糖化血红蛋白：6.1%。

（9）血尿酸：511 μmol/L（150 ～ 420 μmol/L）；

（10）24 h 尿尿酸：1498 mmol/24 h（1487 ～ 4461 mmol/L）。

（11）甲状腺功能：正常。

（12）立位肾素、血管紧张素 Ⅱ、醛固酮：水平正常。

（13）血皮质醇：未见异常。

（14）血尿儿茶酚胺：正常。

（15）尿白蛋白 / 肌酐比：8 mg/g（< 30 mg/g）。

（16）心电图：窦性心动过速，未见 ST-T 改变。

（17）超声心动图：左心房增大，左心室壁不厚，左心室收缩功能正常，舒张功能异常 1 级，二尖瓣少量反流，估测肺动脉收缩压正常。

（18）颈部血管超声：双侧颈动脉粥样硬化。

（19）脉搏波传导速度（baPWV）：右侧 1701 cm/s，左侧 1774 cm/s，踝臂血压指数（ABI）：右侧 1.06，左侧 1.04。

（20）腹部 B 超：脂肪肝，双肾囊肿，肾上腺未见异常，双肾动脉未见狭窄。

（21）眼底检查：双眼高血压视网膜动脉硬化。

（22）患者肥胖，平素睡眠打鼾明显，多导睡眠监测示：重度睡眠呼吸暂停低通气综合征。

（23）耳鼻喉科检查：鼻中隔无偏曲，双中下鼻甲无红肿，咽无狭窄，扁桃体 Ⅰ 度大，无红肿；喉镜示会厌无红肿，双梨状窝光滑，双声带无红肿，活动好。

结合上述检查结果，考虑患者高血压 3 级很高危诊断明确，合并睡眠呼吸暂停低通气综合征（重度）、肥胖、脂代谢异常、高尿酸血症、高同型半胱氨酸血症、脂肪肝，建议低盐、低脂、低嘌呤饮食，戒烟，规律运动，减重，保持心理平衡，给予氨氯地平、比索洛尔降压治疗，加用小剂量叶酸，阿托伐他汀降脂，立加利仙降尿酸，同时给予无创呼吸机持续气道正压通气治疗。2 周后血压仍不达标，加用氯沙坦联合降压治疗，坚持应用睡眠无创呼吸机治疗。呼吸机治疗后复查多导睡眠监测显示呼吸紊乱事件明显减少，低氧血症及睡眠结构改善。

血压逐渐降至正常，4 周后复查动态血压监测：24 h 平均血压 127/80 mmHg，白天平均血压 130/84 mmHg，夜间平均血压 121/72 mmHg，血压昼夜减率减弱。

患者降压方案已确定，血压已控制稳定，转诊回社区医院。此后坚持每 3 个月随访，监测血压、心率、体重，定期指导患者生活方式改变，督促患者戒烟、减重，规律服用降压药物，睡眠时使用无创呼吸机治疗，每周行家庭血压监测。

综上，高血压的防治管理关键在基层，基层医疗卫生机构（社区卫生服务中心、社区卫生服务站、乡镇卫生院、村卫生室）是高血压管理的"主战场"，希望组建高血压管理团队，配置基本设备并保障基本降压治疗药物，借助于《国家基层高血压防治管理指南》提高高血压群体的管理水平，通过合理、有效的治疗，提高血压达标率，减少或延缓并发症的发生，以达到降低病死率、提高生活质量的最终目的，全面做好心脑血管疾病的预防和管理工作。

参考文献

［1］国家心血管病中心国家基本公共卫生服务项目基层高血压管理办公室，国家基层高血压管理专家委员会. 国家基层高血压防治管理指南 2020 版［J］. 中国循环杂志，2021，36（3）：209-220.

［2］Mancia Chairperson G，Kreutz Co-Chair R，Brunström M，et al. 2023 ESH Guidelines for the management of arterial hypertension The Task Force for the management of arterial hypertension of the European Society of Hypertension Endorsed by the European Renal Association（ERA）and the International Society of Hypertension（ISH）［J］. J Hypertens，2023，41（12）：1874-2071.

［3］中华医学会肾脏病学分会专家组. 中国慢性肾脏病患者高血压管理指南（2023 年版）［J］. 中华肾脏病杂志，2023，39（1）：33.

［4］中华医学会，中华医学杂志社，中华医学会全科医学分会，等. 高血压基层诊疗指南（2019 年）［J］. 中华全科医师杂志，2019，18（4）：301-313.

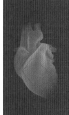

第八章
提高高血压治疗依从性的重要性和方法

（韩 凌 揭秉章 贾 叶）

高血压是一个涉及全球范围内的重大公共卫生问题。当前，我国高血压患病人数约达 2.45 亿[1]，高血压已成为我国家庭和社会的沉重负担。高血压患者的知晓率、治疗率和控制率是反映高血压防治状况的重要评价指标。中国高血压调查最新数据（2022 年）显示，18 岁以上人群高血压的患病率、知晓率、治疗率和控制率分别为 27.5%、41.0%、34.9% 和 11.0%[2]（见表 8-1 和表 8-2），情

表 8-1 全国高血压患病率抽样调查研究					
研究名称	年份	年龄（岁）	抽样方法	样本量（人）	患病率（%）
中国医学科学院重点项目——高血压研究	1958—1959 年	≥15	非随机抽样	739 204	5.1
全国高血压抽样调查	1979—1980 年	≥15	随机抽样	4 012 128	7.7
全国高血压抽样调查	1991 年	≥15	分层随机抽样	950 356	13.6
中国健康与营养调查	2002 年	≥18	多阶段分层整群随机抽样	272 023	18.8
中国居民营养与慢性病状况调查	2012 年	≥18	多阶段分层随机抽样	—	25.2
中国高血压调查	2012—2015 年	≥18	多阶段分层随机抽样	451 755	27.9（加权率为 23.2）
中国慢性病与危险因素监测	2018 年	≥18	多阶段分层整群随机抽样	179 873	27.5（加权率）

表 8-2 不同研究中的高血压知晓率、治疗率与控制率						
研究名称	年份	年龄（岁）	抽样方法	样本量（人）	知晓率（%）	治疗率（%）	控制率（%）
全国高血压抽样调查	1991 年	≥15	多层随机抽样	950 356	27.0	12.0	3.0
中国健康与营养调查	2002 年	≥18	多阶段分层整群随机抽样	272 023	30.2	24.7	6.1
中国居民营养与慢性病状况调查	2012 年	≥18	多阶段分层随机抽样	—	46.5	41.1	13.8
中国居民营养与健康状况监测	2010—2012 年	≥18	多阶段分层整群随机抽样	120 428	46.5	41.1	14.6

（续表）

研究名称	年份	年龄（岁）	抽样方法	样本量（人）	知晓率（%）	治疗率（%）	控制率（%）
中国劳动人口高血压患病率、知晓率、治疗率和控制率调查	2012—2013年	18～60	多阶段整群抽样	37 856	57.6（标化率47.8）	30.5（标化率20.6）	11.2（标化率8.5）
中国高血压调查	2012—2015年	≥18	多阶段分层随机抽样	451 755	51.6（加权率46.9）	45.8（加权率40.7）	16.8（加权率15.3）
中国慢性病与危险因素监测	2013—2014年	≥18	多阶段分层随机抽样	174 621	31.9	26.4	9.7
心血管病高危人群早期筛查与综合干预项目	2014年	35～75	方便抽样	640 539	46.5（标化率）	38.1（标化率）	11.1（标化率）
中国慢性病与危险因素监测	2018年	≥18	多阶段分层整群随机抽样	179 873	41.0（加权率）	34.9（加权率）	11.0（加权率）

况不容乐观。众所周知，新的高血压药物和治疗方法不断涌现，但是却并没有带来相应的高血压控制率增加[3]，患者的治疗依从性差是血压得不到有效控制的一个重要原因。因此，评估和改善患者的依从性，变得尤为重要。本章将从高血压治疗依从性的定义、流行病学、重要性、影响因素及其改善方法等几个方面逐一论述。

第一节　高血压治疗依从性的定义

一、依从性的一般定义

对于"依从性"一词，不同的学科（如物理学、生理学、行为科学等）有着不同的定义。20世纪80年代，这一概念开始出现在医学文献中，在卫生保健领域，Haynes[4]将依从性（compliance）定义为一个人的意愿和行为与医师开具的治疗方案之间的一致程度，这些行为包括服药、饮食及生活方式的改变，而依从性的概念至今尚未统一。由于"依从性"意味着以某种方式责备患者，其他术语也在使用，比如"遵医性"（adherence），"一致性"（concordance）等。然而，"遵医性"和"一致性"还是有区别的，"遵医性"反映的是患者符合医生处方的程度，有时可能有"过失的"的隐含意义；"一致性"反映的是患者与医师治疗达成一致的程度。因为"依从性"过分强调

了患者只是被动地按照医师的要求去做，不能体现医患互动关系中患者所具有的主动性。也就是说，"依从性"的问题不只是患者的问题，医务人员也应考虑到自身的态度、言行在患者遵医行为中的作用，重视对患者主动性的调动。大多数情况下，"依从性"及"遵医性"被视作同义词，两者可互换使用。良好的依从性要求患者具有三个前提条件：能够接受，可以理解和能够自我管理。

二、药物依从性的定义

长期以来，临床上对于高血压的控制方法，主要是改变生活方式和饮食习惯等非药物措施和药物治疗两方面，药物治疗是控制血压的主要措施，而且，旧有观念中，高血压患者的治疗依从

性大多仅限于药物治疗的依从性。世界卫生组织（World Health Organization，WHO）在2003年，将药物依从性定义为"患者服药行为与医疗服务人员提供的建议相一致的程度"[5]。2009年，国际上为"治疗依从性"而召开了专家共识会议，该会议汇集了80人以上的各领域专家，而几乎绝大多数都关注患者的药物治疗。这次共识会议产生了新的分类方法并于2012年出版发表[6]。该共识将药物治疗依从性定义为"患者按医嘱服药的过程，这个过程是随时间而动态变化的"，并且认为这一过程包括"（A）启动，（B）实施，（C）坚持"三个独立的要素。"启动"是指从处方到第一次给药的时间。"实施"是指患者实际服用剂量与处方的治疗方案相一致的程度。"坚持"是指启动到停药前最后一剂的时间长短。

三、高血压的药物治疗依从性

顾名思义，高血压的药物治疗依从性就是高血压患者对降压药物的依从性。对于高血压患者来说，药物依从性问题在服用降压药物的人群中较为常见，而且与缺血性心脏事件和脑血管事件

等密切相关。既往研究中，评价患者药物依从性普遍采用的是Morisky药物依从性评估量表-4问题法（Morisky Medication Adherence Scale-4 Items，MMAS-4）[7-8]，即通过向患者提出4个与最近4周内的服药经历或习惯相关的问题来确定患者的服药依从性，详见本章第5节。

四、广义的高血压治疗依从性

随着高血压防治理念的进步，高血压治疗已经从单纯的生物医学范畴拓展到社会-心理学范畴，治疗模式也相应地进入了治疗性生活方式改善、药物治疗、血压监测、定期随访等"多管齐下"的综合管理时代[9]。因此，从广义上讲，高血压治疗依从性是指高血压患者对包括改善生活方式、药物治疗、血压监测、定期随访等一系列综合管理措施在内的治疗依从性。而且，这些措施之间不是互相孤立的，而是相互影响、相互促进的，做好了生活方式改善、血压监测、定期随访，必然也会改善药物治疗的依从性。只有这些综合管理措施都落实到位了，才有真正意义上好的高血压治疗依从性。

第二节　高血压治疗依从性的流行病学

高血压治疗依从性的流行病学，是一个争议性比较大的问题。尽管高血压治疗包括改变饮食习惯和生活方式等非药物措施和药物治疗两方面，但在高血压依从性的研究领域，主要着重点还是降压药物依从性。患者的药物依从性，通常报道为一个特定时间段内患者实际服用的药物剂量占处方剂量的百分比。一般来说，处于疾病急性期的患者依从性会明显高于处于慢性期的时候，维持性治疗阶段的药物依从性也同样不容乐观。由于对患者的关注度增加和入选病例选择的问题，临床试验中的平均依从性比例也明显高于其他人群，即使如此，参与临床试验、接受治疗的慢性期患者的治疗依从性比例平均也就43%～78%[10-12]。从

总体情况来看，慢性疾病的药物治疗依从性比例只有50%左右[13-14]，对于高血压的药物治疗依从性比例，不同入选人群、不同的评估方法，所得到的结果差异较大，相关数据仅供参考。下面从国际、国内两方面分别加以介绍。

一、高血压治疗依从性的国际流行病学

根据系统综述结果，世界范围内，高血压治疗依从性比例平均约70%，这可能是高血压控制不佳的主要原因之一[15-16]。按照既往测量方法和研究过的疾病与人群，高血压治疗依从性比例在40%～90%之间不等。从这个意义上，学者

Choo[17] 等评估了"自我报告的依从性""药房记录""药片计数"等作为新的降压药依从性评估方法的有效性，以对比"药物事件监测系统"（Medication Event Monitoring System，MEMS）所设立的标准[18]。Hansen[19] 和 Horne[20] 等也先后比较了不同测量方法下的高血压治疗依从性比例，为 80% ～ 90%。其他研究者[21-22] 也将 MEMS 系统作为参照，发现高血压治疗的依从性比例在 80% 左右。在过去 20 年里，西班牙一项包含 3553 例患者、评价高血压治疗依从性有无进步的系列研究中还是观察到了依从性的改善，尽管最后的依从性比例只有 67.47%[23]。相比之下，一项在非工业化国家开展的高血压治疗依从性研究，使用了同样的评估方法，平均依从性比例只有 40%[24]，远远低于前者。另外，学者 Schoenthaler 曾报道了一个使用 MEMS（17 个问卷问题）评估高血压患者依从性的大型随机对照试验，参加人员主要是低收入、无业、高中学历、中年的非裔女性，观察周期为 12 个月，结果发现这部分的非裔美国人的高血压依从性比例为 56%[25]。

关于在不同收入国家高血压治疗依从性的发展变化，瑞士学者 Burnier[26] 等比较了世界范围内 2000—2010 年低、中等收入国家和高收入国家在高血压防治方面差异，发现高血压治疗启动后 1 年内的药物治疗依从性比例低于 50%[27-28]，而接受治疗的患者中控制率在历史上处于 20% ～ 50% 这个范围内[29-30]（表 8-3），也反映了医生处方的药物治疗效果和治疗依从性。如果使用接受治疗患者控制率这个变量（即表 8-1 中的"控制 / 处方，%"）作为考察依从性的替代指标，那么近期

更多的数据显示了高血压治疗依从性在提高，至少在有些国家是如此的[26]。

二、高血压治疗依从性的国内流行病学

药物依从性作为影响高血压患者血压控制状况和疾病转归的重要因素，我国也重点关注高血压降压药物治疗的依从性，但成规模的研究数据相对较少。陈曦[31] 等采用多阶段分层随机抽样的方法进行抽样，对山东省 6 市（县、区）3911 名高血压患者的服药依从性情况进行问卷调查，结果显示，服药依从性好的有 1796 人（52.0%），服药依从性差的有 1659 人（48.0%）。在判断服药依从性情况的四项条目中，"忘记服药经历"的患者人数最多，有 1472 人（42.6%），"自觉症状更坏时曾停止服药"的患者人数最少，有 71 人（2.1%）。

王娇艳[32] 等通过随机抽取广州市 3 个城市社区 ≥ 18 岁的高血压患者 576 例，采用 Morisky 问卷及自我效能量表进行问卷调查，结果显示社区高血压患者药物治疗依从性好者占 38.7%，依从性差者占 61.3%，其中 55.2% 的患者有忘记服药的经历。

为了全面了解我国高血压治疗依从性的总体情况，温敏[33] 等对中国大陆地区 2006—2016 年高血压患者服药依从率的相关文献进行了荟萃分析，结果显示中国大陆地区高血压患者服药依从率为 42.5%（95% CI = 37.4% ～ 47.6%）。亚组分析结果显示，城市高血压患者的服药依从性比例为 44.5%，高于农村高血压患者的 38.9%；东北部、东部、中西部高血压患者的服药依从性

表 8-3　高血压发病率、知晓率、治疗率、控制率（低、中等收入国家 vs. 高收入国家，2000—2010 年）

变　量	低、中等收入国家			高收入国家		
	2000 年	2010 年	2000—2010 变化	2000 年	2010 年	2000—2010 变化
发病率，%	23.80	31.50	7.70	31.10	28.50	－ 2.60
知晓率，%	32.30	37.90	5.60	58.20	67.00	8.80
治疗率，%	24.90	29.00	4.10	44.50	55.60	11.10
控制率，%	8.40	7.70	－ 0.70	17.90	28.40	10.50
控制 / 处方，%	33.70	26.60	－ 7.10	40.20	51.10	10.90

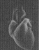

比例分别为 36.9%、40.6%、47.9%；发表年份在 2006—2011 年的文献中高血压患者的服药依从性比例为 37.5%，低于发表年份在 2012—2016 年的

文献中的 45.3%，由此可见，中国大陆地区高血压患者服药依从性有逐年改善的趋势，但总体情况仍然不乐观。

第三节　高血压治疗依从性的重要性

一、高血压治疗依从性的重要性——"药物不会使不服用它们的患者受益"

高血压患者的血压水平与心血管风险呈连续、独立、直接的正相关关系，与心脑血管疾病发病和死亡风险之间存在密切的因果关系[34]。患者的服药依从性差一直被认为是高血压患者血压得不到有效控制的一个主要原因[35]。高血压药物治疗的依从性是降压治疗有效性的关键，但是，在高血压管理中常被忽略。假设临床上所测量的血压值是真实有效的，有 2 个主要因素[28]将决定治疗中患者的血压是否得到控制：①给予患者足够数量和剂量的降压药药物处方，②治疗依从性能得以保证。在药物依从性领域，有一篇发表于 2005 年新英格兰医学杂志上的文章堪称经典，文章题目为"药物治疗依从性"，文中引用了学者 Lindenfeld 很著名的一句话："药物不会使不服用它们的患者受益"[36]，如果药物依从性仍然保持在目前水平，那将难以实现药物的全部益处[37]。只有患者能够坚持服药，患者才能受益，否则，再好的药物也是没有用的，这充分说明药物治疗依从性的重要性。同样，对于高血压患者来说，没有降压药物的依从性，也就没有心血管疾病发病风险的下降！然而，令人惊讶的是，在一些临床研究中，有 4%～5% 的患者竟然从头到尾都没有开始药物治疗，尽管这些患者也是已招募入组到研究中的[26]，那么，即使是"灵丹妙药"，也注定与这部分患者无缘。显而易见，拒绝服用或漏服降压药物等依从性不良行为所导致的临床后果在轻度高血压与严重（或难治性）高血压中也是不一样的，依从性差在临床情况越严重的患者中影响越大。

二、降压药物依从性不佳的临床后果和经济影响

（一）降压药物依从性不佳的临床后果

降压药物依从性不佳所导致的不良后果包括：血压控制不佳、高血压危象、各种靶器官改变和与此相连续的心血管事件风险，包括血管僵硬度增加、左心室肥厚、微量白蛋白尿；降压药物依从性不佳还与急性冠脉综合征、卒中、短暂性脑缺血发作、慢性心力衰竭以及死亡等多种不良心血管事件相关[28]。

1. 血压控制不良、甚至进展为难以控制的严重高血压

证据支持"血压控制良好的患者比控制不佳的患者更有可能有较好的降压药物治疗的依从性"这一概念[38-39]。反过来说，继续接受治疗的患者更有可能达到长期的血压控制目标[40]。

2. 高血压危象

几个随机、双盲、安慰剂对照的高血压研究揭示：正在接受治疗中的高血压患者减少了进展为严重高血压或高血压危象的风险[41-42]，同样地，近期更多报道发现较差的药物治疗依从性与高血压危象的发生相关[43]。

3. 血管僵硬度增加

血管僵硬度增加与主要心血管事件（心肌梗死、不稳定型心绞痛、心力衰竭或卒中）的首次发生相关[44]，而较低的降压药物治疗依从性会逐渐引起动脉僵硬度增加[45]。

4. 左心室肥厚

有一项高血压的观察和随访研究[46]发现，在 5 年的阶梯疗法期间，无论是黑人还是白人成年高血压患者，都没有发生左心室肥厚（超声心

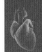

动图筛查）；然而，在完成阶梯疗法的 7 年内，左心室肥厚的发生相对普遍，尤其是成年黑人患者。作者明确指出，黑人男性患者的降压药物治疗依从性在随访期间明显降低，并认为是这一情况导致了左心室肥厚的发生。在另一个报道中，急性卒中的患者在卒中前被观察到左心室肥厚（通过超声心动图筛查到）与较差的降压药物治疗依从性明显相关[47]。

5. 微量白蛋白尿和蛋白尿

韩国学者报道，在 40 473 例成年高血压患者中，有 2657 例患者尿白蛋白 / 肌酐比值 ≥ 30 μg/mg，更有 499 例 ≥ 300 μg/mg，并且较低的降压药物治疗依从性与蛋白尿的发生独立相关[48]。

6. 心血管事件（急性心肌梗死、卒中、慢性心力衰竭）

鉴于较差的依从性与控制不佳的高血压、高血压危象、心血管疾病危险因素之间的关联，依从性不佳与主要心血管事件的相关性也被期望[49-50]。有研究报道，依从性欠佳与心肌梗死、卒中、慢性心力衰竭等心血管疾病相关[51-52]。

7. 慢性肾脏疾病

肾脏是高血压作用的重要靶器官，高血压肾病是由控制不良的高血压引起肾动脉硬化、狭窄，进而引起肾脏缺血、萎缩及功能不良。一般来讲，药物治疗依从性不佳还与慢性肾脏疾病的快速进展有关[53]。另外，明确的降压药物治疗依从性不佳与更大的终末期肾病风险独立相关[54]。

8. 认知功能不良和痴呆

认知功能不良和痴呆被广泛认为是老年患者依从性差的重要原因[55-56]，因为他们的药物管理任务的计划、组织和执行能力削弱。由于血压控制在预防认知功能不良和痴呆中起到重要作用[57]，一个良好的降压药物治疗依从性对此肯定是有利的。很多研究揭示有认知功能障碍或痴呆的患者提高药物依从性是有可能的，但没有人真正揭晓这样的情况对减少临床不良结局具有怎样的明确影响[58]。

9. 急诊科就诊或住院诊疗

美国国家的医院动态医疗调查数据（2005—2007 年）显示：大约有 13% 的急诊就诊患者与药物治疗依从性差相关。并且，因为高血压看急诊科的可能性与依从性差强烈相关[59-60]。另外，有超过 20% 的与依从性差相关的急诊科就诊导致了住院，高于与依从性无关的住院比例（12.7%）。降压药物依从性差的成年患者具有更多的因心血管相关事件而住院的机会。

10. 生活质量下降、工作效率降低或失能

有研究认为血压值低于 140/90 mmHg 的更加强化的血压控制与更严重的不良事件相关，可能归因于强化治疗或较低的血压水平[61-62]。然而，其他数据显示良好的血压控制和更好的降压药物治疗依从性与较高的生活质量相关[63]。缺血性心脏病和卒中是美国 1990—2016 年间"劳力丧失修正寿命年"的主要原因[64]。未控制的高血压是缺血性心脏病和卒中的主要原因，自我报告的较低的降压药物治疗依从性与明显的工作能力削弱和超时工作相关，也就是工作人员虽然能来上班但缺乏工作效率[65]。

（二）降压药物治疗依从性不佳将带来更高的医疗成本

在美国，依从性不佳产生的花费据估计达到全部医疗花费的 10%[66]。大型公开数据分析显示：高血压药物治疗依从性比例达到 80% ～ 100% 患者的平均每年的医疗花费（7182 美元）低于依从性比例 60% ～ 79% 的患者（7560 美元），更低于依从性比例小于 60% 的患者（7995 美元）[67]。治疗依从性低-中等的患者比依从性高的患者更有可能因为心血管情况而去看急诊或住院诊疗[68-69]。另外，高血压相关花费和降压药物的治疗依从性提高产生的经济影响，在 5 个欧洲国家（意大利、德国、法国、西班牙、英格兰）进行过调查，研究中使用的是一种基于流行概率的模型，整个研究期限跨度为 10 年[70]。该模型结果显示：如果降压药物的依从性比例增加到 70%，可节省总数达 3.32 亿欧元。诸如此类的研究能帮助决策者获得信息，并有助于更好地理解治疗依从性的重要性。需要重点指出的是，药物治疗依从性比例达到 80% 的目标最初来源于药房补货索赔数据库，在实际临床情况中不一定有效，比如难治性高血压的治疗依从性等，达到这一目标的过程并不能解决药物遗忘或漏服的问题。

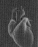

第四节　高血压治疗依从性的影响因素

引起高血压患者依从性较差的原因错综复杂，世界卫生组织在 2003 年关于药物治疗依从性的报告[5]中，列举了社会人口学、医疗团队 / 医疗系统、治疗相关因素、患者疾病相关因素、患者认知相关因素等影响依从性的 5 大方面，包括 42 个不同的影响因素，有较高的参考价值，详见表 8-4。本节将根据临床医师的思路和习惯，分别从患者相关因素、药物相关因素、医务人员因素、社会经济因素与医疗保障 4 大方面进行逐一介绍。

一、患者相关因素

（一）患者对疾病的认识不足

对高血压疾病本身及相关认识不足，是影响患者治疗依从性的关键因素之一。有研究显示，血压控制水平较好的人群对高血压相关知识的熟悉程度明显高于控制水平较差的人群[71]，有无症状会影响高血压患者的治疗依从性和血压控制水平，而很多高血压患者是没有任何不适症状的[72]。有调查显示，有并发症的患者依从性要比无并发

症的好，这可能是因为患者意识到自身疾病的严重[73]。大部分高血压患者不了解高血压的病程特点和病理生理机制，也不知晓高血压治疗的关键在于降低长期血压升高所造成的靶器官损害，而不在于消除症状，患者常常在血压降至正常或自我感觉症状消失后就自行停药，往往造成血压的显著波动从而对心血管系统产生更大的危害。一项针对重庆市某辖区内高血压患者药物治疗依从性调查显示，有 27.19% 的患者在治疗过程中曾自行减药或停药[74]。高血压的发病与不良生活方式关系密切，高血压的治疗首先应该是生活方式的改善，这是高血压治疗的基础。但是，目前这一综合治疗的理念尚未在广大患者当中普及，多数患者对于降压治疗的理解仍仅限于服用降压药物而忽略了生活方式的全面改善，片面强调药物治疗的价值，从而造成患者对高血压非药物治疗的依从性较差。

高血压患者缺乏获得正规、便捷的疾病信息的渠道，是造成患者对高血压及相关知识认识不足的重要原因。社区是高血压健康教育的重要阵

表 8-4　治疗依从性：处方药物治疗依从性的 5 大类影响因素				
社会人口学	医疗团队 / 医疗系统	治疗相关因素	患者疾病相关因素	患者认知相关因素
年轻人，高龄患者	患者-临床医师关系	复杂的治疗方案	合并多种疾病	否定诊断
少数民族或种族	沟通方式	治疗改变	抑郁，精神病	对疾病严重性和将来影响的认知
低收入，贫穷	以患者为中心	治疗失败	吸毒 / 酗酒	治疗效果的知晓
没有家庭，家庭不稳定	缺乏团队关怀	获益时间	痴呆	对药物依赖或不良反应的恐惧
社会支持	临床医生筋疲力尽	不良反应	重大残疾	知识缺乏 / 误解
个人和保险公司共付	没有发现线索	治疗时间	症状严重	遗忘
健康文化	缺乏知识 / 质量改善支持	药房补货频率	生活质量	随访受限
交通，乡村居民	医疗关怀的费用和渠道	药房补货效率	自我效能低下 / 折现未来	
战争，灾害	按量付费			变更治疗

数据来源于世界卫生组织 . 长期治疗的依从性：行动证据，2003[5]。

地，然而，目前我国对包括高血压在内的一些常见慢性疾病在社区一级的防治宣传及健康教育工作重视不足。高水平医院的医疗资源分布不均，患者到医院就诊时常常由于就诊时间短或者医生缺乏宣传教育意识，导致患者无法获得足够的高血压相关知识和健康教育。除此之外，我国医疗市场无序，管理混乱，药品广告监督缺失，不法厂家和个人利用患者对药物依赖或不良反应的恐惧心理，通过手机短信、电视、网络等途径大肆鼓吹所谓"不吃药就能根治高血压"的红外治疗、电磁治疗，以及其他的"祖传秘方""特效保健品"，大量的错误信息致使很多高血压患者中断正规药物治疗。

目前人们对高血压的认识存在很多误区。例如，一些老年患者认为随着年龄的增长血压升高属于生理现象，未予重视，没有进行正规治疗。也有一些患者认为控制血压是个人的事情，其实不然，在高血压防治方面，家属的作用也同样至关重要，全家同防共治效果会更好。从患者本身来讲，患者的文化程度，与患者对高血压相关知识的认识水平关系较大。具体来说，患者文化程度低，看不懂或无法阅读药物说明书，服药依从性会受影响。还有患者不接受患上高血压的现实，否定诊断，自我麻痹，进而拒绝接受治疗。以上因素，均促进和导致了高血压患者对自身疾病的认识不足甚至认识错误，没有真正了解高血压的长期危害，造成患者容易停服、漏服降压药物，血压控制不佳。

（二）患者年龄

年龄大小是患者不可抗力因素，也会在一定程度上影响患者的依从性。随着年龄的增长或者伴发的其他疾病，老年患者的记忆力和理解力会逐渐下降。遗忘是导致老年高血压患者中漏服药物比例较高的重要原因。另外，由于理解和识记能力的下降，在需要换用其他降压药或调整药物剂量时，老年患者常常会对药品名称和剂量混淆不清，如果患者文化水平低、医师的笔记潦草或者无人从旁提醒，便会让患者无所适从，无法

正确服用。但是也有研究发现，年龄和服药依从性并无明显关联。一项波兰的前瞻性研究，应用Morisky-Green 问卷、对 1467 名高血压患者进行服药依从性调查，结果显示依从性的高低与年龄和性别均无相关性[75]，究其原因，可能是老年患者具有的心血管危险因素较多，因而相比于心血管危险分层较低的患者，对降压治疗的重视程度较高，在一定程度上抵消了记忆力或者理解力下降造成的依从性减弱。除此之外，还有观点认为患者年轻也是依从性不佳的影响因素之一[28]，年轻患者对高血压危害认识严重不足，治疗自觉性差，再加上熬夜等不良生活方式，降压药物治疗依从性不佳。临床实践中，我们经常会看到严重高血压的青年患者，甚至已经出现肾功能不全、心力衰竭、脑血管意外等，这些与患者的治疗依从性差有很大关系，需要引起我们高度重视。

（三）患者合并的疾病情况

慢性非传染性疾病（慢病）如高血压、糖尿病等的发病，常与不良生活方式关系密切，具有共同的危险因素（代谢综合征），部分高血压患者也合并其他心脑血管疾病和代谢性疾病。患者在接受高血压治疗和健康教育的同时，也在接受其他慢病的相关治疗和教育，从而使坚持药物治疗和改善生活方式的意识得到强化。同时，患有多种疾病会使患者对自身的健康状况更加重视，从而使依从性得到了提高。研究显示，已经患有糖尿病的患者再发生高血压后，药物治疗的依从性显著高于单纯高血压患者；同样，已经患有高血压的患者再发生糖尿病时，治疗依从性也高于单纯糖尿病的患者[76]。这是合并其他慢性疾病的积极因素，但客观上讲，疾病越多，服用药物的种类越多，药物之间相互作用引发不良反应的概率可能会增加，患者在面对不良反应时可能会自己做出取舍，是停用降糖药、降压药、冠心病用药、纠正心力衰竭用药，还是其他药物，这种情况必然会影响到患者的服药依从性。目前，还没有强有力的相关研究来说明合并的疾病状态和降压药物依从性之间的利弊关系。

（四）患者的情绪状态

高血压患者容易合并情绪障碍，尤其在血压控制不佳的人群中[77]。高血压患者最容易合并的情绪障碍为抑郁和焦虑情绪障碍，会引起身体不适，并常常与高血压的症状混淆，焦虑患者由于交感张力增大和儿茶酚胺水平升高可使头晕、头痛等症状更加明显。单纯降压治疗对躯体症状缓解不明显时，可导致患者对症状控制不满意从而降低依从性。而中重度抑郁患者由于求治欲望不强，自我效能减低，也会导致依从性下降[9]。一项纳入了178名患者的研究显示，具有中度以上焦虑［心理学一般性健康问卷调查表（PGWB）焦虑得分＜22］和抑郁症状（贝克抑郁量表-Ⅱ得分＞14）的患者在3个月的随访中，不能坚持服用降压药的概率分别升高2.48倍和1.59倍[78]。2005年有研究者[79]在北京市9所医院的心血管内科门诊，对连续就诊的高血压患者进行访问，填写焦虑自评量表和抑郁自评量表，评定高血压患者中焦虑和抑郁的发病率。研究共入选2274例高血压患者，其中男性1025例（45.1%），女性1249例（54.9%）。总的焦虑发生率38.5%，抑郁发生率5.7%，其中男性的焦虑发生率为31.5%，抑郁发生率为3.7%，女性的焦虑发生率为42.7%，抑郁发生率为7.4%。情绪障碍对高血压患者依从性的影响不容小觑。另外，患者的性格特点也会对高血压的治疗依从造成影响[80]。

二、药物相关因素

（一）药物不良反应

随着新的降压药物不断问世，药物品质越来越好，但药物的不良反应却是其内在固有属性，不能绝对避免。药物不良反应，是影响很多高血压患者服药依从性的重要因素。一线高血压药物均具有一定的不良反应发生率，如利尿药导致的高尿酸血症、水电解质紊乱，钙通道阻滞剂（CCB）导致的面部潮红、下肢水肿、心率增快，血管紧张素转化酶抑制剂（ACEI）导致的血管神经性水肿和干咳等常可导致患者不能耐受而无法坚持用药。当患者合并多种其他疾病或者所在的

地区和医院可供选择的药品种类较少，导致医师在为患者调整药物时选择受限，不良反应发生概率就更高了。另外，药物剂量把握不当也是造成患者依从性不佳的常见原因，由于患者对降压药物的反应性不同或者临床医师处方的起始药物治疗剂量过大，抑或是对降压目标急于求成，造成患者血压下降过快而产生一系列不适症状是高血压患者停服、漏服高血压药物的常见原因。再者，来自于患者的对长期口服降压药物安全性的担忧也值得重视。部分患者曲解"是药三分毒"的传统观念，认为长期口服降压药必然会产生毒副作用，对长期服用药物有抵触心理，常常在血压降至正常后即停服、减服降压药物造成血压水平波动。这种情况在临床中并不少见。

（二）不合理用药

临床上不合理用药比较常见，不仅影响治疗效果，也严重影响患者的治疗依从性。总结起来，包括以下几个方面。

1. 重复用药

我国现行高血压防治指南指出联合用药应避免使用同一类药物。值得注意的是，在接受2种药物联合治疗的高血压患者中，1.1%的患者使用的是同一类药物；在三联用药患者中，0.9%的患者所用药物中有2种属于同一类药物。2014年针对广东省某社区的高血压用药情况调查也发现了同样的问题，部分患者使用的2种降压药物均为利尿剂或CCB[81]。重复使用同一类药物，由于药物机制相似，可能达不到良好的降压效果，反而易导致不良反应出现。

2. 联合用药方案不合理

2014年广东地区的研究结果显示，不合理用药方案占2.4%，其中主要以不合理的药物联合使用为主，主要包括使用不推荐的联用方案和联合使用同一类药物[82]。另外一些药物的联用方案在理论上并无明显的协同作用，患者能否从中获益尚存在争议。在针对广东省某社区的调查中发现，具有争议的联合用药方案占不合理用药的24.4%，如ACEI与ARB联用不仅不能减少心血管终点事件的发生，反而显著增加了不良反应的发生风险[83]。

高血压联合用药问题应引起关注，用药的规范性还需进一步提高。在社区医疗单位更易出现不合理的药物联用情况。因此，对社区医生进行培训也是提高社区高血压用药规范性的有效措施。

3. 使用非长效降压药物

高血压治疗的重要原则之一就是要求血压平稳，我国现行高血压防治指南推荐使用长效降压药物，目的在于使高血压患者的血压得到平稳控制。近年来，长效降压药物的使用观念逐渐被社区医生接受和执行[9]。针对上海市某社区的研究显示硝苯地平类短效药物的使用率已由 2007 年的 54.1% 下降至 2011 年的 24.8%，相应的长效硝苯地平控释片使用率则由 2007 年的 39.9% 增加至 2011 年的 60.8%。这说明社区医生选用长效降压药物的理念正在逐步形成。尽管长效降压药物使用率在逐渐上升，但短效降压药物的使用仍占有一定比例。

4. 国产传统固定复方制剂的使用

2014 年一项社区高血压管理药物治疗的研究提示，传统固定复方制剂中含有中枢性降压药，如可乐定、利西平，虽存在争议，安全性问题也需要观察，但社区患者使用此类药物比例并不低[84]，严重不良反应的报道也是有限的，并没有高出新型药物的报道。尽管 2013 年欧洲心脏病学会（European Society of Cardiology，ESC）高血压指南指出中枢性降压药和 α 受体阻滞剂也是有效的抗高血压药，但仍需大规模的研究证实这些传统的降压药物对预防心脑血管疾病的作用及其安全性。

5. 药物方案复杂化

服药程序的复杂和繁琐是造成患者非主动性依从不佳的重要原因。有研究显示，患者的依从性和服药的种类和数量成反比。许多患者由于单药疗效不佳而需要联合服用两种或更多的降压药物控制血压，或者因为合并其他心脑血管疾病或其他系统疾病需要同时服用多种药物，各种药物服用的时间、剂量、注意事项不同使服药过程复杂，造成漏服、错服，长此以往，也减弱了患者坚持服药的意愿。

三、医疗人员因素

（一）专业知识和理念

在医疗行为中起主导作用的医疗人员，他们的专业知识水平和治疗理念无疑是非常重要的，也直接影响到患者临床结果和治疗依从性。高水平的临床医师会结合自己的经验，灵活运用临床指南，根据患者实际情况制订恰当的治疗方案并关注患者的治疗依从性。

（二）医患沟通

医患沟通是临床实践过程中非常重要的环节，既有利于避免医疗纠纷或矛盾，也有利于改善患者治疗依从性和治疗效果。由于药物不良反应、合并疾病、生活事件应激等原因，高血压患者在长期的治疗过程中，常常会出现对原有治疗方案耐受不良，需要及时就诊和与临床医师沟通，调整治疗方案。由于卫生资源相对不足，患者就医不便，或医师停诊等原因，患者无法及时就医时，常常导致患者自行停药或减药。在高血压的起始治疗阶段或者更换药物种类和剂量时，这一情形较为突出。临床医师应该加强对这类患者的关注，保证医患沟通的顺畅，及时发现和解决降压治疗过程中的问题，解答患者对降压方案的疑问，对于提高高血压患者的依从性具有重要意义。临床医师的个人沟通能力和意愿也是能够影响患者依从性的因素之一。研究发现，被患者认为容易沟通的医师诊治的患者中，高血压药物治疗的依从性较高[85]。医患双方首先要建立一种信任关系，医疗过程才能顺利进行，如果患者对临床医师没有信任感，那么再好的治疗方案对患者来说都是无用的，因为患者根本不会采用或应用到位。

（三）临床随访情况

临床随访对高血压患者的防治工作非常重要，加拿大的一项大型临床研究显示，临床医师增加随访次数，尤其是做到降压药物的早期调整，能

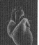
显著提高高血压患者降压治疗的依从性[86]。定期血压监测和随访是高血压管理中的重要内容，可以显著提高高血压患者的自我管理效能，从而改善患者的预后。我国高血压患者中能坚持血压监测和随访的患者比例仍较低，有研究显示有高达65.79%的患者没有按时定期随访和进行血压监测[74]。加强临床随访工作，也有助于改善医患沟通、建立互信，提高患者的治疗依从性。

四、社会经济因素与医疗保障

（一）社会支持

有无良好的社会支持也是影响患者治疗依从性的重要因素。波兰的一项大型研究显示30%～40%的高血压人群的社会支持水平较低，与社会支持水平较高的人群相比，其服药依从性下降了5.6%～8.3%；社会支持水平低的患者血压监测状况也较差，尤其是在男性中，缺乏血压监测的比例显著升高（39.4% vs. 59.2%）[87]。此外，社会支持水平较低的人群中焦虑、抑郁等情绪障碍的患病率更高，导致该人群缺乏积极向上的生活态度和健康的生活方式。不良生活行为方式如缺乏体力活动、大量饮酒、吸烟等比例高于社会支持水平高的人群。良好的社会支持如配偶或子女的关心、提醒或监督能显著提高高血压患者对疾病的重视程度，提高治疗依从性。

（二）社会经济地位和医疗保障

1. 从患者个人层面

大多数研究显示，社会经济地位较高的群体相比于较低的群体有更好的血压控制[88-90]。经济状况对于高血压治疗依从性的影响是多方面的。首先，对于经济状况较差尤其是医疗保障欠佳的患者而言，长期服用降压药物会显著增加患者的医疗负担，尤其是患者无法耐受副作用较多但价格较为低廉的降压药，而需要服用价格更加高昂的新型降压药时，这会直接影响患者对降压治疗的依从性。其次，经济状况较差的患者一般受教育水平也相对较低，获取高血压相关知识的渠道较少，对疾病的认识程度和重视水平也相对不足。

2. 从政府层面

显而易见，医疗关怀和药物的花费及渠道对于临床结果和治疗依从性是非常重要的[27, 30]。没有保险的美国成年人在1988—2010年的血压控制情况没有得到改善，但是，接受政府公共资助健康保险的人群，与更加富裕、获得良好教育并有个人健康保险的人群，事实上达到了相同的血压控制水平，前者和后者有相似的人口学特征[91]。如前所述，相比没有保险的成年人群，这两类有保险的人群在此期间的高血压控制率有大约22%的绝对改善。而且，医疗费用与护理量和临床记录是直接挂钩的，这是美国的标准，也是支持患者依从性和关键临床结果的屏障。

第五节　高血压治疗依从性的评估方法

了解患者依从性程度，对于患者的随访决策和评估临床试验的结果都是很有必要的。有几种测量依从性的方法，并被归类为直接法和间接法两大类。一般来说，直接性的方法更加敏感和结果更确定，但因为侵袭性而不好接受[3]。直接法是通过一些体液来测量药物、代谢物或标记物的数量，结果更客观，但因为价格昂贵也不适合在初级医疗单位应用，而且，对于半衰期短的药物也不适合。当然，利用患者尿液标本来做降压药物的液相色谱-质谱分析，可以观察到难治性高血压患者的治疗依从性[92]。相比之下，间接法在临床中比较经济、实用，缺点是不客观、容易高估治疗依从性。间接法是基于药片数量的量化或临床访谈，目前在临床中广泛使用，下面重点介绍间接法。

（一）临床访谈为基础的测量方法

1. Morisky 药物依从性评估量表——4 问题法（MMAS-4）[8]

这个方法简单易行，用 4 个问题评价患者的依从性，即：①你是否有忘记服药经历；②你是否有时不注意服药，③当你自觉症状改善时，是否曾停药；④当你服药自觉症状更坏时，是否曾停药。4 个问题均答"否"，即为依从性好，只要有 1 个及以上回答"是"，即为依从性差。

2. 升级版的 Morisky 药物依从性评估量表——8 问题法（MMAS-8）[93]

这个评估量表包含了对依从性差的原因分析，有助于对患者提出改善策略。如果患者正确答案小于 6 个，被判定为依从性差；正确答案有 6 个或 7 个，依从性为平均水平；如果 8 个问题都是正确答案，则为高依从性。具体的 8 个问题是：①你是否有时忘记你的高血压药物；②在过去 2 周内，你是否有几天没有吃降压药；③你是否有过因为吃药时感觉不舒服而在没有告诉你的医生情况下，自行减药或停药；④当你旅游或出门时，你是否有过忘记带药；⑤你昨天吃过降压药吗；⑥当你血压控制良好时，你是否有时停用你的降压药；⑦对某些人来说，每天吃药确实不方便，你是否因为坚持降压药的治疗计划而感到厌烦；⑧你经常记不起吃你的降压药吗。

（二）药品量化为基础的测量方法

1. 药物事件监测系统（Medication Event Monitoring System，MEMS）

这些是基于计算机注册的监控系统，这个方法经常被认为是评价药物依从性的金标准，但只能观察到药片容器开口的情况，而不是真正的药物服用，对常规临床实践没有用处，而且价格不菲。

2. 简易的药片计数

随访时由医护人员计算剩余药片、胶囊的数目或称量剩余药，这是一种较客观、准确的方法，但其局限性在于无法证实实际上患者服用多少药物，用法是否正确。此方法在评定精神病患者治疗依从性中广泛应用，是否也适用于高血压患者治疗依从性的测评尚有待证实。

第六节 高血压治疗依从性的改善方案

如前文所述，影响高血压患者治疗依从性的原因是多方面的，不仅涉及医患双方和药物本身，更与社会经济和医疗保障政策等关系密切。改善患者对高血压治疗的依从性，提高我国高血压患者的达标率，降低远期的致残和致死率，有赖于医患双方、政府和社会各个领域和层面的通力合作，以及全社会健康意识的觉醒。本节将从医师、患者、药物治疗、医疗系统 4 个干预水平，分别加以介绍。

一、医师水平干预

（一）加强医师自我学习的能力，提高专业技术水平

向患者提供恰当的治疗方案，便于患者接受、达到并维持降压目标。向患者提供健康咨询（也可以通过计算机实现），对患者治疗依从性改善方面做出积极反馈。评估和解决患者依从性障碍的问题（或提供线索）；主导医疗团队的通力合作，特别是与护士和药剂师的合作；提高沟通技巧，与患者建立相互信任的关系。

（二）加强对患者的健康教育

（1）临床心血管医师在诊治高血压患者的过程中，除了处方降压药物外，尤其应该强调和注重对于高血压患者的健康教育。只有使患者对于高血压疾病本身有了正确的认知，才能在根本上改变患者的行为依从性，改善血压控制水平。一项纳入了 453 名高血压患者的研究发现，仅通过

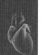

发送健康宣传手册和每月1次的电话随访，就能显著提高患者在半年内的药物治疗依从性，在新发高血压患者当中这一效果更为显著[94]。对于改善高血压患者的非药物治疗依从性，健康教育则更加具有不可替代的作用。

在欧美国家，社区已经成为包括高血压在内的慢性非传染性疾病（慢病）的主要防治场所。在我国，随着慢病防控意识的提高和慢病防控工作的开展，慢病防治的重心也逐渐向社区医院和社区医生转移，社区医生在不远的将来会成为健康教育的实施主体。但在目前情况下，我国社区医生健康教育的意识、理论水平和实施技术仍非常薄弱。因此，迅速提高社区和基层医生的心血管疾病防治技术，转变其对高血压管理的陈旧观念，增强其对高血压健康宣教的意识将会对改善高血压患者的治疗依从性发挥重要的影响[9]。

健康教育活动可由社区卫生服务中心和居委会或者社区办事处协商，共同计划、组织和实施。其形式可多样化，如分发健康教育材料，宣传画、板报、健康展览，举办健康教育讲座、广播电台或电视台讲座等。组织高血压自我管理小组是一种提高患者依从性的有效方式。此外，在诊疗活动中，社区医生也可以对患者进行面对面的健康教育。

（2）高血压患者的健康宣教，应着重从以下方面[9]进行：

1）高血压是一种慢性疾病，多数患者需要终身治疗和监测。在治疗过程中，患者不可随意停服药物。停服和漏服药物均可造成血压水平的较大波动，严重危害心脑血管健康。

2）多数高血压患者无相关症状，降压治疗的目的不在于消除症状。要反复向患者宣教长期血压控制不良可能导致的心脑血管与眼部并发症，如脑出血、心肌肥厚、高血压性肾病等。

3）高血压的发生与不良生活方式密切相关，改善生活方式是降压治疗的基础：部分轻、中度高血压患者甚至仅通过生活方式改善就可以将血压控制在理想水平，可避免服用高血压药物。对不愿服用降压药或者对一线降压药物有禁忌证或不良反应严重的患者，改善生活方式尤为重要。生活方式的改善主要包括限盐，增加运动和减重，戒烟，限酒（最好不饮酒），增加蔬菜、水果以及坚果的摄入等。

4）目前大多数药物虽然具有一定的副作用，但是通过改变剂量和配伍，可以在很大程度上消除。大量研究已经证实，长期口服降压药物对人体是安全的，而且大有裨益。

（三）倡导高血压综合管理理念

新版欧洲高血压指南已经明确提出，高血压的社会化管理在提高血压的整体控制水平中有着举足轻重的作用。建立基于团队（以患者为核心，包括医生、护士、社区、患者家属在内）的全方位血压管理模式已经成为目前高血压防治工作的新的发展趋势[9]。临床医师应该发动患者的亲属和朋友加入到患者的治疗方案，尤其是非药物治疗当中来。医师在对患者进行健康教育的同时，也应该对其亲属和朋友宣传健康生活方式的益处，督促其共同建立和维持良好的生活行为，并监督和提醒患者按时服用降压药物，定期监测血压水平等。同时，鼓励患者的亲属和朋友为患者提供有力的情感支持，疏解患者的不良情绪。

与常规血压管理方式相比，基于团队的血压管理模式能进一步降低收缩压达10 mmHg，同时使血压达标率提高22%[95]。我国部分地区在这一领域也进行了一些有益的尝试。上海市普陀区对4个社区的977名患者进行了1年的规范社区管理，包括设立健康管理专员进行血压测量，健康教育，定期随访，以及调整治疗方案等，人群的总体血压治疗率和控制率分别提高了6.9%和20.5%，生活方式也有了显著的改变[96]。唐山开滦集团对井下和井下辅助单位在岗职工中的原发性高血压患者进行综合管理，包括免费发放药物、宣传教育和行政干预后，总体血压达标率达到39.7%[97]。有条件的地区甚至可以采用包括电话、网络、远程监测等现代通讯设备来督导血压监测和药物治疗，也能取得不错的效果[98-99]。

二、患者水平的干预

（一）患者要主动学习高血压诊断和治疗的相关知识，了解高血压的危害

做到心中有数，勿信传言。熟悉自己常用药物的名称、剂量和用法；为避免药物遗忘而漏服，可以设置闹钟提醒，也可准备一个按"周一到周日"摆药的小药盒。充分利用家庭，社会或护理支持，切实提高降压药物治疗的依从性。

（二）患者自我血压监测

鉴于诊室血压测量时有可能引起患者的神经内分泌反应而导致"白大衣高血压"，现在高血压指南中均强调诊室外血压监测如动态血压监测（ABPM）和家庭血压测量（HBPM）的重要性，尤其是后者在预测心血管疾病的发病率和死亡率方面优于诊室血压[100-101]。临床医师应当叮嘱患者坚持定时、定期自测血压，并将测量结果记录下来以备复诊时供医师参考。采用远程监控和智能手机软件进行家庭血压监测可能会有更大的优势，是目前该领域内发展的新趋势[102]。

（三）患者的情绪管理和心理调适

患者情绪和心理状态应该成为高血压患者治疗中需要干预的靶点。国外在数十年前即开始关注心理因素在心血管疾病发生发展中的作用，国内胡大一教授等数年前开始呼吁心血管医师关注患者的心理状态，倡导开展心血管疾病和心理疾病同诊同治的"双心医学"模式[103]。心血管医师应主动学习精神心理疾病相关的基本知识，能在日常工作中识别出患者可能合并的心理障碍，并能对其中的轻症患者进行干预或推荐其进行专业心理咨询，做到有的放矢。患者本身也要配合医师发现和解决心理障碍问题，如果有明显焦虑症状时，血压测量不要过于频繁，以免进入"血压高-焦虑-血压更高"的恶性循环；对高血压治疗方案或药物相关方面有疑惑或困扰时，应积极联系临床医师，一起寻找解决办法，而不是想当然地自己减药或停药。毕竟，降压药物治疗依从性差，血压控制不理想，会导致更加明显的心理困扰。

三、药物治疗水平的干预

药物治疗水平的干预，总结起来就是合理用药：简化药物方案，使用简单的复方联合药品，尽量使用一天一次的长效药物，避免大剂量的有副作用的药物。

临床医师应该熟悉和掌握降压药物使用的基本原则，各类常用降压药的适用人群、常见不良反应以及禁忌证，强调个体化用药和简化用药，为患者选择最佳的药物和配伍，在平稳有效降压的同时，提高患者对降压药物的耐受性和依从性。相对来讲，我国高血压患者对钙通道阻滞剂和肾素-血管紧张素-醛固酮系统阻滞剂的耐受性较好，而对β受体阻滞药和利尿药的耐受性较差[85, 104]。患者经过生活方式改善后、单药治疗血压控制不佳时，应考虑联合两种或更多的作用机制不同的药物，而不是继续增加原有药物的剂量。任何两种高血压药物联用都能增加血压的降低幅度，并远大于增加任何一种药物剂量所降压的幅度[105]。而且，研究显示，初始联合治疗的依从性高于任何单药治疗，尤其是血压值较高的患者[106]。但也要注意避免治疗方案的复杂化，药物不是越多越好，也不是越少越好，应该是恰当、合理才好。联合药物治疗中要强调固定配比复方制剂的使用。该类药物由不同作用机制的两种小剂量降压药组成，也称为单片同定复方制剂。与分别处方的降压药联合治疗相比，其优点是使用方便，可改善治疗的依从性，是联合治疗的新趋势。多数每天口服1次，每次1片，使用方便，改善依从性。目前我国上市的新型的固定配比复方制剂主要包括：ACEI＋噻嗪类利尿药，血管紧张素受体阻滞剂（ARB）＋噻嗪类利尿药，二氢吡啶类钙通道阻滞剂＋ARB，二氢吡啶类钙通道阻滞剂＋β受体阻滞剂，噻嗪类利尿药＋保钾利尿药等。临床医师应根据患者的具体情况合理选用。特别需要注意的是，对于高血压患者"降压才是硬道理"。对于经济条件较差的患者，选择药物时不能盲目选择所谓降压效果更优良、心血管保护更全面的新型降压药，而应该结合患者的经济承受能力，优先选择价格较为低廉的药物。同时，通过仔细调整药物

种类、优化药物剂量、配伍和调整服药时间，给患者带来最佳的血压控制和最大的心血管获益。

四、医疗系统水平的干预

（1）包括高血压在内的慢病的发生不仅仅是个人行为的后果，同时也是社会发展所致环境和生活方式改变的副产品。政府在高血压防控方面的主导作用至关重要。除了切实有力的做好高血压防控的宣传教育诸如倡导使用替代盐、发动全民健身运动、提倡健康饮食外，在医疗政策的制订上也应该有所侧重。国外有研究显示政府通过制订相关政策诸如免费提供高血压药物等方式，可以显著提高高血压的控制率[107]。另外，英国保健系统曾尝试对包括高血压在内的慢病给出恰当诊断和护理的医护人员进行奖励，研究显示这项政策的实施与全科医师的血压监测率和病情控制率提高有关[108]。结合我国的具体国情，开滦研究在这一领域做出了有益的尝试，他们通过制订集团内高血压防控政策，免费向高血压人群提供四组价格低廉的降压药物并配合健康教育等方式，显著提高了高血压患者的治疗依从性，以较低的经济投入获得了显著的健康和经济效益[109]，这一成果值得借鉴。

（2）医疗系统水平的干预，概括起来就是：完善药物获取的渠道；加大单片复方制剂的补偿力度；支持监测系统的发展，包括电子监测仪，电话随访，家庭访视，家庭血压的远程监控；减少共同支付中的个人比例；对医疗服务提供者（医师、药剂师和护士等）的财政支持；完善全国数据库，包括处方数据，为医师和药剂师提供方便[28]。

总　结

高血压是一种有遗传背景的生活方式相关性疾病，其高患病率和低控制率已极大地影响了人群的生活质量和远期预后。当前，我国高血压防控的形式依然非常严峻。高血压患者的治疗依从性是影响高血压控制率和临床结果的重要因素之一，影响因素错综复杂，需要医患双方、政府和社会各个领域和层面的通力合作。我们要通过多种途径和方式去改善高血压患者对药物和非药物治疗的依从性，切实改善我国高血压防控不利的面貌。

第七节　常见问题及解答

1. 血压测量有哪些注意事项?

测量血压前 30 min，建议患者避免吸烟、喝咖啡及运动，排空膀胱，静坐放松。测量血压时，患者要保持端正坐姿坐于有靠背的椅子上，双脚平放于地面，保持室内安静，避免交谈。选择适合患者手臂尺寸的袖带，保证上臂中点与心脏处于同一水平，连续测量 3 次，每次间隔 1 min，选取后两次的数字取平均值，作为最终的血压测量值。

2. 高血压的早期症状有哪些?

早期可能无任何症状，偶然测量发现血压高。也可以出现头胀痛，头晕，晚期可出现眼、肾血管受损引发的系列症状，严重时甚至脑出血等。

3. 高血压患者饮食须知有哪些?

低盐低脂，戒烟限酒。高盐、吸烟是高血压危险因素，低脂可降低动脉硬化的发生率。适当运动。

第八节 典型病例

病例分析：

女性，63 岁，高血压病史 20 年。20 年前无明显诱因出现头晕，自测血压升高，最高 160/90 mmHg，就诊于心内科明确诊断高血压，后规律口服苯磺酸氨氯地平 5 mg 1 次 / 日，血压波动于 130/80 mmHg 左右，近 1 个月自觉血压已平稳，自行停药，未监测血压，近 2 日劳累后间断头晕，自测血压波动于 140 ～ 160/90 ～ 100 mmHg，于我院门诊就诊收入院。既往史：2 型糖尿病 10 年，高脂血症 10 年，否认冠心病等其他疾病史。不吸烟，不饮酒。母亲患有高血压。

查体： 左上肢血压 190/98 mmHg，右上肢血压 194/100 mmHg，HR75 次 / 分，律齐，未闻及额外心音及病理性杂音。

辅助检查： 血清 K 3.95 mmol/L，余电解质均正常，LDL-C 4.95 mmol/L，血尿便常规、肝肾功能均正常。心电图：窦性心律，大致正常心电图，超声心动图：静息状态下心内结构及血流未见明显异常，左心室舒张功能降低。肝胆胰脾双肾 B 超、肾上腺 CT、肾动脉超声、颈动脉超声未见明显异常。

诊断： 高血压 3 级，很高危。

诊疗经过： 除外继发性高血压后调整苯磺酸氨氯地平为沙库巴曲缬沙坦 100 mg 1 次 / 日，倍他乐克 12.5 mg 1 次 / 日，监测血压波动 120 ～ 130/ 70 ～ 80 mmHg，血压达标。随诊建议：规律服用降压药物；制订营养方案及有氧运动处方，限盐，限制油脂糖摄入，改善心肺储备功能，适当增加抗阻及耐力训练；维持心情舒畅及情绪稳定，保证睡眠质量，定期门诊随访。

参考文献

[1] Wang Z，Chen Z，Zhang L，et al. Status of hypertension in China：results from the China Hypertension Survey，2012-2015. Circulation，2018，137（22）：2344-2356.

[2] 张梅，吴静，张笑，等 .2018 年中国成年居民高血压患病与控制状况研究 [J].中华流行病学杂志，2021，42（10）：1780-1789.

[3] Villalva CM，Alvarez-Muiño XLL，Mondelo TG，et al. Adherence to treatment in hypertension. Adv Exp Med Biol，2017，956：129-147.

[4] Haynes RB，Sackett DL，Taylor DW. How to detect and manage low patient compliance in chronic illness. Geriatrics，1980，5（1）：91-3，96-7.

[5] Sabete E，ed. Adherence to long-term therapies：evidence for action. Geneva，Switzerland：World Health Organization，2003.（available at http://www.who.int/chronic_conditions/adherencereport/en/）

[6] Vrijens B，De Geest S，Hughes D A，et al. A new taxonomy for describing and defining adherence to medications. Br J Clin Pharmacol，2012，73（5）：691-705.

[7] Unni EJ，FarrisKB. Development of a new scale to measure self-reported Medication nonadherence. Res Social Adm Pharm，2015，11：e133-43.

[8] Morisky DE，GreenLW，LevineDM. Concurrent and predictive validity of a self-reported measure of medication adherence. MedCare，1986，24：67-74.

[9] 吴寿岭 .临床高血压病学 . 北京：北京大学医学出版社，2015：444-450.

[10] Cramer J，Rosenheck R，Kirk G，et al. Medication compliance feedback and monitoring in a clinical trial：predictors and outcomes. Value Health，2003，6：566-573.

[11] Waeber B，Leonetti G，Kolloch R，et al. Compliance with aspirin or placebo in the Hypertension Optimal Treatment（HOT）study. J Hypertens，1999，17：1041-1045.

[12] Claxton AJ，Cramer J，Pierce C. A systematic review of the associations between dose regimens and medication compliance. Clin Ther，2001，23：1296-1310.

[13] Haynes RB，McDonald HP，Garg AX. Helping patients follow prescribed treatment：clinical applications. JAMA，2002，288（22）：2880-2883.

[14] Kronish IM，Ye S. Adherence to cardiovascular medications：

lessons learned and future directions. Prog Cardiovasc Dis, 2013, 55（6）：590-600.

［15］ Tamblyn R, Eguale T, Huang A, et al.The incidence and determinants of primary nonadherence with prescribed medication in primary care：a cohort study. Ann Intern Med, 2014, 160：441-450.

［16］ Cramer JA, Benedict A, Muszbek N, et al. The significance of compliance and persistence in the treatment of diabetes, hypertension and dyslipidaemia：a review. Int J Clin Pract, 2008, 62：76-87.

［17］ Choo PW, Rand CS, Inui TS, et al. Validation of patient reports, automated adherence to antihypertensive therapy. Med Care, 1999, 37（9）：846-857.

［18］ Ma′rquez E. Evaluation of non-compliance in clinical practice. Hipertension, 2008, 25：205-213.

［19］ Hansen RA, Kim MM, Song L, et al. Comparison of methods to asses medication adherence and classify non adherence. Ann Pharmacotner, 2009, 43：413-422.

［20］ Horne R, Clatworthy J, Hankins M. High adherence and concordance within a clinical trial of antihypertensives. Chronic Illn, 2010, 6：243-251.

［21］ Zeller A, Schoroeder K, Peters T. Electronic pillboxes（MEMS）to asses the relatioshep between medication adherence and blood pressure control in primary care. Scand J Prim Health Care, 2007, 25：202-207.

［22］ Santschi V, Rodonti N, Bugnon O, et al. Impact of electronic monitoring of drug adherence on blood pressure control in primary care：a cluster 12-month randomised controlled study. Eur J Intern Med, 2008, 19：427-434.

［23］ Ma′rquez E, Gil V, Casado J, et al. Analysis of studies publishe on therapy non-compliance with hypertension treatment in spain between 1984 and 2005. Aten Primaria, 2006, 38（6）：325-332.

［24］ Qureshi NN, Hatcher J, Chaturvedi N, et al. Effect of general practitioner education on adherence to antihypertensive drugs：cluster randomised controlled trial. BMJ, 2007, 335：1030.

［25］ Schoenthaler A, Ogedegbe G. Patients' perceptions of electronic monitoring devices affect medication adherence in hypertensive African Americans. Ann Pharmacotherar, 2008, 42：647-652.

［26］ Vrijens B, Vincze G, Kristanto P, et al. Adherence to prescribed antihypertensive drug treatments：longitudinal study of electronically compiled dosing histories. BMJ, 2008, 336：1114-1117.

［27］ Hill MN, Miller NH, Degeest S, et al；American Society of Hypertension Writing Group. Adherence and persistence with taking medication to control high blood pressure. J Am Soc Hypertens, 2011, 5：56-63.

［28］ Burnier M, Egan BM. Adherence in hypertension. Circ Res, 2019, 124（7）：1124-1140.

［29］ Mills KT, Bundy JD, Kelly TN, et al. Global disparities of hypertension prevalence and control：a systematic analysis of population-based studies from 90 countries. Circulation, 2016, 134：441-450.

［30］ Burnier M. Drug adherence in hypertension. Pharmacol Res, 2017, 125：142-149.

［31］陈曦, 杨平, 周成超, 等.山东省高血压患者服药依从性及其影响因素分析.中国公共卫生, 2018, 34（10）：36-39.

［32］王娇艳, 周志衡, 吴兰笛, 等.社区高血压患者药物治疗依从性及自我效能分析.中国全科医学, 2012, 15（1A）：97-99.

［33］温敏, 李卉, 张容, 等.中国大陆地区2006—2016年高血压患者服药依从率meta分析.中国公共卫生, 2018, 34（10）：1425-1429.

［34］《中国高血压防治指南》修订委员会.中国高血压防治指南2018年修订版.心脑血管病防治, 2019, 19（1）：1-38.

［35］ Corrao G, Parodi A, Nicotra F, et al. Better compliance to antihypertensive medications reduces cardiovascular risk. J Hypertens, 2011, 29（3）：610-618.

［36］ Lindenfeld J, Jessup M. Drugs don't work in patients who don't take them（C. Everett Koop, MD, US Surgeon General, 1985）. Eur J Heart Fail, 2017, 19：1412-1413.

［37］ McDonald HP, Garg AX, Haynes RB. Interventions to enhance patient adherence to medication prescriptions：scientific review. JAMA, 2002, 288：2868-2879.

［38］ Abegaz TM, Shehab A, Gebreyohannes EA, et al. Nonadherence to antihypertensive drugs：a systematic review and metaanalysis. Medicine（Baltimore）, 2017, 96：e5641.

［39］ Butler MJ, Tanner RM, Muntner P, et al. Adherence to antihypertensive medications and associations with blood pressure among African Americans with hypertension in the Jackson Heart Study. J Am Soc Hypertens, 2017, 11：581.e5-588.e5.

［40］ Breekveldt-Postma NS, Penning-van Beest FJ, Siiskonen SJ, et al. Effect of persistent use of antihypertensives on blood pressure goal attainment. Curr Med Res Opin, 2008, 24：1025-1031.

［41］ Veterans Administration Cooperative Study Group on Antihypertensive Agents. Effects of treatment on morbidity in hypertension. Results in patients with

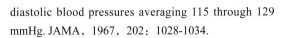

diastolic blood pressures averaging 115 through 129 mmHg. JAMA, 1967, 202: 1028-1034.

[42] Veterans Administration Cooperative Study Group on Antihypertensive Agents. Effects of treatment on morbidity in hypertension. II. Results in patients with diastolic blood pressure averaging 90 through 114 mm Hg. JAMA, 1970, 213: 1143-1152.

[43] Saguner AM, Dür S, Perrig M, et al. Risk factors promoting hypertensive crises: evidence from a longitudinal study. Am J Hypertens, 2010, 23: 775-780.

[44] Mitchell GF, Hwang SJ, Vasan RS, et al. Arterial stiffness and cardiovascular events: the Framingham Heart Study. Circulation, 2010, 121: 505-511.

[45] Berni A, Ciani E, Cecioni I, et al. Adherence to antihypertensive therapy affects Ambulatory Arterial Stiffness Index. Eur J Intern Med, 2011, 22: 93-98.

[46] Comberg HU, Knowles M, Tyroler HA, et al. Status of patients seven years after completion of the hypertension detection and follow-up program in Evans County, Georgia. J Natl Med Assoc, 1988, 80: 1285-1292.

[47] Bruno A, Brooks DD, Abrams TA, et al. Left ventricular hypertrophy in acute stroke patients with known hypertension. Clin Exp Hypertens, 2017, 39: 502-504.

[48] Kim YS, Kim HS, Oh HY, et al. Prevalence of microalbuminuria and associated risk factors among adult Korean hypertensive patients in a primary care setting. Hypertens Res, 2013, 36: 807-823.

[49] Perreault S, Dragomir A, Roy L, et al. Adherence level of antihypertensive agents in coronary artery disease. Br J Clin Pharmacol, 2010, 69: 74-84.

[50] Perreault S, Dragomir A, White M, et al. Better adherence to antihypertensive agents and risk reduction of chronic heart failure. J Intern Med, 2009, 266: 207-218.

[51] Herttua K, Tabák AG, Martikainen P, et al. Adherence to antihypertensive therapy prior to the first presentation of stroke in hypertensive adults: population-based study. Eur Heart J, 2013, 34: 2933-2939.

[52] Yang Q, Chang A, Ritchey MD, et al. Antihypertensive medication adherence and risk of cardiovascular disease among older adults: a population-based cohort study. J Am Heart Assoc, 2017, 6: e00605.

[53] Cedillo-Couvert EA, Ricardo AC, Chen J, et al; CRIC Study Investigators. Self-reported medication adherence and CKD progression. Kidney Int Rep, 2018, 3: 645-651.

[54] Roy L, White-Guay B, Dorais M, et al. Adherence to antihypertensive agents improves risk reduction of end-stage renal disease. Kidney Int, 2013, 84: 570-577.

[55] Siegel D, Lopez J, Meier J. Antihypertensive medication adherence in the department of veterans affairs. Am J Med, 2007, 120: 26-32.

[56] Mulhem E, Lick D, Varughese J, et al. Adherence to medications after hospital discharge in the elderly. Int J Family Med, 2013, 2013: 901845.

[57] Poon IO. Effects of antihypertensive drug treatment on the risk of dementia and cognitive impairment. Pharmacotherapy, 2008, 28: 366-375.

[58] Vik SA, Maxwell CJ, Hogan DB. Measurement, correlates, and health outcomes of medication adherence among seniors. Ann Pharmacother, 2004, 38: 303-312.

[59] Heaton PC, Tundia NL, Luder HR. U.S. emergency departments visits resulting from poor medication adherence: 2005-07. J Am Pharm Assoc, 2013, 53: 513-519.

[60] Pittman DG, Tao Z, Chen W, Stettin GD. Antihypertensive medication adherence and subsequent healthcare utilization and costs. Am J Manag Care, 2010, 16: 568-576.

[61] Wright JT Jr, Williamson JD, Whelton PK, et al. A randomized trial of intensive versus standard blood-pressure control. N Engl J Med, 2015, 373: 2103-2116.

[62] Cushman WC, Evans GW, Byington RP, et al. Effects of intensive blood-pressure control in type 2 diabetes mellitus. N Engl J Med, 2010, 362: 1575-1585.

[63] Wiklund I, Halling K, Rydén-Bergsten T, et al. Does lowering the blood pressure improve the mood? Quality-of-life results from the Hypertension Optimal Treatment (HOT) study. Blood Press, 1997, 6: 357-364.

[64] Mokdad AH, Ballestros K, Echko M, et al; US Burden of Diseases Collaborators. The State of US Health, 1990-2016: burden of diseases, injuries, and risk factors among US states. JAMA, 2018, 319: 1444-1472.

[65] Wagner S, Lau H, Frech-Tamas F, Gupta S. Impact of medication adherence on work productivity in hypertension. Am J Pharm Benefits, 2012, 4: e88-e96.

[66] Iuga AO, McGuire MJ. Adherence and health care costs. Risk Manag Healthc Policy, 2014, 7: 35-44.

[67] Pittman DG, Tao Z, Chen W, et al. Antihypertensive

medication adherence and subsequent healthcare utilization and costs. Am J Manag Care，2010，16：568-576.

［68］Heaton PC，Tundia NL，Luder HR. U.S. emergency departments visits resulting from poor medication adherence：2005-07. J Am Pharm Assoc，2013，53：513-519.

［69］Pittman DG，Tao Z，Chen W，et al. Antihypertensive medication adherence and subsequent healthcare utilization and costs. Am J Manag Care，2010，16：568-576.

［70］Mennini F S，Marcellusi A，von der Schulenburg，et al. Cost of poor adherence to anti-hypertensive therapy in five European countries. Eur. J. Health Econ，2015，16：65-72.

［71］Almas A，Godil SS，Lalani S，et al. Good knowledge about hypertension is linked to better control of hypertension：a multicentre cross sectional study in Karachi，Pakistan. BMC Res Notes，2012，5：579.

［72］Rajpura JR，Nayak R. Role of illness perceptions and medication beliefs on medication compliance of elderly hypertensive cohorts. J Pharm Pract，2014，27（I）：19-24.

［73］Lagi A，Rossi A，Passaleva MT，et al.Compliance with therapy in hypertensive patients. Intern Emerg Med，2006，1（3）：204-208.

［74］张云庆.对某社区老年高血压患者服药依从性调查分析.重庆医学，2009，38（6）：751-752.

［75］Wilinski J，Dabrowski M. Medication adherence in hypertensive patients of different cardiovascular risk treated in primary health care. Przegl Lek，2013，70（6）：77-380.

［76］An J，Nichol MB. Multiple medication adherence and its effect on clinical outcomes among patients with comorbid type 2 diabetes and hypertension. Med Care，2013，51（10）：879-887.

［77］Schmieder RE，Grassi G，Kjeldsen SE. Patients with treatment-resistant hypertension report increased stress and anxiety：a worldwide study. J Hypertens，2013，31（3）：610-615.

［78］Bautista LE，Vera-Cala LM，Colombo C，et al. Symptoms of depression and anxiety and adherence to antihypertensive medication. Am J Hypertens，2012，25（4）：505-511.

［79］张帆，胡大一，杨进刚，等.高血压合并焦虑、抑郁的发病率和相关危险因素分析.首都医科大学学报，2005（02）：140-142.

［80］Zugelj U，Zupancic M，Komidar L，et al. Self-reported adherence behavior in adolescent hypertensive patients：the role of illness representations and personality. J Pediatr Psychol，2010，35（9）：1049-1060.

［81］崔宇超，李雄方.基层社区利用健康档案对辖区内高血压患者用药情况的统计与点评.今日药学，2015，25（4）：303-305.

［82］李旭，纪雨辰.上海嘉定社区医院门诊抗高血压药物处方分析.世界临床医药，2014，35（10）：611-616.

［83］国家卫生计生委合理用药专家委员会，中国医师协会高血压专业委员会.高血压合理用药指南（第2版）.中国医学前沿杂志（电子版），2017，9（7）：28-126.

［84］陈凌，钱月晟，朱鼎良，等.上海莘庄社区2007—2011年抗高血压药物的应用情况分析［J］.中国全科医学，2014，17（1）：101-104.

［85］Schoenthaler A，Chaplin WF，Allegrante JP，et al. Provider communication effects medication adherence in hypertensive Amcan Americans. Patient Educ Couns，2009，75（2）：185-191.

［86］Tamblyn R，Abrahamowicz M，Dauphinee D，et al. Influence or physicians management and communication ability on patients persistence with antihypertensive medication. Arch Intern Med，2010，170（12）：1064-1072.

［87］Piwonski J，Piwonska A，Sygnowska E. Is level of social support associated with health behaviours modifying cardiovascular risk？ Results of the WOBASZ study. Kardiol Pol，2012，70（8）：803-809.

［88］Harhay MO，Harhay JS，Nair MM. Education，household wealth and blood pressure in Albania，Armenia，Azerbaijan and Ukraine：findings from the Demographic Health Surveys，2005—2009. Eur J Intern Med，2013，24（2）：117-126.

［89］Khan RJ，Stewart CP，Christian P，et al. A cross-sectional study of the prevalence and nsk factors for hypertension in rural Nepali women. BMC Public Health，2013，13：55.

［90］Rolnick SJ，Pawloski PA，Hedblom BD，et al. Patient characteristics associated with medication adherence. Clin Med Res，2013，11（2）：54-65.

［91］Egan BM，Li J，Small J，et al. The growing gap in hypertension control between insured and uninsured adults：National Health and Nutrition Examination Survey 1988 to 2010. Hypertension，2014，64：997-1004.

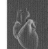

［92］ Tomaszewski M，White C，Patel P，et al. High rates of non-adherence to antihypertensive treatment revealed by highperformance liquid chromatography-tandem mass spectrometry（HP LC-MS/MS）urine analysis. Heart，2014，100：855-861.

［93］ Morisky DE，Ang A，Krousel-Wood M，et al. Predictive validity of a medication adherence measure for hypertension control. J Clin Hypertens，2008，10：348-354.

［94］ Sclar DA，Chin A，Skaer TL，et al. Effect of health education in promoting prescription refill compliance among patients with hypertension. Clin Ther，1991，13（4）：489-495.

［95］ Walsh JM，McDonald KM，Shojania KG，et al. Quality improvement strategies for hypertension management：a systematic review. Med Care，2006，44（7）：646-657.

［96］ 钱岳晟，张怡，张瑾，等. 上海市普陀区高血压社区规范管理的模式和效果探讨. 中华高血压杂志，2012，20（1）：26-30.

［97］ 吴寿岭，刘星，秦天榜，等. 工作场所高血压综合干预效果分析. 中华高血压杂志，2011，19（5）：425-429.

［98］ Parati G，Omboni S，AlbiniF，et al. Horne blood pressure telemonitoring improves hypertension control in general practice. The TeleBPCare study. J Hypertens，2009，27（1）：198-203.

［99］ Melnyk BM. The future of evidence-based health care and worldviews：a worldwide vision and call for action to improve healthcare quality，reliability，and population health. Worldviews Evid Based Nurs，2013，10（3）：127-128.

［100］ Stergiou GS，Siontis KC，Ioannidis JR. Home blood pressure as a cardiovascular outcome predictor：it's time to take this method seriously. Hypertension，2010，55（6）：1301-1303.

［101］ Ward AM，Takahashi O，Stevens R，et al. Horne measurement oi blood pressure and cardiovascular disease：systematic review and meta-analysis of prospective studies. J Hypertens，2012，30（3）：449-456.

［102］ Parati G，Omboni S. Role of home blood pressure telernonitoring in hypertension management：an update. Blood Press Monit，2010，15（6）：285-295.

［103］ 胡大一. 心血管疾病和精神心理障碍的综合管理—"双心医学"模式的探索. 中国临床医师，2006，34（5）：24.

［104］ Wong MC，Jiang JY，Griffiths SM. Factors associated with antihypertensive drug compliance in 83，884 Chinese patients：a cohort study. J Epidemiol community Health，2010，64（10）：895-901.

［105］ Wald DS，Law M，Morris JK，et al. Combination therapy versus monotherapy in reducing blood pressure：meta-analysis on 11 000 participants from 42 trials. Am JMed，2009，122（3）：290-300.

［106］ Corrao G，Parodi A，Zambón A，et al. Reduced discontinuation of antihypertensive treatment by two-drug combination as first step. Evidence from daily life practice. J Hypertens，2010，28（7）：1584-1590.

［107］ Adedapo AD，Sikuade O，Adeleke S，et al. Drug utilization and blood pressure control in a population where antihypertensives are given free：effect of policy change. Afr J Med Med Sei，2012，41（4）：349-356.

［108］ Ashworth M，Medina J，Morgan M. Effect of social deprivation on blood pressure monitoring and control in England：a survey of data from the quality and outcomes framework. BMJ，2008，337：a 2030.

［109］ 邓彩云，汪远征，刘星，等. 工作场所4种高血压干预措施的成本效果分析. 中华高血压杂志，2013，21（2）：148-152.

第八章　提高高血压治疗依从性的重要性和方法

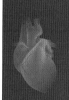

第九章
难治性高血压的诊断及治疗要点

（韩　凌　揭秉章　沙鹏鹃）

高血压是全球心血管疾病（CVD）、卒中、糖尿病以及死亡的主要危险因素。过去30年来，高血压的知晓率、治疗率和控制率得到稳步提高，但仍有大量高血压患者缺乏规范管理，即便使用3种降压药血压仍不达标或需要4种或4种以上降压药物治疗才能达到目标血压。这些患者被诊断为难治性高血压（resistant hypertension，RH）。这些患者尽管坚持降压治疗，靶器官损害、发病和病死的风险仍在不断增加。

第一节　难治性高血压的流行病学

RH需要患者坚持按规定服药，否则血压就会难以控制，非门诊血压如动态血压监测或家庭自测血压就会升高。"显性难治性高血压（aTRH）"是一个研究术语，用于描述降压困难的高血压患者。在高血压成人患者当中，aTRH的发生率为12%～15%[1]，临床报道则为15%～18%[2]。aTRH在一些高危群体如合并慢性肾病的患者中发生率更高[2]。临床试验发现aTRH具有更高的发病率，达到34%～39%，其原因很可能与研究样本的社会人口学和合并症特点有关[3-4]。当药物剂量、依从性或非门诊血压值等数据缺少1项以上，aTRH当中的假性耐药性就无法排除[5]。此外，如果患者在血压未达标时没有使用最大剂量的3种或3种以上降压药物，RH患病率也会被高估[5]。

RH在黑人、高龄和男性患者中多见[6]，合并肥胖、左心室肥大、蛋白尿、糖尿病、慢性肾病（CKD）、Framingham 10年患心血管疾病风险分值增高、阻塞性睡眠呼吸暂停（OSA）的高血压患者中RH的发病率增高[7-8]。

第二节　难治性高血压的定义

高血压患者在改善生活方式基础上使用最大剂量或最大耐受剂量的3种不同种类的降压药情况下血压仍然高于目标值，通常包括1种长效钙通道阻滞剂（CCB），1种肾素-血管紧张素系统阻滞剂［血管紧张素转化酶抑制剂（ACEI）、血管紧张素受体阻滞剂（ARB）或血管紧张素受体脑啡肽酶抑制剂（ARNI）］，以及1种利尿剂，称为难治性高血压。使用4种或4种以上降压药才能达到目标血压的患者，称为可控制难治性高血压，使用5种或5种以上降压药，包括长效噻嗪类利尿剂和最大耐受剂量的盐皮质激素受体（MR）拮抗剂，但血压仍未得到控制，称为顽固性高血压。

归纳起来，RH的定义包括以下4个方面：

①应测量血压，目标血压的阈值应符合当前临床实践指南[9]；②患者应服用3种以上的降压药，通常包括长效CCB、肾素-血管紧张素系统阻滞剂（ACE抑制剂、ARB或ARNI），以及利尿剂，服用剂量达到最大剂量或最大耐受剂量；③排除白大衣效应；④排除降压药物治疗依从性不佳。

第三节　难治性高血压的诊断要点

基于上述RH的特点，RH的诊断思路分以下几个步骤：第一步，确认降压治疗的"难治性"；第二步，排除假性难治性高血压；第三步，寻找难治性高血压的影响因素及潜在病因（评估继发性高血压）；第四步，评估靶器官损害（图9-1）[10]。此外，RH确诊还应包括合并症及并发症的诊断。

一、确认降压治疗的难治性

临床测血压 ≥ 140/90 mmHg，患者正在服用3种降压药（包括一种长效CCB，一种ACEI、ARB或ARNI，以及一种利尿剂）；或使用4种及以上降压药才能使血压 < 140/90 mmHg。

二、排除假性难治性高血压

（一）排除依从性差的情况

患者依从性良好是指服用至少80%剂量的处方药[11]。依从性差在RH的患者人群中十分普遍，

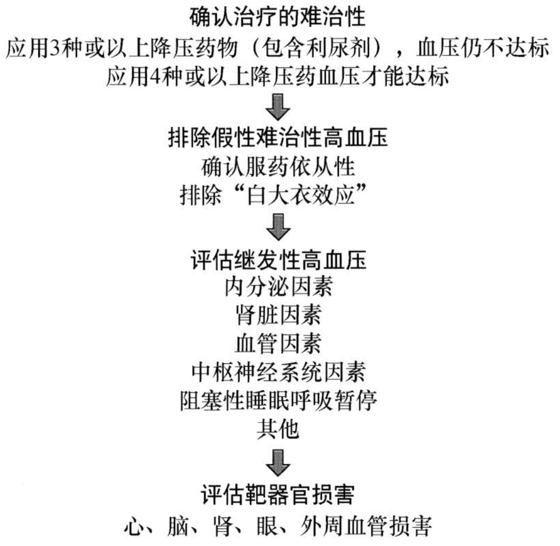

在RH诊断之前需排除以下情况：①所有药物中至少有一种药物服用次数不当；②所有药物中至少有一种药物使用剂量未达最大剂量或最大耐受剂量。

（二）排除不正确的血压测量方法

患者的准备、环境、袖带尺寸以及血压测量技术均能对血压结果造成一定影响，所以，在RH诊断前，应确保血压测量准确。完整的血压测量技术应为：①个人要排空膀胱，然后在一间安静的房间内就坐，腿不要交叉，放松后背、手臂，首次读数前需要平静5 min；②选择一气囊血压袖带，气囊长度为上臂围的80%、宽度为上臂围的40%；③将袖带直接缚在上臂，中点与心脏水平齐平；④获得每分钟2次的读数。

（三）排除白大衣效应

"白大衣效应"是指患者服用3种以上抗高血压药物后，患者经反复测量发现门诊血压升高，而在非门诊时血压下降或者正常，白大衣效应主要是由于交感神经系统亢进[12]，以及患者对医护人员或者诊所环境出现了警觉反应。可通过动态血压监测（ABPM）来筛查；如果ABPM未能开展，则通过家庭血压监测筛查[13]。

（四）排除降压方案未达最优

最优降压方案包括药物种类选择最优以及药物剂量达到最优。药物选择问题常见于利尿剂，如使用噻嗪样利尿剂而不是噻嗪型利尿剂，以及在eGFR < 30 ml/（min·1.73 m²）或容量超负荷时未使用袢利尿剂[14]。药物剂量未达最优常见于利尿剂未达最大耐受剂量，以及其他降压药物未足量使用。患者应服用至少80%的降压药物剂量，而一般患者只有50%的时间拥有降压药，在

确认治疗的难治性
应用3种或以上降压药物（包含利尿剂），血压仍不达标
应用4种或以上降压药血压才能达标

↓

排除假性难治性高血压
确认服药依从性
排除"白大衣效应"

↓

评估继发性高血压
内分泌因素
肾脏因素
血管因素
中枢神经系统因素
阻塞性睡眠呼吸暂停
其他

↓

评估靶器官损害
心、脑、肾、眼、外周血管损害

图 9-1　难治性高血压的诊断要点

临床试验观察中仅有 1/5 患者坚持直到获得疗效。如不能完全判别是否真正坚持服药，可能会高估 RH 的患病率。

三、寻找难治性高血压的影响因素及潜在病因

难治性高血压的影响因素包括生活方式、药物、睡眠以及高血压靶器官损害对降压效果的影响，潜在病因主要是继发性高血压。

（一）生活方式因素

生活方式因素主要包括肥胖、钠盐摄入过多、大量酒精摄入、缺乏运动、饮食方式与其他风险因素。

1. 肥胖

BMI ≥ 30 kg/m² 是 RH 的独立危险因素[6, 15]。内脏肥胖可使盐敏感性增加、血管功能紊乱、交感神经系统和肾素-血管紧张素系统亢进，从而使血压升高。

2. 钠盐摄入过多

过多的钠摄入量对动脉血压有升高作用[16]，血压"盐敏感性"在其中起重要作用，其机制可能与许多生理反应导致容量扩增有关，包括血管功能失调、血管硬化、交感神经亢进、受损的肾素-血管紧张素轴受到抑制、盐皮质激素受体激活以及免疫细胞调节失调[17]。

3. 大量酒精摄入

大量酒精摄入（> 30 ~ 50 g/d）是高血压明确的风险因素[18]。酒精摄入与血压及其风险的上升是密切相关的。对于男性（线性）和女性（J型），其剂量反应效果有所不同，同时也受到代谢基因的影响。

4. 缺乏运动

身体活动缺乏与体能锻炼减少都是高血压的独立风险因素[19]。身体活动、健身水平与血压升高呈不同程度的反比。也有证据表明，久坐生活方式本身就是促使高血压发生的独立风险因素。

5. 饮食方式与其他风险因素

荟萃分析显示阻滞高血压饮食模式（DASH）可使血压降低幅度达到 6.7/3.5 mmHg[20]。社会心理压力（如职业紧张、缺乏社会支持）、消极的人格特质（焦虑、愤怒、抑郁）以及睡眠持续时间/睡眠质量减少与血压升高有相关[21-22]。此外，一系列的环境暴露、海拔升高、空气污染等因素都会引起血压升高[23]。

（二）药物影响因素

许多药物都能升高血压，包括非甾体抗炎药、口服避孕药、拟交感神经药、环孢素、促红细胞生成素、血管内皮生长因子抑制剂、糖皮质激素、抗抑郁药、可卡因及某些中药（如甘草、麻黄）等[24]。

（三）伴随疾病

慢性疼痛及长期焦虑等会引起血压升高。睡眠疾病包括睡眠剥夺和假性嗜铬细胞瘤、阻塞性睡眠呼吸暂停等。睡眠质量差导致血压升高，其机制与交感神经系统和肾素-血管紧张素-醛固酮系统的活动有关[25]。

（四）评估继发性高血压

1. 原发性醛固酮增多症

是指醛固酮分泌过多，独立于肾素-血管紧张素系统，并且醛固酮的分泌不受钠负荷限制的一组疾病[26]。表现为容量超载高引起的血压、交感神经系统亢进、低钾、代谢性碱中毒以及心血管和肾脏疾病的增加。

2. 肾脏器质性疾病

慢性肾脏病（CKD）既是高血压致病因素，也是高血压并发症。肾功能不全会导致钠排泄功能受损、肾素-血管紧张素-醛固酮系统过度激活、交感神经系统亢进和药效改变。CKD 患者耐药性在很大程度上与钠含量增加、体液潴留和相应的血管内容量增加有关。体内过多的盐和水因影响尿钠排泄而使降压药疗效降低。另外，盐可能直接作用于脉管系统，加速动脉硬化并削弱药物血管反应。

3. 肾动脉狭窄

最常导致 RH 的因素还包括肾动脉狭窄引起的高血压加重或恶化[27]。多由动脉粥样硬化性疾

病引起。中等程度的肾血管性高血压绝大多数能应用药物治疗，特别是肾素-血管紧张素系统阻滞剂（ACEI/ARB）。绝大多数肾血管疾病患者在接受 ACEI 或 ARB 治疗后肾功能并无下降，但有部分患者的血肌酐会急剧升高，特别是血容量不足的患者。少部分患者出现病情加重，并伴有高血压恶化、肾功能不全或者循环充血（"一过性肺水肿"），这些都将带来较高的死亡风险。通过反复观察，血管重建术能够提高血压控制率和降低病死率。

4. 嗜铬细胞瘤 / 副神经节瘤

属于肾上腺髓质细胞肿瘤。嗜铬细胞瘤和副神经节瘤症状包括阵发性高血压伴随头痛、心悸、面色苍白和冷汗，嗜铬细胞瘤 / 副神经节瘤的筛选试验是检测全身循环的儿茶酚胺代谢产物。

5. 库欣综合征

库欣综合征是由内源性或外源性的慢性糖皮质激素过多所引起的。这一疾病导致了一系列症候群（心理疾病、月经紊乱、肌肉萎缩、体重增加、腹部细纹、多毛、背部和锁骨上脂肪增厚、皮肤脆弱），血糖异常和高血压也十分常见。

6. 主动脉缩窄

主动脉缩窄患者常在成年期出现高血压，主动脉缩窄修复后患者与正常主动脉患者相比，前者的血压负荷可能终身都维持在较高水平（因为他们对活动有过度的血压反应，尤其是右臂和下肢的血压存在阶梯差，或存在其他手术后遗症如降主动脉瘤时）。如果高血压很难控制，可考虑采用外科手术或者导管介入治疗。因为持续的高血压很可能继发于交感神经兴奋的增加，这种情况下采用 β 受体阻滞剂对控制血压可能更有效。

7. 其他继发性高血压的因素

如甲状腺功能减退或亢进、高钙血症和原发性甲状旁腺功能亢进、先天性肾上腺增生（去氧皮质酮过多）、由去氧皮质酮引起的其他盐皮质激素过量综合征、肢端肥大症等。

四、评估靶器官损害

高血压易受损的靶器官包括心、脑、肾、眼、外周血管等。靶器官损害可反过来影响降压效果。

（一）心

左心室肥厚（LVH）是心血管事件独立的危险因素，常用的检查方法包括心电图、超声心动图。其他评估高血压心脏损害的方法有：胸部 X 线检查、运动试验、心脏同位素显像、计算机断层扫描血管造影（CTA）、心脏磁共振成像（MRI）及磁共振血管造影（MRA）、冠状动脉造影等。

（二）脑

头颅 MRA 或 CTA 有助于发现脑腔隙性病灶、无症状性脑血管病变（如颅内动脉狭窄、钙化和斑块病变、血管瘤）以及脑白质损害[28]，但不推荐用于靶器官损害的临床筛查。经颅多普勒超声对诊断脑血管痉挛、狭窄或闭塞有一定帮助。目前认知功能的筛查评估主要采用简易精神状态量表。

（三）肾

肾脏损害主要表现为血清肌酐升高、估算的肾小球滤过率（eGFR）降低，或尿白蛋白排出量增加。微量白蛋白尿已被证实是心血管事件的独立预测因素[29]。高血压患者，尤其合并糖尿病时，应定期检查尿白蛋白排泄量，监测 24 h 尿白蛋白排泄量或尿白蛋白 / 肌酐比值。eGFR 是一项判断肾功能的简便而敏感的指标，可采用"慢性肾脏病流行病学协作组（CKD-EPI）公式"[30]、"肾脏病膳食改善试验（MDRD）公式"[31]或者我国学者提出的 MDRD 改良公式[32]来评估 eGFR。血清尿酸水平增高，对心血管风险可能也有一定预测价值[33]。

（四）眼

常规眼底镜检查的高血压眼底改变，按 Keith-Wagener 和 Barker 四级分类法分类，3 级或 4 级高血压眼底对判断预后有价值[34]。近来采用的眼底检查新技术，可观察和分析视网膜小血管的重构病变[35]。

（五）外周血管

颈动脉内膜中层厚度（IMT）可预测心血管

事件，粥样斑块的预测作用强于IMT。大动脉僵硬度增加预测心血管风险的证据日益增多。脉搏波传导速度（PWV）增快是心血管事件和全因死亡的强预测因子。颈-股PWV（carotid-femoral PWV，cfPWV）是测量大动脉僵硬度的金标准。踝臂血压指数（ankle-brachial index，ABI），能有效筛查和诊断外周动脉疾病、预测心血管风险。

五、难治性高血压的确诊

（一）确诊方法

排除假性难治性高血压后，应用动态血压监测（ABPM）（或者ABPM不能进行，就用家庭血压监测）的方法确诊。动态血压监测正常参考值（平均血压）：全天 < 130/80 mmHg；白昼 < 135/85 mmHg；夜间 < 125/75 mmHg；夜间<白昼 10% ～ 15%。

（二）合并症及并发症诊断

难治性高血压通常由多种因素引起，包括饮食盐摄入量过多、肥胖、慢性肾脏病和阻塞性睡眠呼吸暂停等。

第四节 难治性高血压的治疗要点

难治性高血压的治疗包括改善依从性、生活方式干预、药物及非药物治疗（图9-2）[10]。

一、改善依从性

提倡进行诊室外血压测量（家庭血压及动态血压），与患者有效沟通，提高患者长期用药的依从性。

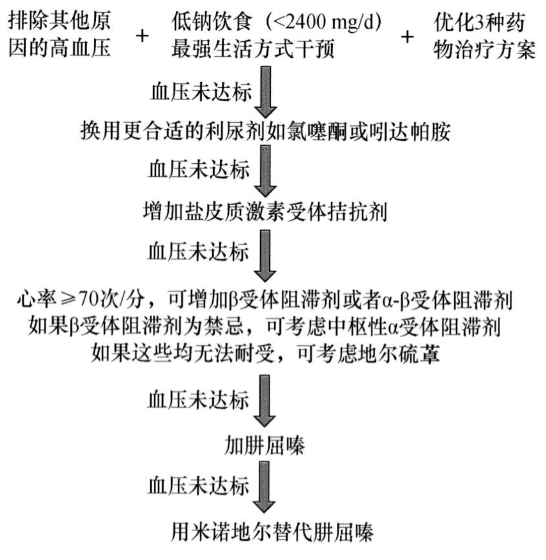

排除其他原因的高血压 + 低钠饮食（<2400 mg/d）最强生活方式干预 + 优化3种药物治疗方案

↓ 血压未达标

换用更合适的利尿剂如氯噻酮或吲达帕胺

↓ 血压未达标

增加盐皮质激素受体拮抗剂

↓ 血压未达标

心率≥70次/分，可增加β受体阻滞剂或者α-β受体阻滞剂
如果β受体阻滞剂为禁忌，可考虑中枢性α受体阻滞剂
如果这些均无法耐受，可考虑地尔硫䓬

↓ 血压未达标

加肼屈嗪

↓ 血压未达标

用米诺地尔替代肼屈嗪

图9-2 难治性高血压的治疗要点

二、生活方式干预

生活方式干预包括减重，限制盐摄入量，DASH饮食和其他饮食改良方法，适当运动，减轻精神压力、保持心理平衡及替代治疗。

（一）减重

通过健康的生活方式（包括卡路里限制）帮助超重和肥胖的成年人通过减重（> 5% ～ 10% 重量）而降低血压[9]。绝大多数近期的荟萃分析已经得出减重能降低高血压患者的血压，下降幅度为 4.5/3.2 mmHg[36]。

（二）限制盐摄入量

钠摄入量减少能够使得血压降低。近期的荟萃分析中，每日钠摄入量减少 1 g（43.5 mmol），高血压与正常血压患者的SBP下降幅度分别为 2.1 mmHg 和 1.2 mmHg[37]。

（三）DASH饮食和其他饮食改良方法

DASH饮食模式，酒精限制量 < 10 g/d（女性）和 < 20 g/d（男性），以及一系列其他饮食改良方法都能够对高血压患者起到降压作用[38]。

（四）适当运动

根据当下指南中的运动建议［包括 2017 年美国心脏病学会（ACC）/美国心脏协会（AHA）指南］通过运动达到减压目标。计划应涵盖 ≥ 150 分钟 / 周（3 ~ 5 节课，每次 30 ~ 40 分钟）中等到高等强度的有氧活动，最好再增加每周 2 ~ 3 次的轻度的耐力训练。对肥胖和老年人，采用 8 h 以上的每小时 6 min 的低强度身体活动，对于久坐个体人群来说也可以降低血压（14/8 mmHg），同时能够改善一些代谢指标[39]。

（五）减轻精神压力，保持心理平衡

采取各种措施，帮助患者预防和缓解精神压力以及纠正和治疗病态心理，必要时建议患者寻求专业心理辅导或治疗。

（六）替代治疗

针灸、瑜伽、超觉冥想、导入性慢呼吸、等距手柄运动等都被认为是有希望的治疗方法。

三、药物治疗

首先确认已识别、排除内分泌因素，包括白大衣效应，以及假性血压控制情况（门诊测量血压控制正常而非门诊血压读数超出正常），然后在包括医生、护士、药剂师、营养师、心理学家等组成的多学科团队合作下展开健康教育，并调整药物治疗以提高 RH 患者的血压控制效果。

（一）调整降压联合方案，评估多药联合方案的组成是否合理

推荐选择常规剂量的 RAS 抑制剂 + CCB + 噻嗪类利尿剂，也可根据患者特点和耐受性考虑增加各药物的剂量，应达到全剂量或最大耐受剂量[40]。

在 RH 的药物治疗当中，只要没有禁忌证，利尿剂是必选的。对于利尿剂的选择方面，氢氯噻嗪（双氢克尿噻）在 GFR 低于 45 ml/min 时并不能促进尿钠排泄，而氯噻酮在 GFR 低至 30 ml/min 时仍然能够促使尿钠排出。噻嗪类如氯噻酮或者类似噻嗪类利尿剂如吲达帕胺都适用于 GFR 25 ~ 30 ml/min 的患者[41]。eGFR < 25 ml/min 或者低蛋白血症（如血清白蛋白 < 3.0 g/L）状态之下，长效制剂如托拉塞米比短效制剂如布美他尼或者呋塞米更为适用[42]。

（二）效果仍不理想者可依据患者特点加用第四种降压药

因为绝大多数 RH 患者都伴有容量负荷过大，特别是慢性肾脏病，还有交感神经亢进，明确发病机制有助于优选第四种药物。可根据个体化治疗的原则选择醛固酮受体拮抗剂、β 受体阻滞剂、α 受体阻滞剂或交感神经抑制剂等（表 9-1）[43-44]。当 3 种降压药的标准化治疗后血压仍不达标时，对于血清钾 < 4.5 mmol/L 且 eGFR > 45 ml/（min·1.73 m^2）的患者，可添加低剂量螺内酯作为第 4 线药物[14]；如果螺内酯禁忌或不耐受，阿米洛利、多沙唑嗪、依普利酮、可乐定、β 受体阻滞剂、诺欣妥等任何可用而尚未使用的降压药均可作为替代。

四、非药物治疗

人类交感神经系统功能紊乱在高血压、心力衰竭和慢性肾脏病的发展和进展中起着重要作用[45]。20 世纪 40 年代，外科交感神经切除术显示血压显著改善，心脏大小随之减小，肾功能改善，脑血管事件发生率降低[46]。这些成果很快就因严重的直立性低血压、勃起功能障碍和大小便失禁以及越来越多的脑血管疾病而遭到削弱。然而，这些早期研究为现代治疗 RH 装置的研究奠定了基础，其中绝

表 9-1　治疗难治性高血压的具体临床问题	
可能出现的临床问题	治疗
控制容量，解决水肿	噻嗪类→氯噻酮→袢利尿剂
心率控制欠佳	β 受体阻滞剂，α、β 受体阻滞剂，异博定，地尔硫䓬
测定肾素低，醛固酮正常或处于正常高值	盐皮质激素受体拮抗剂
睡眠呼吸障碍；严重焦虑伴有反复变化的高血压	降压药物治疗基础上同时或单独启动非药物干预策略

大多数都采取了降低交感神经系统冲动的方法。

（一）肾脏去神经术

对于联用 4～5 种降压药都失败的患者而言，肾脏去神经术在早期研究中显得非常有希望，并已在患者降压方面显示出了很好的效果[47]。但是，这些研究都是未受控制的，大多数研究没有以动态血压为主要终点。第一个关于肾脏去神经术领域的前瞻性假性对照研究 SYMPLICITY HTN-3 显示，在严重耐药的人群中，肾脏去神经治疗几乎没有效果[48]。SYMPLICITY HTN-3 引起的方法学关注导致了一些导管技术的创新和手术路径的重新设计，以评估更广泛的肾去神经支配的疗效。有几项研究正在进行，但目前尚无结论。动物研究清楚地记录了用射频导管和超声导管技术引起肾脏血管去神经化从而降低血压的各项数据。从 SYMPLICITY HTN-3 的事后分析表明，与肾脏神经消融程度较低的患者相比，完全消融的患者血压下降。此外，DENERHTN 试验（高血压患者的肾脏去神经术）最近证实，3 种降压药治疗的患者随机进行肾脏去神经术与 4 种降压药治疗的患者相比，3 种降压药治疗的患者日间动态收缩压显著降低[49]。

（二）颈动脉压力感受器激活疗法

颈动脉压力感受器激活疗法是一整套系统，其中包括了颈动脉窦附近放置的压力反射电极，一个植入式脉冲发生器和一套程序设计系统。这种方式通过电子方式激活压力感受器，它向大脑发出信号，编制一组多系统的干扰交感神经亢进的应答程序，以协调与交感神经过度活动（如高血压、心力衰竭和心律失常）相关的多系统反应[50]。颈动脉窦刺激的结果包括降低交感神经系统兴奋性，增加迷走神经活性。从而使得心率减慢，左心室充盈时间延长，心脏负荷和氧耗减少。另外，动脉扩张使得心脏后负荷减少，同时肾血流得以改善，尿钠排泄增多。刺激设置约 4 min，刺激程度可以用滴定法测定，以满足患者个体的血流动力学要求。

MobiusHD 颈动脉球囊扩张器是一个小型的血管内植入装置，通过球囊扩展颈动脉，激活压力感受器，从而降低血压。来自欧洲的一项研究名为 CALM-FIM_EUR（使用 MOBIUSHD 控制和降低血压）已经完成。CALM-FIM_EUR 最近报道，RH 患者植入了 MobiusHD 使得血管内压力反射得到扩增，通过这种可接受的安全的方法从而降低了患者血压[51]。

（三）其他

基于 RH 患者的肾脏去神经术（神经消融治疗）和压力感受器激活治疗，其他的创新实验装置也正在探索中并得到了一定的成功经验。这些干预方法包括中央动静脉吻合术 ROX 耦合器装置，ReCor 血管内超声肾脏去神经装置和正中神经电刺激（应用电针刺技术以减少交感神经传出）[52-54]。这些实验装置治疗正在临床试验当中。未来的研究和开发非常值得鼓励，因为创新装置对于耐药或者无法耐受不良反应的患者可能会有良好效果。

第五节　常见问题及解答

1. 患者患有高血压多年，之前服用降压药，血压控制得很好，为什么突然血压就控制不好了呢？

此时，应注意检查是否存在继发性高血压及有无靶器官损害。继发性高血压和原发性高血压可以并存，部分继发性高血压早期无法确诊，随着病程延长，疾病逐渐进展而表现出来，此时应着重筛查有无继发性高血压。此外，高血压本身会导致靶器官损害，靶器官损害反过来会导致血压难以控制，如肾功能严重受损时。

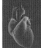

第六节 典型病例

男性，65 岁，高血压病史 10 年。10 年前偶然测血压发现血压升高，最高 186/120 mmHg，就诊于心内科明确诊断高血压后规律口服厄贝沙坦氢氯噻嗪 1 片 1 次 / 日、硝苯地平缓释片 30 mg 2 次 / 日，血压波动于 130/80 mmHg 左右，但近 1 年逐渐出现血压难以控制，波动于 140 ～ 170/90 ～ 110 mmHg，间断因血压波动就诊于门急诊多次换药，入院时口服厄贝沙坦氢氯噻嗪 1 片 1 次 / 日、厄贝沙坦 150 mg 1 次 / 晚、硝苯地平控释片 30 mg 2 次 / 日。否认 2 型糖尿病、冠心病等其他疾病史。吸烟史 20 余年，平均 10 支 / 日。长期饮酒病史，约 30 g/d。母亲及 1 弟患有高血压。

查体：血压 155/90 mmHg，BMI 31 kg/m^2，四肢动脉搏动对称，皮肤色泽及毛发分布正常。HR75 次 / 分，律齐，第一心音增强，未闻及额外心音及病理性杂音。

辅助检查：血清 K 3.6 mmol/L，余电解质均正常，总胆固醇 6.5 mmol/L，LDL-C4.0 mmol/L，血尿便常规、肝肾功能、血糖均正常。心电图：左心室高电压，ST-T 改变。动态血压监测：全天平均 138/90 mmHg，白天平均 147/97 mmHg，夜间 130/85 mmHg。超声心动图：LVEF56%，左心房扩大，左心室及室间隔增厚。同型半胱氨酸 11.7 μmol/L。下肢血管堵塞状况（2019-5-5）：右下肢 1.01，左下肢 0.96。肝胆胰脾双肾 B 超、肾上腺超声、肾动脉超声、颈动脉超声未见明显异常。

诊断：难治性高血压。

诊疗经过：除外继发性高血压后调整厄贝沙坦氢氯噻嗪为沙库巴曲缬沙坦 200 mg 1 次 / 日、吲达帕胺 2.5 mg 1 次 / 日，监测血压波动于 140 ～ 150/90 mmHg，血钾 3.5 ～ 3.9 mmol/L，在此基础上加用螺内酯 20 mg 1 次 / 日，血压降至并稳定于 130/80 mmHg。

随诊建议：规律服用降压药物；嘱戒烟、限酒，积极减重，制订营养方案及有氧运动处方，限盐限制油脂摄入，改善心肺储备功能，适当增加抗阻及耐力训练；维持心情舒畅及情绪稳定，保证睡眠质量，定期门诊随访。

参考文献

［1］Egan BM，Zhao Y，Axon RN，Brzezinski WA，et al. Uncontrolled and apparent treatment resistant hypertension in the United States，1988 to 2008. Circulation，2011，124：1046-1058.

［2］Thomas G，Xie D，Chen HY，et al. Prevalence and prognostic significance of apparent treatment resistant hypertension in chronic kidney disease：report from the chronic renal insufficiency cohort study. Hypertension，2016，67：387-396.

［3］Daugherty SL，Powers JD，Magid DJ，et al. Incidence and prognosis of resistant hypertension in hypertensive patients. Circulation 2012；125：1635-1642.

［4］Jamerson K，Weber MA，Bakris GL，et al. Benazepril plus amlodipine or hydrochlorothiazide for hypertension in high-risk patients. The New England journal of medicine，2008，359：2417-2428.

［5］Pimenta E，Calhoun DA. Resistant hypertension：incidence，prevalence，and prognosis. Circulation，2012，125：1594-1596.

［6］Sim JJ，Bhandari SK，Shi J，et al. Characteristics of resistant hypertension in a large，ethnically diverse hypertension population of an integrated health system. Mayo Clinic Proceedings，2013，88：1099-1107.

［7］Acharya T，Tringali S，Singh M，et al. Resistant hypertension and associated comorbidities in a veterans affairs population. J Clin Hypertens（Greenwich），2014，16：741-745.

［8］Bhandari SK，Shi J，Molnar MZ，et al. Comparisons of sleep apnoea rate and outcomes among patients with resistant and non-resistant hypertension. Respirology，2016，21：1486-1492.

［9］Whelton PK，Carey RM，Aronow WS，et al. 2017 ACC/AHA/AAPA/ABC/ACPM/AGS/APhA/ASH/ASPC/NMA/PCNA Guideline for the prevention，detection，evaluation，and management of high blood pressure in adults：a report of the American College of

Cardiology/American Heart Association Task Force on Clinical Practice Guidelines. Hypertension, 2018, 71: e13-e115.

[10] Carey RM, Calhoun DA, Bakris GL, et al. Resistant hypertension: detection, evaluation, and management: a scientific statement from the American Heart Association. Hypertension, 2018, 72: e53-e90.

[11] Hyman DJ, Pavlik V. Medication adherence and resistant hypertension. Journal of Human Hypertension, 2015, 29: 213-218.

[12] Grassi G, Turri C, Vailati S, et al. Muscle and skin sympathetic nerve traffic during the "white-coat" effect. Circulation, 1999, 100: 222-225.

[13] Pickering TG, Miller NH, Ogedegbe G, et al. Call to action on use and reimbursement for home blood pressure monitoring: a joint scientific statement from the American Heart Association, American Society Of Hypertension, and Preventive Cardiovascular Nurses Association. Hypertension, 2008, 52: 10-29.

[14] Unger T, Borghi C, Charchar F, et al. 2020 International Society of Hypertension Global Hypertension Practice Guidelines. Hypertension, 2020, 75: 1334-1357.

[15] de la Sierra A, Banegas JR, Oliveras A, et al. Clinical differences between resistant hypertensives and patients treated and controlled with three or less drugs. Journal of Hypertension, 2012, 30: 1211-1216.

[16] O'Donnell M, Mente A, Yusuf S. Sodium intake and cardiovascular health. Circulation Research, 2015, 116: 1046-1057.

[17] Oh YS, Appel LJ, Galis ZS, et al. National Heart, Lung, and Blood Institute Working Group Report on Salt in Human Health and Sickness: Building on the Current Scientific Evidence. Hypertension, 2016, 68: 281-288.

[18] Husain K, Ansari RA, Ferder L. Alcohol-induced hypertension: mechanism and prevention. World Journal of Cardiology, 2014, 6: 245-252.

[19] Crump C, Sundquist J, Winkleby MA, et al. Interactive effects of physical fitness and body mass index on the risk of hypertension. JAMA Internal Medicine, 2016, 176: 210-216.

[20] Saneei P, Salehi-Abargouei A, Esmaillzadeh A, et al. Influence of dietary approaches to stop hypertension (DASH) diet on blood pressure: a systematic review and meta-analysis on randomized controlled trials. Nutrition, metabolism, and cardiovascular diseases: NMCD, 2014, 24: 1253-1261.

[21] Trudel-Fitzgerald C, Gilsanz P, Mittleman MA, et al. Dysregulated blood pressure: can regulating emotions help? Current Hypertension Reports, 2015, 17: 92.

[22] Gangwisch JE. A review of evidence for the link between sleep duration and hypertension. American Journal of Hypertension, 2014, 27: 1235-1242.

[23] Brook RD, Weder AB, Rajagopalan S. "Environmental hypertensionology" the effects of environmental factors on blood pressure in clinical practice and research. J Clin Hypertens (Greenwich), 2011, 13: 836-842.

[24] Forman JP, Stampfer MJ, Curhan GC. Non-narcotic analgesic dose and risk of incident hypertension in US women. Hypertension, 2005, 46: 500-507.

[25] Sayk F, Teckentrup C, Becker C, et al. Effects of selective slow-wave sleep deprivation on nocturnal blood pressure dipping and daytime blood pressure regulation. American Journal of Physiology Regulatory, Integrative and Comparative Physiology, 2010, 298: R191-7.

[26] Funder JW, Carey RM, Mantero F, et al. The management of primary aldosteronism: case detection, diagnosis, and treatment: An Endocrine Society Clinical Practice Guideline. The Journal of Clinical Endocrinology and Metabolism, 2016, 101: 1889-1916.

[27] Herrmann SM, Textor SC. Current concepts in the treatment of renovascular hypertension. American Journal of Hypertension, 2018, 31: 139-149.

[28] Longstreth WT, Jr., Manolio TA, Arnold A, et al. Clinical correlates of white matter findings on cranial magnetic resonance imaging of 3301 elderly people. The Cardiovascular Health Study. Stroke, 1996, 27: 1274-1282.

[29] Agrawal B, Berger A, Wolf K, et al. Microalbuminuria screening by reagent strip predicts cardiovascular risk in hypertension. Journal of Hypertension, 1996, 14: 223-228.

[30] Levey AS, Stevens LA, Schmid CH, et al. A new equation to estimate glomerular filtration rate. Annals of Internal Medicine, 2009, 150: 604-612.

[31] Levey AS, Bosch JP, Lewis JB, et al. A more accurate method to estimate glomerular filtration rate from serum creatinine: a new prediction equation. Modification of Diet in Renal Disease Study Group. Annals of Internal Medicine, 1999, 130: 461-470.

[32] Ma YC, Zuo L, Chen JH, et al. Modified glomerular filtration rate estimating equation for Chinese patients with chronic kidney disease. Journal of the American

全科医师心血管疾病防治能力提升（第2版）

Society of Nephrology, 2006, 17: 2937-2944.

[33] Bos MJ, Koudstaal PJ, Hofman A, et al. Uric acid is a risk factor for myocardial infarction and stroke: the Rotterdam study. Stroke, 2006, 37: 1503-1507.

[34] Breslin DJ, Gifford RW, Jr., Fairbairn JF, et al. Prognostic importance of ophthalmoscopic findings in essential hypertension. Jama, 1966, 195: 335-338.

[35] Lehmann MV, Schmieder RE. Remodeling of retinal small arteries in hypertension. American Journal of Hypertension, 2011, 24: 1267-1273.

[36] Semlitsch T, Jeitler K, Berghold A, et al. Long-term effects of weight-reducing diets in people with hypertension. The Cochrane Database of Systematic Reviews, 2016, 3: CD008274.

[37] Mente A, O'Donnell M, Rangarajan S, et al. Associations of urinary sodium excretion with cardiovascular events in individuals with and without hypertension: a pooled analysis of data from four studies. Lancet, 2016, 388: 465-475.

[38] Appel LJ, Giles TD, Black HR, et al. ASH Position Paper: Dietary approaches to lower blood pressure. J Clin Hypertens (Greenwich), 2009, 11: 358-368.

[39] Dempsey PC, Sacre JW, Larsen RN, et al. Interrupting prolonged sitting with brief bouts of light walking or simple resistance activities reduces resting blood pressure and plasma noradrenaline in type 2 diabetes. Journal of Hypertension, 2016, 34: 2376-2382.

[40] Garg JP, Elliott WJ, Folker A, et al. Resistant hypertension revisited: a comparison of two university-based cohorts. American Journal of Hypertension, 2005, 18: 619-626.

[41] Agarwal R, Sinha AD, Pappas MK, et al. Chlorthalidone for poorly controlled hypertension in chronic kidney disease: an interventional pilot study. American Journal of Nephrology, 2014, 39: 171-182.

[42] Goodfriend TL, Ball DL, Oelkers W, et al. Torsemide inhibits aldosterone secretion in vitro. Life Sciences, 1998, 63: PL45-50.

[43] Roush GC, Sica DA. Diuretics for hypertension: a review and update. American Journal of Hypertension, 2016, 29: 1130-1137.

[44] Williams B, MacDonald TM, Morant S, et al. Spironolactone versus placebo, bisoprolol, and doxazosin to determine the optimal treatment for drug-resistant hypertension (PATHWAY-2): a randomised, double-blind, crossover trial. Lancet, 2015, 386: 2059-2068.

[45] Parati G, Esler M. The human sympathetic nervous system: its relevance in hypertension and heart failure. European Heart Journal, 2012, 33: 1058-1066.

[46] Evelyn KA, Alexander F, Cooper SR. Effect of sympathectomy on blood pressure in hypertension: a review of 13 years' experience of the Massachusetts General Hospital. Journal of the American Medical Association, 1949, 140: 592-602.

[47] Esler MD, Krum H, Sobotka PA, et al. Renal sympathetic denervation in patients with treatment-resistant hypertension (The Symplicity HTN-2 Trial): a randomised controlled trial. Lancet, 2010, 376: 1903-1909.

[48] Bhatt DL, Kandzari DE, O'Neill WW, et al. A controlled trial of renal denervation for resistant hypertension. The New England Journal of Medicine, 2014, 370: 1393-1401.

[49] Azizi M, Sapoval M, Gosse P, et al. Optimum and stepped care standardised antihypertensive treatment with or without renal denervation for resistant hypertension (DENERHTN): a multicentre, open-label, randomised controlled trial. Lancet, 2015, 385: 1957-1965.

[50] Bakris GL, Nadim MK, Haller H, et al. Baroreflex activation therapy provides durable benefit in patients with resistant hypertension: results of long-term follow-up in the Rheos Pivotal Trial. Journal of the American Society of Hypertension: JASH, 2012, 6: 152-158.

[51] Spiering W, Williams B, Van der Heyden J, et al. Endovascular baroreflex amplification for resistant hypertension: a safety and proof-of-principle clinical study. Lancet, 2017, 390: 2655-2661.

[52] Lobo MD, Sobotka PA, Stanton A, et al. Central arteriovenous anastomosis for the treatment of patients with uncontrolled hypertension (the ROX CONTROL HTN study): a randomised controlled trial. Lancet, 2015, 385: 1634-1641.

[53] Mabin T, Sapoval M, Cabane V, et al. First experience with endovascular ultrasound renal denervation for the treatment of resistant hypertension. EuroIntervention: journal of EuroPCR in collaboration with the Working Group on Interventional Cardiology of the European Society of Cardiology, 2012, 8: 57-61.

[54] Li P, Tjen ALSC, Guo ZL, et al. An arcuate-ventrolateral periaqueductal gray reciprocal circuit participates in electroacupuncture cardiovascular inhibition. Autonomic Neuroscience: Basic & Clinical, 2010, 158: 13-23.

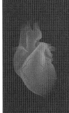

第十章
心血管疾病无创检查的适应证和结果解读

（吴书林　陈　欣）

第一节　心电图

心脏是由心肌细胞组成并具有瓣膜结构的器官，心肌细胞的活动有两种：一种是机械活动，表现为心肌的收缩与舒张，即为心脏的泵功能；另一种是生物电活动，表现为心肌细胞的去极化和复极化。心电图是通过放置于体表的电极对心脏生物电活动的无创性检查，自 Einthoven 将其用于临床以来，心电图已成为心血管疾病不可缺少的诊断工具。

一、常用的心电图导联、正常心电图各波及其临床意义

常规心电图导联包括肢体导联和胸导联两部分（图 10-1）。肢体导联又分为三个标准导联（Ⅰ、Ⅱ、Ⅲ）和三个加压单极导联（aVR、aVL、aVF）；常用胸导联为 $V_1 \sim V_6$，在心肌梗死及一些个别病例中为了准确定位评估病变位置，可以添加 $V_7 \sim V_9$、V_{3R}、V_{4R}、V_{5R} 等导联。

Einthoven 将心电图的各波用英文字母表示

（图 10-2），P 波代表心房除极波，正常值 0.11 s，前半段代表右心房激动，后半段代表左心房激动。窦性心律下，P 波一般在Ⅰ、Ⅱ、$V_4 \sim V_6$ 导联直立，aVR 导联倒置；Q、R、S 波都代表心室除极波，统称 QRS 波形，正常值范围 0.06 ～ 0.10 s，当心室传导出现异常，QRS 波可增宽；T 波代表心室复极电位变化，方向多与同导联 QRS 主波相一致；U 波是在 T 波后面 20 ～ 40 ms 出现的小圆波，其产生机制未明确。PR 间期指 P 波起点到 QRS 波起点，正常 PR 间期值范围是 0.12 ～ 0.20 s，是心房开始除极和激动在房室结延迟传导的时间。ST 段是 QRS 波终点至 T 波起始前的一段水平线，代表心室去极化终末至复极化开始之间的无电位变化时段，反映心室复极较长的 2 相平台期。QT 间期即 QRS 波起点至 T 波的终末部分时段，越来越多资料提示其与恶性心律失常相关。校正的 QT 间期（QTc）的计算公式为：$QTc = QT / \sqrt{RR}$，正常的 $QTc \leqslant 440\ ms$[1-3]。临床上男性 $QTc > 470\ ms$、

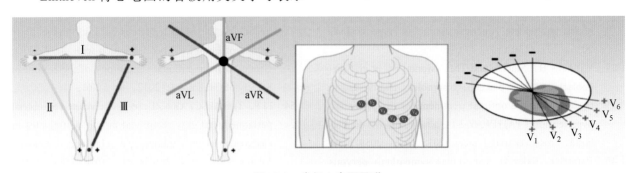

图 10-1　常规心电图导联

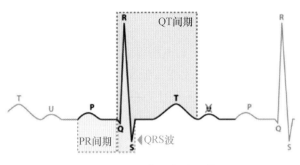

图 10-2　心电图各波、段

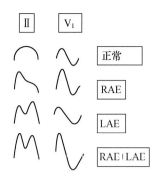

图 10-3　左右心房增大心电图表现

RAE：右心房增大；LAE：左心房增大

女性 QTc ＞ 480 ms，则需要考虑是否存在长 QT 综合征可能。

心电图临床适应证较为广泛，作为体检常规项目，可初步提示体检人群的心脏疾病情况，另外也作为临床上心律失常、心肌病、冠心病等患者定期复查的重要检查项目。对于心律失常的患者，发作心电图对于诊断具有重要意义。对于发作心电图的准确判断，往往可以提示患者的心律失常类型，并对后续诊疗方案提供重要参考依据。在心电图的解读过程中，首先需注意心率、节律和心律，心率通常指心室率，正常范围 60 ～ 100 次 / 分；节律指心跳的规律性，表现在心电图上是指 QRS 波群的规律性，即节律是否匀称；心律即是否来自人体的正常心搏起源，即窦性心律。心电图还包含其他 7 个内容，分别有 P 波、QRS 波、T 波、U 波，PR 间期、ST 段、QT 间期（QTc 间期）。在阅读时，需注意三个主要波（即 P 波、QRS 波和 T 波）的轮廓、时程、振幅的正负和额面横面的电轴；注意 PR 间期、ST 段、QT 间期是否有抬高、缩短或者延长的改变[1, 3]。

二、异常心电图

（一）心房增大

左心房增大心电图表现为 P 波增宽达 0.12 s 或更长，伴有显著切迹，使 P 波呈双峰形，此改变在 Ⅰ、Ⅱ、aVL、aVR 导联比较明显；右心房增大时，心电图表现主要为 P 波振幅增高，在任何导联上 ＞ 2 mm，形成高尖的 P 波，宽度一般在正常范围内。左右心房增大时，可同时具备二者特征（图 10-3）。

（二）心室肥厚

右心室肥厚的心电图表现为 V_1 导联 R 波振幅 ≥ 1.0 mV 或 R/S ＞ 1 或 $Rv_1 + Sv_5$ ≥ 1.2 mV，电轴右偏。左心室肥厚的心电图表现为 V_5/V_6 导联 R 波振幅 ≥ 2.5 mV 或 $Rv_5 + Sv_1$ ≥ 4.0 mV（男性）/ 3.5 mV（女性），ST-T 改变＋电轴左偏。但需注意心电图电压高低与多种因素相关，包括年龄、体型和性别等，需要结合临床，必要时完成心脏超声辅助诊断。

（三）束支传导阻滞

心脏传导系统在房室结下部，跨越室间隔上方，分为左右束支，后左束支在室间隔左侧面中上 1/3 交界处再分出左前分支、左后分支及隔支。

完全性左束支传导阻滞心电图诊断标准：① Ⅰ、V_5、V_6 导联 R 型波，宽而含糊或有切迹；② Ⅰ、V_5、V_6 导联无 q 波，也无 s 波；③ V_1、V_2 导联 R 波甚小或无，S 波宽而含糊或有切迹；④ ST 段偏移和 T 波与 QRS 波群的主波反向；⑤ QRS 波时间在 0.12 s 以上。在心电学上一般将心室激动时间在 0.10 ～ 0.12 s 而具有类似完全性左束支传导阻滞表现的情况称为"不完全性左束支传导阻滞"。

完全性右束支传导阻滞心电图诊断标准：①右胸导联 rsR 波或宽大而有切迹的 R 波；② Ⅰ、V_5 导联终末 S 波增宽；③ QRS 波时限 ＞ 0.12 s 且 QRS 波由室上起搏点引起，如为窦性则 PR 间期在 0.12 s 以上；④部分可出现继发性 ST-T 改变：V_1、V_2 导联 ST 段下降，T 波倒置；V_5、V_6 导联 T 波直立，ST 段多无明显改变。其中，在心电学上一般将心室激动时间在 0.10～0.12 s 而具有类似完全性右束支传导阻滞表现的情况称为"不完全性右束支传导阻滞"（图 10-4）。

（四）预激综合征

预激综合征，又称 Wolff-Parkinson-White（WPW）综合征，指窦性心律时心房激动通过房室旁路激动心室，其心电图呈心室预激表现，临床上可伴或不伴心动过速发作。典型的心室预激的心电图表现为短 PR 间期、宽 QRS 波以及 QRS 波起始部分粗钝（即 δ 波）。根据 δ 波与 V_1 导联 QRS 波形态可分为 A 型预激和 B 型预激，分别提示左心室来源旁路或右心室来源旁路可能。A 型预激是指 δ 波和 QRS 波群在 V_1 导联上的主波均向上，而 B 型预激是指 δ 波和 QRS 波群在 V_1 导联的主波则均向下。

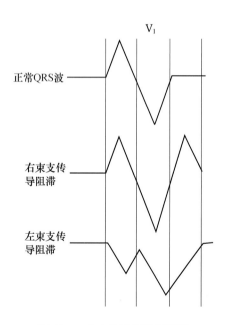

图 10-4 束支传导阻滞示意图

（五）心肌梗死

心肌缺血时，心电图可表现为 ST 段偏移（下移、抬高）、T 波改变（低平、双向、倒置），当出现透壁性心肌梗死时，心电图上可形成病理性 Q 波。ST 段下移可分为四型，包括下斜型下移、水平型下移、J 点下移、假性 ST 段下移。ST 段下移诊断标准，一般认为，下斜型、水平型 ST 段下移≥0.05～0.1 mV 有诊断价值。J 点型 ST 段下移在 J 点之后 80 ms 处下移≥0.2 mV 也有诊断价值。ST 段抬高的诊断标准为，肢体导联两个或两个以上导联 ST 段抬高≥0.1 mV，胸导联两个或两个以上导联 ST 段抬高≥0.2 mV。缺血性 ST 段抬高呈弓背向上，常伴有对应性 ST 段下移。急性心肌梗死心电图改变分为四期，分别为①超急性期：急性心肌梗死发生后数分钟至数十分钟，T 波高耸，ST 段斜型抬高，无病理性 Q 波；②急性期：急性心肌梗死发生后数小时至数天，心电图表现为 R 波降低，坏死性 Q 波形成，ST 段呈弓背型抬高，T 波对称性倒置；③亚急性期：急性心肌梗死发生后数天至数周，ST 段回落至基线，T 波转为双向或倒置；④陈旧性期：急性心肌梗死发生后 3～6 个月后，可有 Q 波或 Q 波消失，ST 段回落至基线，T 波直立或双向、倒置（图 10-5）[3-4]。

心电图 ST 段的改变与心肌病变部位相关，其关系为：

（1）高侧壁：Ⅰ、aVL 导联；

（2）下壁：Ⅱ、Ⅲ、aVF 导联；

（3）间隔部：V_1、V_2 导联；

（4）前壁：V_3、V_4 导联；

（5）前间壁：V_1、V_2、V_3、V_4 导联；

（6）心尖部：V_3、V_4、V_5 导联；

（7）外侧壁：V_5、V_6 导联；

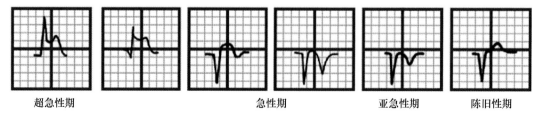

| 超急性期 | | 急性期 | 亚急性期 | 陈旧性期 |

图 10-5 急性心肌梗死心电图改变

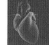

（8）前外侧壁：V_3、V_4、V_5、V_6 导联；

（9）前侧壁：V_3、V_4、V_5、V_6、Ⅰ、aVL 导联；

（10）侧壁：V_5、V_6、Ⅰ、aVL 导联；

（11）广泛前壁：V_1、V_2、V_3、V_4、V_5、V_6 导联；

（12）正后壁：V_7、V_8、V_9 导联。

（六）心律失常

心律失常分为缓慢性心律失常和快速性心律失常。缓慢性心律失常主要包括窦性心动过缓、病态窦房结综合征、房室传导阻滞[5]。房室传导阻滞可分为三型，其诊断标准分别如下：

（1）一度房室传导阻滞：①窦性 P 波后均有 QRS 波群出现；② PR 间期 ≥ 0.21 s。

（2）二度Ⅰ型房室传导阻滞——文氏现象：①P 波规律出现，② PR 间期进行性延长直至一次心室漏搏，后 PR 间期恢复到最短，再逐渐延长至再次出现心室漏搏；③传导比例可为 3 : 2、4 : 3、5 : 4 等。

（3）二度Ⅱ型房室传导阻滞：①P 波规律出现，② PR 间期固定，QRS 波成比例漏搏；③传导比例可为 2 : 1、3 : 2、4 : 3 等。

（4）三度房室传导阻滞：①P 波与 QRS 波无固定关系，但 P-P 和 R-R 间有固定规律；②心房率＞心室率。

快速性心律失常包括窦性心动过速、房性期前收缩（早搏）、房性心动过速、心房扑动、心房颤动、房室结折返性心动过速、房室折返性心动过速、交界性心动过速、室性期前收缩（早搏）、室性心动过速、心室颤动等。

房性早搏心电图特点：提早出现的 P′ 波形态与窦性 P 波形态不同，偶可呈逆行型形态（Ⅱ、Ⅲ、aVF 导联上 P′ 波倒置）；P′R 间期一般正常，也可延长（房室干扰现象），偶可短于 0.12 s；早期的 P′ 波有时存在下传受阻，P′ 波后无 QRS 波群，称为受阻型的房性早搏；早期的 P′ 波后继的 QRS 波群时间、形态正常，或呈室内差异性传导；代偿期多呈不完全性。

房性心动过速表现为出现连续三个以上提前出现的 P 波，可表现为部分未下传。

心房扑动心电图特点：P 波消失，代之连续的大锯齿状 F 波（扑动波），F 波间等电位线消失，波幅大小一致，间隔规则，频率为 250 ～ 350 次 / 分，大多不能全部下传，而以 2 : 1 或 1 : 1 等比例下传，心室律表现为规则或不规则。

心房颤动心电图特点：P 波消失，代之以 f 波，频率 350 ～ 600 次 / 分；心室律不规则；QRS 波形态正常或畸形。

阵发性室上性心动过速：心率通常在 160 ～ 220 次 / 分。P 波可能埋藏于 QRS 波中而不可见，也可能为倒置的逆行 P 波，与 T 波融合。室上性心动过速可分为房室结折返性心动过速和房室折返性心动过速。

室性早搏心电图特点：提早出现的 QRS 波群呈宽大畸形，时限成人＞ 0.12 s，小儿＞ 0.10 s，T 波与 QRS 波群的方向相反；早搏之前无与其相关的 P 波；逆行性 P′ 波可能位于 QRS 波群之后，RP′＞ 0.20 s；早搏的 QRS 波群形态在同一导联相同，且配对时间相等，为单源性室性早搏；如早搏的 QRS 波群形态为固定的 2 ～ 3 种类型，且配对时间不等，则属于多源性室性早搏，多见于器质性心脏病患者；代偿期呈完全性。

室性心动过速（室速）为连续三个以上的室性早搏。非持续性室速是指连续 3 个及 3 个以上的室性心律、频率＞ 100 次 / 分、持续时间＜ 30 s 且血流动力学稳定、能够自行终止的室性心律失常。持续性单形性室速是指单形性室速持续时间 ≥ 30 s，或持续时间虽＜ 30 s，但室速发作时伴随血流动力学障碍需早期进行干预治疗。

心室扑动与心室颤动心电图：心室扑动的心电图特点是无正常 QRS-T 波群，代之以连续快速而相对规则的大振幅波动，呈正弦波，频率达 200 ～ 250 次 / 分，心脏失去排血功能；心室扑动常不能持久，很快便会转为心室颤动（大小不等、极不匀齐的低小波，频率达 200 ～ 500 次 / 分）而死亡。它的出现往往是心脏停跳前的短暂征象[3]。

2017 年中国心电学会危急值专家工作组发布了《心电图危急值 2017 中国专家共识》，对临床上常见的心电图进行总结，对部分心电图表现，需充分重视，并进行积极处理[6]（表 10-1）。

动态心电图作为体表心电图的补充，可一次

表 10-1　心电图危急值 2017 中国专家共识

分类	内容
疑似急性冠脉综合征	1. 首次发现疑似急性心肌梗死的心电图改变。2. 首次发现疑似各种急性心肌缺血的心电图改变。3. 再发急性心肌梗死的心电图改变（注意与以往心电图及临床病史比较）
严重快速性心律失常	1. 心室扑动、心室颤动。2. 室性心动过速心室率≥150 次/分，持续时间≥30 s 或持续时间不足 30 s 伴血流动力学障碍。3. 尖端扭转型室性心动过速，多形性室性心动过速，双向性室性心动过速。4. 各种类型室上性心动过速心室率≥200 次/分。5. 心房颤动伴心室预激最短 RR 间期≤250 ms。
严重缓慢性心律失常	1. 严重心动过缓、高度及三度房室传导阻滞，平均心室率≤35 次/分。2. 长 RR 间期伴症状≥3.0 s；无症状≥5.0 s。
其他	1. 提示严重低钾血症心电图表现［QT（U）显著延长、出现快速性心律失常，并结合临床实验室检查］。2. 提示严重高钾血症的心电图表现（窦室传导，并结合临床实验室检查）。3. 疑似急性肺栓塞心电图表现（并结合临床及相关检查）。4. QT 间期延长：QTc≥550 ms。5. 显性 T 波电交替。6. R on T 型室性早搏。

记录 24 h 或更长时间的心电信息，并且可不限制被检查者的日常活动，可相对完整地反映被检查者的心电信息。动态心电图常用于心律失常疾病的定性和定量，也用于检测心肌缺血及心肌梗死，筛查高危患者的心律失常事件。同时，也可作为药物治疗患者及起搏器植入患者的随访工具。

动态心电图有助于部分心律失常（如病态窦房结综合征、室上性心动过速、室性心动过速等）的定性及定量。学者认为病态窦房结综合征的患者动态心电图应具有：①24 h 全部心搏数＜80000 次；②最高窦性心率＜90 次/分；③最低窦性心率＜40 次/分；④平均窦性心率 40～50 次/分；⑤出现频发的窦性暂停或窦房传导阻滞，如伴有房室传导阻滞或交界区逸搏与前一窦性 P 波间距＞2 s 者，提示双结病变；⑥慢-快综合征。而目前多数学者认为，正常人群的室上性心律失常或室性心律失常患者的期前收缩≤100 次/24 小时或≤5 次/小时。与此同时，学者根据动态心电图的结果可对室性期前收缩进行危险分层。对于一些发作较少的室性心动过速患者，通过 12 导联的动态心电图有助于电生理医师判断其室速的起源部位，进而拟定下一步的诊疗计划。另外，动态心电图有助于可疑心源性晕厥患者病因的检出，如病态窦房结综合征、房室传导阻滞、室性心律失常等导致的晕厥症状[2, 7]。除此之外，通过长程动态心电图 RR 间期的动态变化得出的心率变异性分析，可以判断自主神经对心脏功能的影响。随着移动监测技术的问世及发展，一系列远程心电监测系统或软件被用于健康人群的长程监测，进而有助于一些隐匿性或发作较少的心律失常的检出。对于一些较难记录但临床意义重大的心律失常，植入式心电事件监测仪（insertable cardiac monitor，ICM）较动态心电图记录时间更长，记录数值优于移动监测，这一技术可应用于：①患者出现过短暂症状（眩晕、晕厥、癫痫发作等），可能需考虑心律失常心房颤动筛查；②心房颤动监测及不明原因卒中的管理；③心力衰竭等慢性病患者长期心脏健康管理；④患者有临床综合征或情况（心悸、心慌等），心律失常风险增高[8-10]。但由于该监测方法是通过有创植入皮下，目前临床上患者接受度相对较低。

第二节　动态血压监测

动态血压是运用特定的设备记录一段较长时间内（通常为 24 h）动脉血压值并分析其变化规律，与诊室血压对比有较多优势，可以提供患者不在医院时的血压变化，鉴别白大衣高血压；可反映降压药的降压效果，鉴别不同类型高血压。动态血压监测主要有四个方面的临床应用：①诊断高血压，提高高血压诊断的准确性；②评估心血管风险，提高心血管风险评估的水平；③评估降压治疗的效果，提高降压治疗的质量，充分发挥降压治疗预防心脑血管并发症的作用；④指导高血压个体化治疗，提高降压治疗质量，实现 24 h 血压完美控制，充分发挥降压治疗预防心脑血管并发症的作用[11-12]。

用于诊断高血压的动态血压监测指标主要包括：24 h、白天、夜间所有血压读数的收缩压与舒张压的平均值[12]。通过动态血压监测诊断高血压的标准是 24 h 平均收缩压 / 舒张压 ≥ 130/80 mmHg、白天 ≥ 135/85 mmHg 或夜间 ≥ 120/70 mmHg；通过与诊室血压对比，可以进一步明确以下诊断，包括未服药者的"白大衣高血压"（诊室血压 ≥ 140/90 mmHg，而 24 h、白天或夜间血压均正常），"隐蔽性高血压"（诊室血压 ＜ 140/90 mmHg，白天或夜间血压升高），正在接受降压治疗患者的"白大衣性未控制高血压"及"隐蔽性未控制高血压"（血压判别标准同未治疗者）。不论是否接受降压药物治疗，如果清晨血压 ≥ 135/85 mmHg，都可以诊断"清晨高血压"。同时，应综合各项指标进行评估，包括夜间血压的下降幅度、清晨血压的升高情况、相邻血压读数之间的变异情况以及动态的动脉硬化指标等，进行更全面的风险评估或更合理的预后判断[13]。

第三节　心电图运动负荷试验

心电图运动负荷试验是通过一定量的运动增加心脏负荷，观察心电图变化，了解患者生理及病理变化的技术。临床上常用于已知或可疑冠状动脉粥样硬化性心脏病患者，也用于健康人的冠心病的危险预测或心律失常疾病的诊断及预后判断。平板运动采用 Bruce 运动方案进行；采用次极量来衡量受检者的运动量，即当目标心率达到（195 －受检者年龄时）为受检者达到了其年龄相应的次极量运动量，此时可以终止运动。在试验过程中，需严密观察其心电变化，运动终止后心电图未恢复者需持续观察至心电图恢复为止。在检查过程中，需及时询问患者主诉症状。并且需注意，如有以下情况者，禁止进行心电图运动负荷试验：①急性心肌梗死（3 ～ 5 日内）；②高危型不稳定型心绞痛；③严重且未被控制的引起症状或血流动力学异常的各种类型的心律失常；④急性心内膜炎；⑤严重症状的主动脉狭窄或关闭不全，肥厚型心肌病及其他流出道梗阻；⑥症状未被控制的心功能不全；⑦急性肺栓塞或肺梗死；⑧运动加重或影响运动的非心源性疾病（如感染、肾功能不全、甲状腺功能亢进等）；⑨急性心肌炎或心包炎；⑩严重运动系统障碍者；有下肢疾患，不能行走者[14-15]。

心电图运动负荷试验阳性标准：

（1）运动中出现典型心绞痛。

（2）ST 段下降：运动中或运动后出现 J 点后 60 ～ 80 ms 的 ST 段水平型或下斜型下移 ＞ 0.10 mV，持续 ＞ 2 min 或原有 ST 段下移者，在原有基础上再下移＞0.10 mV，持续＞2 min。

（3）运动中出现ST段损伤型抬高≥0.20 mV。

（4）ST段呈上斜型下降＞0.20 mV，同时

aVR导联ST段抬高＞0.10 mV。

（5）出现一过性异常高耸T波伴有对应导联T波倒置。

第四节　心电向量、心室晚电位、直立倾斜试验

心肌细胞在除极和复极过程中，产生一系列于细胞表面上运动着的电动力，称为电偶。电偶的移动是有一定方向的，虽然每个单位面积心肌细胞所产生的电偶数完全相同，但由于心肌并不是一个规则的整体，因而当心肌在进行除极的过程中，有时除极面比较大，有时比较小，这自然就产生了量的差异。由于除极程序既有方向的变更，又有量的变化，故用向量表示这种电动力（电活动）最为理想，此即心电向量。心电向量图能够全面、细致地反映出心脏的除极方向、顺序，以及立体空间的变化。在临床应用上，对于陈旧性心肌梗死以及伴有束支传导阻滞的诊断，心房增大、心室肥厚的诊断，预激综合征等图形的分析，较心电图有更大的优势[2, 16]。

在心脏跳动的每一周期中，虽然所形成的立体向量环只有1个，但是由于测量的方向不同，即在三个不同的平面（前额面、上横面、右侧面）进行测量，其投影可以形成三种不同的心电向量环，将其记录下来，就是心电向量图。目前国内外多采用Frank导联体系（图10-6）。心电向量图是由三个直交导联心电图（X、Y、Z）组合成三

个平面心电向量图（F、H、Rs），从两个直交导联心电图可推导出一个面的平面心电向量图，反之也可以从一个平面心电向量图演算出两个直交导联心电图。在心电向量图中，心房除极、心室除极和复极，分别形成了P环、QRS环和T环。

P环是指心房除极所形成的空间向量环，P向量环中，前一部分瞬时综合向量代表右心房的除极向量，后一部分瞬时综合向量代表左心房的除极向量，中间部分则分为两心房共同除极的向量。心房除极过程瞬时综合向量的轨迹构成P环，P环呈长椭圆形，其方向从右上方指向左下方，由偏前转为偏后。由于心房肌层薄，故P环较小，在心电图上记录为P波。

两个心室除极过程中的各瞬时综合向量呈QRS向量环（QRS环）。整个心室的除极过程，大致可分为三个阶段：①室间隔除极；②左右心室壁除极；心室和室间隔后底部的除极（图10-7）。在对QRS环进行分析时，可从定性分析和定量分析两方面入手。定性分析主要观察环体的形状，如呈三角形或椭圆形等；环体是否圆滑，有无扭曲，有无蚀缺；所在的方位，运转的方向，包括顺时针及逆时针或呈"8"字形运转。运行的速度是以泪滴间的距离表示的，泪点密集表示运行速度慢，泪点稀疏表示运行速度快。但要注意从三个方面同时进行观察，一般上横面较展开，多以它为准。定量分析主要包括QRS环的最大向量，即从QRS环的起点"O"与QRS环的最远点的连线。最大向量出现的时间大约在40 ms左右；QRS环的时间指QRS环开始至终止所占有的总时间。

T环即心室复极的空间向量环。T环运行的方向、形态、方位及振幅测量方法与QRS环相同。此外，应注意T环的长宽比值，T环的最大向量的振幅以及它们与QRS波最大向量振幅的比例[17]。

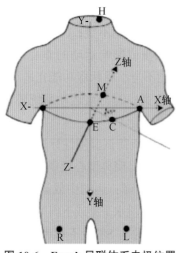

图10-6　Frank导联体系电极位置

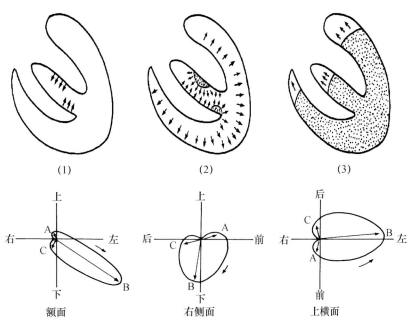

图 10-7 心室除极顺序与心电向量

心室晚电位是通过信号平均心电图捕捉到的发生在心电图上 QRS 波的终末部分并延伸到 ST 段内的延迟的心电活动，是一种由部分心室肌的延迟激动所引起的、有一定方向性的高频率低振幅的碎裂心电信号。临床上可用于心肌梗死后恶性心律失常的预测，不明原因晕厥患者发生恶性心律失常的风险评估，其他一些心脏病（如扩张型心肌病、致心律失常右室心肌病、Brugada 综合征等）的预后评估[1]。心室晚电位的阳性标准为：①总 QRS 时限大于 120 ms；②晚电位时限延长，

即 QRS 波终末部振幅＜ 40 mV 的时限大于 40 ms；③晚电位电压降低，即 QRS 波终末部 40 ms 的振幅小于 25 mV。以上三项中有两项阳性，可诊断心室晚电位阳性。

直立倾斜试验用于辅助诊断神经介导性晕厥，通过患者卧立位的改变以及药物激发，观察患者是否出现临床晕厥症状、低血压或者心搏骤停等症状。但需注意伴左心室流入、流出道狭窄患者，伴近端冠状动脉严重狭窄的患者以及严重脑血管狭窄的患者是本项检查的禁忌证[2]。

第五节　超声心动图

超声心动图可以直观反映心脏和大血管的结构形态，实时显示其生理活动情况，可动态评估心功能并具有无创伤性、可重复性、价格相对低廉和在床旁进行等优势，在临床的使用中占据越来越重要的地位。超声心动图可分为 M 型超声心动图、三维超声心动图、多普勒超声心动图、造影超声心动图、经食管超声心动图。相比于早期的 M 型超声心动图、二维超声心动图，实时三维超声心动图能定量心腔容积和心室整体及节段功能[2]。在临床上，三维超声心动图常用于心

脏瓣膜疾病的评估，对先天性心脏病的诊断，发现心脏肿瘤及血栓，评价心脏移植术后心功能及预测早期排斥反应，评估起搏导管位置。造影超声心动图通过注射超声造影剂，根据造影部位的不同，分为右心声学造影和左心声学造影。右心声学造影临床上主要用于验证或查明超声显像中的心血管结构、诊断分流性疾病和分析复杂性先天性心脏病。左心声学造影通过不同的途径，经左心导管、肺小动脉楔嵌后注射和外周静脉注射后，造影剂进入左心室腔和心肌，能够清晰显示

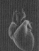

心内膜缘，为临床评价室壁运动、心功能、心腔内结构、心肌灌注等提供重要的信息，临床上常用于准确评价室壁运动和室壁增厚率，正确测量左心室射血分数，明确诊断心尖部肥厚型心肌病，协助诊断左心室致密化不全，定量评价心肌血流量，协助梗阻性肥厚型心肌病的消融治疗，协助诊断左心室肿瘤的良恶性等。多普勒超声心动图可检测心脏和大血管内不同部位的血流方向、特性和速度。这种特点为临床定性和定量诊断缩窄性、反流性和分流性病变，以及测定容积血流量，提供了新的无创性手段。超声心动图评估心功能的方法：①心室整体功能评价，可通过射血分数（EF）、左心室短轴缩短分数（FS）和左心室周径缩短平均速率（mVcf）评价；②室壁运动及节段收缩功能评价，左心室壁节段性运动异常是缺血性心肌病的特点，可通过定性法与定量法进行评价；③左心室舒张功能评价，可通过等容舒张时间、二尖瓣血流图、肺静脉血流图等评价[18]。

超声心动图可显示各心瓣膜的形态以及其在心动周期中的启闭情况，以及由于瓣膜病损所致的继发性心房和（或）心室肥大与心功能改变；同时，多普勒超声心动图可提供心脏瓣膜疾病的血流动力学参数。应用连续多普勒可测定狭窄的阶差和演算瓣口面积，可定性或半定量诊断关闭不全瓣口的反流。与其他心血管的诊断技术相比，超声心动图已成为心脏瓣膜疾病的常规诊断。超声心动图可对先天性心脏病（先心病）直观观察心脏形状，直接提供临床诊断的解剖依据和血流信息，简化临床鉴别诊断的步骤与方法，在大多数情况下已成为先心病手术术前检查必不可少的项目。如超声心动图可于术前初步评估房间隔缺损、肺动脉导管未闭或室间隔缺损等是否适合进行内科介入治疗，再拟定下一步诊治方案。超声心动图中，室壁运动异常与冠状动脉粥样硬化性心脏病相关，室壁运动异常的表现包括收缩运动异常和收缩增厚异常。心肌梗死的患者超声心动图还可表现为：①心肌梗死区的扩张，即梗死区域心肌持续变薄、膨出，但不伴坏死心肌数量增加；②室壁瘤；③附壁血栓；④右心室梗死；⑤心室结构破损；⑥急性心肌梗死后心包炎等。目前，

超声心动图是诊断心肌病的重要手段，可初步鉴别扩张型心肌病、心包疾病、心脏瓣膜疾病及冠心病等，对肥厚型心肌病进行分型，也是致心律失常型右室心肌病重要的诊断辅助手段[19]。

左心室造影常常需要使用超声造影剂（如Definity、Optison、Lumason等）提高静息、运动或负荷状态下超声心动图定性和定量评价左心室结构和功能的可行性、准确性和重复性[20]。临床中，常常需要左心室造影作为常规超声心动图的补充。指南中对于左心室声学造影的适应证主要有：①在评估左心室异常及心内占位时，常规超声心动图不能够排除有无左心室血栓，应使用超声增强剂（Ⅰ类推荐，B-NR级证据）；②常规超声心动图不能够充分评估左心室结构异常时，应使用超声增强剂（ⅡA类推荐，B-NR级证据）；③排除左心室假性动脉瘤时（Ⅰ类推荐，B-NR级证据）；④对心内占位进行鉴别诊断时（ⅡA类推荐，B-NR级证据）；⑤在任何冠状动脉区域，无法使用静息超声心动图实现足够的节段可视化时，应使用超声增强剂（Ⅰ类推荐，B-NR级证据）；⑥怀疑有心肌缺血，并缺乏心电图证据（Ⅰ类推荐，B-NR级证据）。右心声学造影与左心室不同，常常利用0.9%的氯化钠溶液振荡产生的微泡作为右心造影增强剂，其产生的微泡的直径较大，平均约70 μm，气泡不能进入肺循环而无法形成左心显像。因此，这一方法多用于诊断或排除有无肺内分流或心内右向左分流，如卵圆孔未闭、肺动静脉瘘、永存左位上腔静脉、术后残余分流等，尤其是在卵圆孔未闭和动静脉瘘的诊断和鉴别诊断中发挥了重要作用[20]。除了声学造影之外，随着超声心动图技术不断发展，新的超声成像方法与参数被应用于心功能评价。心肌纵向应变（longitudinal strain，LS）是继左心室射血分数后最具临床应用前景的心功能评价指标之一。二维斑点追踪超声心动图则是通过追踪心肌内回声斑点的空间运动，以反映心肌组织的实时运动和形变，在诸多心血管疾病的诊断、危险分层以及预后判断等临床应用中敏感性高、重复性好，且具有独立于射血分数的增量价值[21]。这一方法对患者的亚临床心功

能减低评价及预后评价方面优于左心室射血分数。另外根据二维斑点追踪超声获得的心室应变图分布特点，可以鉴别高血压、运动员、肥厚型心肌病等不同原因所致的心肌肥厚，对于一些特殊心肌病，如心肌淀粉样变性（图10-8）、法布雷病、Danon病等，具有特殊的分布特点[21]。左心室整体纵向应变（global longitudinal strain, GLS）正常值男性为－25%至－17%，女性为－25%至－18%，若男性左心室GLS低于－17%，女性左心室GLS低于－18%，则表明左心室收缩功能受损。右心室GLS正常值男性为－31.6%至－17.7%，女性为－33.9%至－19.3%，随着年龄增长，右心室GLS逐渐减小[21]。

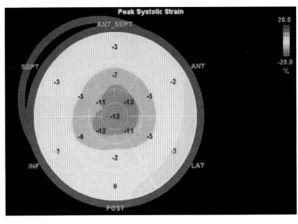

图10-8　心肌淀粉样变性患者左心室基底段和中间段纵向应变减低（浅红色、浅蓝色），心尖应变保留（深红色）[21]

第六节　胸部X线片

　　胸部X线片可用于观察肺部病变、心脏和主动脉位置、轮廓和大小以及心肺病变相互关联导致的肺部血液循环变化等，是临床上一项不可取代的常规方法。心血管X线检查包括：透视、胸部摄片、体层摄影、记波摄影、心包注气造影和食管造影。X线透视可观察心脏大血管搏动，鉴别心脏内外结构，观察心脏钙化影，并可通过转动体位观察心脏房室和大血管。胸部摄片可观察双心房阴影，心内结构，显示气管和支气管。体层摄影用于显示气管支气管和隆突分叉，显示肺门解剖，显示肺动静脉结构。记波摄影用于记录心脏大血管搏动。心包注气造影用于观察心脏及心包结构。食管造影可观察左心房，判断胃泡及肝位置[22-23]。

　　由于体格类型和胸廓形状不同，正常人心脏在胸腔内的形状也常有相应变化，正常心脏可分为3型，即垂直型、斜位型和横位型（图10-9）。心影形态与多种因素相关，包括年龄、呼吸、体位、毗邻器官、横膈位置、妊娠状态等。左心室增大的X线片表现为左心缘膨出，心尖向左、向下延伸，相反搏动点上移；心后食管间隙缩小或消失，下腔静脉影位于心脏后缘线之内。主动脉型心的X线片表现为左心室大，心脏向右呈顺钟向旋转，左心室向右向前，主动脉弓开大，升主动脉向右，主动脉弓向左凸出，心腰凹陷。右心室增大的X线片表现为心尖上翘、圆钝，心腰饱满或膨出，可伴肺动脉段凸出，右心房扩大，下腔静脉和奇静脉扩张，心脏与膈肌和胸骨接触面增宽，心前间隙缩小。二尖瓣型心的X线片表现为心脏向左呈逆钟向旋转。左心房扩大的X线片表现为食管中段局限性压迹和移位（右前斜位、左侧位）；左支气管抬高，气管分叉角度扩大（左前斜位、正位）；左心房耳部膨凸及长度增加；右心缘双弧影。右心房扩大的X线片表现为后前位：右心缘向右，相反搏动点上移，心房/心高＞0.5；左前斜位：心前缘上段向上和（或）向下膨凸；右前斜位：心后缘下段圆弧状膨凸；间接征象：上腔和（或）下腔静脉扩张（图10-10）。

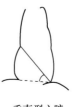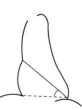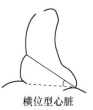

垂直型心脏
心轴角>48°

斜位型心脏
心轴角35°～48°

横位型心脏
心轴角<35°

图10-9　心型

全科医师心血管疾病防治能力提升（第2版）

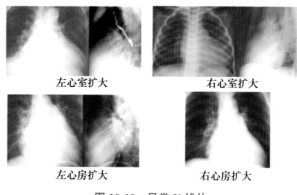

左心室扩大　　　　　右心室扩大

左心房扩大　　　　　右心房扩大

图 10-10　异常 X 线片

第七节　心脏 CT

心脏 CT 于临床上常用于冠心病的诊断，对病变血管管腔狭窄、粥样硬化斑块的评价有一定的应用价值，同时对于先天性冠脉异常、先天性心脏病、心脏瓣膜疾病、心肌病、心包疾病、主动脉疾病以及心脏肿瘤疾病具有一定的诊断价值。

CT 可显示冠脉的主干及其 2～3 级分支，以及管腔的通畅程度；可判断狭窄的性质和形态特征，且在冠状动脉病变早期血管可发生正性重构现象，单纯 DSA 检查往往易漏诊，而 CTA 可较好显示管腔外的斑块情况。相对于常规选择性冠脉造影和血管内超声显像，CT 具有无创性、费用低等优点，可作为经皮冠脉支架植入术后患者随

访的检查方法。对于外科干预即冠状动脉旁路移植术后患者，CT 也可直接显示桥血管的管腔内外情况。另外，CT 在冠状动脉异常（包括开口异常、行程异常、终点异常）的显示及三维重构图像方面有较大的优势。近年来，超声心动图由于其检查方便、价格低廉、无辐射等优点成为大部分心脏疾病的首选检查，但易受胸壁、肺气等组织遮挡影响。因此，CT 在部分先天性心外大血管疾病的诊断中有较大的优势，如主动脉缩窄、房-室连接处畸形、肺动脉狭窄或闭锁等。心脏 CT 还应用于胸主动脉及肺动脉病变（图 10-11）、心肌疾病、心脏瓣膜疾病、心包疾病、心脏肿瘤性病变

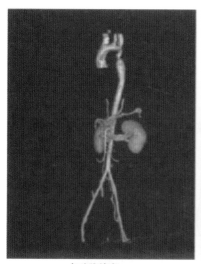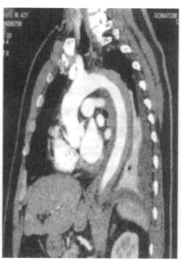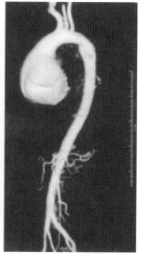

主动脉缩窄　　　　　主动脉夹层　　　　　胸主动脉瘤

图 10-11　大动脉疾病 CT 影像

的诊断[2, 24-25]。随着近年来结构性心脏病的介入治疗的成熟与开展，术前通过 CT 重构，对于手术方案的制订以及血管入路的选择尤为重要。另外，CT 对于肺动脉栓塞的诊断极为重要，既往研究中发现，肺动脉螺旋 CT 对于肺动脉栓塞的诊断敏感度可以达到 83%，特异度达 96%[26]。

第八节　心脏磁共振成像

心脏磁共振成像具有良好的软组织对比分辨率，扫描视野大，可获心脏各个方位及不同角度的斜断面图像，并具有很高的可重复性和准确性。同时，磁共振技术还可以评估心肌代谢和心肌灌注，对心肌缺血或心肌病变患者进行检测及预后判断[27]。

心脏磁共振成像可对心肌灌注情况进行评价，能检测出心肌顿抑、心肌冬眠的节段，识别心肌梗死区。同时，心脏 MRI 中钆对比剂延迟强化磁共振成像对缺血性心肌病、肥厚型心肌病、扩张型心肌病及病毒性心肌炎等的损伤范围和纤维化都有较好的可量化评估作用，同时结合临床对患者的预后有一定的预测价值。钆对比剂延迟强化磁共振成像原理，即梗死心肌强化的机制，目前认为可能为梗死心肌或瘢痕细胞间隙增大和造影剂流入 / 流出时间常数的延长。这可能导致正常心肌和病变组织间的造影剂浓度差异，在 MR 影像中呈现明显的高信号（图 10-12）。由于心脏 MR 不受胸壁、肺气等的影响，它对部分先天性心脏病和主、肺大血管疾病的显示优于超声心动图。与此同时，由于其软组织对比分辨率高，其对心脏肿瘤及心包的显影也较为清晰[27-29]。

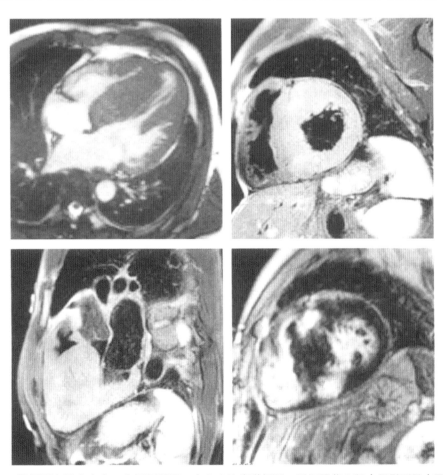

图 10-12　肥厚型心肌病患者，室间隔明显，左心室流出道梗阻，延迟强化心肌内显影可见大面积瘢痕

第九节　心脏核医学

心脏核医学是临床诊断和研究心血管疾病的重要手段，具有无创、简便、影像与功能相结合、着重体现功能状态的特点，可用于心血管疾病的诊断和功能状况的研究与分类，提供有关疾病危险程度和预后评估等方面信息，指导临床治疗与预后。心肌显像包括心肌灌注显像，心肌代谢显像（脂肪酸、葡萄糖、氨基酸等），心脏受体显像（^{123}I-MIBG，估计心衰预后），细胞乏氧显像，心肌细胞凋亡显像，心功能测定（核素心室造影），^{99}Tc^{m}-PYP 心肌核素显像[2]。

心肌灌注显像是心脏核医学中最为常用的方法，它可以无创地直接显示心肌病变部位、范围及其程度，具有方法简便、安全有效的优点。在临床上，常用于心肌活力的估测，冠心病的诊断，冠状动脉病变范围和程度的估计，冠状动脉血运重建适应证的筛选及术后疗效的评估，急性心肌缺血的诊断和溶栓治疗的疗效评估，预后的评估或危险性分级，心肌炎、心肌病的鉴别诊断。SPECT 心肌灌注显像的结果分析中，其影像结果分为 9 种：①正常心肌灌注影像即各断层所有层面心肌各壁放射性分布均匀，边缘光滑整齐（图10-13）；②心肌放射性稀疏、缺损区，即局部心肌摄取放射性心肌灌注显像剂降低甚至不能摄取，依赖于功能状况可从轻微降低至完全无放射性，

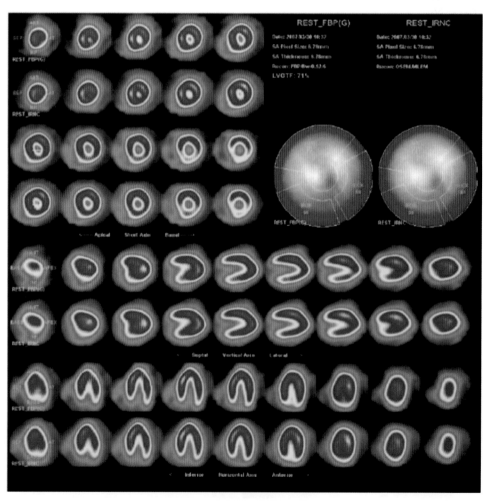

图 10-13　正常心肌灌注影像

其范围、程度反映病变的严重性；③可逆性缺损表现为早期或负荷态影像上存在放射性缺损，而在延迟或静息影像上该缺损区显示放射性不同程度填充甚至可恢复至正常，这常提示灌注该局部区域的冠状动脉狭窄造成心肌缺血；④固定性缺损指早期负荷和延迟静息影像上都存在同样放射性缺损，该缺损区不发生变化，常提示有心肌梗死和瘢痕组织（图 10-14）；⑤部分可逆性缺损即早期或负荷影像显示心肌放射性缺损，而延迟或静息显像时缺损区明显缩小或有部分填充，即恢复程度介于固定性缺损和可逆性缺损之间，心室壁同时存在不可逆性和可逆性心肌缺血，这种模式提示心肌梗死，但部分心肌活力存在；⑥反向再分布，此现象仅见于 ^{201}TI 显像，指早期或负荷显像放射性正常，但延迟或静息显像出现放射性稀疏或缺损，或者早期或负荷显像放射性分布稀疏缺损，而延迟或静息显像出现新的更严重的缺损，常见于经溶栓治疗和经皮冠状动脉成形术治疗心肌梗死、严重冠脉狭窄、稳定型心绞痛患者，也可见于部分正常人；⑦花斑型稀疏缺损是指早期、负荷态影像和延迟静息态影像都呈现为心室壁内散在的斑片样放射性缺损或稀疏，常见于扩张型心肌病；⑧肺摄取心肌灌注显像剂；⑨左心室一过性扩张[30-32]。

心肌代谢显像是通过心肌细胞能量来源物质标以放射性核素，这些物质被心肌细胞摄取后得到心肌代谢显像。心肌代谢显像已作为选择冠状动脉旁路移植术和冠状动脉成形术适应证及其疗效和预后估计的重要方法。心肌代谢显像也显示心肌病的心肌代谢，糖尿病对心肌病变的影响。心脏神经受体显像反映心脏神经功能的完整性、神经元的分泌功能及活性。核素心血池显像和心功能测定能测定静息状态或运动、药物负荷下的左、右心室功能，并可获得整体与局部、收缩期与舒张期功能参数[33]。99Tcm-PYP 心肌核素显像是基于 99Tcm 磷酸盐衍生物可以与心脏组织中的

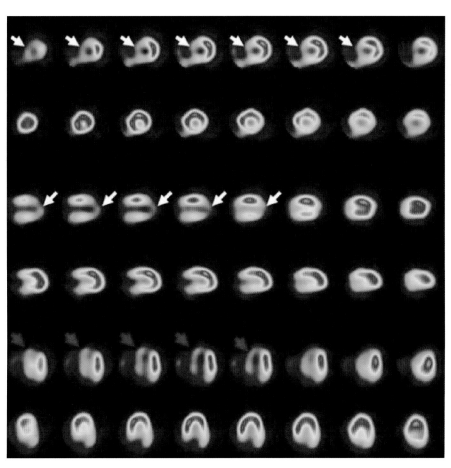

图 10-14 　冠状动脉前降支狭窄患者心肌灌注影像图，可见前降支分布区域核素摄取减少

转甲状腺素蛋白（TTR）紧密结合，从而实现对TTR相关的心肌淀粉样变性的诊断，并可在超声心动图或心脏核磁出现异常之前识别出病变的心肌，进行早期的干预和治疗（图10-15）。

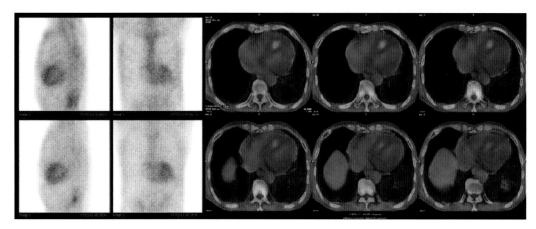

图10-15　心肌淀粉样变性患者核素显像提示99Tcm磷酸盐衍生物可以与心脏组织中的转甲状腺素蛋白（TTR）紧密结合

第十节　经食管电生理检查和经食管超声心动图检查

食管和心脏都位于纵隔内，心脏在前，食管在后，其中，食管的前壁和左心房后壁紧密贴靠，利用这种解剖关系，一方面可以通过放置食管电极间接刺激左心房和左心室，分析同步记录的体表心电图可以对心脏的电生理特性和心律失常机制做出分析，或可以诱发和终止心律失常。另一方面，由于食管紧贴心房后壁，可通过经食管超声探头，清晰观察心脏瓣膜以及左心耳血流情况。经食管电生理检查和经食管超声属于半有创性检查。

经食管电生理检查临床适应证：①严重的窦性心动过缓，原因不明的黑矇、晕厥患者，进行窦房结功能和房室结功能的评估；②阵发性心悸，发作呈突发突止，脉律快而整齐，未能记录到发作时心电图的患者；③心电图记录到阵发性室上性心动过速，进行食管心房调搏检查以明确心动过速的类型与机制；④对显性预激综合征患者，了解旁路的电生理特性和诱发心动过速；⑤终止室上性心动过速、典型心房扑动及部分室性心动过速；⑥复制某些心电现象，研究其形成机制；⑦对复杂心律失常进行鉴别诊断；⑧射频消融术前筛选及术后判断疗效等。

经食管电生理检查的禁忌证：①食管疾病如食管癌、严重食管静脉曲张等；②持续性心房颤动；③有严重心脏扩大、重度心功能不全；④心电图有心肌缺血改变、近期未控制的不稳定型心绞痛或心肌梗死；⑤急性心肌炎、心内膜炎、心包炎以及梗阻性肥厚型心肌病等；⑥严重电解质紊乱、心电图QT间期明显延长、高度房室传导阻滞、频发多源性室性期前收缩、尖端扭转型室速；⑦严重高血压患者等。但上述③～⑥项因紧急治疗需要终止心动过速或需鉴别心动过速类型时不在此限，应根据实际条件权衡利弊[34-35]。

经食管电生理检查测定内容包括：①窦房结功能：窦房结恢复时间，窦房传导时间；②房室交界区功能：房室交界区不应期，房室交界区文氏阻滞点，房室交界区阻滞点；③束支传导功能；④房室结双径路功能；⑤房室旁路功能；⑥心脏不应期，检查中各部位出现电生理与心电图变化均与不应期有关，应分别描述心脏各部位的相对不应期和有效不应期。经食管电极导管记录的心电波形具有P波高大清晰、容易辨认的特点，在复杂心律失常诊断和鉴别诊断方面具有明显优势，如窦性心律失常：窦性静止、窦房传导阻滞、窦性心动过缓、窦性心动过速等；窄 QRS 波心律失常：伴房内阻滞、各类房室传导阻滞、房性期前收缩、房性心动过速、心房扑动、心房颤动、房室结折返性心动过速、顺向型房室折返性心动过速等；宽 QRS 波心律失常：伴室内阻滞、室性期前收缩、室性心动过速、室上性心动过速伴室内差异性传导或束支传导阻滞、逆向型房室折返性心动过速、旁路前向传导的心房扑动或心房颤动、起搏心电图等[35]。

经食管超声心动图与常规经胸超声心动图相比，可从心脏后壁近距离观察心脏结构和功能，临床操作简便。临床上将其广泛运用于心脏瓣膜疾病、外科瓣膜置换术后复查、心内血栓、感染性心内膜炎、先天性心脏病、心脏肿瘤等疾病，对心脏外科围术期的诊疗、心内科介入治疗（先心病的介入封堵术、心房颤动射频消融术及左心耳封堵术）提供了决策性依据[16]。

经食管超声的适应证主要为：①常规经胸超声检查显像困难者，如肥胖、肺气肿、胸廓畸形或在近期胸部手术后，以及正在使用机械辅助呼吸的患者；②常规经胸超声检查难以显示的部位，如左心耳、上腔静脉、左右肺静脉以及胸降主动脉，对左右冠状动脉主干的显示等；③常规经胸超声检查难以清晰显示的结构和病变。

围术期经食管超声检查适应证：①术前需要明确的诊断及鉴别诊断：急诊手术麻醉，需要排除心脏和大血管的并发症，或需要鉴别诊断，如夹层动脉瘤、肺栓塞、心肌梗死等，但患者常规经胸超声心动图检查显像困难者；手术前给医生提供明确完善的诊断，以便决定最终的手术方案，例如外科术前、左心耳封堵术前。②术中监测：术中出现难以解释的低血压、低氧血症，且难以纠正者；血流动力学监测，观察前负荷、后负荷、心肌收缩及舒张功能等。③术后指导排气及评价即刻手术效果。④在非心脏手术中的经食管超声心动图监测，如神经外科手术中，监测卵圆孔未闭右向左分流情况，以预防矛盾栓塞等。

经食管超声的禁忌证：①绝对禁忌证：患者拒绝；先天性或获得性的上消化道疾病，如活动性上消化道出血、食管梗阻或狭窄、食管占位性病变、食管撕裂和穿孔、食管憩室、食管裂孔疝、先天性食管畸形、近期食管手术史、食管静脉曲张、咽部脓肿。②相对禁忌证：凝血障碍、纵隔放疗史、颈椎疾病、咽部占位性病变；严重心血管系统疾病，如重度心力衰竭、严重心律失常、急性心肌梗死、不稳定型心绞痛、重度高血压、低血压或休克状态等；麻醉剂过敏[36-38]。

参考文献

［1］黄宛.临床心电图学.第6版.北京：人民卫生出版社，2013.

［2］陈灏珠.实用心脏病学.第5版.上海：上海科学技术出版社，2016.

［3］Galen S. Wagner，David G. Strauss. Marriott's Practical Electrocardiography. 12th ed. Philadelphia：Wolters Kluwer，2014：1-45.

［4］李世锋.心电图学系列讲座七——心肌缺血、损伤与心肌梗死.全科医生知识窗，2014：846-848.

［5］Peter J. Zimetbaum. Practical Clinical Electrophysiology. Philadelphia：Lippincott Williams & Wilkins，2008.

［6］中国心电学会危急值专家工作组.心电图危急值2017中国专家共识.临床心电学杂志，2017，26：401-403.

［7］张开滋.临床动态心电图学.北京：中国医药科技出版社，2005.

［8］Shen WK，Sheldon RS，Benditt DG，er al. 2017 ACC/AHA/HRS Guideline for the Evaluation and Management of Patients With Syncope：A Report of the American College of Cardiology/American Heart Association Task Force on Clinical Practice Guidelines and the Heart Rhythm Society. Circulation，2017，136（5），e60-e122.

［9］Krahn AD，Klein GJ，Yee R，et al.Randomized assessment of syncope trial：conventional diagnostic testing versus a prolonged monitoring strategy. Circulation，2001，104（1）：46-51.

［10］Hindricks G，Potpara T，Dagres N，et al. 2020 ESC Guidelines for the diagnosis and management of atrial fibrillation developed in collaboration with the European Association for Cardio-Thoracic Surgery（EACTS）：The Task Force for the diagnosis and management of atrial fibrillation of the European Society of Cardiology（ESC）Developed with the special contribution of the European Heart Rhythm Association（EHRA）of the ESC. Eur Heart J，2021，42（5）：373-498.

［11］O'Brien E，Parati G，Stergiou G，et al. European Society of Hypertension working group on blood pressure monitoring. European Society of Hypertension practice guidelines for ambulatory blood pressure monitoring. J Hypertens, 2014, 32（7）: 1359-1386.

［12］中国高血压联盟《动态血压监测指南》委员会. 2020 中国动态血压监测指南. 中国医学前沿杂志（电子版）, 2021, 13（3）: 34-51.

［13］中华高血压杂志编委会. 动态血压监测临床应用中国专家共识. 中华高血压杂志, 2015, 23（8）: 727-730.

［14］张绪国, 葛永贵, 张群林, 等. 踏板运动试验对评估冠状动脉狭窄程度的意义. 心电学杂志, 1999, 18（4）: 199-201.

［15］Gianross R, Detrano R, Mulvihill D, et al. Exercise-induced ST depression in the diagnosis of coronary artery disease: a meta-analysis. Circulation, 1989, 80（1）: 87-93.

［16］何秉贤. 心电向量图临床应用的再评价. 临床心电学杂志, 2009: 83-94.

［17］周炎林. 临床心电向量图学. 郑州: 河南省科学技术情报研究所, 1980.

［18］RM Lang, LP Badano, V Mor-Avi, et al. Recommendations for Cardiac Chamber Quantification by Echocardiography in Adults: An Update from the American Society of Echocardiography and the European Association of Cardiovascular Imaging, Journal of the American Society of Echocardiography, 2015, 28（1）: 1-39.

［19］王新房. 超声心动图. 第4版. 北京: 人民卫生出版社, 2009.

［20］朱天刚. 心血管超声增强剂临床应用与指南解读. 临床心血管病杂志, 2019, 35（12）: 1063-1067.

［21］中国医师协会超声医师分会心脏超声专业委员会. 二维斑点追踪超声心动图心肌纵向应变规范化检查中国专家共识（2023版）. 中华超声影像学杂志, 2023, 32（4）: 277-287.

［22］刘玉清. 心血管病影像诊断学［M］. 百通集团、安徽科学技术出版社、辽宁科学技术出版社, 2000.

［23］荣独山. X线诊断学（胸部）［M］. 第2版. 上海: 上海科学技术出版社, 1993.

［24］王朴飞, 吕梁. 主动脉壁间血肿、穿透性粥样硬化性主动脉溃疡和主动脉夹层: 影像学表现和发病机制进展［J］. 中国介入影像与治疗学, 2011, 8: 148-151.

［25］Das K M, El-Menyar A A, Salam A M, et al. Contrast-enhanced 64-section coronary multidetector CT angiography versus conventional coronary angiography for stent assessment［J］. Radiology, 2007, 245: 424-432.

［26］Konstantinides SV, Meyer G, Becattini C, et al. ESC Scientific Document Group. 2019 ESC Guidelines for the diagnosis and management of acute pulmonary embolism developed in collaboration with the European Respiratory Society（ERS）［J］. Eur Heart, 2020, 41（4）: 543-603.

［27］赵培君. RSNA2017 心脏 CT 和 MRI. 放射学实践, 2018, 33（2）: 108-112.

［28］宋林声. 心脏 MRI 评估心肌梗死病理变化的研究进展. 中国医学影像技术, 2017, 33（12）: 1893-1897.

［29］于榛. 心脏磁共振成像技术在非缺血性心肌病诊断中的价值. 河北医科大学学报, 2014, 35（10）: 1227-1231.

［30］Abidov A, Bax JJ, Hayes SW, et al. Transient ischemic dilation of the left ventricle is a significant predictor of future cardiac events in patients with otherwise normal myocardial perfusion SPECT results. J Am Coll Cardiol, 2003, 42（10）: 1818-1825.

［31］Shaw LJ, Hendel R, Borges Neto S, et al. Prognostic value of normal exercise and adenosine（99m）Tc-tetrofosmin SPECT imaging: results from the multicenter registry of 4728 patients. J Nucl Med, 2003, 44（2）: 134-139.

［32］Anagnostopoulos C, Harbinson M, Kelion A, et al, Radionuclide guidelines: procedure guidelines for radionuclide myocardial perfusion imagine［J］. Heart, 2004, 90: i1-i10.

［33］黄钢, 石洪成. 心脏核医学［M］. 上海: 上海科学技术出版社, 2010.

［34］Arzbaecher R, Jenkins J M. A review of the theoretical and experimental bases of transesophageal atrial pacing［J］. Electrocardiol, 2002, 35（suppl）: 137-141.

［35］中国心律学会中国心电学会. 食管心脏电生理中国专家共识. 临床心电学杂志, 2011, 20（5）: 321-332.

［36］Reeves ST, Finley AC, Skubas NJ, et al. Basic perioperative transesophageal echocardiography examination: a consensus statement of the American Society of Echocardiography and the Society of Cardiovascular Anesthesiologists. J Am Soc Echocardiogr, 2013, 26（5）: 443-456.

［37］经食管超声心动图临床应用中国专家共识专家组. 经食管超声心动图临床应用中国专家共识. 中国循环杂志, 2018, 33（1）: 11-23.

［38］中国心胸血管麻醉学会非心脏手术麻醉分会. 经食管超声心动图在非心脏手术中应用专家共识（2020版）. 临床麻醉学杂志, 2020, 36（10）: 1025-1030.

第十一章
常见心血管疾病基本心电图识别

（张　剑　孙佳琪　王祖禄）

第一节　心电图基础知识

心电图（electrocardiogram，ECG）是一种实用的临床检查手段，是记录人体心脏电流活动的一种方法。在一定范围内，心电图可以用来识别包括解剖、代谢、离子和血流动力学等方面的心脏改变，是某些心脏疾病的独立诊断指标，偶尔也是某些病理过程的唯一诊断指标，是所有临床医生（包括全科医生）应该了解和掌握的基本检查。

一、电生理现象

心脏的基本活动为机械收缩和电活动，是每一个心动周期的电机械耦联。电活动依赖于细胞膜内外的跨膜离子所产生的电位变化，分为除极和复极。除极也称为去极化，指膜电位由极化状态的内负外正转为内正外负的过程，从去极化状态恢复到静息电位和极化状态称为复极。心肌细胞和心脏特殊传导系统具有兴奋性、自律性、传导性和收缩性的电生理特性，使得整个心脏从上至下，井然有序地发生电活动。正常心脏电活动的起源来自窦房结，传导经右心房、左心房至房室结区（包括房室结和希氏束），希氏束分叉为左束支和右束支沿室间隔行进，终末为浦肯野纤维分别激动左右心室。心脏传导系统见图 11-1，心脏各处动作电位及激动顺序见图 11-2。

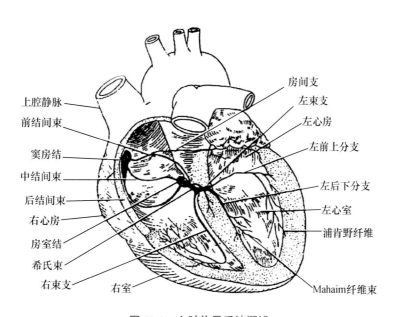

图 11-1　心脏传导系统概述

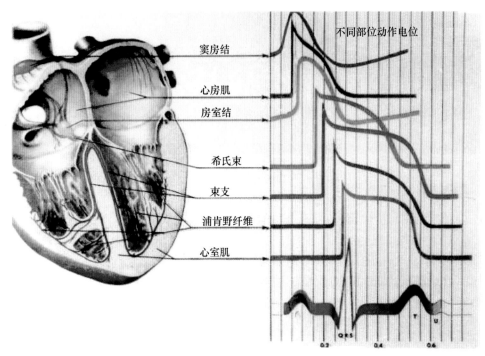

图 11-2　心脏各处动作电位及激动顺序

二、心电图的波形和间期

　　心脏每一次的收缩和舒张，产生一次心动周期，在心电图上表现为一组 P-QRS-T 波群。按字母顺序标记，从 P 波开始，代表心房除极的电位变化。Ta 波为心房复极波，通常因电压太低以至于探测不到。QRS 波群代表心室除极的电位变化。PR 间期代表从心房开始除极到心室开始除极的时限，ST 段代表心室缓慢复极，T 波代表了心室快速复极。J 点是 QRS 波群结束和 ST 段开始的交界处。U 波为位于 T 波后的低振幅小波，不易见，动作电位后电位，其代表意义尚无定论。QT 间期代表心室除极复极总时限（图 11-3）[1]。

　　心电图通常是记录在特殊方格纸上，记录纸被分成 1 mm 的小网格。由于心电图走纸速度一般是 25 mm/s，最小的横向单位（1 mm）对应 0.04 s（40 ms），粗线间隔 0.20 s（200 ms）。纵向定标电压为 1 mV，每个小格也是相距 1 mm，代表 0.1 mV，用于测量各波形的幅度（标准电压：1 mV = 10 mm），见图 11-4。

　　心率的测定（每分钟心搏次数）可以通过计算心搏间期（RR 间期）获得，以 300 除以 R 波

间的大格（0.20 s）数或以 1500 除以小格（0.04 s）数。PR 间期测定的是心房和心室去极化间期（通常为 120 ～ 200 ms），其中包括细胞刺激在房室结

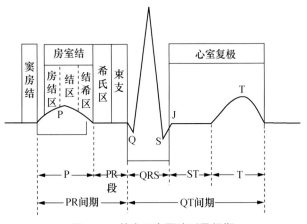

图 11-3　基本心电图波形及间期

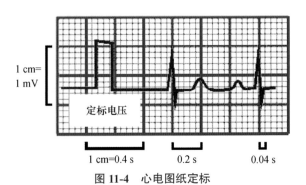

图 11-4　心电图纸定标

的生理延迟。

QRS 波群有各种波形形态，因此其命名也不同。QRS 波起始第一个负向波称为 Q 或 q 波，第一个正向波为 R 或 r 波，第二个负向波为 S 或 s 波，随后的正向或负向波被分别称为 R′ 或 S′ 波。如果 QRS 波是完全的负向波，称为 QS 波。小写字母 qrs 用于相对振幅小的波。

三、心电图各导联

在人体体表安放电极片使其连接于电流计的阴阳两端的电路称为导联。常规心电图为 12 导联，记录身体各部位电极之间的电位变化。导联分为两大类：即 6 条肢体导联和 6 条胸导联。肢体导联记录额面的电信号（图 11-5A 至 C），而胸导联则记录水平面的电信号（图 11-5D）。

6 条胸导联（图 11-6）记录以下各部位的单电极：V_1：胸骨右缘第 4 肋间；V_2：胸骨左缘第 4 肋间；V_3：位于 V_2 与 V_4 两点连线的中点；V_4：位于锁骨中线与第 5 肋间相交处；V_5：位于左腋前线与 V_4 同一水平处；V_6：位于腋中线与 V_4 同一水平处。

额面与水平面的电极共同呈现了一个三维的心脏电活动过程。各个导联好比不同角度的摄像头，在同一时间从不同空间位置来观察心室心房的除极和复极过程。特殊情况下，可在常规 12 导

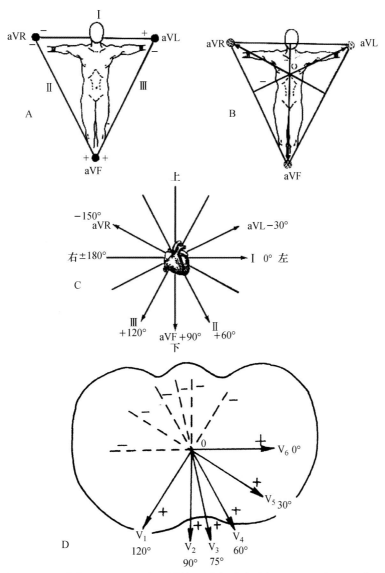

图 11-5　额面 6 导联与水平面 6 导联共同呈现了一个三维的心脏电活动过程。图 C 示额面导联，心电图各个导联都有其特定的空间方向和电极。每一导联轴的正极和负极以它们与 I 导联（为正极 0°）的形成角度来划定。

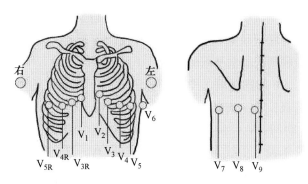

V₁:胸骨右缘第4肋间，V₂:胸骨左缘第4肋间，V₃:V₂与V₄两点连线的中点，V₄:左锁骨中线与第5肋间相交处，V₅～V₉:与V₄导联同一水平（V₅:腋前线、V₆:腋中线、V₇:腋后线、V₈:肩胛中线、V₉:脊柱旁线），V₃ᵣ～V₅ᵣ:V₃～V₅导联相应的右胸位置

图 11-6　18 导联心电图胸导联具体位置

联心电图的基础上加做额外的右胸导联和后壁导联的 18 导联心电图。观察右心前区 $V_{3R} \sim V_{5R}$ 导联 ST 段抬高情况以及是否存在 Q 波，有助于探查急性右心室心肌梗死；对于 $V_1 \sim V_3$ 导联 R 波振幅增高且伴 T 波高耸者应加做后壁 $V_7 \sim V_9$ 导联，有助于探查左心室后壁心肌供血[2]。

四、正常心电图的产生

（一）P 波

正常心房去极化方向由右上向左下，反映从窦房结到右心房再到左心房的去极化传播过程。

一般来说，P 波前半部分代表右心房激动，中间部分代表左右心房共同激动，后半部分代表左心房激动。由于 Ⅱ 导联与心房除极方向几乎相同，aVR 导联与其方向相反，所以正常 P 波在 Ⅱ 导联为正向波，在 aVR 导联为负向波。P 波在大多数导联都是直立的。V_1 导联 P 波可双向。P 波在肢体导联高度 ≤ 0.25 mV；在胸导联高度 ≤ 0.20 mV。P 波宽度 ≤ 0.11 s。

（二）QRS 波群

正常的心室去极化是个快速、连续的激动波扩散过程。由于正常成年人左心室心肌厚度是右心室的 3 倍，所以反映出来的心室除极以左心室占优势。整个心室除极过程见图 11-7。右胸导联 V_1 为双向去极化过程，一个较小的正向偏转（室间隔 r 波），随后为一个较大的负向偏转（S 波）。而左心前区导联，例如 V_6，记录相同的过程，较小的负向偏转（室间隔 q 波）随后一个相对较高的正向偏转（R 波）。胸导联从右至左的形态特征表现为：R 波振幅逐渐增高，S 波振幅逐渐减小。R 波与 S 波振幅几乎相等的心前区导联被称为过渡区（通常是 V_3 或 V_4 导联）（图 11-8）。

在 6 条额面导联中，QRS 波向量的平均方向决定 QRS 波的电轴，QRS 波形基于各个导联中电轴的变化而变化。QRS 波电轴的正常范围是

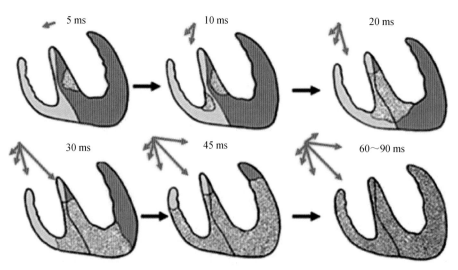

图 11-7　心室去极化顺序：室间隔除极→左右心室心尖部及部分左心室前壁除极→左心室前壁侧壁和右室壁绝大部分除极→左心室后侧壁除极→左右室基底部及室间隔基底部除极。

（图片引自河北中医院附属廊坊市中医院佟润国教授）

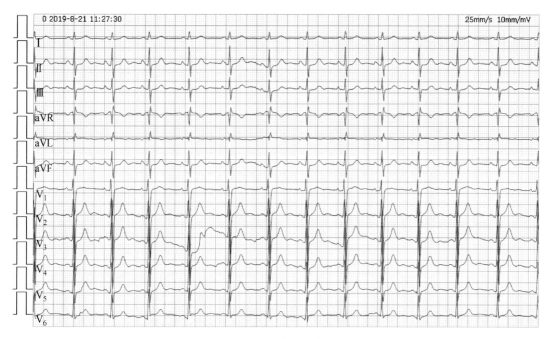

图 11-8　健康个体的正常心电图

窦性节律，心率 80 次 / 分，PR 间期 0.15 s，QRS 波时限 0.10 s，QT 间期 0.38 s，QT$_c$ 间期 0.42 s，平均 QRS 电轴＋43°。胸导联 R 波逐渐递增，S 波逐渐递减。

－ 30° 到＋ 90°（图 11-9）。电轴偏转小于－ 30° 视为电轴左偏，偏转大于＋ 90° 视为电轴右偏。电轴左偏可以是正常的改变，但更常见于左心室肥大，左前分支阻滞或者下壁心肌梗死。电轴右偏可以是正常的变异（尤其是儿童和青少年），也可能是左右手臂电极接反，右心室负荷过重（急性或慢性），左心室侧壁心肌梗死，右位心，左侧气胸和左后分支阻滞等。

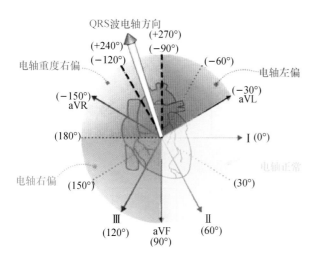

图 11-9　QRS 波电轴偏移

（三）T 波和 U 波

通常，T 波平均向量大致与 QRS 波群的平均向量方向一致（大约是额面 45° 平面上）。由于去极化和复极化是相反的电过程，QRS-T 向量的一致性说明：复极化通常在与去极化相反的方向上进行（即从心室的心外膜向心内膜）。在 6 个胸导联，V$_4$ ～ V$_6$ 导联 T 波应该是直立的，V$_1$ ～ V$_3$ 导联 T 波可能是倒置的且与 QRS 主波方向需一致。T 波振幅在肢体导联 ≤ 0.5 mV，在胸导联 ≤ 1.0 mV。异常高耸和低平的 T 波都是异常的。U 波通常较小，随 T 波后出现，在 V$_2$、V$_3$ 导联明显，一般与 T 波方向相同。U 波振幅异常增高一般是由于药物（如多非利特、胺碘酮、索他洛尔、奎尼丁、普鲁卡因胺、丙吡胺）或低钾血症等原因造成。显著增高的 U 波出现提示尖端扭转型室速的可能性增高。心前区导联 U 波倒置是异常表现，可能是缺血的征兆。

（四）QT 间期

反映的是处于不同阶段的心室动作电位。快速上升期（0 相）对应 QRS 波的起始部。平台期（2 相）对应等电位线的 ST 段，快速的复极期（3

相）对应 T 波。诸多因素可影响各时相时限变化。如降低 0 相坡度的因素包括损伤的 Na^+ 内流（如高钾血症和氟卡尼药物的应用），可引起 QRS 波延长。2 相延长的情况（胺碘酮的使用、低钙血症）增加了 QT 间期。而心室复极化（2 相）缩短，如洋地黄效应或高钙血症，导致 ST 段缩短。

QT 间期包括心室去极化和复极化的时间，与心率呈反比关系。心率相关性（校正的）QT 间期，即 QT_C，可以通过 $QT/\sqrt{R\text{-}R}$ 计算获得，通常 $\leqslant 0.44$ s（一些参考值给出 QT_C 男性上限为 0.43 s，女性为 0.45 s）。QT 间期延长和缩短的临床意义在于其容易诱发恶性心律失常甚至心脏性猝死。

第二节　常见心血管疾病基本心电图表现

一、主要的 ECG 异常

（一）心脏的扩大和肥厚

右心房负荷过重导致 P 波形态高尖，肢体导联 P 波振幅增高 $\geqslant 0.25$ mV，胸导联（尤其 V_1、V_2 导联）> 0.2 mV，P 波时限一般不增宽。左心房负荷过重典型表现为 P 波时限延长 $\geqslant 110$ ms，P 波双峰间距增大 > 40 ms，V_1 导联中为双相 P 波，负向波增深，$PtfV_1 \geqslant 0.25$ mm·s（图 11-10）。

左心室肥厚包括收缩期负荷增重引起的心肌增厚，舒张期负荷过重引起的容量增大及双期负荷过重引起的左心室肥厚与扩张。左心室扩大是指扩张型心肌病引起的左心室扩大，室壁变薄。心电图上可出现如下改变：① QRS 波群电压增高：胸导联 Rv_5 或 $Rv_6 > 2.5$ mV；$Rv_5 + Sv_1 > 4.0$ mV（男性）或 > 3.5 mV（女性）。肢体导联中，$R_I > 1.5$ mV；$R_{aVL} > 1.2$ mV；$R_{aVF} > 2.0$ mV；$R_I + S_{III} > 2.5$ mV。Cornell 电压标准：$R_{aVL} + Sv_3 > 2.8$ mV（男）或 2.0 mV（女）。②可出现额面心电轴左偏。③ QRS 波群时间延长到 $0.10 \sim 0.11$ s，但一般 < 0.12 s。V_5 导联左心室壁激动时间延长 > 50 ms。④在 R 波为主的导联，其 ST 段呈下斜型压低，T 波低平、双向或倒置。在以 S 波为主的导联（如 V_1）则反而可见直立的 T 波。当 QRS 波群电压增高同时伴有 ST-T 改变者，称左心室肥大伴劳损（图 11-11）。然而，心前区电压可以有正常变异，尤其是运动员和年轻个体。左心室肥厚的心电图证据是心血管疾病、包括心脏性猝死

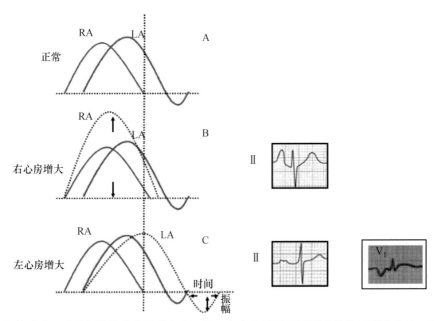

图 11-10　右心房负荷过重可以引起肢体或胸导联高尖 P 波。左心房异常可以引起肢体导联增宽的、双峰的 P 波，V_1 中为双相 P 波，负向波增深

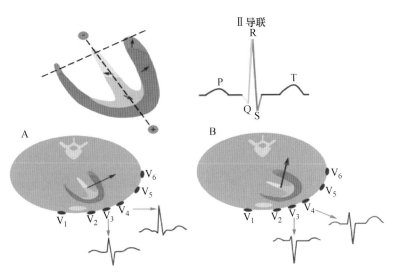

图 11-11 左心室肥厚电压增大，电轴偏向左方和后方。复极化异常使 ST 段压低，R 波为主波的导联中 T 波倒置。A. 正常心室除极电位方向；B. 左心室肥厚时除极方向向左向后

在内的发病率和死亡率危险增加的主要无创指标。但由于假阳性和假阴性的诊断，心电图在诊断心房或心室肥大方面具有局限性。超声心动图能提供更为精确的信息。

先天性心脏病、肺动脉高压、肺源性心脏病（肺心病）、扩张型心脏病（扩心病）常引起右心室负荷增重导致右心室肥大，心电图上表现为 QRS 电轴右偏 > 110°。I、aVL 导联多呈 rS 或 QS 型，aVR 导联 R 波振幅增大，> 0.5 mV。在 V₁ 导联中表现为相对高大的 R 波（R≥S），或可能在 V₁ 或 V₃ᵣ 导联中呈 qR 型。右胸导联常会出现 ST 段压低或 T 波倒置，此波形以前被称为右室"劳损"，原因是急性或者慢性的心肌过负荷的异常复极化。在左侧心前区导联会出现显著的 S 波。阻塞性肺心病导致的慢性肺心病通常不能在传统心电图中造成早期明显的右心室肥大。部分由于横膈膜和心脏向下移位的关系，图中并不会出现右心前区高大的 R 波，而是表现为心前区从右到中间导联 R 波变小，由于肺的过度通气，波群通常表现为低电压（图 11-12）[3]。

（二）束支传导阻滞

指希氏束以下部位的传导阻滞，包括右束支、左束支、左前分支、左后分支。束支传导阻滞是两侧心室除极不同步及全部心室除极时间的后延，使心电图出现 QRS 波群时间增宽和形态畸形的改变。

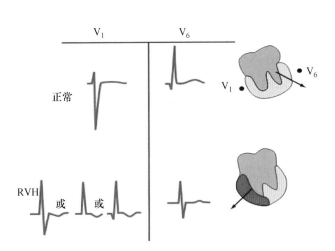

图 11-12 右心室肥厚（RVH）可使 QRS 波向量偏向右侧，这种影响通常伴有 V₁ 导联呈 R、RS 或 qR 波。在右心前区导联中表现为 T 波倒置

在心电图上，根据 QRS 波群增宽的程度（0.12 s）分为完全性和不完全性。束支传导阻滞多数情况下是永久性的，少数为一过性，亦可呈频率依赖性（仅在心室率增快或减慢时出现）。QRS 波向量的方向指向去极化延长的心肌区域（图 11-13）。因此当右束支传导阻滞时，QRS 波向量通常起源于心肌除极区域指向右前方（典型的 V₁ 导联呈 rSR′ 型同时 V₆ 导联呈 qRS 型）。左束支传导阻滞改变了心室去极化中的早期和后期阶段，主要 QRS 波向量方向指向左后方；另外，间隔激动的正常早期左向右图形改变，以致间隔复极也从右至左进行，结果使左束支传导阻滞产

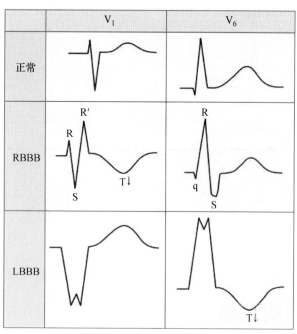

图 11-13 V₁ 和 V₆ 导联中，右束支传导阻滞（**RBBB**）、左束支传导阻滞（**LBBB**）和正常心电图典型的 **QRS-T** 区别

生宽大的主要是 V₁ 导联中负向的 QS 波和 V₆ 导联中完全正向的 R 波。

右束支传导阻滞的心电图特征：① V₁ 或 V₂ 导联 QRS 波群呈 rsR′、rSR′ 或 M 型，此是右束支传导阻滞心电图最具特征性改变。②其他导联 QRS 终末波宽钝，时限 ≥ 0.04 s，如 I、aVL、V₅、V₆ 导联 S 波宽钝，aVR 导联 R 波宽钝。③继发性 ST-T 改变：V₁ 或 V₂ 导联 ST 段下移，T 波倒置。

左束支传导阻滞的心电图特征：① V₅、V₆、I、aVL 导联呈 R 型，R 波顶端粗钝或有切迹，无 Q 波。② V₁、V₂ 导联呈 QS 型或 rS 型（r 波极小，S 波深宽）。③继发性 ST-T 改变：V₅、V₆、I、aVL 导联 ST 段下移，T 波倒置；V₁、V₂ 导联 ST 段上抬，T 波直立。

右束支细长，由单侧冠状动脉供血，且不应期一般比左束支长，故容易发生传导阻滞。右束支传导阻滞也可发生于先天性（如房间隔缺损）和获得性（如心脏瓣膜疾病、缺血）疾病。绝大多数左束支传导阻滞患者伴有明显的心血管疾病，极少数无器质性心脏病而诊断为孤立性或特发性左束支传导阻滞。近年来多项临床研究表明，孤立性左束支传导阻滞长期存在能逐渐引起左心室扩张、收缩功能减退，进而发展为伴有心功能不

全的心肌病，成为左束支传导阻滞性心肌病。左右束支系统中发生较多束支和分支传导阻滞组合的复杂情况。三分支阻滞指包括左束支前分支、后分支及右束支同时发生阻滞。双分支指三分支中的任何两分支同时发生阻滞。当左前分支和左后分支同时发生阻滞，表现为左束支传导阻滞图形。分支的部分阻滞通常 QRS 波时限轻度延长，主要表现为额面的 QRS 轴偏转。多分支阻滞的患者中，有发展为高度房室传导阻滞的风险。研究表明，急性前壁心肌梗死时的双分支阻滞大大增加了完全性阻滞的风险。左右束支阻滞交替是三分支阻滞的征兆。但 PR 间期延长和双侧分支阻滞并不能说明是三分支阻滞，房室结病变和双侧分支阻滞也可能出现这种现象[4]。

（三）心肌缺血、心肌梗死

冠脉血流量相对或绝对减少，不能满足心肌代谢，造成心肌缺血或损伤、坏死是冠心病患者一系列症状发生的主要机制。心电图作为心内科最常用的临床检查方法是诊断缺血性心脏病的基础，有着不可替代的作用。心电图主要通过 ST-T 的动态演变来判断心肌供血情况。缺血性改变分为两种：①心内膜下心肌缺血：心电图出现高大的 T 波，因为缺血部位心肌复极时间更延迟，使原来存在的与心外膜抗衡的心内膜复极向量减小或消失，致使 T 波向量增加。②心外膜下心肌缺血：包括透壁性心肌缺血，面向缺血区的导联心电图出现 T 波低平、双向、倒置（图 11-14）。损伤性 ST 段改变可分为 ST 段抬高和 ST 段压低。心外膜及透壁性心肌损伤时，ST 段向量指向心外

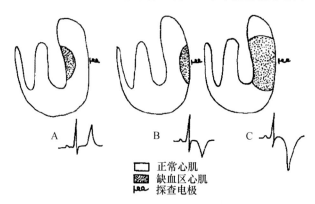

□ 正常心肌
▨ 缺血区心肌
⊩ 探查电极

图 11-14 缺血性 T 波改变。A. 心内膜下缺血；B. 心外膜下缺血；C. 透壁性缺血

膜，所以表现为 ST 段抬高，多为急性心肌梗死的损伤性改变。心内膜下心肌损伤因 ST 段向量背离心外膜指向心内膜所以心外膜导联表现为 ST 段压低（图 11-15）。ST 段压低可分为：水平型、下斜型、上斜型（J 点型）。除Ⅲ导联外，其他导联水平型或下斜型压低 ≥ 0.05 mV，特别伴有 T 波倒置，为诊断心肌缺血的有力证据。如有动态的 ST-T 改变，则为冠心病心绞痛发作。下斜型压低诊断心肌缺血的意义不如水平型 ST 段压低，此型尚可见于心室肥厚、束支传导阻滞、洋地黄效应等继发性心肌缺血。ST 段上斜型压低临床意义较小，> 0.2 mV 有意义。急性缺血 ST 段改变的幅度大小受多种因素影响。多个导联 ST 段过度上抬或压低，通常提示非常严重的缺血。从临床上看，把急性心肌梗死分类为 ST 段抬高型和非 ST 段抬高型很有意义，因为急诊再灌注治疗仅限在前者应用。

心电图各导联在对 ST 段抬高型缺血的区域定位时，比非 ST 段抬高型缺血的帮助更大。例如急性透壁型前壁（包括心尖部、侧壁）心肌缺血反映在一个或多个心前区导联（$V_1 \sim V_6$）和Ⅰ、aVF 导联中 ST 段上抬或者 T 波高耸。下壁缺血时，在Ⅱ、Ⅲ、aVF 导联中出现变化。后壁缺血（通常涉及侧壁或下壁）时，可以直接从对应的 $V_1 \sim V_3$ 导联 ST 段压低中辨认（这构成了等价的 ST 抬高型急性冠脉综合征）。在右胸导联中，ST 段上抬是右心室缺血的表现。缺血性 ST 段抬高作为急性心肌梗死的最早期表现，在数小时至数天的时间内伴随着典型的 T 波倒置演变，在同样导联分布中常伴有坏死型 Q 波形成。可逆的透壁缺血，例如冠脉痉挛（Prinzmetal 变异型心绞痛和可能的 Takotsubo 综合征），可以引起一过性 ST 段抬高而不发展为 Q 波，也可发生在急性冠脉综合征于非常早期得到再灌注的情况中。ST 段抬高可以在数分钟内完全恢复或者伴随持续数小时甚至数天的 T 波倒置，取决于缺血的严重程度和持续时间。患者缺血性胸痛，表现为多个心前区（$V_1 \sim V_4$）导联出现较深倒的 T 波，伴或不伴心肌酶升高的症状，一般会有左前降支冠脉的严重堵塞（图 11-16）。相反，急性透壁缺血发作期间，患者已有的异常的 T 波倒置的心电图可发展成正常 T 波（假性正常化）。

心肌出现严重而持久的缺血坏死时，坏死部位心肌电活动消失，心室除极初始 10 ~ 30 ms 向量背离梗死部位，心电图上相应导联形成负向波，即坏死型 Q 波的形成与多个因素有关，包括心肌梗死范围（不可逆性梗死心肌直径大于 2 cm）、梗死心肌厚度（厚度大于 5 mm 或大于心室肌厚度的 1/2）、梗死心肌部位。当由于梗死面积、厚度、

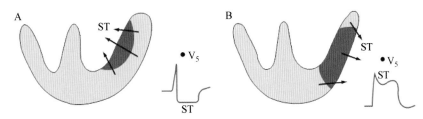

图 11-15 急性缺血形成损伤电流。当缺血主要是在心内膜下时（A），ST 段向量朝向受损心室的内侧或者心室腔，其上导联呈 ST 段压低。当缺血发生在心室外侧壁（B）（透壁型或心外膜损伤），ST 段向量指向外侧，其上导联呈 ST 段抬高

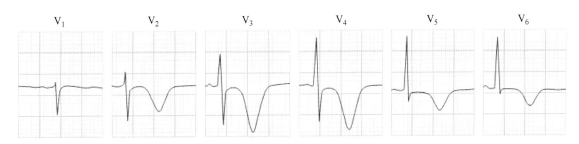

图 11-16 严重的前壁缺血（伴或不伴梗死）在心前区导联可以引起显著的 T 波倒置。这种波形叫作 Wellens T 波，通常发生在左前降支冠状动脉重度狭窄时

部位等因素未形成典型的坏死型Q波，可能产生特征性QRS波群形态改变，称为等位性Q波（小q波、进展性Q波、病理性Q波区、碎裂QRS以及R波振幅变化），具有与坏死型Q波相同的临床意义。

随着心肌缺血、损伤、坏死的发展和恢复，呈现一定演变规律。根据心电图图形的演变过程和演变时间可分为超急性期、急性期、亚急性期和陈旧期。超急性期表现为急性损伤性传导阻滞、ST段呈直型抬高、T波高耸、U波改变、缺血性J波。急性期表现为ST段呈弓背向上型抬高，T波呈对称型倒置，Q波形成。亚急性期表现为ST段逐渐下降至基线，T波倒置逐渐加深再缓慢恢复，Q波逐渐增深增宽或可伴R波振幅的下降（图11-17）。

心肌缺血坏死从急性发展期进入亚急性期通常需数周至数月，之前抬高的ST段逐渐回到基线水平，倒置的T波由加深逐渐变浅甚至恢复直立。ST-T的恢复情况与心肌是否得到足够的再灌注有关。坏死型Q波提示心肌坏死后形成瘢痕，大多持续存在，少数在长期演变中可消失不见，可能因为坏死心肌范围较小，瘢痕组织被正常心肌掩盖所致，可见于下壁Ⅱ、aVF导联。

心电图在缺血性心脏病的诊断中缺少敏感性和特异性。心肌缺血与ST-T改变关系复杂，需要心电图与临床紧密结合来分析。许多其他心脏病、非心脏病，甚至某些生理状态下心电图也会出现ST-T改变（提示11-1）。有相当一部分冠心病不出现心肌缺血性ST-T改变。需要根据患者具体情况进一步确定，如通过心电图运动负荷试验、动态心电图、冠脉CT、冠脉造影等来确诊[5]。

（四）代谢因素和药物影响

血清电解质浓度异常和药物因素可以引起心肌的除极和复极，尤其是复极过程，进而引起心电图ST-T-U的相应变化，有时表现为QRS波延长。影响代谢因素的血清离子主要是钾离子、钠离子、钙离子和镁离子。

（1）高钾血症：随着血钾离子的增高，心电图产生一系列的变化（图11-18），通常初始表现为变窄的、高尖的T波。随着细胞外血钾浓度的升高，出现房室传导紊乱、P波振幅减小、QRS波进一步增宽。严重的高钾血症甚至导致机械性慢正弦波的心搏骤停，随后全心停搏。

（2）低钾血症（图11-19）：使心室复极化延长，心电图可见U波明显、T波低平和QT间期延长。T-U常呈融合在一起的驼峰状，低血钾可引起各种异位心律失常，通常伴有特征性的J点突出、上抬（称为Osborn波）。

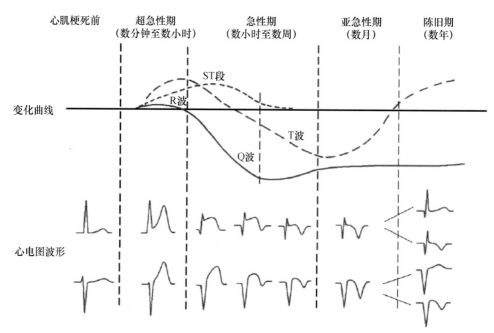

图11-17　急性ST段抬高型心肌梗死心电图演变

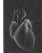

提示 11-1　ST 抬高的鉴别诊断

缺血性 / 心肌梗死

　　非梗死型透壁缺血（变异型心绞痛和可能的 Takotsubo
　　综合征可以与典型的急性心肌梗死类似）

　　急性心肌梗死

　　心肌梗死后室壁瘤图形

急性心包炎

正常变异（包括早期复极图形）

左心室肥厚 / 左束支传导阻滞

其他（少见）

　　急性肺栓塞

　　Brugada 图形（右束支传导阻滞样图形伴右胸导联 ST
　　段抬高）

　　Ⅰ C 类抗心律失常药物

　　直流电复律

　　高钙血症

　　高钾血症

　　低体温［J（Osborn）波］

　　非缺血性心肌损伤

　　　心肌炎

　　　肿瘤侵犯左心室

　　　心室外伤

（3）低钙血症和高钙血症：常见于慢性肾功能不全晚期尿毒症患者，尿钙排出增加造成低钙血症，无尿或少尿者可出现高钙血症。常与血钠、血钾异常同时存在。低钙血症引起 QT 间期延长，而高钙血症引起 QT 间期缩短。

（4）抗心律失常药及其他：增加心室动作电位间期的药物会引起 QT 间期的延长：包括 Ⅰ A 类抗心律失常药（如奎尼丁、丙吡胺、普鲁卡因

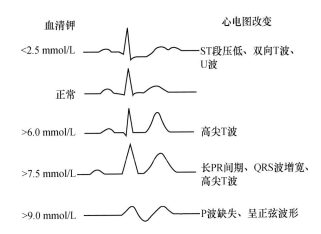

图 11-18　血钾浓度变化相应心电图波形变化

胺）、Ⅲ 类抗心律失常药（如胺碘酮、多非利特、决奈达隆、索他洛尔和伊布利特）及其他药物（如三环类抗抑郁药和吩噻嗪类）。

（5）颅内出血：明显的 QT 间期延长，有时伴有宽且深的倒置 T 波，可以发生于颅内出血，尤其是蛛网膜下腔出血。

（6）洋地黄类制剂使心室肌动作电位 2 相缩短以致消失，3 相坡度减小，使动作电位时限缩短，心电图表现 QT 间期缩短常伴有特征性的 ST-T "鱼钩样" 改变（图 11-20）。

ECG 的改变还与许多其他因素有关，尤其是心室复极化的改变。T 波低平、轻度 T 波倒置、轻微 ST 段压低（非特异性 ST-T 改变）可以在电解质紊乱和酸碱失衡、各种感染、中枢神经系统紊乱、内分泌异常、药物作用、缺血缺氧、心肺功能异常中出现，短暂的非特异性的复极化改变

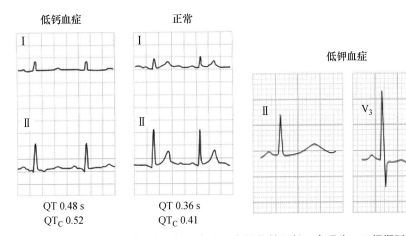

图 11-19　各种代谢紊乱、药物作用等其他因素可能引起心室复极化的延长，表现为 QT 间期延长或显著 U 波出现。如低钙血症、低钾血症、遗传性离子通道异常、某些药物作用

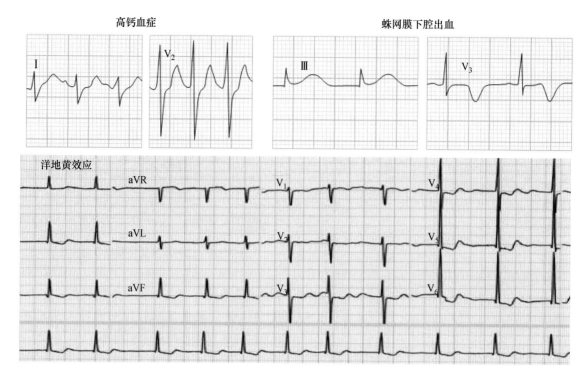

图 11-20 高钙血症可以引起 ST 段缩短和 QT 间期缩短。蛛网膜下腔出血引起宽深 T 波。洋地黄效应引起 ST-T 鱼钩样改变

也会出现在饭后、体位（直立性）改变，过度换气及健康个体运动时。

（五）电交替

心脏电交替现象指来自同一起搏点的心搏在连续的心动周期记录中，心房或心室除极和复极波形形态、电压甚至极性的规律的交替性变化。常单个波形出现电交替现象。如出现整体波形电交替变化，称为完全性电交替，常见于急性心包炎、心包积液患者。不同类型的电交替可能有不同的机制。P 波电交替多见于肺心病、心房梗死、心房缺血等心脏病，ST 段电交替常提示冠状动脉痉挛、心肌缺血、变异型心绞痛等。T 波电交替与恶性室性心律失常关系密切，均有一定的临床意义（图 11-21）[6]。

（六）心电图的临床解读

一份心电图报告的准确完成并不是那么简单的。首先需要操作人员准确有效的采集，避免不规范操作，心电图诊断医生应对波形进行规范测量以及对心电图进行全面准确的分析，从而得到正确的诊断报告。心电图的分析需要周全、仔细，结合患者的年龄、性别、临床症状等情况分析心电图波形变化。粗心大意会导致心电图解读失误。

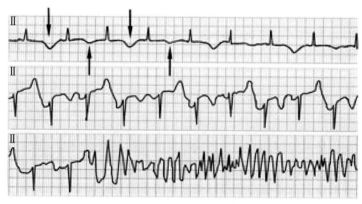

图 11-21 T 波电交替引发尖端扭转型室速
（图片引自郭继鸿教授）

因此，系统的方法很有必要。总结为以下几点：①心率：PP 间期或者 RR 间期；②心律：频率是否匀齐；③波形：P 波、QRS 波、J 波、ST-T、U 波；④间期：PR 间期；⑤QT 间期；⑥心律失常的识别；⑦心电图诊断术语规范化；⑧心电图危急值报告制度。

二、临床常见心血管疾病心电图识别

（一）心肌缺血和梗死（图 11-22 至图 11-31）

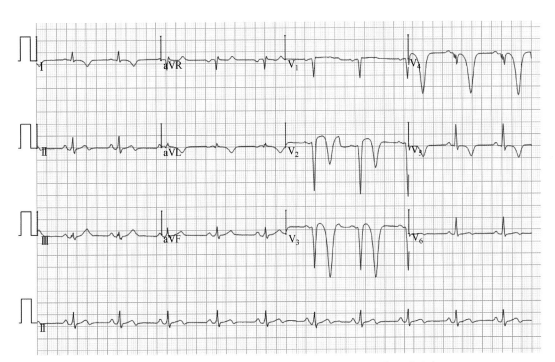

图 11-22　患者前间壁、前壁心肌梗死（近期），显著 T 波改变

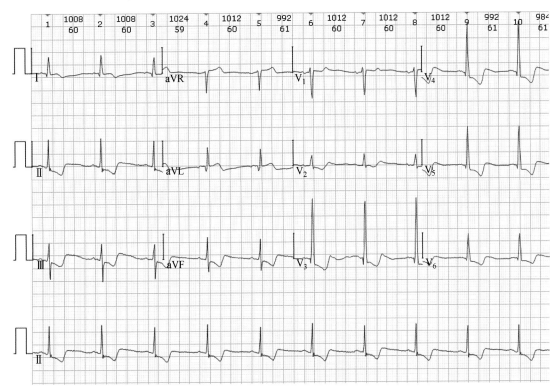

图 11-23　急性前侧壁、下壁心肌缺血

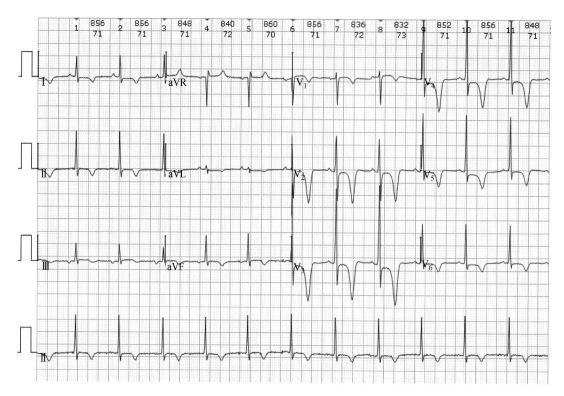

图 11-24　急性广泛前壁、高侧壁心肌缺血

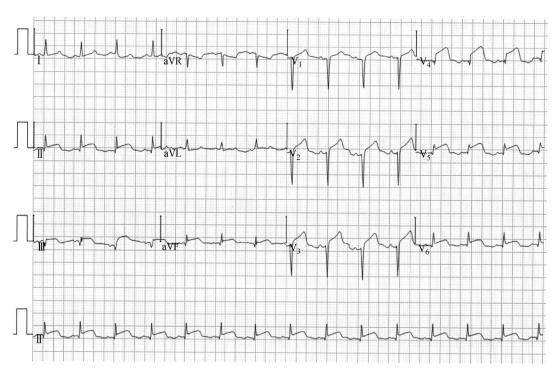

图 11-25　急性广泛前壁、下壁心肌梗死

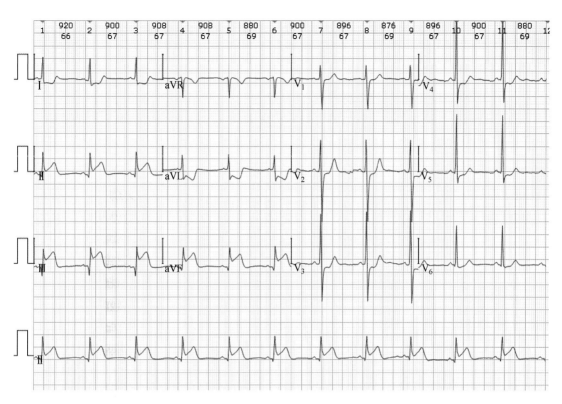

图 11-26　急性下壁心肌梗死伴 Ⅰ、aVL、$V_2 \sim V_6$ 导联 ST 段压低

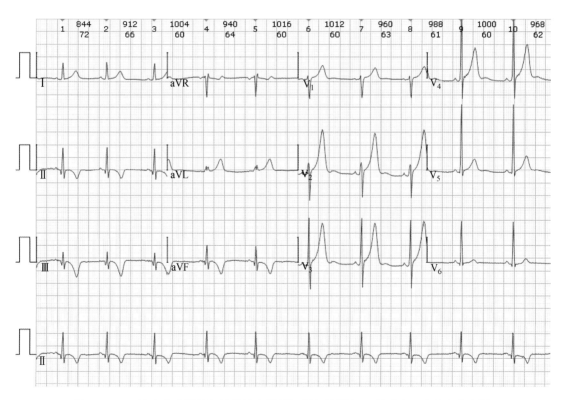

图 11-27　T 波高尖（提示急性前壁心肌梗死超急性期），T 波改变，左心室高电压

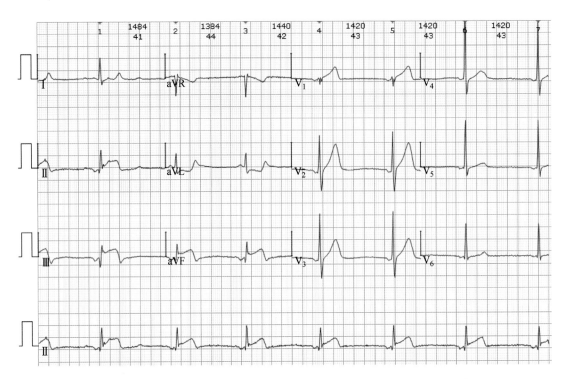

图 11-28　房室交界性逸搏心律（缓慢型），急性下壁心肌梗死，ST-T 改变

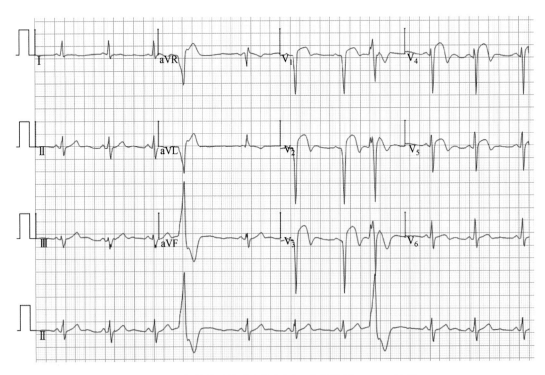

图 11-29　急性广泛前壁心肌梗死，室性早搏，ST-T 改变

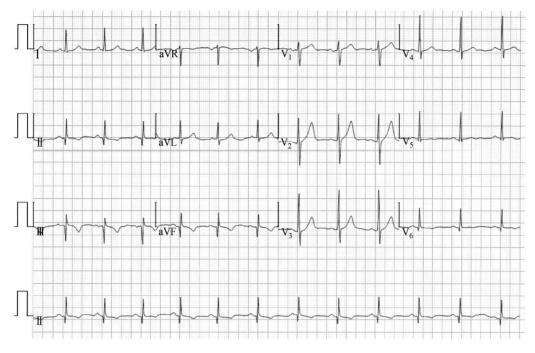

图 11-30　陈旧性下壁心肌梗死，T 波改变

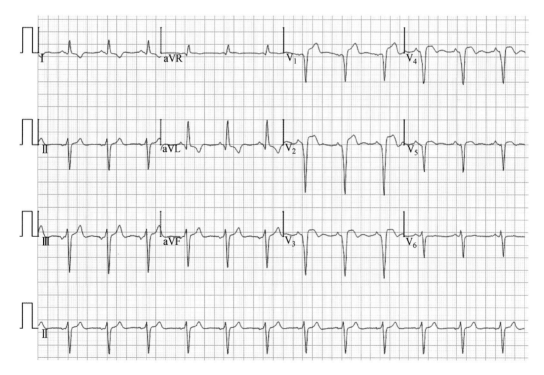

图 11-31　电轴左偏，陈旧性广泛前壁心肌梗死，室内传导延迟

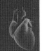

（二）心包炎（图 11-32，图 11-33）

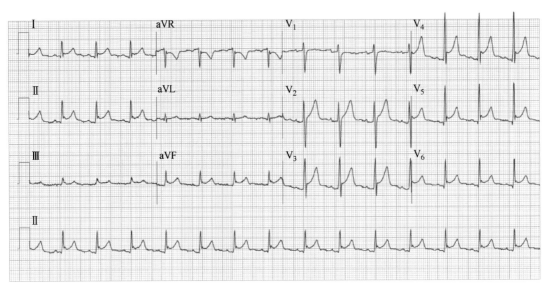

图 11-32　急性心包炎伴 I、II、III、aVF 及 V₃～V₆ 导联广泛的 ST 段抬高，无 T 波倒置。注意伴随 aVR 导联 PR 段抬高和下侧壁导联 PR 段压低[7]

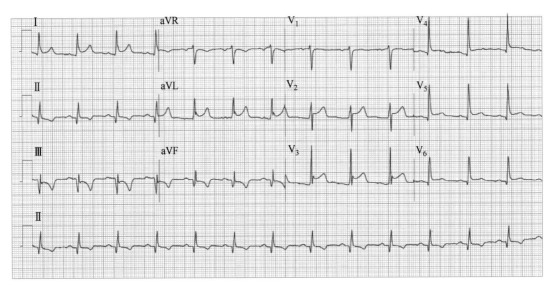

图 11-33　窦性心律；广泛的 ST 段抬高（ I、II、aVL、aVF、V₂～V₆ 导联）及 PR 段变化（aVR 导联抬高，V₄～V₆ 导联压低）；临界低电压。II、III、aVF 导联 Q 波和 T 波倒置。诊断：急性心包炎合并下壁 Q 波型心肌梗死[7]

（三）心脏瓣膜疾病和肥厚型心肌病（图 11-34 至图 11-38 ）

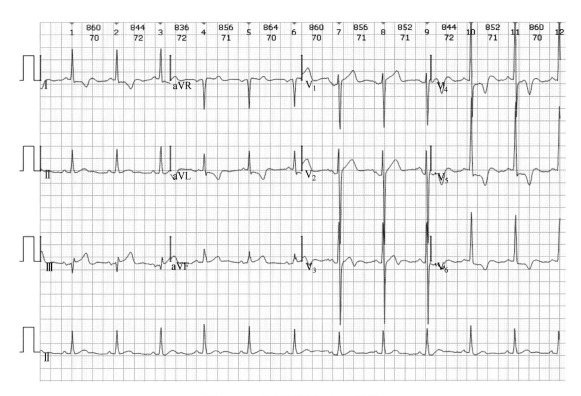

图 11-34　左心室肥厚，ST-T 改变

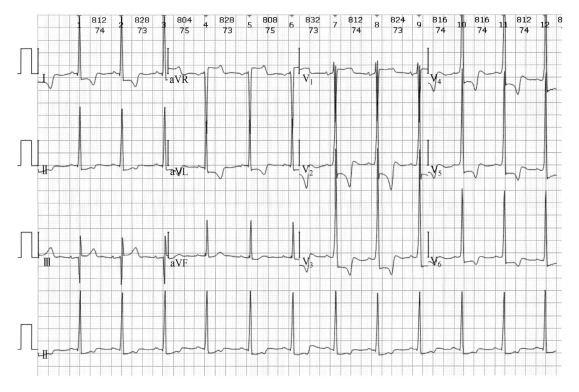

图 11-35　显著左心室肥厚，显著 ST-T 改变

188

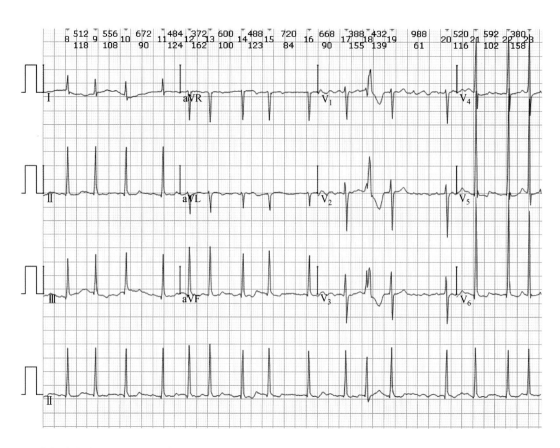

图 11-36　心房颤动伴快速心室率，室内差异性传导，提示左心室肥厚，ST-T 改变，患者有重度二尖瓣狭窄和中度的二尖瓣反流

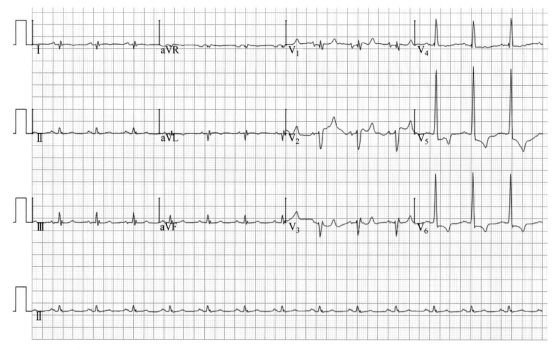

图 11-37　窦性心律，肢体导联低电压，左胸导联 r 波递增不良，室内传导延迟，左心室高电压，显著 ST-T 改变，患者诊断扩张型心肌病

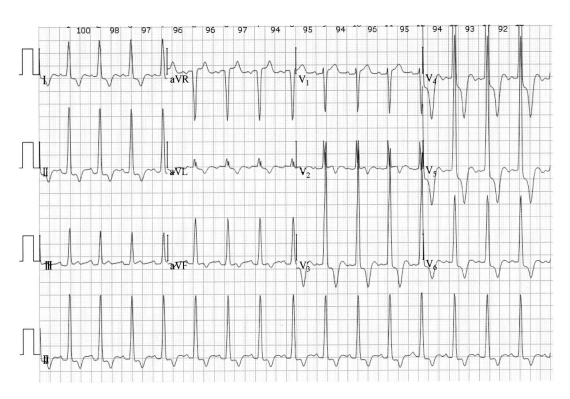

图 11-38　LVH 伴肢体导联及胸导联深倒 T 波。中间胸导联显著的 T 波倒置提示心尖部的肥厚型心肌病（Yamaguchi 综合征）

（四）肺栓塞及慢性肺动脉高压（图 11-39 至图 11-41）

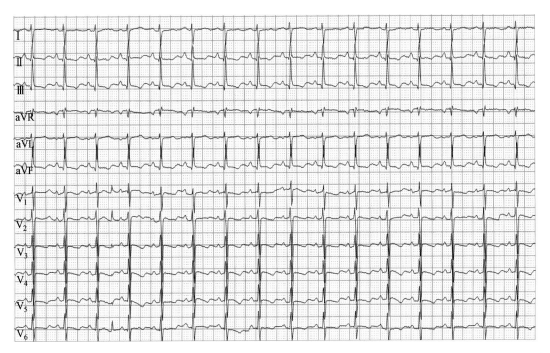

图 11-39　急性肺栓塞表现为：窦性心动过速伴 $S_1Q_3T_3$ 型（Ⅲ导联上倒置的 T 波），不完全性右束支传导阻滞，右胸导联 T 波倒置合并急性右心室负荷过重

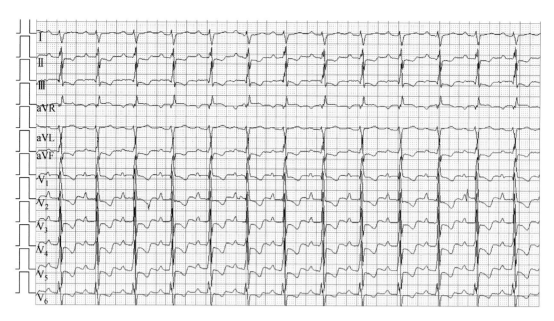

图 11-40　肺动脉高压患者，心电轴右偏，RVH 伴 V_1 导联 R 波增高、V_6 导联 S 波加深及不完全性右束支传导阻滞 ST-T 改变

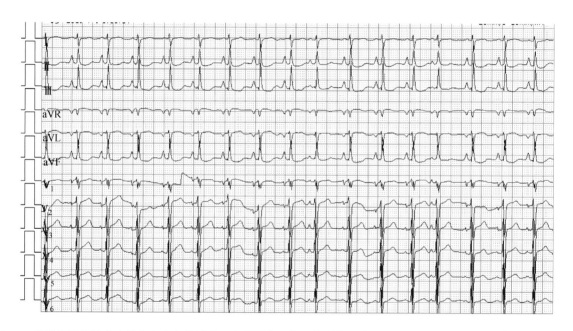

图 11-41　慢性阻塞性肺疾病伴右心房负荷过重，心电图表现为：①窦性心动过速，Ⅱ导联 P 波高尖；②房性早搏；③胸前导联顺钟向转位，V_5/V_6 导联终末 S 波；④显著的电轴右偏

（五）电解质紊乱（图 11-42 至图 11-45）

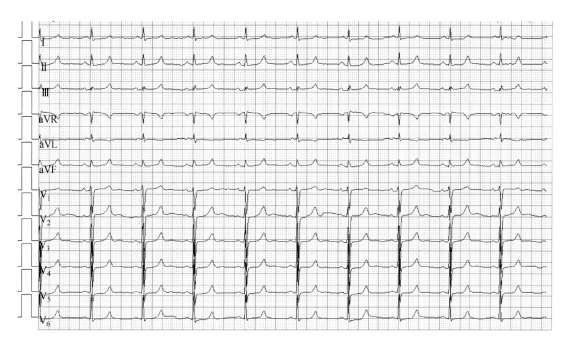

图 11-42　低钙血症患者，ST 段平直延长

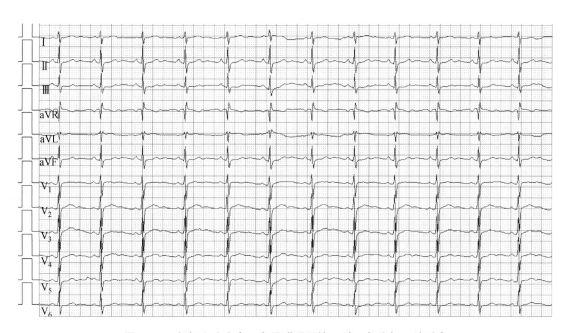

图 11-43　低钾血症患者，多导联明显的 U 波，部分与 T 波融合

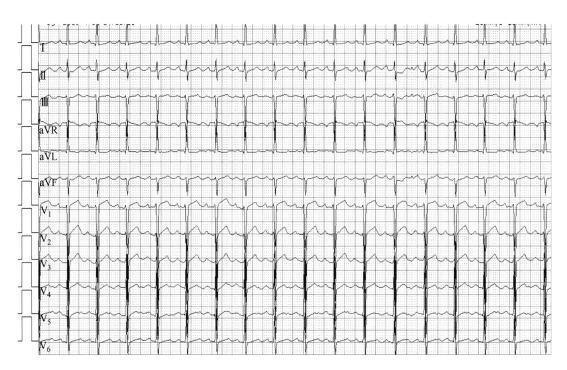

图 11-44　高钙血症 ST 段缩短，T 波紧随 QRS 波出现。注意 V₂/V₃ 导联 ST 段抬高类似急性心肌缺血

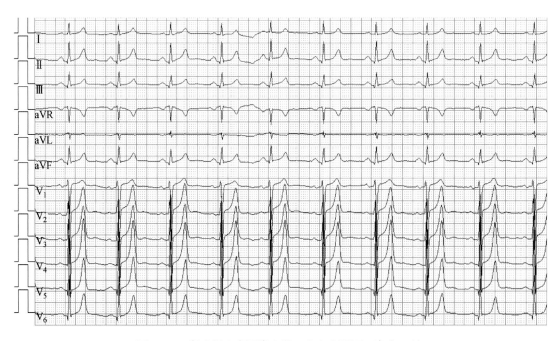

图 11-45　肾衰竭患者尿毒症期，左心室肥厚，高尖 T 波

参考文献

［1］陈新 . 黄宛临床心电学（第 6 版）［M］. 北京：人民卫生出版社，2010.

［2］李春山 . 心电向量图入门［M］. 乌鲁木齐：新疆科技出版社，2013.

［3］Betjeman TJ，Rigales L，Hoffman I. Electrocardiographic criteria for the diagnosis of left ventricular hypertrophy. J Am Coll Cardiol，2017，70（14）：1829-1831.

［4］郭继鸿 . 新概念心电图（第 4 版）［M］. 北京：北京大学医学出版社，2014.

［5］卢喜烈，译 . 冠心病心电图［M］. 天津：天津科学技术出版社，2005.

［6］赵易 . 心脏电交替现象 . 心电学杂志，2005（2）：116-119.

［7］韩雅玲 . 主译 . 哈里森心血管病学（第 2 版）［M］. 北京：科学出版社，2018.

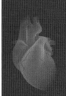

第十二章
临床常见心律失常的诊断和处理

（梁　明　陈三保　王祖禄）

第一节　窦性心律失常

正常情况下，心脏的激动由窦房结支配，窦房结具有最高的固有发放冲动频率和自律性的特性，凡是由窦房结起源并发放的冲动称为窦性心律。正常人窦性心律的频率为 60～100 次 / 分，正常窦性心律的心电图特点为：P 波在 Ⅱ、Ⅲ、aVF 导联直立，aVR 导联倒置，PR 间期 0.12～0.20 s。窦性心律失常指由于窦房结发放冲动的频率异常或窦性冲动向心房的传导受阻所形成的心律失常。主要包括窦性心动过速、窦性心动过缓、窦性心律不齐、窦性停搏、窦房传导阻滞等。

一、窦性心动过速

成人窦性心动过速（sinus tachycardia）指窦性心率 ≥ 100 次 / 分，其 P 波形态、P 波电轴及 PR 间期一般正常，但 P 波电压可略有增高。引起窦性心动过速常见生理性原因包括吸烟、饮茶或咖啡、饮酒、体力活动、情绪激动等；病理性原因可见于发热、甲状腺功能亢进、贫血、休克、心肌缺血、充血性心力衰竭，或应用肾上腺素、阿托品等药物。病理性原因导致的窦性心动过速应纠正诱因、对症治疗，生理原因所致者无需特殊治疗。

二、窦性心动过缓

窦性心动过缓（sinus bradycardia）简称窦缓，指窦性心率低于 60 次 / 分，一般为 45～59 次 /

分，偶尔可慢至 40 次 / 分。常见生理性原因见于健康的青年人、运动员、睡眠状态等；病理原因包括颅内疾患、严重缺氧、低温、甲状腺功能减退、阻塞性黄疸，应用拟胆碱药物、胺碘酮、β 受体阻滞剂、洋地黄等药物。

症状性窦性心动过缓指窦性停搏超过 3 s 或心率低于 40 次 / 分，并出现低血压或全身血流动力学紊乱症状者，应紧急静脉推注 0.5～1.0 mg 阿托品。如果已使用最大剂量阿托品（2 mg）心动过缓持续存在，应建立临时起搏。大多数人窦性心动过缓可以自行恢复，植入永久起搏器者应慎重选择。

三、病态窦房结综合征

病态窦房结综合征（sick sinus syndrome，SSS）指由窦房结病变导致功能减退，产生多种心律失常的综合表现，临床表现为发作性头晕、黑矇、乏力、晕厥等，如有心动过速发作，可出现心悸、心绞痛等症状。病态窦房结综合征的心电图表现主要包括：①窦性心动过缓；②窦性停搏与窦房传导阻滞；③窦房传导阻滞合并房室传导阻滞；④心动过速与心动过速交替发作；⑤慢心室率的心房颤动；⑥变时功能不全；⑦房室交界区逸搏心律。

（一）窦性停搏

窦性停搏（sinus pause）又称窦性静止（sinus

arrest），指窦房结不能发放冲动导致一段时间内不产生冲动，心房无除极和心室无搏动。心电图表现为在一段较平常 PP 间期显著延长的时间内无 P 波发生，或 P 波与 QRS 波均不出现，长 PP 间期与窦性 PP 间期无倍数关系（图 12-1）。窦性停搏常见于窦房结变性与纤维化、急性心肌梗死、急性心肌炎、脑血管意外、窦房结和心房肌退行性纤维化、迷走神经张力过高、电解质紊乱如高钾血症、抗心律失常药药物毒性、心脏手术损伤窦房结等。长时间的窦性停搏后，窦房结以下的潜在起搏点，如房室交界区或心室，可出现逸搏心律控制心室。如窦性停搏大于 3 s，且无逸搏心律出现，患者可出现头晕、黑矇、短暂意识障碍或晕厥，严重者可出现阿-斯（Adams-Stokes）综合征，甚至死亡。

（二）窦房传导阻滞

窦房传导阻滞是指窦房结冲动的短暂阻滞，即窦房结产生的冲动，部分或全部不能到达心房，引起心房和心室停搏。窦房传导阻滞是一种少见的心脏传导障碍，多为间歇性，常见于迷走神经亢进或颈动脉窦过敏者，持续窦房传导阻滞多见于器质性心脏病患者，此外高钾血症及应用洋地黄、奎尼丁、β 受体阻滞剂也可引起窦房传导阻滞。

（三）慢-快综合征

临床上可见许多患者在缓慢性心律失常基础上可出现多种快速性心律失常，心电图表现为心动过缓与心动过速交替出现，称之为慢-快综合征（图 12-2）。快速性心律失常的电生理基础是由于窦房结器质性病变使其功能受损，窦性心率减慢或停止，而窦房结以下部位易损性的敏感度较高；同时，窦房结外的心房组织甚至心室等组织由于疾病引起心肌膜电位降低，除极化的速度或幅度降低，冲动传导减慢引起单向阻滞。局部电流改变还可以引起相邻部位电活动的不一致，从而形成结构或功能上的折返环路。病态窦房结综合征患者发生心动过速时，单独应用抗心律失常药物可能加重心动过缓，建议有症状者应接受起搏器治疗，若仍有心动过速发作，可应用抗心律失常药物治疗，目前在植入起搏器的患者中，因病态窦房结综合征植入者占一半以上。

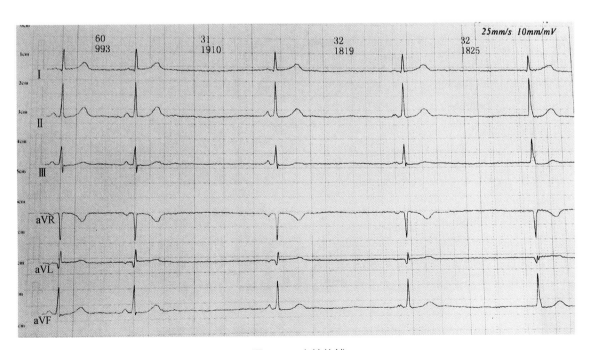

图 12-1　窦性停搏

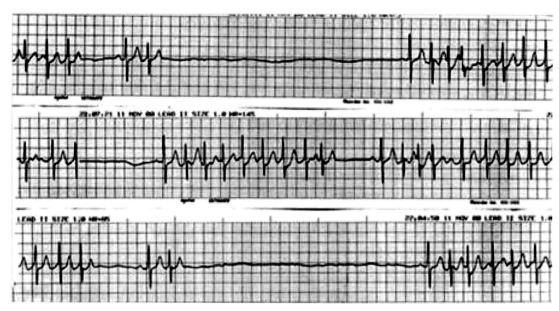

图 12-2　慢-快综合征

第二节　房性心律失常

一、房性期前收缩

房性期前收缩（atrial premature beats）又称房性早搏，指起源于窦房结以外心房的任何部位的心房激动。主要表现为心悸，部分患者可伴有胸闷、胸痛、气短等症状。房性期前收缩多为功能性，在各种器质性心脏病如冠心病、肺心病、心肌病等患者中，房性期前收缩的发生率明显增加，并常可引发其他快速性房性心律失常。

二、房性心动过速

房性心动过速（atrial tachycardia）简称房速，起源于心房，且无需房室结参与维持的心动过速，发生机制包括自律性增加、折返和触发活动。常见心肌梗死、慢性肺部疾病、洋地黄中毒、大量饮酒、代谢功能障碍、心脏外科术后或射频消融术后导致的手术瘢痕引起的房性心动过速。

房性心动过速的心电图表现为：①心房率通常为 150 ～ 200 次 / 分；②P 波形态与窦性心律不同；③常出现二度 I 型或 II 型房室传导阻滞，呈现

2 : 1 房室传导者亦属常见，但心动过速不受影响；④P 波之间的等电位线仍存在；⑤刺激迷走神经不能终止心动过速；⑥发作开始时心率逐渐加速。

治疗方面，首先明确房性心动过速的病因，针对病因治疗是根本；其次，可适当应用控制心室率的药物，如洋地黄类、β 受体阻滞剂、非二氢吡啶类钙通道阻滞剂等以减慢心率；可加用 I A、I C 或 III 类抗心律失常药物，若药物治疗效果不明显，可考虑射频消融术治疗。

三、心房颤动

心房颤动（atrial fibrillation，AF）简称房颤，是临床常见的心律失常类型，是指规则有序的心房活动丧失，代之以快速无序的心房颤动波，是严重的心房电活动紊乱。胡大一等[1]对我国 13 个省和直辖市自然人群中 29 079 例 30 ～ 85 岁人群的流行病学调查提示，房颤年龄校正后患病率为 0.65%，随年龄增长患病率增加，在 > 80 岁人群中患病率高达 7.5%。张澍等[2]针对不同地区自然人群 19 368 例成年人（≥ 35 岁）的横截面调查

结果显示，我国房颤年龄校正后患病率为 0.74%，＜ 60 岁男女患病率分别为 0.43% 和 0.44%，＞ 60 岁男女患病率分别增长至 1.83% 和 1.92%。房颤的患病率及发病率均随年龄增长逐步增加，且各年龄段男性均高于女性[3-4]。房颤可见于正常人，可在高龄、性别差异、情绪激动、大量饮酒、运动、吸烟、肥胖、久坐或手术后发生。根据房颤持续时间的不同，可将房颤分为阵发性房颤、持续性房颤、持久性房颤以及永久性房颤，其定义见表 12-1。

房颤临床症状的轻重受心室率快慢的影响，心室率超过 150 次 / 分患者可出现心悸、胸闷、胸痛、运动耐量下降等症状。若心室率不快，患者可无症状。房颤的心电图特点为 P 波消失，可见 f 波，频率为 350 ～ 600 次 / 分；心室律极不规则，心室率通常在 100 ～ 160 次 / 分；QRS 波形态通常正常。房颤的诊疗过程中应注意以下几点：血流动力学是否稳定，是否有心功能受损，有否伴有预激综合征，以及房颤持续时间是否在 48 h 内。

房颤治疗的目的主要包括控制心室率、转复窦性心律、预防栓塞三大方面。

（一）控制心室率

血流动力学稳定的快速房颤，不论持续时间长短，均需应用药物控制室率。心功能正常者可用 β 受体阻滞剂、钙通道阻滞剂、地高辛治疗[5]。对常规控制心室率措施无效或有禁忌时可考虑静脉应用胺碘酮。心功能受损（LVEF ＜ 40%）时可考虑应用 β 受体阻滞剂、地高辛、地尔硫䓬、心律平、胺碘酮。在此需要注意的是，地高辛和地尔硫䓬禁用于预激伴房颤的患者。房颤心室率控制的药物选择流程见图 12-3。

表 12-1　房颤的分类

分类	定义
阵发性房颤	房颤持续时间短于 7 天
持续性房颤	房颤持续时间 7 天及以上
持久性房颤	房颤持续时间超过 1 年
永久性房颤	转复并维持窦性心律可能性小，房颤持续 10 ～ 20 年以上，心电图显示近乎直线的极细小 f 波；或心脏磁共振成像显示左心房纤维化面积占左心房面积的 30% 以上

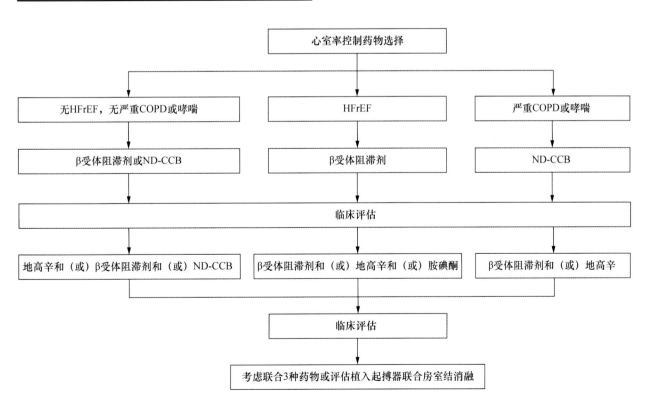

图 12-3　房颤心室率控制的药物选择流程

（引自 2023 年《心房颤动诊断和治疗中国指南》）

COPD，慢性阻塞性肺疾病；ND-CCB，非二氢吡啶类钙通道阻滞剂；HFrEF，射血分数降低的心力衰竭

（二）转复窦性心律

新近发生的房颤（24～48 h 内）有自行转复可能，超过 7 天很少自行转复。血流动力学稳定的快心室率患者，可选择口服药物或静脉用药控制心室率并转复窦性心律。静脉药物转复适用于发作 7 天之内的房颤患者，超过 7 天效果较差。心力衰竭失代偿、急性心肌缺血、低血压等情况下首选同步直流电复律。电复律效果最确实，成功率高，副作用小。

1. 药物或电复律转复窦性心律的方法

心功能正常者可试用静脉药物转复，如氟卡胺、普罗帕酮、普鲁卡因胺、依布利特、胺碘酮、索他洛尔等；心功能受损时选择静脉应用胺碘酮治疗；目前新开发具有转复房颤作用的 Ⅲ 类药物包括依布利特、多非利特、替地沙米等。在此需

要指出的是，当房颤持续时间不明或 ≥ 48 h，心脏复律前需抗凝治疗 3 周，经食管超声确定左心耳内无血栓后方可进行药物复律或电复律，复律后仍需要 4 周的抗凝，4 周之后是否需要长期抗凝治疗需要根据 CHA$_2$DS$_2$-VASc 风险评分决定[5]。常用转复抗心律失常药物的作用特点、应用方法及注意事项见表 12-2。

预激伴房颤的患者一般应立即电复律，若考虑药物治疗时，心功能正常者可选用普罗帕酮、索他洛尔、普鲁卡因胺、胺碘酮、氟卡胺治疗，心功能受损者只能选择胺碘酮治疗。

2. 经导管消融治疗房颤

鉴于近年来导管消融治疗房颤在维持窦性心律和改善生活质量等方面优于抗心律失常药物治疗的一致研究结果[6-13]，新的消融能源（冷冻消融等）对房颤治疗的安全性和有效性临床研究得到进一

表 12-2	用于药物复律的抗心律失常药物			
药物	给药途径	剂量和用法		不良反应
氟卡尼	口服	200～300 mg		低血压、心房扑动伴 1：1 房室传导、QT 间期延长；避免应用于缺血性心脏病和（或）明显结构性心脏病患者
	静脉	1.5～2.0 mg/kg 10 min 以上		
胺碘酮	静脉	150 mg 10 min 静注，继之 1 mg/min 维持 6 h，后 0.5 mg/min 维持 18 h；或首次剂量 5～6 mg/kg，1～2 h 以上；后续剂量 50 mg/h；24 h 最大剂量不超过 1 g		静脉用药期间注意低血压、肝损害、心动过缓、静脉炎等不良反应。长期应用时注意甲状腺功能、肺毒性、肝损害等不良反应
普罗帕酮	静脉	1.5～2.0 mg/kg 10 min 以上		低血压、心房扑动伴 1：1 传导；轻度 QRS 波延长；避免用于缺血性心脏病和（或）明显结构性心脏病患者
	口服	450～600 mg		
伊布利特	静脉	1.0 mg，10 min 以上；必要时 10 min 后可重复 1 mg、10 min 以上静注（体重 < 60 kg 使用 0.01 mg/kg）		QT 间期延长、多形性室速 / 尖端扭转型室速（3%～4%）。避免用于 QT 间期延长、低钾血症、严重左心室肥大或射血分数降低患者
维纳卡兰	静脉	首次剂量：3 mg/kg，10 min 以上；后续剂量：15 min，2 mg/kg，10 min 以上		低血压、非持续性室性心律失常、QT 间期和 QRS 波时限延长。避免用于收缩压 < 100 mmHg、近期（< 30 天）发生的急性冠脉综合征、NYHA Ⅲ / Ⅳ 级心力衰竭、QT 间期延长（未校正 > 440 ms）和重度主动脉狭窄的患者
多非利特	口服	肌酐清除率（ml/min）	剂量（μg 2 次/日）	QT 间期延长、尖端扭转型室速；应根据肾功能、体重及年龄调整剂量
		> 60	500	
		40～60	250	
		20～40	125	
		< 20	不建议	

注：静脉示外周大静脉应用，在 24 h 内将静脉给药改为口服给药；静注：静脉注射；NYHA：纽约心功能分级

步证实[14-15]，越来越多的患者选择射频导管消融或冷冻消融治疗房颤（图12-4）。

（三）预防栓塞

房颤是栓塞的独立危险因素[16-17]，预防房颤引起的血栓栓塞事件，是房颤治疗策略中的重要一环。房颤患者可应用 CHA$_2$DS$_2$-VASc 评分进行血栓栓塞症危险评估，CHA$_2$DS$_2$-VASc 评分 ≥ 2 的男性患者和 CHA$_2$DS$_2$-VASc 评分 ≥ 3 的女性患者需进行抗凝治疗，可明显减少血栓栓塞事件并改善患者预后。有研究指出，房颤患者的血栓栓塞风险是连续的和不断变化的，对于房颤患者应定期评估其血栓栓塞风险[18]，CHA$_2$DS$_2$-VASc 评分方法见表12-3。考虑到亚洲房颤患者卒中风险增加的年龄阈值更低，2023年发布的《心房颤动诊断和治疗中国指南》采用 CHA$_2$DS$_2$-VASc-60 评分（见表12-4）[5]。

房颤患者因长期服用抗凝药，既往患有高血压、脑卒中等高危因素，导致出血风险较高。HAS-BLED 评分能很好地预测房颤患者的出血风险，HAS-BLED ≥ 3 分较 0 分患者的出血风险比值比为 8.56[19]。对于 HAS-BLED 评分 ≥ 3 分的患者应注意筛查并纠正增加出血风险的可逆因素，并在开始抗凝治疗之后加强监测。HAS-BLED 评分细则详见表12-5。

目前临床中常用的口服抗凝药物主要包括维生素 K（VK）拮抗剂华法林和非 VK 拮抗口服抗凝药物（non-vitamin K anatagonist oral anticoagulant, NOAC）两大类。华法林为 VK 拮抗剂，该药存在一些局限性，主要包括不同个体的有效剂量变异幅度较大，抗凝作用易受多种食物和药物的影响，用药过程中需频繁监测凝血功能及 INR，并根据 INR 及时调整药物剂量，服用不当可增加出血风险。临床应用中因华法林具有较多局限性，故 NOAC 的应用范围越来越广。目前在中国上市的 NOAC 包括利伐沙班片（直接 Xa 因子抑制剂）和达比加群酯胶囊（直接凝血酶抑制剂）两种。

经皮左心耳封堵术是目前用于预防房颤卒中的有效方法。左心耳封堵术的临床适应证是出血风险较高，或有口服抗凝药禁忌的患者。目前

表 12-3 CHA$_2$DS$_2$-VASc 评分	
危险因素	计分（分）
充血性心力衰竭 / 左心室功能障碍（C）	1
高血压（H）	1
年龄 ≥ 75 岁（A）	2
糖尿病（D）	1
脑卒中 /TIA/ 血栓栓塞病史（S）	2
血管疾病（V）	1
年龄 65 ～ 74 岁（A）	1
性别（女性，Sc）	1
总计分	9

注：TIA，短暂性脑缺血发作

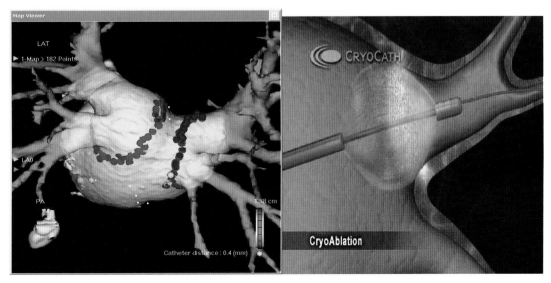

图 12-4 左图为射频导管消融法隔离双侧肺静脉治疗房颤，右图为冷冻消融法治疗房颤

表 12-4　CHA₂DS₂-VASc-60 评分

项目	危险因素	说明	计分（分）
C	充血性心力衰竭	包括 HFrEF、HFmrEF、HFpEF 及左心室收缩功能障碍（LVEF ＜ 40%）	1
H	高血压	高血压病史或目前血压≥ 140/90 mmHg	1
A₂	年龄≥ 65 岁	亚洲房颤患者≥ 65 岁	2
D	糖尿病	包括 1 型和 2 型糖尿病，病程越长，卒中风险越高	1
S₂	卒中	既往卒中、短暂性脑缺血发作或体循环栓塞；包括缺血性和出血性卒中	2
V	血管疾病	包括影像证实的冠心病或心肌梗死病史、外周动脉疾病（外周动脉狭窄≥ 50% 或行血运重建）、主动脉斑块	1
A	年龄 60 ～ 64 岁	亚洲房颤患者 60 ～ 64 岁	1
Sc	性别（女性）	卒中风险的修正因素，但不是独立危险因素	1
总计分			9

注：HFrEF，射血分数降低的心力衰竭；HFmrEF，射血分数轻度降低的心力衰竭；HFpEF，射血分数保留的心力衰竭；LVEF，左心室射血分数；1 mmHg = 0.133 kPa

表 12-5　HAS-BLED 评分

临床特点	计分（分）
未控制的高血压（H）	1
肝肾功能异常（各 1 分，A）	1 或 2
卒中（S）	1
出血（B）	1
INR 值易波动（L）	1
老年（E）	1
药物或过量饮酒（各 1 分，D）	1 或 2
最高值	9

注：高血压定义为收缩压＞ 160 mmHg（1 mmHg = 0.133 kPa）；肝功能异常定义为慢性肝病（如肝纤维化）或胆红素＞ 2 倍正常值上限，谷丙转氨酶＞ 3 倍正常值上限；肾功能异常定义为慢性透析或肾移植或血清肌酐≥ 200 μmol/L；卒中包括缺血性卒中和出血性卒中；出血指既往出血史和（或）出血倾向；国际标准化比值（INR）值易波动指 INR 不稳定，在治疗窗内的时间＜ 60%；药物指合并应用抗血小板药物或非甾体抗炎药，过量饮酒指乙醇摄入量每周＞ 112 g

常用的左心耳封堵器为波士顿科学公司生产的 Watchman 封堵器和国内自主研发的 Lambre 封堵器，已在临床广泛开展并应用。

四、心房扑动

心房扑动（atrial flutter，AFL）简称房扑，是介于房速和房颤之间的快速性心律失常，健康者少见，患者多伴有器质性心脏病。

（一）病因

房扑的病因包括风湿性心脏病、冠心病、高血压性心脏病、心肌病等，其他原因也包括肺栓塞、慢性充血性心力衰竭、甲状腺功能亢进、心包炎、外科术后瘢痕形成等。

（二）临床表现

患者的症状主要与房扑的心室率相关，心室率不快时，患者可无症状。房扑伴有极快的心室率，可诱发心绞痛与充血性心力衰竭。房扑往往有不稳定的倾向，可恢复窦性心律或进展为心房颤动，也可持续数月或数年。体格检查可见快速的颈静脉搏动。当房室传导比例发生变动时，第一心音强度亦随之变化。

（三）心电图检查

房扑的心电图表现包括：心房活动呈现规律的锯齿状扑动，称为 F 波，在 Ⅱ、Ⅲ、aVF、V₁ 导联最为明显。典型房扑的频率常为 240 ～ 350 次 / 分；心室律规则或不规则，取决于房室传导比率；QRS 波形态正常，若伴有室内差异性传导或束支传导阻滞，或经旁路下传时 QRS 波可增宽。图 12-5 为一例 Ebstein 畸形术后心房扑动发作心电图。

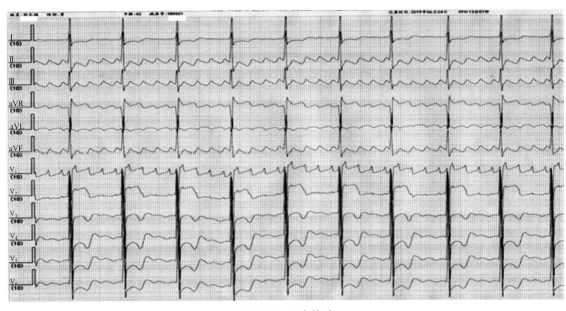

图 12-5　心房扑动

（四）治疗

房扑的治疗包括直流电复律、抗心律失常药物、抗凝治疗和导管消融。具体处理方式取决于患者的临床表现。如房扑患者有严重的血流动力学障碍，应立即实施直流电复律。静脉注射依布利特、索他洛尔或ⅠC类药物可以进行急诊药物复律。房扑的抗凝治疗也同样重要，有研究显示，未经充分抗凝治疗的房扑患者直流电复律后血栓栓塞的发生率达2.2%。因此，对持续时间超过48 h的房扑患者，在采用任何方式的复律前主张给予抗凝治疗。20世纪90年代早期，导管射频消融技术已用于房扑的治疗。研究表明，射频消融能够永久性根治房扑，最常见的有效消融部位是下腔静脉口至三尖瓣环6点之间的峡部。有效的射频消融需证实峡部传导已被双向阻滞，其成功率为95%，目前射频消融术已成为房扑的首选治疗方法。

第三节　房室交界区心律失常

一、房室结折返性心动过速

房室结折返性心动过速（atrioventricular nodal reentrant tachycardia，AVNRT）是最常见的阵发性室上性心动过速类型，它通过房室结的快径和慢径构成折返环路，从而发生心动过速。房室结在部分人群中存在传导速度和不应期截然不同的传导通路，表现为房室结出现纵向的功能性分离，及房室结双径路。房室结折返性心动过速主要包括慢/快型、慢/慢型、快/慢型三种。该类型心动过速发作时突然起始与终止，持续时间长短不一。临床症状包括心悸、胸闷、焦虑不安等，部分患者还可出现头晕、心绞痛、心力衰竭与休克。

房室结折返性心动过速的心电图表现为：①心率150～250次/分，节律规则；②QRS波形态与时限均正常，但发生室内差异性传导或原有束支传导阻滞时，QRS波形态异常；③P波为逆行性（Ⅱ、Ⅲ、aVF导联P波倒置），常埋藏于QRS波内或位于其终末部分，P波与QRS波保持固定关系；④起始突然，通常由一个房性期前收缩触发，其下传的PR间期显著延长，随之引起心动过速发作。

二、房室折返性心动过速

房室折返性心动过速（atrioventricular reentrant tachycardia，AVRT）是由旁路前传或逆传，心房、心室及正常传导系统均参与折返的一种室上性心动过速。旁路跨在二尖瓣或三尖瓣环的心内膜和心外膜之间，近端搭在心房肌，远端附着于心室肌，形成房室间的快速通路。房室旁路分为显性房室旁路、隐匿性房室旁路和慢传导房室旁路。显性房室旁路具有前传功能，因此，体表心电图上可表现出预激波。隐匿性房室旁路没有前传功能，可经旁路逆传。慢传导房室旁路实际上是具有递减传导的隐匿性房室慢旁路。

（一）显性房室旁路

显性房室旁路经旁路前传，如有心动过速发作称预激综合征（preexcitation syndrome），又称Wolf-Parkinson-White综合征（WPW综合征）。预激综合征心电图特点为：①窦性心律的PR间期< 0.12 s；②某些导联的QRS波> 0.12 s；③QRS波起始部分模糊、粗钝，形成所谓的δ波，或称为预激波；④ST-T波呈继发性改变，与QRS主波方向相反；⑤PJ间期正常，多> 0.26 s。如果具有这种典型的预激心电图，同时又有阵发性室上性心动过速，则称为经典的预激综合征，如果只有预激心电图而没有阵发性室上性心动过速发作，则称为心室预激。

1954年，Rosenbaum和Wilson等依据胸导联心电图形态，将预激综合征分为A、B两型。A型预激的预激波在所有胸导联中均为正向，QRS波以R波为主。B型预激的预激波在 $V_1 \sim V_3$ 导联为负向或正向，QRS波以S波为主，$V_4 \sim V_6$ 导联的预激波和QRS波均为正向。

预激旁路伴发的快速心律失常主要包括阵发性室上性心动过速，预激综合征合并心房颤动或心房扑动，可发生心室颤动和猝死。预激综合征合并心房颤动的机制可能与从旁路逆传的快速心房激动，易落在心房肌的易损期，引起心房颤动的发生有关。预激伴发心房颤动时，如果旁路的不应期短，则从旁路下传的激动极为快速，可能导致血流动力学紊乱而发生心室颤动，危及生命。Pappone等指出心房颤动时的RR间期< 250 ms为高危患者。

（二）隐匿性房室旁路

隐匿性房室旁路心动过速发作时具有突发突止的特征，该心动过速发作经房室结前传、旁路逆传，其心电图表现具有以下特征：①窄QRS波，频率150 ~ 250次/分；②RP′间期> 70 ms，且RP′< P′R；③可见QRS波的电交替现象，心动过速频率越快，QRS波电交替的发生率越高。

（三）慢传导房室旁路

慢传导房室旁路心动过速发作时为持续性交界区反复性心动过速（permanent junctional reciprocating tachycardia，PJRT），是一种少见的窄QRS波室上性心动过速，发病率不详。PRJT多发生于儿童或青少年，其发作几乎是不间断的，由于心动过速长期反复发作，部分患者可出现心功能下降，甚至"致心律失常型心肌病"。

心电图特点：①心室率多介于140 ~ 240次/分；②心动过速时P波电轴< 0°或> 80°，心电图表现为 Ⅱ、Ⅲ、aVF及 $V_3 \sim V_6$ 导联P波负向，aVR导联正向；③窄QRS波心动过速；④心动过速可由窦性心动过速、房性期前收缩、室性期前收缩和交界性期前收缩等诱发；⑤心动过速占24 h心搏数的绝大部分；⑥逆行P波位置：逆行P波常位于QRS波后较远，造成RP′> P′R。详见图12-6。

PJRT可导致心律失常型心肌病，引起心功能损害，这种改变可随心动过速的纠正而得到显著改善而使心肌病逆转。PJRT患者经大多药物治疗无效，射频消融术安全、有效，已作为治疗PJRT的首选方法。

房室结折返性心动过速与房室折返性心动过速相同，均可用迷走神经刺激疗法及药物，如静脉应用腺苷或维拉帕米终止，必要时可经抗心动过速起搏或直流心脏电复律终止发作。目前导管消融技术已十分成熟，射频导管消融治疗房室（结）折返性心动过速已被证明是安全有效的方法，术中并发症发生率低、成功率高，在目前临床治疗中已广泛开展，应优先考虑应用。

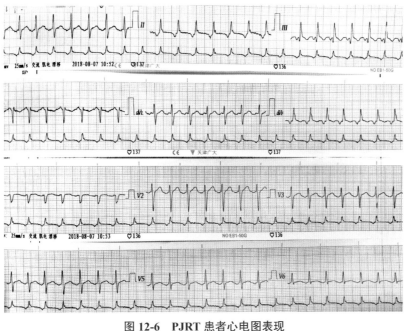

图 12-6 PJRT 患者心电图表现

第四节 室性心律失常

室性心律失常是指起源于希氏束以下水平的左、右心室肌或心脏的特殊传导系统的心律失常，包括室性期前收缩（室性早搏，室早）、室性心动过速（室速）、心室扑动（室扑）、心室颤动（室颤）四种。

一、室性期前收缩

室性期前收缩亦称室性早搏（室早），是一种最常见的心律失常，是指希氏束及分支以下部位过早发生的，使心肌提前除极而产生的心室期前收缩。正常人室性早搏的发生率为 1%～4%[20]，其发生率随年龄的增长而增加，在 < 11 岁的儿童中，其发病率 < 1%，> 75 岁的人群中发病率高达 69%[21-22]。室性早搏可见于正常人群，如精神紧张、劳累，过量吸烟、饮酒、饮咖啡等可诱发室性早搏，诱因纠正后室性早搏可减少或消失。病理性的室性早搏见于高血压、冠心病、心肌病、风湿性心脏病与二尖瓣脱垂患者。其他可诱发室性早搏的方式包括药物中毒，如洋地黄、奎尼丁、三环类抗抑郁药等中毒，或由于电解质紊乱导致室性早搏的出现。室性早搏临床表现因人而异，部分偶发患者可无明显症状，部分患者可出现心悸、胸闷、心跳停搏感，严重者可因心输出量下降及重要脏器灌注不足出现气短、乏力、一过性黑矇，甚至晕厥。室性早搏发生有昼夜节律变化，大部分人在日间交感神经兴奋性较高时增多，亦有部分人群在夜间多发。

（一）心电图诊断

室性早搏的诊断主要依赖 12 导联普通心电图和 24 h 动态心电图，其心电图特征如下：

（1）提前发生的 QRS 波，时限通常超过 0.12 s、宽大畸形，ST 段及 T 波与 QRS 主波方向相反。

（2）室性早搏与其前面的窦性搏动之间期（配对间期）恒定。

（3）室性早搏可孤立或规律出现。二联律是指每个窦性搏动后跟随一个室性早搏，三联律是指每两个窦性搏动后跟随一个室性早搏，以此类推。连续发生两个室性早搏称为成对室性期前收缩，连续发生三个或以上室性早搏称室性心动过速。同一导联内，室性早搏形态相同者，为单形性室性早搏，形态不同者称为多形性或多源性室性早搏。室性早搏心电图表现见图 12-7。

（二）治疗

应针对患者室性早搏的类型、症状及原有心脏病变作全面的了解，根据不同的临床症状决定是否给予治疗，并制订治疗方案。

正常人群偶发室性早搏，无明显临床症状者预后良好，不作常规治疗。无器质性心脏病患者在纠正诱因的基础上可适当应用β受体阻滞剂、美西律、普罗帕酮等。因急性心肌缺血、电解质紊乱导致室性早搏的患者应及时治疗原发病，控制促发因素。2020年《室性心律失常中国专家共识》[23]提出的室性早搏专家建议和推荐见表12-6。诊治流程见图12-8。

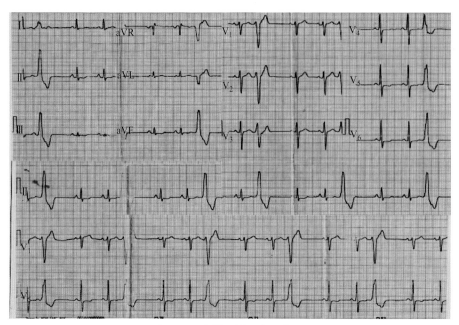

图 12-7　室性早搏心电图表现

表 12-6　室性早搏的专家建议和推荐		
推荐	推荐类别	证据等级
室性早搏患者应通过以下检查进行全面评估以明确室性早搏类型、负荷以及是否合并结构性心脏病：		
1. 所有室性早搏患者应在静息状态下行 12 导联心电图检查	I	A
2. 应用动态心电图检查评估室性早搏类型与负荷，评估 QT 间期和 ST 段改变	I	A
3. 应用超声心动图评估左心室功能以及有无结构性心脏病	I	B
4. 当超声心动图不能准确评估左、右心室功能和（或）心肌结构改变时，建议采用磁共振成像或 CT 检查	Ⅱa	B
5. 对于无症状、心功能正常的频发室性早搏患者，推荐定期监测室性早搏负荷和左心功能	Ⅱa	B
6. 合并结构性心脏病的频发室性早搏患者，消融术中行心内电生理检查，有助于心脏性猝死的危险分层	Ⅱa	C
7. 未合并结构性心脏病或遗传性心律失常综合征，无或仅有轻微症状的室性早搏患者，仅需安慰，无需治疗	I	C
8. 对于未合并或合并结构性心脏病的症状性室性早搏患者，可考虑参松养心胶囊治疗	Ⅱa	A
9. 对于症状明显或不明原因的左心室功能障碍的频发室性早搏（＞ 10 000 次 /24 小时）患者，消融有助于改善症状和左心室功能；症状明显、药物疗效不佳的高负荷流出道室性早搏患者推荐导管消融		
（1）右心室流出道起源的室性早搏	I	B
（2）左心室流出道 / 主动脉窦起源的室性早搏	Ⅱa	B
（3）对室性早搏触发的心室颤动反复发作导致埋藏式心脏复律除颤器放电，应由有经验的术者实施导管消融	I	B
10. 症状明显、药物治疗效果不佳 / 拒绝药物治疗 / 不耐受药物治疗的频发非流出道室性早搏，可行导管消融治疗	Ⅱa	B
11. 心脏再同步化治疗无反应的频发室性早搏患者，如室性早搏影响心脏再同步化治疗疗效且药物不能控制室性早搏，可行导管消融	Ⅱa	C

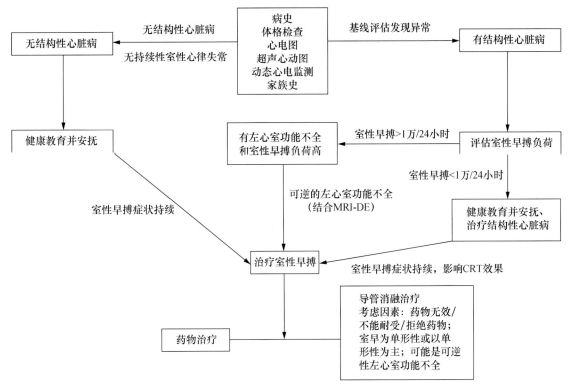

图 12-8　室性早搏诊治流程图
（引自 2020 室性心律失常中国专家共识）

二、室性心动过速

室性心动过速（室速）的诊断与鉴别诊断需要收集全面的临床资料，特别是有无器质性心脏病基础、心功能状况、晕厥和猝死家族史、心动过速发作时心电图与非发作时心电图表现，心动过速发作时的电解质水平和用药情况。有器质性心脏病如冠心病、心肌梗死、扩张型心肌病、肥厚型心肌病等疾病病史，有猝死家族史，低钾血症，使用影响心室复极的药物等均支持室速的诊断；无器质性心脏病，病程多年而无晕厥、黑矇症状多见于室上性心动过速（室上速）和部分特发性室性心动过速。

体表心电图呈现宽 QRS 波心动过速，可能见于室上速伴差异性传导、预激综合征伴心房颤动、Mahaim 旁路前传、室性心动过速，因此需要鉴别。室性心动过速发作时的心电图特征：①房室分离，见图 12-9；②QRS 波宽度，如心动过速呈右束支传导阻滞时 QRS 波宽度大于 140 ms 或呈左束支传导阻滞时 QRS 波宽度大于 160 ms 提示

室速，但特发性室速多在 120 ～ 140 ms；③依据胸导联 QRS 波主波同向性：负同向性提示室速，正同向性提示室速但不排除室上速经左侧旁路前传；④额面电轴矛盾或指向无人区，电轴位于右上象限或左束支传导阻滞型心动过速伴电轴右偏，提示室速；⑤刺激迷走神经的手法或阻断房室结的药物可造成完全性房室分离；⑥符合室速特征的 QRS 波形态，如 V₁ 导联左侧兔耳征等。

（一）结构性心脏病室速

结构性心脏病室速通常为某种结构性心脏病的临床表现之一，由冠状动脉粥样硬化性心脏病导致的室速较为常见，该类患者发生室性心律失常形式和机制在不同阶段有所差异。急性心肌缺血阶段是缺血区域内的折返活动；再灌注阶段，室速发生与触发活动和后除极有关；陈旧性心肌梗死后室速的发生机制是折返机制。

因心肌缺血、坏死导致的室速的治疗方案为终止发作及预防复发。终止发作可应用同步电复律、非同步电复律、静脉给药（利多卡因、胺碘酮、普

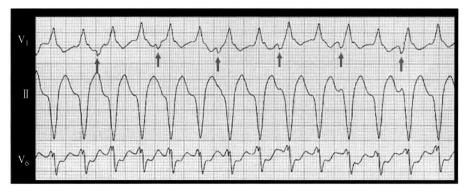

图 12-9 室房分离

鲁卡因、普罗帕酮）的方法。预防复发方面，心肌缺血致心律失常患者，如有适应证，应积极解除冠脉狭窄，比如溶栓治疗，有条件的行冠状动脉支架植入术，必要时可行冠状动脉旁路移植术，早期开通血管，挽救存活心肌，改善预后。如排除急性心肌梗死、电解质紊乱、药物等因素造成的一过性室速因素的患者应考虑埋藏式心脏复律除颤器（implantable cardioverter defibrillator, ICD），如无条件安置 ICD 应首选胺碘酮，次选 β 受体阻滞剂治疗。

1%～2% 的患者在心肌梗死后几年内发生室速，有经验的中心导管消融可有效治疗反复发作的室速，ICD 的植入可以改善心功能不良的室速患者的生存率[24-26]。尽管能否改善严重心功能不全患者的死亡率还不明确，但 ICD 可以简化这些患者的管理和随访。然而，对于能耐受的持续性单形性室速、左心室射血分数 > 40% 且没有 ICD 支持的患者，导管消融能否获益尚需进一步探索。

（二）心肌病室速

致心律失常型右室心肌病（arrhythmogenic right ventricular cardiomyopathy, ARVC）为进行性进展性心肌疾病，以室性心律失常、心力衰竭和猝死为主要特征。可表现为右心室扩大、心力衰竭、室性心动过速，甚至猝死，多发于年轻患者。其病理特点为右心室正常心肌细胞逐渐被脂肪和纤维组织替代，使局部室壁运动障碍，收缩期膨出。ARVC 的年死亡率为 1%～2.3%，死亡原因除猝死外，主要为心力衰竭。ARVC 的心电图表现为窦性心律时可以记录到 QRS 波终末部的 Epsilon 波。室速的起源部位与病变部位相关，起源于右心室流入道、心尖部的室速多与 ARVC 有关。治疗方面，对于猝死高风险的 ARVC 患者来说，首选 ICD 治疗。无 ICD 适应证的患者可以选用药物控制室性心律失常发作，β 受体阻滞剂为首选，并逐渐加大剂量以获得理想的效果，无效时可换用胺碘酮或索他洛尔。

（三）特发性室速

特发性室速（idiopathic ventricular tachycardia, IVT）是指发生在结构正常的心脏，即在目前的诊断技术下没有发现器质性心脏病，也没有电解质异常和已知的离子通道功能异常的室速。IVT 占所有室速的 10% 左右，IVT 可分为分支型或维拉帕米敏感型室速、流出道室速、流入道（二尖瓣环、三尖瓣环起源）室速、乳头肌起源室速以及心脏静脉系统起源室速。根据室速起源部位和心动过速时的 QRS 波形态亦可分为右心室特发性室速（LBBB 型）和左心室特发性室速（RBBB 型）。右心室流出道特发性室速可应用维拉帕米、普罗帕酮、β 受体阻滞剂、腺苷、利多卡因治疗，左心室特发性室速首选维拉帕米。药物治疗效果不佳的患者可选择射频消融治疗。

（四）尖端扭转型室速

法国学者 Dessertenne 描述了一种多形性室速并将其命名为尖端扭转型室速（torsade de pointes, TdP）。其心电图特点为：①室速发作时 QRS 波极性及振幅呈时相性变化，每 5～20 个心动周期转向相反的方向，即 QRS 波围绕等电位线上下翻转；②室率快速（常在 160～280 次 / 分），QRS 波为多形性，RR 间期不等；③常由一偶联间期较长的舒张晚期室性期前收缩诱发；④有自行终止、反复发作倾向（可转为心室颤动，偶转为持续性室速）。Motte 进一步强调 QT 间期延长是 TdP 的根本特点。这种室速主要发生在伴有不明原因晕厥且有心脏性猝死阳性家族史的年轻患者中。

TdP 的急诊处理原则：①寻找并处理 QT 间期延长的原因；②药物治疗：静脉补钾、补镁；③提高基础心率：异丙肾上腺素、阿托品；④心脏起搏治疗；⑤有血流动力学障碍时以直流电复律；⑥对于明确诊断为 TdP 的患者，推荐植入 ICD 治疗[23]。

（五）长 QT 综合征

长 QT 综合征（long qt syndrome，LQTS），心电图表现为以 QT 间期延长、T 波异常为主，易发生 TdP 和室颤；临床上表现为反复发作的晕厥、抽搐，甚至猝死的一组综合征[27-28]。该病按病因可分为先天性和继发性两大类。先天性 LQTS 是一种染色体遗传性心脏病，由离子通道基因异常引起，多因劳累、惊吓等情绪激动等使交感兴奋而诱发 TdP，临床反复发生晕厥或抽搐，多见于儿童或青年，用 β 受体阻滞剂有效。继发性长QT 综合征由后天病因引起，其尖端扭转型室速常发生在长间歇或长心动周期之后，与劳累、情绪激动无关，用异丙肾上腺素治疗有效。

三、心室扑动与心室颤动

心室扑动是介于室性心动过速与心室颤动之间的一种心律失常，心电图表现为节律规整的室性心律失常，心室率 250 ～ 300 次 / 分，QRS 波形态单一，连续的 QRS 波之间找不到等电位线，心室扑动通常不能维持，很快蜕变为心室颤动。

心室颤动（室颤）时心室率通常超过 300 次 /分，心律不齐，QRS 波宽度、形态及振幅变异大，心肌只有杂乱的电活动，没有有效的收缩和舒张，血液循环停止。

室颤是一种致命的心律失常，无结构性心脏病的室速或室颤通常发生在遗传性心律失常综合征，如 LQTS、短 QT 综合征（short QT syndrome，SQTS）、儿茶酚胺敏感型多形性室速（catecholaminergic polymorphic ventricular tachycardia，CPVT）、Brugada 综合征等患者[27, 29-30]。合并结构性心脏病的室速或室颤最多见于冠心病患者，在心肌梗死的急性期，室颤的发生率大约为 15%，数天后下降为 3%，约 80% 的室颤发生在心肌梗死后 6 h 内[31]。ICD 是不可逆原因所致的持续性多形性室速 / 室颤患者的主要治疗措施。射频消融治疗虽然有希望防止室颤复发，但很难认定以后不会再复发而引起猝死。目前射频消融还只能作为 ICD 治疗的补充而不是次选治疗。ICD 除颤治疗心电图见图 12-10 和图 12-11。

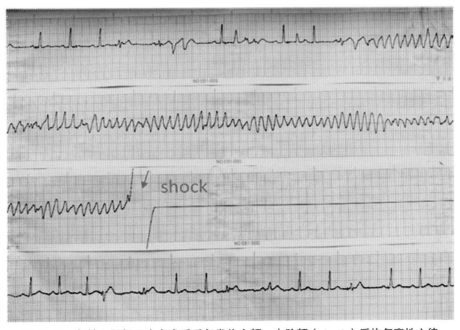

图 12-10　急性心肌梗死患者术后反复发作室颤，电除颤（shock）后恢复窦性心律

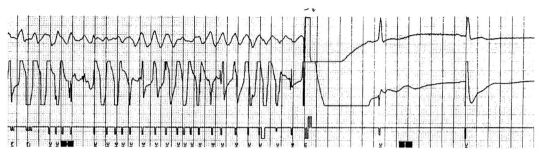

图 12-11　ICD 除颤治疗

第五节　心脏传导阻滞

一、房室传导阻滞

房室传导阻滞是最常见的一种心脏传导阻滞，房室传导阻滞是指由于房室传导系统某个部位的不应期异常延长，冲动自心房向心室传导的过程中，或者传导速度延缓，或者部分甚至全部冲动不能下传的现象。房室传导阻滞可以是一过性、间歇性或持久性的。前两者可以是器质性因素导致，也可因迷走神经压力增高或其他一些心内或心外因素引起。持久性房室传导阻滞一般是器质性病变或损伤的结果。

（一）房室传导阻滞的分类

在临床心电图学，房室传导阻滞分为三度：

1. 一度房室传导阻滞

房室传导时间延长，但每个来自心房的冲动都下传至心室。

2. 二度房室传导阻滞

一部分来自心房的冲动被阻不能下传至心室，又分为（莫氏）Ⅰ型、Ⅱ型。二度Ⅰ型阻滞又称文氏型阻滞，表现为激动受阻前房室传导时间进行性延迟，二度Ⅱ型阻滞又称莫氏Ⅱ型，表现为传导突然中断，但激动脱落前后的传导时间无变化。

3. 三度房室传导阻滞

所有来自心房的冲动都不能下传心室，又称为完全性房室传导阻滞。

（二）房室传导阻滞的心电图表现

1. 一度房室传导阻滞

PR 间期达到或超过 0.21 s，每个 P 波之后有 QRS 波，详见图 12-12。

2. 二度房室传导阻滞

一部分 P 波后不继随 QRS 波（心搏脱落）。莫氏Ⅰ型 PR 间期进行性延长，直至一个 P 波受阻不能下传心室。莫氏Ⅱ型是一个心房冲动突然不能下传，其前并无 PR 间期延长，详见图 12-13。

3. 三度（完全性）房室传导阻滞

完全性房室分离，心房率快于心室率；心室律缓慢而匀齐，通常在 30 ~ 45 次 / 分，先天性完全性房室传导阻滞时则较快，见图 12-14。

（三）房室传导阻滞的治疗

一度和二度Ⅰ型房室传导阻滞时，平均心率 45 次 / 分以上时不需要治疗，多数病例临床过程属于良性。二度Ⅰ型房室传导阻滞发生于前壁心肌梗死时，表明希浦系统损伤广泛，易发展为高度房室传导阻滞，应当高度重视。二度Ⅱ型房室传导阻滞时，多数心室率偏低，容易诱发低血压、休克及严重左心衰竭，还可诱发心室停搏、心室颤动等，当心室率 < 50 次 / 分，症状明显时需要经静脉植入临时起搏器，心室率 > 50 次 / 分，症状不明显者，可以密切观察或给予提高心率的药物治疗。对于有血流动力学障碍的房室传导异常患者，经心外膜或静脉进行永久起搏器植入术是

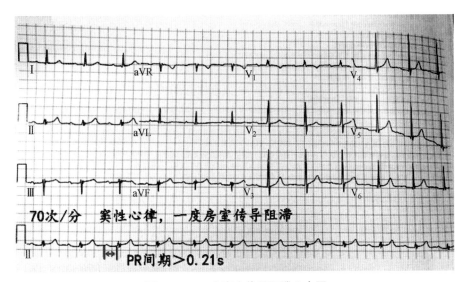

图 12-12　一度房室传导阻滞心电图

二度Ⅰ型房室传导阻滞

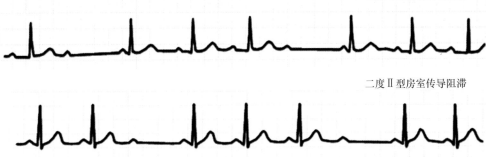

二度Ⅱ型房室传导阻滞

图 12-13　二度房室传导阻滞心电图

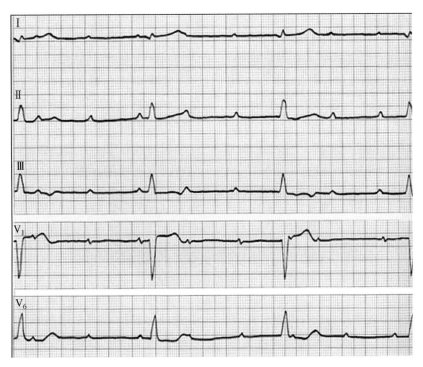

图 12-14　三度房室传导阻滞心电图

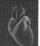

目前治疗的唯一方法。

1. 临时起搏的治疗建议

（1）经皮临时起搏（以备用方式用于血流动力学可能不稳定的患者，是预防性和暂时性的）：

Ⅰ类：窦性心动过缓（HR＜50次/分）伴低血压（SBP＜80 mmHg）且药物治疗无效的患者，二度Ⅱ型、三度房室传导阻滞者，双束支传导阻滞者，新发或与年龄无关的完全性左束支传导阻滞、完全性右束支传导阻滞合并左前分支传导阻滞、完全性右束支传导阻滞合并左后分支传导阻滞、完全性左束支传导阻滞或完全性右束支传导阻滞合并一度房室传导阻滞者。

Ⅱa类：稳定性窦性心动过缓（SBP＞90 mmHg，无血流动力学变化），新发或与年龄无关的完全性右束支传导阻滞。

Ⅱb类：新发或与年龄无关的一度房室传导阻滞。

Ⅲ类：无并发症的急性心肌梗死且传导功能正常。

（2）经静脉临时起搏

Ⅰ类：心脏停搏，有症状的窦性心动过缓（窦性心动过缓伴低血压、阿托品治疗无效）患者，双束支传导阻滞者（交替性左/右束支阻滞或右束支传导阻滞伴交替性左前/左后分支传导阻滞），新发或与年龄无关的双束支传导阻滞合并一度房室传导阻滞，二度Ⅱ型房室传导阻滞。

Ⅱa类：右束支传导阻滞伴左前/左后分支传导阻滞（新发或不确定者），右束支传导阻滞伴一度房室传导阻滞，新发或不确定的左束支传导阻滞、室速、为心房或心室超速起搏，对阿托品无反应的反复发生的窦性停搏（＞3 s）。

Ⅱb类：任何年龄组的双分支阻滞，新发或任何年龄组的孤立性右束支传导阻滞。

Ⅲ类：一度房室传导阻滞，血流动力学正常的二度Ⅰ型房室传导阻滞，加速性室性自主心律，急性心肌梗死前存在的束支或分支传导阻滞。

2. 永久起搏的治疗建议

Ⅰ类：急性心肌梗死后希-浦系统的持续二度房室传导阻滞伴双束支传导阻滞或完全性房室传导阻滞（B级证据），一过性高度（二度或三度）房室传导阻滞伴束支传导阻滞（B级证据），任何水平有症状的传导阻滞（C级证据）。

Ⅱb类：房室结水平的持续高度（二度或三度）房室传导阻滞（窄QRS波），即使无症状，可考虑永久心室起搏治疗（B级证据）。

Ⅲ类：一过性房室传导障碍但无室内传导异常（B级证据），一过性房室传导障碍伴孤立性左前分支传导阻滞（B级证据），无房室传导阻滞的获得性左前分支传导阻滞（B级证据），分支或束支阻滞伴持续性无症状一度房室传导阻滞（B级证据）。

二、室内传导阻滞

室内传导阻滞是指激动在心室内传导发生了异常，为希氏束以下传导系统内的传导延迟或中断。室内传导阻滞按阻滞部位可分为左束支分支阻滞、右束支传导阻滞、不完全性右束支传导阻滞、间歇性束支传导阻滞、双侧束支传导阻滞。

发生室内传导阻滞的患者可行电生理检查，电生理检查可回答以下问题：①患者是否会发生房室传导阻滞和快速性心律失常；②植入起搏器治疗缓慢性心律失常及药物治疗快速性心律失常，能否改变疾病的自然转归。以上两个问题有助于制订下一步治疗方案。

第六节　抗心律失常药物的应用

给予心律失常患者长期药物治疗之前，应了解心律失常发生的原因、基础心脏病变及有无可纠正的诱因，如心肌缺血、电解质紊乱、甲状腺功能异常或抗心律失常药物的致心律失常作用。正确合理使用抗心律失常药物的原则包括：①注意基础心脏病的治疗和病因、诱因的纠正；②注意掌握抗心律失常药物的适应证；③注意抗心律失常药物的不良反应，包括对心功能的影响、致心律失常作用和对全身其他脏器与系统的不良反应。

抗心律失常药物最常见的分类方法是根据药物阻断细胞膜离子流（如钾离子、钠离子或钙离子）的作用，以及阻断 β 肾上腺素能受体的作用进行分类[32-34]。

Ⅰ类药物：阻滞快钠通道，降低0相上升速率（Vmax），减慢心肌传导，有效终止钠通道依赖的折返。包括ⅠA、ⅠB和ⅠC类。

ⅠA类药物（延长动作电位时限）：包括奎尼丁、丙比胺、普鲁卡因酰胺等。

ⅠB类药物（缩短动作电位时限）：包括利多卡因、苯妥英、美西律、妥卡尼等。

ⅠC类药物（轻度延长动作电位时限）：包括氟卡尼、普罗帕酮、莫雷西嗪等。

Ⅱ类药物：阻滞 β 肾上腺素能受体，降低交感神经反应，减轻由 β 受体介导的心律失常。阻滞 β1 受体的药物包括阿替洛尔、美托洛尔、艾司洛尔，阻滞 β1、β2 受体的药物主要为普萘洛尔、索他洛尔。

Ⅲ类药物：基本为钾通道阻滞剂，延长心肌细胞动作电位时程，延长复极时间，延长有效不应期，有效地终止各种微折返。包括胺碘酮、索他洛尔、溴苄胺、多非利特、伊布利特等。

Ⅳ类药物：为 L 型钙通道阻滞剂，主要阻滞心肌细胞的兴奋收缩偶联，减慢窦房结和房室结构的传导，包括维拉帕米和地尔硫䓬等。

上述分类方法依据的是体外单细胞实验时药物对离子流的影响，未考虑药物已知的电生理特性和药物对心律失常的影响。因而，我们需要更好地掌握药物在体内对致心律失常组织的个体化作用，深入理解为何一种已知的药物既有抗心律失常作用，又有致心律失常作用。

参考文献

[1] Zhou Z, Hu D. An epidemiological study on the prevalence of atrial fibrillation in the Chinese population of mainland China. J Epidemiol, 2008, 18（5）: 209-216.

[2] Zhang S. Atrial fibrillation in mainland China: epidemiology

[3] and current management. Heart, 2009, 95（13）: 1052-1055.

[3] Chugh SS, Havmoeller R, Narayanan K, et al. Worldwide epidemiology of atrial fibrillation: a Global Burden of Disease 2010 Study. Circulation, 2014, 129（8）: 837-847.

[4] Schnabel RB, Yin X, GonaP, et al. 50 year trends in atrial fibrillation prevalence, incidence, risk factors, and mortality in the Framingham Heart Study: a cohort study. Lancet, 2015, 386（9989）: 154-162.

[5] 中华医学会心血管病学分会，中国生物医学工程学会心律分会. 心房颤动诊断和治疗中国指南，中华心血管病杂志，2023, 51（6）: 572-618.

[6] Mansour M, Heist EK, Agarwal R, et al. Stroke and cardiovascular events after ablation or antiarrhythmic drugs for treatment of patients with atrial fibrillation. Am J Cardiol, 2018, 121（10）: 1192-1199.

[7] Callans DJ. Apples and oranges: comparing antiarrhythmic drugs and catheter ablation for treatment of atrial fibrillation. Circulation, 2008, 118（24）: 2448-2490.

[8] Jais P, Cauchemez B, Macle L, et al. Catheter ablation versus antiarrhythmic drugs or atrial fibrillation: the A4study. Circulation, 2008, 118（24）: 2498-2505.

[9] Oral H, Pappone C, Chugh A, et al. Circumferential pulmonary-vein ablation for chronic atrial fibrillation. N Engl J Med, 2006, 354（9）: 934-941.

[10] Pappone C, Augello G, Sala S, et al. A randomized trial of circumferential pulmonary vein ablation versus antiarrhythmic drug therapy in paroxysmal atrial fibrillation: the APAF Study. J Am Coll Cardiol, 2006, 48（11）: 2340-2347.

[11] Stabile G, Bertaglia E, Senatore G, et al. Catheter ablation treatment in patients with drug-refractory atrial fibrillation: a prospective, multi-centre, randomized, controlled study（Catheter Ablation For The Cure Of Atrial Fibrillation Study）. Eur Heart J, 2006, 27（2）: 216-221.

[12] Wazni OM, Marrouche NF, Martin DO, et al. Radio-frequency ablation vs antiarrhythmic drugs as first-line treatment of symptomatic atrial fibrillation: a randomized trial. JAMA, 2005, 293（21）: 2634-2640.

[13] Wilber DJ, Pappone C, Neuzil P, et al. Comparison of antiarrhythmic drug therapy and radiofrequency catheter ablation in patients with paroxysmal atrial fibrillation: a randomized controlled trial. JAMA, 2010, 303（4）: 333-340.

[14] Kuck KH, Brugada J, Furnkranz A, et al. Cryoballoon

or radiofrequency ablation for paroxysmal atrial fibrillation. N Engl J Med, 2016, 374（23）: 2235-2245.

［15］Kuck KH, Furnkranz A, Chun KR, et al. Cryoballoon or radiofrequency ablation for symptomatic paroxysmal atrial fibrillation: reintervention, rehospitalization, and quality-of-life outcomes in the FIRE AND ICE trial. Eur Heart J, 2016, 37（38）: 2858-2865.

［16］Wolf PA, Abbott RD, Kannel WB. Atrial fibrillation as an independent risk factor for stroke: the Framingham Study. Stroke, 1991, 22（8）: 983-988.

［17］Wattigney WA, Mensah GA, Croft JB. Increasing trends in hospitalization for atrial fibrillation in the United States, 1985 through 1999: implications for primary prevention. Circulation, 2003, 108（6）: 711-716.

［18］Kirchhof P, Benussi S, Kotecha D, et al. 2016 ESC Guidelines for the management of atrial fibrillation developed in collaboration with EACTS. Eur Heart J, 2016, 37（38）: 2893-2962.

［19］Lip GY, Frison L, Halperin JL, et al. Comparative validation of a novel risk score for redicting bleeding risk in anticoagulated patients with atrial fibrillation: the HAS-BLED（Hyper-tension, Abnormal Renal/Liver Function, Stroke, Bleeding History or Predisposition, Labile INR, Elderly, Drugs/Alcohol Concomitantly）score. J Am Coll Cardiol, 2011, 57（2）: 173-180.

［20］Kennedy HL, Whitlock JA, Sprague MK, et al. Long-term follow-up of asymptomatic healthy subjects with frequentand complex ventricular ectopy. N Engl J Med, 1985, 312（4）: 193-197.

［21］Southall DP, Johnston F, Shinebourne EA, et al. 24-hour electrocardiographic study of heart rate and rhythm patterns in population of healthy children. Br Heart J, 1981, 45（3）: 281-291.

［22］Camm AJ, Evans KE, Ward DE, et al. The rhythm of the heart in active elderly subjects. Am Heart J, 1980, 99（5）: 598-603.

［23］中华医学会心电生理和起搏分会，中国医师协会心律学专业委员会. 2020 室性心律失常中国专家共识（2016 共识升级版），中华心律失常学杂志，2020，24（03）: 188-258.

［24］Connolly SJ, Gent M, Roberts RS, et al. Canadian implantable defibrillator study（CIDS）: a randomized trial of the implantable cardioverter defibrillator against

amiodarone. Circulation, 2000, 101（11）: 1297-1302.

［25］Kuck KH, Cappato R, Siebels J, et al. Randomized comparison of antiarrhythmic drug therapy with implantable defibrillators in patients resuscitated from cardiac arrest: the Cardiac Arrest Study Hamburg（CASH）. Circulation, 2000, 102（7）: 748-754.

［26］Antiarrhythmics versus Implantable Defibrillators（AVID）Investigators. A comparison of antiarrhymic-drug therapy with implantable defibrillators in patients resuscitated from near-fatal ventricular arrhythmias. N Engl J Med, 1997, 337（22）: 1576-1583.

［27］Schwartz PJ, Moss AJ, Vincent GM, et al. Diagnostic criteria for the long QT syndrome. An update. Circulation, 1993, 88（2）: 782-784.

［28］Priori SG, Wilde AA, Horie M, et al. Executive summary: HRS/EHRA/APHRS expert consensus statement on the diagnosis and management of patients with inherited primary arrhythmia syndromes. Heart Rhythm, 2013, 10（12）: e85-e108.

［29］Priori SG, Blomstrom-Lundqvist C, Mazzanti A, et al. 2015 ESC Guidelines for the management of patients with ventricular-rhythmias and the prevention of sudden cardiac death: The Task Force for the Management of Patients with Ventricular Arrhythmias and the Prevention of Sudden Cardiac Death of the European Society of Cardiology（ESC）. Endorsed by: Association for European Peadiatric and Congenital Cardiology（AEPC）. Eur Heart J, 2015, 36（41）: 2793-2867.

［30］Pedersen CT, Kay GN, Kalman J, et al. EHRA/HRS/APHRS expert consensus on ventricular arrhythmias. Heart Rhythm, 2014, 11（10）: e166-e196.

［31］刘霞，戚文航. 心室扑动和心室颤动［M］// 陈新. 临床心律失常学，第2版. 北京: 人民卫生出版社，2009: 540-551.

［32］Morady F, DiCarlo LA Jr, Baerman JM, et al. Rate-dependent effects of intravenous lidocaine, procainamide and amiodarone on intraventricular conduction. J Am Collin Cardiologist, 1985, 6（1）: 179-185.

［33］Buxton AE, Marchlinski FE, Miller JM, et al. The human atrial strength-interval relation. Influence of cycle length and procainamide. Circulation, 1989, 79（2）: 271-280.

［34］Soriano J, Almendral J, Arenal A, et al. Rate-dependent failure of ventricular capture in patients treated with oral propafenone. Eur Heart J, 1992, 13（2）: 269-274.

第十三章
心房颤动的诊断、临床危害和处理

（卢尚欣 左 嵩 马长生）

第一节 心房颤动的流行病学和病因

一、心房颤动的流行病学

心房颤动（房颤）是临床上常见的心律失常之一，目前全世界约3350万人罹患房颤，预计至2050年房颤患病人数将再增加2倍[1]。房颤与脑卒中风险增加5倍及全因死亡风险增加2倍相关[2]，此外房颤还与加速心力衰竭（心衰）进展及增加猝死风险相关。房颤的发病率与年龄及性别相关，在40岁以下的人群中，房颤每年发病率约0.1%；而80岁以上的女性及男性，房颤每年发病率分别为1.5%和2%。明尼苏达州的一项队列研究发现，1980年至2000年间，校正年龄后男性房颤发病率由4.4%增加到5.4%，女性由2.4%增加到2.8%[3]。亚洲人群房颤患病率和发病率均低于北美或欧洲地区，但这种差异可能与亚太地区低估其房颤患病情况相关[4]。胡大一教授等[5]对我国13个省和直辖市29 079例30～85岁人群的流行病学调查显示，房颤年龄校正后患病率为0.65%，随年龄增长患病率增加，在＞80岁人群中高达7.5%。张澍教授等[6]针对不同地区19 368例成年人（≥35岁）的横截面调查结果显示，我国房颤年龄校正后患病率为0.74%，＜60岁男女患病率分别为0.43%和0.44%，＞60岁男女患病率分别增长至1.83%和1.92%。

二、心房颤动的病因

房颤发病机制复杂，多方面因素均可增加房颤易感性，促进房颤的发生、维持，包括年龄增加、原发疾病［包括心血管疾病如高血压、心脏瓣膜疾病、冠心病、先天性心脏病、心肌病等，以及非心血管疾病，如内分泌疾病（如甲状腺功能亢进）、呼吸系统疾病（如睡眠呼吸暂停综合征、慢性阻塞性肺疾病等）、自身免疫性疾病、肿瘤等］、不健康生活方式（超重/肥胖、饮酒、吸烟、体力活动过量/不足等）、遗传等。此外，严重疾病状态（如重症感染）及外科手术均会增加房颤发生风险[1-2]。

房颤尤其是早发房颤，与遗传因素的参与呈强相关性，研究发现具有家族性房颤病史的患者，若一级亲属确诊房颤，则本人罹患房颤的风险约增加40%[7]。一些年轻的房颤患者，患有遗传性心肌病或离子通道病。这些单基因疾病还带来猝死风险，高达1/3的患者携带有易患房颤的常见基因突变。基因变异将来可能对房颤患者选择节律控制或室率控制提供参考依据[8-9]，并且可能改善房颤诊断和管理措施[10-11]，但目前不推荐常规检测房颤相关的常见基因变异[12]。

第二节 心房颤动的筛查和诊断

一、心房颤动的定义

单导联心电图（≥30 s）或12导联心电图（≥10 s）显示P波消失，代之以大小、形态及时限均不规则的颤动波（f波）、RR间期绝对不规则即可诊断为房颤。房颤发作时，心房规律的电活动和机械收缩消失，代之以快速而无序的心房电活动，心房无序的颤动失去了有效的收缩与舒张，导致心房泵血功能恶化或丧失，心排血比窦性时减少达25%或更多，此外房室结对快速心房激动的递减传导，继而引起心室收缩极不规则。

二、心房颤动的临床表现及体格检查

（一）临床表现

房颤症状的严重程度在个体间差别很大，部分患者可因症状不特异或较轻而逐渐耐受，约1/4的患者自述无症状[13]。房颤最常见的症状为心悸、活动耐力下降和胸部不适，部分患者也可有头晕、焦虑及尿量增加（心房利钠肽分泌增多所致）等症状。

房颤发作影响血流动力学者多合并器质性心脏病及心功能不全，也可见于房颤转变为心房扑动（房扑）或合并预激综合征导致心室率极快的情况。房颤合并晕厥最常见于阵发性房颤发作终止时出现长R-R间期的情况，也可见于严重栓塞事件、心室率极快导致血流动力学不稳定等情况，以及合并肥厚型心肌病（hypertrophic cardiomyopathy，HCM）、主动脉瓣狭窄等基础心脏病的患者。此外，房颤也是成人心动过速性心肌病最常见的原因[14]。

血栓栓塞或心衰等并发症也可为房颤首发表现。房颤增加体循环栓塞的风险。体循环栓塞的血栓常来自左心房，多在左心耳部，因血流淤滞、心房失去收缩力所致。

（二）体格检查

房颤患者的主要体征包括心律绝对不齐、第一心音强弱不等、脉搏短绌等。听诊可闻及第一心音强弱变化不定，心律不规整，心率快于脉率，原因是许多心室搏动过弱以致不足以开启主动脉瓣，或因动脉血压波太小，未能传导至外周动脉，颈静脉搏动a波消失。

（三）心房颤动的心电图特征

P波消失：房颤时，心电图上表现为P波消失，出现基线不规则、形态和振幅均不规则的波形（f波），频率350～600次/分。

RR间期绝对不等：房颤时，QRS波群节律不规则，致使RR间期绝对不等。

QRS波群形态多正常，但当合并功能性束支传导阻滞时（或称室内差异性传导），QRS波群可呈现宽大畸形。

RR长间歇：部分阵发性房颤患者，当快速房颤终止时，窦房结起搏细胞由于超速抑制，自律性未及时恢复，导致RR长间歇，出现心室停搏。此外动态心电图可发现房颤患者夜间心室率较慢，甚至出现长达2 s以上的心室停搏。

（四）心房颤动的筛查

1. 一般人群的房颤筛查

房颤的筛查策略包括机会性筛查（指全科医师对因不同原因在社区就诊的患者通过脉搏触诊或心电图进行房颤筛查）和系统性筛查（指对高危人群通过定期或连续心电监测进行系统详细的房颤筛查）。房颤筛查方式包括心电模式与非心电模式，前者包括普通心电图、动态心电图、手持式或可穿戴式心电记录仪以及心脏置入式电子装置等，后者包括脉搏触诊、光容积脉搏波描记和使用有房颤识别功能的电子血压计等[15]。脉搏触

诊、血压计测量、非 12 导联心电图和移动设备检测房颤的敏感性相似，其中脉搏触诊的特异性较低，但由于简单易行，仍然是房颤检测的实用手段。非心电模式检测到可疑房颤时，须另行心电监测方可确诊。有研究发现对年龄 ≥ 65 岁人群一般应用单导联心电图或联合脉搏触诊、血压计测量进行机会性筛查未显著提高房颤检出率[16-17]。对年龄 ≥ 70 岁的无房颤人群进行系统性筛查可显著提高房颤检出率，但根据筛查结果进行抗凝治疗的获益尚存在争议[18-19]。已有机器学习和人工智能技术根据窦性心律心电图识别患者是否有房颤的报道，人工智能技术未来对于房颤筛查策略具有颠覆性潜力[1]。

2. 心脏置入式电子装置患者的房颤筛查

具有心房感知功能的心脏置入式电子装置（cardiac implantable electronic device，CIED）通过连续监测可检出房性快速性心律失常，也被称为心房高频事件（atrial high frequency event，AHRE），包括房性心动过速、房扑和房颤。AHRE 的持续时间及频率在各研究中略有差别，目前的指南和共识建议将持续时间和频率下限分别界定为 5 min和 175 次 / 分[1]。荟萃分析显示，无临床房颤病史的患者若发生 AHRE，其发生临床房颤的风险为无 AHRE 者的 5.7 倍，缺血性卒中或体循环栓塞风险为无 AHRE 者的 2.4 倍[20]。且 CIED 检出的房颤负荷与缺血性卒中的发生风险具有显著相关性，房颤负荷超过 1 h 的患者发生缺血性卒中的风险比为房颤负荷 < 1 h 的患者的 2.11 倍[21]。故常规程控时应评估 AHRE 并明确房颤诊断，以及时调整抗凝治疗决策。

第三节　心房颤动的类型

一、根据房颤发作频率及房颤持续时间进行分类

近年来随着研究的深入，按照房颤发作的频率和持续时间进行分类已成为共识，该分类方法有助于对房颤患者进行临床管理。

（一）2023 心房颤动诊断和治疗中国指南[1]

（1）阵发性房颤：房颤持续时间短于 7 天。

（2）持续性房颤：房颤持续时间 7 天及以上。

（3）持久性房颤：房颤持续时间超过 1 年。

（4）永久性房颤：转复并维持窦性心律可能性小，房颤持续 10 ～ 20 年以上，心电图显示近乎直线的极细小 f 波；或心脏磁共振成像显示左心房纤维化面积占左心房面积的 30% 以上。

通过房颤的持续时间对其进行分类的临床意义在于导管消融对阵发性房颤的疗效可能优于持续性房颤[22]。患者可同时存在阵发性房颤和持续性房颤，此时应当按照其更常见的类型进行分类[23]。

（二）2023 年美国心脏病学会（ACC）/美国心脏学会（AHA）

该指南基于房颤发展的不同阶段进行了分期：

1 期　存在可改善和不可改善房颤风险因素，如饮酒、肥胖、高血压、糖尿病、缺乏锻炼等，有发生房颤风险。

2 期　房颤前期，存在有易患房颤的心脏结构或心脏电活动异常证据，如心房扩大、房性心动过速等。

3A 期　阵发性房颤，房颤发作 7 天内，可自行转复窦性心律或经干预治疗转复，此后房颤可以不同的频率反复发作。

3B 期　持续性房颤，房颤持续时间超过 7 天。

3C 期　长期持续性房颤，房颤持续 > 12 个月。

3D 期　房颤消融成功，消融或外科干预后房颤终止。

4 期　永久性房颤。当患者和医生共同决定放弃恢复或维持窦性心律时，则考虑可定义为永久性房颤。

（三）2020年欧洲心脏病学会（ESC）[12]

（1）首次诊断的房颤：此前未曾诊断过房颤，无论此次房颤的持续时间或是否存在房颤相关症状及其严重程度。

（2）阵发性房颤：房颤持续时间小于7天或通过干预终止。大多数患者在发作后48 h内终止。一些患者发作可能持续至7天。在7天内被电复律转复为窦性心律的房颤发作也视为阵发性房颤。

（3）持续性房颤：发作时持续时间多于7天的房颤，包括7天或7天以上因为药物或电复律终止的房颤发作。

（4）长程持续性房颤：当决定采用节律控制策略时，房颤持续时长＞12个月。

（5）永久性房颤：已经被患者（和医生）接受的房颤。根据定义，对于永久性房颤的患者，并不追求节律控制。一旦采用节律控制策略，房颤类型应被分类为"长程持续性房颤"。

二、特殊类型房颤

（1）孤立性房颤：指无器质性心脏病（高血压、糖尿病、心肌病等）的年轻患者发生的房颤。但房颤的危险因素众多，该定义过于宽泛，目前已不建议使用。

（2）沉默性房颤：又称无症状性房颤，指没有临床症状的房颤类型。

三、房颤的临床分型[23]

（1）继发于结构性心脏病的房颤：出现在左心室收缩或舒张功能不全、长期高血压伴有左心室肥厚和（或）其他结构性心脏病患者中的房颤。这些患者发作房颤是住院和不良预后的预测因子。主要的病理机制为心房压力增加，结构重构，伴有交感神经和肾素-血管紧张素系统激活。

（2）局灶性房颤：具有反复频繁的心房激动，阵发性房颤短期发作的患者。通常症状较明显，患者年龄较年轻，伴有可识别的心房波（粗颤），心房异位激动和（或）房性心动过速进展为房颤。该类型的房颤多源于肺静脉的局灶触发因子，由一个或几个折返驱动灶引起的房颤也被认为导致这类房颤的原因。

（3）多基因房颤：携带与早发房颤相关的常见基因变异，目前仍在研究中，某些基因变异也可能影响房颤的治疗效果。

（4）术后房颤：术前为窦性心律且既往无房颤病史的患者，在重大外科（尤其是心脏）手术后新出现的房颤（通常可自行终止）。该类型通常与炎症、心房氧化应激、交感活性增高、电解质变化和容量超负荷等因素相关。

（5）二尖瓣狭窄或机械瓣置换术后的房颤：左心房压力和容量负荷是心房扩大和心房结构重构的主要驱动因素。

（6）运动员房颤：通常呈阵发性，与训练的持续时间和强度有关。主要原因为迷走神经张力和心房容量增加。

（7）单基因房颤：遗传性心肌病患者合并的房颤，包括离子通道病患者发生的房颤。在这些患者中，引起猝死的致心律失常机制可能会导致房颤的发生。

第四节　心房颤动的危害

一、全因死亡及疾病负担

在男性和女性中，房颤分别与全因死亡率增加2倍、1.5倍相关[24-25]。抗凝可显著减少因卒中而导致的死亡。在已接受优化治疗的房颤患者中，由于其他心血管原因导致的死亡并非少见，如心衰、猝死等[24]。60%以上的房颤患者有不同程度的症状，16.5%伴有严重或致残性症状[13, 26]。房颤患者住院率非常高，达到了43.7次/100人年，心血管住院（26.3次/100人年）较非心血管住院

（15.7 次 /100 人年）更为常见[27]。在美国，每年房颤相关的花费约 160 亿美元[28]，较非房颤患者增加 73%[29]；在英国，过去 5 年中房颤相关的花费增加了 1 倍[30]，给患者及社会带来了沉重的负担。

二、脑卒中 / 短暂性脑缺血发作、体循环动脉血栓

房颤患者缺血性脑卒中风险增加 4 ~ 5 倍[2, 31]，且合并房颤而发生脑卒中的患者较未合并者致死率（近 20%）、致残率（近 60%）更高，预后更差[32]。无论是否接受抗凝治疗，亚裔房颤患者更易发生缺血性脑卒中，且同时发生出血性脑卒中风险较高[33]。此外，房颤还可增加体循环动脉栓塞风险。体循环栓塞常见部位为下肢、肠系膜、内脏及上肢，60% 的患者需要介入或外科手术进行干预，发生事件 30 天内的致残率、致死率分别为 20% 和 25%[34]。

三、心力衰竭

心衰和房颤是 21 世纪的两大心血管"流行病"，两者通常互为因果，相互促进，从而形成恶性循环。房颤患者发生心衰的风险增加 3 倍，且症状更为严重[35]。房颤合并心衰患者的患病率为 10% ~ 50%[36]。房颤发作时，心房收缩功能丧失，心室率较快且心室收缩不规整，都会导致心功能进一步恶化，因此房颤合并心衰的患者临床预后较差[37]。而严重的心衰也会反过来增快房颤的心室率[35]。

四、心肌梗死

房颤可增加心肌梗死风险，尤其在女性人群中更为显著[38]。在确诊冠状动脉粥样硬化性心脏病的患者中，合并房颤的患者发生心肌梗死和心血管不良事件的风险较未合并者更高。这可能是因为心肌梗死和房颤具有相同的危险因素，因此共同的病理生理机制导致房颤患者心肌梗死发生风险较高。另一种可能的机制是房颤患者心室率控制不佳从而诱发心肌梗死。

五、认知功能下降、痴呆

房颤患者的认知功能下降，其发生痴呆、阿尔茨海默病、血管性痴呆的风险升高。已有研究证实，即使在未合并脑卒中的房颤患者中，房颤同样可以导致认知功能下降和海马部萎缩，对认知的影响主要表现在记忆力、执行力、学习能力和注意力几个方面[39]。

六、肾功能不全

房颤合并肾功能不全的患病率为 15% ~ 20%。已有研究证实肾功能不全可增加房颤发生风险，而房颤也是肾功能不全的独立风险因素。房颤合并肾功能不全患者的血栓栓塞事件、出血及死亡风险增加，这可能与抗心律失常药物（antiarrhythmic drugs，AAD）和抗凝药的副作用相关[40]。

第五节 心房颤动的治疗

一、房颤的综合管理

房颤的综合管理强调对患者的整体管理，包括对患者心血管危险因素和合并症的管理。

（一）房颤综合管理路径

房颤综合管理的目标是通过以心血管内科为主导的多学科合作，为患者提供个体化诊疗方案。内容包括预防卒中，通过节律和（或）室率控制改善症状，控制心血管危险因素、治疗合并症，

以及为患提供自我管理、生活方式改变、社会心理等方面的支持[41]。

房颤心脏团队应当由一位有抗心律失常药物治疗经验的心脏病专家、一位介入电生理专家和一位有经验的心脏外科医生组成，从而选择适当的患者、介入或外科消融技术。应当建立这样的房颤心脏团队，构建一个合作平台，可以让主管的医师和房颤心脏专家、介入电生理专家和房颤外科医师之间有持续互动，从而提供优化建议，并最终提高房颤患者的管理及治疗效果。

应充分利用互联网技术、新媒体和专病管理软件等工具，开展形式多样、专科医生和全科医生协作、患者和家庭共同参与的个体化高质量患者教育。远程健康管理、可穿戴式设备等新技术的发展和普及，很大程度上提高了疾病的管理效率[42]。未来，房颤管理将是医疗场所诊疗活动与远程健康管理的结合，从而为患者提供更好的诊疗服务。

（二）合并危险因素的管理

不良生活方式、心血管危险因素及合并症与房颤的发生、发展密切相关，严格管理相关危险因素及合并症是房颤综合管理的重要组成部分。

1. 肥胖

肥胖会显著增加房颤患者的卒中及死亡风险，也是房颤消融术后复发的独立危险因素。减重可减轻房颤相关症状，改善生活质量，降低导管消融术后复发率[43]。

2. 运动

运动与房颤发生风险的关系比较复杂，适当强度的运动可预防房颤的发生，但长期高强度运动的运动员房颤发生风险高[44]。适当运动（每周 ≥ 150 min 中等强度或 ≥ 75 min 高强度）与房颤患者长期心血管死亡和全因死亡风险下降相关[45]。

3. 饮酒

饮酒是房颤发生的危险因素，同时增加房颤患者出血和卒中风险，戒酒可减少房颤发作，降低房颤负荷[46-47]。有研究显示戒酒与导管消融术后房颤复发率下降相关[48]。

4. 吸烟

吸烟人群房颤发生风险更高，且呈剂量依赖关系，戒烟者的房颤发生风险显著低于目前吸烟者[49]。

5. 糖尿病

糖尿病患者房颤发生风险升高 34%，同时糖尿病也会增加房颤患者的卒中和死亡风险。荟萃分析显示，钠−葡萄糖协同转运蛋白 2 抑制剂（sodium-glucose cotransporter-2 inhibitor，SGLT-2i）可降低糖尿病患者的新发房颤风险[50]。在房颤合并糖尿病人群中，SGLT-2i 可降低主要心血管事件风险[51]。小样本量随机对照研究（randomized controlled trial，RCT）提示 SGLT-2i 可减少导管消融术后复发[52]。

6. 高血压

高血压是发生房颤的重要危险因素，SPRINT 研究后续分析显示强化降压（控制收缩压 < 120 mmHg，1 mmHg = 0.133 kPa）与新发房颤风险较低相关[53]。房颤人群合并高血压的比例高达 60% ~ 80%，高血压也显著增加房颤人群不良心血管事件风险，针对 RCT 的荟萃分析显示，房颤人群降压治疗的获益与非房颤人群相似[54]。SPRINT 研究的房颤亚组分析显示，房颤人群强化降压治疗的绝对心血管获益高于非房颤人群[55]。房颤患者最佳血压控制目标值还有待进一步研究。

7. 阻塞性睡眠呼吸暂停综合征

20% ~ 70% 的房颤患者合并阻塞性睡眠呼吸暂停，阻塞性睡眠呼吸暂停影响房颤患者电复律、导管消融和 AAD 治疗的成功率[56]。但 RCT 证据表明持续正压通气治疗不降低房颤负荷，也不增加导管消融成功率[57]。

二、房颤的抗凝治疗

见第十四章。

三、节律和室率控制

（一）心室率控制

心室率控制是房颤管理不可或缺的部分，室率控制可明显改善房颤相关症状，房颤患者接受心室率控制治疗时，需根据患者的症状、合并症及心功能状态等情况个体化决定心室率控制策略。

1. 心室率控制目标值

房颤心室率控制策略包括严格的心室率控制（静息心率≤ 80 次/分，中等强度运动时心率＜ 110 次/分）和宽松的心室率控制（静息心率＜ 110 次/分）。有研究发现宽松心室率控制的主要复合终点（死亡、住院、卒中、出血和恶性心律失常）不劣于严格心室率控制。因此，房颤患者的初始心室率控制目标可设定为静息心率＜ 110 次/分，若患者症状仍持续，则考虑进行更严格的心室率控制。房颤合并心衰是常见的临床问题，国际指南对这类患者的心室率控制目标推荐并不一致，建议以心衰症状控制满意为标准[1]。

2. 长期控制心室率药物

心室率控制的常用药物包括 β 受体阻滞剂、非二氢吡啶类钙通道阻滞剂（ND-CCB）、洋地黄类药物及某些抗心律失常药物（如胺碘酮）。

（1）β 受体阻滞剂：尽管 β 受体阻滞剂在合并射血分数降低心衰的房颤患者中未显示预后获益，但考虑到心室率控制可能改善症状和心脏功能，且已发表的研究中未发现有害临床证据，同时基于观察性研究中其对紧急心室率控制优于地高辛，因此指南推荐 β 受体阻滞剂可作为房颤心室率控制的一线药物。

（2）ND-CCB：此类药物应避免用于射血分数降低心衰患者，因其具有负性肌力作用。

（3）洋地黄类药物：在房颤患者中使用洋地黄类药物是否会增加死亡率，目前尚无定论。必要时洋地黄类可谨慎地用于房颤的心室率控制，较低剂量地高辛（每日剂量≤ 250 μg，血清地高辛浓度 0.5 ～ 0.9 ng/ml）可能较为合适。

（4）其他抗心律失常药物：因胺碘酮伴随的多种心外副作用限制了其在临床上的长期使用，目前仅作为药物联合治疗（如 β 受体阻滞剂或维拉帕米/地尔硫䓬和地高辛的联合治疗）控制心室率不佳时的备选药物。

总之，在房颤患者心室率控制方面，应当在个体化的基础上，考虑患者特征和意愿后，确定选择 β 受体阻滞剂、地尔硫䓬/维拉帕米、地高辛还是联合治疗。所有可提供的治疗均有潜在副

作用，治疗应当从低剂量开始，逐渐向上滴定剂量以达到症状改善。在临床实践中，通常需要联合用药以达到较好的心室率控制目标，见图 13-1。不同心室率控制策略在症状、生活质量和其他终点方面的获益正处于研究中。

3. 房室结消融＋植入永久性起搏器

对于心室率较快、症状明显且药物治疗效果欠佳，同时又不适合节律控制治疗的患者可考虑行房室结消融联合永久性起搏器植入以控制心室率。这一操作相对简单，且并发症和长期死亡风险低。在房室结消融前 4 ～ 6 周植入永久性起搏器，保证起搏器运行正常后再进行房室结消融。但房室结消融使得患者起搏器依赖，故房室结消融联合植入永久性起搏器仅限于药物不能有效控制心室率和症状明显的患者。起搏模式的选择（具有或不具有除颤功能的右心室或双心室起搏）应取决于患者的个体特征（包括左心室射血分数）。

（二）节律控制

节律控制是指尝试恢复并且维持窦性心律，在适当抗凝和心室率控制的基础上进行包括心脏复律、AAD 治疗和（或）射频消融治疗。恢复和维持窦性心律是房颤管理的重要部分。抗心律失常药物维持窦性心律的作用大约是安慰剂的 2 倍，当抗心律失常药物无效时，导管消融或联合药物治疗通常是有效的。

1. 药物复律

小规模对照试验、荟萃分析以及一些大型对照试验均已证实，抗心律失常药物能够恢复房颤患者的窦性心律。药物复律能将大约 50% 的新发房颤转复为窦性心律，对持续性房颤疗效较差[58]。因 AAD 有一定的不良反应，甚至可导致严重室性心律失常和致命性并发症，尤其对合并心脏增大、心衰及血电解质紊乱的患者应警惕使用。

在 AAD 选择和应用上强调安全性第一、有效性第二的原则，针对患者情况个体化选择 AAD 治疗策略，慎重评估各种 AAD 的应用时机、时限、剂量，避免过度应用，用药过程中始终注意用药监测、评估、调整。

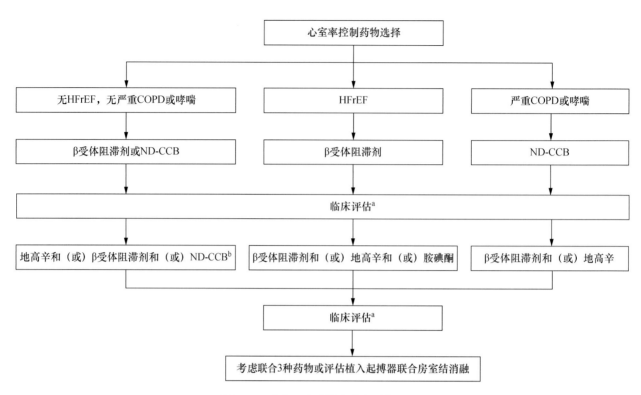

图 13-1　房颤心室率控制药物选择流程

（引自 2023 年《心房颤动诊断和治疗中国指南》）

注：HFrEF，射血分数减低的心力衰竭；COPD，慢性阻塞性肺疾病；ND-CCB，非二氢吡啶类钙通道阻滞剂；ᵃ临床评估包括评估静息心率，房颤/房扑相关的症状及生活质量；ᵇβ 受体阻滞剂和 ND-CCB 联用有协同作用，注意避免心动过缓，优选地高辛和一线药物中的 β 受体阻滞剂或 ND-CCB 联用。

目前用于房颤复律的药物主要是 Ⅰ C 类（氟卡尼、普罗帕酮）和 Ⅲ 类（胺碘酮、伊布利特、多非利特、维纳卡兰）抗心律失常药物，它们分别通过减慢传导速度和延长有效不应期来终止折返激动，从而达到房颤复律的目的。

对于无器质性心脏病患者，可静脉应用氟卡尼、普罗帕酮、伊布利特、维纳卡兰复律。多非利特也可用于新发房颤的复律治疗，上述药物复律无效或出现不良反应时可选择静脉应用胺碘酮。

伴有器质性心脏病的患者，应根据基础病类型及程度选用药物，伴有中等程度器质性心脏病的患者可以选择静脉应用伊布利特、维纳卡兰。此外，维纳卡兰也可用于轻度心衰（NYHA Ⅰ 级或 Ⅱ 级）的患者包括缺血性心脏病患者，但禁用于伴有低血压或严重主动脉瓣狭窄的患者。上述方法无效可选用胺碘酮。伴有严重器质性心脏病、心衰以及缺血性心脏病患者应选择静脉胺碘酮。

在恢复窦性心律方面，胺碘酮和氟卡尼均比

索他洛尔更有效。索他洛尔兼具 β 受体阻滞剂作用，但增加死亡风险。氟卡尼和普罗帕酮的安全性和有效性综合评价中等，可用于左心室收缩功能正常且无器质性心脏病患者的节律控制。在合理监测情况下应用多非利特在减少房性心律失常复发方面的有效性与胺碘酮相似，但不宜用于 QT 间期延长患者，且初始应用时应监测其对 QT 间期的影响。多非利特联合莫雷西嗪可减少多非利特对 QT 间期的影响，有望提高治疗有效性与安全性。各种 AAD 的长期用法和注意事项总结于表 13-1。

2."口袋药"复律策略

阵发性房颤患者，若症状发作不频繁，且在医院通过监测确认药物安全有效后，患者可在家中自行服用单剂量氟卡尼（200 ～ 300 mg）或普罗帕酮（450 ～ 600 mg）以恢复窦性心律[59]。与院内复律相比，这一方法似乎效果稍低，但具有实用性，且对于特定患者能够得到控制并提供保证。

表 13-1　长期抗心律失常药物的用法和注意事项

药物	常规剂量	禁忌 / 注意事项	主要药物代谢途径及药物相互作用
普罗帕酮	150 mg，每日 3 次	严重肝肾疾病、缺血性心脏病、左心室收缩功能下降、哮喘患者禁用； QRS 波时限延长超过基线水平的 25%、左束支传导阻滞和其他传导阻滞 > 120 ms 时停药； 窦房 / 房室传导阻滞患者慎用； 可能延长房扑周长，导致房室 1 : 1 传导，加快心室率； 基线及药 1 ～ 2 周后监测心电图	主要经肝代谢； 抑制 P- 糖蛋白，增加地高辛血药浓度； 抑制 CYP2C9，增加华法林血药浓度（INR 升高 25%）
胺碘酮	负荷量： 400 ～ 600 mg/d，分次口服，持续 2 ～ 4 周 维持量： 100 ～ 200 mg，每日 1 次	减慢心率（10 ～ 12 次 / 分）； 可引起 QT 间期延长，谨慎与其他延长 QT 间期的药物合用，如 QT 间期 > 500 ms 需停药； 定期监测肝脏、肺部及甲状腺毒性； 明显甲状腺功能亢进症患者禁用； 基线及药 1 ～ 2 周后监测心电图	主要经肝代谢 抑制多种 CYP 同工酶而引起药物相互作用； 增加华法林血药浓度（INR 升高 0 ～ 200%）； 抑制 P- 糖蛋白，增加地高辛血药浓度
决奈达隆	400 mg，每日 2 次	NYHA Ⅲ / Ⅳ级或不稳定的心衰患者禁用； 永久性持续房颤或房扑患者禁用； 可导致 QT 间期延长； 心动过缓； 不可与其他延长 QT 间期的药物合用； CrCl < 30 ml/min 患者禁用； QT 间期 > 500 ms 或增加 > 60 ms 时停药； 基线及用药 4 周后监测心电图	主要通过 CYP3A 代谢，血药浓度可受 CYP3A 的抑制剂和诱导剂的影响：慎用 CYP3A 抑制剂（如维拉帕米、地尔硫䓬、酮康唑、大环内酯类抗生素、蛋白酶抑制剂、柚子汁）和诱导剂（如利福平、苯巴比妥、苯妥英）； 抑制 CYP3A、CYP2D6 和 P- 糖蛋白：增加部分他汀类药物、西罗莫司、他克莫司、β 受体阻滞剂、地高辛的血药浓度
索他洛尔	80 ～ 160mg，每日 2 次	HFrEF、明显左心室肥厚、QT 间期延长、哮喘、低钾血症、CrCl < 30 ml/min 患者禁用； QT 间期 > 500 ms 或较基线增加 > 60 ms 时停药； 剂量加大增加尖端扭转型室速风险； 基线及药 1 ～ 2 周后监测心电图	主要经肾排泄，肾功能受损者减量（CrCl 30 ～ 60 ml/min 患者需每日 1 次应用）
氟卡尼	100 ～ 200 mg，每日 2 次或 200 mg 每日 1 次（缓释片）	CrCl < 35 ml/min 或严重的肝病患者禁用； 缺血性心脏病或 HFrEF 患者禁用； QRS 波时限延长超过基线水平的 25%、存在左束支传导阻滞和其传导阻滞、QRS 间期 > 120 ms 时停药； 窦房 / 房室传导阻滞患者慎用； 可延长房扑周长，导致房室 1 : 1 传导加快心室率； 基线及药 1 ～ 2 周后监测心电图	经 CYP2D6 转化为 2 种代谢产物，主要经肾排出； 与 CYP2D6 抑制剂合用会增加氟卡尼浓度； 延长房扑周长，通过房室 1 : 1 传导增加心室率（可通过与 β 受体阻滞剂或 ND-CCB 合用减少此风险）
多非利特	CrCl > 60 ml/min： 500 μg，每日 2 次； CrCl 40 ～ 60 ml/min： 250 μg，每日 2 次； CrCl 20 ～ 39 ml/min： 125 μg，每日 2 次	起始治疗时应严密监测心电图； 肌酐清除率 CrCl < 25 ml/min 患者禁用	主要经肾排泄，少部分经 CYP3A4 代谢； 长期使用胺碘酮的患者需停用胺碘酮 3 个月后方可使用多非利特

注：引自 2023 年《心房颤动诊断和治疗中国指南》。NYHA，纽约心功能分级；CrCl，肌酐清除率；HFrEF，射血分数降低的心力衰竭；CYP，细胞色素；INR，国际标准化比值；ND-CCB，非二氢吡啶类钙通道阻滞剂。

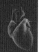

3. 电复律

同步直流电复律能够迅速有效地将房颤转复为窦性心律，是伴有严重血流动力学受损新发房颤患者的首选方法。预先使用某些抗心律失常药可提高转复窦性心律的成功率并预防房颤复发，如使用胺碘酮（需要数周）、索他洛尔、伊布利特、维纳卡兰、氟卡尼和普罗帕酮治疗后可改善电复律效果。β受体阻滞剂、维拉帕米，地尔硫䓬和地高辛不能可靠地终止房颤或有利于电复律。

（1）适应证：①血流动力学不稳定的房颤；②预激综合征（WPW）旁路前传伴快速心室率的房颤患者；③有症状的持续性或长程持续性房颤。

（2）禁忌证：①洋地黄中毒、低钾血症或其他电解质紊乱、感染或炎性疾病、甲状腺功能亢进症控制不佳等情况下，进行电复律可能导致恶性心律失常及全身病情恶化；②超声或其他影像检查证实心腔内血栓形成者，直流电复律导致体循环栓塞风险，通常需给予有效抗凝直至血栓溶解。

（3）操作流程：静脉给予咪达唑仑或丙泊酚进行麻醉。操作过程中应持续监测血压和血氧，备用静脉阿托品或异丙肾上腺素。采用与QRS波群同步直流电复律的方式复律，以免诱发心室颤动，双向波除颤器比单向波更为有效。起始电量一般为双向波100～200 J，起始使用较高能量可提高有效率，且减少电击次数和缩短需要镇静的时间。疑有房室传导阻滞或窦房结功能低下者，电复律前应有预防性心室起搏的准备。若复律不成功，可通过增加复律电量、改变电极板位置、对前胸电极板施加压力提高能量传递或使用抗心律失常等药物治疗。

（4）并发症：电复律时可能发生的并发症包括：血栓栓塞，镇静相关并发症，室速或心室颤动，缓慢性心律失常甚至心搏骤停，偶有皮肤灼伤或过敏、肌肉酸痛等不适。对已有左心功能严重损害的患者有诱发肺水肿的风险。此外，体内植入电子设备后行电复律可改变或影响电子设备预置功能。

4. 复律患者的抗凝治疗

房颤复律过程存在血栓栓塞的风险，复律前需确认心房内是否有血栓，并应依据房颤持续时间而采用恰当的抗凝以减少栓塞风险。

房颤持续时间＜48 h的患者，不需要常规进行经食管超声心动图检查，预先抗凝可直接复律，复律后仍需要4周的抗凝，4周之后是否需要长期服用抗凝药物需要根据CHA₂DS₂-VASc风险评分决定。

当房颤持续时间不明或≥48 h，心脏复律前抗凝治疗3周，复律后仍需要4周的抗凝，4周之后是否需要长期抗凝治疗需要根据CHA₂DS₂-VASc风险评分决定。需要早期复律时，通过经食管超声心动图排除左心房血栓后，可行即刻电复律，如果经食管超声心动图检查证实有血栓，应再进行≥3～4周抗凝之后，通过经食管超声心动图复查，确保血栓消失后行电复律，若仍存在血栓，不建议复律。

5. 复律后窦性心律的维持

大多数阵发性或持续性房颤患者恢复窦性心律后，复发房颤的风险仍然很大，抗心律失常药物可减少房颤复发频率、缩短房颤发作时间，与不治疗相比，抗心律失常药物维持窦性心律的效果大约提高一倍。长期采用抗心律失常药物进行节律控制时，首先应考虑药物的安全性，其次考虑药物的有效性，开始长期抗心律失常药物治疗的决定需要权衡症状、可能的药物不良反应和患者意愿。

（1）抗心律失常药物的抗心律失常作用

1）胺碘酮：胺碘酮是一种有效的多通道阻滞剂，可降低心室率，并且在心力衰竭患者中是安全的。但胺碘酮也可发生促心律失常作用，引起尖端扭转型室速，在治疗中应监测QT间期。胺碘酮心外副作用发生率高，且不良反应较大，尤其是在长期治疗时，这使其在适用其他抗心律失常药物的患者中限于二线治疗。由于其生物半衰期较长，胺碘酮不适合于间断的短期治疗。

2）决奈达隆：在至少合并一种心血管疾病的阵发性和持续性房颤患者中，决奈达隆可维持窦性心律、降低心室率、预防心血管住院以及心血管死亡。在近期失代偿性心衰患者中，决奈达隆增加死亡率。

3）氟卡尼和普罗帕酮：对预防房颤复发有效，但仅用于没有明显缺血性心脏病或心衰的患者，以免发生危及生命的室性心律失常。

4）索他洛尔：转复房颤的疗效差，但预防房颤复发的作用与普罗帕酮相当。使用过程中，注意监测血清钾、血清镁、肾功能，对合并哮喘、心衰、肾功能不全或 QT 间期延长的患者应避免使用。

5）多非利特：是另一种钾通道阻滞剂，对合并心功能减退的患者，多非利特维持窦性心律的作用明显优于安慰剂。

（2）非抗心律失常药物的抗心律失常作用：ACEI/ARB 治疗能预防左心室功能不全和高血压伴有左心室肥厚的患者发生房颤[60]。电复律后，可在抗心律失常药物的基础上加用 ACEI 或 ARB，以减少房颤复发。与安慰剂相比，窦性心律下射血分数降低心衰患者，β 受体阻滞剂治疗可降低新发房颤风险[61]。一些小规模随机对照试验显示围术期他汀类药物治疗能减少术后房颤风险[62-63]；然而，另一项安慰剂对照试验显示，围术期瑞舒伐他汀治疗对术后房颤发作无预防效果[64]。此外尚未能证实多不饱和脂肪酸在预防房颤方面的获益。

6. 房颤的外科治疗

房颤的外科治疗分为以下 2 类：①心脏外科手术同期行房颤外科治疗；②单纯为治疗房颤行外科手术或内−外科联合治疗房颤的外科治疗通过对心房壁的广泛切割与重新缝合形成区域性电隔离，消除大折返环存在的解剖基础，称为迷宫 III 型手术。利用射频、冷冻等能量替代切缝技术完成的迷宫手术称为迷宫 IV 型手术。目前射频能量已成为房颤外科消融手术最常用的消融能量来源。

将胸腔镜下心外膜消融与介入标测和导管消融技术相融合，形成了内、外科联合消融技术。在外科肺静脉隔离和心房线性消融基础上，同期或分期由内科介入医生行二、三尖瓣峡部消融和（或）碎裂电位消融或心内膜强化消融外科消融线，有助于提高房颤治疗的成功率。但系统综述和荟萃分析显示房颤内外科联合手术并发症风险轻度增加[65]。

四、房颤导管消融适应证和技术简介

自从第一次描述肺静脉触发灶触发阵发性房颤以来，房颤导管消融已从一种特殊的、专业性操作发展为房颤的普通治疗。导管消融主要进行肺静脉隔离，需完全隔离以达到充分效果，并可能需要对左心房后壁进行额外消融。在有经验的中心由经过充分训练的团队进行时，比抗心律失常药物维持窦性心律更为有效，并发症发生率虽不可忽略，但与抗心律失常药物的并发症发生率相似。

（一）房颤导管消融的适应证

对于拟行房颤导管消融的患者，应进行全面的临床评估，包括识别并纠正导致房颤发生的可逆性因素、评估手术风险与复发风险、对预后的影响等，并充分考虑患者意愿。相比 AAD，导管消融可显著降低房颤复发风险、减少心血管住院。因此，有症状的房颤患者如 AAD 治疗无效或不能耐受，应行导管消融改善症状。对于阵发性房颤，导管消融明显优于 AAD，可显著降低房颤复发率、改善心律失常相关症状、降低再住院率和就诊率，且不增加严重不良事件风险。对于持续性与持久性房颤，导管消融与房颤复发率降低和生活质量改善相关。房颤导管消融适应证总结于表 13-2。

（二）房颤导管消融技术简介

1. 房颤导管消融技术

目前房颤导管消融主要存在以下几种术式：环肺静脉电隔离（pulmonary vein isolation，PVI），PVI 基础上联合线性消融、非肺静脉触发灶消融和（或）基质标测消融、肾去交感化、碎裂电位消融、转子标测消融、神经节消融等。

肺静脉是触发房颤的异位电活动最常见的来源，实现 PVI 应作为所有房颤导管消融的基础。对于持续性和持久性房颤，单纯行 PVI 成功率较低，单次消融后临床成功率为 57%，多次消融后可提高至 71%[66]。

表 13-2　房颤导管消融适应证

建议	推荐类别	证据等级
行房颤导管消融前应排除可纠正的继发因素（如甲状腺功能亢进等）	I	C
决定房颤导管消融前应评估消融手术风险、复发风险和对患者预后的影响	I	C
有症状的房颤患者如 AAD 治疗无效或不能耐受，应行导管消融减少房颤复发，改善症状	I	A
对于有症状的阵发性房颤患者，应将导管消融作为一线治疗以改善症状	I	A
合并 HFrEF 的房颤患者，应行导管消融改善预后	I	B
合并 HFpEF 的房颤患者，应考虑行导管消融改善症状	Ⅱa	B
房颤转复后出现有症状的心脏停搏患者，应考虑行导管消融避免植入永久性起搏器	Ⅱa	C
诊断 1 年内的合并心血管危险因素的房颤患者，包括持续性房颤与无症状房颤，应考虑行导管消融以改善预后	Ⅱa	C
房颤合并中重度功能性二尖瓣和（或）三尖瓣反流行房颤导管消融	I	C

注：引自 2023 年《心房颤动诊断和治疗中国指南》。AAD，抗心律失常药物；HFrEF，射血分数降低的心力衰竭；HFpEF，射血分数保留的心力衰竭。

目前不同中心多在 PVI 基础上联合额外消融策略，包括线性消融、基质改良（复杂碎裂电位消融）、转子（驱动子）消融、后壁隔离、肺静脉外触发灶消融、左心耳隔离等，然而这些消融策略的有效性尚存争议[67]。Marshall 静脉无水酒精消融可提高二尖瓣峡部阻滞率，显著提高持续性房颤消融成功率[68-69]。

在消融能量来源方面，射频消融和冷冻球囊消融在以肺静脉隔离为消融终点的研究中具有相似的安全性及有效性[70]。

2. 房颤导管消融转归

个体房颤患者导管消融后，其术后节律如何难以预测，大多数患者为实现症状控制需要多次消融[71]。通常在房颤病史较短、发作频繁、房颤发作时间短、没有明显器质性心脏病的年轻患者中，导管消融成功率相对较高，手术相关并发症发生率较低[72]。研究发现单次消融术后 5 年、10 年、15 年，阵发性房颤患者窦性心律维持率分别为 67.8%、56.3%、47.6%，持续性房颤分别为 46.6%、35.6%、26.5%，持久性房颤分别为 30.4%、18.0%、3.4%[73]。目前已有多个因素被确认为房颤导管消融术后复发的危险因素，但是它们的预测强度均不足。因此，是否行导管消融，应当基于医生和患者的共同决策，医生应向患者详细解释导管消融的获益和潜在风险。

3. 房颤导管消融的并发症

在临床实践中，全面减少并发症对改善房颤消融质量是必需的。在房颤消融后，5%～7% 的患者会发生严重并发症（肺静脉狭窄、持续膈神经麻痹、血管并发症、其他严重并发症），2%～3% 的患者会发生危及生命的并发症（食管穿孔/瘘、围术期卒中、心脏压塞），消融中死亡发生罕见（＜ 0.2%）[74-75]。

肺静脉狭窄可无症状或表现为气短、咳嗽、胸痛、咯血，由于这些症状并不特异，常常导致漏诊误诊，当房颤消融术后出现上述症状时，应考虑到肺静脉狭窄的可能性。规范操作可避免大部分肺静脉狭窄的发生。肺静脉狭窄主要在术中即刻发生，一定比例患者在术后可能进展或缓解。目前对术中即刻发现的肺静脉狭窄尚无明确的处理策略，肺静脉狭窄如无明显症状一般不需要特殊治疗，有明显症状的肺静脉狭窄的治疗手段包括球囊扩张以及支架植入，但仍存在较高的远期再狭窄率（＞ 30%），支架植入可显著降低再狭窄发生率。

心房食管瘘是房颤导管消融最严重的并发症之一，及时发现心房食管瘘可挽救生命。心房食管瘘主要发生于术后数日至 2 个月。最常见的症状是感染相关症状（如寒战、高热、心内赘生物）及栓塞症状（如心肌梗死、卒中等），此外还可有吞咽疼痛、胸痛、咯血等表现。一旦出现上述症状，应首先考虑心房食管瘘，立即行左心房增强 CT 检查，同时请有左心房食管瘘诊疗经历的专家参与医疗决策。确诊后需尽快行外科手术治疗，或行内镜下治疗（如食管支架等），否则预后极差。导管消融术后怀疑食管损伤的处理流程见图 13-2。

4. 房颤导管消融随访及处理

（1）消融术后随访及监测：包括术后并发症、心律及心率监测、卒中相关风险的评估等。房颤导管消融手术相关并发症多发生在术中，少数也可于术后数周至数月发生。因此，术后早期随访要重点关注手术并发症，特别是识别需要紧急治疗的部分症状与体征。研究表明心悸等症状多由房性早搏或室性早搏引起，而复发的房颤多并无症状。因此加强随访和心律失常监测对于判断治疗效果十分必要，而可靠的监测方法对于无症状房颤的判断也十分重要。非持续性心电监测方法包括标准心电图检查、24 h 至 7 天的动态心电图检查、体外心电记录仪等。持续性心电监测主要由植入性器械完成。此外，还应对房颤以外相关疾病进行优化治疗，进行生活方式干预。

（2）随访方案：术后 1 年内至少随访 3 次，以后每年至少随访 1 次，随访内容主要是对患者的临床状态进行评估，包括是否存在房颤、卒中风险及规范抗凝情况、相关疾病治疗效果及生活方式改善等。随访时，对心电监测的基本要求为最少 3 次随访（如术后 3 个月、6 个月、12 个月），每次随访需行 12 导联心电图检查或 24 h 动态心电图检查；术后 3 个月空白期后至随访期满如有症状出现时，则应立即行心电图检查。建议长期随访，术后 1 年后可每半年行 1 次 Holter 和 ECG 检查。

（3）消融成功及复发的判定标准：国内外判定导管消融房颤成功及复发的标准尚不统一，目前国内应用标准：

1）治疗成功：消融 3 个月后，不使用抗心律失常药物而无房颤 / 房扑 / 房速发作，如术后使用抗心律失常药物，判断时间应是停用抗心律失常药物 5 个半衰期以后或停用胺碘酮 3 个月后。

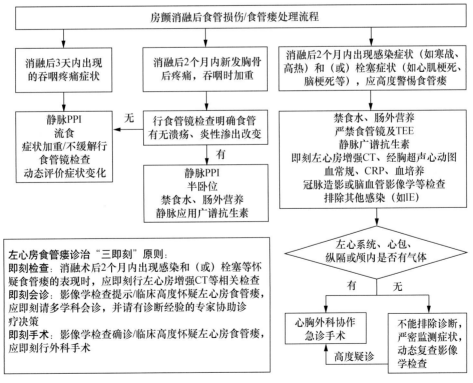

图 13-2　房颤消融后食管损伤 / 食管瘘处理流程
（引自 2023 年《心房颤动诊断和治疗中国指南》）
注：CRP，C 反应蛋白；PPI，质子泵抑制剂；IE，感染性心内膜炎。

2）治疗有效；消融 3 个月后，使用术前无效的抗心律失常药物而无房颤、房扑或房速发作，或消融术后房颤发作负荷明显降低。

3）早期房颤复发；指术后 3 个月内发生持续时间 ≥ 30 s 的房颤 / 房扑 / 房速，鉴于约 60% 的早期复发会自行纠正，故早期复发不计入总复发率内，因此将术后 3 个月定义为"空白期"。

4）房颤复发；消融 3 个月后发生的房颤 / 房扑 / 房速，如持续时间 ≥ 30 s，视为房颤复发，根据复发时间又分为晚期复发（术后 3 ～ 12 个月）和远期复发（术后 12 个月以后复发）。

（4）复发病例处理

1）术后早期房颤复发：发生率在 50% 以上，由于房颤 / 房速复发的发生在消融术后前 2 ～ 3 个月内较常见，部分可自行消失，故再次消融建议推迟至首次消融术 3 个月以后。

2）晚期复发：发生率为 25% ～ 40%，其发生率与术前的房颤类型及复发筛查手段有关。

3）远期复发：单次消融后晚期复发率为 11% ～ 29%，重复消融后晚期复发率为 7% ～ 24%。

（5）消融后抗心律失常药物和其他药物治疗：有些中心对所有消融术后患者应用抗心律失常药物 1 ～ 3 个月。短期应用抗心律失常药物可降低房性心律失常的早期复发，但对预测或预防 6 个月时的复发尚待更多研究。房颤消融术后可应用质子泵抑制剂或 H_2 受体阻滞剂 1 ～ 4 周以预防左心房食管瘘。此外术后应优化控制诱发因素，ACEI/ARB 的应用可能对某些类型房颤患者术后窦性心律的维持有一定作用，但需进一步研究。

（6）术后 ≥ 2 个月抗凝方案：消融 2 个月以后是否继续进行抗凝治疗应基于患者的 CHA_2DS_2-VASc 评分，而不取决于消融术是否成功。

第六节　常见问题及解答

1. 对房颤患者，AAD 及导管消融的选择策略

无症状房颤患者同样面临卒中及体循环栓塞、全因死亡及心血管死亡等风险增加的情况。EAST-AFNET 4 研究亚组分析显示，对于合并心血管危险因素的无症状房颤患者，早期节律控制带来的获益与有症状房颤患者相似。观察性研究显示，导管消融可改善无症状房颤患者的生活质量、运动耐量和心功能指标。在与患者充分讨论导管消融的获益与风险后，可在部分无症状患者中行导管消融，如复发危险因素较多，则不建议行导管消融。对于房颤转复窦性心律时出现有症状的心脏停搏 / 长间歇（即快慢综合征）的患者，导管消融治愈房颤后可消除该类长间歇，从而避免大多数患者植入永久起搏器。

2. 对房颤患者，节律控制与心室率控制的选择策略

房颤的节律控制是指通过应用 AAD、直流电转复、导管消融或外科消融恢复窦性心律并进行长期维持。21 世纪初，AFFIRM、RACE、CHF-AF 等研究均未显示节律控制策略可改善房颤患者预后，但 AFFIRM 研究的事后分析显示，接受抗凝治疗且成功维持窦性心律者死亡风险明显降低，观察性研究显示节律控制与较低的卒中 /TIA 风险相关。2020 年发表的 EAST-AFNET4 研究纳入了 1 年内新诊断的合并心血管危险因素的房颤患者，包括初诊、阵发性房颤（35.6%）和持续性房颤（26.7%）患者，随机分至早期节律控制组（包括 AAD 和导管消融）或常规治疗组（以心室率控制为主，只在房颤症状控制不佳时才进行节律控制），主要终点为心血管死亡、卒中、因心衰恶化和（或）ACS 住院的复合终点。研究显示，节律控制组主要终点事件降低 21%[76]。安全有效的节律控制是房颤治疗的理想策略。越来越多的研究证据支持对于新近诊断房颤或房颤合并心衰的患者，应积极采取早期节律控制策略，但目前的国内外指南与临床实践尚未充分践行这一理念。早期节律控制策略可有效减少心房重构，预防高危人群的房颤相关死亡、心衰、卒中，且在

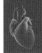

延缓房颤进展、减少房颤相关症状方面具有重要的潜在作用，应在更加广泛的房颤患者人群中积极应用。随着房颤综合管理水平的提高，越来越多的房颤患者将得到早期诊断，未来符合早期节律控制治疗适应证的患者将成为房颤患者群体的主流。

第七节 典型病例

患者81岁男性，5年前出现间断胸闷，伴心悸、喘憋，多次行心电图提示心房颤动，当地医院予倍他乐克对症治疗，此后患者仍间断发作胸闷，近1个月患者活动后喘憋加重，拟行射频消融手术治疗。既往患者高血压、高脂血症病史，长期服用缬沙坦80 mg每日1次降压及阿托伐他汀20 mg每晚1次调脂治疗，平素血压控制于120～140/80 mmHg，入院后行心电图示心房颤动，超声心动图示双房增大，左心室射血分数55%。入院后排除手术禁忌证择期行心脏电生理检查及房颤射频消融术（双肺静脉隔离），图13-3为肺静脉隔离后左心房-肺静脉三维模型。术后随访47个月患者未复发房颤、房速、房扑等心律失常。

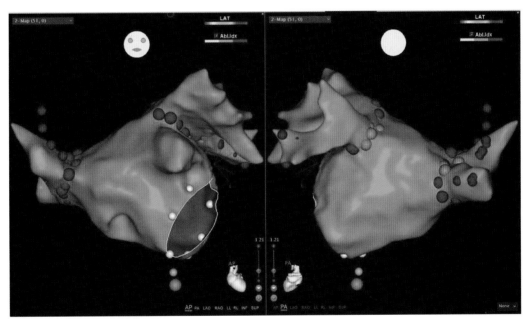

图13-3 三维标测系统指导下房颤射频消融
（左图为前后位，右图为后前位）

参考文献

［1］中华医学会心血管病学分会，中国生物医学工程学会心律分会. 心房颤动诊断和治疗中国指南［J］. 中华心血管病杂志，2023，51（06）：572-618.

［2］X. Du, J. Dong, C. Ma. Is atrial fibrillation a preventable disease？［J］. J Am Coll Cardiol, 2017, 69（15）：1968-1982.

［3］S. S. Chugh, R. Havmoeller, K. Narayanan, et al. Worldwide epidemiology of atrial fibrillation：a Global Burden of Disease 2010 Study［J］. Circulation, 2014, 129（8）：837-847.

［4］T. A. Dewland, J. E. Olgin, E. Vittinghoff, et al. Incident atrial fibrillation among Asians, Hispanics, blacks, and whites［J］. Circulation, 2013, 128（23）：2470-2477.

［5］Z. Zhou, D. Hu. An epidemiological study on the prevalence of atrial fibrillation in the Chinese population of mainland China［J］. J Epidemiol, 2008, 18（5）：209-216.

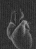

［6］S. Zhang. Atrial fibrillation in mainland China：epidemiology and current management［J］. Heart, 2009, 95（13）：1052-1055.

［7］S. A. Lubitz, X. Yin, J. D. Fontes, et al. Association between familial atrial fibrillation and risk of new-onset atrial fibrillation［J］. JAMA, 2010, 304（20）：2263-2269.

［8］M. Benjamin Shoemaker, R. Muhammad, B. Parvez, et al. Common atrial fibrillation risk alleles at 4q25 predict recurrence after catheter-based atrial fibrillation ablation［J］. Heart Rhythm, 2013, 10（3）：394-400.

［9］B. Parvez, M. B. Shoemaker, R. Muhammad, et al. Common genetic polymorphism at 4q25 locus predicts atrial fibrillation recurrence after successful cardioversion ［J］. Heart Rhythm, 2013, 10（6）：849-855.

［10］P. Kirchhof, K. R. Sipido, M. R. Cowie, et al. The continuum of personalized cardiovascular medicine：a position paper of the European Society of Cardiology［J］. Eur Heart J, 2014, 35（46）：3250-3257.

［11］P. Kirchhof, G. Breithardt, E. Aliot, et al. Personalized management of atrial fibrillation：Proceedings from the fourth Atrial Fibrillation competence NETwork/ European Heart Rhythm Association consensus conference［J］. Europace, 2013, 15（11）：1540-1556.

［12］G. Hindricks, T. Potpara, N. Dagres, et al. 2020 ESC Guidelines for the diagnosis and management of atrial fibrillation developed in collaboration with the European Association for Cardio-Thoracic Surgery（EACTS）：The Task Force for the diagnosis and management of atrial fibrillation of the European Society of Cardiology（ESC）Developed with the special contribution of the European Heart Rhythm Association（EHRA）of the ESC［J］. Eur Heart J, 2021, 42（5）：373-498.

［13］D. Sgreccia, M. Manicardi, V. L. Malavasi, et al. Comparing Outcomes in Asymptomatic and Symptomatic Atrial Fibrillation：A Systematic Review and Meta-Analysis of 81, 462 Patients［J］. J Clin Med, 2021, 10（17）：1-14.

［14］R. Gopinathannair, S. P. Etheridge, F. E. Marchlinski, et al. Arrhythmia-induced cardiomyopathies：mechanisms, recognition, and management［J］. J Am Coll Cardiol, 2015, 66（15）：1714-28.

［15］S. Khurshid, J. S. Healey, W. F. McIntyre, et al. Population-based screening for atrial fibrillation［J］. Circ Res, 2020, 127（1）：143-154.

［16］A. Elbadawi, R. Sedhom, M. Gad, et al. Screening for atrial fibrillation in the elderly：a network meta-analysis of randomized trials［J］. Eur J Intern Med, 2022, 105：38-45.

［17］S. B. Uittenbogaart, N. Verbiest-van Gurp, W. A. M. Lucassen, et al. Opportunistic screening versus usual care for detection of atrial fibrillation in primary care：cluster randomised controlled trial［J］. BMJ, 2020, 370：m3208.

［18］J. Lyth, E. Svennberg, L. Bernfort, et al. Cost-effectiveness of population screening for atrial fibrillation：the STROKESTOP study［J］. Eur Heart J, 2023, 44（3）：196-204.

［19］E. Svennberg, L. Friberg, V. Frykman, et al. Clinical outcomes in systematic screening for atrial fibrillation（STROKESTOP）：a multicentre, parallel group, unmasked, randomised controlled trial［J］. Lancet, 2021, 398（10310）：1498-1506.

［20］R. Mahajan, T. Perera, A. D. Elliott, et al. Subclinical device-detected atrial fibrillation and stroke risk：a systematic review and meta-analysis［J］. Eur Heart J, 2018, 39（16）：1407-1415.

［21］G. Boriani, T. V. Glotzer, M. Santini, et al. Device-detected atrial fibrillation and risk for stroke：an analysis of ＞10 000 patients from the SOS AF project（Stroke preventiOn Strategies based on Atrial Fibrillation information from implanted devices）［J］. Eur Heart J, 2014, 35（8）：508-516.

［22］C. T. January, L. S. Wann, J. S. Alpert, et al. 2014 AHA/ACC/HRS guideline for the management of patients with atrial fibrillation：a report of the American College of Cardiology/American Heart Association Task Force on Practice Guidelines and the Heart Rhythm Society［J］. J Am Coll Cardiol, 2014, 64（21）：e1-76.

［23］P. Kirchhof, S. Benussi, D. Kotecha, et al. 2016 ESC Guidelines for the management of atrial fibrillation developed in collaboration with EACTS［J］. Eur Heart J, 2016, 37（38）：2893-2962.

［24］D. Kotecha, J. Holmes, H. Krum, et al. Efficacy of beta blockers in patients with heart failure plus atrial fibrillation：an individual-patient data meta-analysis［J］. Lancet, 2014, 384（9961）：2235-2243.

［25］T. Andersson, A. Magnuson, I. L. Bryngelsson, et al. All-cause mortality in 272, 186 patients hospitalized with incident atrial fibrillation 1995-2008：a Swedish nationwide long-term case-control study［J］. Eur

Heart J, 2013, 34（14）: 1061-1067.

［26］H. Gibbs, B. Freedman, M. Rosenqvist, et al. Clinical outcomes in asymptomatic and symptomatic atrial fibrillation presentations in GARFIELD-AF: implications for AF screening［J］. Am J Med, 2021, 134（7）: 893-901 e11.

［27］P. Meyre, S. Blum, S. Berger, et al. Risk of hospital admissions in patients with atrial fibrillation: a systematic review and meta-analysis［J］. Can J Cardiol, 2019, 35（10）: 1332-1343.

［28］V. Y. Reddy, R. L. Akehurst, S. O. Armstrong, et al. Time to cost-effectiveness following stroke reduction strategies in AF: warfarin versus NOACs versus LAA closure［J］. J Am Coll Cardiol, 2015, 66（24）: 2728-2739.

［29］M. H. Kim, S. S. Johnston, B. C. Chu, et al. Estimation of total incremental health care costs in patients with atrial fibrillation in the United States［J］. Circ Cardiovasc Qual Outcomes, 2011, 4（3）: 313-320.

［30］S. E. Wolowacz, M. Samuel, V. K. Brennan, et al. The cost of illness of atrial fibrillation: a systematic review of the recent literature［J］. Europace, 2011, 13（10）: 1375-1385.

［31］L. B. Goldstein, C. D. Bushnell, R. J. Adams, et al. Guidelines for the primary prevention of stroke: a guideline for healthcare professionals from the American Heart Association/American Stroke Association［J］. Stroke, 2011, 42（2）: 517-584.

［32］A. N. Ali, J. Howe, A. Abdel-Hafiz. Cost of acute stroke care for patients with atrial fibrillation compared with those in sinus rhythm［J］. Pharmacoeconomics, 2015, 33（5）: 511-520.

［33］C. E. Chiang, K. Okumura, S. Zhang, et al. 2017 consensus of the Asia Pacific Heart Rhythm Society on stroke prevention in atrial fibrillation［J］. J Arrhythm, 2017, 33（4）: 345-367.

［34］W. Bekwelem, S. J. Connolly, J. L. Halperin, et al. Extracranial systemic embolic events in patients with nonvalvular atrial fibrillation: incidence, risk factors, and outcomes［J］. Circulation, 2015, 132（9）: 796-803.

［35］D. P. Morin, M. L. Bernard, C. Madias, et al. The state of the art: atrial fibrillation epidemiology, prevention, and treatment［J］. Mayo Clin Proc, 2016, 91（12）: 1778-1810.

［36］L. H. Ling, P. M. Kistler, J. M. Kalman, et al. Comorbidity of atrial fibrillation and heart failure［J］.

Nat Rev Cardiol, 2016, 13（3）: 131-147.

［37］K. M. Trulock, S. M. Narayan, J. P. Piccini. Rhythm control in heart failure patients with atrial fibrillation: contemporary challenges including the role of ablation［J］. J Am Coll Cardiol, 2014, 64（7）: 710-721.

［38］E. Z. Soliman, M. M. Safford, P. Muntner, et al. Atrial fibrillation and the risk of myocardial infarction［J］. JAMA Intern Med, 2014, 174（1）: 107-114.

［39］S. Knecht, C. Oelschlager, T. Duning, et al. Atrial fibrillation in stroke-free patients is associated with memory impairment and hippocampal atrophy［J］. Eur Heart J, 2008, 29（17）: 2125-2132.

［40］F. Cortese, P. Scicchitano, M. Gesualdo, et al. Apixaban: effective and safe in preventing thromboembolic events in patients with atrial fibrillation and renal failure［J］. Curr Med Chem, 2017, 24（34）: 3813-3827.

［41］D. Stevens, S. L. Harrison, R. Kolamunnage-Dona, et al. The atrial fibrillation better care pathway for managing atrial fibrillation: a review［J］. Europace, 2021, 23（10）: 1511-1527.

［42］Y. Guo, D. A. Lane, L. Wang, et al. Mobile health technology to improve care for patients with atrial fibrillation［J］. J Am Coll Cardiol, 2020, 75（13）: 1523-1534.

［43］C. J. Lavie, A. Pandey, D. H. Lau, et al. Obesity and atrial fibrillation prevalence, pathogenesis, and prognosis: effects of weight loss and exercise［J］. J Am Coll Cardiol, 2017, 70（16）: 2022-2035.

［44］S. Khurshid, L. C. Weng, M. A. Al-Alusi, et al. Accelerometer-derived physical activity and risk of atrial fibrillation［J］. Eur Heart J, 2021, 42（25）: 2472-2483.

［45］L. E. Garnvik, V. Malmo, I. Janszky, et al. Physical activity, cardiorespiratory fitness, and cardiovascular outcomes in individuals with atrial fibrillation: the HUNT study［J］. Eur Heart J, 2020, 41（15）: 1467-1475.

［46］D. Csengeri, N. A. Sprunker, A. Di Castelnuovo, et al. Alcohol consumption, cardiac biomarkers, and risk of atrial fibrillation and adverse outcomes［J］. Eur Heart J, 2021, 42（12）: 1170-1177.

［47］A. Voskoboinik, J. M. Kalman, A. De Silva, et al. Alcohol abstinence in drinkers with atrial fibrillation［J］. N Engl J Med, 2020, 382（1）: 20-28.

［48］Y. Takahashi, J. Nitta, A. Kobori, et al. Alcohol consumption reduction and clinical outcomes of catheter ablation for atrial fibrillation［J］. Circ Arrhythm

全科医师心血管疾病防治能力提升（第2版）

Electrophysiol, 2021, 14（6）: e009770.

［49］D. Aune, S. Schlesinger, T. Norat, et al. Tobacco smoking and the risk of atrial fibrillation: A systematic review and meta-analysis of prospective studies［J］. Eur J Prev Cardiol, 2018, 25（13）: 1437-1451.

［50］W. J. Li, X. Q. Chen, L. L. Xu, et al. SGLT2 inhibitors and atrial fibrillation in type 2 diabetes: a systematic review with meta-analysis of 16 randomized controlled trials［J］. Cardiovasc Diabetol, 2020, 19（1）: 130.

［51］C. Li, J. Yu, C. Hockham, et al. Canagliflozin and atrial fibrillation in type 2 diabetes mellitus: A secondary analysis from the CANVAS Program and CREDENCE trial and meta-analysis［J］. Diabetes Obes Metab, 2022, 24（10）: 1927-1938.

［52］H. Kishima, T. Mine, E. Fukuhara, et al. Efficacy of sodium-glucose cotransporter 2 inhibitors on outcomes after catheter ablation for atrial fibrillation［J］. JACC Clin Electrophysiol, 2022, 8（11）: 1393-1404.

［53］E. Z. Soliman, A. F. Rahman, Z. M. Zhang, et al. Effect of intensive blood pressure lowering on the risk of atrial fibrillation［J］. Hypertension, 2020, 75（6）: 1491-1496.

［54］P. Verdecchia, F. Angeli, G. Reboldi. Hypertension and atrial fibrillation: doubts and certainties from basic and clinical studies［J］. Circ Res, 2018, 122（2）: 352-368.

［55］C. Jiang, Y. Lai, X. Du, et al. Effects of intensive blood pressure control on cardiovascular and cognitive outcomes in patients with atrial fibrillation: insights from the SPRINT trial［J］. Europace, 2022, 24（10）: 1560-1568.

［56］R. Mehra, M. K. Chung, B. Olshansky, et al. Sleep-disordered breathing and cardiac arrhythmias in adults: mechanistic insights and clinical implications: A Scientific Statement From the American Heart Association［J］. Circulation, 2022, 146（9）: e119-e136.

［57］E. W. Mills, E. M. Antman, S. Javaheri. Breathless nights and heart flutters: understanding the relationship between obstructive sleep apnea and atrial fibrillation［J］. Heart Rhythm, 2023, 20（9）: 1267-1273.

［58］Anselm K Gitt, Wenefrieda Smolka, Galin Michailov, et al. Types and outcomes of cardioversion in patients admitted to hospital for atrial fibrillation: results of the German RHYTHM-AF Study［J］. Clinical Research in Cardiology, 2013, 102（10）: 713-723.

［59］P Alboni, GL Botto, N Baldi. Outpatient treatment of recent-onset atrial fibrillation with the "pill-in-the-pocket" approach［J］. ACC Current Journal Review, 2005, 3（14）: 44-45.

［60］Markus P Schneider, Tsushung A Hua, Michael Böhm, et al. Prevention of atrial fibrillation by renin-angiotensin system inhibition: a meta-analysis［J］. Journal of the American College of Cardiology, 2010, 55（21）: 2299-2307.

［61］Dipak Kotecha, Jane Holmes, Henry Krum, et al. Efficacy of β blockers in patients with heart failure plus atrial fibrillation: an individual-patient data meta-analysis［J］. The Lancet, 2014, 384（9961）: 2235-2243.

［62］Elmar W Kuhn, Oliver J Liakopoulos, Sebastian Stange, et al. Preoperative statin therapy in cardiac surgery: a meta-analysis of 90 000 patients［J］. European Journal of Cardio-Thoracic Surgery, 2013, 45（1）: 17-26.

［63］Group Heart Protection Study Collaborative. MRC/BHF Heart Protection Study of cholesterol lowering with simvastatin in 20,536 high-risk individuals: a randomised placebo-controlled trial［J］. Lancet, 2002, 360（9326）: 7-22.

［64］Zhe Zheng, Raja Jayaram, Lixin Jiang, et al. Perioperative rosuvastatin in cardiac surgery［J］. New England Journal of Medicine, 2016, 374（18）: 1744-1753.

［65］C. A. J. van der Heijden, M. Vroomen, J. G. Luermans, et al. Hybrid versus catheter ablation in patients with persistent and longstanding persistent atrial fibrillation: a systematic review and meta-analysisdagger［J］. Eur J Cardiothorac Surg, 2019, 56（3）: 433-443.

［66］J. A. Clarnette, A. G. Brooks, R. Mahajan, et al. Outcomes of persistent and long-standing persistent atrial fibrillation ablation: a systematic review and meta-analysis［J］. Europace, 2018, 20（Fi_3）: f366-f376.

［67］R. Parameswaran, A. M. Al-Kaisey, J. M. Kalman. Catheter ablation for atrial fibrillation: current indications and evolving technologies［J］. Nat Rev Cardiol, 2021, 18（3）: 210-225.

［68］N. Derval, J. Duchateau, A. Denis, et al. Marshall bundle elimination, Pulmonary vein isolation, and Line completion for ANatomical ablation of persistent atrial fibrillation（Marshall-PLAN）: Prospective, single-center study［J］. Heart Rhythm, 2021, 18（4）: 529-537.

［69］M. Valderrábano，L. E. Peterson，V. Swarup，et al. Effect of catheter ablation with vein of marshall ethanol infusion vs catheter ablation alone on persistent atrial fibrillation：the VENUS randomized clinical trial ［J］. Jama，2020，324（16）：1620-1628.

［70］J. G. Andrade，J. Champagne，M. Dubuc，et al. Cryoballoon or radiofrequency ablation for atrial fibrillation assessed by continuous monitoring：a randomized clinical trial ［J］. Circulation，2019，140（22）：1779-1788.

［71］Anand N Ganesan，Nicholas J Shipp，Anthony G Brooks，et al. Long-term outcomes of catheter ablation of atrial fibrillation：a systematic review and meta-analysis ［J］. Journal of the American Heart Association，2013，2（2）：e004549.

［72］Geoffrey Lee，Paul B Sparks，Joseph B Morton，et al. Low risk of major complications associated with pulmonary vein antral isolation for atrial fibrillation：results of 500 consecutive ablation procedures in patients with low prevalence of structural heart disease from a single center ［J］. Journal of Cardiovascular Electrophysiology，2011，22（2）：163-168.

［73］R. A. Winkle，R. H. Mead，G. Engel，et al. Very long term outcomes of atrial fibrillation ablation ［J］. Heart Rhythm，2023，20（5）：680-688.

［74］Aakriti Gupta，Tharani Perera，Anand Ganesan，et al. Complications of catheter ablation of atrial fibrillation：a systematic review ［J］. Circulation：Arrhythmia and Electrophysiology，2013，6（6）：1082-1088.

［75］Riccardo Cappato，Hugh Calkins，Shih-Ann Chen，et al. Delayed cardiac tamponade after radiofrequency catheter ablation of atrial fibrillation：a worldwide report ［J］. Journal of the American College of Cardiology，2011，58（25）：2696-2697.

［76］P. Kirchhof，A. J. Camm，A. Goette，et al. Early rhythm-control therapy in patients with atrial fibrillation ［J］. N Engl J Med，2020，383（14）：1305-1316.

第十四章
心房颤动的栓塞风险评估和抗凝治疗管理

（贾朝旭 左 嵩 马长生 桑才华）

心房颤动（房颤）是目前临床上最常见的心律失常，可显著增加患者血栓栓塞（卒中及系统性栓塞）的风险。罹患房颤的患者发生血栓栓塞事件主要是由于房颤时心房不规律收缩，引起左心房/左心耳血液淤滞、内皮功能障碍、凝血系统激活，从而导致局部血栓的形成，如果血栓脱落，循血液流动至外周循环则可导致栓塞事件[1]。既往研究发现，非瓣膜性房颤人群的缺血性脑卒中发生率为无房颤人群的5.6倍，而风湿性心脏瓣膜疾病房颤患者发生缺血性脑卒中的风险更高，

为无房颤人群的17.6倍[2]。此外，还有研究资料显示，与非房颤相关卒中相比，房颤相关卒中的病死率、致残率以及住院天数均明显更高。因此，预防房颤导致的血栓栓塞事件是房颤患者管理中至关重要的一环。本章将从房颤患者的卒中及出血危险评估、抗凝治疗管理、特殊房颤人群的抗凝治疗以及房颤患者栓塞预防新技术——经皮左心耳封堵术等几个方面阐述房颤栓塞风险评估和抗凝治疗管理的相关问题。

第一节 心房颤动患者的卒中及出血危险评估

一、缺血性卒中危险评估

房颤患者通常存在多种脑卒中危险因素。年轻患者或孤立性房颤患者的卒中风险较低，老年或合并其他疾病的患者的卒中风险则较高。对5项随机对照试验的综合分析发现：年龄、既往脑卒中或短暂性脑缺血发作（Transient ischemic attack，TIA）、高血压、糖尿病和充血性心力衰竭均为房颤患者发生缺血性卒中的独立危险因素。在不合并这些危险因素、未使用抗凝及抗血小板药物且年龄 < 65 岁的患者中，卒中年发生率为1.0%，而在有一个或多个上述危险因素且年龄 ≥ 75 岁的患者中，卒中年发生率为8.1%[3]。因此，应将房颤与年龄、合并疾病协同起来，以更

准确地评估房颤患者的卒中风险。

2001 年 Gage 等在美国医学会杂志（JAMA）首次发表了 CHADS$_2$ 评分[4]，根据患者是否有近期心衰、高血压、年龄 ≥ 75 岁、糖尿病和血栓栓塞病史（卒中、TIA 或非中枢性血栓栓塞），对房颤患者进行卒中危险分层（具体评分见表14-1）。CHADS$_2$ 评分越高，患者发生缺血性卒中的风险就越大。CHADS$_2$ 评分简便且易掌握，适合在临床中推广使用，且能识别卒中高危患者，从而使患者从积极的抗凝中获益。2006 年 ACC/AHA/ESC 房颤指南正式推荐其用于评估房颤患者的卒中风险：对于无抗凝禁忌证的房颤患者，如果CHADS$_2$ 评分 ≥ 2 分，卒中危险等级为中至高危，需要长期口服抗凝药治疗；若患者 CHADS$_2$ 评分

为 1 分，危险等级为中危，可长期口服抗凝药或阿司匹林，具体选择哪种药物需综合考虑患者的意愿、出血风险及 INR 监测条件等方面因素；如果 CHADS$_2$ 评分为 0 分，则危险等级为低危，可口服阿司匹林治疗[5]。

尽管 CHADS$_2$ 评分对于卒中高危患者的识别度较高，但对 0 ～ 1 分的卒中低危患者的评估不够精细，CHADS$_2$ 评分为 0 分的患者现实中仍有 0.8% ～ 3.2% 的卒中发生率[6]。由于 CHADS$_2$ 评分存在局限性，2010 年 Lip 等人[7]基于 CHADS$_2$ 评分对卒中风险进行了再次分层，建立了 CHA$_2$DS$_2$-VASc 评分，成为目前房颤卒中风险评估的标准。CHA$_2$DS$_2$-VASc 评分在 CHADS$_2$ 评分的基础上将年龄 ≥ 75 岁改为 2 分，增加了血管疾病（心肌梗死、复合型主动脉斑块以及外周动脉疾病）（vascular disease，1 分）、年龄 65 ～ 74 岁（1 分）和性别（女性）（sex category，1 分），累计积分 0 ～ 9 分（表 14-1）。与 CHADS$_2$ 评分比较，其识别"真正"卒中低危的患者价值更高，可避免抗凝药物的过度使用，也是目前应用最广泛的卒中风险评估工具。

由于 CHA$_2$DS$_2$-VASc 积分 ≥ 2 分的男性房颤患者或 ≥ 3 分的女性房颤患者血栓事件的年发生率较高，抗凝治疗带来的临床净获益明显。2020

年 ESC 房颤指南已将此类人群作为口服抗凝药物的 I 类推荐。对于 CHA$_2$DS$_2$-VASc 评分为 1 分的男性房颤患者及 CHA$_2$DS$_2$-VASc 评分为 2 分的女性房颤患者考虑到个体特征及患者意愿，应当考虑口服抗凝药用于卒中预防（II a 类推荐）。且初始抗凝治疗优先推荐新型口服抗凝药（new oral anticoagulants，NOACs）。若除性别（女性）之外无其他危险因素则推荐不进行抗栓治疗[8]。

此外，也有研究显示，亚洲房颤患者若年龄超过 50 岁即可出现卒中风险增加的趋势[9]。在无其他卒中危险因素的亚洲房颤患者中，年龄 55 ～ 59 岁与合并 1 个危险因素患者的卒中风险相似，而年龄 65 ～ 74 岁与合并 2 个危险因素患者的卒中风险相似[10]，且年龄 > 55 岁的亚洲房颤患者应用口服抗凝药可显著获益[11]。2023 年我国房颤指南中首次提出 CHA$_2$DS$_2$-VASc-60 评分，将年龄 60 ～ 64 岁的患者增加为 1 分，年龄 ≥ 65 岁的患者增加为 2 分（表 14-1），并推荐 CHA$_2$DS$_2$-VASc-60 评分 ≥ 2 分的男性或 ≥ 3 分的女性房颤患者应使用口服抗凝药物（I 类推荐）；评分为 1 分的男性和 2 分的女性，在权衡卒中和出血风险以及患者的意愿后，也应考虑抗凝（II a 类推荐）；而评分为 0 分的男性或 1 分的女性患者则不应以预防卒中为目的使用口服抗凝药物[12]。此外，由

表 14-1 卒中风险评分——CHADS$_2$、CHA$_2$DS$_2$-VASc 和 CHA$_2$DS$_2$-VASc-60 评分系统

危险因素	评分系统		
	CHADS$_2$	CHA$_2$DS$_2$-VASc	CHA$_2$DS$_2$-VASc-60
年龄（A）（岁）			
60 ～ 64	－	－	＋1
65 ～ 74	－	＋1	＋2
≥ 75	＋1	＋2	
充血性心力衰竭 / 左心室功能障碍（C）	＋1	＋1	＋1
高血压（H）	＋1	＋1	＋1
糖尿病（D）	＋1	＋1	＋1
卒中 /TIA/ 血栓栓塞病史（S）	＋2	＋2	＋2
血管疾病（V）		＋1	＋1
性别（女性）（Sc）		＋1	＋1
累计积分	0 ～ 6	0 ～ 9	0 ～ 9

于卒中的危险因素是动态变化的，约16%的卒中低风险患者在1年后会进展为中高卒中风险人群，故建议CHA$_2$DS$_2$-VASc-60评分为0分的男性或1分的女性房颤患者应至少每年评估1次血栓栓塞风险[12]。

二、抗凝出血危险评估

抗凝治疗可有效减少房颤患者的栓塞事件，但与此同时增加出血风险，合理抗凝应综合评估房颤患者的血栓栓塞风险及出血风险，从而找到抗凝获益最大的人群。

既往荟萃分析显示，应用华法林进行抗凝治疗的大出血事件发生率为2.80/100患者·年，应用NOAC的大出血事件发生率为2.39/100患者·年[13]。而房颤患者口服维生素K拮抗剂（vitamin K antagonist，VKA）的严重出血事件年发生率变化很大（每年1.3%～7.2%）[14]。随着接受口服抗凝药物（oral anticoagulant，OAC）的房颤患者数量的增多，越来越多的人也开始关注其应用所带来的出血风险。有研究发现，正在应用阿司匹林、年龄≥75岁，或合并肾损害、糖尿病以及心衰或左心室功能障碍的患者，应用OAC的出血风险较不合并上述疾病的年轻房颤患者高0.32～1.1倍[15]。

目前国内外的房颤管理指南均推荐使用HAS-BLED评分来评估房颤患者抗凝治疗的出血风险。HAS-BLED评分[16]是由Pisters等在2010年提出的，该评分的危险因素包括：未经控制的高血压、肝肾功能异常、卒中、出血、国际标准化比值（international standardized ratio，INR）易波动、老年（年龄＞65岁）、药物（如联用抗血小板或非甾体抗炎药）及嗜酒（表14-2）。随着总分的增加，房颤患者每年大出血风险显著升高。目前临床认为HAS-BLED评分≥3分即为出血高风险患者，但并不能以此作为不接受抗凝治疗的依据，而是需要更频繁和定期的评估和跟进，并注

意纠正增加出血风险的可控因素，如未控制的高血压（收缩压＞160 mmHg）、INR不稳定、联用抗血小板药物或酗酒等。出血危险因素可分为可纠正因素、部分可纠正因素和不可纠正因素（表14-3）[8]，识别和纠正可逆出血危险因素是降低出血风险的重要措施。此外，由于出血风险也是动态变化的，故建议在抗凝治疗过程中定期进行评估[12]。

事实上，对比房颤患者血栓栓塞风险评估工具和抗凝出血风险评估工具的组成要素，我们不难发现两类风险评估工具用到了很多相同的危险因素，如年龄、高血压、卒中等，也就是说这些危险因素既增加房颤患者栓塞风险，也增加出血风险。出血风险增高者发生血栓栓塞事件的风险往往也较高，这些患者接受抗凝治疗的临床净获益可能更大[17]。因此，在考虑抗凝治疗时，应充分权衡患者的获益与风险，加强监测，并注意纠正可控因素，遵循相关指南原则，选择性的抗凝治疗的获益将远远大于其带来的出血风险。

表14-2	HAS-BLED评分	
	临床特点	计分
H	高血压	1
A	肝肾功能异常（各1分）	1或2
S	卒中	1
B	出血	1
L	INR易波动	1
E	老年（年龄＞65岁）	1
D	药物或嗜酒（各1分）	1或2
	最高值	9

注：高血压定义为收缩压＞160 mmHg（1 mmHg＝0.133 kPa）；肝功能异常定义为慢性肝病（如肝纤维化）或胆红素＞2倍正常值上限，谷丙转氨酶＞3倍正常值上限；肾功能异常定义为慢性透析或肾移植或血清肌酐≥200 μmol/L；出血指既往出血史和（或）出血倾向；国际标准化比值（INR）易波动指INR不稳定，在治疗窗内的时间＜60%；药物指合并应用抗血小板药物或非甾体抗炎药。

表 14-3	房颤患者抗凝治疗出血危险因素		
不可纠正因素	部分可纠正因素	可纠正因素	生物标志物
• 年龄＞65岁 • 既往大出血史 • 严重肾功能不全（透析或肾移植） • 严重肝功能不全（肝硬化） • 恶性肿瘤 • 遗传因素（如 CYP2C9 基因多态性） • 既往卒中、脑小血管病等 • 糖尿病 • 认知障碍、痴呆	• 极度衰弱伴或不伴跌倒风险 • 贫血 • 血小板计数减低、功能不良 • 肾功能损害（CrCl＜60 ml/min） • 肝功能损害 • 使用 VKA 治疗时的管理质量低	• 高血压 • 联合使用抗血小板药物/非甾体抗炎药 • 过量饮酒 • OAC 依从性差 • 肝素桥接治疗 • TTR ≤ 70%（INR 目标值 2.0～3.0） • OAC 种类和剂量选用不合理	• 生长分化因子-15 升高 • 胱抑素 C/CKD-EPI 升高 • 高敏肌钙蛋白升高 • von Willebrand 因子（及其他凝血因子）水平低

注：引自《心房颤动诊断和治疗中国指南》。CrCl，肌酐清除率；VKA，维生素 K 拮抗剂；OAC，口服抗凝药；TTR，目标范围内的时间百分比；INR，国际标准化比值；CKD-EPI，慢性肾脏病流行病学合作研究公式；von Willebrand 因子，血管性血友病因子

第二节 心房颤动患者的抗凝治疗管理

临床实践中，用于房颤患者抗栓治疗的药物主要包括抗血小板和抗凝药物两大类。抗血小板药物主要包括阿司匹林和氯吡格雷等，但目前最新指南已不推荐抗血小板药物用于房颤患者的卒中预防。抗凝药物包括经典的抗凝药物（VKA，华法林）和 NOAC；华法林从 20 世纪 50 年代左右开始应用于临床，在房颤卒中预防中的作用得到多项临床研究证实，但由于华法林自身存在一定局限性，我国房颤患者中华法林应用率不高。NOAC 主要包括达比加群、利伐沙班、阿哌沙班及艾多沙班，近年来多项研究已证实其在房颤患者卒中预防中的安全性及有效性，目前最新的房颤管理指南推荐 NOAC 作为房颤患者预防血栓栓塞事件的首选。

一、抗血小板药物

阿司匹林或氯吡格雷在预防房颤患者卒中方面的有效性远不及华法林[18-19]。虽然荟萃分析显示与安慰剂相比，阿司匹林可使房颤患者卒中相对危险度降低 19%，但目前仅有一项随机对照研究表明阿司匹林可减少房颤患者的卒中风险[20-21]。此外，抗血小板治疗，尤其是双联抗血小板治疗亦可增加房颤患者的出血风险[22]，故目前指南已不推荐抗血小板药物用于房颤患者的卒中预防[23]。

二、华法林

荟萃分析显示华法林可使房颤患者卒中的相对危险度降低 64%，每年卒中的绝对危险度降低 2.7%[21]，其在房颤患者卒中预防中的作用不容忽视。华法林初始剂量一般为 2.0～3.0 mg/d，2～4 天起效，多数患者 5～7 天可达治疗高峰，在初始治疗后建议每周监测 INR 1～2 次，待抗凝强度稳定后（连续 3 次 INR 均在靶目标范围内）可每月复查 1～2 次，临床研究证实当 INR 在 2.0～3.0 范围内时，可有效预防卒中且不明显增加出血的风险[24]，且 INR 在治疗目标范围内的时间百分比（time within therapeutic range，TTR）＞70% 的情况下，卒中与出血的总体风险均较低[25]。但华法林治疗窗窄，不同个体有效剂量变异度大，抗凝作用受多种食物及药物影响，且需频繁监测 INR，这些均构成了华法林临床使用的局限性。

可能与华法林发生相互作用的药物大致包括以下几大类：抗感染药物、心血管药物、消炎镇痛及作用于免疫系统药物、中枢神经系统药物、胃肠道药物、中草药以及其他药物，在临床中加用或减用相应药物时需注意加强监测 INR，及时调整华法林剂量，从而达到有效的抗凝治疗并减少出血风险。

当 INR 升高超过治疗范围时，需依据升高程度及出血风险采取不同的处理方法[26]。当 INR > 3.0 ～ 4.5（无出血并发症）时，需适当减小华法林剂量（5% ～ 20%）或停服 1 次，1 ～ 2 天后复查 INR；当 INR 恢复到目标值以内后调整华法林剂量并重新开始治疗；或加强监测 INR 是否能恢复到治疗水平，同时寻找可能使 INR 升高的因素。当 4.5 < INR < 10.0（无出血并发症）时，需停用华法林，肌内注射维生素 K_1（1.0 ～ 2.5 mg），6 ～ 12 h 后复查 INR；INR < 3 后重新以小剂量华法林开始治疗。当 INR ≥ 10.0（无出血并发症）时，需停用华法林，肌内注射维生素 K_1（5 mg），6 ～ 12 h 后复查 INR；INR < 3 后重新以小剂量华法林开始治疗；若患者具有出血高危因素，可考虑输注新鲜冰冻血浆、凝血酶原浓缩物或重组凝血因子 Ⅶa。当严重出血（无论 INR 水平如何）时，需停用华法林，肌内注射维生素 K_1（5 mg），输注新鲜冰冻血浆、凝血酶原浓缩物或重组凝血因子 Ⅶa，随时监测 INR。病情稳定后需要重新评估应用华法林治疗的必要性。

临床实践中，华法林抗凝达标率较低。既往研究表明华法林抗凝治疗在靶治疗窗内的平均时间约占 53.7%，女性、年轻患者及低收入患者是华法林控制不佳的独立危险因素[27]，SAMe-TT_2R_2 评分可用来预测非瓣膜性房颤患者应用华法林抗凝控制情况（表 14-4），评分 ≥ 2 分提示 INR 可能控制不佳[28]。亦有研究表明 INR 控制不佳与高卒中风险相关[29]，且随着时间推移，华法林停药率增加，中国房颤注册研究显示服用华法林的房颤患者 3 个月内停药率约为 22.1%，1 年内停药率为 44.4%，而 2 年内停药率则高达 57.6%[30]。

因此，应加强患者教育和随访以及 INR 的监测，尤其是在合并用药发生较大变化时应增加监

表 14-4　SAMe-TT_2R_2 评分（评分 ≥ 2 分提示 INR 可能控制不佳）

字母	临床特点	计分
S	性别（女性）	1
A	年龄（< 60 岁）	1
Me*	其他疾病史	1
T	其他治疗（如抗心律失常药物）	1
T	吸烟	2
R	种族（非白种人）	2
		最高值 8 分

* 包括以下 2 种以上疾病：高血压、糖尿病、冠心病、外周动脉疾病、心力衰竭、卒中史、肺病、肝肾疾病

测频率，及时调整华法林剂量以提高 TTR，从而改善华法林的治疗效果。

三、新型口服抗凝药

NOAC 主要包括 Ⅱa 因子抑制剂（达比加群）、Xa 因子抑制剂（利伐沙班、阿哌沙班和艾多沙班）。NOAC 具有用药方法简单，使用固定剂量，无需监测抗凝活性，与食物及药物的相互作用较少等优点。RELY、ROCKET-AF、ARISTOTLE、ENGAGE AF-TIMI48 等大型随机对照研究均表明 NOAC 在预防房颤患者卒中和栓塞事件方面的有效性不劣于或优于华法林，且与华法林相比，服用 NOAC 的出血事件，尤其是颅内出血事件发生率显著降低[31-34]。四项研究的荟萃分析亦显示与华法林相比，NOAC 可使卒中或血栓栓塞事件率减少 19%，颅内出血事件率减少 50%，全因死亡率减少 10%[13]，这使得 NOACs 成为房颤患者卒中预防的新选择。目前房颤指南推荐对于无禁忌证的房颤患者，初始抗凝治疗优先选择 NOAC[8]。

达比加群成人推荐剂量为每次 150 mg，每日 2 次餐时或餐后口服治疗；利伐沙班推荐剂量为每次 20 mg，每日 1 次与食物同服；阿哌沙班推荐剂量为每次 5 mg，每日 2 次口服，不受进餐影响；艾多沙班每次 60 mg，每日 1 次口服。合并肾功能不全或高龄的患者可酌情减量（具体见表 14-5[12]）。

尽管 NOAC 为房颤患者卒中预防提供了新的

表 14-5　NOAC 剂量推荐

项目	达比加群酯	利伐沙班	阿哌沙班	艾多沙班
标准剂量	110 mg/150 mg, 2 次 / 日	20 mg, 1 次 / 日	5 mg, 2 次 / 日	60 mg, 1 次 / 日
低剂量	无	15 mg, 1 次 / 日	2.5 mg, 2 次 / 日	30 mg, 1 次 / 日
低剂量或更低剂量标准	以下患者推荐口服达比加群 110 mg, 2 次 / 日：年龄 ≥ 80 岁；合用维拉帕米；出血风险高；CrCl 30 ～ 50 ml/min	CrCl 15 ～ 50 ml/min	CrCl 15 ～ 29 ml/min 或如下 3 条中满足 2 条：年龄 ≥ 80 岁、体重 ≤ 60 kg、血肌酐 ≥ 133 μmol/L	满足如下任何一条：CrCl 30 ～ 50 ml/min；体重 ≤ 60 kg；合用决奈达隆等 P- 糖蛋白抑制剂

注：引自《心房颤动诊断和治疗中国指南》。NOAC，非维生素 K 拮抗剂口服抗凝药；CrCl，肌酐清除率

选择，但目前对于中度以上二尖瓣狭窄及机械瓣置换术后的房颤患者，指南建议只能使用华法林进行抗凝治疗[12]。

临床上常遇到 NOAC 漏服或错服的情况，此需依据服药频次及卒中风险进行用药指导[35]：对于漏服的患者，若服药频次为 2 次 / 日，在漏服 6 h 以内需补服，否则无需补服；若服药频次为 1 次 / 日，漏服 12 h 以内需补服，否则无需补服。对于服用双倍剂量的患者，若服药频次为 2 次 / 日，需停服 1 次，24 h 后继续常规剂量服用；若服药频次为 1 次 / 日，无需停服，继续常规剂量和时间服用。对于不确定是否服药的患者，若服药频次为 2 次 / 日，需间隔 12 h 后常规剂量服用；若服药频次为 1 次 / 日，需依据 CHA$_2$DS$_2$-VASc 评分决定，评分 ≥ 3 分，需再服 1 次，之后按常规剂量和时间服用，若评分 ≤ 2 分，则需间隔 24 h 后常规剂量服用。

服用抗凝药物会增加出血风险，若临床上遇到服用 NOAC 出血的情况，需依据出血严重程度及服用 NOAC 种类等因素综合评估指导治疗[35]（表 14-6）。此外，由于华法林需频繁监测 INR 或因 INR 控制不佳常有患者会换用 NOAC，或患者因 NOAC 的不良反应选择中途换用华法林或其他的 NOAC，关于抗凝药物的相关转化方法 2021 年欧洲心律学会 EHRA 房颤 NOAC 抗凝实用指导中也给出了具体方案[36]：对于服用华法林换用 NOAC 的患者，若 INR ≤ 2.0 需即刻启用 NOAC；若 INR 在 2.0 ～ 2.5，可即刻或最好隔天启用；若 INR 在 2.5 ～ 3.0，需重复监测 INR 1 ～ 3 天，

若 INR ≥ 3.0 则需延迟使用 NOAC。对于服用 NOAC 换用华法林的患者，不停用 NOAC（艾多沙班半量），并同时启用华法林，3 ～ 5 天后监测 INR（在 NOAC 服用前），若 INR < 2.0 则 1 ～ 3 天复测，若 INR ≥ 2.0 则停用 NOAC，1 天后复测 INR。对于由一种 NOAC 换用另一种 NOAC 的患者，需监测 NOAC 血药浓度，若血药浓度正常则下次应用 NOAC 时换用另一种 NOAC，若血药浓度高则需延迟给药间隔。

表 14-6　服用 NOAC 的出血管理

出血情况	处理
轻微出血	延迟或停止一次 NOAC 剂量；重新评估合并用药；考虑换用其他 NOAC 或改变剂量；
非危及生命的大出血	局部止血措施 消化道出血时内镜止血；手术止血；液体置换；红细胞或血小板替代；必要时氨甲环酸；控制导致出血的危险因素或合并症；服用达比加群的患者，可考虑依达赛珠单抗 / 透析（若无依达赛珠单抗）
危及生命的大出血	服用达比加群的患者，依达赛珠单抗 5 g iv；服用 X a 因子抑制剂的患者，Andexanet alpha 否则，可考虑：PCC：50 U/kg；必要时 + 25 U/kg aPCC：50 U/kg；最大剂量 200 U/（kg · d）

引自 2021 年 EHRA 房颤 NOAC 抗凝实用指导。PCC，凝血酶原复合物；aPCC，活化的凝血酶原复合物；iv，静脉注射。

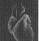
第三节　特殊心房颤动人群的抗凝治疗

一、老年房颤患者的抗凝治疗

老年房颤患者常伴有高血压、糖尿病、肝肾功能不全等慢性疾病，因而同时具有血栓形成和出血倾向的特殊性，这无疑给临床医师选择抗凝策略增加了难度。NOAC 3 期临床研究事后分析显示，≥ 75 岁的房颤患者与 < 75 岁的房颤患者抗凝治疗的获益一致，且应用 NOAC 临床净获益更多[37-40]。而高龄房颤患者的抗凝治疗需根据 NOAC 的调整剂量要求（如年龄、肾功能等）使用标准剂量（表 14-5），避免用量不足[12]。对于高龄和超高龄且不适合标准剂量抗凝的房颤患者，ELDERCARE-AF 研究提供了超小剂量艾多沙班（15 mg，1 次 / 日）以研究在此类人群中应用的有效性，其结果显示，与安慰剂相比，使用超小剂量艾多沙班仍可减低卒中发生率，大出血风险虽有增加但差异无统计学意义[41]。

然而对于因存在 NOAC 应用禁忌而服用华法林的老年房颤患者，其华法林抗凝维持于何种强度目前尚无定论。由于我国目前缺乏相关循证医学证据，因此国人服用华法林的抗凝强度一直参考欧美国家的建议（INR 2.0 ～ 3.0）。然而亚洲房颤患者与非亚洲患者卒中类型存在差异，且亚洲人群服用华法林发生颅内出血的风险也较非亚洲患者高，因此是否降低国人抗凝强度亟需进一步研究。但不推荐使用阿司匹林等抗血小板药物代替华法林等抗凝药物。

二、房颤合并冠心病的抗凝治疗

临床工作中常见合并冠心病的房颤患者，对于此类房颤患者，卒中风险常明显增加[42]。因心房血栓和冠脉血栓形成的机制不同，理论上，合并冠心病的房颤患者抗栓治疗应联合抗凝药物和双联抗血小板药物（dual antiplatelet therapy，DAPT）。临床实践中，常用的联合抗栓方案包括三联抗栓治疗（一种抗凝药＋两种抗血小板药）、二联抗栓治疗（一种抗凝药＋一种抗血小板药）。然而，长期三联抗栓治疗的出血风险不容忽视。有研究表明三联抗栓治疗（华法林＋阿司匹林＋氯吡格雷）30 天内严重出血事件的发生率为 2.6% ～ 4.6%，而若延长至 12 个月事件率则增加至 7.4% ～ 10.3%[43]。此外，WOEST 研究表明长期应用三联抗栓（VKA ＋氯吡格雷＋阿司匹林）治疗较双联（VKA ＋氯吡格雷）未降低栓塞事件的发生率，而出血风险却显著增加[44]。

因此，对于房颤合并冠心病的患者，应根据患者的血栓危险分层、出血危险分层以及冠心病临床类型（稳定型或急性冠脉综合征）进行综合评估决定抗栓治疗的策略和时间。对于口服抗凝药物（OAC）的选择，指南建议首选 NOAC，且与抗血小板药物联用时应考虑使用较低剂量 NOAC（如利伐沙班 15 mg，1 次 / 日或达比加群 110 mg，2 次 / 日）以降低出血风险[8]。在需要联合抗血小板与抗凝治疗时，应尽可能缩短三联抗栓时程，OAC 联合单一抗血小板药物优选 P2Y$_{12}$ 受体抑制剂（如首选氯吡格雷）[12]。我国房颤指南对于房颤合并冠心病患者的抗栓治疗推荐如下[12]：

（1）VKA 抗凝联合抗血小板治疗，应考虑调整 VKA 剂量维持目标 INR 2.0 ～ 2.5 及 TTR > 70%（Ⅱa 类推荐）。

（2）对于急性冠脉综合征（acute coronary syndrome，ACS）行经皮冠状动脉介入治疗（percutaneous coronary intervention，PCI）的患者，如出血风险高于缺血风险，应尽早（≤ 1 周）停用阿司匹林；如缺血风险高于出血风险，包含 OAC 与 DAPT 的三联抗栓治疗应维持至 PCI 术后 1 个月；之后使用包含 OAC 与 P2Y$_{12}$ 受体抑制剂的双联抗栓治疗至 12 个月（Ⅱa 类推荐）。

（3）对于慢性冠脉综合征（chronic coronary syndrome，CCS）接受 PCI 治疗的患者，如出血风险高于血栓风险，应尽早（≤1周）停用阿司匹林，之后应使用 OAC 联合 P2Y$_{12}$ 受体抑制剂的双联治疗维持6个月；如血栓风险高于出血风险，应使用包含 OAC 与 DAPT 的三联抗栓治疗维持至 PCI 术后1个月，之后使用包含 OAC 与 P2Y$_{12}$ 受体抑制剂的双联抗栓治疗维持6～12个月（Ⅱa 类推荐）。

（4）合并 CCS 未行 PCI 的 CHA$_2$DS$_2$-VASc-60 评分男性≥2分或女性≥3分患者，建议单用 OAC 治疗（Ⅰ类推荐）。

（5）合并 CCS 未行 PCI 的 CHA$_2$DS$_2$-VASc-60 评分男性=1分或女性=2分患者，可考虑单用 OAC 替代抗血小板治疗（Ⅱb 类推荐）。

总之，联合抗栓治疗过程中应对患者的卒中风险、冠脉缺血风险以及出血风险进行综合评估，灵活调整联合抗栓治疗时长及抗凝药物的剂量，同时可应用质子泵抑制剂，减少消化道出血的发生。

三、卒中后人群的抗栓治疗

房颤是卒中的重要危险因素[45]，抗凝治疗可有效预防房颤患者发生卒中，但即使服用抗凝药物，仍有1%～4%的房颤患者发生卒中事件。在卒中急性期，卒中后出血转化的发生率为15%～45%，大多数表现为点状出血，没有占位效应，临床症状轻微；但也有部分表现为脑实质血肿，通常较大，预后差。

抗凝治疗可显著增加房颤卒中后出血的风险，缺血性脑卒中发生后是否继续使用抗凝药物应取决于梗死面积大小和卒中的严重程度，目前尚缺乏可靠的数据来证实急性脑卒中后重启 OAC 治疗的最佳时机。早期荟萃分析显示，在急性心源性缺血性卒中后48 h 内，应用肝素、低分子量肝素抗凝并未降低卒中复发风险，但增加颅内出血风险[46]。目前国内外指南均不推荐对于发生急性缺血性卒中的房颤患者极早期（<48 h）应用肝素、低分子量肝素抗凝[8, 12]。TIMING 研究显示，房颤合并轻中度缺血性卒中（美国国立卫生研究院

卒中量表 NIHSS 平均评分为6分）后≤4天内使用 NOAC 在减少由再发缺血性卒中、症状性颅内出血和全因死亡构成的主要复合终点方面不劣于后5～10天重启 NOAC 的策略[47]。观察性研究结果也表明，早期重启抗凝与卒中/栓塞风险降低相关，且并未显著增加颅内出血的风险[48-49]。因此，我国房颤指南建议对于轻中度急性缺血性卒中的房颤患者应考虑早期（≤4天）启动 NOAC 抗凝（Ⅱa 类推荐）[12]；对于卒中的二级预防治疗则建议长期应用 OAC，优选 NOAC[8, 12]。

此外，对于房颤合并出血性脑卒中患者是否以及何时启动抗凝治疗是一项很困难且需个体化衡量的问题，需经多学科相关专家与家属共商决定。目前关于颅内出血后重启抗凝治疗的最佳时间尚不明确，有研究显示，出血后7～8周重启抗凝获益最大[50-51]。对于复发性脑出血风险很高的房颤患者，如无可纠正的病因，可以考虑左心耳封堵术[12]。

四、房颤患者侵入性操作或外科手术的围术期抗凝

对于正在接受抗凝治疗的房颤患者，如需外科手术或接受介入操作，则可能需要暂时中断抗凝治疗。临床实践中应注意预防患者本身存在的或操作相关的血栓栓塞与出血风险以及不良后果，并依据手术出血风险的高低（见表14-7）、OAC 的药代动力学特性决定停止与重启抗凝时间[12]。

（1）服用华法林的患者：若手术相关的出血风险较低，则不推荐中断抗凝；若手术相关出血风险高，则推荐术前停用3～5天[52]。研究显示，术前直接中断华法林与桥接抗凝治疗相比，血栓栓塞事件发生率无明显差异，但大出血发生率显著降低[52]。因此，对于服用华法林的患者，通常不推荐桥接抗凝，但若患者栓塞风险高（如机械瓣置换术后、CHA$_2$DS$_2$-VASc-60 评分≥6分以及3个月内发生卒中或 TIA 等），可考虑进行桥接抗凝[53]。因手术相关出血风险高而中断华法林抗凝的患者可在手术止血确切后48～72 h 重启抗凝治疗[53]。

表 14-7 房颤患者侵入性操作或外科手术出血风险分类

分类	手术 / 操作种类
轻微出血风险的手术 （出血发生率低且临床影响小）	• 拔牙（1～3 颗牙齿），牙周手术，种植体定位，龈下刮除 / 清洁 • 青光眼或白内障手术 • 非活检或切除的内窥镜检查 • 浅表手术（如脓肿切开引流，小的皮肤科切除术，皮肤活检等） • 起搏器或埋藏式心脏复律除颤器置入术（复杂操作除外） • 电生理检查或导管消融（复杂操作除外） • 常规择期冠状动脉 / 外周动脉介入（复杂操作除外） • 肌内注射（如疫苗接种）
低出血风险的手术 （出血不常见或无严重临床影响）	• 复杂牙科操作 • 内窥镜活检 • 骨科小手术（足、手、关节镜等）
高出血风险的手术 （出血常见或临床影响大）	• 心脏外科手术 • 外周动脉外科血运重建手术 • 复杂侵入性心脏介入治疗，包括导线拔除、心外膜室速消融、慢性完全闭塞病变 PCI 等 • 神经外科手术 • 腰椎或硬膜外麻醉；诊断性腰椎穿刺 • 复杂内镜操作（如多处 / 大息肉切除术，内窥镜逆行胰胆管造影术＋括约肌切开术等） • 腹部手术（包括肝脏活检） • 胸部手术 • 大型泌尿外科手术 / 活检（包括肾） • 体外冲击波碎石术 • 大型骨科手术

注：引自《心房颤动诊断和治疗中国指南》。

（2）服用 NOAC 的患者：应根据患者的肾功能及手术出血风险来决定抗凝策略。若肾功能正常，手术出血风险轻微，可不间断抗凝或停用 1 次；出血风险低的患者推荐术前停用 1 天，出血风险高的患者则推荐术前停用 2 天[54-55]。此外，服用 NOAC 的房颤患者围术期亦不推荐桥接抗凝[54]。轻微出血风险的患者可在手术止血确切后 6 h 重启抗凝，低出血风险通常在术后 12～24 h 重启，而高出血风险则在术后 48～72 h 重启[36, 54]。

房颤患者侵入性操作或外科手术围术期抗凝策略总结见表 14-8。

五、房颤患者复律前后的抗凝治疗

房颤复律方式包括药物复律及电复律，无论哪种复律方式，复律过程均存在血栓栓塞风险。观察性研究显示房颤复律后最初的 72 h 发生血栓栓塞的风险最高，且大多数栓塞事件发生在复律后 10 天以内，复律后血栓栓塞可能与复律时血栓脱落或复律后心房功能仍处于抑制状态从而形成血栓并脱落有关[56]。因此，复律前后均应依据房颤持续时间而采用恰当有效的抗凝。

目前我国房颤指南对于复律前后抗凝方案做出如下推荐[12]：

（1）房颤发作持续时间≥48 h 的患者如未行经食管超声心动图（TEE）检查，应在有效抗凝治疗至少 3 周后再进行复律（Ⅰ类推荐）。

（2）房颤发作持续时间≥48 h 的患者，可在 TEE 检查排除血栓后进行复律（Ⅱa 类推荐）。

（3）房颤持续时间＜12 h 但近期发生卒中 /

表 14-8　房颤患者侵入性操作或外科手术围术期抗凝策略 ª

项目	达比加群		利伐沙班、艾多沙班或阿哌沙班		华法林 ᵈ		
	低出血风险	高出血风险	低出血风险	高出血风险	低出血风险	高出血风险合并中低血栓风险	高出血风险合并高栓塞风险 ᵉ
根据肾功能的术前停用抗凝治疗时机					无需中断	术前 3～5 天停用	术前 5 天停用
CrCl ≥ 80 ml/min	≥ 24 h ᵇ	≥ 48 h	≥ 24 h ᵇ	≥ 48 h			
CrCl 50～79 ml/min	≥ 36 h	≥ 72 h	≥ 24 h	≥ 48 h			
CrCl 30～49 ml/min	≥ 48 h	≥ 96 h	≥ 24 h	≥ 48 h			
CrCl 15～29 ml/min	无适应证	无适应证	≥ 36 h	≥ 48 h			
桥接抗凝		无需			—	无需	术前 72 h 应用低分子量肝素 / 肝素桥接抗凝，术前 12 h 停用
术后重启抗凝治疗时机	12～24 hᶜ	48～72 h	12～24 hᶜ	48～72 h	—	48～72 h	术后 12～24 h 重启华法林，24～72 h 内联合应用低分子量肝素 / 肝素直至 INR 达标

注：引自《心房颤动诊断和治疗中国指南》。CrCl，肌酐清除率。ª 手术出血风险见表 14-7；ᵇ 轻微出血风险可不间断抗凝或停用 1 次；ᶜ 轻微出血风险手术 ≥ 6 h 后可重启抗凝；ᵈ 术前 24 h 测定 INR；ᵉ 高栓塞风险包括机械瓣膜置换术后、CHA₂DS₂-VASc-60 评分 ≥ 6 分以及 3 个月内发生卒中或 TIA；— 为无数据。

TIA 的患者，或房颤持续时间 12～48 h 且血栓栓塞中高危（CHA₂DS₂-VASc-60 评分男性 ≥ 2 分或女性 ≥ 3 分）的患者，复律前应有效抗凝治疗至少 3 周或行 TEE 检查排除心房血栓（Ⅰ类推荐）。

（4）房颤持续时间 < 12 h 且不合并近期卒中 /TIA 病史者，或血流动力学不稳定，或房颤持续时间 12～48 h 且栓塞低危（CHA₂DS₂-VASc-60 评分男性 ≤ 1 分或女性 ≤ 2 分）者，可以在不进行 TEE 检查的情况下直接复律（Ⅱb 类推荐）。

（5）对于房颤持续 > 12 h 的患者，或持续 < 12 h 但近期发生卒中 /TIA 的患者，复律后应规范抗凝至少 4 周，之后是否抗凝根据卒中风险决定（Ⅰ类推荐）。

（6）房颤复律抗凝首选 NOAC（Ⅰ类推荐）。

六、房颤患者导管消融术的围术期抗凝

房颤导管消融术作为一种治疗房颤的介入检查，围术期抗凝有其自身的特点。

荟萃分析结果显示，即使在抗凝治疗超过 3 周的房颤患者中，仍有 2.73% 的患者可通过 TEE 发现心房血栓[57]。因此，推荐在导管消融前行 TEE 检查，而延迟扫描的左心房增强 CT 与术中心腔内超声也可作为替代 TEE 排除心房血栓的选择[12]。此外，关于是否需要在导管消融围术期中断 OAC 抗凝治疗，有研究数据显示，与传统桥接抗凝方案相比，不间断 OAC 治疗可显著降低出血与血栓栓塞风险[58]，故目前建议围术期不应中断 OAC 治疗。

导管消融术后由于存在心房内膜损伤、炎症反应或左心房功能延迟恢复等因素导致在早期血栓形成风险较高，故建议无论血栓风险高低，应在消融术后口服 OAC 至少 3 个月[12]。而关于房颤导管消融术后的长期抗凝策略，目前建议依据患者的血栓栓塞风险以及房颤是否复发进行综合考量。我国房颤指南对于导管消融围术期及术后长期抗凝治疗的推荐如下[12]：

（1）导管消融围术期不应中断OAC（Ⅰ类推荐）。

（2）术中活化凝血时间应维持在>300 s（Ⅱa类推荐）。

（3）导管消融术后应至少抗凝3个月（Ⅰ类推荐）。

（4）CHA₂DS₂-VASc-60评分为1分的男性或2分的女性患者，在严格监测无房颤复发的前提下（即间断进行7～14天的心电监测，每年累积监测≥28天），消融术后3个月应考虑停用OAC

（Ⅱa类推荐）。

（5）无卒中/TIA、体循环栓塞史，CHA₂DS₂-VASc-60评分为2分的男性或3分的女性患者，在严格监测无房颤复发的前提下（即间断进行7～14天的心电监测，每年累积监测≥28天），消融术后3个月可考虑停用OAC（Ⅱb类推荐）。

（6）CHA₂DS₂-VASc-60评分≥3分的男性或≥4分的女性患者，或既往有卒中/TIA、体循环栓塞史，导管消融术后无论是否成功，术后应考虑长期应用OAC（Ⅱa类推荐）。

第四节　心房颤动患者栓塞预防新技术——经皮左心耳封堵术

左心耳是一个带钩的长管状结构，心耳壁由梳状肌形成小梁，小梁间有缝隙。左心耳和左心房腔之间有一直径10～40 mm的颈，位于左上肺静脉和二尖瓣瓣环之间，冠状动脉回旋支靠近左心耳开口基底部。左心耳独特的钩状结构以及内膜面丰富的肌小梁易于造成血流淤滞；房颤患者心腔内径增大和左心耳心内膜纤维化等都是血栓形成的危险因素。非瓣膜性房颤患者左心房血栓90%以上来源于左心耳，左心耳中血栓形成使脑卒中发生率增加3倍。即使恢复窦性心律后，因左心耳收缩顿抑，仍有可能再形成血栓，因此，对房颤患者左心耳进行干预处理亦是预防血栓栓塞事件的策略之一。目前已有多种左心耳封堵装置问世，临床应用较多的主要是WATCHMAN、LAmbre和Amplatzer封堵器。

我国房颤指南推荐对于存在长期抗凝绝对禁忌证的房颤患者，应考虑左心耳封堵术（left atrial appendage closure，LAAC）（Ⅱa类推荐）；对于有长期抗凝相对禁忌证的卒中高风险房颤患者，可考虑行LAAC（Ⅱb类推荐）；若在充分抗凝后仍发生卒中的房颤患者，在排除明确脑血管狭窄相关卒中后，应考虑LAAC（Ⅱb类推荐）[12]。

目前尚无关于OAC绝对禁忌证的公认定义，既往研究主要包括血小板<50×10⁹/L、不明原因的严重贫血、病因不可纠正的致命性/致残性出血（如淀粉样脑血管病或不能纠正的血管畸形导致的反复颅内出血、椎管内出血；血管发育不良导致的严重消化系统/泌尿生殖系统/呼吸系统出血）、遗传性出血性毛细血管扩张症等出血性疾病等；而相对禁忌证则包括部分出血倾向增加的恶性肿瘤、终末期CKD、慢性细菌性心内膜炎、特定高危职业（如飞行员、消防员等）等[8, 59]。

关于LAAC术后长期抗凝治疗策略，我国专家共识建议应根据患者的肾功能情况以及出血风险进行个体化抗凝治疗，具体建议如下[60]：

在术后3个月内，如肾小球滤过率（glomerular filtration rate，GFR）≥30 ml/min，且HAS-BLED评分<3分，建议使用NOAC＋氯吡格雷或阿司匹林抗凝3个月或使用华法林＋氯吡格雷或阿司匹林抗凝3个月，维持INR 2.0～3.0；如GFR≥30 ml/min，且HAS-BLED评分≥3分，建议单独使用标准剂量的NOAC（包括利伐沙班、依度沙班、阿哌沙班或达比加群）抗凝3个月或者单独使用华法林抗凝3个月，维持INR 2.0～3.0；如GFR<30 ml/min，且HAS-BLED评分<3分，建议使用华法林＋阿司匹林抗凝3个月，维持INR 2.0～3.0；如GFR<30 ml/min，且HAS-BLED评分≥3分，建议单独使用华法林抗凝3个月，维持INR 2.0～3.0或者使用阿司匹林＋氯吡格雷双联抗血小板3个月。

在术后 3～6 个月，则推荐停用口服抗凝药，予阿司匹林＋氯吡格雷双联抗血小板继续治疗 3 个月。

在术后 6 个月后，推荐阿司匹林长期治疗（如果不耐受阿司匹林，可使用氯吡格雷替代）。

当 LAAC 术后任何时候如探测到 5 mm 以上残余分流，视为封堵失败，如无补救措施，维持长期抗凝治疗；如果抗凝药物治疗期间发生严重出血，应立即停用，必要时给予抗凝药物的选择

性拮抗剂。出血控制后可予低强度抗凝或者双联抗血小板治疗，必要时可缩短抗凝或双联抗血小板治疗时间；如术后 TEE 或心脏 CT 成像随访提示装置相关血栓形成，应加强抗凝（可使用华法林或 NOAC 联合氯吡格雷或阿司匹林）治疗 2～3 个月后复查 TEE 直至血栓消失。如使用华法林；建议维持 INR 2.5～3.5；如使用 NOAC，应使用标准剂量，避免使用达比加群；也可使用低分子量肝素 2～4 周。

第五节 常见问题及解答

1. 如何评估房颤患者的缺血性卒中风险，何时需要启动抗凝治疗？

目前应用最广泛的卒中风险评估工具为 CHA_2DS_2-VASc 评分（见表 14-1），推荐 CHA_2DS_2-VASc 积分 ≥ 2 分的男性房颤患者或 ≥ 3 分的女性房颤患者应口服抗凝治疗（Ⅰ类推荐）；对于 CHA_2DS_2-VASc 评分为 1 分的男性房颤患者及 CHA_2DS_2-VASc 评分为 2 分的女性房颤患者应当考虑抗凝治疗（Ⅱa 类推荐）。然而，若除性别（女性）之外无其他危险因素则推荐不进行抗栓治疗。

此外，我国房颤指南根据亚洲房颤患者的卒中风险提出了 CHA_2DS_2-VASc-60 评分（见表 14-1），将年龄 60～64 岁的患者增加为 1 分，年龄 ≥ 65 岁的患者增加为 2 分，并推荐 CHA_2DS_2-VASc-60 评分 ≥ 2 分的男性或 ≥ 3 分的女性房颤患者应使用口服抗凝药物（Ⅰ类推荐）；评分为 1 分的男性和 2 分的女性，应考虑抗凝（Ⅱa 类推荐）；而评分为 0 分的男性或 1 分的女性患者则不推荐以预防卒中为目的而使用口服抗凝药物。

2. 心房扑动需要抗凝吗？

心房扑动与房颤具有相同的卒中风险，需根据与房颤同样的风险评估方法，确定抗凝治疗方案。

3. 如何评估房颤抗凝的出血风险？

目前国内外的房颤管理指南均推荐使用 HAS-BLED 评分（见表 14-2）来评估房颤患者抗凝

治疗的出血风险。临床上认为 HAS-BLED 评分 ≥ 3 分即为出血高风险患者，但并不能以此作为不接受抗凝治疗的依据，而是需要更频繁和定期的评估和跟进，并注意纠正增加出血风险的可控因素，如未控制好的高血压（收缩压 > 160 mmHg）、INR 不稳定、联用抗血小板药物或酗酒等。

4. 抗血小板药物在房颤抗栓治疗的地位如何？

阿司匹林或氯吡格雷在预防房颤患者卒中方面的有效性远不及华法林。虽然荟萃分析显示与安慰剂相比，阿司匹林可使房颤患者卒中相对危险度降低 19%，但目前仅有一项随机对照研究表明阿司匹林可减少房颤患者的卒中风险。此外，抗血小板治疗，尤其是双联抗血小板治疗亦可增加房颤患者的出血风险，故目前指南已不推荐抗血小板药物用于房颤患者的卒中预防。

5. 房颤患者的抗凝药物如何选择？

抗凝药物包括经典的抗凝药物（VKA，华法林）和新型口服抗凝药（NOAC），后者包括达比加群、利伐沙班、阿哌沙班及艾多沙班，近年来已有多项研究证实了 NOAC 在房颤患者卒中预防中的安全性及有效性，因此，目前指南均建议将 NOAC 作为房颤患者预防血栓栓塞事件的首选。

6. 服用华法林的患者应如何监测 INR？

华法林在初始治疗后建议每周监测 INR 1～2 次，待抗凝强度稳定后（连续 3 次 INR 均在靶目

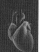

标范围内）可每月复查1～2次。由于华法林治疗窗窄，且其抗凝作用受多种食物及药物影响，故临床上应嘱患者尽量恒定饮食结构，在加用或减用与华法林存在相互作用的药物时应加强监测INR，及时调整华法林剂量。

7. 房颤患者导管消融术后是否可以停用抗凝药物？

导管消融术后由于存在心房内膜损伤、炎症反应或左心房功能延迟恢复等因素导致在早期血栓形成风险较高，故建议无论血栓风险高低，应在消融术后口服抗凝药物（OAC）至少3个月（Ⅰ类推荐）。而关于房颤导管消融术后的长期抗凝策略，我国房颤指南建议应依据患者的血栓栓塞风险以及房颤是否复发进行综合考量。CHA_2DS_2-VASc-60评分为1分的男性或2分的女性患者，在严格监测无房颤复发的前提下，消融

术后3个月应考虑停用OAC（Ⅱa类推荐）；对于无卒中/TIA、体循环栓塞史，CHA_2DS_2-VASc-60评分为2分的男性或3分的女性患者，在严格监测无房颤复发的前提下，消融术后3个月可考虑停用OAC（Ⅱb类推荐）；对于CHA_2DS_2-VASc-60评分≥3分的男性或≥4分的女性患者，或既往有卒中/TIA、体循环栓塞史，无论导管消融术后是否成功，术后应考虑长期应用OAC（Ⅱa类推荐）。

8. 经皮左心耳封堵术的适用人群？

我国房颤指南推荐对于存在长期抗凝绝对禁忌证的房颤患者，应考虑左心耳封堵术（LAAC）（Ⅱa类推荐）；若在充分抗凝后仍发生卒中的房颤患者，在排除明确脑血管狭窄相关卒中后，应考虑LAAC（Ⅱb类推荐）。

第六节　典型病例

患者，男性，68岁，因"间断心悸1年余"来院。患者1年余前无明显诱因感心悸，无头晕、黑朦及晕厥，无胸闷、胸痛及气短等不适，于外院行心电图检查示"心房颤动"，此后患者反复发作心悸，每周发作1～2次，每次持续约10～30 min好转，多次行心电图均提示心房颤动，1个月前完善动态心电图示"持续性心房颤动"。既往有高血压病史5年、糖尿病病史2年。否认吸烟及饮酒史。查体示血压160/84 mmHg，心率83次/分，心律绝对不齐，第一心音强弱不等，脉搏短绌，其他查体未见明显异常。

入院后完善相关检查，血、尿、便常规未见异常，甲状腺功能及肝肾功能正常（肌酐清除率82 ml/min），入院心电图仍为房颤（图14-1），超声心动图示：左心房38 mm×42 mm×48 mm，EF69%，轻度主动脉瓣、二尖瓣及三尖瓣关闭不全。

入院诊断：持续性心房颤动，高血压3级（很高危组），2型糖尿病等。

因患者CHA_2DS_2-VASc评分为3分（CHA_2DS_2-VASc-60评分为4分），HAS-BLED评分为2分，遂予达比加群每次150 mg，每日两次抗凝治疗。患者要求行射频消融术，完善经食管超声心动图未见双房或心耳内血栓。由于患者肾功能正常，且射频消融术出血风险低微，遂未在术前停用抗凝治疗。

患者在入院第3天行射频消融术，术后卧床8 h，并按既定时间服用达比加群，次日行心电图示窦性心律（图14-2）。患者无不适主诉并要求出院，故嘱其继续口服抗凝药物至术后3个月，同时注意关注有无出血表现，并定期复查心电图。由于患者CHA_2DS_2-VASc-60评分为4分，建议其长期应用抗凝药物，患者表示知晓并理解。

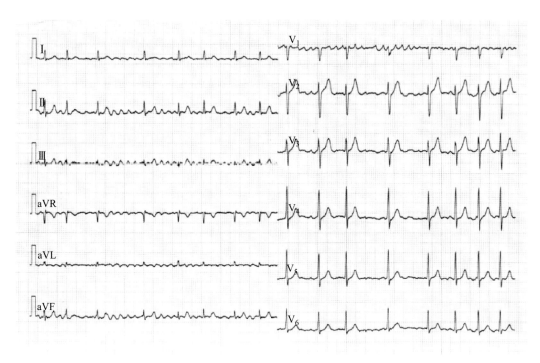

图 14-1　入院时心电图

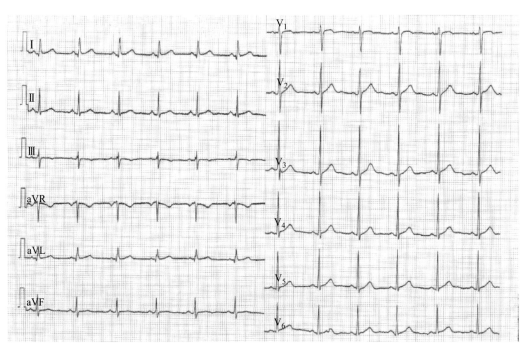

图 14-2　出院时心电图

参考文献

[1] Watson T, Shantsila E, Lip G Y. Mechanisms of thrombogenesis in atrial fibrillation: Virchow's triad revisited [J]. Lancet, 2009, 373（9658）: 155-166.

[2] Wolf P A, Dawber T R, Thomas H J, et al. Epidemiologic assessment of chronic atrial fibrillation and risk of stroke: the Framingham study [J]. Neurology, 1978, 28（10）: 973-977.

[3] Risk factors for stroke and efficacy of antithrombotic therapy in atrial fibrillation. Analysis of pooled data from five randomized controlled trials [J]. Arch Intern Med, 1994, 154（13）: 1449-1457.

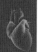
全科医师心血管疾病防治能力提升（第2版）

［4］Gage B F，Waterman A D，Shannon W，et al. Validation of clinical classification schemes for predicting stroke：results from the National Registry of Atrial Fibrillation［J］. JAMA，2001，285（22）：2864-2870.

［5］Fuster V，Ryden L E，Cannom D S，et al. ACC/AHA/ESC 2006 Guidelines for the Management of Patients with Atrial Fibrillation：a report of the American College of Cardiology/American Heart Association Task Force on Practice Guidelines and the European Society of Cardiology Committee for Practice Guidelines（Writing Committee to Revise the 2001 Guidelines for the Management of Patients With Atrial Fibrillation）：developed in collaboration with the European Heart Rhythm Association and the Heart Rhythm Society［J］. Circulation，2006，114（7）：e257-e354.

［6］Olesen J B，Torp-Pedersen C，Hansen M L，et al. The value of the CHA2DS2-VASc score for refining stroke risk stratification in patients with atrial fibrillation with a CHADS2 score 0-1：a nationwide cohort study［J］. Thromb Haemost，2012，107（6）：1172-1179.

［7］Lip G Y，Nieuwlaat R，Pisters R，et al. Refining clinical risk stratification for predicting stroke and thromboembolism in atrial fibrillation using a novel risk factor-based approach：the euro heart survey on atrial fibrillation［J］. Chest，2010，137（2）：263-272.

［8］Hindricks G，Potpara T，Dagres N，et al. 2020 ESC Guidelines for the diagnosis and management of atrial fibrillation developed in collaboration with the European Association for Cardio-Thoracic Surgery（EACTS）：The Task Force for the diagnosis and management of atrial fibrillation of the European Society of Cardiology（ESC）Developed with the special contribution of the European Heart Rhythm Association（EHRA）of the ESC［J］. Eur Heart J，2021，42（5）：373-498.

［9］Chao T F，Wang K L，Liu C J，et al. Age threshold for increased stroke risk among patients with atrial fibrillation：a nationwide cohort study from Taiwan［J］. J Am Coll Cardiol，2015，66（12）：1339-1347.

［10］Kim T H，Yang P S，Yu H T，et al. Age threshold for ischemic stroke risk in atrial fibrillation［J］. Stroke，2018，49（8）：1872-1879.

［11］Choi S Y，Kim M H，Lee K M，et al. Age-dependent anticoagulant therapy for atrial fibrillation patients with intermediate risk of ischemic stroke：a nationwide population-based study［J］. Thromb Haemost，2021，121（9）：1151-1160.

［12］中华医学会心血管病学分会，中国生物医学工程学会心律分会. 心房颤动诊断和治疗中国指南［J］. 中华心血管病杂志，2023，51（6）：572-618.

［13］Ruff C T，Giugliano R P，Braunwald E，et al. Comparison of the efficacy and safety of new oral anticoagulants with warfarin in patients with atrial fibrillation：a meta-analysis of randomised trials［J］. Lancet，2014，383（9921）：955-962.

［14］Lip G Y，Andreotti F，Fauchier L，et al. Bleeding risk assessment and management in atrial fibrillation patients：a position document from the European Heart Rhythm Association，endorsed by the European Society of Cardiology Working Group on Thrombosis［J］. Europace，2011，13（5）：723-746.

［15］Lip G Y，Frison L，Halperin J L，et al. Comparative validation of a novel risk score for predicting bleeding risk in anticoagulated patients with atrial fibrillation：the HAS-BLED（Hypertension，Abnormal Renal/Liver Function，Stroke，Bleeding History or Predisposition，Labile INR，Elderly，Drugs/Alcohol Concomitantly）score［J］. J Am Coll Cardiol，2011，57（2）：173-180.

［16］Pisters R，Lane D A，Nieuwlaat R，et al. A novel user-friendly score（HAS-BLED）to assess 1-year risk of major bleeding in patients with atrial fibrillation：the Euro Heart Survey［J］. Chest，2010，138（5）：1093-1100.

［17］Olesen J B，Lip G Y，Lindhardsen J，et al. Risks of thromboembolism and bleeding with thromboprophylaxis in patients with atrial fibrillation：A net clinical benefit analysis using a 'real world' nationwide cohort study［J］. Thromb Haemost，2011，106（4）：739-749.

［18］Miller V T，Rothrock J F，Pearce L A，et al. Ischemic stroke in patients with atrial fibrillation：effect of aspirin according to stroke mechanism. Stroke Prevention in Atrial Fibrillation Investigators［J］. Neurology，1993，43（1）：32-36.

［19］Warfarin versus aspirin for prevention of thromboembolism in atrial fibrillation：Stroke Prevention in Atrial Fibrillation II Study［J］. Lancet，1994，343（8899）：687-691.

［20］Van Spall H G，Wallentin L，Yusuf S，et al. Variation in warfarin dose adjustment practice is responsible for differences in the quality of anticoagulation control between centers and countries：an analysis of patients receiving warfarin in the randomized evaluation of long-term anticoagulation therapy（RE-LY）trial［J］. Circulation，2012，126（19）：2309-2316.

［21］Hart R G，Pearce L A，Aguilar M I. Meta-analysis：antithrombotic therapy to prevent stroke in patients who have nonvalvular atrial fibrillation［J］. Ann Intern Med，2007，146（12）：857-867.

［22］Connolly S J，Pogue J，Hart R G，et al. Effect of clopidogrel added to aspirin in patients with atrial fibrillation［J］. N Engl J Med，2009，360（20）：2066-2078.

［23］Kirchhof P，Benussi S，Kotecha D，et al. 2016 ESC Guidelines for the management of atrial fibrillation developed in collaboration with EACTS［J］. Europace，2016，18（11）：1609-1678.

［24］Fuster V，Ryden L E，Cannom D S，et al. 2011 ACCF/AHA/HRS focused updates incorporated into the ACC/AHA/ESC 2006 guidelines for the management of patients with atrial fibrillation：a report of the American College of Cardiology Foundation/American Heart Association Task Force on practice guidelines［J］. Circulation，2011，123（10）：e269-e367.

［25］Wan Y，Heneghan C，Perera R，et al. Anticoagulation control and prediction of adverse events in patients with atrial fibrillation：a systematic review［J］. Circ Cardiovasc Qual Outcomes，2008，1（2）：84-91.

［26］中华医学会心血管病学分会，中国老年学学会心脑血管病专业委员会. 华法林抗凝治疗的中国专家共识［J］. 中华内科杂志，2013，52（1）：76-82.

［27］Dlott J S，George R A，Huang X，et al. National assessment of warfarin anticoagulation therapy for stroke prevention in atrial fibrillation［J］. Circulation，2014，129（13）：1407-1414.

［28］Apostolakis S，Sullivan R M，Olshansky B，et al. Factors affecting quality of anticoagulation control among patients with atrial fibrillation on warfarin：the SAMe-TT（2）R（2）score［J］. Chest，2013，144（5）：1555-1563.

［29］Morgan C L，Mcewan P，Tukiendorf A，et al. Warfarin treatment in patients with atrial fibrillation：observing outcomes associated with varying levels of INR control［J］. Thromb Res，2009，124（1）：37-41.

［30］Wang Z Z，Du X，Wang W，et al. Long-term persistence of newly initiated warfarin therapy in Chinese patients with nonvalvular atrial fibrillation［J］. Circ Cardiovasc Qual Outcomes，2016，9（4）：380-387.

［31］Connolly S J，Ezekowitz M D，Yusuf S，et al. Dabigatran versus warfarin in patients with atrial fibrillation［J］. N Engl J Med，2009，361（12）：1139-1151.

［32］Giugliano R P，Ruff C T，Braunwald E，et al. Edoxaban versus warfarin in patients with atrial fibrillation［J］. N Engl J Med，2013，369（22）：2093-2104.

［33］Granger C B，Alexander J H，Mcmurray J J，et al.

Apixaban versus warfarin in patients with atrial fibrillation［J］. N Engl J Med，2011，365（11）：981-992.

［34］Patel M R，Mahaffey K W，Garg J，et al. Rivaroxaban versus warfarin in nonvalvular atrial fibrillation［J］. N Engl J Med，2011，365（10）：883-891.

［35］Steffel J，Verhamme P，Potpara T S，et al. The 2018 European Heart Rhythm Association Practical Guide on the use of non-vitamin K antagonist oral anticoagulants in patients with atrial fibrillation［J］. Eur Heart J，2018，39（16）：1330-1393.

［36］Steffel J，Collins R，Antz M，et al. 2021 European Heart Rhythm Association Practical Guide on the Use of Non-Vitamin K Antagonist Oral Anticoagulants in Patients with Atrial Fibrillation［J］. Europace，2021，23（10）：1612-1676.

［37］Eikelboom J W，Wallentin L，Connolly S J，et al. Risk of bleeding with 2 doses of dabigatran compared with warfarin in older and younger patients with atrial fibrillation：an analysis of the randomized evaluation of long-term anticoagulant therapy（RE-LY）trial［J］. Circulation，2011，123（21）：2363-2372.

［38］Halperin J L，Hankey G J，Wojdyla D M，et al. Efficacy and safety of rivaroxaban compared with warfarin among elderly patients with nonvalvular atrial fibrillation in the Rivaroxaban Once Daily，Oral，Direct Factor Xa Inhibition Compared With Vitamin K Antagonism for Prevention of Stroke and Embolism Trial in Atrial Fibrillation（ROCKET AF）［J］. Circulation，2014，130（2）：138-146.

［39］Halvorsen S，Atar D，Yang H，et al. Efficacy and safety of apixaban compared with warfarin according to age for stroke prevention in atrial fibrillation：observations from the ARISTOTLE trial［J］. Eur Heart J，2014，35（28）：1864-1872.

［40］Kato E T，Giugliano R P，Ruff C T，et al. Efficacy and safety of edoxaban in elderly patients with atrial fibrillation in the ENGAGE AF-TIMI 48 trial［J］. J Am Heart Assoc，2016，5（5）.

［41］Okumura K，Akao M，Yoshida T，et al. Low-dose edoxaban in very elderly patients with atrial fibrillation［J］. N Engl J Med，2020，383（18）：1735-1745.

［42］Olesen J B，Lip G Y，Lane D A，et al. Vascular disease and stroke risk in atrial fibrillation：a nationwide cohort study［J］. Am J Med，2012，125（8）：813-826.

［43］Lip G Y，Huber K，Andreotti F，et al. Antithrombotic management of atrial fibrillation patients presenting with acute coronary syndrome and/or undergoing coronary stenting：executive summary—a Consensus

Document of the European Society of Cardiology Working Group on Thrombosis, endorsed by the European Heart Rhythm Association（EHRA）and the European Association of Percutaneous Cardiovascular Interventions（EAPCI）［J］. Eur Heart J,2010,31（11）: 1311-1318.

［44］Dewilde W J, Oirbans T, Verheugt F W, et al. Use of clopidogrel with or without aspirin in patients taking oral anticoagulant therapy and undergoing percutaneous coronary intervention: an open-label, randomised, controlled trial［J］. Lancet, 2013, 381（9872）: 1107-1115.

［45］Flegel K M, Shipley M J, Rose G. Risk of stroke in non-rheumatic atrial fibrillation［J］. Lancet, 1987, 1（8532）: 526-529.

［46］Paciaroni M, Agnelli G, Micheli S, et al. Efficacy and safety of anticoagulant treatment in acute cardioembolic stroke: a meta-analysis of randomized controlled trials［J］. Stroke, 2007, 38（2）: 423-430.

［47］Oldgren J, Asberg S, Hijazi Z, et al. Early versus delayed non-vitamin K antagonist oral anticoagulant therapy after acute ischemic stroke in atrial fibrillation（TIMING）: a registry-based randomized controlled noninferiority study［J］. Circulation,2022,146（14）: 1056-1066.

［48］Kimura S, Toyoda K, Yoshimura S, et al. Practical "1-2-3-4-Day" rule for starting direct oral anticoagulants after ischemic stroke with atrial fibrillation: combined hospital-based cohort study［J］. Stroke,2022,53（5）: 1540-1549.

［49］De Marchis G M, Seiffge D J, Schaedelin S, et al. Early versus late start of direct oral anticoagulants after acute ischaemic stroke linked to atrial fibrillation: an observational study and individual patient data pooled analysis［J］. J Neurol Neurosurg Psychiatry, 2022, 93（2）: 119-125.

［50］Pennlert J, Overholser R, Asplund K, et al. Optimal timing of anticoagulant treatment after intracerebral hemorrhage in patients with atrial fibrillation［J］. Stroke, 2017, 48（2）: 314-320.

［51］Kuramatsu J B, Huttner H B. Management of oral anticoagulation after intracerebral hemorrhage［J］. Int J Stroke, 2019, 14（3）: 238-246.

［52］Douketis J D, Spyropoulos A C, Kaatz S, et al. Perioperative bridging anticoagulation in patients with atrial fibrillation［J］. N Engl J Med, 2015, 373（9）: 823-833.

［53］Halvorsen S, Mehilli J, Cassese S, et al. 2022 ESC Guidelines on cardiovascular assessment and management of patients undergoing non-cardiac surgery［J］. Eur Heart J, 2022, 43（39）: 3826-3924.

［54］Douketis J D, Spyropoulos A C, Duncan J, et al. Perioperative management of patients with atrial fibrillation receiving a direct oral anticoagulant［J］. JAMA Intern Med, 2019, 179（11）: 1469-1478.

［55］Schulman S, Carrier M, Lee A Y, et al. Perioperative management of dabigatran: a prospective cohort study［J］. Circulation, 2015, 132（3）: 167-173.

［56］Airaksinen K E, Gronberg T, Nuotio I, et al. Thromboembolic complications after cardioversion of acute atrial fibrillation: the FinCV（Finnish CardioVersion）study［J］. J Am Coll Cardiol, 2013, 62（13）: 1187-1192.

［57］Lurie A, Wang J, Hinnegan K J, et al. Prevalence of left atrial thrombus in anticoagulated patients with atrial fibrillation［J］. J Am Coll Cardiol, 2021, 77（23）: 2875-2886.

［58］Di Biase L, Burkhardt J D, Santangeli P, et al. Periprocedural stroke and bleeding complications in patients undergoing catheter ablation of atrial fibrillation with different anticoagulation management: results from the Role of Coumadin in Preventing Thromboembolism in Atrial Fibrillation（AF）Patients Undergoing Catheter Ablation（COMPARE）randomized trial［J］. Circulation, 2014, 129（25）: 2638-2644.

［59］Glikson M, Wolff R, Hindricks G, et al. EHRA/EAPCI expert consensus statement on catheter-based left atrial appendage occlusion—an update［J］. Europace, 2020, 22（2）: 184.

［60］中华医学会心血管病学分会，中华心血管病杂志编辑委员会.中国左心耳封堵预防心房颤动卒中专家共识（2019）［J］.中华心血管病杂志,2019,47（12）: 937-955.

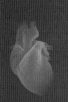

第十五章
心脏性猝死与心肺复苏

（吴书林　林炜东）

据流行病学资料统计，我国目前心血管疾病患者约有 2.3 亿。其中每年发生心脏性猝死（sudden cardiac death，SCD）者高达 55 万，意味着平均每天就有 1500 人发生 SCD。然而，当发生院外 SCD 事件时，我国旁观者心肺复苏（cardiopulmonary resuscitation，CPR）的实施率较低，并且 CPR 实施质量堪忧，使得在医院外发生 SCD 患者的生存率不到 1%。研究表明，国内大、中型城市中 CPR 实施率平均仅为 4.5%，在北京为 11.4%，上海为 4.2%。实施了旁观者 CPR 的心脏性猝死患者的生存率较未实施者并无显著改善。目前，公众缺乏规范的 CPR 相关培训是造成院外 CPR 实施率及成功率低的重要原因。基于此，要大力提高全科及基层医生对 SCD 的认识，培养全科及基层医生规范掌握 CPR 技术。同时加强对公众的宣教，创新 CPR 培训方法和策略，争取从多个方面全面改善我国 CPR 的严峻现状。

第一节　心脏性猝死的定义和流行病学特点

SCD 是指突然发生的心脏原因导致的心搏骤停，患者在症状出现后 1 h 内发生不可逆的生物学死亡。SCD 及其相关定义参见表 15-1[1]。全世界每年约有 1700 万例心血管疾病相关的死亡，其中 25% 是 SCD。SCD 的总体发病率因研究和国家而异，部分原因是 SCD 定义和 SCD 率估计方法存

表 15-1　SCD 及其相关定义	
术语	定义
猝死	指看似健康的个体在症状出现 1 h 内的非创伤性意外致死事件。如果死亡时间不明确（无目击者），定义适用于死亡前 24 h 内看似健康的患者
原因不明的猝死综合征（sudden unexplained death syndrome，SUDS）和原因不明的婴儿猝死综合征（sudden and unexpected deaths in infancy，SUDI）	无明显病因且未经尸检证实死因的猝死为 SUDS，死者小于 1 岁称为 SUDI
SCD	适用于以下情况 1. 已知的先天性或获得性的潜在致死性心脏病；或 2. 尸检证实心血管异常可能为死因；或 3. 尸检未见明确心脏外原因，因此心律失常事件可能为死因
心律失常性猝死综合征（sudden arrhythmic death syndrome，SADS）和婴儿猝死综合征（sudden infant death syndrome，SIDS）	SADS 或 SIDS 是指尸检和毒理学检查未明确死因，心脏大体及组织学检查显示结构正常，已被排除非心脏性死因

在很大差异。根据既往研究，SCD 的总体发生率为每年每 100 000 人中 15 ～ 159 例，相当于所有死亡人数的 6% ～ 20%。然而，SCD 的发病率和原因随年龄不同显著变化。SCD 发病率在儿童和 35 岁以下的年轻人中很低，但在 60 ～ 80 岁后急剧增加[2]。

第二节　心脏性猝死的病因

SCD 的发作主要与遗传风险、年龄、性别、合并 SCD 相关风险疾病及诱发因素有关[3-5]。在年轻患者（< 30 岁）中，SCD 的主要病因为长 QT 综合征（long QT syndrome，LQTS），儿茶酚胺敏感型多形性室速（catecholaminergic polymorphic ventricular tachycardia，CPVT）、致心律失常性右室心肌病（arrhythmogenic right ventricular cardiomyopathy，ARVC）等。CPVT 多于运动时诱发。LQTS 及 ARVC 与基因易感性相关，LQTS 可于剧烈运动或夜间睡眠时发作 SCD，而 ARVC 则多于运动时诱发。青年患者（30 ～ 40 岁）SCD 病因以 Brugada 综合征（Brugada syndrome，Brs）、肥厚型心肌病（hypertrophic cardiomyopathy，HCM）、扩张型心肌病（dilated cardiomyopathy，DCM）、法洛四联症（Tetralogy of Fallot，TOF）及 ARVC 为主。Brs 易于夜间睡眠时猝死，HCM 则运动易诱发 SCD。DCM 及 HCM 均有明显的 SCD 基因易感性。对于年龄 > 40 岁的患者，SCD 绝大多数由急性冠脉综合征（acute coronary syndrome，ACS）或慢性缺血性心脏病引起，少部分患者为心脏肿瘤、心肌病引起。

第三节　心脏性猝死的预测因子

在一般人群（没有已知心脏病的个体）中，预防 SCD 最有效的方法是基于风险评分图来量化个体罹患冠状动脉疾病（coronary artery disease，CAD）的风险。近几十年来，研究人员为 SCD 检测了一系列广泛的"指标"，特别是在 CAD 患者中，目前已经提出了几种非侵入性危险标志物（包括晚电位、心率变异性、周期性复极动力学和压力反射敏感性等），尽管最初的研究结果很有希望，但这些"预测因素"尚未影响临床实践。左心室射血分数（left ventricular ejection fraction，LVEF）仅用于作为慢性 CAD 和 DCM 患者埋藏式心脏复律除颤器（implantable cardioverter defibrillator，ICD）的一级预防指征，通常与纽约心脏协会分级联合使用。通常 LVEF 越低的患者死亡率越高，LVEF 每下降 5%，SCD 风险则增加 21%。LVEF 值测量一直是 SCD 预防领域的首选检查和评估指标。

其他可应用的心电检测指标包括：心电图运动试验、心电图、动态心电图（心率变异性、室性早搏、非持续性室性心动过速等）、信号平均心电图（心室晚电位：除极和复极异常）、心率变异性（发现心脏自身调节功能异常或压力感受器敏感性低下等）。

对年轻（年龄 < 40 岁）不明原因 SCD、不明原因的近乎濒死或复发性晕厥患者，若无缺血性或其他结构性心脏病，进一步评估遗传性心律失常综合征如 LQTS、短 QT 综合征、Brs、特发性室颤等有助于预测 SCD 的发生。

致死性心律失常相关的重要遗传学研究领域，如心肌钾离子通道相关 KCNE 基因家族、KCNQ1 基因异常亦能为 SCD 的预测提供重要依据。心肌细胞钙释放通道 RYR2 上的基因变异增加慢性心力衰竭患者室性心律失常风险，成为 SCD 的遗传学预测因子之一。青壮年猝死综合征、应激性心

肌病、扩张型心肌病、心肌早期缺血缺氧、心肌炎等疾病的心肌在细胞凋亡、心肌缝隙连接蛋白

含量、分布、磷酸化水平和热休克蛋白等分子生物学指标上存在相关性，也可能成为新的预测因子。

第四节　心脏性猝死的筛查

目前没有明确的数据支持在普通人群中大规模筛查项目对预防 SCD 的好处，暂不主张对普通人群进行筛查，但对年轻竞技运动员建议进行赛前 SCD 风险筛查[3]。此外，对猝死患者直系亲属筛查是识别风险个体、积极防治 SCD 的重要手段，在心律失常性猝死综合征患者家属中，阳性检出率可达 50%。

心电图、动态心电图、事件记录仪、植入性心电记录仪、信号平均心电图、超声心动图评估均适用于已知或可疑患有室性心律失常时的无创评估。有创评估主要包括冠状动脉造影和电生理检查。对于有心律失常相关症状的心肌梗死后患者、可疑心动过缓或心动过速导致的晕厥患者，建议行电生理检查。但对于肥厚型心肌病、LQTS、CPVT、短 QT 综合征等患者，电生理检查作用有限；其在 Brs 的应用也尚存争议。

第五节　室性心律失常的治疗及心脏性猝死的预防

室性心律失常往往是造成 SCD 的重要原因。SCD 的一级预防指对存在心脏性猝死风险但尚未发生心搏骤停或致命性心律失常的患者降低心脏性猝死风险的治疗。SCD 的二级预防指对心脏性猝死幸存者或已发生过致命性心律失常的患者降低心脏性猝死风险的治疗。通过加强对基础疾病的治疗，针对室性心律失常和 SCD 预防，可从以下几方面考虑。

一、药物治疗

抗心律失常药物的治疗原则应当包括：①明确心律失常的治疗目的：治疗的目的主要是缓解症状或减少心律失常对心功能和心肌缺血等的影响，不应都以消灭或减少心律失常为主要目标，且应重视药物的安全性。对危及生命的心律失常，治疗的主要目的则是控制心律失常。②兼顾基础心脏疾病的治疗：心律失常多与其他疾病伴发。除危及生命的心律失常外，多数情况下，基础心脏病、心功能或心肌缺血是决定预后的因素。心律失常的治疗需在已有的基础疾病治疗证据和指南基础上，权衡心律失常治疗的重要性和紧迫性；要着重考虑可改善预后的综合治疗措施。③正确选择抗心律失常药物：依据药物的抗心律失常谱，当多种药物存在相似作用时，需考虑器质性心脏病及其严重程度和药物不良反应。对于急性及血流动力学不稳定的心律失常，重点考虑药物的有效性，尽快终止或改善心律失常，必要时联合电复律；慢性心律失常的长期治疗多考虑抗心律失常药物的安全性以及与基础疾病药物治疗的协同性。避免影响或忽视基础疾病的治疗而过度使用抗心律失常药物或因顾虑药物不良反应而不用药或给药剂量不足。④协调药物治疗与非药物治疗：符合非药物治疗适应证者，应根据指南进行推荐，药物用于提高疗效或减少 ICD 放电等；血流动力学不稳定时，主要考虑电转复/除颤或起搏等。无法或不能接受非药物治疗者，应根据疾病和药物的特点，使用有效且安全的药物。

根据 2023 年《抗心律失常药物临床应用中国专家共识》[6]，对于持续性单形性室性心动过速（室速）或多形性室性心动过速的治疗建议如表 15-2 所示，持续性单形性室速的急性期治疗目的

表 15-2　持续性单形性室性心动过速治疗建议

治疗推荐	推荐建议
急性发作期	
器质性心脏病	
血流动力学不稳定：同步直流电复律	适合
积极治疗基础病，纠正诱因	适合
器质性心脏病：胺碘酮，其他可选尼非卡兰或索他洛尔	倾向于使用
心肌缺血：β 受体阻滞剂	倾向于使用
无器质性心脏病（特发性）	
右心室流出道起源：维拉帕米、普罗帕酮、β 受体阻滞剂、利多卡因或腺苷	倾向于使用
左心室分支起源：首选维拉帕米，也可选用普罗帕酮	倾向于使用
上述药物无效：胺碘酮、尼非卡兰	倾向于使用
反复发作：导管消融	倾向于使用

在于明确病因并积极治疗病因的基础上，终止心动过速。对于终止后或反复发作的心动过速应预防再次发作。

对于 LQTS 合并尖端扭转型室速，需判断其为遗传性长 LQTS 或获得性 LQTS，对于遗传性长 LQTS 合并尖端扭转型室速患者，首选使用 β 受体阻滞剂特别是普萘洛尔，推荐最大耐受量，静息心率可考虑维持在 50～60 次/分；利多卡因及美西律对 LQTS（尤其是 3 型）有效；药物治疗后仍有发作考虑 ICD。获得性 LQTS 应寻找并纠正病因和诱因；静推及静滴硫酸镁；将血钾维持在 4.5～5.0 mmol/L；心动过缓或长间歇时应行临时起搏植入术，给予异丙肾上腺素或阿托品。

QTc 间期不延长患者的多形性室速：纠正病因和诱因，包括血运重建。急性发作期给予 β 受体阻滞剂和胺碘酮，无效时应用利多卡因或尼非卡兰。评价 ICD 指征。

短 QT 间期合并多形性室速：发作时电复律；应用奎尼丁减少及预防发作；长期治疗考虑 ICD。

其他类型多形性室速：①短联律间期多形性室速：血流动力学不稳定或蜕变为室颤需即刻电复律。血流动力学稳定时首选静推维拉帕米，无效时给予胺碘酮。长期治疗首选 ICD；口服维拉

帕米、普罗帕酮或 β 受体阻滞剂预防复发。反复发作时推荐对可触发室速的室早进行消融。② Brs 和早复极综合征合并多形性室速：首选直流电复律，电风暴时给予异丙肾上腺素，奎尼丁可减少发作，ICD 可预防猝死，部分患者基质消融有效。③儿茶酚胺敏感型多形性室速：首选 β 受体阻滞剂，至最大耐受量；可予普罗帕酮辅助。仍有发作行左侧星状神经节阻滞，必要时 ICD 二级预防。

室性心动过速/心室颤动风暴：严重的心律失常，可引起心脏性猝死，应采用综合紧急治疗措施（表 15-3）。

二、器械治疗

对 SCD 的二级预防，植入 ICD 可有效终止室性心动过速，但不能预防复发。ICD 反复放电会导致死亡率增加，β 受体阻滞剂联合胺碘酮治疗可有效减少 ICD 放电。心律失常是 SCD 最常见

表 15-3　室性心动过速/心室颤动风暴急性期治疗建议

治疗推荐	推荐建议
血流动力学不稳定：尽快电复律	适合
纠正可逆因素，如电解质紊乱、药物、心肌缺血或心力衰竭失代偿	适合
已植入 ICD：调整参数，更好地识别和终止发作	适合
评价导管消融可行性	倾向于使用
单形性持续性室速，频率＜180 次/分、血流动力学相对稳定：尝试临时心室超速起搏	倾向于使用
药物选择	
胺碘酮：首选使用	倾向于使用
联合 β 受体阻滞剂	倾向于使用
尼非卡兰或利多卡因	倾向于使用
必要时胺碘酮联合利多卡因	倾向于使用
与相关学科密切合作，降低复发风险，药物辅助及植入 ICD	倾向于使用
主动脉内球囊反搏、体外膜肺氧合和心室辅助装置	倾向于使用
镇静、气管插管，必要时冬眠疗法	倾向于使用
胸椎硬膜外麻醉、交感去神经术	倾向于使用

原因，也是多种心脏疾病的主要表现形式，尤其是室性心律失常，常引起突发心悸、晕厥和猝死。ICD 通过快速识别、自动放电，成为减少恶性室性心律失常发作、预防 SCD 的最重要手段之一。

对于非缺血性心肌病合并心力衰竭、NYHA Ⅱ～Ⅲ级和 LVEF ≤ 35% 的患者，如果预期患者寿命超过 1 年，可考虑选择 ICD 作为一级预防。ICD 是既往心脏停搏、复苏成功的 DCM 和 HCM 患者的首选预防方法。对重症心力衰竭，合并恶性心律失常可能性较小时可选择心脏再同步化治疗（cardiac resynchronization therapy，CRT）；而针对重症心脏器质性改变的患者，心脏再同步化治疗除颤器（cardiac resynchronization therapy defibrillator，CRT-D）比 ICD 更能明显改善患者心功能，提高生活质量。此外，对难治性心力衰竭、难治性持续性室性心律失常或其他疾病所致的临终患者，ICD 电击失效的问题亦不容忽视。

除经静脉植入 ICD 之外，对符合 ICD 标准、血管通路条件不佳或感染风险高、不需要或不打算将心动过缓或室性心动过速终止起搏作为心脏再同步化治疗的一部分的患者，建议使用皮下 ICD 植入。新型的可佩戴式移动心脏复律除颤器的研发与应用也为 SCD 早期预防提供了更多选择。

三、持续性室性心动过速的紧急治疗

持续性室性心动过速患者应根据症状和心律失常的耐受性给予治疗。若单形性室速出现血流动力学不稳定时，应立即进行直流电除颤。宽 QRS 波心动过速而血流动力学稳定的患者，电复律是首先治疗方案。合并严重心力衰竭及急性心肌梗死的患者不宜静脉应用氟卡尼，可用胺碘酮。利多卡因可用于单形性室速患者，静脉维拉帕米和 β 受体阻滞剂可用于左束支来源的室速。

持续性室性心动过速容易发作为室颤及引起心搏骤停。院外心搏骤停时，应立即进行胸外按压直至进行电除颤；院内心搏骤停时，建议立即进行除颤。静脉给予胺碘酮有助于预防室性心动过速或室颤再发。

四、介入治疗

目前导管消融推荐用于治疗瘢痕相关的心脏病患者发生无休止室速或电风暴的情况。对于缺血性心脏病植入 ICD 的患者，仅发生一次持续性室速者也可考虑行导管消融[5]。经导管消融治疗心肌梗死后瘢痕相关的室速的患者其预后较非缺血性心肌病室速患者更好，前者有近 50% 的患者不再复发。但导管消融是否能降低室速患者的死亡率尚需进一步研究。对需改善心律失常症状或怀疑是频繁室性早搏（单一形态，超过 15%）引起的心室功能下降患者，若抗心律失常药物无效、不耐受或患者不接受，建议使用导管消融。缺血性心脏病和持续性单形性室速患者，仅给予冠状动脉血运重建不足以有效预防复发性室速。既往心肌梗死和复发性症状性持续性室速患者或者表现为室速或室颤电风暴的患者，若治疗失败或不能耐受胺碘酮或其他抗心律失常药物，可考虑导管消融治疗。

左心去交感神经支配术早期仅限于 LQTS 患者，也可考虑在难治性 CPVT 患者中使用。目前有新证据表明，RVOT 前壁的心外膜导管消融可预防电风暴。

第六节 心搏骤停和心肺复苏

心性猝死一般经历四个时期（前驱期、发病期、心搏骤停期、生物学死亡期），其中心搏骤停期需争分夺秒对患者进行急救。据统计，我国每年因心脏性猝死人数高达 54 万，心搏骤停抢救成功率不足 1%。而国外成功率为 5% ～ 30%，主要是第一目击者现场施救得当，及时提供了必要的基础生命支持，尤其是高质量的心肺复苏术（cardiopulmonary resuscitation，CPR）。在紧急医疗服务到达之前，旁观者 CPR 可使 SCD 的生存机会增加一倍以上。早期 CPR 的重要性已得到充分证实，如果不实施 CPR，每分钟生存的概率降低 7% ～ 10%。心肺复苏主要包括基础生命支持（basic life support，BLS），高级心血管生命支持（advanced cardiovascular life support，ACLS）和心搏骤停后的治疗[7]。

心搏骤停发生 4 ～ 6 min 后会造成患者脑和其他人体重要器官组织的不可逆损害。在黄金时间内及时进行 CPR 有利于抢救患者的生命。救治的关键是 5 个"及早"，构成"生存链"：①及早呼救；②及早 CPR；③及早除颤；④及早高级生命支持（ACLS）；⑤及早复苏后监护治疗。

一、心搏骤停分类

心搏骤停时虽然心脏不能有效泵血，但不意味着心电和心脏活动完全停止。临床上根据心电图特征及心脏活动情况可将心搏骤停分为：

1. 心室颤动

心室肌发生快速而极不规则、不协调的连续颤动。心电图表现为 QRS 波群消失，代之以不规则的连续的室颤波，频率为 200 ～ 500 次 / 分，这种心搏骤停是最常见的类型，约占 80%。此时如能立刻给予电除颤，患者复苏成功率较高。

2. 心室静止

心室肌完全丧失了收缩活动，呈静止状态。心电图表现呈一直线或仅有心房波。这种情况多在心搏骤停 3 ～ 5 min 后出现。

3. 心电-机械分离

心电-机械分离时呈现缓慢而无效的心室自主节律。心室肌可断续出现缓慢而极微弱的不完整的收缩。心电图表现为间断出现并逐步增宽的 QRS 波群，频率多为 20 ～ 30 次 / 分及以下。这种情况心肌损伤严重，心肺复苏成功率很低。

以上 3 种类型可相互转化，最终共同结果是导致心脏丧失有效泵血功能、循环停止。因此，当发生心搏骤停时，无论在院内或是院外，无论是医务人员或是旁人，均应立即进行心肺复苏。目前，针对发生心搏骤停时患者所处的环境，又分为院外心搏骤停（out of hospital cardiac arrest，OHCA）和院内心搏骤停（in-hospital cardiac arrest，IHCA）。把患者区分开来有助于确认患者获得救治的不同途径。

二、心搏骤停的临床表现

绝大多数患者无先兆症状，常突然发病。少数患者在发病前数分钟至数十分钟有胸闷、头晕、乏力、心悸等非特异性症状。一般心脏停搏 3 s，患者会出现头晕和黑矇；停搏 5 ～ 10 s 时患者意识丧失，继而倒地晕厥；停搏 15 ～ 30 s 可出现全身性抽搐等；停搏 45 s 可出现瞳孔散大；停搏 60 s 时自主呼吸逐渐停止；如停搏超过 4 ～ 6 min，往往因中枢神经系统缺氧过久导致脑水肿，造成严重的不可逆损害。因此，在 4 min 内实施有效的心肺复苏至关重要。

三、院外心搏骤停（OHCA）生存链

在 OHCA 中，必须尽快识别出心搏骤停、进行呼救、开始心肺复苏并给予除颤［即公共场所除颤（PAD）］，直到接受过紧急医疗服务（emergency medical service，EMS）培训的专业团队接手后，将患者转移到急诊室和（或）心导管室。可利用手机、社会媒体等协助呼叫施救者进行施救。基础生命支持流程是指心搏骤停挽救生命的基础过程，主要是指徒手实施 CPR。基本内容包括：识别心搏骤停、呼叫急救系统、尽早开始 CPR、迅速采用除颤器 /AED 除颤。院外心搏骤停 BLS 流程如下（图 15-1）[3]：

1. 评估和现场安全

急救者在确认现场安全的情况下轻拍患者的肩膀，并大声呼喊"你还好吗？"检查患者是否有呼吸。如果没有呼吸或者没有正常呼吸（即只有喘息），立刻启动应急反应系统。在现实情况中，医护人员应继续同时检查呼吸和脉搏，然后再启动应急反应系统（或请求支援）。一般以一手示指和中指触摸患者颈动脉以感觉有无搏动（搏动触点在甲状软骨旁胸锁乳突肌沟内）。检查脉搏

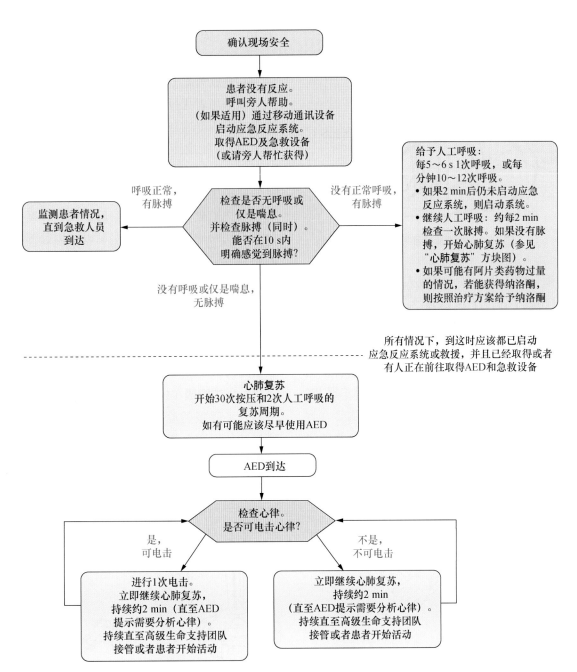

图 15-1　院外医务人员成人心搏骤停 BLS 流程图

的时间一般不能超过 10 s，如 10 s 内仍不能确定有无脉搏，应立即实施胸外按压（图 15-2）。

2. 启动紧急医疗服务（emergency medical service，EMS）并获取 AED

如发现患者无反应无呼吸，急救者应启动 EMS 体系（拨打"120"），取来 AED（如果有条件），对患者实施 CPR，如需要时立即进行除颤。如有多名急救者在现场，其中一名急救者按步骤进行 CPR，另一名启动 EMS 体系（拨打"120"），取来 AED（如果有条件）。在救助淹溺或窒息性心搏骤停患者时，急救者应先进行 5 个周期（2 min）的 CPR，然后拨打"120"启动 EMS 系统。

3. 胸外按压（circulation，C）

确保患者仰卧于平地上或用胸外按压板垫于其肩背下，急救者可采用跪式或使用踏脚凳等不同体位和方式，将一只手的掌根放在患者胸部的中央，胸骨下半部上，将另一只手的掌根置于第一只手上。手指不接触胸壁。按压时双肘须

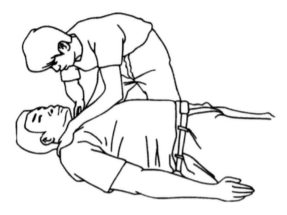

图 15-2 检查脉搏和呼吸

伸直，垂直向下用力按压，成人按压频率为至少 100～120 次 / 分，下压深度为 5～6 cm，每次按压之后应让胸廓完全回复（图 15-3）。按压时间与放松时间各占 50% 左右，放松时掌根部不能离开胸壁，以免按压点移位。对于儿童患者，用单手或双手于乳头连线水平按压胸骨，对于婴儿，用两手指于紧贴乳头连线下方水平按压胸骨。为了尽量减少因通气而中断胸外按压，对于未建立人工气道的成人，目前推荐的按压–通气比率

为 30∶2。对于婴儿和儿童，双人 CPR 时可采用 15∶2 的比率。

4. 开放气道（airway，A）

如果患者无反应，急救人员应判断患者有无呼吸或是否异常呼吸，先使患者取仰卧位，即先行 30 次心脏按压，再开放气道。采用 30∶2 的按压通气比开始 CPR 能使首次按压延迟的时间缩短。仰头抬颏法（图 15-4）和推举下颌法均可用于开放气道提供人工呼吸。后者仅在怀疑头部或颈部损伤时使用，因为此法可以减少颈部和脊椎的移动。实施仰头抬颏步骤如下：将一只手置于患者的前额，然后用手掌推动，使其头部后仰；将另一只手的手指置于颏骨附近的下颌下方；提起下颌，使颏骨上抬。注意在开放气道同时应该用手指挖出患者口中异物或呕吐物，有义齿者应取出义齿。

5. 人工呼吸（breathing，B）

人工呼吸的原理是利用气体进入患者肺泡，通过肺的间歇性膨胀，以达到维持肺泡通气和氧合作用，从而减轻组织缺氧和二氧化碳潴留。

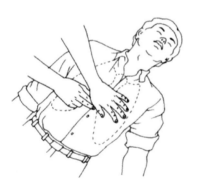

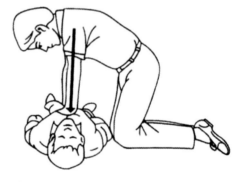

图 15-3 胸外按压

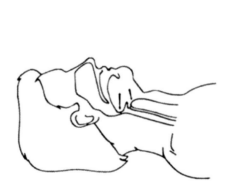

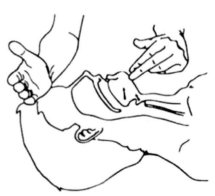

图 15-4 开放气道

施救者给予口对口人工呼吸前，正常吸气即可，无需深吸气；所有人工呼吸（无论是口对口、口对面罩、球囊－面罩或球囊对高级气道）均应该持续吹气 1 s 以上，使足够量的气体进入患者体内并使胸廓起伏；如第一次人工呼吸未能使胸廓起伏，可再次用仰头抬颏法开放气道，给予第二次通气；人工呼吸需避免过度通气（图 15-5）。

可以每 6 s 进行 1 次人工呼吸（每分钟 10 次），同时进行持续胸部按压（即在心肺复苏中使用高级气道时）。采用人工呼吸时，每次通气必须使患者的肺脏膨胀充分，可见胸廓上抬即可，切忌过度通气。

6. AED 除颤

绝大多数心搏骤停是由室颤触发的。当心律分析证实为室颤/无脉性室速应立即行电除颤，之后重复做 5 组 CPR，再检查心律，必要时再次除颤。除颤每延迟 1 分钟，抢救成功的可能性就下降 7%～10%。除颤波形包括单向波和双向波两类，不同的波形对能量的需求有所不同。成人发生室颤和无脉性室速时，应给予单向波除颤器，能量 360 J 一次除颤，双向波除颤器 120～200 J 能量。电除颤后仍应立刻继续进行 CPR，直至能触及颈动脉搏动为止。持续 CPR、纠正缺氧和酸中毒、静脉注射肾上腺素（可连续使用）可提高除颤成功率。

电击除颤的操作步骤为：①电极板涂以导电糊或垫上盐水纱布；②接通电源，确定非同步相放电，室颤不需麻醉；③选择能量水平及充电；④按要求正确放置电极板，一块放在胸骨右缘第 2～3 肋间（心底部），另一块放在左腋前线第 5～6 肋间（心尖部）；⑤经再次核对监测心律，明确所有人员均未接触患者（或病床）后，按压放电电钮；⑥电击后即进行心电监测与记录。

AED 适用于无反应、无呼吸和无循环体征（包括室上速、室速和室颤）的患者。应用 AED 时，给予 1 次电击后不要马上检查心跳或脉搏，而应该重新进行胸外按压，循环评估应在实施 5 个周期 CPR（约 2 min）后进行[3]。

7. 电话 CPR

遇到 SCD 患者倒地时，旁观者常常对是否开始心肺复苏犹豫不决，因为他们不确定患者是否处于心搏骤停状态，对实施心肺复苏也没有信心。据国外文献报道，旁观者实施 CPR 的概率平均为 40% 左右。对于这种情况，紧急医疗调度员可以发挥关键作用，在 EMS 到达前最大限度地提高实施 CPR 的概率。调度员可以识别 SCD，并通过电话协助紧急呼救者实施 CPR，这种方法被称为电话 CPR（telephone CPR，TCPR）或调度辅助 CPR（dispatch-assisted CPR，DACPR）。TCPR 的影响早在 20 世纪 80 年代就已由 Eisenberg 等人阐明。根据文献，TCPR 占旁观者 CPR（bystander CPR）BCPR 的大部分。这种救生程序现在已被纳入国际复苏指南。通过电话识别 SCD 并协助呼救者立即实施 CPR，调度员加强了院外 OHCA 生存链。

随着心肺复苏术指南的修订，仅进行胸部按压的心肺复苏术可增加旁观者心肺复苏的成功率。许多研究表明，两种 CPR 技术在院前自发性循环恢复（spontaneous circulation，ROSC）率、存活

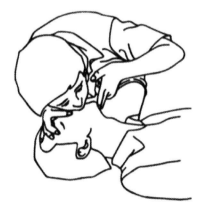
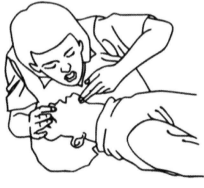

图 15-5　人工呼吸

到出院率是相同的。2015年《国际心肺复苏和心血管急救科学治疗建议共识》[8]强调，对于疑似心搏骤停的成人，调度者应提供CPR指导，但是对于哪种CPR方法更好，人们一直存在争议。多项研究表明，对于非心源性心搏骤停患者，常规CPR比单纯胸部按压CPR要好得多。然而，通过紧急呼叫来确定心搏骤停的原因几乎是不可能的。TCPR应根据可能的病因、CPR受培训的情况及社区中旁观者实施CPR的概率采用其中一种CPR指导。在日本，许多地区的TCPR只对未经训练的非专业救援人员采用胸部按压式CPR，这现在是旁观者CPR的主要形式。

一旦调度员发现了患者心搏呼吸骤停，他们就会指示打电话的人进行心肺复苏。文献中描述的心肺复苏术教学步骤尽管不同，但总体非常相似。包括：①让患者平躺在地上；②跪在对方身边；③把你的手掌根部放在对方胸部的中心；④把另一只手放在那只手上；⑤保持手臂伸直，锁住肘部，手掌根向下推至少5 cm；⑥以每分钟100次以上的速度按压；⑦确保胸廓在两次按压之间能恢复；⑧大声数数；⑨持续按压直到有帮助者或医疗人员接管。现在开启手机的扬声器功能已经变得非常普遍，这反映呼叫者可以不用手就能听从调度员的指令。调度员需要鼓励打电话的人进行心肺复苏，直到急救人员到达，这通常需要不少于6～8 min。在这段时间持续用力快速按压胸部是相当困难的，即使是年轻人。高质量的胸部按压对于OHCA获得更好的疗效至关重要。然而，目前还不可能监测呼救者的心肺复苏表现如何。尽管如此，在EMS到达之前，来自调度员的持续的口头支持已经被证明可以提高CPR的质量。

四、院内心搏骤停（IHCA）生存链

IHCA指院内急救以团队形式实施心肺复苏：建立快速反应小组（RRT）、早期预警系统、紧急医疗团队（MET）有助于减少心搏骤停发生。无论是院内发生的心搏骤停，还是经过院外急救后转入院后进一步治疗的，在院内均应执行高级生命支持（ACLS）流程。ACLS主要包括：人工气道的建立、机械通气、循环辅助、药物和液体的应用、电除颤、药物和疗效评估、复苏后脏器功能的维持等。成人及儿童院内心搏骤停流程分别见图15-6和图15-7。

五、院内心搏骤停的识别

若患者在无心电监护情况下突发意识丧失，此时应立即启动心搏骤停的识别流程。通过检查患者颈动脉搏动判断是否为心搏骤停。判断时间应不超过10 s。若患者已有心电监护，当心电监护提示心搏骤停时，应立即开始心肺复苏。

六、高级生命支持

高质量CPR包括尽可能减少按压中断、足够的按压深度和按压频率。目前常采用胸外按压比例（chest compression fraction，CCF）来评估按压的连续性。CCF＝胸部按压时间/心肺复苏时间×100%。CCF理想值为80%，至少需要达到60%以上。人员更换、建立高级人工气道、电除颤等会对CCF值造成影响。在人员更换时，及时做好准备有利于缩短中断按压时间。若患者采用呼气气囊即可完成有效通气，可暂时不建立高级人工气道。如患者血氧饱和度低，无法耐受需行气管插管，则应争取在10 s以内由经验丰富的医师进行气管插管。必要时可选择声门上装置或环甲膜穿刺，以避免因困难气道而反复气管插管导致按压中断时间过长。粘贴式电极板可减少按压中断，电除颤后应立即继续进行胸外按压。胸外按压机可以避免施救者按压疲累造成的按压质量下降。但安装和调试按压机可能会导致按压的中断，影响按压/复苏比率，也需警惕按压期间装置移位导致无法进行有效的胸外按压。高质量心肺复苏要点总结于表15-1[9-10]。

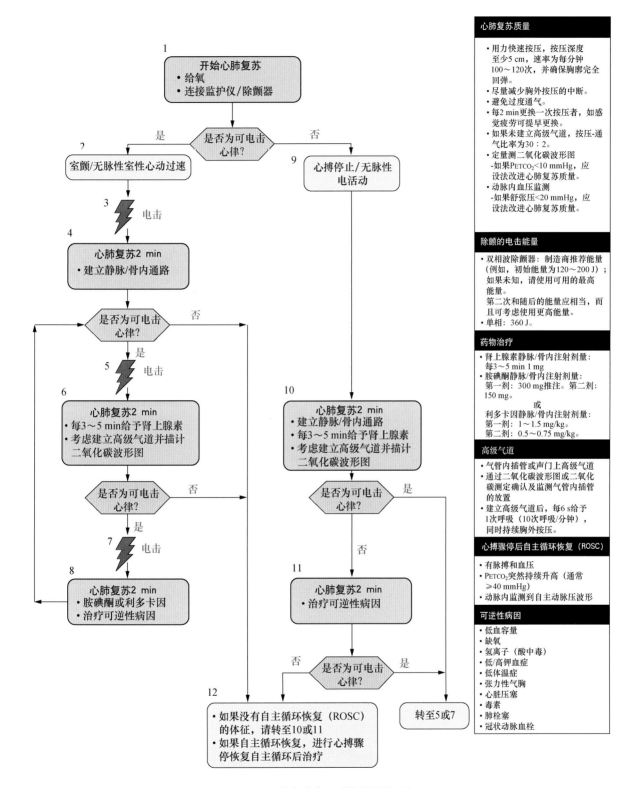

图 15-6　成人院内心脏骤停救治流程

P_ETCO₂，呼气末二氧化碳分压。

全科医师心血管疾病防治能力提升（第2版）

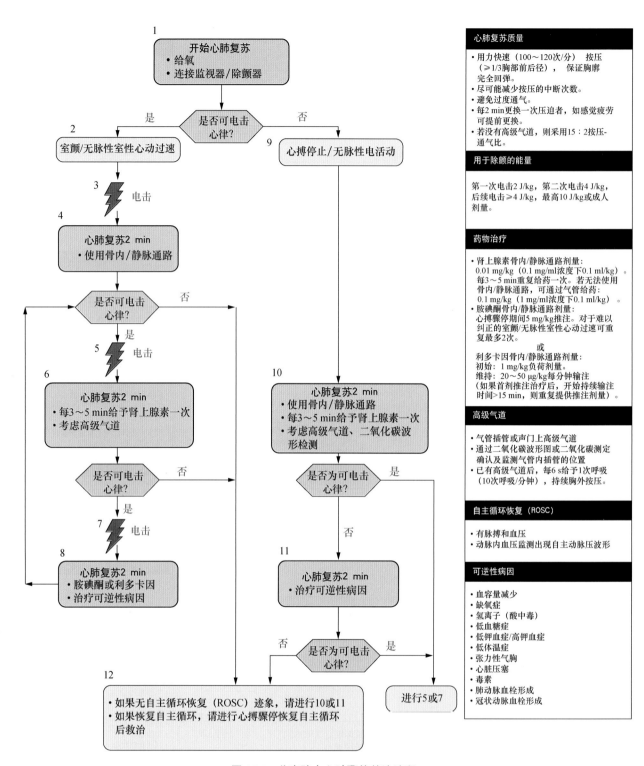

图 15-7　儿童院内心脏骤停救治流程

七、体外心肺复苏

体外心肺复苏（ECPR）是指在可以去除潜在可逆病因的前提下，对已使用传统 CPR 不能恢复自主心律或反复心搏骤停而不能维持自主心律的患者快速实施静动脉体外膜肺氧合（vaECMO）技术，以提供暂时的循环及氧合支持[11]。目前尚无统一的体外心肺复苏的适应证，但如患者病因

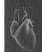

表 15-1 高质量心肺复苏要点		
胸外按压要点	人工通气要点	除颤要点
1. 掌根部位于患者胸骨中线与两乳头连线交点或胸骨下半部	1. 采用纯氧进行通气	1. 选择心底部和心尖部为电极板放置部位,使用导电胶使电极板与皮肤充分接触或使用粘贴式电极板
2. 双手交叠,肘关节伸直,双上肢与患者水平面垂直	2. 胸外按压与通气频率保持 30:2	
	3. 对于已建立人工气道的患者,通气频率为 10 次 / 分	2. 采用双向波 120 ~ 200 J 或单向波 360 J 进行除颤
3. 深度 5 ~ 6 cm(将患者置于硬质平面上)	4. 单次通气量以最小胸廓起伏为标准	3. 除颤完成后立即恢复胸外按压
4. 频率 100 ~ 120 次 / 分	5. 避免过度通气	
5. 避免倚靠患者胸廓,保证胸廓充分回弹		

可逆,且医院具有该项技术,家庭亦有相应经济条件,可考虑进行体外心肺复苏。ECPR 前应尽早实施不间断高质量心肺复苏,在 2023《成人体外心肺复苏专家共识更新》[12] 中,更推荐初始心律为室速 / 室颤的患者使用 ECPR,心搏骤停患者 CPR 持续 40 min 以内实施 ECPR。对于年轻、有目击者、无终末期疾病且评估病因可逆的患者,在初始 60 min 内,应当积极考虑 ECPR。

体外膜肺氧合启用后,仍需积极进行心搏骤停的病因筛查和针对性治疗。急性心肌梗死患者需尽早进行经皮冠状动脉介入治疗。已实施体外心肺复苏但仍昏迷的患者,需进行目标性体温管理来改善神经系统预后。ECPR 需要重点监测平均动脉压(推荐 50 ~ 60 mmHg)、混合静脉血氧饱和度(推荐 70%)、血细胞比容(推荐 35% 左右)、激活全血凝固时间(160 ~ 200 s)及插管侧肢体的灌注情况。

符合撤机指征时才可谨慎考虑撤除静动脉体外膜肺氧合支持。去除导管的方法取决于置管方法,需警惕拔出导管后形成血管并发症。ECPR 的撤机指征包括:①小剂量血管活性药物即可维持血流动力学稳定;②无致命性心律失常;③无酸碱失衡及电解质紊乱;④辅助流量减少到正常心排血量的 10% ~ 20%;⑤超声心动图显示左心室射血时间大于 200 ms,左心室射血分数 > 40%。

八、生理指标及物理指标监测

高质量 CPR 应结合物理指标及患者的生理指标[8]。生理指标包括:压力性指标、呼气末二氧化碳(end tidal carbon,ETCO₂)和脉搏血氧饱和度波形。压力性生理指标主要包括冠脉灌注压(coronary perfusion pressure,CPP)和动脉舒张压。建议 CPP > 15 ~ 20 mmHg,动脉舒张压 > 25 mmHg。建议 ETCO₂ > 20 mmHg 或更好的脉搏血氧饱和度波形。物理指标监测主要监测按压深度与频率。感应器可用于复苏过程中对按压深度与频率进行监测,主要放于施救者掌根部与按压部位之间。

九、复苏药物选择

复苏患者的药物入路可经外周静脉或中心静脉。前者包括肘前静脉、颈外静脉;后者包括颈内静脉、锁骨下静脉和股静脉。某些复苏药物可经髓内注射或气道通路给予。目前常用的药物有肾上腺素、胺碘酮、利多卡因、硫酸镁、多巴胺等,不推荐常规使用碳酸氢钠纠正酸中毒[13]。

肾上腺素:CPR 的首选药物。用法为 1 mg 肾上腺素静脉推注,每 3 ~ 5 min 一次。推注后可再予 20 ml 生理盐水促进药物进入中心循环。注意给药间隔及使用剂量。肾上腺素应用要点见表 15-2。

胺碘酮:用于对除颤、CPR 和血管加压药无反应的室颤或无脉室速患者的治疗。

用法是首剂 300 mg 溶入 20 ~ 30 ml 葡萄糖内快速推注,3 ~ 5 min 后再推注 150 mg,维持剂量 1 mg/min 持续 6 h。每日最大剂量不超过 2 g。

利多卡因:患者自主循环恢复后,不建议常规使用利多卡因。但是室颤 / 无脉性室速导致心搏骤停,在出现自发性循环恢复(ROSC)后,可以考虑立即开始或继续使用利多卡因。用法:起始剂量

表 15-2 高级生命支持中肾上腺素应用要点

临床情况	应用要点
成人高级生命支持	非可除颤心律的心搏骤停患者，建议尽早使用肾上腺素 在心搏骤停后的救治中，应避免和立即纠正低血压，使收缩压＞90 mmHg，或平均动脉压＞65 mmHg，否则会造成患者死亡率增加和功能恢复率降低
儿童高级生命支持	儿童心搏骤停过程中可以给予肾上腺素 自主循环恢复后，应维持收缩压在患者年龄段的第5百分位以上
新生儿复苏	肾上腺素稀释到1∶10 000，静脉给药0.1～0.3 ml/kg，气管导管内给药0.5～1.0 ml/kg
过敏反应	对于危及生命的过敏反应，应给予肾上腺素 对第1剂肾上腺素无反应，而5～10 min后才能开始高级生命支持的前提下，可给予第2剂肾上腺素

1～1.5 mg/kg 静脉推注（一般用50～100 mg），静脉注射2～3 min。根据患者反应，5～10 min后可再用0.5～0.75 mg/kg（半量）静推，1 h内最大剂量不得超过300 mg。

纳洛酮：对于已知或疑似阿片类药物成瘾的患者，呼吸异常，救治同时可以给予患者肌内注射或鼻内给予纳洛酮，用法为纳洛酮2 mg滴鼻或0.4 mg肌注。4 min后可重复给药。

多巴胺：心肺复苏时主要用于自主心跳恢复后的血压维持，以2～20 g/（kg·min）静脉滴注或注射泵持续泵入，根据血压变化，调节至最佳剂量。

硫酸镁：有助于终止尖端扭转型室速。通常予2 g加入10%葡萄糖20 ml稀释后静脉注射。

十、复苏后脏器功能维持

1. 目标体温管理

采用复苏后目标体温管理（target temperature management，TTM），体温控制于32～36℃，至少维持24 h。复温避免主动加温，应通过减少降温措施力度逐渐恢复体温。建议缓慢复温，可按0.5℃/h进行复温，持续12 h以上。完成亚体温治疗后仍需继续控制体温，目标体温控制在37.5℃以下。

2. 血流动力学目标

可用血管活性药物保持血流动力学稳定。建议控制收缩压＞90 mmHg，或平均动脉压＞65 mmHg。

3. 神经功能评估

对心搏骤停后脑损伤患者实施高级神经系统监护，利用临床检查、电生理、影像学及脑损伤的血液与脑脊液的标志物，评估心搏骤停后昏迷患者神经系统改善的预后。抽搐患者行脑电图检查，但无证据证明何种药物为治疗心搏骤停后抽搐发作的最佳药物。

4. 复苏后通气

将$PaCO_2$维持在正常生理范围，潮气末$PaCO_2$ 30～40 mmHg或35～45 mmHg是合理的。在恢复自主循环后，将吸氧浓度调整到需要的最低浓度，实现动脉氧合血红蛋白饱和度≥94%。

参考文献

[1] Priori SG，Blomström-Lundqvist C，Mazzanti A，et al. 2015 ESC Guidelines for the management of patients with ventricular arrhythmias and the prevention of sudden cardiac death：The Task Force for the Management of Patients with Ventricular Arrhythmias and the Prevention of Sudden Cardiac Death of the European Society of Cardiology（ESC）. Endorsed by：Association for European Paediatric and Congenital Cardiology（AEPC）. Eur Heart J，2015，36：2793-2867.

[2] Al-Khatib S M，Stevenson W G，Ackerman M J，et al. 2017 AHA/ACC/HRS Guideline for management of patients with ventricular arrhythmias and the prevention of sudden cardiac death：a report of the American College of Cardiology/American Heart Association Task Force on Clinical Practice Guidelines and the Heart

Rhythm Society［J］. J Am Coll Cardiol，2018，72（14）：e91-e220.

［3］Stiles M K，Wilde A，Abrams D J，et al. 2020 APHRS/HRS expert consensus statement on the investigation of decedents with sudden unexplained death and patients with sudden cardiac arrest，and of their families. Heart Rhythm，2021，18（1）：e1-e50.

［4］Al-Khatib SM，Stevenson WG，Ackerman MJ，et al. 2017 AHA/ACC/HRS Guideline for management of patients with ventricular arrhythmias and the prevention of sudden cardiac death：executive summary：a report of the American College of Cardiology/American Heart Association Task Force on Clinical Practice Guidelines and the Heart Rhythm Society. J Am Coll Cardiol，2018，72：1756-1759.

［5］Zeppenfeld K，Tfelt-Hansen J，de Riva M，et al. 2022 ESC Guidelines for the management of patients with ventricular arrhythmias and the prevention of sudden cardiac death［J］. Eur Heart J，2022，43（40）：3997-4126.

［6］中华医学会心血管病学分会，中国生物医学工程学会心律分会. 抗心律失常药物临床应用中国专家共识［J］. 中华心血管病杂志，2023，51（3）：256-269.

［7］Neil Huerbin，AHA Guidelines Highlights International Project Team. 2015 AHA 心肺复苏与心血管急救指南更新摘要（中文版）. https：//professional.heart.org/. 2015

［8］Nolan JP，Hazinski MF，Aickin R，et al. Part 1：executive summary：2015 international consensus on cardiopulmonary resuscitation and emergency cardiovascular care science with treatment recommendations. Resuscitation，2015，95：e1-31.

［9］Jasmeet Soar，Michael W. Donnino，Ian Maconochie，et al. 2018 International Consensus on Cardiopulmonary Resuscitation and Emergency Cardiovascular Care Science With Treatment Recommendations Summary. Circulation，Originally published 5 Nov 2018.

［10］Jonathan P. Duff，Alexis Topjian，Marc D. Berg，et al. 2018 American Heart Association Focused Update on Pediatric Advanced Life Support：An Update to the American Heart Association Guidelines for Cardiopulmonary Resuscitation and Emergency Cardiovascular Care. Circulation，2018，138（23）：e731-e739.

［11］中华医学会急诊医学分会复苏学组，成人体外心肺复苏专家共识组. 成人体外心肺复苏专家共识. 中华急诊医学杂志，2018，27：22-29.

［12］中华医学会急诊医学分会复苏学组，中国医药教育协会急诊专业委员会. 成人体外心肺复苏专家共识更新（2023 版）［J］. 中华急诊医学杂志，2023，32（3）：298-304.

［13］Ashish R. Panchal，Katherine M. Berg，Peter J. Kudenchuk，et al. 2018 American Heart Association Focused Update on Advanced Cardiovascular Life Support Use of Antiarrhythmic Drugs During and Immediately After Cardiac Arrest：An Update to the American Heart Association Guidelines for Cardiopulmonary Resuscitation and Emergency Cardiovascular Care. Circulation. Originally published 5 Nov 2018.

第十六章
心力衰竭的分类、诊断和治疗
（邹长虹　张　健）

第一节　心力衰竭的定义、分类和分期

一、定义

心力衰竭（心衰）是一种复杂的临床综合征，定义包含3个方面内容：①心脏结构和（或）功能异常导致心室充盈（舒张功能）和（或）射血能力（收缩功能）受损；②产生相应的心衰相关的临床症状和（或）体征；③通常伴有血利钠肽水平升高，和（或）影像学检查提示心源性的肺部或全身性淤血，或血流动力学检查提示心室充盈压升高的客观证据[1-5]。

二、分类

根据心衰发生的时间和速度可以分为慢性心衰（chronic heart failure，CHF）和急性心衰（acute heart failure，AHF）。AHF有两种形式，一种是慢性心衰的症状或体征突然恶化或急性加重，称为急性失代偿性心衰（acute decompensated heart failure，ADHF），是AHF的主要形式之一，占80%～90%；另一种是既往无或有基础心脏病患者由于急性心脏病变出现或基础心脏病加重，抑或非心脏因素导致的首次发作，称为新发的急性心衰，占10%～20%。

根据主要发病部位及临床表现分类：可以分为左心衰竭、右心衰竭和全心衰竭。左心衰竭是由于左心室的收缩或舒张功能障碍、压力或容量负荷过重导致的，临床表现为肺循环淤血和心输出量（cardiac output，CO）降低所致的临床综合

征；右心衰竭是由于右心室的收缩或舒张功能障碍或前后负荷过重导致的，临床表现为以体循环淤血为主的临床综合征；某些病因可以同时累及左、右心室导致全心衰竭，或左心衰竭晚期继发右心衰竭，同时具有左、右心衰竭的临床表现。

根据患者初次评估时超声心动图检查的左心室射血分数（left ventricular ejection fraction，LVEF）水平，心衰可以分为3种基本类型：射血分数降低的心力衰竭（heart failure with reduced ejection，HFrEF，LVEF ≤ 40%），射血分数轻度降低的心力衰竭（heart failure with mildly reduced ejection fraction，HFmrEF，40% < LVEF < 50%）和射血分数保留的心力衰竭（heart failure with preserved ejection fraction，HFpEF，LVEF ≥ 50%）。其中HFpEF可以进一步分为射血分数正常的心力衰竭（heart failure with normal ejection fraction，HFnEF，50% ≤ LVEF ≤ 65%）和射血分数高于正常值的心力衰竭（heart failure with supra-normal ejection fraction，HFsnEF，LVEF > 65%）两种亚型[6-9]。

此外，还有两种特殊类型的心衰：①射血分数改善的心力衰竭（heart failure with improved ejection fraction，HFimpEF），定义为首次评估（基线）时LVEF ≤ 40%（HFrEF）的患者再次评估时40% < LVEF < 50%，且较基线LVEF提高 ≥ 10%（绝对值）；②射血分数恢复的心力衰竭（heart failure with recovered ejection fraction，HFrecEF），定义为首次评估（基线）时LVEF水

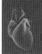

平＜50%（HFrEF 或 HFmrEF）的患者再次评估时 LVEF ≥ 50% 且较基线 LVEF 提高 ≥ 10%（绝对值）（图 16-1）[1, 3-5, 7, 10]。

期为心力衰竭风险期、B 期为心力衰竭前期、C 期为症状性心力衰竭期、D 期为晚期心力衰竭（表 16-1）[4]。

目前认为，心衰虽然是一种进展性疾病，但是，心衰是可以预防的，早期干预也有可能逆转，心衰分期也体现了重在预防和早期干预的概念。

三、分期

根据心衰的发生发展过程可以分为 4 期：A

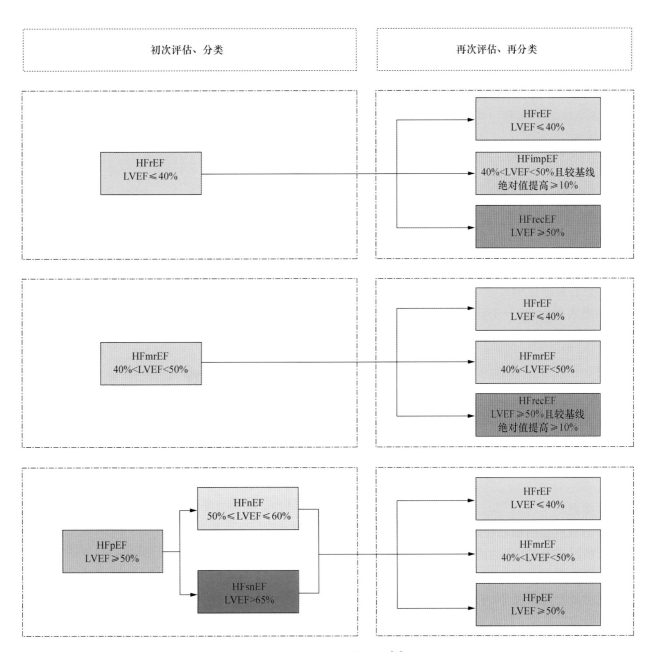

图 16-1 心力衰竭的分类[1]

注：HFimpEF，射血分数改善的心力衰竭；HFmrEF，射血分数轻度降低的心力衰竭；HFnEF，射血分数正常的心力衰竭；HFpEF，射血分数保留的心力衰竭；HFrEF，射血分数降低的心力衰竭；HFrecEF，射血分数恢复的心力衰竭；HFsnEF，射血分数高于正常值的心力衰竭；LVEF，左心室射血分数。

表 16-1　心力衰竭分期[4]

分期	定义和标准
A 期（心力衰竭风险期）	存在心力衰竭的危险因素，但从无心力衰竭症状和（或）体征，无心脏结构和（或）功能的异常，无反映心脏牵拉或损伤的生物标志物异常，例如患者存在高血压、糖尿病、动脉粥样硬化性疾病、代谢综合征和肥胖、应用心脏毒性药物、携带心肌病相关基因变异或阳性家族史
B 期（心力衰竭前期）	现在或既往无心力衰竭的症状和（或）体征，但是存在以下一项异常： ①心脏结构和（或）功能异常：包括左心室或右心室收缩功能减低（射血分数降低或应变减低）或舒张功能障碍、心室肥厚、心腔扩大、室壁运动异常及心脏瓣膜疾病等 ②心腔内压力增加的证据：通过有创血流动力学测量或无创影像学检查（如多普勒超声心动图检查）提示心腔内充盈压升高 ③存在危险因素的同时存在利钠肽或心肌肌钙蛋白水平升高，需要除外可导致上述生物标志物升高的其他诊断，如急性冠脉综合征、慢性肾脏病、肺栓塞或心肌心包炎
C 期（症状性心力衰竭期）	有心脏结构和（或）功能异常，现在或既往有心力衰竭症状和（或）体征
D 期（晚期心力衰竭）	优化治疗后仍有影响日常生活的显著心力衰竭症状，并反复因心力衰竭住院

第二节　心力衰竭的患病率

心衰是一种全球性疾病。2017 年调查结果显示，全球约有心衰患者 6434 万[11]。欧美发达国家成人心衰的患病率为 1% ～ 3%[12-13]。中国高血压调查研究（China Hypertension Survey，CHS 2012 ～ 2015）结果显示，年龄≥ 35 岁居民中加权的心衰患病率为 1.3%，估计我国约有 890 万心衰患者[14-15]。

第三节　心力衰竭的评估和诊断

一、临床评估——病史、家族史及临床表现

1. 病史

评估重点是明确心衰的危险因素，查找发生的可能病因或加重的可能诱因。

2. 家族史

对可疑家族性或遗传性心肌病导致心衰患者，推荐开展包括至少 3 代亲属的家族史采集。

3. 临床表现

主要为体循环淤血、肺循环淤血和（或）CO 降低（低灌注）引起的症状和体征。

二、心脏生物标志物检测

在心衰高危人群的筛查、心衰的诊断和鉴别诊断、病情严重程度评估及预后判断、治疗效果评价及指导治疗等方面均有重要作用（表 16-2）[16-18]，可参考《心力衰竭生物标志物临床应用中国专家共识》[18]。目前，主要包括：①利钠肽类（natriuretic peptides，NP），包括 B 型利钠肽（B type natriuretic peptide，BNP）、N 末端 B 型利钠肽原（N terminal-pro B type natriuretic peptide，NT-proBNP）及心房利钠肽原中间段（mid-regional pro-atrial natriuretic peptide，MR-proANP）。②心肌肌钙蛋白（cardiac troponin，cTn），包括心肌肌钙蛋白 I（cTn I）或心肌肌钙蛋白 T（cTnT）和高敏（high-sensitivity，

表 16-2　心脏生物标志物在心力衰竭评估中的推荐类别和证据等级[1]

临床应用	B 型利钠肽和（或）N 末端 B 型利钠肽原		心肌肌钙蛋白 I 或 T		可溶性生长刺激表达基因 2 蛋白	
诊断和鉴别诊断	I 类	A 级	I 类[a]	A 级[a]	—	—
危险分层及预后评价	I 类	A 级	I 类[b]	A 级[b]	Ⅱa 类	B 级
			Ⅱb 类[c]	B 级[c]		
治疗效果评价	Ⅱa 类	B 级	—	—	—	—
指导治疗	Ⅱb 类	B 级	—	—	—	—
高危人群筛查	Ⅱa 类	B 级	Ⅱa 类	B 级	Ⅱb 类	C 级

注：[a] 针对心力衰竭病因——急性冠脉综合征或急性心肌炎的诊断和排除；[b] 针对急性心力衰竭患者；[c] 针对慢性心力衰竭患者；—表示无相关推荐。

hs）的 cTnI 或 cTnT（hs-cTn I 或 hs-cTnT）。③可溶性生长刺激表达基因 2 蛋白（soluble suppression of tumorigenicity 2，sST2）。

三、无创性心脏影像学检查

1. 心电图和（或）动态心电图（Holter）检查

标准 12 导联心电图检查有助于心衰病因诊断及预后评价，Holter 检查可以协助诊断心律失常类型。

2. 超声心动图检查

是心衰患者首选的心脏影像学检查方法，可以用于心衰的诊断和鉴别诊断，心衰病情严重程度评估（危险分层）及预后判断，及心衰的治疗效果评价[19-22]。

3. 肺部超声（lung ultrasound，LUS）检查

有助于急性呼吸困难发作患者的鉴别诊断，还可以评估心衰病情严重程度及治疗效果[23-26]。

4. 胸部 X 线片检查

可以提供关于肺淤血 / 肺水肿、心脏扩大、胸腔积液等信息，有助于心衰诊断和鉴别诊断及病情严重程度评估等。

5. 心脏磁共振（cardiac magnetic resonance，CMR）检查

可以作为超声心动图检查的重要补充；协助诊断特定心衰病因，如致心律失常性右心室心肌病、心脏淀粉样变性（cardiac amyloidosis，CA）、心脏结节病、血色病等；评估心肌纤维化特点及程度，

协助心衰病因的诊断、危险分层及预后判断[27-28]。

6. 冠状动脉 CT 血管成像或造影检查

对于心衰患者，如果存在缺血性心脏病危险因素，应该考虑冠状动脉 CT 血管成像或造影检查，协助心衰病因诊断。

7. 核医学检查

缺血性心脏病合并心衰拟行冠状动脉血运重建的患者，可以考虑心肌核素显像，评价心肌缺血和活性，指导冠状动脉血运重建策略。

对于疑诊淀粉样转甲状腺素蛋白（amyloid transthyretin，ATTR）型 CA 患者，推荐 $^{99}Tc^m$ 标记的焦磷酸盐（pyrophosphate，PYP）心脏显像，有助于 ATTR 型 CA 的诊断和鉴别诊断[29-30]。

四、有创性检查及血流动力学监测

1. 心内膜心肌活检（endomyocardial biopsy，EMB）

经规范治疗后仍快速进展的心衰，伴或不伴恶性心律失常和（或）心脏传导阻滞，其他无创性影像学检查不能明确诊断时，应该考虑在有经验的医学中心行 EMB 检查，有助于特定心衰病因的诊断[31]。

2. 有创性血流动力学监测

主要适用于血流动力学状态不稳定，病情严重并且治疗效果不理想的心衰患者或计划进行心脏移植或机械循环支持（mechanical circulatory support，MCS）的晚期心衰患者[32]。

五、运动耐量评估

1. 6 min 步行试验（6-minute walking test，6 MWT）

能够评价心衰患者的整体活动能力和功能储备，与心衰患者的预后相关，推荐心衰患者初次诊断及随访时定期复查 6 MWT[33]。

2. 心肺运动试验（cardiopulmonary exercise testing，CPET）

是目前评估心肺整体代谢功能和运动耐量的"金标准"，有助于心衰患者的危险分层和预后评价。对于计划心脏移植的晚期心衰患者，推荐进行 CPET 评估运动耐量[34-35]。

六、生活质量评估

生活质量（quality of life，QoL）是心衰患者综合评估的重要方面之一，应该考虑在患者的初始评估及随访过程中，定期开展 QoL 评估，评价病情变化及治疗效果，主要包括明尼苏达心力衰竭生活质量量表（Minnesota Living with Heart Failure Questionnaire，MLHFQ）和堪萨斯城心肌病患者生活质量量表（Kansas City Cardiomyopathy Questionnaire，KCCQ）[36-38]。

七、容量状态评估

容量管理是心衰管理的关键环节之一，容量管理的前提是准确评估容量状态。心衰患者的容量状态复杂，而且动态变化[39-40]。容量评估步骤如下：首先，根据患者症状、体征、体质量、尿量、液体净平衡，初步判断容量状态；其次，根据实验室指标、胸部 X 线片及超声检查，进一步评估容量状态；最后，如果上述常规评估不能明确容量状态或治疗效果不佳，应该考虑有创性血流动力学检查。总之，推荐心衰患者在初始评估、定期随访及病情恶化时及时评估容量状态，指导治疗方案调整[1]。

八、诊断流程

心衰的诊断流程见图 16-2[1]。

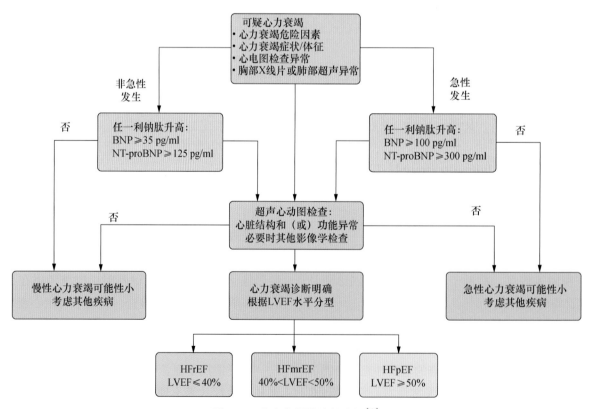

图 16-2　心力衰竭的诊断流程[1]

注：BNP，B 型利钠肽；HFmrEF，射血分数轻度降低的心力衰竭；HFpEF，射血分数保留的心力衰竭；HFrEF，射血分数降低的心力衰竭；LVEF，左心室射血分数；NT-proBNP，N 末端 B 型利钠肽原。

第四节　射血分数降低的心力衰竭（HFrEF）的治疗

一、药物治疗

（1）利尿剂：利尿剂是 HFrEF 患者标准治疗必不可少的部分，对于伴有容量超负荷证据的心衰患者均推荐应用利尿剂，减轻容量超负荷，改善心衰症状[1, 40-42]。首选袢利尿剂，包括呋塞米、托拉塞米和布美他尼（表 16-3）[1]。托伐普坦是精氨酸血管加压素 V_2 受体拮抗剂，适用于心衰伴有顽固性水肿或低钠血症或肾功能损害的患者。

（2）肾素－血管紧张素系统（renin-angiotensin system，RAS）抑制剂：包括血管紧张素转化酶抑制剂（angiotensin converting enzyme inhibitor，ACEI）、血管紧张素 II 受体阻滞剂（angiotensin receptor blocker，ARB）和血管紧张素受体脑啡肽酶抑制剂（angiotensin receptor neprilysin inhibitor，ARNI）三种。ACEI 是被临床研究证实能降低 HFrEF 患者死亡风险的第一类药物，可以显著降低 HFrEF 患者的全因死亡及心衰住院风险，不同种类 ACEI 药物具有"类效应"[43-44]。不能耐受 ACEI 的患者，应用 ARB 治疗也可以降低心衰住院和心血管死亡风险。PARADIGM-HF 研究结果显示，与依那普利比较，ARNI——沙库巴曲/缬沙坦治疗可以显著降低 HFrEF 患者心血管死亡和心衰住院风险[45]。但是，LIFE 研究结果显示，与缬沙坦比较，沙库巴曲/缬沙坦治疗严重 HFrEF（NYHA 心功能 IV 级）患者，并不能显著降低 NT-proBNP 水平，且高血钾的风险明显升高，与患者对沙库巴曲/缬沙坦（即使是低剂量）的耐受性差有关[46-47]。关于 HFrEF 患者应用 RAS 抑制剂的推荐见表 16-4。常用 RAS 药物及剂量见表 16-5。推荐 RAS 抑制剂从小剂量开始，逐渐加量，直到临床研究采用的靶剂量或患者的最大耐受剂量（maximum tolerated dose，MTD）。患者由 ACEI 换用剂量相当的 ARNI 前要求血压稳定且停用 ACEI 至少 36 h 以减少血管神经性水肿风险；服用 ARB 患者可以直接换用剂量相当的 ARNI。

（3）β 受体阻滞剂：研究显示，HFrEF 患者在利尿剂和 ACEI 治疗基础上，应用比索洛尔或琥珀酸美托洛尔缓释片或卡维地洛这 3 种 β 受体阻滞剂，可以显著降低全因死亡、心衰住院及心脏性猝死（sudden cardiac death，SCD）风险[48-50]。不同 β 受体阻滞剂在改善慢性 HFrEF 预后方面不具有"类效应"。常用药物及剂量见表 16-6。推荐从小剂量起始，每隔 2 ～ 4 周剂量递增 1 次，达到目标剂量或 MTD。晨起的静息心率是评估心脏 β 受体阻滞剂效果的观察指标之一，通常，静息心率降至 50 ～ 60 次/分的剂量为 β 受体阻滞剂应用的目标剂量或 MTD。

表 16-3　常用袢利尿剂比较[1]

药物种类及名称	呋塞米	托拉塞米	布美他尼
静脉剂量换算	40 mg	20 mg	1 mg
口服/静脉剂量换算	2：1	1：1	1：1
生物利用度	10% ～ 90%	80% ～ 100%	80% ～ 100%
半衰期	1 ～ 3 h	4 ～ 6 h	1 ～ 3 h
作用时间	6 ～ 8 h	12 ～ 18 h	6 ～ 8 h
起始剂量	20 ～ 40 mg/d	10 ～ 20 mg/d	0.5 ～ 1.0 mg/d
每日常用剂量	20 ～ 80 mg	10 ～ 40 mg	1 ～ 4 mg
每日最大口服剂量	120 ～ 160 mg	100 mg	6 ～ 8 mg

表 16-4 HFrEF 患者应用 RAS 抑制剂的推荐[1]

推荐意见	推荐类别	证据等级
NYHA 心功能 II 级或 III 级的慢性 HFrEF 患者，推荐应用 ARNI 降低心衰住院和死亡风险	I	A
NYHA 心功能 II～IV 级的慢性 HFrEF 患者，如果不能应用 ARNI，推荐应用 ACEI 降低心衰住院和死亡风险	I	A
NYHA 心功能 II～IV 级的慢性 HFrEF 患者，如果对于 ACEI 不耐受或不能应用 ARNI，推荐应用 ARB 降低心衰住院和死亡风险	I	A
NYHA 心功能 II 级或 III 级，如果能够耐受 ACEI 或 ARB，推荐换用 ARNI 进一步降低心衰住院和死亡风险	I	B
应用 ACEI 同时或末次用药后 36 h 内不推荐使用 ARNI	III	B
有血管神经性水肿病史的 HFrEF 患者，不推荐使用 ACEI 或 ARNI	III	C

注：ACEI，血管紧张素转化酶抑制剂；ARB，血管紧张素 II 受体阻滞剂；ARNI，血管紧张素受体脑啡肽酶抑制剂；HFrEF，射血分数降低的心力衰竭；NYHA，纽约心脏协会；RAS，肾素–血管紧张素系统。

表 16-5 常用肾素–血管紧张素系统抑制剂及其剂量[1]

药物名称	起始剂量	目标剂量
血管紧张素转化酶抑制剂		
卡托普利	6.25 mg，3 次／日	50 mg，3 次／日
依那普利	2.5 mg，2 次／日	10～20 mg，2 次／日
福辛普利	5～10 mg，1 次／日	40 mg，1 次／日
培哚普利	1 mg，1 次／日	8 mg，1 次／日
雷米普利	1.25～2.5 mg，1 次／日	10 mg，1 次／日
贝那普利	2.5 mg，1 次／日	10～20 mg，1 次／日
咪达普利	1.25 mg，1 次／日	10 mg，1 次／日
血管紧张素 II 受体阻滞剂[a]		
氯沙坦	25～50 mg，1 次／日	150 mg，1 次／日
缬沙坦	20～40 mg，1 次／日	160 mg，2 次／日
坎地沙坦	4～8 mg，1 次／日	32 mg，1 次／日
血管紧张素脑啡肽酶抑制剂		
沙库巴曲／缬沙坦	25～100 mg，2 次／日	200 mg，2 次／日

注：[a] 有循证医学证据的药物

表 16-6 常用 β 受体阻滞剂及其剂量[1]

药物名称	起始剂量	目标剂量
琥珀酸美托洛尔（缓释片）	11.875～23.75 mg，1 次／日	190.0 mg，1 次／日
富马酸比索洛尔	1.25 mg，1 次／日	10 mg，1 次／日
卡维地洛	3.125～6.25 mg，2 次／日	25～50 mg，2 次／日
酒石酸美托洛尔（平片）	6.25 mg，2～3 次／日	50 mg，2～3 次／日

（4）盐皮质激素受体拮抗剂（mineralocorticoid receptor antagonist，MRA）：研究显示，在 ACEI 和 β 受体阻滞剂治疗基础上，应用 MRA 可以降低 HFrEF 患者的全因死亡、心衰住院及 SCD 风险[51-53]。因此，推荐 HFrEF 患者应用 MRA，从小剂量起始，螺内酯初始剂量 10～20 mg，1 次 / 日，目标剂量 20～40 mg，1 次 / 日；依普利酮初始剂量 25 mg，1 次 / 日，目标剂量 50 mg，1 次 / 日。

（5）钠-葡萄糖协同转运蛋白 -2（SGLT-2）抑制剂：DAPA-HF 研究[54]及 EMPEROR-Reduced 研究[55]结果显示，HFrEE 患者在指南指导的药物治疗（guideline-directed medical therapy，GDMT）基础上联合达格列净或恩格列净治疗，可以显著降低心衰恶化或心血管死亡风险[56]。因此，推荐 HFrEF 患者口服达格列净或恩格列净，目标剂量为 10 mg/d，用药前纠正血容量不足，根据患者用药前血压、体质量、血容量及血糖等因素，起始治疗时药物剂量可酌情减半（5 mg/d）。

（6）窦房结起搏电流通道抑制剂——伊伐布雷定：SHIFT 研究[57]结果显示，窦性心律（心率≥70 次 / 分）的 HFrEF 患者应用伊伐布雷定治疗，可以显著降低心衰恶化住院的风险。因此，HFrEF 患者应该考虑应用伊伐布雷定。起始剂量为 2.5 mg，2 次 / 日，2 周后根据心率调整用量，最大剂量 7.5 mg，2 次 / 日。清晨静息心率控制在 60 次 / 分左右，不宜低于 55 次 / 分。

（7）口服洋地黄类药物——地高辛：DIG 研究[58]结果显示，LVEF≤45% 心衰患者在常规药物治疗基础上应用地高辛，可以显著降低心衰住院风险。血清地高辛浓度（serum digoxin concentration，SDC）与患者预后密切相关，SDC 为 0.5～0.9 ng/ml 患者的死亡和心衰住院风险最低[59]。推荐起始剂量 0.125～0.25 mg，1 次 / 日，应该考虑监测 SDC。

（8）口服可溶性鸟苷酸环化酶（soluble guanylate cyclase，sGC）刺激剂——维立西呱：VICTORIA 研究[60]结果显示，心衰规范药物治疗后 LVEF＜45%，近期存在心衰恶化表现患者，应用维立西呱治疗，可以显著降低心衰住院风险。起始剂量为 2.5 mg，1 次 / 日，2 周左右加倍剂量，

根据患者耐受情况调整至合适的维持剂量，最大剂量为 10 mg，1 次 / 日。

（9）口服特异性心肌肌球蛋白激动剂——Omecamtiv mercabil（OM）。是一种口服新型选择性（特异性）心肌肌球蛋白激活剂，属于正性肌力药，可以在不影响心肌细胞内钙浓度或心肌耗氧量的情况下增加心肌收缩力。GALACTIC-HF 研究[61]结果显示，应用 GDMT 后仍有症状（NYHA 心功能分级 Ⅱ～Ⅳ级），LVEF≤35% 的 HFrEF 患者，应用 OM 治疗（25～50 mg，2 次 / 日），与安慰剂比较，可以显著降低首次心衰事件或心血管死亡的主要复合终点。

HFrEF 患者药物治疗的推荐汇总见表 16-7。

（10）联合用药：目前研究结果显示，可以显著降低慢性 HFrEF 患者全因死亡或心血管死亡和心衰住院风险的 GDMT 主要包括 ARNI/ACEI（或 ARB）、β 受体阻滞剂、MRA 及 SGLT-2 抑制剂四类药物，称为"新四联（quadruple）"[62]。一项网络荟萃分析结果显示，ACEI ＋ β 受体阻滞剂（"黄金搭档"）、ACEI ＋ β 受体阻滞剂 ＋ MRA（传统"金三角"）、ARNI ＋ β 受体阻滞剂 ＋ MRA（新型"金三角"）和 ARNI ＋ β 受体阻滞剂 ＋ MRA ＋ SGLT-2 抑制剂（"新四联"）治疗慢性 HFrEF 患者，可以分别显著降低患者全因死亡风险 31%、48%、56% 和 61%[63]。因此，推荐患者在血流动力学稳定并且无禁忌证情况下，尽早、小剂量、同时启动"新四联"药物；如果患者不能耐受"新四联"药物同时启动，可以根据患者个体情况和药物特点个体化选择 1～2 种 GDMT 药物先启动，然后根据患者的耐受情况，在 4～6 周内序贯启动"新四联"药物。启动"新四联"药物治疗后应根据血压、心率等生命体征及肾功能、血钾等指标，评估患者的耐受性，滴定剂量至靶剂量或 MTD[64-66]。

二、心脏植入式电子设备（cardiac implantable electronic device，CIED）治疗

主要包括埋藏式心脏复律除颤器（implantable

表 16-7　HFrEF 患者药物治疗的推荐汇总[1]

药物种类或名称	推荐意见	推荐类别	证据等级
利尿剂	存在液体潴留证据的有症状（NYHA 心功能 II～IV 级）的 HFrEF 患者，推荐应用利尿剂治疗，消除液体潴留，改善心衰症状，防止心衰恶化	I	B
ACEI	对于既往或目前有症状（NYHA 心功能 II～IV 级）的 HFrEF 患者，如果不能应用 ARNI，推荐应用 ACEI，降低心衰住院和死亡风险	I	A
ARNI	NYHA 心功能 II 级或 III 级的 HFrEF 患者，推荐应用 ARNI，降低心衰住院和死亡风险	I	A
	NYHA 心功能 II 级或 III 级的 HFrEF 患者，如果能够耐受 ACEI 或 ARB，推荐换用 ARNI，进一步降低心衰住院和死亡风险	I	B
ARB	对于既往或目前有症状（NYHA 心功能 II～IV 级）的 HFrEF 患者，如果对 ACEI 不耐受或者不能应用 ARNI，推荐应用 ARB，降低心衰住院和死亡风险	I	A
β 受体阻滞剂	对于既往或现在有症状（NYHA 心功能 II～IV 级）的 HFrEF 心衰患者，只要无禁忌证，推荐应用有循证医学研究证据的 β 受体阻滞剂（比索洛尔或琥珀酸美托洛尔缓释片或卡维地洛），降低心衰住院和死亡风险	I	A
醛固酮受体拮抗剂	对于既往或现在有症状（NYHA 心功能 II～IV 级）的 HFrEF 患者，只要无禁忌证，推荐应用醛固酮受体拮抗剂，降低心衰住院和死亡风险	I	A
SGLT-2 抑制剂	对于有症状（NYHA 心功能 II～IV 级）的 HFrEF 患者，无论是否存在糖尿病，推荐应用有循证医学证据的 SGLT-2 抑制剂（达格列净或恩格列净），降低心衰住院或心血管死亡风险	I	A
维立西呱	对于应用 GDMT 后仍有症状（NYHA 心功能 II～IV 级），近期有心衰恶化表现的高危 HFrEF 患者，应该考虑应用维立西呱，降低心衰住院风险	IIa	B
伊伐布雷定	对于已经达目标剂量或最大耐受剂量的 β 受体阻滞剂等 GDMT 后 NYHA 心功能 II～IV 级、LVEF ≤ 35%、窦性心律、静息心率 ≥ 70 次/分患者，应该考虑应用伊伐布雷定，降低心衰住院和心血管死亡风险	IIa	B
	对于不能耐受或禁忌应用 β 受体阻滞剂患者，接受 GDMT 后 NYHA 心功能 II～IV 级、LVEF ≤ 35%、窦性心律、静息心率 ≥ 70 次/分，应该考虑应用伊伐布雷定，降低心衰住院和心血管死亡风险	IIa	C
地高辛	对于应用 GDMT 后仍有症状（NYHA 心功能 II～IV 级）的 HFrEF 患者，应该考虑应用地高辛，降低心衰住院风险，尤其是合并心房颤动伴快速心室率（> 100 次/分）患者	IIa	B

注：ACEI，血管紧张素转化酶抑制剂；ARB，血管紧张素 II 受体阻滞剂；ARNI，血管紧张素受体脑啡肽酶抑制剂；GDMT，指南指导的药物治疗；HFrEF，射血分数降低的心力衰竭；LVEF，左心室射血分数；NYHA，纽约心脏协会；SGLT-2，钠–葡萄糖协同转运蛋白 -2。

cardioverter defibrillator，ICD）及心脏再同步化治疗（cardiac resynchronization therapy，CRT），均强调病因治疗和给予必要的 3 ～ 6 个月的 GDMT，具体推荐见表 16-8 和表 16-9。

三、治疗流程

HFrEF 患者的治疗流程详见图 16-3[1]。

表 16-8　HFrEF 患者应用 ICD 的推荐[1]

推荐意见	推荐类别	证据等级
既往发生过恶性室性心律失常伴有血流动力学不稳定或心搏骤停事件，预计生存期＞1 年且生活质量良好的 HFrEF 患者，推荐植入 ICD 进行二级预防，降低 SCD 和全因死亡风险	Ⅰ 类	A 级
应用 GDMT 3～6 个月后，NYHA 心功能Ⅱ～Ⅲ级，LVEF ≤ 35%，预计生存期＞1 年且生活质量良好的缺血性病因（急性心肌梗死 40 日后）的 HFrEF 患者，推荐植入 ICD 进行一级预防，降低 SCD 和全因死亡风险	Ⅰ 类	A 级
应用 GDMT 3～6 个月后，NYHA 心功能Ⅱ～Ⅲ级，LVEF ≤ 35%，预计生存期＞1 年且生活质量良好的非缺血性病因的 HFrEF 患者，推荐植入 ICD 进行一级预防，降低 SCD 风险	Ⅰ 类	A 级
首选经静脉植入 ICD，对于无起搏适应证或经静脉植入 ICD 失败或禁忌的患者，应该考虑经皮下植入 ICD	Ⅱa 类	A 级
急性心肌梗死 40 日内患者，不推荐植入 ICD	Ⅲ 类	A 级
NYHA 心功能Ⅳ级，伴有严重症状（衰弱）或合并症，对药物治疗反应差，预期寿命不足 1 年的难治性 HFrEF 患者，不推荐植入 ICD	Ⅲ 类	C 级

注：GDMT，指南指导的药物治疗；HFrEF，射血分数降低的心力衰竭；ICD，埋藏式心脏复律除颤器；LVEF，左心室射血分数；NYHA，纽约心脏协会；SCD，心脏性猝死。

表 16-9　HFrEF 患者应用 CRT 的推荐[1]

推荐意见	推荐类别	证据等级
应用 GDMT 3～6 个月后仍有症状（NYHA 心功能Ⅱ～Ⅳ级），窦性心律，QRS 波形态为 LBBB，QRS 波时限 ≥ 150 ms，LVEF ≤ 35%，推荐植入 CRT，改善症状和生活质量，降低全因死亡和心衰住院风险	Ⅰ 类	A 级
应用 GDMT 3～6 个月后仍有症状（NYHA 心功能Ⅱ～Ⅳ级），窦性心律，QRS 波形态为 LBBB，QRS 波时限 130～149 ms，LVEF ≤ 35%，应该考虑植入 CRT，改善症状和生活质量，降低全因死亡和心衰住院风险	Ⅱa 类	B 级
应用 GDMT 3～6 个月后仍有症状（NYHA 心功能Ⅱ～Ⅳ级），窦性心律，QRS 波形态为非 LBBB（尤其是 IVCD），QRS 波时限 ≥ 150 ms，LVEF ≤ 35%，应该考虑植入 CRT，改善症状和生活质量，降低全因死亡和心衰住院风险	Ⅱa 类	B 级
存在高度房室传导阻滞，具有传统心室起搏适应证患者，如果 LVEF ≤ 50%，应该考虑植入 CRT，改善症状和生活质量，降低全因死亡和心衰住院风险	Ⅱa 类	B 级
既往接受传统起搏器或 ICD 植入的 HFrEF 患者，发生心衰恶化，GDMT 不能改善，预计高比例右心室起搏（＞40%），应该考虑将起搏器升级为 CRT，或 ICD 升级为 CRT-D	Ⅱa 类	B 级
应用 GDMT 3～6 个月后仍有症状（NYHA 心功能Ⅱ～Ⅳ级），窦性心律，QRS 波形态为非 LBBB（尤其是 IVCD），QRS 波时限为 130～149 ms，LVEF ≤ 35%，可以考虑植入 CRT，改善症状和生活质量，降低全因死亡和心衰住院风险	Ⅱb 类	B 级
QRS 波时限＜130 ms 的患者，不推荐植入 CRT	Ⅲ 类	B 级
NYHA 心功能Ⅳ级，伴有严重症状（衰弱）或合并症，对药物治疗反应差，预期寿命不足 1 年的难治性 HFrEF 患者，不推荐植入 CRT	Ⅲ 类	C 级

注：CRT，心脏再同步化治疗；CRT-D，心脏再同步化治疗除颤器；GDMT，指南指导的药物治疗；LBBB，左束支传导阻滞；ICD，埋藏式心脏复律除颤器；IVCD，室内传导阻滞；LVEF，左心室射血分数；NYHA，纽约心脏协会。

全科医师心血管疾病防治能力提升（第2版）

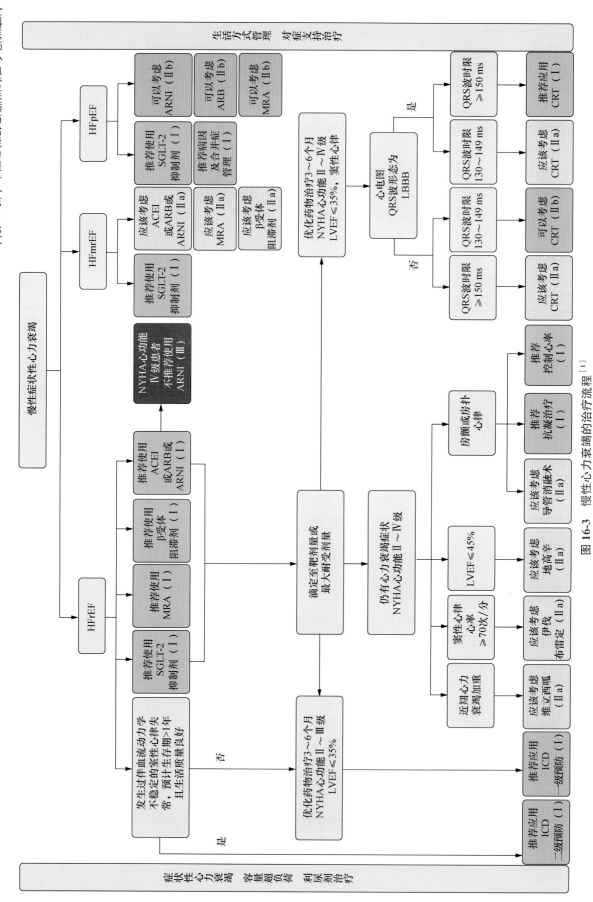

图 16-3 慢性心力衰竭的治疗流程[1]

注：ACEI，血管紧张素转化酶抑制剂；ARB，血管紧张素Ⅱ受体阻滞剂；ARNI，血管紧张素受体脑啡肽酶抑制剂；CRT，心脏再同步化治疗；HFmrEF，射血分数轻度降低的心力衰竭；HFpEF，射血分数保留的心力衰竭；HFrEF，射血分数降低的心力衰竭；ICD，埋藏式心脏复律除颤器；LBBB，左束支传导阻滞；LVEF，左心室射血分数；MRA，盐皮质激素受体拮抗剂；NYHA，纽约心脏协会；SGLT-2，钠-葡萄糖协同转运蛋白-2。

第五节 射血分数轻度降低的心力衰竭（HFmrEF）

目前，关于 HFmrEF 患者药物治疗数据主要来自既往临床研究的事后分析、亚组分析或荟萃分析结果，多与 HFrEF 患者类似（表 16-10，图 16-3）[67]。EMPEROR-Preserved 研究[68] 和 DELIVER 研究[69] 结果显示，在 GDMT 基础上应用恩格列净（10 mg/d）或达格列净（10 mg/d）治疗，可以显著降低患者心血管死亡或心衰住院的主要终点事件风险。

表 16-10　HFmrEF 患者药物治疗的推荐[1]

药物种类或名称	推荐意见	推荐类别	证据等级
SGLT-2 抑制剂	对于有症状（NYHA 心功能Ⅱ～Ⅳ级）的 HFmrEF 患者，无论是否存在糖尿病，推荐应用 SGLT-2 抑制剂（达格列净或恩格列净），降低心衰住院或心血管死亡风险	Ⅰ 类	A 级
利尿剂	存在液体潴留证据的有症状（NYHA 心功能Ⅱ～Ⅳ级）的 HFmrEF 患者，推荐应用利尿剂治疗，消除液体潴留，改善心衰症状，防止心力衰竭恶化	Ⅰ 类	C 级
ACEI 或 ARB 或 ARNI	对于有症状（NYHA 心功能Ⅱ～Ⅳ级）的 HFmrEF 患者，应该考虑应用 ACEI 或 ARB 或 ARNI，降低心血管死亡和心衰住院风险	Ⅱa 类	C 级
β 受体阻滞剂	对于有症状（NYHA 心功能Ⅱ～Ⅳ级）的 HFmrEF 患者，尤其是窦性心律患者，应该考虑应用有循证医学证据的 β 受体阻滞剂（比索洛尔或美托洛尔或卡维地洛），降低心血管死亡和心衰住院风险	Ⅱa 类	C 级
醛固酮受体拮抗剂	对于有症状（NYHA 心功能Ⅱ～Ⅳ级）的 HFmrEF 患者，应该考虑应用醛固酮受体拮抗剂，降低心血管死亡和心衰住院风险	Ⅱa 类	C 级

注：ACEI，血管紧张素转化酶抑制剂；ARB，血管紧张素Ⅱ受体阻滞剂；ARNI，血管紧张素受体脑啡肽酶抑制剂；HFmrEF，射血分数轻度降低的心力衰竭；NYHA，纽约心脏协会；SGLT-2，钠-葡萄糖协同转运蛋白 -2。

第六节 射血分数保留的心力衰竭（HFpEF）

一、人群特征

与 HFrEF 患者比较，通常 HFpEF 患者年龄更大，女性更常见，大多有或既往有高血压，常缺乏体力活动，合并肥胖、代谢综合征、2 型糖尿病、心房颤动及慢性肾脏病的比例相对较高，而患缺血性心脏病的比例相对较低[70-72]。

二、诊断与评估

1. 诊断标准

包括：①具有 HFpEF 患者的人群特征；②存在心衰的症状和（或）体征；③心脏影像学检查（主要指超声心动图检查）LVEF ≥ 50%；④存在与左心室舒张功能不全和（或）左心室充盈压升高一致的心脏结构和（或）功能异常的客观证据，包括 NP 水平升高等[1, 73-74]。

2. 诊断评分系统

美国学者根据临床研究开发了 H_2FPEF 评分系统（总分 0～9 分）[75]，欧洲学者基于专家共识开发了 HFA-PEFF 评分系统（总分 0～6 分）[76]，用于协助 HFpEF 诊断，H_2FPEF 评分≥ 6 分或 HFA-PEFF 评分≥ 5 分提示 HFpEF 高度可能。

3. 诊断流程

见图 16-4[1]。

全科医师心血管疾病防治能力提升（第2版）

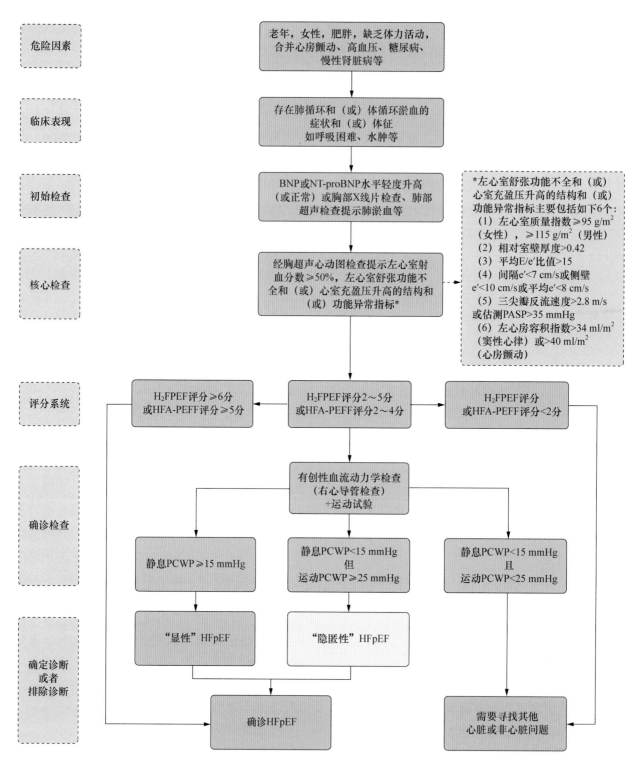

图 16-4　射血分数保留的心力衰竭的诊断流程[1]

注：BNP，B 型利钠肽，HFpEF，射血分数保留的心力衰竭，LVEF，左心室射血分数，NT-proBNP，N 末端 B 型利钠肽原，PASP，肺动脉收缩压，PCWP，肺毛细血管楔压。

三、药物治疗

（1）SGLT-2 抑制剂：EMPEROR-Preserved 研究[68] 和 DELIVER 研究[69] 结果显示，应用 SGLT-2 抑制剂恩格列净（10 mg/d）或达格列净（10 mg/d）可以显著降低 HFpEF 患者心衰住院的风险。荟萃分析显示，SGLT-2 抑制剂可以显著降低 HFmrEF 和 HFpEF 患者的心血管死亡或心衰住院的复合终点风险，不论 LVEF 水平如何[77]。

（2）肾素-血管紧张素-醛固酮系统（renin-angiotensin-aldosterone system，RAAS）抑制剂：CHARM-Preserved 研究[78]（入选 LVEF > 40% 心衰患者）结果显示，坎地沙坦治疗可以显著降低心衰住院风险。PARAGON-HF 研究亚组分析显示，对于 LVEF < 57% 的 HFpEF 患者应用沙库巴曲/缬沙坦治疗可以降低心衰住院风险[79]。TOPCAT 研究事后分析显示，对 LVEF < 55% 的 HFpEF 患者应用螺内酯治疗可以显著降低心血管死亡和心

衰住院风险[80]。根据上述结果，美国 FDA 先后批准了沙库巴曲/缬沙坦和螺内酯分别用于治疗 LVEF < 57% 和 LVEF < 55% 的 HFpEF 患者[81-82]。

（3）GLP-1 受体激动剂：STEP-HFpEF 研究[83] 结果显示，对于合并肥胖（BMI ≥ 30 kg/m²）、NYHA 心功能 Ⅱ～Ⅳ级，LVEF ≥ 45% 的患者，应用 GLP-1 受体激动剂——司美格鲁肽（2.4 mg，每周一次）治疗 52 周，可以显著减轻患者的症状和活动受限，提高活动耐量，体重下降更明显。

目前，对于 HFpEF 患者的药物治疗推荐见表 16-11 和图 16-4。

表 16-11　HFpEF 患者药物治疗推荐[1]

推荐意见	推荐类别	证据等级
所有 HFpEF 患者推荐应用 SGLT-2 抑制剂（恩格列净或达格列净）治疗，降低心衰住院或心血管死亡风险	Ⅰ类	A 级
对于存在液体潴留证据，有症状（NYHA 心功能 Ⅱ～Ⅳ级）的 HFpEF 患者，推荐应用利尿剂治疗，消除液体潴留，改善心衰症状，防止心衰恶化	Ⅰ类	C 级
对于 HFpEF 患者，推荐积极筛查并治疗病因、心血管及非心血管合并症	Ⅰ类	C 级
在基础病因治疗情况下，有症状（NYHA 心功能 Ⅱ～Ⅳ级）的 HFpEF 女性患者（无论 LVEF 水平）或 LVEF < 55%～60% 的男性患者，可以考虑应用 ARNI(沙库巴曲/缬沙坦) 治疗，降低心衰住院风险	Ⅱb 类	B 级
在基础病因治疗情况下，有症状（NYHA 心功能 Ⅱ～Ⅳ级）的 HFpEF 女性患者（无论 LVEF 水平）或 LVEF < 55%～60% 的男性患者，可以考虑应用 MRA（螺内酯）治疗，降低心衰住院风险	Ⅱb 类	B 级
对于适合 ARNI 治疗的患者，由于费用或耐受性不能应用 ARNI 时，可以考虑应用 ARB(坎地沙坦) 治疗，降低心衰住院风险	Ⅱb 类	B 级
对于合并肥胖（BMI ≥ 30 kg/m²），有症状（NYHA 心功能 Ⅱ～Ⅳ级）的 HFpEF 患者，可以考虑应用司美格鲁肽治疗，减轻体重，改善症状，提高活动耐量	Ⅱb 类	B 级

注：ARB，血管紧张素 Ⅱ 受体阻滞剂；ARNI，血管紧张素受体脑啡肽酶抑制剂；BMI，体重指数；HFpEF，射血分数保留的心力衰竭；LVEF，左心室射血分数；MRA，盐皮质激素受体拮抗剂；NYHA，纽约心脏协会；SGLT-2，钠-葡萄糖协同转运蛋白 -2。

第七节　射血分数改善的心力衰竭（HFimpEF）和射血分数恢复的心力衰竭（HFrecEF）

一、诊断术语及诊断标准演变

2020 年时美国心脏病学会杂志科学专家组曾提出 HFrecEF 的工作定义，包括以下三点：①既

往 LVEF < 40%；②LVEF 提高 ≥ 10%；③第二次测量 LVEF > 40%[10]。

2021 年《心力衰竭的通用定义和分类》中采用了 HFimpEF 这个诊断术语，诊断标准为基线

LVEF ≤ 40%，LVEF 提高 ≥ 10%，第二次测量 LVEF > 40%[5]。2022 年《美国心力衰竭指南》中也采用 HFimpEF 这个诊断术语，诊断标准简化为既往 LVEF ≤ 40%，目前 LVEF > 40%[4]。

目前，关于 HFimpEF 和 HFrecEF 尚缺乏统一的诊断术语和标准。《国家心力衰竭指南 2023（精简版）》同时采用了 HFimpEF 和 HFrecEF 两个诊断名词并提出不同的诊断标准（图 16-1）[1]。

二、患者管理

HFimpEF 或 HFrecEF 只是代表心脏功能或结构达到一定程度缓解，并不是真正意义上的治愈或者完全正常化。HFimpEF 或 HFrecEF 患者的管理推荐见表 16-12。

表 16-12　HFimpEF 或 HFrecEF 患者管理推荐[1]		
推荐意见	推荐类别	证据等级
对于 HFimpEF 或 HFrecEF 患者，即使没有心力衰竭症状，推荐继续应用改善疾病预后的 GDMT	I 类	B 级
对于 HFimpEF 或 HFrecEF 患者，应该避免大量饮水、过度输液、酗酒（尤其是酒精性心肌病患者）、感染等诱因，以避免心力衰竭复发	III 类	C 级
对于围生期心肌病女性，即使 LVEF 恢复正常（> 50% ~ 55%），也应避免再次妊娠	III 类	C 级

注：GDMT，指南指导的药物治疗；HFimpEF，射血分数改善的心力衰竭；HFrecEF，射血分数恢复的心力衰竭；LVEF，左心室射血分数。

第八节　急性心力衰竭

一、定义

AHF 是指心衰的症状和（或）体征迅速发生或急性加重，通常伴有血 NP 水平升高，常危及生命，需要立即进行医疗干预，通常需要紧急住院或急诊就诊。

二、诊断

AHF 的诊断通常包括三方面因素：① AHF 的病因和（或）诱因；②新发生的或恶化的心衰症状和（或）体征；③心脏影像学检查异常或血 NP 水平升高（图 16-5）[1]。

三、临床分类

根据 AHF 发作时患者是否存在淤血的临床表现（包括夜间阵发性呼吸困难、端坐呼吸、肺淤血、颈静脉充盈或怒张、淤血性肝大、肝颈静脉回流征阳性、外周/下肢水肿、胸腔积液、腹腔

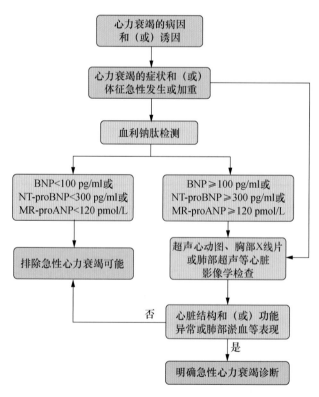

图 16-5　急性心力衰竭的诊断流程[1]

注：BNP，B 型利钠肽，NT-proBNP，N 末端 B 型利钠肽原，MR-proANP，心房利钠肽原中间段。

积液等）分为"干"和"湿"，以及根据低灌注的临床表现（包括四肢皮肤湿冷、苍白或发绀，尿量显著减少，意识模糊，动脉乳酸水平升高等）分为"冷"和"暖"，将患者分为"干暖型""湿暖型"、"干冷型"和"湿冷型"共4种临床类型，分别占6%～10%、70%～76%、17%～20%及0.4%～0.9%（＜1%）[84-85]。

四、治疗和管理

1. 初始评估与紧急处理

对疑似AHF的患者，在首次医学接触后的紧急阶段（＜1 h），首要措施是紧急评估循环、呼吸和意识状态，早期识别心源性休克（cardiogenic shock，CS）和急性呼吸衰竭（acute respiratory failure，ARF），及时给予循环支持和呼吸支持，同时尽快采取综合评估措施，迅速识别致命性的急性病因和（或）诱因，包括急性冠脉综合征（C：acute Coronary syndrome，ACS）、高血压危象（H：Hypertensive crisis）、严重心律失常（A：Arrhythmia）、机械性病因（M：Mechanic causes）、急性肺栓塞（P：acute Pulmonary embolism）、急性肾衰竭（R：acute Renal failure）、急性感染（I：acute Infection）、急性心肌炎（C：acute myoCarditis）及急性心脏压塞（T：acute pericardial Tamponade）等，简称CHAMPRICT，并启动相应的紧急处理措施（图16-6）[1, 86]。

2. 一般处理

包括无创性心电监测、建立静脉通路、调整体位及出入量管理等。对于HFrEF患者住院患

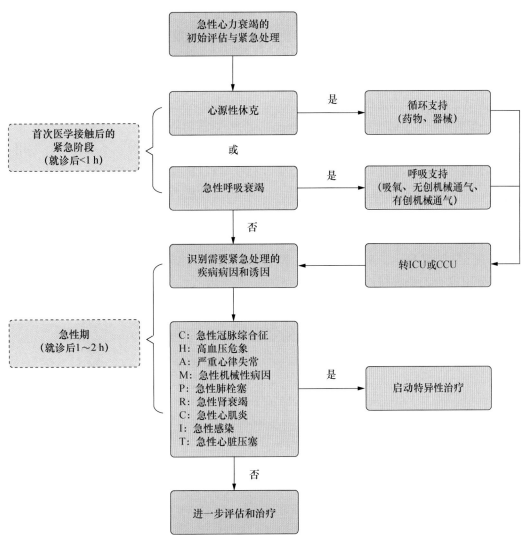

图 16-6　急性心力衰竭的初始评估与紧急处理[1]

者，除非存在禁忌证，均建议继续应用 GDMT，在住院期间尽可能优化剂量。对于存在严重低血压患者，应该考虑适当减少 RAS 抑制剂的剂量。

3. 氧疗和呼吸支持

无低氧血症患者不常规给予氧疗。氧疗主要适用于明显呼吸困难伴 SpO_2 < 90% 或 PaO_2 < 60 mmHg 的患者。常规氧疗方法包括鼻导管吸氧及面罩吸氧。当效果不满意或伴有呼吸窘迫（呼吸频率 > 25 次 / 分、SpO_2 < 90%）患者，应该考虑尽早使用无创正压通气（non-invasive positive pressure ventilation，NPPV）以改善患者呼吸窘迫，减少有创机械通气使用[87]。上述治疗后病情仍恶化，应及时气管插管进行有创机械通气。

4. 利尿和减容治疗

无论病因如何，伴有容量超负荷证据的 AHF 患者均推荐应用利尿剂治疗。但对于有低灌注表现患者，应纠正低灌注后再使用利尿剂。推荐尽早使用，可以尽快改善症状，缩短住院时间[88-91]。首选静脉应用袢利尿剂。可以采用持续静脉泵入或间断静脉注射方式[92]。对于未使用利尿剂且肾功能正常患者，一般首选静脉注射呋塞米 20 ~ 40 mg 或托拉塞米 10 ~ 20 mg；对于长期口服利尿剂患者，推荐首次静脉剂量为平时每日口服剂量的 1.0 ~ 2.5 倍[40-41]。对常规利尿剂治疗效果欠佳，合并低钠血症或有肾功能损害倾向患者，应该考虑托伐普坦治疗[93-94]。新近 ADVOR 研究[95] 和 CLOROTIC 研究[96] 结果显示，ADHF 患者在常规袢利尿剂基础上联合乙酰唑胺或氢氯噻嗪，虽然可以提高利尿反应，但不能显著降低病死率或心衰住院率。对于 AHF 患者伴有严重的容量超负荷表现且常规利尿治疗效果不佳或存在利尿剂抵抗且不伴有严重肾功能不全时，可以考虑超滤治疗[97-98]。

5. 血管扩张剂

血管扩张剂治疗 AHF 在降低患者死亡率和心衰再入院率方面尚缺乏充分证据[99]。主要适用于 AHF 早期阶段，尤其是伴有血压升高的患者。收缩压 > 110 mmHg 的 AHF 患者可以考虑使用血管扩张剂，减轻充血，改善症状；收缩压在 90 ~ 110 mmHg 的患者，酌情谨慎使用，临床密切观察；收缩压 < 90 mmHg 或存在症状性低血压的患者，避免使用。常用的血管扩张剂包括硝酸甘油、硝酸异山梨酯、硝普钠和重组人利钠肽（表 16-13）。

6. 正性肌力药

对于低血压（收缩压 < 90 mmHg）伴有低灌注表现，对常规药物治疗效果不佳的 AHF 患者，可以考虑应用正性肌力药物改善周围灌注，维持终末器官功能[100-101]。对于血压水平正常、无组织低灌注证据的患者，不推荐常规使用正性肌力药。当器官灌注恢复或循环淤血减轻时应该尽快停用正性肌力药。常用药物包括儿茶酚胺类的多巴胺、多巴酚丁胺，磷酸二酯酶 -3 抑制剂（米力农），钙离子增敏剂（左西孟旦），洋地黄类药物（西地兰、地高辛注射液）等（表 16-14）。

表 16-13 急性心力衰竭患者常用的血管扩张药及用法[1]

药物名称	剂量及用法	剂量调整及疗程
硝酸酯类药物		
硝酸甘油	起始剂量 5 ~ 10 μg/min，最大剂量 200 μg/min，静脉滴注或持续泵入	每 5 ~ 10 min 增加 5 ~ 10 μg/min
硝酸异山梨酯	起始剂量 1 mg/h，最大剂量 5 ~ 10 mg/h	根据症状、血压水平调整剂量
硝普钠	起始剂量 10 μg/min，最大剂量 200 ~ 300 μg/min，静脉滴注或持续泵入	每 5 ~ 10 min 增加剂量 5 μg/min，密切监测血压，疗程一般 ≤ 72 h
重组人利钠肽	起始负荷剂量 1.5 ~ 2.0 μg/kg 缓慢静脉注射，继以 0.0075 ~ 0.01 μg/（kg·min）[最大剂量为 0.02 μg/（kg·min）]，静脉滴注或持续泵入	血压偏低患者不用负荷剂量，根据血压调整剂量，疗程一般 3 天

表16-14 急性心力衰竭患者应用的正性肌力药、血管收缩药及其用法[1]

药物名称	剂量及用法	结合受体				血流动力学效应	剂量调整及疗程
		α₁	β₁	β₂	DA		
β肾上腺素能激动剂（儿茶酚胺类）							
多巴胺	<3 μg/(kg·min)：扩张肾动脉	−	+	−	+++	↑CO	从小剂量起始，根据病情调整剂量，>10 μg/(kg·min)时外周血管收缩明显，增加脏器血缺血风险
	3~5 μg/(kg·min)：正性肌力作用	+	+++	+	++	↑↑CO, ↑SVR	
	5~20 μg/(kg·min)：收缩血管，升高血压	+++	++	−	++	↑↑SVR, ↑CO	
多巴酚丁胺	2.5~10 μg/(kg·min) 维持	+	++++	++	−	↑CO, ↓SVR, ↓PVR	一般用药时间不超过3~7天
磷酸二酯酶3抑制剂							
米力农	负荷剂量25~75 μg/kg静脉注射>10 min，继以0.375~0.750 μg/(kg·min)静脉持续泵入	磷酸二酯酶3抑制剂				↑CO, ↓SVR, ↓PVR	一般用药时间3~5天
钙离子增敏剂							
左西孟旦	负荷剂量6~24 μg/kg静脉注射>10 min，继以0.05~0.20 μg/(kg·min)持续静脉泵入24 h	钙离子增敏剂+磷酸二酯酶3抑制剂				↑CO, ↓SVR, ↓PVR	一般收缩压<100 mmHg时不推荐负荷剂量，间隔2~4周可重复用药
洋地黄类药物							
去乙酰毛花苷注射液	首剂0.2~0.4 mg，稀释后缓慢注射，2~4 h后可再用0.2 mg	Na⁺-K⁺-ATP酶				↑CO, ↓HR	24 h内总量不超过1.2 mg
地高辛注射液	首剂0.25~0.50 mg，稀释后缓慢注射，2 h内可追加0.25 mg					↑CO, ↓HR	24 h内总量不超过1.0 mg
血管收缩药（升压药）							
去甲肾上腺素	0.05~0.40 μg/(kg·min)持续静脉泵入	++++	++	+	−	↑↑SVR, ↑CO	
肾上腺素	0.01~0.50 μg/(kg·min)持续静脉泵入；复苏时首先1 mg静脉注射，效果不佳时每隔3~5 min重复静脉注射用药，每次1~2 mg，总剂量通常不超过10 mg	++++	++++	+++	−	↑↑CO, ↑↑SVR	

注：CO，心输出量；DA，多巴胺；PVR，肺血管阻力；SVR，全身血管阻力；HR，心率。

7. 血管收缩药或升压药

血管收缩药主要指对外周动脉有收缩作用的药物，主要包括去甲肾上腺素和肾上腺素，适用于应用正性肌力药后仍出现CS或合并明显低血压状态的AHF患者。研究显示，CS患者使用去甲肾上腺素有效性和安全性优于多巴胺[102-103]和肾上腺素[104-105]，因此，推荐首选去甲肾上腺素（表16-14）。

8. 阿片类药物

既往吗啡一直是治疗急性左心衰竭或急性肺水肿发作的经典药物。近期分析结果提示，应用吗啡的AHF患者机械通气比例增多，在ICU时间及住院时间延长，病死率可能更高[106-107]。因此，AHF患者不推荐常规使用吗啡，除非发作时伴有严重的或难治性的疼痛或焦虑、烦躁不安[1]。

五、CS的诊断和治疗

1. 定义

CS是一种复杂的临床综合征，由于原发性心脏疾病和（或）功能异常引起的CO降低或不足导致严重的终末器官低灌注和缺氧状态，是AHF的严重形式[108-111]。

2. 诊断标准

在血容量充足情况下出现：

（1）持续性低血压，收缩压＜90 mmHg或平均动脉压（mean arterial pressure，MAP）＜60 mmHg，持续＞30 min，或需要升压药等循环支持才能够维持收缩压≥90 mmHg或MAP≥60 mmHg。

（2）血流动力学障碍，Swan-Ganz漂浮导管测量肺毛细血管楔压（pulmonary capillary wedge pressure，PCWP）＞15 mmHg且心脏指数（cardiac index，CI）＜2.2 L/（min·m²）。

（3）同时伴有以下至少一项组织器官低灌注的临床表现或实验室指标异常，如：①意识状态改变，②肢端或皮肤发冷、出汗（湿冷）、苍白或发绀或网状青斑，③尿量明显减少［尿量＜0.5 ml/（kg·h）或＜30 ml/h］，④动脉血乳酸水平升高

（＞2.0 mmol/L），或代谢性酸中毒等[108-111]。

3. 临床分期

CS过程可以分为5个阶段：A期，称为危险期（At risk）；B期，称为开始期（Beginning）；C期，称为典型期（Classic）；D期，称为恶化期（Deteriorating）；E期，称为极端期（Extremis）或终末期（表16-15）[112-113]。

4. 病因

大致可以分为两大类：①急性冠脉综合征（acute coronary syndrome，ACS），尤其是急性心肌梗死（acute myocardial infarction，AMI），是导致CS最常见病因。②其他非AMI相关的CS，包括暴发性心肌炎、严重心脏瓣膜疾病或人工瓣膜功能异常等。

5. 病因治疗

对于ACS导致CS患者，推荐早期侵入式血运重建策略（Ⅰ类推荐，B级证据）[114-116]，可以选择经皮冠状动脉介入治疗（percutaneous coronary intervention，PCI）或冠状动脉旁路移植术（coronary artery bypass grafting，CABG）[108, 117]。选择PCI时推荐仅干预冠状动脉的"罪犯病变"，对于其他病变采取分阶段血运重建方式[118-119]。

6. 血管活性药物治疗

①正性肌力药：CS患者应该考虑使用正性肌力药，维持脏器功能。②血管收缩药：CS患者使用正性肌力药后仍有低血压，可以考虑使用血管收缩药，首选去甲肾上腺素[1]。

7. MCS

MCS是合并CS的AHF患者重要治疗措施之一，可以进一步改善CS患者的血流动力学状态[120-121]。

（1）短期MCS：对于优化药物治疗仍然不能维持终末器官灌注的难治性CS患者，应该考虑短期MCS改善患者的血流动力学状态，维持重要脏器灌注[1]。①主动脉内球囊反搏（intra-aortic balloon pump，IABP）：AMI相关的CS患者不推荐常规使用IABP。但是对于AMI合并急性二尖瓣反流或室间隔穿孔等机械并发症患者，应该考虑应用IABP[122-125]。②体外膜肺氧合

表 16-15 美国心血管造影和介入学会心源性休克临床分期标准[112-113]

临床分期	临床表现	实验室指标	血流动力学指标
A 期（危险期） 正常血压 正常灌注 存在发生 CS 的 危险因素	意识正常 四肢温暖，灌注好 静脉压正常 肺部无啰音 脉搏有力	乳酸水平正常（< 2 mmol/L） 肾功能正常	血压正常（如收缩压 > 100 mmHg） 血流动力学正常［如 CI ≥ 2.5 L/（min·m²）， CVP < 10 cmH₂O］
B 期（开始期） （前休克期） 低血压 正常灌注	意识正常 四肢温暖，灌注好 静脉压升高 肺部啰音 脉搏有力	乳酸水平正常（< 2 mmol/L） 肾功能正常或轻度受损 BNP 升高	收缩压 < 90 mmHg 或 MAP < 60 mmHg 或 MAP 较基础值下降 > 30 mmHg 心率 > 100 次 / 分 血流动力学指标：CI ≥ 2.2 L/（min·m²）
C 期（经典期） 低血压 低灌注	意识状态改变 肢端发冷，网状青斑 静脉压升高 肺部啰音 脉搏减弱 呼吸窘迫 尿量减少（< 30 ml/h）	乳酸水平升高（> 2 mmol/L） 肾功能受损（血肌酐水平翻倍或 eGFR 下降 > 50%） BNP 升高 肝功能异常 酸中毒	尽管药物或 MCS，仍然收缩压 < 90 mmHg 或 MAP < 60 mmHg 或 MAP 较基础值下降 > 30 mmHg 心率 > 100 次 / 分 血流动力学指标：PCWP > 15 mmHg 且 CI < 2.2 L/（min·m²）
D 期（恶化期） 低血压恶化 低灌注恶化	同 C 期	C 期指标持续或恶化	需要多个血管收缩药（升压药）或增加 MCS 才能维持灌注
E 期（极端期， 或终末期） 难治性低血压 难治性低灌注	心搏骤停，无脉 心肺复苏	C 期指标的恶化 乳酸水平显著升高（≥ 5 mmol/L）， pH ≤ 7.2	经复苏才能维持血压或最大支持仍有低 血压 无脉性室性心动过速，或者反复室性心 动过速或心室颤动发作

注：BNP，B 型利钠肽；CI，心脏指数；eGFR，估算肾小球滤过率；MAP，平均动脉压；MCS，机械循环支持；PCWP，肺毛细血管楔压；pH，酸碱度；SBP，收缩压。

（extracorporeal membrane oxygenation，ECMO）：通常采用静脉-动脉（VA）ECMO，适用于心衰合并呼吸衰竭患者，可以同时提供左心室辅助和右心室辅助[126]。对难治性 CS 合并呼吸衰竭，常规治疗效果不佳或血流动力学恶化时可以考虑在有经验中心使用 VA-ECMO[1]。

（2）中长期 MCS：指心室辅助装置（ventricular assist device，VAD），主要是左心室辅助装置（left ventricular assist device，LVAD）。对应用短期 MCS 后仍不能维持组织灌注或依赖短期 MCS 的难治性 CS 患者，综合评估后可以考虑在有经验中心应用长期 MCS[1]。

六、治疗流程

AHF 患者的治疗流程详见图 16-7[1]。

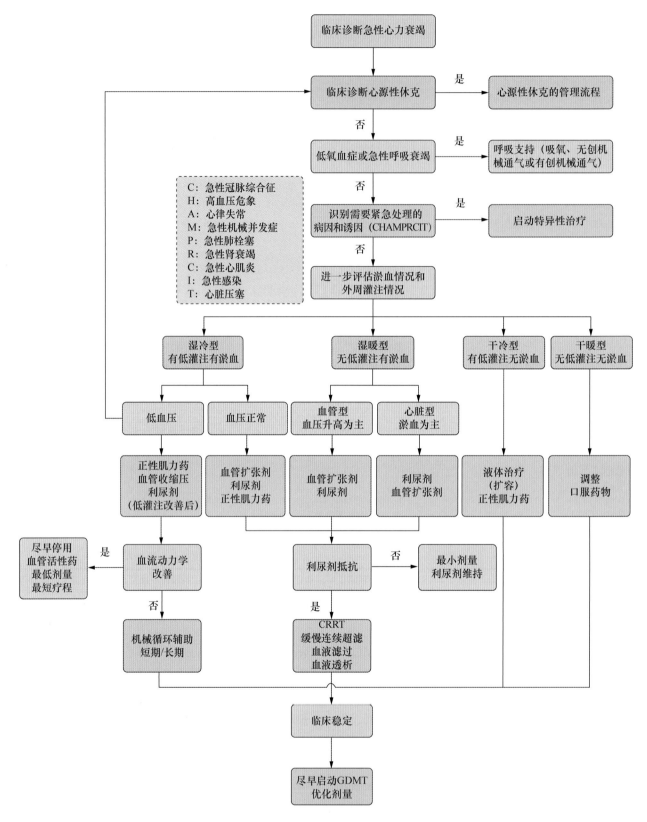

图 16-7 急性心力衰竭的治疗流程[1]

注：CRRT，连续肾脏替代治疗；GDMT，指南指导的药物治疗。

第九节　心力衰竭恶化

一、定义

心力衰竭恶化（worsening of heart failure，WHF）是指 CHF 患者经过一段时间临床稳定期并且接受稳定抗心衰治疗后，出现心衰症状和（或）体征加重，需要强化抗心衰治疗[127-129]。

二、临床情景

目前认为，WHF 在临床本质上就是 ADHF，可以包括 3 种临床情景：

（1）住院进行紧急评估，接受静脉药物治疗或者其他特殊治疗。

（2）急诊就诊接受静脉药物治疗（包括静脉利尿剂）短期（1～3 日）后出院，并酌情口服利尿剂和增加 GDMT 剂量。

（3）门诊强化抗心衰药物治疗，包括静脉应用利尿剂，或增加口服利尿剂剂量。

三、处理措施

对于 WHF 患者的处理，可以参考 AHF（尤其 ADHF）处理措施。

如果无禁忌证，应该考虑优化 GDMT 基础上加用维立西呱降低心衰住院风险。

第十节　晚期心力衰竭

一、定义

晚期心力衰竭（advanced heart failure，晚期心衰）：是指给予 GDMT、器械或外科治疗，患者仍存在进行性和（或）持续性严重心衰症状，伴有严重体力活动受限，需要采取进一步更高级的干预措施，以改善症状，提高生活质量，延长生命[130]。

二、诊断标准

晚期心衰的诊断标准必须同时满足 4 点（表16-16）[130]。

三、治疗和管理

1. 及时转诊

一旦临床诊断，建议转诊到有治疗经验的医学中心进行更高级的治疗[131]。

2. 药物治疗

首先优化 GDMT；其次，应该考虑间断应用正性肌力药，改善血流动力学状态，改善心功能和心衰症状[132]。首选左西孟旦，也可以应用米力农。如果仍有持续性低血压，也可以考虑使用血管收缩药，首选去甲肾上腺素。

3. MCS

包括短期 MCS 和长期 MCS。①对于优化药物治疗仍不能维持血流动力学稳定或依赖静脉持续应用血管活性药物的晚期心衰患者，应该考虑短期 MCS，维持终末器官灌注。②对于依赖静脉持续应用血管活性药物或短期 MCS 晚期心衰患者，如果经过评估不适合心脏移植或存在禁忌证，应该考虑在有经验的医学中心应用长期 MCS，改善症状，延长生存期[133]。

4. 心脏移植

目前仍然是无禁忌证的晚期心衰患者治疗

的"金标准"。对于优化药物治疗或器械治疗或外科治疗后仍有持续症状的晚期心衰患者，推荐转诊至有经验医学中心进行详尽的心脏移植前评估[134]。

表 16-16 晚期心力衰竭的诊断标准[130]
在优化的 GDMT、器械或外科治疗情况下，必须同时满足以下标准：

（1）存在严重的进行性或持续性心衰症状（NYHA 心功能Ⅲ级或Ⅳ级）
（2）存在严重的心脏功能障碍，满足以下至少一条标准：
　①LVEF ≤ 30%
　②孤立性右心衰竭
　③存在不能手术的严重心脏瓣膜疾病
　④存在不能手术的严重先天性心脏病
　⑤LVEF ≥ 40%，利钠肽水平持续升高（或较前升高），存在严重的心脏舒张功能不全或左心室结构异常的证据
（3）过去 1 年内发生 > 1 次由于下列原因引起的计划外门诊或急诊就诊或住院
　①肺循环或体循环淤血需要高剂量静脉应用利尿剂或利尿剂联合治疗
　②心输出量降低导致低血压需要应用（或依赖）正性肌力药或血管活性药
　③恶性心律失常
（4）估计由心脏原因引起的活动耐量严重受损导致不能运动，或 6 分钟步行距离 < 300 m，或心肺运动试验提示峰值耗氧量 < 12 ～ 14 ml/（kg·min）或 < 50% 预计值

注：GDMT，指南指导的药物治疗；LVEF，左心室射血分数；NYHA，纽约心脏协会。

第十一节　右心衰竭

一、定义

右心衰竭（right heart failure，RHF）是指由于右心系统心肌结构或功能异常，右心室前负荷（容量负荷）或后负荷（压力负荷）过重导致右心室射血（收缩）功能或充盈（舒张）功能受损，伴有体循环淤血的一种复杂的临床综合征[135-136]。

二、评估和诊断

1. 评估

内容主要包括病史、体格检查、心脏生物标志物检测、心电图、超声心动图、CMR 检查[137]及肺动脉导管（pulmonary artery catheterization，PAC）检查。

2. 诊断

包括以下几点：①存在可能导致 RHF 的病因；②存在 RHF 相关的症状和（或）体征；③存在右心结构和（或）功能异常及心腔内压力升高证据。主要来自心脏影像学检查，首选 TTE 检查；而 CMR 检查是评估右心结构和功能的重要方法；PAC 检查是评估心腔内压力和肺动脉高压（pulmonary hypertension，PH）的"金标准"。

三、治疗

1. 治疗原则[135-136]

积极治疗导致 RHF 的原发疾病，减轻右心室前后负荷，增强心肌收缩力，维持窦性节律及心脏收缩同步性。同时，积极纠正导致 RHF 发作的诱发因素。

2. 治疗措施[135-136]

①优化前负荷：容量管理是 RHF 治疗的关键。如果患者存在容量超负荷现，推荐静脉应用袢利尿剂，降低心脏前负荷；如果合并低钠血症或肾功能恶化倾向，可以考虑联合托伐普坦治疗；如果存在利尿剂抵抗，可以考虑超滤治疗。②降低后负荷；对于 PH 引起的 RHF，推荐应用靶向药

物治疗。③增强心肌收缩力：对 RHF 合并低血压、组织低灌注或 CS 患者，应该考虑应用正性肌力药物，包括左西孟旦、米力农、多巴酚丁胺等；可以考虑联合血管收缩药，如去甲肾上腺素。

参考文献

［1］国家心血管病中心，国家心血管病专家委员会心力衰竭专业委员会，中国医师协会心力衰竭专业委员会，等.国家心力衰竭指南 2023（精简版）［J］.中华心力衰竭和心肌病杂志，2023，07（3）：139-172.

［2］McDonagh TA，Metra M，Adamo M，et al. ESC Scientific Document Group. 2021 ESC Guidelines for the diagnosis and treatment of acute and chronic heart failure［J］. Eur Heart J，2021，42（36）：3599-3726.

［3］Tsutsui H，Ide T，Ito H，et al. JCS/JHFS 2021 guideline focused update on diagnosis and treatment of acute and chronic heart failure［J］. Circ J，2021，85（12）：2252-2291.

［4］Heidenreich PA，Bozkurt B，Aguilar D，et al. 2022 AHA/ACC/HFSA Guideline for the Management of Heart Failure：A Report of the American College of Cardiology/American Heart Association Joint Committee on Clinical Practice Guidelines［J］. J Am Coll Cardiol，2022，79（17）：1757-1780.

［5］Bozkurt B，Coats AJS，Tsutsui H，et al. Universal definition and classification of heart failure：a report of the Heart Failure Society of America，Heart Failure Association of the European Society of Cardiology，Japanese Heart Failure Society and Writing Committee of the Universal Definition of Heart Failure：Endorsed by the Canadian Heart Failure Society，Heart Failure Association of India，Cardiac Society of Australia and New Zealand,and Chinese Heart Failure Association［J］. Eur J Heart Fail，2021，23（3）：352-380.

［6］Wehner GJ，Jing L，Haggerty CM，et al. Routinely reported ejection fraction and mortality in clinical practice：where does the nadir of risk lie［J］？ Eur Heart J，2020，41（12）：1249-1257.

［7］Lam CSP，Solomon SD. Classification of heart failure according to ejection fraction：JACC Review Topic of the Week［J］. J Am Coll Cardiol，2021，77（25）：3217-3225.

［8］van Essen BJ，Tromp J，Ter Maaten JM，et al. Characteristics and clinical outcomes of patients with acute heart failure with a supranormal left ventricular ejection fraction［J］. Eur J Heart Fail，2023，25（1）：35-42.

［9］Horiuchi Y，Asami M，Ide T，et al. Prevalence, characteristics and cardiovascular and non-cardiovascular outcomes in patients with heart failure with supra-normal ejection fraction：Insight from the JROADHF study［J］. Eur J Heart Fail，2023，25（7）：989-998.

［10］Wilcox JE，Fang JC，Margulies KB，et al. Heart failure with recovered left ventricular ejection fraction：JACC Scientific Expert Panel［J］. J Am Coll Cardiol，2020，76（6）：719-734.

［11］GBD 2017 Disease and Injury Incidence and Prevalence Collaborators. Global，regional，and national incidence，prevalence，and years lived with disability for 354 diseases and injuries for 195 countries and territories，1990-2017：a systematic analysis for the Global Burden of Disease Study 2017［J］. Lancet，2018，392（10159）：1789-1858.

［12］Savarese G，Becher PM，Lund LH，et al. Global burden of heart failure：a comprehensive and updated review of epidemiology［J］. Cardiovasc Res,2023,118（17）：3272-3287.

［13］Becher PM，Lund LH，Coats AJS，et al. An update on global epidemiology in heart failure［J］. Eur Heart J，2022，43（32）：3005-3007.

［14］Hao G，Wang X，Chen Z，et al. Prevalence of heart failure and left ventricular dysfunction in China：the China Hypertension Survey，2012-2015［J］. Eur J Heart Fail，2019，21（11）：1329-1337.

［15］Metra M，Lucioli P. Corrigendum to Prevalence of heart failure and left ventricular dysfunction in China：the China Hypertension Survey，2012-2015. Eur J Heart Fail，2020，22（4）：759.

［16］Mueller C，McDonald K，de Boer RA，et al. Heart Failure Association of the European Society of Cardiology. Heart Failure Association of the European Society of Cardiology practical guidance on the use of natriuretic peptide concentrations［J］. Eur J Heart Fail，2019，21（6）：715-731.

［17］Meijers WC，Bayes-Genis A，Mebazaa A，et al. Circulating heart failure biomarkers beyond natriuretic peptides：review from the Biomarker Study Group of the Heart Failure Association（HFA），European Society of Cardiology（ESC）［J］. Eur J Heart Fail，2021，23（10）：1610-1632.

［18］中国医师协会心力衰竭专业委员会，国家心血管病专家委员会心力衰竭专业委员会，中华心力衰竭和心肌病杂志编辑委员会.心力衰竭生物标志物临床应用中国专家共识［J］.中华心力衰竭和心肌病杂

志，2022，6（3）：175-192.

[19] Lang RM，Badano LP，Mor-Avi V，et al. Recommendations for cardiac chamber quantification by echocardiography in adults: an update from the American Society of Echocardiography and the European Association of Cardiovascular Imaging [J]. J Am Soc Echocardiogr, 2015, 28（1）: 1-39.

[20] Galderisi M，Cosyns B，Edvardsen T，et al. 2016-2018 EACVI Scientific Documents Committee；2016-2018 EACVI Scientific Documents Committee [J]. Standardization of adult transthoracic echocardiography reporting in agreement with recent chamber quantification, diastolic function, and heart valve disease recommendations: an expert consensus document of the European Association of Cardiovascular Imaging [J]. Eur Heart J Cardiovasc Imaging, 2017, 18（12）: 1301-1310.

[21] 中华医学会超声医学分会超声心动图学组. 中国成年人超声心动图检查测量指南 [J]. 中华超声影像学杂志，2016，25（8）：645-666.

[22] 中华医学会超声医学分会超声心动图学组，中国医师协会心血管分会超声心动图专业委员会. 超声心动图评估心脏收缩和舒张功能临床应用指南 [J]. 中华超声影像学杂志，2020，29（6）：461-477.

[23] Pivetta E，Goffi A，Nazerian P，et al. Lung ultrasound integrated with clinical assessment for the diagnosis of acute decompensated heart failure in the emergency department: a randomized controlled trial [J]. Eur J Heart Fail, 2019, 21（6）: 754-766.

[24] Platz E，Merz AA，Jhund PS，et al. Dynamic changes and prognostic value of pulmonary congestion by lung ultrasound in acute and chronic heart failure: a systematic review [J]. Eur J Heart Fail, 2017, 19（9）: 1154-1163.

[25] Rivas-Lasarte M，Alvarez-García J，Fernández-Martínez J，et al. Lung ultrasound-guided treatment in ambulatory patients with heart failure: a randomized controlled clinical trial（LUS-HF study）[J]. Eur J Heart Fail, 2019, 21（12）: 1605-1613.

[26] Gargani L，Girerd N，Platz E，et al. This document was reviewed by members of the 2020-2022 EACVI Scientific Documents Committee. Lung ultrasound in acute and chronic heart failure: a clinical consensus statement of the European Association of Cardiovascular Imaging（EACVI）[J]. Eur Heart J Cardiovasc Imaging, 2023, 24（12）: 1569-1582.

[27] 中华医学会心血管病学分会，中国医师协会心血管内科医师分会，中华心血管病杂志编辑委员会. 心肌病磁共振成像临床应用中国专家共识 [J]. 中华心血管病杂志，2015，43（8）：673-681.

[28] Argulian E，Narula J. Advanced cardiovascular imaging in clinical heart failure [J]. JACC Heart Fail, 2021, 9（10）: 699-709.

[29] Kittleson MM，Maurer MS，Ambardekar AV，et al. American Heart Association Heart Failure and Transplantation Committee of the Council on Clinical Cardiology. Cardiac amyloidosis: evolving diagnosis and management: A Scientific Statement From the American Heart Association [J]. Circulation, 2020, 142（1）: e7-e22.

[30] Garcia-Pavia P，Rapezzi C，Adler Y，et al. Diagnosis and treatment of cardiac amyloidosis. A position statement of the European Society of Cardiology Working Group on Myocardial and Pericardial Diseases [J]. Eur J Heart Fail, 2021, 23（4）: 512-526.

[31] Seferović PM，Tsutsui H，McNamara DM，et al. Heart Failure Association of the ESC, Heart Failure Society of America and Japanese Heart Failure Society Position Statement on endomyocardial biopsy [J]. Eur J Heart Fail, 2021, 23（6）: 854-871.

[32] Harjola VP，Parissis J，Brunner-La Rocca HP，et al. Comprehensive in-hospital monitoring in acute heart failure: applications for clinical practice and future directions for research. A statement from the Acute Heart Failure Committee of the Heart Failure Association（HFA）of the European Society of Cardiology（ESC）[J]. Eur J Heart Fail, 2018, 20（7）: 1081-1099.

[33] 中华医学会心血管病学分会，中国康复医学会心肺预防与康复专业委员会，中华心血管病杂志编辑委员会. 六分钟步行试验临床规范应用中国专家共识 [J]. 中华心血管病杂志，2022，50（5）：432-442.

[34] Corrà U，Agostoni PG，Anker SD，et al. Role of cardiopulmonary exercise testing in clinical stratification in heart failure. A position paper from the Committee on Exercise Physiology and Training of the Heart Failure Association of the European Society of Cardiology [J]. Eur J Heart Fail, 2018, 20（1）: 3-15.

[35] 中华医学会心血管病学分会，中国康复医学会心肺预防与康复专业委员会，中华心血管病杂志编辑委员会. 心肺运动试验临床规范应用中国专家共识 [J]. 中华心血管病杂志，2022，50（10）：973-986.

[36] Kelkar AA，Spertus J，Pang P，et al. Utility of patient-reported outcome instruments in heart failure [J].

JACC Heart Fail，2016，4（3）：165-175.

［37］ Yee D，Novak E，Platts A，et al. Comparison of the Kansas City Cardiomyopathy Questionnaire and Minnesota Living With Heart Failure Questionnaire in predicting heart failure outcomes［J］. Am J Cardiol，2019，123（5）：807-812.

［38］ Napier R，McNulty SE，Eton DT，et al. Comparing measures to assess health-related quality of life in heart failure with preserved ejection fraction［J］. JACC Heart Fail，2018，6（7）：552-560.

［39］ Girerd N，Seronde MF，Coiro S，et al. INI-CRCT，Great Network，and the EF-HF Group. Integrative assessment of congestion in heart failure throughout the patient journey［J］. JACC Heart Fail，2018，6（4）：273-285.

［40］ 中国医师协会心力衰竭专业委员会，中华心力衰竭和心肌病杂志编辑委员会. 心力衰竭容量管理中国专家建议［J］. 中华心力衰竭和心肌病杂志，2018，2（1）：8-16.

［41］ Mullens W，Damman K，Harjola VP，et al. The use of diuretics in heart failure with congestion-a position statement from the Heart Failure Association of the European Society of Cardiology［J］. Eur J Heart Fail，2019，21（2）：137-155.

［42］ Felker GM，Ellison DH，Mullens W，et al. Diuretic therapy for patients with heart failure：JACC State-of-the-Art Review［J］. J Am Coll Cardiol，2020，75（10）：1178-1195.

［43］ Garg R，Yusuf S. Overview of randomized trials of angiotensin converting enzyme inhibitors on mortality and morbidity in patients with heart failure. Collaborative Group on ACE Inhibitor Trials［J］. JAMA，1995，273（18）：1450-1456.

［44］ Flather MD，Yusuf S，Købern L，et al. Long-term ACE-inhibitor therapy in patients with heart failure or left-ventricular dysfunction：a systematic overview of data from individual patients. ACE-Inhibitor Myocardial Infarction Collaborative Group［J］. Lancet，2000，355（9215）：1575-1581.

［45］ McMurray JJ，Packer M，Desai AS，et al. PARADIGM-HF Investigators and Committees. Angiotensin-neprilysin inhibition versus enalapril in heart failure［J］. N Engl J Med，2014，371（11）：993-1004.

［46］ Mann DL，Givertz MM，Vader JM，et al. LIFE Investigators. Effect of treatment with sacubitril/valsartan in patients with advanced heart failure and reduced ejection fraction：a randomized clinical trial ［J］. JAMA Cardiol，2022，7（1）：17-25.

［47］ Vader JM，Givertz MM，Starling RC，et al. LIFE Investigators. Tolerability of sacubitril/valsartan in patients with advanced heart failure：analysis of the LIFE trial run-in［J］. JACC Heart Fail，2022，10（7）：449-456.

［48］ CIBIS-Ⅱ Investigators and Committees. The Cardiac Insufficiency Bisoprolol Study II（CIBIS-Ⅱ）：a randomized trial［J］. Lancet，1999，353（9146）：9-13.

［49］ MERIT-HF Study Group. Effect of metoprolol CR/XL in chronic heart failure：Metoprolol CR/XL randomized intervention trial in Congestive Heart Failure（MERIT-HF）［J］. Lancet，1999，353（9169）：2001-2007.

［50］ Packer M，Coats AJ，Fowler MB，et al. Carvedilol Prospective Randomized Cumulative Survival Study Group. Effect of carvedilol on survival in severe chronic heart failure［J］. N Engl J Med，2001，344（22）：1651-1658.

［51］ Pitt B，Zannad F，Remme WJ，et al. Randomized Aldactone Evaluation Study Investigators. The effect of spironolactone on morbidity and mortality in patients with severe heart failure.［J］. N Engl J Med，1993，341（10）：709-717.

［52］ Zannad F，McMurray II，Krum H，et al. Eplerenone in patients with systolic heart failure and mild symptoms ［J］. N Engl J Med，2011，364（1）：11-21.

［53］ Pitt B，Remme W，Zannad F，et al. Eplerenone Post-Acute Myocardial Infarction Heart Failure Efficacy and Survival Study Investigators. Eplerenone，a selective aldosterone blocker，in patients with left ventricular dysfunction after myocardial infarction［J］. N Engl J Med，2003，348（14）：1309-1321.

［54］ McMurray JJV，Solomon SD，Inzucchi SE，et al. DAPA-HF Trial Committees and Investigators. Dapagliflozin in patients with heart failure and reduced ejection fraction［J］. N Engl J Med，2019，381（21）：1995-2008.

［55］ Packer M，Anker SD，Butler J，et al. EMPEROR-Reduced Trial Investigators. Cardiovascular and renal outcomes with empagliflozin in heart failure［J］. N Engl J Med，2020，383（15）：1413-1424.

［56］ Zannad F，Ferreira JP，Pocock SJ，et al. SGLT2 inhibitors in patients with heart failure with reduced ejection fraction：a meta-analysis of the EMPEROR-Reduced and DAPA-HF trials［J］. Lancet，2020，396（10254）：819-829.

［57］ Swedberg K，Komajda M，Böhm M，et al. SHIFT

Investigators. Ivabradine and outcomes in chronic heart failure（SHIFT）：a randomised placebo-controlled study［J］. Lancet，2010，376（9744）：875-885.

［58］Digitalis Investigation Group. The effect of digoxin on mortality and morbidity in patients with heart failure［J］. N Engl J Med，1997，336（8）：523-533.

［59］Adams KF Jr，Butler J，Patterson JH，et al. Dose response characterization of the association of serum digoxin concentration with mortality outcomes in the Digitalis Investigation Group trial［J］. Eur J Heart Fail，2016，18（8）：1072-1081.

［60］Armstrong PW，Pieske B，Anstrom KJ，et al. VICTORIA Study Group. Vericiguat in patients with heart failure with reduced ejection fraction［J］. N Engl J Med，2020，382（20）：1883-1893.

［61］Teerlink JR，Diaz R，Felker GM，et al. GALACTIC-HF Investigators. Cardiac myosin activation with omecamtiv mecarbil in systolic heart failure［J］. N Engl J Med，2021，384（2）：105-116.

［62］Felker GM. Building the foundation for a new era of quadruple therapy in heart failure［J］. Circulation，2020，141（2）：112-114.

［63］Tromp J，Ouwerkerk W，van Veldhuisen DJ，et al. A systematic review and network meta-analysis of pharmacological treatment of heart failure with reduced ejection fraction［J］. JACC Heart Fail，2022，10（2）：73-84.

［64］Greene SJ，Butler J，Fonarow GC. Simultaneous or rapid sequence initiation of quadruple medical therapy for heart failure-optimizing therapy with the need for speed［J］. JAMA Cardiol，2021，6（7）：743-744.

［65］Bozkurt B. How to initiate and uptitrate GDMT in heart failure：practical stepwise approach to optimization of GDMT［J］. JACC Heart Fail，2022，10（12）：992-995.

［66］中国医师协会心血管内科医师分会，中国心衰中心联盟，《慢性心力衰竭"新四联"药物治疗临床决策路径专家共识》工作组. 慢性心力衰竭"新四联"药物治疗临床决策路径专家共识［J］. 中国循环杂志，2022，37（8）：769-781.

［67］Savarese G，Stolfo D，Sinagra G，et al. Heart failure with mid-range or mildly reduced ejection fraction［J］. Nat Rev Cardiol，2022，19（2）：100-116.

［68］Anker SD，Butler J，Filippatos G，et al. EMPEROR-Preserved Trial Investigators. Empagliflozin in heart failure with a preserved ejection fraction［J］. N Engl J Med，2021，385（16）：1451-1461.

［69］Solomon SD，McMurray JJV，Claggett B，et al. DELIVER Trial Committees and Investigators. Dapagliflozin in heart failure with mildly reduced or preserved ejection fraction［J］. N Engl J Med，2022，387（12）：1089-1098.

［70］Borlaug BA. Evaluation and management of heart failure with preserved ejection fraction［J］. Nat Rev Cardiol，2020，17（9）：559-573.

［71］Pfeffer MA，Shah AM，Borlaug BA. Heart failure with preserved ejection fraction in perspective［J］. Circ Res，2019，124（11）：1598-1617.

［72］Dunlay SM，Roger VL，Redfield MM. Epidemiology of heart failure with preserved ejection fraction［J］. Nat Rev Cardiol，2017，14（10）：591-602.

［73］Borlaug BA，Sharma K，Shah SJ，et al. Heart failure with preserved ejection fraction：JACC Scientific Statement［J］. J Am Coll Cardiol，2023，81（18）：1810-1834.

［74］Kittleson MM，Panjrath GS，Amancherla K，et al. 2023 ACC Expert Consensus Decision Pathway on management of heart failure with preserved ejection fraction：A Report of the American College of Cardiology Solution Set Oversight Committee［J］. J Am Coll Cardiol，2023，81（18）：1835-1878.

［75］Reddy YNV，Carter RE，Obokata M，et al. A simple，evidence-based approach to help guide diagnosis of heart failure with preserved ejection fraction［J］. Circulation，2018，138（9）：861-870.

［76］Pieske B，Tschöpe C，de Boer RA，et al. How to diagnose heart failure with preserved ejection fraction：the HFA-PEFF diagnostic algorithm：a consensus recommendation from the Heart Failure Association（HFA）of the European Society of Cardiology（ESC）［J］. Eur Heart J，2019，40（40）：3297-3317.

［77］Vaduganathan M，Docherty KF，Claggett BL，et al. SGLT-2 inhibitors in patients with heart failure：a comprehensive meta-analysis of five randomised controlled trials［J］. Lancet，2022，400（10354）：757-767.

［78］Yusuf S，Pfeffer MA，Swedberg K，et al. CHARM Investigators and Committees. Effects of candesartan in patients with chronic heart failure and preserved left-ventricular ejection fraction：the CHARM-Preserved Trial［J］. Lancet，2003，362（9386）：777-781.

［79］Solomon SD，Vaduganathan M，L Claggett B，et al. Sacubitril/valsartan across the spectrum of ejection fraction in heart failure［J］. Circulation，2020，141（5）：

352-361.

［80］Solomon SD，Claggett B，Lewis EF，et al. TOPCAT Investigators. Influence of ejection fraction on outcomes and efficacy of spironolactone in patients with heart failure with preserved ejection fraction［J］. Eur Heart J，2016，37（5）：455-462.

［81］FDA. FDA panel supports expanded indication for sacubitril/valsartan in some with HFpEF. Healio. December 15，2020. https：//www.fda.gov/media/144447/download.

［82］FDA. FDA advisory panel endorses spironolactone for HF hospitalization reduction in HFpEF. Healio. December 16，2020. https：//www.fda.gov/media/144406/download.

［83］Kosiborod MN，Abildstrøm SZ，Borlaug BA，et al. STEP-HFpEF Trial Committees and Investigators. Semaglutide in patients with heart failure with preserved ejection fraction and obesity［J］. N Engl J Med，2023，389（12）：1069-1084.

［84］Chioncel O，Mebazaa A，Maggioni AP，et al. ESC-EORP-HFA Heart Failure Long-Term Registry Investigators. Acute heart failure congestion and perfusion status-impact of the clinical classification on in-hospital and long-term outcomes；insights from the ESC-EORP-HFA Heart Failure Long-Term Registry［J］. Eur J Heart Fail，2019，21（11）：1338-1352.

［85］Javaloyes P，Miró ò，Gil V，et al. ICA-SEMES Research Group. Clinical phenotypes of acute heart failure based on signs and symptoms of perfusion and congestion at emergency department presentation and their relationship with patient management and outcomes［J］. Eur J Heart Fail，2019，21（11）：1353-1365.

［86］Ponikowski P，Voors AA，Anker SD，et al. ESC Scientific Document Group. 2016 ESC Guidelines for the diagnosis and treatment of acute and chronic heart failure：The Task Force for the diagnosis and treatment of acute and chronic heart failure of the European Society of Cardiology（ESC），Developed with the special contribution of the Heart Failure Association（HFA）of the ESC［J］. Eur Heart J，2016，37（27）：2129-2200.

［87］Masip J，Peacock WF，Price S，et al. Acute Heart Failure Study Group of the Acute Cardiovascular Care Association and the Committee on Acute Heart Failure of the Heart Failure Association of the European Society of Cardiology. Indications and practical approach to non-invasive ventilation in acute heart failure［J］. Eur

Heart J，2018，39（1）：17-25.

［88］Matsue Y，Damman K，Voors AA，et al. Time-to-furosemide treatment and mortality in patients hospitalized with acute heart failure［J］. J Am Coll Cardiol，2017，69（25）：3042-3051.

［89］Park JJ，Kim SH，Oh IY，et al. The effect of door-to-diuretic time on clinical outcomes in patients with acute heart failure［J］. JACC Heart Fail，2018，6（4）：286-294.

［90］Ouwerkerk W，Tromp J，Cleland JGF，et al. Association of time-to-intravenous furosemide with mortality in acute heart failure：data from REPORT-HF［J］. Eur J Heart Fail，2023，25（1）：43-51.

［91］Horiuchi Y，Wettersten N，van Veldhuisen DJ，et al. Relation of decongestion and time to diuretics to biomarker changes and outcomes in acute heart failure［J］. Am J Cardiol，2021，147：70-79.

［92］Felker GM，Lee KL，Bull DA，et al. NHLBI Heart Failure Clinical Research Network. Diuretic strategies in patients with acute decompensated heart failure［J］. N Engl J Med，2011，364（9）：797-805.

［93］Konstam MA，Kiernan M，Chandler A，et al. SECRET of CHF Investigators，Coordinators，and Committee Members. Short-term effects of tolvaptan in patients with acute heart failure and volume overload［J］. J Am Coll Cardiol，2017，69（11）：1409-1419.

［94］Felker GM，Mentz RJ，Cole RT，et al. Efficacy and safety of tolvaptan in patients hospitalized with acute heart failure［J］. J Am Coll Cardiol，2017，69（11）：1399-1406.

［95］Mullens W，Dauw J，Martens P，et al. ADVOR Study Group. Acetazolamide in acute decompensated heart failure with volume overload［J］. N Engl J Med，2022，387（13）：1185-1195.

［96］Trullàs JC，Morales-Rull JL，Casado J，et al. CLOROTIC trial investigators. Combining loop with thiazide diuretics for decompensated heart failure：the CLOROTIC trial［J］. Eur Heart J，2023，44（5）：411-421.

［97］周琼，黄燕，宋昱. 超滤治疗在急性心力衰竭患者中的应用进展［J］. 中华心力衰竭和心肌病杂志，2021，5（2）：145-151.

［98］周琼，韩敏，董尉，等. 超滤治疗急性失代偿性心力衰竭伴水钠潴留的有效性和安全性评价：一项中国注册登记研究的中期分析报告［J］. 中华心力衰竭和心肌病杂志，2021，5（4）：221-228.

［99］Travessa AM，Menezes Falcão L. Vasodilators in acute

heart failure-evidence based on new studies［J］. Eur J Intern Med, 2018, 51: 1-10.

［100］Bistola V, Arfaras-Melainis A, Polyzogopoulou E, et al. Inotropes in acute heart failure: from guidelines to practical use: therapeutic options and clinical practice［J］. Card Fail Rev, 2019, 5（3）: 133-139.

［101］Maack C, Eschenhagen T, Hamdani N, et al. Treatments targeting inotropy［J］. Eur Heart J, 2019, 40（44）: 3626-3644.

［102］De Backer D, Biston P, Devriendt J, et al. SOAP II Investigators. Comparison of dopamine and norepinephrine in the treatment of shock［J］. N Engl J Med, 2010, 362（9）: 779-789.

［103］Rui Q, Jiang Y, Chen M, et al. Dopamine versus norepinephrine in the treatment of cardiogenic shock: A PRISMA-compliant meta-analysis［J］. Medicine（Baltimore）, 2017, 96（43）: e8402.

［104］Levy B, Clere-Jehl R, Legras A, et al. Epinephrine versus norepinephrine for cardiogenic shock after acute myocardial infarction［J］. J Am Coll Cardiol, 2018, 72（2）: 173-182.

［105］Léopold V, Gayat E, Pirracchio R, et a. Epinephrine and short-term survival in cardiogenic shock: an individual data meta-analysis of 2583 patients［J］. Intensive Care Med, 2018, 44（6）: 847-856.

［106］Miró Ò, Gil V, Martín-Sánchez FJ, et al. ICA-SEMES Research Group. Morphine use in the ED and outcomes of patients with acute heart failure: a propensity score-matching analysis based on the EAHFE Registry［J］. Chest, 2017, 152（4）: 821-832.

［107］Gil V, Domínguez-Rodríguez A, Masip J, et al. Morphine use in the treatment of acute cardiogenic pulmonary edema and its effects on patient outcome: a systematic review［J］. Curr Heart Fail Rep, 2019, 16（4）: 81-88.

［108］van Diepen S, Katz JN, Albert NM, et al. American Heart Association Council on Clinical Cardiology; Council on Cardiovascular and Stroke Nursing; Council on Quality of Care and Outcomes Research; and Mission: Lifeline. Contemporary management of cardiogenic shock: a Scientific Statement from the American Heart Association［J］. Circulation, 2017, 136（16）: e232-e268.

［109］Mebazaa A, Combes A, van Diepen S, et al. Management of cardiogenic shock complicating myocardial infarction［J］. Intensive Care Med, 2018, 44（6）: 760-773.

［110］Thiele H, Ohman EM, de Waha-Thiele S, et al. Management of cardiogenic shock complicating myocardial infarction: an update 2019［J］. Eur Heart J, 2019, 40（32）: 2671-2683.

［111］Chioncel O, Parissis J, Mebazaa A, et al. Epidemiology, pathophysiology and contemporary management of cardiogenic shock-a position statement from the Heart Failure Association of the European Society of Cardiology［J］. Eur J Heart Fail, 2020, 22（8）: 1315-1341.

［112］Baran DA, Grines CL, Bailey S, et al. SCAI clinical expert consensus statement on the classification of cardiogenic shock: This document was endorsed by the American College of Cardiology（ACC）, the American Heart Association（AHA）, the Society of Critical Care Medicine（SCCM）, and the Society of Thoracic Surgeons（STS）in April 2019［J］. Catheter Cardiovasc Interv, 2019, 94（1）: 29-37.

［113］Naidu SS, Baran DA, Jentzer JC, et al. SCAI SHOCK Stage Classification Expert Consensus Update: A Review and Incorporation of Validation Studies: This statement was endorsed by the American College of Cardiology（ACC）, American College of Emergency Physicians（ACEP）, American Heart Association（AHA）, European Society of Cardiology（ESC）Association for Acute Cardiovascular Care（ACVC）, International Society for Heart and Lung Transplantation（ISHLT）, Society of Critical Care Medicine（SCCM）, and Society of Thoracic Surgeons（STS）in December 2021［J］. J Am Coll Cardiol, 2022, 79（9）: 933-946.

［114］Hochman JS, Sleeper LA, Webb JG, et al. Early revascularization in acute myocardial infarction complicated by cardiogenic shock. SHOCK Investigators. Should we emergently revascularize occluded coronaries for cardiogenic shock［J］. N Engl J Med, 1999, 341（9）: 625-634.

［115］Hochman JS, Sleeper LA, White HD, et al. SHOCK Investigators. Should we emergently revascularize occluded coronaries for cardiogenic shock. One-year survival following early revascularization for cardiogenic shock［J］. JAMA, 2001, 285（2）: 190-192.

［116］Hochman JS, Sleeper LA, Webb JG, et al. SHOCK

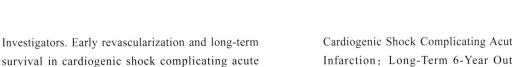

Investigators. Early revascularization and long-term survival in cardiogenic shock complicating acute myocardial infarction［J］. JAMA, 2006, 295（21）: 2511-2515.

［117］Henry TD, Tomey MI, Tamis-Holland JE, et al. American Heart Association Interventional Cardiovascular Care Committee of the Council on Clinical Cardiology; Council on Arteriosclerosis, Thrombosis and Vascular Biology; and Council on Cardiovascular and Stroke Nursing. Invasive management of acute myocardial infarction complicated by cardiogenic shock: A Scientific Statement From the American Heart Association［J］. Circulation, 2021, 143（15）: e815-e829.

［118］Thiele H, Akin I, Sandri M, et al. CULPRIT-SHOCK Investigators. PCI strategies in patients with acute myocardial infarction and cardiogenic shock［J］. N Engl J Med, 2017, 377（25）: 2419-2432.

［119］Thiele H, Akin I, Sandri M, et al. CULPRIT-SHOCK Investigators. One-year outcomes after PCI strategies in cardiogenic shock［J］. N Engl J Med, 2018, 379（18）: 1699-1710.

［120］Uriel N, Sayer G, Annamalai S, et al. Mechanical unloading in heart failure［J］. J Am Coll Cardiol, 2018, 72（5）: 569-580.

［121］中国医师协会心力衰竭专业委员会，国家心血管病专家委员会心力衰竭专业委员会，中华心力衰竭和心肌病杂志编辑委员会. 经皮机械循环辅助临床应用及管理中国专家共识［J］. 中华心力衰竭和心肌病杂志，2020, 4（3）: 145-158.

［122］Thiele H, Zeymer U, Neumann FJ, et al. IABP-SHOCK II Trial Investigators. Intraaortic balloon support for myocardial infarction with cardiogenic shock［J］. N Engl J Med, 2012, 367（14）: 1287-1296.

［123］Thiele H, Zeymer U, Neumann FJ, et al. Intraaortic Balloon Pump in Cardiogenic Shock II（IABP-SHOCK II）Trial Investigators. Intra-aortic balloon counterpulsation in acute myocardial infarction complicated by cardiogenic shock（IABP-SHOCK II）: final 12 month results of a randomised, open-label trial［J］. Lancet, 2013, 382（9905）: 1638-1645.

［124］Thiele H, Zeymer U, Thelemann N, et al. IABP-SHOCK II Trial（Intraaortic Balloon Pump in Cardiogenic Shock II）Investigators; IABP-SHOCK II Investigators. Intraaortic Balloon Pump in Cardiogenic Shock Complicating Acute Myocardial Infarction: Long-Term 6-Year Outcome of the Randomized IABP-SHOCK II Trial［J］. Circulation, 2019, 139（3）: 395-403.

［125］Ahmad Y, Sen S, Shun-Shin MJ, et al. Intra-aortic balloon pump therapy for acute myocardial infarction: a meta-analysis［J］. JAMA Intern Med, 2015, 175（6）: 931-939.

［126］Keebler ME, Haddad EV, Choi CW, et al. Venoarterial extracorporeal membrane oxygenation in cardiogenic shock［J］. JACC Heart Fail, 2018, 6（6）: 503-516.

［127］中国老年医学学会心电及心功能分会，中国医师协会心血管内科分会，中国心衰中心联盟专家委员会. 慢性心力衰竭加重患者的综合管理中国专家共识2022［J］. 中国循环杂志，2022, 37（3）: 215-225.

［128］Greene SJ, Bauersachs J, Brugts JJ, et al. Worsening heart failure: nomenclature, epidemiology, and future directions: JACC Review Topic of the Week［J］. J Am Coll Cardiol, 2023, 81（4）: 413-424.

［129］Metra M, Tomasoni D, Adamo M, et al. Worsening of chronic heart failure: definition, epidemiology, management and prevention. A clinical consensus statement by the Heart Failure Association of the European Society of Cardiology［J］. Eur J Heart Fail, 2023, 25（6）: 776-791.

［130］Crespo-Leiro MG, Metra M, Lund LH, et al. Advanced heart failure: a position statement of the Heart Failure Association of the European Society of Cardiology［J］. Eur J Heart Fail, 2018, 20（11）: 1505-1535.

［131］Morris AA, Khazanie P, Drazner MH, et al. American Heart Association Heart Failure and Transplantation Committee of the Council on Clinical Cardiology; Council on Arteriosclerosis, Thrombosis and Vascular Biology; Council on Cardiovascular Radiology and Intervention; and Council on Hypertension. Guidance for timely and appropriate referral of patients with advanced heart failure: A Scientific Statement From the American Heart Association［J］. Circulation, 2021, 144（15）: e238-e250.

［132］Gustafsson F, Damman K, Nalbantgil S, et al. Inotropic therapy in patients with advanced heart failure. A clinical consensus statement from the Heart Failure Association of the European Society of

Cardiology［J］. Eur J Heart Fail，2023，25（4）：457-468.

［133］中国心室辅助装置专家共识委员会 . 中国左心室辅助装置候选者术前评估与管理专家共识（2023 年）［J］. 中国循环杂志，2023，38（8）：799-814.

［134］Mehra MR，Canter CE，Hannan MM，et al. International Society for Heart Lung Transplantation（ISHLT）Infectious Diseases，Pediatric and Heart Failure and Transplantation Councils. The 2016 International Society for Heart Lung Transplantation listing criteria for heart transplantation：a 10-year update［J］. J Heart Lung Transplant，2016，35（1）：1-23.

［135］Harjola VP，Mebazaa A，Čelutkienė J，et al. Contemporary management of acute right ventricular failure：a statement from the Heart Failure Association and the Working Group on Pulmonary Circulation and Right Ventricular Function of the European Society of Cardiology［J］. Eur J Heart Fail，2016，18（3）：226-241.

［136］Houston BA，Brittain EL，Tedford RJ. Right ventricular failure［J］. N Engl J Med，2023，388（12）：1111-1125.

［137］Konstam MA，Kiernan MS，Bernstein D，et al. American Heart Association Council on Clinical Cardiology；Council on Cardiovascular Disease in the Young；and Council on Cardiovascular Surgery and Anesthesia. Evaluation and management of right-sided heart failure：A Scientific Statement from the American Heart Association［J］. Circulation，2018，137（20）：e578-e622.

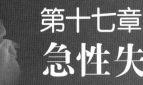

第十七章
急性失代偿心力衰竭患者心肾综合征的临床处理

（曾 颖 王 江 黄 岚）

第一节 概述

心力衰竭（简称心衰）是器质性心脏病的临床结局，18%～25%的慢性心衰患者有基础的慢性肾脏疾病，而肾脏疾病患者中有50%以上合并心血管疾病。心衰常常引起和加重肾功能恶化，反之肾功能恶化进一步加重心衰，如此形成恶性循环。心肾综合征（cardiorenal syndrome，CRS）是指心脏和肾脏其中某一器官发生急、慢性功能异常，导致另一个器官急性或慢性病变。心、肾病变相互影响、互为因果，可导致一系列病理生理改变。2020年欧洲心衰协会/欧洲心脏病协会（HFA/ESC）共同发布了贯穿心衰过程中的肾功能评估的立场声明，旨在提高临床医师对不同程度心衰时肾功能的评估，加强心衰的综合化管理[1]。

一、分型

2008年Ronco等将CRS分为如下5型[2]。Ⅰ型CRS为急性心肾综合征，是指急性失代偿心衰（acute decompensated heart failure，ADHF）患者心功能急剧恶化，引起急性肾损伤（acute kidney injury，AKI）。急剧恶化的心功能使心输出量急剧下降，静脉压力增加，引起肾血管有效循环灌注不足，肾小球滤过率下降，进而出现AKI。左心室收缩功能障碍的患者更易发生AKI，心源性休克患者70%以上伴有AKI。对比剂肾病，长期大剂量使用利尿剂、血管紧张素转化酶

抑制剂（angiotensin converting enzyme inhibitor，ACEI）等均可能成为Ⅰ型CRS的诱发因素。Ⅰ型CRS患者心血管不良事件和肾衰竭发生率明显增加。Ⅱ型CRS为慢性心肾综合征，慢性心衰逐渐导致慢性肾功能不全，并且呈进行性恶化，加重患者预后、延长住院时间。约20%慢性心衰患者最终会进展成Ⅱ型CRS，即使估算肾小球滤过率（estimated glomerular filtration rate，eGFR）轻度下降也显著增加患者病死率。Ⅲ型CRS为急性肾心综合征，由于肾脏功能急剧恶化（急性肾小球肾炎、急性肾缺血坏死等）导致的急性心衰。临床报道Ⅲ型CRS较Ⅰ型CRS发生率低，可能与系统性研究较少或临床关注不够有关。急性肾心综合征的特殊类型是双侧肾动脉狭窄（或独立肾单侧肾动脉狭窄），患者易发生急性失代偿心衰。Ⅳ型CRS为慢性肾心综合征，由于慢性原发性肾功能不全，逐渐导致慢性心功能障碍，出现心肌肥厚、收缩舒张功能减退，心血管不良事件增加。Ⅴ型CRS为继发性CRS，为各种急慢性全身性疾病所致的心肾功能不全。Ⅴ型CRS诱发因素众多，常见的有严重的急性败血症，炎症影响全身脏器，包括心脏及肾脏，诱发AKI，致心功能受损。此型CRS常合并多器官功能衰竭，病死率较高。Ⅰ型CRS是最常见的一种类型，美国每年收治100万ADHF患者，其中有9.6%～54%的患者发生AKI。由于Ⅰ型CRS较高的患病率和死亡

率，所以需要我们重点关注，本章重点探讨 I 型 CRS 的发病机制、病因、临床表现、诊断以及临床治疗。

二、病因

急性心衰是指快速或逐渐出现心衰症状和（或）体征，严重到足以使患者紧急寻求医疗救治，导致计划外住院或急诊就诊。2021 年欧洲心脏病学会（ESC）颁布了新的心衰治疗指南[3]，指南将急性心衰分为四大类型，包括 ADHF、急性肺水肿、孤立性右心心衰、心源性休克，其中 ADHF 是临床中最常见的类型，占急性心衰患者的 50% ～ 70%，患者大多容量超负荷，且肾功能恶化较常见。

急性心衰的常见病因包括急性心肌梗死、重症心肌炎、主动脉夹层、肺栓塞、心律失常、瓣膜功能异常、治疗依从性差、血压显著升高等。上述病因均可导致肾功能急性恶化，进而使患者住院时间延长，并发症发生率和死亡率升高[4]。常见的使急性 CRS 风险增加的因素包括：高龄、高血压或低血压、糖尿病、贫血、基础肾功能水平异常、应用大剂量利尿药等。

三、流行病学

近年来，我国 CRS 发病率逐年升高。流行病学调查结果显示，心血管疾病发病率、病死率与肾功能减退关系密切。eGFR 每降低 10 ml/min，心衰患者病死率增加约 7%。血肌酐每上升 0.5 mg/dl，心衰患者病死率增加约 15%。对心衰患者而言，无论是射血分数保留或射血分数降低的心衰，eGFR 下降均是预后不良的独立危险因素。美国急性失代偿心衰国家注册（AD-HFNR）研究通过观察近 10 万例 ADHF 患者发现，约 30% 的 ADHF 患者伴有不同程度肾功能损害，约 20% 的 ADHF 患者血肌酐水平 > 2.0 mg/dl。研究表明，约 60% 的慢性心衰患者存在 CRS，而约 40% 的慢性肾脏病患者因心血管疾病而死亡。国内广东省南方医院统计约 1000 例心衰患者，发现 I 型 CRS 发病率为 32% ～ 44%。上海复旦大学附属中山医院报道心脏外科手术后及心脏造影术后 AKI 发病率分别约为 30% 和 3%。北京安贞医院统计在急性心肌梗死、急性心衰、心脏外科手术后和介入使用对比剂后 AKI 发生率分别为 14.7%、32.2%、40.2% 和 4.5%[5]。

第二节　急性心肾综合征的发病机制

急性 CRS 的发病机制非常复杂，心功能急性失代偿后，水钠潴留，体循环容量负荷增加，外周血管阻力增加，肾灌注受损。此外，一氧化氮 / 活性氧自由基（NO/ROS）比例失衡、交感神经系统和肾素-血管紧张素-醛固酮系统（renin angiotensin aldosterone system，RAAS）及炎症反应过度激活、利尿剂抵抗、血流重新分配（肾脏血流减少）、低血压、贫血等均可引起急性心肾损害[6]。不同类型 CRS 的发病机制有所不同，如 I 型及 III 型 CRS 侧重于急性器官灌注不足及容量负荷过重，而 II 型及 IV 型 CRS 则侧重于神经体液因子激活带来的慢性损伤。

一、血流动力学机制

传统观点认为，I 型 CRS 发生肾功能损伤的发病机制主要是由于心输出量减少时肾血流灌注减少，导致肾皮质缺血或梗死，并且还可能诱发急性缺血性肾小管坏死。除此之外，中心静脉压和腹内压升高可能是 I 型 CRS 的主要发病机制。肾脏需要在平均动脉压和静脉压之间维持较大的梯度，以确保足够的肾血流量，因此肾静脉压升高会降低肾血流量，其次，静脉压升高也会增加肾间质水肿，进而增加肾小管压力，降低肾小球滤过率。肾静脉压升高引起的肾血流量减少最初可以通过更高的滤过率来代偿，然而在严重失代偿性心衰时，滤过率不能代偿性增加，最终导致 eGFR 下降。此外，利尿剂导致的医源性肾损伤也可能在Ⅰ型 CRS 发病机制中发挥重要作用。利尿剂激活 RAAS 和交感神经系统，如果利尿速度过快、利尿过度，则可能会诱发 AKI。

近年来认识到，在 ADHF 患者中，大多数肌酐变化是良性的，通常是由于缓解充血治疗时引起的一过性肌酐波动。心衰的临床研究也进一步证实经 RAAS 阻滞剂等药物开始治疗后，可发生一过性肌酐升高，但这种效应通常与不良预后无关。

二、非血流动力学机制

（一）RAAS 过度激活

心衰患者心功能减退、心输出量减少，全身有效循环血量减少，肾有效循环血量相对不足，导致肾组织缺血缺氧并反射性激活 RAAS。肾素主要由肾小球旁细胞分泌，当肾小动脉灌注压降低时，刺激肾小球旁细胞分泌肾素，肾素裂解血管紧张素原产生血管紧张素Ⅰ，继而被血管紧张素转化酶分解成血管紧张素Ⅱ，血管紧张素Ⅱ具有强烈的血管平滑肌收缩作用，促进水钠重吸收，从而保护重要器官（如心、脑等）的血流灌注。血管紧张素Ⅱ引起外周血管阻力升高，刺激醛固酮和内皮素分泌，使氧化应激水平增高。长时间的 RAAS 过度激活易引起全身血管强烈收缩、水钠潴留、肾小球滤过率持续降低，导致肾小球内压力升高，肾小球硬化，肾小管间质纤维化及蛋白尿等。同时还可促发炎性因子释放、氧化应激等反应，最终导致心肌重构和肾脏纤维化。

（二）交感神经系统过度兴奋

交感神经系统适度兴奋可提高心率、增强心肌收缩力、增加心排血量，同时促进肾素分泌，对机体具有一定的保护和代偿作用。但交感神经系统过度兴奋则可引起心脏 β 受体密度和敏感度降低、神经肽 Y 释放增多、心肌细胞肥大和局灶性心肌坏死，并造成血管内膜增厚，左心室舒张功能减退，最终导致心脏排血量减少及肾有效血流灌注不足，进一步反射性引起交感神经兴奋和

儿茶酚胺分泌增多，压力感受器反射失调，心律稳定性下降，心律失常风险增加，形成心、肾功能相互交错影响的恶性循环，最终导致肾脏与心脏结构和功能损害[7]。

（三）炎性反应

心肌细胞损伤可激活中性粒细胞、巨噬细胞、单核细胞等，释放多种炎性因子。炎性因子随血液循环进入肾脏后可导致肾素分泌增加及全身炎症反应。参与 CRS 发生发展的炎性因子很多，主要包括 C 反应蛋白、肿瘤坏死因子 -α、白细胞介素 -1β、白细胞介素 -6 等，其中 C 反应蛋白水平反映慢性炎性，其特异性及敏感性均较高，且研究发现血清 C 反应蛋白水平降低常伴肾小球滤过率升高。肿瘤坏死因子 -α 属多向性细胞因子，心衰患者心肌细胞中肿瘤坏死因子 -α 水平是正常者 7 倍，并可诱导多种炎性因子进一步聚集，血清肿瘤坏死因子 -α 水平与 CRS 严重程度呈正相关。白介素 1β 过表达会诱导心肌纤维化。总之，炎性反应贯穿了心衰失代偿、肾功能损害的发生发展全过程。

（四）贫血

CRS 患者贫血发生率较高，约 2/3 的患者的贫血是由慢性肾功能不全引起的。促红细胞生成素具有促红细胞生成作用，成年人促红细胞生成素主要由肾分泌，CRS 患者贫血主要与促红细胞生成素生成不足并导致红细胞前体合成障碍相关。贫血、慢性肾功能不全、慢性心功能不全三者同时发生又称为"心肾贫血综合征"，三者互为因果，相互影响，形成恶性循环。

（五）氧化应激

氧化应激可导致氧化应激性损伤，是参与细胞功能障碍、组织损伤和器官功能衰竭的共同通路。氧化应激是指部分还原形态的活性氧自由基的生成量超过细胞内源性解毒和（或）清除能力的非稳态状态。细胞内活性氧自由基主要来源于线粒体，活性氧自由基激活可导致细胞内线粒体过度消耗、线粒体功能减弱，造成细胞能量供应

障碍，最终引发心脏和肾脏损伤。一氧化氮是细胞内信使分子及血管活性物质，在血管内皮修复、血管舒张调节、机体生理、病理调节等多方面具有重要作用，而过度的氧化应激还可使一氧化氮生成、生物利用度降低。活性氧自由基和活性氮之间氧化还原失衡还可激活免疫系统，通过促进炎症和纤维化进程导致肾脏和心血管结构和功能异常。研究表明，心脏和肾脏含有丰富线粒体，一氧化氮/活性氧自由基失衡可致血管内皮功能障碍和线粒体 DNA 损伤，导致肾单位坏死凋亡、肾小球硬化、肾小管间质纤维化及蛋白尿等，进而加速 CRS 进展。

（六）分子信号通路异常

CRS 常见的分子信号通路有：① MAPK 家族信号通路：主要包括 JNK、p38、ERK5 和 ERK1/2，该信号通路激活后主要参与心肌细胞凋亡、心肌肥厚、肾小球硬化、肾脏纤维化等病理生理过程；② Notch 信号通路：该通路主要参与调节心脏内稳态平衡、抑制心肌纤维化、修复心肌缺血损伤，同时还参与了肾脏缺血-再灌注损伤；③ ROCK 信号通路：该通路参与血管内皮化形成及心肌纤维化，可介导心肌细胞凋亡、黏附及肌动蛋白骨架形成等。

第三节 急性心肾综合征的临床表现及诊断

一、临床表现

急性心肾综合征临床表现常常集中于以急性心衰为主的症状及体征，包括肺循环及体循环淤血、组织器官低灌注为特征的各种临床表现。

（一）基础心血管疾病的临床表现

大多数患者有各种器质性心脏疾病史，常见有冠心病、高血压、心肌病和心脏瓣膜疾病等。值得注意的是，对于老年患者，有时急性心肌梗死首先表现为急性左心衰竭症状，而缺乏明显典型的胸痛症状。

（二）失代偿心衰表现

原本心功能正常的患者出现不明原因的疲乏加重或运动耐力明显减低，以及心率增加 15 ～ 20 次/分，可能是心衰急性失代偿的早期征兆。继而可进展为劳力性呼吸困难和夜间阵发性呼吸困难。查体可发现心浊音界扩大、舒张期奔马律、双肺干啰音或双肺底湿啰音。可合并体循环淤血体征，如颈静脉怒张、肝颈静脉回流征阳性、双下肢凹陷性水肿、肝大、胸腹腔积液等。

（三）急性肺水肿

常见于严重、未控制的高血压患者。表现为突发严重的呼吸困难、呼吸频率可达 30 ～ 50 次/分，强迫坐位、端坐呼吸、烦躁不安、大汗淋漓，并伴有恐惧感，频繁咳嗽并咳出粉红色泡沫痰。因交感兴奋可出现一过性血压升高、心率增快，心尖部第一心音减弱，常可闻及奔马律，两肺满布湿啰音和哮鸣音。

（四）心源性休克

在血容量充足的情况下存在持续性低血压，收缩压降至 90 mmHg 以下，并持续 30 分钟以上，或原有高血压的患者收缩压降幅超过 60 mmHg 且出现低灌注表现。出现血流动力学障碍，肺毛细血管楔压 ≥ 18 mmHg，心脏指数 ≤ 2.2 L/（min·m²）（有循环支持时）或心脏指数 ≤ 1.8 L/（min·m²）（无循环支持时）。同时伴有组织低灌注的表现，如皮肤湿冷、苍白，尿量明显减少，代谢性酸中毒，意识障碍等。

（五）AKI 的临床表现

个体差异大，无特异性症状及体征。肾脏功

能严重减退时可出现恶心、呕吐、食欲减退、乏力、尿量减少、尿色加深等。

二、辅助检查

（一）心电图

急性心衰及 AKI 患者心电图并无特异性改变，但心电图能帮助判断有无心肌缺血、心肌梗死、传导阻滞及各种类型心律失常等。

（二）胸部 X 线

是诊断心源性肺水肿的主要依据，有助于鉴别诊断心衰与肺部疾病。早期间质性肺水肿时，肺静脉压增高、肺门血管影模糊、小叶间隔增厚。急性肺泡性肺水肿时肺门呈蝴蝶状，严重肺水肿时为弥漫满肺的大片阴影。但胸部 X 线检查正常者不能除外心衰。

（三）超声心动图和肺部超声

超声心动图是临床常用的一线影像检查，可方便快捷地评估心肾功能并帮助判断病因。对血流动力学不稳定的急性心衰患者，推荐立即进行超声心动图检查。超声心动图可准确评价心脏各腔室大小变化、左右心室收缩和舒张功能、心肌缺血情况及室壁运动、瓣膜结构和功能、肺动脉压力等情况，左心室射血分数可准确反映左心室收缩功能。若患者存在急性肾脏损伤，肾脏超声图像可表现为肾脏体积较正常增大，彩色多普勒超声图像下肾实质内存在规则血流，同时阻力指数升高。床旁胸部超声检查可发现肺间质水肿的征象。

（四）常规实验室检查

包括血常规、尿常规、电解质、肝功能、甲状腺功能、D-二聚体、血脂、血糖、心肌坏死标志物等。心源性休克、急性肺水肿或有慢性肺部疾病患者应行动脉血气分析。怀疑合并感染者，可完善 C 反应蛋白、降钙素原水平指导抗感染治疗。

（五）急性心肾损伤的生物标志物

1. 心衰标记物

BNP 和 NT-proBNP 均可用于评估急慢性心衰的严重程度，判断预后。BNP 由心室肌细胞合成和分泌，对于容量负荷及心室压力变化均较敏感。当心脏容积增大、心室压力负荷增加时，心室产生大量 BNP，BNP 通过利尿、减轻心脏负荷进而发挥代偿性保护作用。BNP 前体原脱去 N 端的信号肽成为含 108 个氨基酸的 BNP 前体（proBNP）。相较于 BNP，NT-proBNP 无生物学活性，血清浓度更加稳定，半衰期相对更长，NT-proBNP 的清除也更依赖肾脏。多项临床试验显示，慢性肾功能不全患者 BNP、NT-proBNP 水平与其心血管病死率、总死亡率和肾脏疾病的进展显著正相关。BNP 和 NT-proBNP 水平升高与肾脏清除率下降有关，推断 BNP 和 NT-proBNP 亦能反映肾脏的损伤情况，可作为诊断 CRS 及判断预后的指标之一。应注意急性心衰时 NT-proBNP 水平应根据年龄和肾功能进行分层：正常 50 岁以下的成人血浆 NT-proBNP 水平 < 450 pg/ml；50 ~ 75 岁 NT-proBNP 水平 < 900 pg/ml；75 岁以上 NT-proBNP 水平 < 1800 pg/ml。肾功能不全（eGFR < 60 ml/min）时 NT-proBNP > 1200 pg/ml。NT-proBNP > 5000 pg/ml 提示患者短期死亡风险较高，出院前复查 BNP 或 NT-proBNP 水平，有利于远期预后评价。

2. 肌酐、尿素与 eGFR

临床常用血肌酐、尿素水平和 eGFR 评估肾功能，其中血肌酐和尿素是目前心衰指南中推荐级别最高的肾脏生物标志物。值得注意的是，血肌酐水平升高的意义需要仔细评估，因为它取决于具体的临床情况，并不总代表肾功能恶化。既往认为血清肌酐增加 ≥ 0.3 mg/dl，被视为不良预后的危险因素，然而最新的改善全球肾脏病预后组织（KDIGO）指南已对心衰患者的急性肾损伤进行了新的定义，ADHF 患者采取积极的利尿剂治疗，减少液体潴留，可能会导致肌酐水平一过性升高，这种现象被称为假性肾功能损害，肌酐的一过性变化可能代表着良性结局[8]。

3. 胱抑素 C

胱抑素 C（cystatin C，Cys-C）来自半胱氨酸蛋白酶抑制蛋白家族，不被肾小管分泌，能自由通过肾小球滤过膜，并在肾近曲小管被完全重吸收。Cys-C 检测结果不受性别、年龄、肌肉容积影响，特异性高，灵敏度与肾小球滤过率相似。相比于血清肌酐水平的变化，对肾损害的早期诊断特异性更高。在 AKI 患者中，血清 Cys-C 浓度升高较血肌酐浓度升高早 1～2 天出现。如心衰患者血 Cys-C 水平明显上升，尿 Cys-C 水平也相应增加，患者无原发性肾脏病变，提示心衰患者可能存在肾小球滤过功能受损，因此 Cys-C 可作为 CRS 早期诊断的一个重要指标。

4. 中性粒细胞明胶酶相关脂蛋白

中性粒细胞明胶酶相关脂蛋白（neutrophil gelatinase associated lipocalin，NGAL）是一种抗蛋白酶多肽，存在于血液和尿液中，属于脂质运载蛋白超家族中的成员，具有转运亲脂性物质的功能，是最早发现的 AKI 的标志物之一。当发生 AKI 时，肾小管 NGAL 表达增加，可迅速在患者血液和尿液中检测出 NGAL。NGAL 与 AKI 持续时间和严重程度呈正相关，亦对住院患者的长期预后有预测价值。尿 NGAL 水平可作为肾小管损伤的生物标志物，急慢性心功能不全患者常伴有不同程度的 eGFR 下降、尿白蛋白和 NGAL 增加。心脏介入术后（使用造影剂）部分患者会出现 AKI，这些患者在手术后 1～2 h 内血、尿中 NGAL 浓度明显升高，比血肌酐升高早 48～72 h，可作为判断 I 型 CRS 的早期敏感标志物。

5. 白细胞介素 -18

白细胞介素 -18（interleukin-18，IL-18）由肾小管上皮细胞及巨噬细胞产生，属于前炎性细胞因子，在内源性炎症及变态反应中表达上调，参与多种肾脏相关的病理生理过程如细胞凋亡、缺血再灌注损伤、感染、自身免疫反应、同种异体移植物排斥反应等。IL-18 是反映 AKI 较敏感的生物学标志物，当发生肾脏急性缺血性损害时，患者尿中 IL-18 浓度增高，但 IL-18 在肾前性氮质血症及慢性肾功能不全时无明显变化。因此，IL-18 有望成为 I 型 CRS 早期诊断的生物标志物。

6. 肾损伤分子 -1

肾损伤分子 -1 是一种跨膜糖蛋白，属于免疫球蛋白基因超家族，在正常的肾组织中不表达。肾损伤分子 -1 是 AKI 的重要标志物，相对于慢性肾病改变，肾损伤分子 -1 在急性缺血引起的 AKI 中水平更高，同时慢性 CRS 患者尿肾损伤分子 -1 较单纯慢性肾衰竭组和正常对照组显著升高，提示慢性 CRS 患者存在肾小管损伤。肾损伤分子 -1 可作为诊断 CRS 和判断预后的良好指标。

7. 脂肪酸结合蛋白

脂肪酸结合蛋白分为肝型脂肪酸结合蛋白及心型脂肪酸结合蛋白，分别存在于近端肾小管上皮细胞及远端肾小管上皮细胞中。现有研究证实，AKI 患者尿液中肝型脂肪酸结合蛋白浓度增加，可作为早期诊断 AKI 较为敏感的生物标志物之一。

8. 低钠血症

急性 CRS 患者常伴发低钠血症，同时低钠血症也是心衰患者死亡和再住院的危险因素。高容量负荷参与心衰低钠血症的发生，与 AKI 密切相关，可反映淤血严重程度。

三、诊断

关于急性心肾综合征的诊断尚无统一的标准。目前临床常用的诊断标准为：各种原因导致的急性心脏或肾脏功能障碍，进而导致另一器官的急性功能损害，临床表现为急性心功能不全合并肾功能损害，常表现为心源性憋闷、喘累、夜间阵发性呼吸困难、端坐呼吸、尿少或者无尿等。查体可见下肢水肿、颈静脉怒张、双肺底可闻及细湿啰音等，纽约心功能分级至少 II 级以上。同时可参照上述辅助检查及生物标志物，对早期 I 型 CRS 提供诊断依据。

第四节　急性心肾综合征的治疗方法

急性心肾综合征的主要治疗原则为改善心功能、保护肾脏及防治并发症。包括积极寻找、治疗急性心肾综合征的基础病因，纠正诱因，治疗合并症。避免使用肾毒性药物，减少水钠潴留，增加心排血量，改善心功能，恢复肾血流有效灌注。适量使用利尿剂，维持水、电解质和酸碱平衡，尽可能阻断心肾之间恶性循环，避免并发症发生。

临床实际工作中，心脏和肾脏损伤互为因果、相互联系，ADHF 会引起 AKI；相应的，AKI 也会加重心衰，形成恶性循环。因此，同时积极纠正心脏、肾脏功能，对提高治疗效果、改善预后意义重大。主要治疗方法包括药物治疗［利尿剂、正性肌力药物、血管活性药物、血管紧张素受体脑啡肽酶抑制剂（angiotensin receptor neprilysin inhibitor，ARNI）、血管紧张素转化酶抑制剂（angiotensin converting enzyme inhibitor，ACEI）、血管紧张素 Ⅱ 受体阻滞剂（angiotensin receptor blocker，ARB）、β 受体阻滞剂、重组人脑利钠肽（rhBNP）等］和肾脏替代治疗。

一、监测

ADHF 患者需严密监测血压、心率、心律、呼吸频率、氧饱和度，监测出入量及每日体重，每日评估心衰症状和体征变化。根据病情的严重程度及用药情况决定肝肾功能和电解质监测频率。对血流动力学状态不稳定、病情严重且治疗效果不理想的患者，可行有创性血流动力学监测。

二、吸氧

无低氧血症的患者不应常规吸氧。如血氧饱和度低于 90%，推荐氧疗。

三、利尿剂

（一）利尿剂治疗

利尿剂主要通过减轻容量负荷，缓解患者呼吸困难症状，是 Ⅰ 型 CRS 伴水钠潴留患者的主要治疗药物。临床常用的利尿剂包括袢利尿剂（如呋塞米、托拉塞米、布美他尼等）、噻嗪类利尿剂（如氢氯噻嗪）、保钾利尿剂（螺内酯）、选择性血管加压素 V$_2$ 受体拮抗剂。首选及早静脉应用袢利尿剂。既往没有应用过利尿剂的患者，可静脉注射呋塞米 20～40 mg，如果平时已经使用袢利尿剂治疗，最初静脉剂量可在每日所用剂量上翻倍。需密切监测患者症状改善情况，记尿量，定期检测肾功能和电解质。值得注意的是，有低灌注表现的患者应在纠正血压、改善循环后再使用利尿剂。

利尿剂的正确应用是改善 ADHF 的基础。若利尿剂用量不足，患者呼吸困难症状难以缓解，且会降低对 ACEI 的反应，增加使用 β 受体阻滞剂的风险。另一方面，长期、大剂量应用利尿剂可导致水、电解质紊乱和循环血容量不足，进而导致肾脏灌注不足，加重肾功能损伤。且长期应用利尿剂可造成利尿剂抵抗，加重肾损害，增加心衰、肾衰竭患者的死亡率。当 eGFR 小于 30 ml/min 时，噻嗪类利尿剂几乎无效。醛固酮受体拮抗剂对收缩功能下降心衰患者有益，并能降低慢性肾功能不全患者的蛋白尿。与单次快速注射袢利尿剂相比，袢利尿剂联合中小剂量多巴胺持续微泵注射治疗对于临床状况严重的患者来说利尿效果可能更好，但对于住院患者死亡率，两者差异不大。

托伐普坦是一种选择性血管加压素 V$_2$ 受体拮抗剂，可减少水重吸收，不增加电解质排泄，因此不会引起低钠和低钾，主要用于对常规利尿剂效果不佳的 CRS 患者，以及伴低钠血症和肾功能损害倾向的患者。大剂量应用袢利尿剂会造成利尿剂抵抗并加重肾脏负担，通过联合应用托伐普坦可减少袢利尿剂剂量，从而降低电解质紊乱、肾功能损害的风险。EVEREST结果显示，该药无明显短期和长期不良反应。对于严重低钠的心衰患者，托伐普坦可降低死亡率及心衰再入院率[9]。众所周知，利尿剂抵抗一直是治疗心衰及CRS的一大难题，托伐普坦有益于缓解利尿剂抵抗，减轻传统袢利尿剂带来的恶性循环。

（二）利尿剂抵抗的处理

利尿剂抵抗预示患者死亡率和再住院率显著升高，预后不佳，是临床常见而棘手的问题。利尿剂抵抗目前缺乏统一的定义，一般认为即使应用大剂量利尿剂，但仍无法充分控制水钠潴留和淤血症状。利尿剂抵抗的诊断标准尚未统一，有学者认为每日静脉应用呋塞米剂量超过80 mg/d，或相当于上述呋塞米的日剂量，但仍不能控制淤血状态；也有学者提出需特殊干预治疗的难治性心衰（因心衰频繁住院且不能从医院安全出院者、等待心脏移植者、在家中接受静脉支持治疗者、正在使用机械循环辅助装置者和在重症监护病房接受心衰治疗者等）均可归于"利尿剂抵抗"。

患者的临床特征和疾病严重程度、基线容量负荷状态、合并用药等个体差异很大，这些因素都影响患者对利尿剂的反应性。单纯根据患者某一次对利尿剂的反应来判断是否发生利尿剂抵抗并不恰当，建议在利尿治疗期间，连续监测患者的液体出入量、体重变化、电解质、肾功能、淤血体征的变化进行综合评估。

利尿剂抵抗的治疗需采取综合性容量管理手段：①纠正可能影响利尿剂反应性的临床因素如限制钠摄入、控制炎症、避免应用非甾体抗炎药、纠正低钠血症和（或）低蛋白血症、纠正缺氧状态、提高血浆渗透压等。可静脉输注白蛋白或血浆以提高胶体渗透压。荟萃分析表明，联合应用呋塞米和输注白蛋白可有效增加尿量和尿钠的排泄。②增加利尿剂剂量及改变给药方式。心衰患者袢利尿剂的药效学和药代学都发生变化，且常伴有肾功能损害，此时增加袢利尿剂剂量是常用的治疗方法，可在严密监测肾功能和电解质的情

况下根据临床情况增加袢利尿剂剂量。静脉推注袢利尿剂后持续静脉给药或1日内多次静脉推注也是纠正利尿剂抵抗的有效方法。③联合应用利尿剂或换用其他袢利尿剂。同时应用作用于肾单位不同部位（远端小管或近端小管）的利尿剂和袢利尿剂可产生相加或协同作用。此外，将呋塞米换为布美他尼或托拉塞米也有一定的效果。④换用或在袢利尿剂的基础上加用新型利尿剂。新型血管加压素V_2受体拮抗剂托伐普坦只排水不排钠，与袢利尿剂合用是治疗低钠血症、缓解体液潴留的有效方法，并可减少袢利尿剂的用量和不良反应，安全有效，对心衰患者的肾功能和远期预后无不良影响。⑤联合应用改善肾血流的药物。血压偏低的急性心衰患者出现利尿剂抵抗时可考虑于常规利尿剂基础上联合短期应用小剂量多巴胺。血压正常者可联用小剂量静脉硝普钠或硝酸甘油。常规治疗后心衰症状不能改善的患者可考虑联用奈西立肽，但禁用于低血压或心源性休克患者。⑥血液超滤、血液透析滤过或腹膜透析。有明显的容量超负荷且常规利尿剂治疗无效的心衰患者，推荐急性期考虑血液超滤治疗，合并AKI患者，采用血液透析滤过等肾脏替代治疗，慢性心衰患者长期利尿剂抵抗或合并慢性肾功能不全考虑腹膜透析[10]。

四、正性肌力药物

正性肌力药物主要用于治疗伴低血压和组织器官低灌注的患者。短时间内应用正性肌力药物能通过增强心肌收缩力、改善患者血流动力学而缓解临床症状，但长期应用并不能改善预后，甚至有增加死亡率风险。临床常用的正性肌力药物包括洋地黄类药物、磷酸二酯酶抑制剂、多巴胺受体激动剂和钙离子增敏剂等。CRS患者可根据肾功能和血流动力学状况应用正性肌力药物，在低血压伴低心输出量或低灌注时尽早应用，临床情况缓解后尽快停用。药物剂量和静脉滴注速度应根据患者的临床反应作调整，进行个体化治疗。用药期间应持续进行心电、血压监测。

（一）洋地黄类药物

临床常用的有地高辛和毛花苷 C（西地兰）。研究表明地高辛长期口服不增加患者死亡率，但可以改善患者心衰症状，提高生活质量，尤其适用于心衰伴快速房颤患者。洋地黄类药物大部分由肾代谢，老年及肾功能不全患者应适当减量。对 I 型 CRS 患者，地高辛经肾排泄时间增加，药物半衰期延长，应注意减量，避免蓄积中毒引起严重的副作用。

（二）磷酸二酯酶抑制剂

磷酸二酯酶抑制剂通过抑制环磷酸腺苷（cyclic adenosine monophosphate，cAMP）降解，升高细胞内 cAMP 浓度，增加细胞内钙离子内流，增强心肌收缩力，同时有直接扩张血管的作用，降低心脏前、后负荷，代表药物为米力农和氨力农。短期使用可改善患者血流动力学，缓解临床症状，但 OPTIME-CHF 等临床研究显示，拟交感类药物和磷酸二酯酶抑制剂增加心肌耗氧及心律失常风险，增加住院率及长期死亡率。

（三）多巴酚丁胺

多巴酚丁胺主要激动心脏的 β_1 受体，对 β_2 受体及 α 受体作用相对较小，增强心肌收缩力，增加心排血量，改善心衰症状。多巴酚丁胺对肾脏多巴胺受体无明显作用，不能引起肾脏血管扩张。其代谢物主要经肾排出，对于改善肾功能作用不明显。

（四）左西孟旦

左西孟旦是钙离子增敏剂和 ATP 依赖的 K^+ 离子通道开放剂，通过结合肌钙蛋白 C，稳定肌钙蛋白 C 构象，增强心肌收缩力。左西孟旦通过增加心肌收缩力，降低心室充盈压，扩张动静脉和冠脉血管，改善患者心衰症状。与其他正性肌力药物相比，左西孟旦增加心脏收缩力的同时并未显著增加心肌耗氧量。左西孟旦的活性代谢物与左西孟旦有相似的药理学特性，半衰期较长，至少能产生 7 天的额外获益。众多研究显示，左

西孟旦用于急性心衰、心脏手术和脓毒症患者可改善肾功能，这些研究主要局限于严重收缩性心衰同时合并肾功能进行性恶化的患者。心脏手术后心衰需要机械循环辅助的患者使用左西孟旦有临床获益，但仍需大型研究来证实左西孟旦在 I 型 CRS 患者中对肾脏的保护作用。

五、血管收缩药物

ADHF 患者出现低血压和心源性休克时，需应用血管收缩药物，是维持心源性休克患者血流动力学、保障组织器官灌注的有效手段。临床常用的有多巴胺和去甲肾上腺素。多巴胺呈剂量依赖性，剂量不同，作用机制亦不同。小剂量多巴胺兴奋心脏 β_1 受体，增加心脏输出量，扩张肾动脉，尤其是扩张肾脏入球小动脉，增加肾脏血流灌注，提高肾小球滤过率，可改善 CRS 患者的临床症状。但持续使用多巴胺超过 72 h 可致 β 受体数量下降，产生耐药性，且大剂量使用可导致心律失常等不良反应。去甲肾上腺素是强烈的 α 受体激动剂，对 β_1 受体作用较弱，对 β_2 受体几无作用。通过激动 α 受体，引起小动脉和小静脉血管收缩，升高血压。研究显示，去甲肾上腺素可增加肾小球灌注压，从而发挥一定的利尿作用。此外，去甲肾上腺素的 β 受体激动作用，增加冠状动脉灌注压均可使心输出量增加，从而改善肾脏灌注。目前观点越来越倾向于去甲肾上腺素比多巴胺的综合获益更多，心律失常等不良事件风险更小，是心源性休克的首选升压药。

六、血管扩张药物

血管扩张药物可通过改善心脏后负荷减轻心衰，收缩压水平是评估此类药是否适宜的重要指标。收缩压 > 110 mmHg 时通常可以安全使用；收缩压在 90 ～ 110 mmHg 的患者应谨慎使用；而收缩压 < 90 mmHg 的患者和伴有阻塞性心脏瓣膜疾病、梗阻性肥厚型心肌病患者禁用。传统的血管扩张药物主要是硝酸酯类和硝普钠，前者尤其适用于急性冠脉综合征伴心衰的患者，后者适用

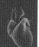
于后负荷增加及伴肺淤血或肺水肿患者，应用需十分小心监测血压，防止血压过度下降。

重组人脑利钠肽（奈西立肽）可扩张静脉和动脉，降低右房压力及肺毛细血管楔压，减轻心脏前后负荷，拮抗RAAS过度激活从而改善心脏血管重塑、增加冠状动脉血流量，降低心肌耗氧。奈西立肽可改善ADHF患者的呼吸困难，减少患者的再住院率和死亡率。奈西立肽可增加尿钠排泄量、增加尿量以及改善eGFR。使用奈西立肽24 h尿量增加，并且在使用30天后可见血肌酐水平较前下降。并且，奈西立肽并不增加死亡率，对血肌酐水平以及肌酐清除率也无不良影响。

七、ARNI、ACEI和ARB

ARNI是由脑啡肽酶抑制剂沙库巴曲和血管紧张素Ⅱ受体阻滞剂缬沙坦组成的复方制剂，有ARB和脑啡肽酶抑制剂的双重作用。ARNI的代表药物是沙库巴曲/缬沙坦。PARADIGM-HF试验表明，与依那普利相比，沙库巴曲/缬沙坦使主要复合终点（心血管死亡和心衰住院）风险降低20%，包括心脏性猝死减少20%。基于该研究，欧美心力衰竭指南及《中国心力衰竭诊断和治疗指南2018》关于慢性射血分数降低心衰治疗中，均对沙库巴曲/缬沙坦进行了Ⅰ类推荐。随着新的循证医学证据的出现，尤其是沙库巴曲/缬沙坦治疗ADHF研究结果的发布，欧美专家共识均指出对于新发射血分数降低心衰或慢性射血分数降低心衰急性失代偿的住院患者，可考虑首选沙库巴曲/缬沙坦进行治疗，以减少严重复合临床事件。对于CRS患者，沙库巴曲/缬沙坦可通过多重机制保护心脏和肾脏。多项大型RCT研究显示对心衰、高血压、蛋白尿有良好的治疗作用。

ACEI或ARB通过阻断RAAS过度激活，同时ACEI还能抑制缓激肽降解，有效改善心肌收缩功能和舒张功能，抑制心室重构，降低蛋白尿，可在一定程度上改善心衰患者预后。ACEI或ARB通过扩张肾小球出球小动脉，降低肾小球滤过压、减少尿蛋白生成，从而保护肾脏功能。长期服用ACEI或ARB，同时联合他汀类药物能

有效缓解早期CRS患者的症状，其机制可能为ACEI或ARB协同他汀类药物能有效阻止RAAS激活，改善血流动力学和血管内皮功能，抑制炎性反应，从而有效保护心脏及肾脏功能，延缓CRS进展。目前大部分临床研究对象均为eGFR > 30 ml/min的患者，关于ACEI或ARB在严重肾功能损害及终末期肾病患者中的有效性及安全性仍需进一步深入研究。同时患者若存在其他严重肾血管疾病、重度肾功能障碍、高钾血症等禁忌证者，均不能使用此类药物。在病情允许的情况下，尽量从小剂量开始使用，需严密监测患者的肾功能、电解质。不能因潜在危害而随意停用。

八、β受体阻滞剂

β受体阻滞剂通过抑制肾上腺素能受体减慢心率，减少心肌耗氧，抑制交感兴奋，改善心室及血管重构，提高心功能。对于收缩功能下降心衰患者长期服用β受体阻滞剂可延缓病情发展，显著降低心血管不良事件发生率及死亡率。同时β受体阻滞剂也可延长CRS患者的生存期，提高生活质量，并不会导致肾功能恶化。

九、钠-葡萄糖协同转运蛋白-2抑制剂

钠-葡萄糖协同转运蛋白-2（sodium-glucose cotransporter-2，SGLT-2）抑制剂通过抑制近端小管对Na^+和葡萄糖的重吸收，使Na^+和葡萄糖排泄增多，降低远端小管液和间质之间的渗透梯度，发挥渗透性利尿作用，有助于缓解组织充血，不会过度减少血管内容量，且能延缓eGFR下降速度。代表药物有达格列净、恩格列净等。近年来，SGLT-2抑制剂在心衰患者中改善心血管结局的证据日益增加，与是否合并糖尿病无关，为心衰的治疗提供了新选择，已经被推荐为治疗心衰的新四联药物。在大多项随机对照研究中，SGLT2抑制剂已被证实可以改善2型糖尿病、慢性肾病和心衰患者的心肾结局。

十、可溶性鸟苷酸环化酶刺激剂

维立西呱是一种新型可溶性鸟苷酸环化酶（soluble guanylate cyclases，sGC）刺激剂，通过直接刺激 sGC 以及增加 sGC 对内源性一氧化氮的敏感性，使环磷酸鸟苷的合成增加。通过修复一氧化氮 -sGC- 环磷酸鸟苷细胞信号通路，改善心肌和血管功能，延缓左心室重塑、预防甚至逆转左心室肥厚。

维立西呱的三期临床研究（VICTORIA）[11]共纳入 5050 例 LVEF < 45% 且有心衰失代偿事件的症状性慢性心衰患者，结果显示维立西呱组较安慰剂组显著降低主要复合终点事件（因心衰首次入院或心血管死亡）风险 10%，年化绝对风险降低 4.2%。在肾功能亚组[12]分析中看到，在循证医学药物基础上联用维立西呱治疗对肾功能无不良影响。依据此项 RCT 研究，2021 年 ESC 心衰指南和 2022 年美国心衰指南均推荐已使用 ACEI（或 ARNI）、β 受体阻滞剂和醛固酮受体拮抗剂进行治疗的射血分数降低心衰患者，若仍出现心衰加重，可考虑使用维立西呱以降低心血管疾病死亡或心衰住院风险。另外，对于高风险的射血分数降低心衰患者（合并肾功能不全、肺部感染、糖尿病等）也可考虑应用维立西呱。

十一、非药物治疗

（一）肾脏替代治疗

肾脏替代治疗包括间歇性血液透析、腹膜透析、连续性肾脏替代治疗等。可缓慢持续清除体内组织间隙过剩体液，消除水钠潴留，清除氧自由基、炎症因子，纠正电解质紊乱及酸碱失衡，纠正氮质血症，改善利尿剂抵抗，降低容量负荷。对于 I 型 CRS 患者，尤其是存在利尿剂抵抗、水钠潴留、电解质紊乱、酸碱失衡且肾功能严重受损、药物治疗效果差的患者，早期开展肾脏替代治疗可减轻心脏负荷以及肝肾功能损害，清除血液中炎性介质，缓解临床症状，阻断疾病的恶性循环，减少并发症发生，从而改善心功能及肾功能的进一步恶化。研究表明接受肾脏替代治疗的

I 型 CRS 患者肾功能损害程度以及 1 年再入院率均低于对照组。肾脏替代治疗方式众多，针对仅有水钠潴留、容量负荷过重的患者可采用单纯超滤或缓慢连续超滤，值得注意的是，单纯超滤并无肾脏保护作用，使用不当可能会加重肾脏损伤[13]。针对尿素氮、血肌酐水平明显升高、电解质紊乱的患者可采用血液透析、连续性肾脏替代治疗等方案。《中国心力衰竭诊断和治疗指南 2018》指出：在 ADHF 患者中，若出现高容量负荷如肺水肿或严重外周水肿，且存在利尿剂抵抗的患者可考虑超滤治疗，难治性容量负荷过重且合并肾功能受损时可考虑肾脏替代治疗：包括液体复苏后仍然少尿；血钾 > 6.5 mmol/L；pH 值 < 7.2；血尿素氮 > 25 mmol/L，血肌酐 > 300 mmol/L 等[14]。在 ADHF 患者发生 AKI 时，最好选择持续低流量血液透析，既能清除过多的容量负荷，又可清除体内代谢废物，有助于 CRS 患者的康复。但是肾脏替代治疗并不作为 I 型 CRS 的一线常规治疗，可能会造成感染、凝血、出血、生物不相容等与血管通路相关的不良反应。同时，肾脏替代治疗对 I 型 CRS 的疗效是暂时的，其意义主要是为临床综合处置 CRS 争取时间和机会，因此，在肾脏替代治疗的同时不能忽视对 CRS 患者病因和诱因的治疗。

（二）机械循环辅助装置

包括主动脉内球囊反搏（intra-aortic ballon pump，IABP）、经皮心室辅助装置、体外生命支持装置（extracorporeal life support，ECLS）和体外膜肺氧合装置（extracorporeal membrane oxygenation，ECMO）。对于药物治疗无效的急性心衰或心源性休克患者，可短期（数天至数周）应用机械循环辅助治疗，其中 ECLS 或 ECMO 可作为急重症心衰或心源性休克的过渡治疗，以便进一步评估是否需要接受心脏移植或长期机械循环辅助治疗。

目前新型器械辅助措施得到较大发展，治疗目的包括改善血流动力学，提高肾脏灌注，减轻容量负荷等。这些新型干预措施可根据其工作原理被分为七类，分别用一个首字母缩略词 DRI₂P₂S （dilators，removers，inotropes，interstitial，pushers，pullers，and selective）概括[15]，器械疗

法为治疗或预防 ADHF 患者肾损伤提供了新的选择。

第五节　常见问题及解答

1. ADHF 伴肾功能损害治疗期间，应重点关注哪些临床指标？

慢性心衰急性失代偿是最常见的急性心衰类型，患者多为"湿、暖"型。除了需密切关注患者的循环、呼吸、内环境、症状缓解程度等之外，还需要特别关注患者对利尿剂的反应。如果患者对利尿剂反应良好，患者的失代偿心衰大概率能得到纠正。

2. 如何判断利尿剂反应？

评估 ADHF 肾功能变化时，应关注利尿剂反应，患者尿量、钠和水的净下降量和体重变化等均可用于评估利尿剂反应。良好的利尿剂反应与更好的预后相关，在纠正容量超负荷的同时，时常出现一过性肾功能恶化，但预后很好。应尽早通过尿钠浓度和尿量评估利尿剂剂量是否合适及利尿剂反应是否良好，必要时需增加利尿剂剂量以彻底消除容量超负荷。尤其应关注 ADHF 患者使用利尿剂后最初几小时的尿钠浓度，如使用利尿剂后 2 h 尿钠浓度 < 50 ～ 70 mmol/L，或前 6 h 每小时尿量 < 100 ～ 150 ml，可确定利尿反应不良。如果利尿反应差和（或）肾功能损害进行性加重应进一步寻找原因。应排除潜在的可纠正原因（如尿路梗阻或腹水引起的腹内压升高等），评估总体肾脏储备功能（如肾脏大小、蛋白尿程度、尿沉渣分析），并对可能导致原发性肾损伤的病因进行检查，尤其是可能影响治疗决策的潜在病因（如狼疮等）。

治疗期间密切关注血流动力学状态，对于血流动力学稳定的患者，出现肾功能恶化和利尿剂反应不良提示利尿剂耐药。对利尿剂反应不良且伴有血流动力学障碍者，应先优化血流动力学状态，进行有创血流动力学监测，应用正性肌力药、升压药或机械循环支持。利尿剂反应良好的患者，应尽力完全消除水钠潴留，出院时残留的水钠潴留是再入院的危险因素。

3. I 型 CRS 治疗期间应用 RAAS 阻滞剂合适吗？

RAAS 阻滞剂有降低血压和引起肾功能恶化风险，在 I 型 CRS 治疗期间常被停用，但这样的做法并不科学。血肌酐水平升高的意义需要仔细评估，因为它取决于临床情况，并不一定代表真正的肾功能恶化。既往认为血清肌酐增加 ≥ 0.3 mg/dl，被视为不良预后的危险因素，然而最新的改善全球肾脏病预后组织（KDIGO）指南指出，ADHF 患者采取积极的利尿剂治疗，减少液体潴留，可能会导致肌酐水平一过性升高，这种现象被称为"假性肾功能损害"，肌酐的一过性变化可能代表着良性结局。

ARNI 可延缓 eGFR 的下降速度，且患者利尿剂用量可能更小，高钾血症的发生率也较低，即使合并晚期肾功能障碍的心衰患者使用沙库巴曲/缬沙坦仍可降低死亡率。研究表明沙库巴曲/缬沙坦在急性心衰治疗期间可以安全地启动，降低 NT-proBNP 水平并减少心衰的再入院率。CONSENSUS 研究中 11% 的依那普利治疗组患者早期血肌酐增加了一倍，多数患者继续使用依那普利后血肌酐明显恢复。低钠血症患者在 ACEI/ARB 启动后更容易发生肾功能恶化，但这类患者往往病情更重，并不代表 ACEI/ARB 的获益降低。尽管 RAAS 阻滞剂可能引起 eGFR 的适度恶化，但仍然可以改善患者的长期预后。对肾功能的错误解读可能是导致 ADHF 患者指南推荐药物剂量不达标的重要原因。只要没有禁忌证，所有射血分数降低的 ADHF 患者应继续使用或重新启动 RAAS 阻滞剂治疗。

第六节　典型病例

一、一般资料

患者，男，68岁，因"劳力性胸闷、气促半年，加重1周"入院。患者于2023年5月9日入院。半年前，患者活动后出现胸闷、气促不适，无明显胸痛、头晕、头痛、恶心、呕吐、黑矇、晕厥等不适，每次持续约数分钟，休息后可逐渐缓解。患者曾就诊于当地医院，给予对症治疗后症状稍缓解（具体不详）。期间患者间断出现上述不适。1周前，患者自觉胸闷、气促不适较前加重，伴明显喘累，患者遂就诊于我院，行心脏彩超检查提示"主动脉瓣重度狭窄伴重度反流"。为进一步诊疗，我科门诊收入住院。病程中，患者精神、食欲、睡眠较差，小便量少，大便基本正常，体重较前无明显变化。患者否认既往"冠心病""高血压""糖尿病"等病史，否认"心脏瓣膜疾病"家族史，否认手术外伤史，否认输血史，否认药物食物过敏史，否认毒物、毒品接触史。吸烟40年，约10支/日，1年前已戒烟，偶饮酒。

查体：体温36.3℃，脉搏153次/分，心率168次/分，心律不规则，第一心音强弱不等，呼吸20次/分，血压131/64 mmHg。双肺呼吸音粗，可闻及细湿啰音，叩诊心界扩大，听诊胸骨右缘第2肋间可闻及4/6级收缩期及舒张期杂音，腹软，无压痛及反跳痛，双下肢凹陷性水肿。神经系统查体无阳性体征。

二、入院后评估

入院后完善心脏彩超检查提示"1.左心房、右心房、右心室增大，主动脉窦部增宽、升部及肺动脉增宽；2.左室壁增厚；3.主动脉瓣增厚并明显钙化，重度狭窄、关闭不全、重度反流；4.二尖瓣重度反流；5.三尖瓣重度反流，反流压差增高，考虑有肺动脉高压；6.左心室收缩功能偏低、舒张功能减退；7.心包腔积液"（图17-1）。行心电图检查提示"心房颤动（心室率177次/分）；电轴左偏；提示左心室肥大；异常Q波；ST-T改变"（图17-2）。入院后行动态心电图检查提示"窦性心律伴窦性心动过缓（平均心率51次/分，最慢心率43次/分；最快心率70次/分）；偶发房性早搏，短阵房性心动过速；偶发室性早搏；完全性左束支传导阻滞；ST-T改变及QT间期延长"。入院后患者心功能及肾功能水平急剧下降，NT-Pro BNP升高（图17-3），血肌酐水平升高（图17-4），肾小球滤过率下降（图17-5）。

三、诊断

结合患者病史及入院后心脏彩超、心电图、心衰标志物、肾功能等检查检验，考虑诊断"1.心脏瓣膜疾病　1.1主动脉瓣重度狭窄伴重度反流，1.2二尖瓣重度反流，1.3三尖瓣重度反流，1.4心脏扩大，1.5阵发性心房颤动，1.6心功能Ⅲ级；2.急性心肾综合征"。

四、治疗

患者入院后常规给予利尿、毛花苷C（西地兰）、改善心肌代谢、纠正心肾功能不全、稳定内环境及对症治疗，但患者心肾功能水平仍急剧下降，入院后第三日（5月12日）出现少尿（300 ml），血钾升高，血压下降，心率减慢，代谢性酸中毒，伴明显喘累不适，考虑患者急性心肾功能不全加重，立即请肾内科会诊评估后于床旁行连续性血液净化治疗2次，分别滤出净超滤量1500 ml及1900 ml。但患者仍诉喘累不适，NT-Pro BNP水平及血肌酐水平仍然较高。

患者于5月25日全麻下行"经导管主动脉瓣置入术"，术中植入人工主动脉瓣膜一枚，植入后

临床诊断：1.心脏瓣膜疾病　1.1主动脉瓣重度狭窄伴重度反流，1.2二尖瓣重度反流，1.3三尖瓣重度反流，1.4心脏扩大，1.5阵发性心房颤动，1.6心功能Ⅲ级；2.急性心肾综合征

检查项目：心脏多功能彩超

申请科室：心血管内科病区　　　　　　　申请医生：　　　　　　　申请日期：2023-05-09

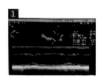 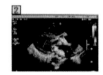 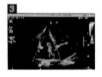 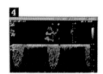

检查所见：心脏测值（单位：mm）

左心房前后径44；左心室前后径45；右心房横径50；右心室前后径29；右心室横径48；

主动脉窦部37，升部37，瓣环20；肺动脉主干30；

室间隔厚12；室间隔动度6；左心室后壁厚12；左心室后壁动度10；

左心室流出道20；右心室流出道26。

左心室心功能检查：短轴缩短率（FS）26%；射血分数（EF）52%；每搏量（SV）87 ml/B；

右心室心功能检查：三尖瓣环位移20.3 mm；

二维超声检查所见：

主动脉瓣增厚并明显钙化，开放受限，长轴开口前后径约8.3 mm，关闭时瓣口对合差，可见缝隙约4.4 mm；

余瓣膜形态、结构及启闭运动正常；

静息状态下室壁未见典型节段性运动异常；

主动脉动度正常；

多普勒超声检查所见：

左心室舒张充盈E流速109 cm/s，A流速67 cm/s；二尖瓣环组织多普勒成像检测：e速度3.4 cm/s，a速度2.4 cm/s；

二尖瓣上见反流，面积约10.1 cm^2；

三尖瓣上见反流，面积约14.1 cm^2，反流速度327 cm/s，压差43 mmHg；

主动脉瓣上记录到收缩期湍流，峰值流速455 cm/s，峰值压差83 mmHg，平均压差53 mmHg，瓣下见反流，面积约9.0 cm^2；

肺动脉瓣区收缩期峰值流速58 cm/s，峰值压差1 mmHg；

余瓣膜区未见明显反流。

心包腔可见液性暗区，右心室侧壁间距约4 mm，右心房顶部间距约4 mm。

诊断：1.左心房、右心房、右心室增大，主动脉窦部、升部及肺动脉增宽；

　　　2.左室壁增厚；

　　　3.主动脉瓣增厚并明显钙化，重度狭窄，关闭不全，重度反流；

　　　4.二尖瓣重度反流；

　　　5.三尖瓣重度反流；反流压差增高，考虑有肺动脉高压；

　　　6.左心室收缩功能偏低、舒张功能减退；

　　　7.心包腔积液。

图 17-1　患者入院时心脏彩超

监测患者血流动力学较植入前明显改善。术中使用对比剂 300 ml，故术后再次于床旁行连续性血液净化治疗 2 次，分别滤出净超滤量 2800 ml 及 2200 ml。术后患者复查 NT-Pro BNP 及血肌酐水平进行性下降（图 17-3、图 17-4），肾小球滤过率进行性上升（图 17-5）。术后患者复查心脏彩超检查提示"1.人工主动脉瓣（生物瓣）位置及功能正常，瓣周轻度反流；2.二尖瓣重度反流"（图 17-6）。复查心电图检查提示"窦性心律；电轴左偏；ST-T 改变"（图 17-7）。复查动态心电图检查提示"窦性心律伴窦性心动过速（平均心率 78 次 / 分，最慢心率 66 次 / 分，最快心率 112 次 / 分）；偶发房性早搏；偶发室性早搏；QRS 波形改变；T 波改变，ST 段未见异常"。术后患者心率、血压、血氧饱和度等生命体征趋于稳定，心肾功能明显改善，患者胸闷、气促、喘累不适较前明显缓解，术后 1 周患者康复出院。

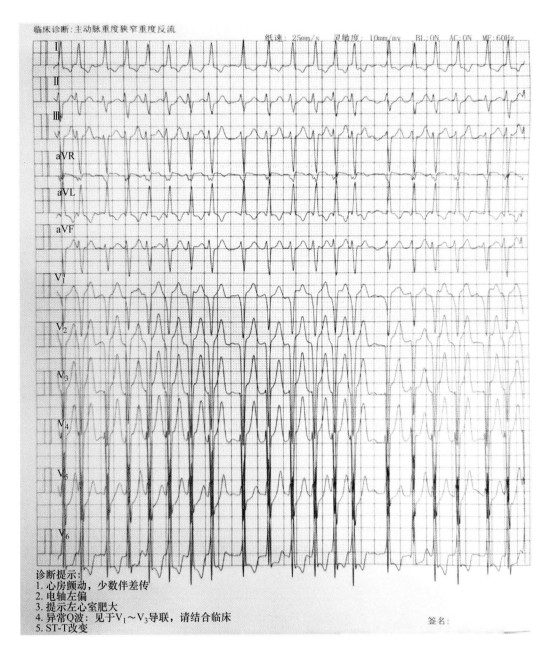

诊断提示:
1. 心房颤动，少数伴差传
2. 电轴左偏
3. 提示左心室肥大
4. 异常Q波：见于V₁~V₃导联，请结合临床
5. ST-T改变

图 17-2　患者入院时心电图

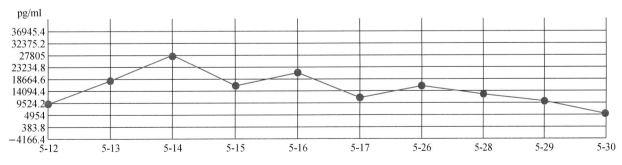

图 17-3　患者入院后 NT-Pro BNP 变化趋势图

NT-pro BNP 参考值 0 ～ 120 pg/ml。

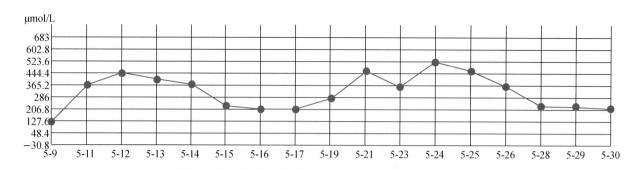

图 17-4　患者入院后肌酐水平变化趋势图

肌酐参考值 45 ～ 105 μmol/L。

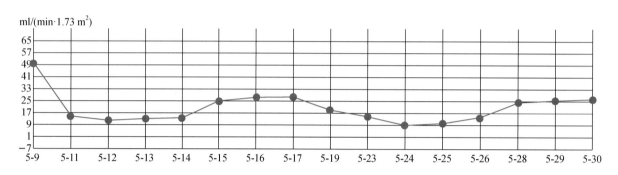

图 17-5　患者入院后肾小球滤过率变化趋势图

肾小球滤过率参考值＞ 90 ml/（min · 1.73 m²）。

临床诊断：1. 心脏瓣膜疾病　1.1主动脉瓣重度狭窄伴重度反流，1.2二尖瓣重度反流，1.3三尖瓣重度反流，1.4心脏扩大，1.5阵发性心房颤动，1.6心功能Ⅲ级；2. 急性心肾综合征

检查项目：术中经食管超声心动图

申请科室：　　　　　　　　申请医生：　　　　　　申请日期：2023-05-25

检查所见：
　　术中经食管超声检查所见：
　　术前探查：
　　左心室增大；
　　主动脉瓣增厚并明显钙化，重度狭窄，关闭不全，重度反流；
　　二尖瓣稍增厚，重度反流。
　　经股动脉人工主动脉瓣置入术后探查：
　　人工主动脉瓣（生物瓣）瓣架位置正常，回声增强，可见瓣叶摆动；
　　二尖瓣稍增厚，开放正常；
　　余瓣膜形态动度正常；
　　左心房内未见典型附壁血栓；
　　人工主动脉瓣口收缩期峰值血流速度201 cm/s，峰值压差：16 mmHg，平均压差：7 mmHg，瓣周可见反流，反流颈2.5 mm，瓣口未见明显反流；
　　二尖瓣重度反流。

诊断：经股动脉人工主动脉瓣置入术后：
　　1. 人工主动脉瓣（生物瓣）位置及功能正常，瓣周轻度反流；
　　2. 二尖瓣重度反流。

图 17-6　患者术后心脏彩超

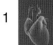

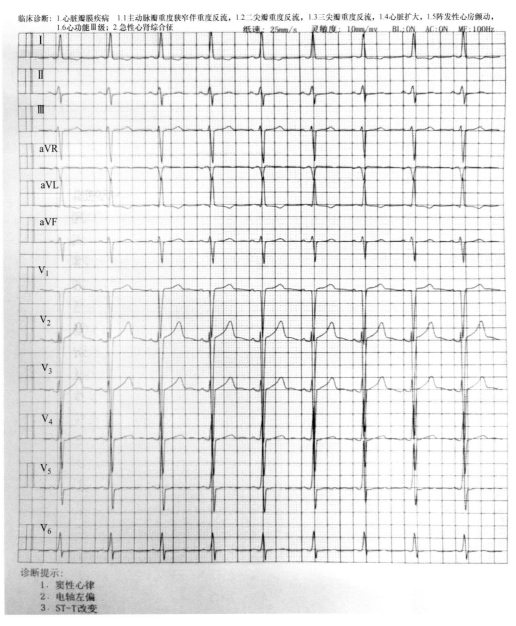

临床诊断：1.心脏瓣膜疾病　1.1主动脉瓣重度狭窄伴重度反流，1.2二尖瓣重度反流，1.3三尖瓣重度反流，1.4心脏扩大，1.5阵发性心房颤动，1.6心功能Ⅲ级；2.急性心肾综合征　　　　　纸速：25mm/s　灵敏度：10mm/mv　BL：ON　AC：ON　MF：100Hz

诊断提示：
1. 窦性心律
2. 电轴左偏
3. ST-T改变

图 17-7　患者术后心电图

参考文献

[1] Mullens W，Damman K，Testani JM，et al. Evaluation of kidney function throughout the heart failure trajectory—a position statement from the Heart Failure Association of the European Society of Cardiology. Eur J Heart Fail，2020，22（4）：584-603.

[2] Ronco C，Haapio M，House AA，et al. Cardiorenal syndrome. J Am Coll Cardiol，2008，52（19）：1527-1539.

[3] McDonagh TA，Metra M，Adamo M，et al. 2021 ESC Guidelines for the diagnosis and treatment of acute and chronic heart failure. Eur Heart J，2021，42（36）：3599-3726.

[4] Ronco C，Di Lullo L. Cardiorenal syndrome. Heart Fail Clin，2014，10（2）：251-280.

[5] 丁小强，谢烨卿．Ⅰ型和Ⅱ型心肾综合征的诊治和肾脏替代治疗．华西医学，2018，33（7）：892-895.

[6] Zannad F，Rossignol P. Cardiorenal Syndrome Revisited. Circulation，2018，138（9）：929-944.

[7] Haase M，Muller C，Damman K，et al. Pathogenesis of cardiorenal syndrome type 1 in acute decompensated heart failure：workgroup statements from the eleventh consensus conference of the Acute Dialysis Quality

Initiative（ADQI）. Contrib Nephrol，2013，182：99-116.

［8］Costanzo M R. The Cardiorenal Syndrome in Heart Failure. Cardiology Clinics，2022，40（2）：219-235.

［9］Kida K，Shibagaki Y，Tominaga N，et al. Efficacy of tolvaptan added to furosemide in heart failure patients with advanced kidney dysfunction：a pharmacokinetic and pharmacodynamic study. Clin Pharmacokinet，2015，54（3）：273-284.

［10］中国医师协会心衰专业委员会，中华心衰和心肌病杂志编辑委员会. 心衰容量管理中国专家建议. 中华心衰和心肌病杂志，2018，2（1）：8-16.

［11］Armstrong PW，Pieske B，Anstrom KJ，et al. Vericiguat in patients with heart failure and reduced ejection fraction. N Engl J Med，2020，382（20）：1883-1893.

［12］Voors AA，Mulder H，Reyes E，et al. Renal function and the effects of vericiguat in patients with worsening heart failure with reduced ejection fraction：insights from the VICTORIA（Vericiguat Global Study in Subjects with HFrEF）trial［J］. Eur J Heart Fail，2021，23（8）：1313-1321.

［13］Bart BA，Goldsmith SR，Lee KL，et al. Ultrafiltration in decompensated heart failure with cardiorenal syndrome. N Engl J Med，2012，367（24）：2296-2304.

［14］中华医学会心血管病学分会心衰学组，中国医师协会心衰专业委员会，中华心血管病杂志编辑委员会. 中国心力衰竭诊断和治疗指南2018. 中华心血管病杂志，2018，46（10）：760-789.

［15］Rosenblum H，Kapur NK，Abraham WT，et al. Conceptual considerations for device-based therapy in acute decompensated heart failure：DRI（2）P（2）S. Circulation Heart failure，2020，13（4）：e006731.

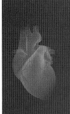

第十八章
非缺血性心肌病的诊断和治疗

（于海波　田　庄　刘　荣　王城祺）

第一节　非缺血性心肌病的分类和诊断

非缺血性心肌病（nonischemic cardiomyopathies，NICM）是指由非心脏冠状动脉病变引起心肌结构和功能障碍的一类异质性心肌疾病，具有发病隐匿、病因缺乏特异性、预后不良等特点，主要由遗传因素、心肌代谢及心肌结构改变导致。1957年Brigden[1]首次将一类不常见的非冠状动脉病变所致的心肌疾病定义为非缺血性心肌病。1961年Goodwin等[2]根据临床表现将心肌病归纳为

致充血性心力衰竭的扩张型心肌病、梗阻型心肌病和限制型心肌病三种类型。1980年WHO在心肌病分类的基础上，将心肌病分为扩张型心肌病（DCM）、肥厚型心肌病（HCM）、限制型心肌病（RCM）、特异性心肌病以及未分类心肌病5大类[3]。1995年WHO在此基础上增加了致心律失常性右心室心肌病（ARVC）[4]。2006年AHA对心肌病的定义如表18-1所示[5]。

表 18-1　2006 年 AHA 心肌病分类标准		
	类型	描述
原发性心肌病	遗传性	肥厚型心肌病、致心律失常性右心室心肌病、左心室致密化不全心肌病、糖原贮积症（PRKAG2/Danon）、心脏传导系统缺陷、线粒体病、离子通道病
	混合性	扩张型心肌病、限制型心肌病（非扩张/肥厚型）
	获得性	炎症性心肌病、应激性（Takotsubo）心肌病、围产期心肌病、心动过速性心肌病、胰岛素依赖型糖尿病母亲婴儿心肌病
继发性心肌病	浸润性	淀粉样变性、Gaueher病、Hurler综合征、Hunter综合征
	贮积性	血色素沉积症、法布里（Fabry）病、糖原贮积症、尼曼·皮克综合征
	中毒性	药物、重金属、化学品
	内膜性	心内膜纤维化、嗜酸细胞增多综合征（Loeffler心肌病）
	炎症性	（肉芽肿性）结节病
	内分泌性	糖尿病、甲状腺功能亢进、甲状腺功能减退、甲状旁腺功能亢进、嗜铬细胞瘤、肢端肥大症
	心-面综合征	努南（Noonan）综合征、着色斑病
	神经肌肉病	Friedreich共济失调、Duchenne-Becker肌营养不良、Emery-Dreifuss肌营养不良、强直性肌营养不良、神经纤维瘤、结节性硬化
	营养缺乏性	脚气病、糙皮病、坏血病、硒缺乏、肉碱缺乏、恶性营养不良
	自身免疫性	系统性红斑狼疮、皮肌炎、类风湿关节炎、硬皮病、结节性动脉周围炎
	电解质	电解质紊乱
	癌症治疗所致	蒽环类药物（阿霉素、柔红霉素）、环磷酰胺、辐射

发布于2023欧洲心脏病学会年会上的《2023 ESC心肌病管理指南》（以下简称"2023年指南"）是心肌病的最新指南[6]。这是首部包括所有心肌病亚型的国际指南文件，该指南对心肌病诊断和管理进行了更新，以便于医务工作者通过该指南在日常工作中对心肌病患者进行更为科学的诊断与治疗。新版指南更新了心肌病分型，根据形态学和功能学特征，将心肌病分为HCM、DCM、非扩张型左心室心肌病（NDLVC）、ARVC和RCM

五种类型。首次新增NDLVC分型。NDLVC被定义为正常心肌出现非缺血性左心室瘢痕或被脂肪组织替代（伴或不伴局部或广泛的室壁运动异常），或仅有广泛左心室收缩功能减弱而无瘢痕形成。NDLVC主要包括无左心室扩张的DCM、致心律失常性左心室心肌病（ALVC）、以左心室受累为主的ARVC，或者致心律失常性DCM（通常不满足ARVC的诊断标准）。心肌病诊断和治疗流程分别见图18-1和图18-2[6]。

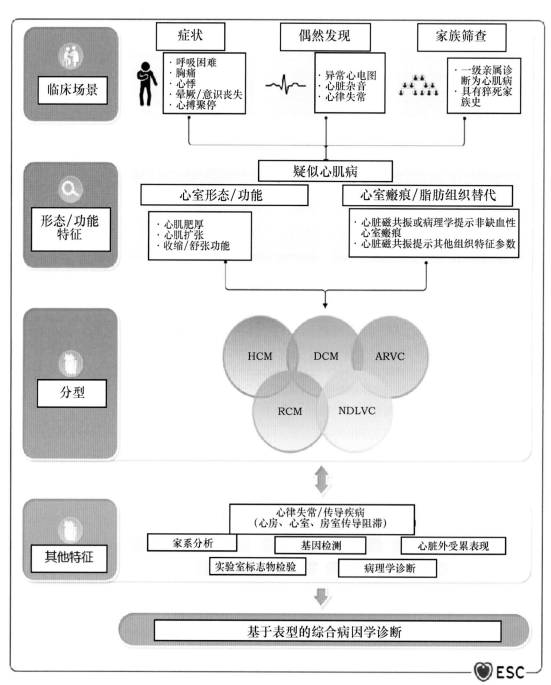

图18-1 心肌病的诊断流程图

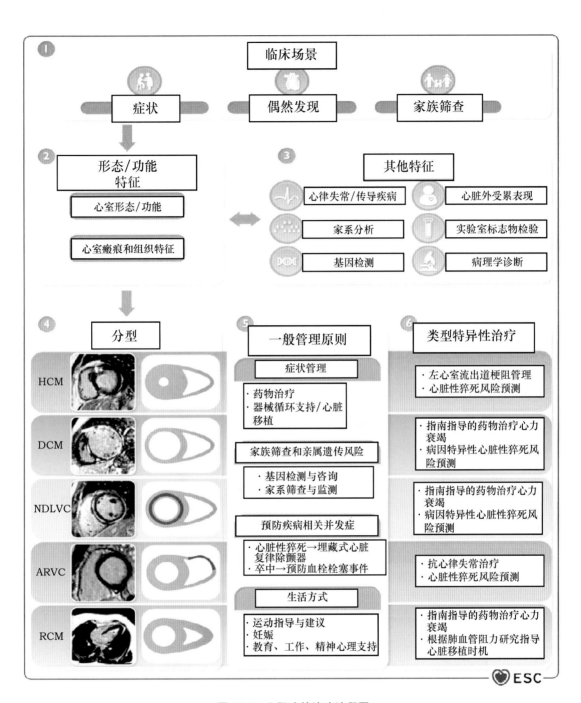

图 18-2　心肌病的治疗流程图

第二节　扩张型心肌病

扩张型心肌病（dilated cardiomyopathy，DCM）是一种异质性心肌病，以左心室和（或）右心室扩大、心肌收缩功能降低为特征，伴或不伴心力衰竭的一组混合性心肌病，发病时除外高血压、心脏瓣膜疾病、先天性心脏病或缺血性心脏病等[7]。

一、流行病学及病因

2016 年美国 AHA 指南指出，DCM 的年龄校正的患病率为 36/10 万或 1:2500，可以发生在任何年龄，以 30～40 岁最常见，年龄增长是其死亡率升高的独立危险因素[8]。同时强调，一些潜在的、未明确诊断的或延迟发病的人群不在少数[9]。2023年ESC心肌病指南强调家族性DCM推荐开展基因检测，明确病因诊断。DCM的直接病因包括致病基因变异、毒素、自身免疫、感染、贮积病和快速性心律失常等，另外，一些因素可能加重或触发DCM，包括表观遗传因素和致病性基因变异、妊娠、高血压、过度饮酒和其他毒素等[6]。

二、病理表现

扩张型心肌病的病理表现包括心腔扩大、心肌纤维化或心肌脂肪浸润，部分患者可见有附壁血栓形成。图18-3、图18-4分别为DCM的示意图及心肌组织表现。

三、症状和体征

DCM的主要临床特点为心脏逐渐扩大、左心室收缩功能降低、心力衰竭、心律失常、传导系统异常、血栓栓塞和猝死等[10]。其主要症状及体征以心力衰竭表现多见。症状可表现为不同程度的呼吸困难，严重时咳粉红色泡沫样痰、乏力、疲倦、少尿等，累及右心时还可出现消化道及胃肠淤血等症状。体格检查时可见心尖搏动常弥散，可明显向左侧移位，心脏听诊可闻及第三、第四

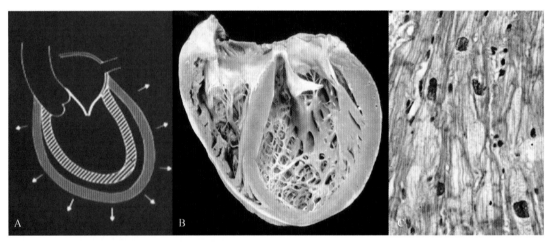

图18-3　A.扩张型心肌病示意图，蓝色区域为正常左心室心肌大小，粉色区域为扩张的左心室；B.意大利第一位心脏移植患者心脏大体标本；C.心肌组织学：心肌细胞核异常，无炎性浸润（Haematoxylin-Eosin染色法）

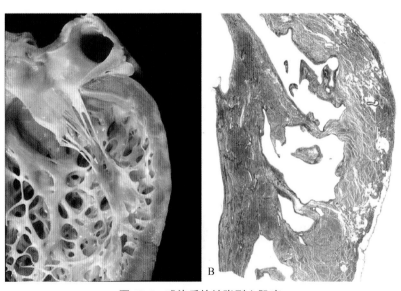

图18-4　感染后的扩张型心肌病
A.左心室游离壁和乳头肌弥漫性坏死后瘢痕，无冠状动脉疾病；B.组织学表现为透壁的心肌纤维化（Azan染色法）

心音"奔马律",心功能失代偿时会出现明显的二尖瓣反流性杂音,心力衰竭明显时可出现交替脉和潮式呼吸,右心功能不全时可出现发绀、颈静脉怒张、肝大、下肢水肿,少数有胸腔积液、腹水。

四、诊断

（一）临床诊断标准

DCM 的临床诊断除了患者自身症状外,主要通过辅助检查来实现,包括心电图、超声心动图、心脏磁共振成像（CMR）等,2018 年我国 DCM 的临床诊断标准为心室扩大、心肌收缩功能降低,具体标准如下[10]:

（1）左心室舒张末期内径（LVEDd）> 5.0 cm（女性）,LVEDd > 5.5 cm（男性）[或大于年龄和体表面积预测值的 117%,即预测值的 2 倍标准差（SD）+ 5%]。

（2）左心室射血分数（left ventricular ejection fraction,LVEF）< 45%（Simpsons 法）,左心室短轴缩短率（LVFS）< 25%。

（3）发病时除外高血压、心脏瓣膜疾病、先天性心脏病或缺血性心脏病。

而最新的 2023 年 ESC 心肌病指南提出 DCM 的具体诊断标准如下[6]:

（1）存在左心室扩张和收缩功能障碍（LVEF < 50%）,排除冠心病、高血压及心脏瓣膜疾病等异常负荷情况。

（2）超声心动图测量成人男性 LVEDd > 58 mm、女性 > 52 mm,男性左心室舒张末期容积指数 ≥ 75 ml/m²、女性 ≥ 62 ml/m²。

（二）病因诊断

1. 原发性 DCM

（1）家族性 DCM（familial dilated cardiomyopathy,FDCM）:约 60% FDCM 患者显示与 DCM 相关的 60 个基因之一的遗传改变,其主要方式为常染色体遗传。符合 DCM 临床诊断标准,具备下列家族史之一者即可诊断:①一个家系中包括先证者在内有 ≥ 2 例 DCM 患者;②在 DCM 患者的一级亲属中有尸检证实为 DCM,或有不明原因

的 50 岁以下猝死者。《2018 中国扩张型心肌病诊断和治疗指南》[10] 推荐开展 DCM 遗传标志物检测,推荐常规检测抗心肌抗体（AHA）,FDCM 患者中血清免疫标志物 AHA 的阳性检出率为 60%。

（2）获得性 DCM:获得性 DCM 是指遗传易感与环境因素共同作用引起的 DCM,主要分为以下四个类型:

1）免疫性 DCM:符合 DCM 临床诊断标准,AHA 阳性,或具有以下 3 项中的一项证据:①存在经心肌活检证实有炎症浸润的病毒性心肌炎（VMC）病史;②存在心肌炎自然演变为心肌病的病史;③肠病毒 RNA 的持续表达。

2）酒精性心肌病（alcoholic cardiomyopathy,ACM）:符合 DCM 临床诊断标准,长期大量饮酒（WHO 标准:女性 > 40 g/d,男性 > 80 g/d,饮酒 > 5 年）,既往无其他心脏病病史,早期发现并戒酒 6 个月后 DCM 的临床症状得到缓解。饮酒是导致心功能损害的独立因素,建议戒酒 6 个月后再进行临床状态评价。

3）围生期心肌病（peripartum cardiomyopathy,PPCM）:符合 DCM 临床诊断标准,多发生于妊娠期的最后 1 个月或产后 5 个月内。

4）心动过速诱导的心肌病（tachycardia-induced cardiomyopathy,TCM）:符合 DCM 临床诊断标准,具有发作时间 ≥ 每天总时间的 12% ~ 15% 的持续性心动过速,包括窦房折返性心动过速、房性心动过速、持续性交界性心动过速、心房扑动（房扑）、心房颤动（房颤）和持续性室性心动过速等,心室率多 > 160 次 / 分,少数可能只有 110 ~ 120 次 / 分,与个体差异有关。

（3）特发性 DCM:特发性 DCM 原因不明,诊断时需要排除全身性疾病。据文献报道,此类型约占 DCM 的 50%。基于国内基层医院诊断条件限制,建议保留此诊断类型。特发性 DCM 的诊断标准为:符合 DCM 临床诊断标准,病因不明。AHA 在 41% ~ 85% 的特发性 DCM 患者中检测呈阳性,因此推荐检测 AHA。

2. 继发性 DCM

继发性 DCM 指全身性系统性疾病累及心肌,心肌病变仅是系统性疾病的一部分。

最新发表的 2023 ESC 心肌病指南对扩张型心肌病非遗传性病因进行总结概括如表 18-2。

1）自身免疫性心肌病：符合 DCM 临床诊断标准，具有系统性红斑狼疮、胶原血管病或白塞病等证据。

2）代谢内分泌性和营养性疾病继发的心肌病：符合 DCM 临床诊断标准，具有嗜铬细胞瘤、甲状腺疾病、肉毒碱代谢紊乱或微量元素（如硒）缺乏导致心肌病等证据。

3）其他器官疾病并发心肌病：如尿毒症性心肌病、贫血性心肌病或淋巴瘤浸润性心肌病等，符合 DCM 临床诊断标准。

（三）早期诊断线索与筛查

对于 FDCM 患者的家族成员和急性 VMC 心力衰竭患者的追踪观察有助于 DCM 的早期诊断。早期诊断路径如下：

（1）出现不明原因的心脏结构和（或）功能变化，具有以下之一者：①左心室扩大但 LVEF 正常，LVEDd >年龄和体表面积预测值的 2 倍 SD ＋5%；② LVEF 45% ～ 50%；③心电传导异常。

（2）检测出与心肌病变有关的基因变异。

（3）血清 AHA 检测为阳性。

（4）CMR 钆造影剂延迟强化（LGE）检查可显示心肌纤维化。

表 18-2　2023 ESC 心肌病指南对 DCM 非遗传病因的分类

扩张型心肌病的非遗传病因	
感染（心肌炎后）	缺硫胺素
病毒性（肠道病毒、腺病毒、埃可病毒、疱疹病毒、细小病毒 B19、HIV、SARS-CoV-2 等）	缺锌和铜
	缺肉碱
细菌性（Lyme 病）	电解质紊乱
分枝杆菌	低钙血症
真菌	低磷酸盐血症
寄生虫（Chagas 病）	围产期
毒物或（量）过载	自身免疫性疾病
酒精（乙醇）	巨细胞心肌炎
可卡因、安非他命、致幻剂	炎症（活检证实非感染性心肌炎）
钴	嗜酸性肉芽肿病伴多血管炎
合成类固醇/雄激素类固醇	系统性红斑狼疮
血色病或其他原因的铁超载	结节病
内分泌性	类风湿关节炎
甲状腺功能减退或亢进	腹腔疾病
库欣/艾迪森病	原发性胆道梗阻
嗜铬细胞瘤	重症肌无力
肢端肥大症	类天疱疮
糖尿病	克罗恩病
营养缺乏	多肌炎/皮肌炎
缺硒	反应性关节炎
药物	
抗肿瘤药物	蒽环类，抗代谢物，烷基化剂，紫杉醇，低甲基化剂，单克隆抗体，酪氨酸激酶抑制剂，免疫调节剂
精神类药物	氯氮平，奥氮平，氯丙嗪，利培酮，锂，哌甲酯，三环类抗抑郁药
其他药物	全反式维甲酸，抗逆转录病毒药物，吩噻嗪类

HIV，人类免疫缺陷病毒；SARS-CoV-2，新型冠状病毒。

五、治疗

DCM 至今病因不明，没有特异性治疗方法，病死率高，严重危害人类健康，早期诊断和治疗可明显改善患者预后，提高患者的生活质量和生存率，阻止各种基础病因介导的心肌损害，有效控制心力衰竭和心律失常，预防猝死和栓塞。对于终末期的心力衰竭，《2021 年 ESC 心力衰竭指南》[11] 中提出了心衰患者的管理和治疗方式，具体如下。

（一）DCM 的常规治疗

DCM 是一类多病因的心肌病，心力衰竭是 DCM 的主要临床表现。因此，针对心力衰竭的治疗方式对 DCM 的治疗尤为重要。下文具体描述了 DCM 所致心力衰竭患者的治疗手段。

1. 抗心力衰竭治疗

（1）心力衰竭的药物治疗（图 18-5）[10]

1）射血分数降低的心力衰竭（HFrEF）治疗：《2021 年 ESC 心力衰竭指南》指出，血管紧张素转化酶抑制剂（ACEI）或血管紧张素受体脑啡肽抑制剂（ARNI）、β 受体阻滞剂和醛固酮受体拮抗剂（MRA）调节肾素-血管紧张素-醛固酮（RAAS）和交感神经系统，可改善 HFrEF 患者的生存率、降低心衰住院风险并减轻症状。血管紧张素 Ⅱ 受体拮抗剂（ARB）在 ACEI 或 ARNI 不耐受的患者中仍有作用。钠-葡萄糖协同转运蛋白 -2 抑制剂（SGLT-2i）达格列净或恩格列净在 ACEI 或 ARNI/β 受体阻滞剂 /MRA 治疗后可进一步降低 HFrEF 患者心血管死亡和心力衰竭恶化的风险。因此，指南推荐除非有禁忌证或不耐受，推荐已接受 ACEI/ARNI、β 受体阻滞剂和 MRA 治疗的 HFrEF 患者使用达格列净或恩格列净，无论这类患者是否有糖尿病。《2021 年 ESC 心力衰竭指南》推荐的药物治疗适用于射血分数降低（LVEF ≤ 40%）的心力衰竭（NYHA Ⅱ～Ⅳ级）患者，各类药物的用药建议及推荐剂量如表 18-3、表 18-4 所示。

《2022 年 AHA 心力衰竭管理指南》[12] 同样建议抑制肾素-血管紧张素系统以降低 HFrEF 患者的发病率和死亡率，并推荐将 ARNI、ACEI 或 ARB 作为一线治疗。如果患者患有慢性症状性 HFrEF 且心功能分级为 NYHA Ⅱ级或Ⅲ级，并且

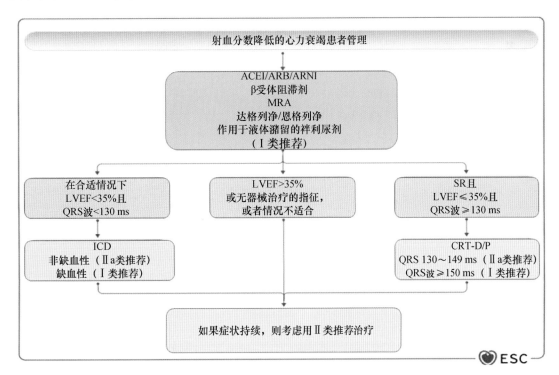

图 18-5　《2021 年 ESC 心力衰竭指南》的推荐

注：ACEI，血管紧张素转化酶抑制剂；ARB，血管紧张素 Ⅱ 受体拮抗剂；ARNI，血管紧张素受体脑啡肽酶抑制剂；CRT-D，心脏再同步化治疗除颤起搏器；CRT-P，心脏再同步化治疗起搏器；ICD，埋藏式心脏复律除颤器；MRA，醛固酮受体拮抗剂；SR，窦性心律。

表 18-3 《2021 年 ESC 心力衰竭指南》对 HFrEF 患者的各类药物的用药建议[11]

建议	推荐类别	证据等级
建议 HFrEF 患者使用 ACEI 以降低 HF 住院和死亡的风险。	I	A
对于稳定的 HFrEF 患者，推荐使用 β 受体阻滞剂，以降低心衰住院和死亡	I	A
建议 HFrEF 患者使用 MRA，以降低 HF 住院和死亡的风险	I	A
建议 HFrEF 患者使用达格列净或恩格列净，以降低 HF 住院和死亡的风险	I	A
推荐沙库巴曲 / 缬沙坦作为 HFrEF 患者 ACEI 的替代治疗，以降低 HF 住院和死亡的风险	I	B

表 18-4 《2021 年 ESC 心力衰竭指南》对 HFrEF 患者的各类药物的推荐剂量[11]

各类药物的起始剂量和靶剂量		
	初始剂量	靶剂量
ACE-I		
卡托普利	6.25 mg，3 次 / 日	50 mg，3 次 / 日
依那普利	2.5 mg，2 次 / 日	10 ～ 20 mg，2 次 / 日
赖诺普利	2.5 ～ 5 mg，1 次 / 日	20 ～ 35 mg，1 次 / 日
雷米普利	2.5 mg，2 次 / 日	5 mg，2 次 / 日
ARNI		
沙库巴曲 / 缬沙坦	49/51 mg，2 次 / 日	97/103 mg，2 次 / 日
β 受体阻滞剂		
比索洛尔	1.25 mg，1 次 / 日	10 mg，1 次 / 日
卡维地洛	3.125 mg，2 次 / 日	25 mg，2 次 / 日
美托洛尔	12.5 ～ 25 mg，1 次 / 日	200 mg，1 次 / 日
醛固酮受体拮抗剂（MRA）		
依普利酮	25 mg，1 次 / 日	50 mg，1 次 / 日
螺内酯	25 mg，1 次 / 日	50 mg，1 次 / 日
SGLT-2 抑制剂		
达格列净	10 mg，1 次 / 日	10 mg，1 次 / 日
恩格列净	10 mg，1 次 / 日	10 mg，1 次 / 日
其他药物		
坎迪沙坦	4 mg，1 次 / 日	32 mg，1 次 / 日
氯沙坦	50 mg，1 次 / 日	150 mg，1 次 / 日
缬沙坦	40 mg，2 次 / 日	160 mg，2 次 / 日
伊伐布雷定	5 mg，2 次 / 日	7.5 mg，2 次 / 日
维立西呱	2.5 mg，1 次 / 日	10 mg，1 次 / 日
地高辛	0.0625 mg，1 次 / 日	0.25 mg，1 次 / 日
肼屈嗪 / 硝酸异山梨酯	37.5 mg，3 次 / 日或 20 mg，3 次 / 日	75 mg，3 次 / 日或 40 mg，3 次 / 日

耐受 ACEI 或 ARB，推荐换用 ARNI 以改善发病率和死亡率。与 ACEI/ARB 相比，ARNI 可改善心衰患者健康状况、降低 NT-proBNP 水平及改善左心室重构。尽管数据有限，仍能证实 ARNI 可以简化慢性症状性 HFrEF 患者的治疗及管理。在无法耐受咳嗽或有血管性水肿的患者中，ARB 可用作 ACEI 的替代药物使用。另外，如果患者在 ACEI 与 ARNI 两类药物之间相互转换时，两类药的用药时间应至少间隔 36 h。

2）射血分数轻度降低的心力衰竭（HFmrEF）：对于 HFmrEF 的患者，《2022 年 AHA 心力衰竭指南》指出 SGLT-2i 可以降低 HFmrEF 的心衰再入院和心血管死亡率。在目前或既往有症状的 HFmrEF 患者中，可考虑使用 β 受体阻滞剂、ARNI、ACEI 或 ARB、醛固酮受体拮抗剂，降低心衰住院和心血管死亡率，尤其 LVEF 处于正常范围下限的患者。《2023 年 ESC 心力衰竭指南》直接将 SGLT-2I（达格列净 / 恩格列净）新增为 HFmrEF 的Ⅰ类推荐。

3）射血分数保留的心力衰竭（HFpEF）：《2022 年 AHA 心力衰竭指南》中提出在 HFpEF 患者中，SGLT-2i 有助于降低心衰住院率和心血管死亡率。除《2021 年 ESC 心力衰竭指南》中推荐利尿剂及针对病因和心血管及非心血管合并症治疗外，《2023 年 ESC 心力衰竭指南》新增推荐使用 SGLT-2I（达格列净 / 恩格列净）降低心衰住院及心血管死亡的风险。

对于经药物优化治疗后心力衰竭症状仍然不能缓解的患者，可进一步考虑行心脏再同步化治疗、左心室辅助装置治疗、超滤治疗等非药物治疗方式。

（2）心力衰竭的心脏再同步化治疗：随着介入技术与植入性器械的不断发展，当药物治疗不能有效改善症状时，心脏再同步化治疗（cardiac resynchronization therapy，CRT）技术为 DCM 治疗提供了新的途径。近些年 CRT 的临床指征不断拓宽。目前认为，DCM 心力衰竭患者心电图显示 QRS 波时限延长 ≥ 130 ms，则提示存在心室收缩不同步，可导致心力衰竭患者的病死率增加。对于存在左右心室显著不同步的心力衰竭患者，CRT 可改善左右心室及心室内的不同步，减轻二尖瓣反流，改善心功能。《2022 年 AHA 心力衰竭指南》在 CRT 的适应证中强调：若患者为窦性心律，心力衰竭，EF ≤ 35%，左束支传导阻滞（left bundle branch block，LBBB）且 QRS 波时限 ≥ 120 ms 时为Ⅱa 类推荐，QRS 波时限 ≥ 150 ms 时则为Ⅰ类推荐；非 LBBB 且 QRS 波时限 ≥ 150 ms 时为Ⅱa 类推荐。LVEF 处于 36% ~ 50%，合并高度或完全性心脏传导阻滞时，植入 CRT 为Ⅱa 类推荐，可降低死亡、减少住院、改善症状。如果 LVEF ≤ 35% 合并心房颤动需要心室起搏或符合其他 CRT 标准，或者药物控制心室率 / 房室结消融，需要近 100% 心室起搏时，植入 CRT 为Ⅱa 类推荐。对于 LVEF ≤ 35% 需要新植入或更换起搏器的患者，若起搏比例 > 40%，推荐植入或更换为 CRT（Ⅱa）[12]。同时指南推荐对于 ICD 适应证患者同时具备 CRT 适应证者，建议植入 CRT-D（Ⅰ类推荐）。

（3）心力衰竭的超滤治疗：超滤技术可以充分减轻 DCM 失代偿性心力衰竭患者的容量负荷，特别是对利尿剂抵抗或顽固性充血性心力衰竭患者，可减少心力衰竭住院时间，降低患者再住院率。主要适用于利尿剂抵抗的患者，以及近期液体负荷明显增加、体液潴留明显、心力衰竭症状进行性加重者。超滤治疗的禁忌证包括：①低血压；②合并全身性感染，有发热、全身中毒症状、白细胞升高；③血肌酐 ≥ 3 mg/dl（265 μmol/L）；④需要透析或血液滤过治疗；⑤有肝素抗凝禁忌证。对于 DCM 合并难治性心力衰竭和肾功能不全者，可使用床边肾替代疗法（透析）。

（4）左心室辅助装置治疗：近年来，随着药物和非药物治疗的广泛开展，多数 DCM 患者生活质量和生存率得到提高，但部分患者尽管采用了最佳治疗方案仍发展至心力衰竭晚期，在等待心脏移植期间可考虑使用左心室辅助装置（left ventricular assist device，LVAD）进行短期过渡治疗。《2022 年 AHA/ACC/HFSA 心力衰竭管理指南》[12] 指出，对于 NHYA Ⅳ级症状且被认为依赖于正性肌力药物或临时机械循环辅助装置的患者，应考虑使用持久 LVAD。在 NYHA Ⅳ级的晚期心力衰竭患者中，持久 LVAD 支持的生存受益程度已逐步提高，在多项试验中，持久 LVAD 明显改善患者心功能和生活质量。

（5）心脏移植：DCM 患者出现难治性心力衰竭（对常规内科或介入等方法治疗无效）时，心脏移植是目前唯一已确立的外科治疗方法，但受供体来源限制，术后并发症和排斥反应的影响，心脏移植难以广泛应用。心脏移植的适应证包括：

1）对于不能耐受 β 受体阻滞剂的患者，峰耗氧量＜ 14 ml/（kg·min）则应考虑行心脏移植。

2）对于正在使用 β 受体阻滞剂的患者，峰耗氧量＜ 12 ml/（kg·min）则应考虑心脏移植。

3）对年龄＞ 70 岁的患者进行慎重选择后可以考虑心脏移植。

4）术前体重指数（BMI）＞ 35 kg/m^2 的患者心脏移植术后预后更差，因此此类肥胖患者建议在术前将 BMI 降至 ≤ 35 kg/m^2。

2. 心律失常和猝死的防治

（1）心律失常和猝死的药物治疗：室性心律失常和猝死是 DCM 的常见临床表现，预防猝死主要是控制诱发室性心律失常的可逆性因素，如纠正心力衰竭以降低室壁张力，纠正低钾低镁，选用 ACEI 和 β 受体阻滞剂改善神经激素功能紊乱，避

免药物因素（如洋地黄、利尿剂）的毒副作用等。

（2）心律失常和猝死的器械治疗：2023 年 ESC 心肌病指南对于 DCM 患者植入 ICD 的一级预防指征为：对于患有 DCM、有症状的心力衰竭以及尽管药物优化治疗超过 3 个月后 LVEF 仍 ≤ 35% 的患者，需考虑使用 ICD 来降低猝死风险和全因死亡率。二级预防指征为：对于从心搏骤停或导致血流动力学不稳定的室性心律失常中恢复的 DCM 患者，推荐使用 ICD 来降低猝死风险和全因死亡率。植入 ICD 流程见图 18-6，推荐等级见表 18-5。

2023 年 ESC 指南中强调，在评估 DCM 猝死风险时，需考虑患者的基因型。表 18-6 为心脏性猝死的高危基因表型。

3. 栓塞的防治

栓塞是本病常见的并发症，2022 年美国心脏协会对于有左心室血栓或风险的患者的科学管理声明[13] 指出，由于左心室功能全面下降而导致的淤滞可能是 DCM 患者形成左心室血栓的关键因素。另外，指南指出，窦性心律的 DCM 患者中，没有前瞻性试验支持常规使用口服抗凝药作为左心室血栓的一级预防。但由于一些特定类型 DCM 患者左心室血栓形成风险增加，可以考虑将

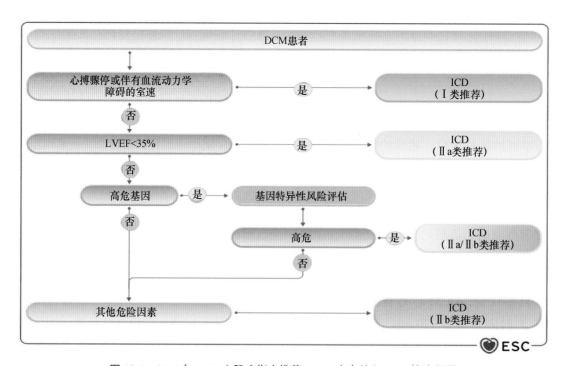

图 18-6　2023 年 ESC 心肌病指南推荐 DCM 患者植入 ICD 的流程图

表 18-5 2023 年 ESC 心肌病指南对于 DCM 进行 ICD 植入的推荐等级

推荐	推荐类别	证据等级
二级预防		
心搏骤停后存活或从血流动力学不稳定的室性心律失常后恢复的 DCM 患者，推荐植入 ICD 以减少猝死风险及全因死亡率	I	B
一级预防		
优化药物治疗＞3 个月，LVEF ≤ 35%、症状性心衰的 DCM 患者，推荐植入 ICD 以减少猝死风险及全因死亡率	IIa	A
在评估 DCM 患者 SCD 风险时，应考虑其基因型	IIa	B
具有高 SCD 风险基因型、LVEF ＞ 35% 且存在额外风险因素的 DCM 患者，应考虑 ICD 治疗	IIa	C
具有高 SCD 风险基因型、LVEF ＞ 35% 不存在额外风险因素的 DCM 患者，可以考虑 ICD 植入	IIb	C
无高 SCD 风险基因型、LVEF ＞ 35% 且存在额外风险因素的 DCM 患者，可以考虑 ICD 植入	IIb	C

表 18-6 2023 年 ESC 心肌病指南对于具有不同致病基因的 DCM 患者 SCD 评估

基因	心脏性猝死率（SCD）	心脏性猝死（SCD）的预测因素
LMNA	5%～10%	使用 LMNA 风险评分预估五年内发生致死性心律失常的风险
FLNC-truncating variants	5%～10%	心脏磁共振成像 LGE 阳性，LVEF ＜ 45%
TMEM43	5%～10%	男性及如下女性：LVEF ＜ 45%，非持续性室速（NSVT），心脏磁共振成像 LGE 阳性，24 h 动态心电图室早＞200 个
PLN	3%～5%	使用 PLN 风险评分预估 5 年发生致死性心律失常的风险，LVEF ＜ 45%，心脏磁共振成像 LGE 阳性，NSVT
DSP	3%～5%	心脏磁共振成像 LGE 阳性，LVEF ＜ 45%
RBM20	3%～5%	心脏磁共振成像 LGE 阳性，LVEF ＜ 45%

口服抗凝药应用于此类患者，例如 Takotsubo 综合征、左心室致密化不全、嗜酸性心肌炎、围产期心肌病和心脏淀粉样变性患者。另外，这些 DCM 亚型的预防性口服抗凝药的推荐持续时间还未确定，指南推荐除非左心室射血分数改善或出现出血禁忌证，否则应考虑长期应用口服抗凝药。

现有的临床实践指南几乎没有讨论 DCM 患者左心室血栓抗凝治疗和治疗持续时间。2022 年美国心脏协会对于有左心室血栓或风险的患者的科学管理声明基于回顾性数据和小型、前瞻性观察性研究指出，对于 DCM 合并左心室血栓的患者应抗凝治疗（维生素 K 拮抗剂或口服抗凝药）治疗至少 3～6 个月，如果 LVEF 改善至＞35%（认为左心室血栓消退）或发生大出血，则应停药。鉴于目前已证实的血栓形成环境或倾向，即

使随访成像显示左心室血栓消退，也无法确定是否应无限期继续抗凝治疗，但应倾向于指南指导治疗后左心室收缩功能未改善、持续性心尖活动静止或运动障碍以及患有促炎或高凝状态（如恶性肿瘤或肾衰竭）的患者接受口服抗凝治疗，另外，患者和医疗保健专业人员应共同决策并平衡好无限期抗凝与卒中的风险。

4. 免疫学治疗

免疫性 DCM 是获得性 DCM 最常见的类型，研究证实，其发病机制与自身免疫反应（尤其是抗心肌自身抗体）有关。基础研究证实 DCM 患者抗 β AR 抗体和抗 L-CaC 抗体可引起心肌细胞钙电流增加和早期后除极，引发心肌细胞损害及室速。有临床研究显示，抗 β AR 抗体和抗 L-CaC 抗体是 DCM 患者死亡和猝死的独立预测

因子。

（1）阻止抗体致病作用的治疗：适应于 DCM 早期、抗 βAR 抗体和（或）抗 L-CaC 抗体阳性、合并室性心律失常患者，治疗目的是尽早保护心肌、预防猝死。该方法禁用于低血压、心动过缓和房室传导阻滞患者，其中地尔硫䓬禁用于 LVEDd ≥ 7.0 cm 及 NYHA Ⅲ～Ⅳ级患者。抗 β1AR 抗体阳性者选择 β 受体阻滞剂，应从小剂量开始逐渐增加至最大耐受剂量，常用酒石酸美托洛尔、琥珀酸美托洛尔缓释剂、卡维地洛等，推荐早期和长期治疗。抗 L-CaC 抗体阳性者可选择地尔硫䓬或地尔硫䓬缓释剂，进行早期阶段的治疗。

（2）免疫吸附治疗：近 20 年来，免疫吸附和免疫球蛋白补充（IgA/IgG）治疗 DCM 的模式逐渐成熟，开展了大量单中心小样本和多中心临床试验，研究显示清除 AHA 可获得良好结果，IgA/IgG 治疗可用于 AHA 阳性的 DCM 患者。

（3）免疫调节治疗：有研究显示，芪苈强心胶囊用于治疗新近诊断的 DCM，具有免疫调节和改善心功能的作用，部分中药成分具有降低 DCM 血浆炎性因子表达和改善心功能的作用，推荐用于 DCM 早期的免疫调节治疗。有关 DCM 患者的免疫调节治疗还需要继续探索。

5. 心肌代谢药物治疗

家族性 DCM（FDCM）存在代谢相关酶缺陷，能量代谢药可改善心肌代谢紊乱。曲美他嗪能抑制游离脂肪酸 β 氧化，促进葡萄糖有氧氧化，利用有限的氧产生更多 ATP，优化缺血心肌能量代谢作用，有助于心肌功能的改善。辅酶 Q10 参与氧化磷酸化及能量的生成过程，并有抗氧自由基及膜稳定作用。

6. 心脏康复治疗

（1）注意休息：DCM 失代偿性心力衰竭阶段应注意卧床休息，减少心脏作功。可以在床上进行适当肢体运动，以防止血栓形成。

（2）限制钠盐和水的摄入：钠盐摄入量 < 3 g/d，液体入量 1.0～1.5 L/d，以减轻心脏前负荷。

（3）控制和去除可能导致心力衰竭加重的外在因素：控制体重，避免肥胖或恶病质。控制可

能的并发症，如病毒感染、高血压、糖尿病、贫血等。

（4）适当运动：心力衰竭稳定后可在医护人员监测下进行适当的有氧运动，增加运动耐量和提高生活质量是心脏康复治疗的核心内容。当患者运动耐量 > 5 个代谢当量（METs）时可以进行常规有氧运动；如运动耐量 ≤ 5 个 METs，只能进行最大耐受量 50% 的运动强度，以后根据医生的评估再考虑逐渐增加。

（5）改善睡眠：作息时间规律，保证充足睡眠，避免神经功能失调。

（6）加强心理辅导：正视 DCM 和心力衰竭、配合治疗，减轻精神压力等。

（二）特殊类型扩张型心肌病的诊治要点

1. 家族性 DCM（FDCM）

FDCM 表现为同一家族的一级亲属中有 2 例以上 DCM 患者，或者有 35 岁以下的一级亲属不明原因死亡，国外研究发现其在 DCM 中占 25%～50%。FDCM 有以下遗传特点：①遗传异质性：不同基因的不同突变可导致同样的 FDCM 表型，同一家族相同基因的同一突变位点可产生不同表型；②基因突变外显率不全：通常外显率会随着年龄的增长而增高，常染色体显性遗传者在 < 20 岁时外显率为 10%，20～30 岁者为 20%，30～40 岁者为 50%，> 40 岁时外显率达到 90%；③遗传方式的多样性：包括常染色体显性遗传、常染色体隐性遗传、X- 连锁遗传及线粒体遗传；④ FDCM 以常染色体显性遗传最为常见。2018 年《中国扩张型心肌病诊断和治疗指南》推荐开展 DCM 遗传标记物检测，为 DCM 基因诊断提供证据（Ⅰ类推荐）；FDCM 患者中抗心肌抗体（AHA）的阳性检出率为 60%，推荐常规检测 AHA（Ⅰ类推荐）。既往的遗传学研究表明，基因突变在 FDCM 的发病中具有重要作用，现已发现引起 DCM 的基因超过 50 个。其中，LMNA 基因中的致病性变体是常染色体显性 DCM 的第二常见形式[14]。在家族中缺乏决定性遗传信息的情况下，如果：①一个或多个一级或二级亲属患有 DCM；或②当一级亲属在任何年龄发生其他原因

不明的心脏性猝死（sudden cardiac death，SCD）并确诊为 DCM 时，DCM 被认为是家族性的[6]。

随着 FDCM 研究的逐渐深入，临床上已开始对疑似有遗传倾向的家族中其他成员进行心电图和超声心动图检查，根据患者意愿对疑似病例进行相关基因检测，有助于 FDCM 的早期诊断及临床干预，以达到延缓疾病发生或预防疾病的目的。但 FDCM 是一种多基因遗传病，其致病机制复杂，现有的基因检测预防疾病的效果不佳。实验研究发现补充正常 delta-SG 基因、肝细胞生长因子基因治疗 FDCM 仓鼠，可以改善心功能和延长寿命，转染单核细胞趋化蛋白-1 基因治疗可明显减轻自身免疫性心肌炎。基因治疗方法的探索将有助于寻找治疗 FDCM 的方法。FDCM 的治疗可参照 DCM 的常规治疗，建议应用心肌能量代谢药物，如辅酶 Q10 等。

2. 肥厚型心肌病扩张期

肥厚型心肌病（hypertrophic cardiomyopathy，HCM）是一种常见的遗传性心肌疾病，主要表现为心室壁肥厚及心室腔的相对减少，并伴有心脏舒张功能障碍。HCM 的自然病程很长且呈良性进展，心脏结构很少出现明显变化，然而少数患者逐渐发生心腔扩大、室壁变薄及 LVEF 降低，出现类似 DCM 样改变，这种 HCM 的终末期改变称为肥厚型心肌病扩张期（dilated-phase of hypertrophic cardiomyopathy，DPHCM）。DPHCM 的发病率较低，一旦从 HCM 进展到 DPHCM，则较 DCM 更为严重，病死率明显增加，其治疗可参照 DCM 的常规治疗，多数 DPHCM 患者需进行心脏移植。

3. 免疫性 DCM

免疫性 DCM 常见于病毒性心肌炎（VMC）演变所致的 DCM，符合 DCM 诊断标准，且患者的 AHA 阳性检出率高或具有以下 3 项中的一项证据：①存在经心肌活检证实有炎症浸润的 VMC 病史；②存在心肌炎自然演变为心肌病的病史；③肠病毒 RNA 的持续表达。临床实践中，对因心力衰竭和心室扩大而初诊的患者，当病程＞ 3 个月时，应询问病毒感染病史，检测其病毒和 AHA，并行冠状动脉造影检查排除缺血性心脏病，如符合条

件则可确诊为免疫性 DCM。2018 年《中国扩张型心肌病诊断和治疗指南》指出，对于心脏扩大的心力衰竭患者，推荐常规检测 AHA，可为 DCM 提供免疫诊断、指导选择针对性治疗策略和预测 DCM 猝死和死亡风险（Ⅰ类推荐）。

免疫性 DCM 的基本治疗措施是通过治疗心力衰竭来改善症状，包括利尿剂、ACEI/ARB/ARNI、β 受体阻滞剂和螺内酯。针对病因的早期治疗更为重要，如病毒阳性者使用黄芪口服液和心肌代谢药物等。早期应用药物阻止抗体致病作用的治疗可延缓免疫性 DCM 发生发展，在疾病较早期阶段对于抗 β 1AR 抗体和（或）抗 L-CaC 抗体阳性，且合并室性或房性心律失常患者，应首选推荐 β 受体阻滞剂和（或）地尔硫草缓释剂治疗，可预防猝死，其他抗心律失常药物作为备选。对抗体滴度高的患者推荐免疫吸附治疗，芪苈强心胶囊是治疗心力衰竭及免疫调节的有效药物。

4. 酒精性心肌病（ACM）

符合 DCM 临床诊断标准，长期大量饮酒（WHO 标准：女性＞ 40 g/d，男性＞ 80 g/d，饮酒＞ 5 年），既往无其他心脏病病史是 ACM 的特点。ACM 好发于 30 ～ 50 岁、饮酒量大的男性患者，戒酒是治疗 ACM 的关键。早期戒酒及标准化心力衰竭治疗可以改善或逆转大多数 ACM 患者的心脏结构和功能。饮酒是导致心功能损害的独立因素，建议戒酒 6 个月后再进行临床状态评价。

5. 围生期心肌病（PPCM）

PPCM 是一种发生于妊娠最后 1 个月或产后 5 个月内的特发性心肌疾病。其心脏变化和临床表现类似于 DCM，须排除其他任何可能引起心脏变化的因素。早期诊治有助于 PPCM 患者心脏结构和功能的逆转及恢复。PPCM 发病机制复杂，可能与病毒感染、炎症、自身免疫、凋亡、内皮功能损伤、氧化应激、基因变异等有关。人种、高龄、经产、多胎生产、高血压、先兆子痫等因素参与了疾病的发生发展。泌乳素被证实可以裂解成一种抗血管生成、促进凋亡的 16 kDa 同体，损伤内皮细胞，加重 PPCM 的心力衰竭进程。46% ～ 60% 的 PPCM 患者 AHA 检测为阳性，推

荐常规检测嗜心肌病毒和 AHA（Ⅰ类推荐）。早期治疗可使≥ 50% 的 PPCM 患者心脏在半年内恢复正常。有报道左心室收缩功能好转或完全正常率可达 60% ～ 70%，其中大多数为 LVEF ≥ 30% 和（或）LVEDd ＜ 6.0 cm 的患者。

尽早使用标准化心力衰竭治疗有利于 PPCM 患者的心脏逆转，但是妊娠期及产后体内的生理变化限制了药物的使用：① ACEI/ARB 有致畸作用，禁用于妊娠期，在哺乳期使用存在风险；② β 受体阻滞剂有可能降低胎儿心率、延缓胎儿发育，慎用于妊娠期，在哺乳期使用存在风险；③ MRA 有可能影响胎儿性征发育，慎用于妊娠期，在哺乳期使用存在风险；④心力衰竭急性发作时，可根据病情临时使用利尿剂、硝酸酯、多巴胺和洋地黄类药物；⑤抗凝治疗：产前及产后体内的高凝状态易引起外周血栓形成，而合并有 PPCM 的患者心腔内易形成血栓，因此在建议患者适当活动肢体的同时，应进行抗凝治疗。由于华法林可通过胎盘屏障导致胎儿畸形或出血，分娩前应禁用，可使用低分子量肝素代替，但是分娩前应停用，以减少出血风险。PPCM 患者的心脏结构和功能恢复后，其停药时机尚不确定，应至少稳定 1 年后再考虑逐渐停药。

6. 药物性中毒性心肌病

药物性中毒性心肌病是指接受某些药物或毒品引起的心肌损害，临床表现类似 DCM。主要诊断标准为服药前无心脏病证据，服药后出现心律失常、心脏增大和心功能不全的征象，且不能用其他心脏病解释者。

随着肿瘤发病率的增加，与肿瘤化疗相关的心肌病值得关注。因抗肿瘤药品对心肌毒性作用不同，需采取不同的治疗措施。抗肿瘤药物：蒽环类化疗药（anthracy-cline）如阿霉素、柔红霉素、米托蒽醌、表阿霉素等具有心肌细胞毒性作用，分子靶向治疗药（如针对 HER-2/neu 原癌基因产物的人 / 鼠嵌合单抗曲妥珠单抗）、某些抗血管内皮生长因子抑制剂（如舒尼替尼、贝伐单抗、索拉非尼）和蛋白酶体抑制剂（如硼替佐米和卡非佐米）等可以靶向针对肿瘤组织并易损伤心肌，导致心肌病。

防治措施：①对化疗患者应评价其基线心功能（如 LVEF），在完成化疗时或治疗间歇期出现心力衰竭症状时便于评价和比较心功能；②如提示化疗导致心功能恶化，应仔细评价继续化疗的获益是否会产生不可逆的心脏损害；③伴有收缩性心力衰竭的肿瘤患者应接受规范心力衰竭治疗；④心脏毒性高危患者建议给予右雷佐生治疗，减少阿霉素的心脏毒性反应；⑤化疗期间建议使用细胞能量代谢药（如辅酶 Q10 20 mg 3 次 / 日）；⑥发生心力衰竭患者，启用心力衰竭的标准药物治疗。

毒品类致中毒性心肌病的药物主要包括可卡因、冰毒麻黄碱类，其中儿茶酚胺是这类毒品致心肌损害的主要成分。其他可引起心脏毒性和心力衰竭的药物还包括酚噻嗪类、抗抑郁药、一氧化碳、铅、锂、二甲麦角新碱、假麻黄碱、麻黄素、钴、促同化激素类、羟氯喹、氯氮平。防治措施包括：戒毒 6 个月以上，启用心力衰竭的标准药物治疗，β 受体阻滞剂推荐具有 $β_1$、$β_2$、$α_1$ 受体非选择性拮抗剂（如卡维地洛），避免可卡因的 $α_1$ 激动效应。

7. 心动过速诱导的心肌病（TCM）

TCM 符合 DCM 临床诊断标准，具有发作时间≥每天总时间的 12% ～ 15% 的持续性心动过速，包括窦房折返性心动过速、房性心动过速、持续性交界性心动过速、心房扑动、心房颤动和持续性室性心动过速等，以快速型房颤最为常见。心室率多＞ 160 次 / 分，少数可能只有 110 ～ 120 次 / 分，其与个体差异有关。如心动过速被尽快控制，心脏的形态和功能可以逆转，甚至完全恢复正常。TCM 的发病率较低，可见于从胎儿至成人的各个年龄阶段，男性居多。其发病原因尚未明确，一部分可能与基因变异有关，如 ACE（DD 型）基因多态性缺陷人群易发生 TCM。心动过速引起的心输出量下降、神经内分泌系统异常激活等病理生理变化促进心肌重构和心力衰竭的发生发展。心动过速时的快速心室率程度和持续时间长短决定 TCM 病变的严重程度，自快速性心律失常出现至 TCM 发生的时间可达数月至数年不等。很多患者在出现症状时已同时合并心动过速、心脏扩大和心力衰竭,不利于与 DCM 继发心动过速相鉴别,只有在终止心动过速后心脏病变逆转时才能回顾性明确诊断。尽早使用药物或导管消融术治疗控制心室率和维持正常窦性心律对 TCM 的防治至关重要。

早期识别与诊断:①既往心脏正常,单纯由心动过速引起的左心室或双心室扩大,室壁变薄、心肌收缩功能下降的心肌病变才能诊断为 TCM。既往病史不详,除心动过速外不能以其他原因来解释心肌病变,终止心动过速后心脏的结构和功能明显好转,可以诊断为 TCM。②动态心电图、电生理和超声心动图检查有助于疾病诊断。

治疗:①治疗使目标静息心室率 < 80 次 / 分。② β 受体阻滞剂是控制快速性心律失常和改善心肌重构的首选用药。③ TCM 的心肌病变严重时,导管消融风险增高。

大多数 TCM 患者在心室率被控制后预后良好,且在心室率控制的第 1 个月其心脏结构和功能恢复最为明显,有些患者在半年内可以完全恢复正常。但在心率、心脏结构和功能恢复正常后,少数患者仍有发生猝死的风险。如再发心动过速,患者发生心力衰竭的风险可明显增高。难治性快速性心律失常并发的 TCM 预后较差,且有发生心源性休克或猝死的可能。ICD 和 CRT 的植入对 TCM 患者的疗效和必要性目前尚不明确。

8. 地方性心肌病

地方性心肌病(克山病)是一种病因未明的心肌病,最早发现于黑龙江省克山县。发病机制可能与地球化学因素(低硒、低钙和蛋白质不足)和生物因素(病毒感染、真菌中毒)有关。克山病具有地区性、季节性和农业人口多发的流行病学特点,最新的流行病学调查显示,克山病的患病率为 2.21%。该病的临床表现可分为 4 型:急型、亚急型、慢型和潜在型,其中急型和亚急型类似于急性心肌炎,慢型类似于 DCM。

(1)诊断原则:在克山病病区连续生活 ≥ 6 个月,具有克山病发病的时间、人群特点;主要临床表现为心肌病或心功能不全,或心肌组织具有克山病的病理解剖改变;排除其他心脏疾病,尤其是其他类型心肌疾病。

(2)诊断标准:符合克山病诊断原则,具备以下①~③中任何 1 条,并同时符合④~⑧中任何一条或其中一项表现,即可诊断为克山病:①心脏扩大;②急性或慢性心功能不全的症状和体征;③快速或缓慢性心律失常;④心电图:房室传导阻滞、束支传导阻滞(不完全性右束支传导阻滞除外)、T 波和(或)ST 段改变、QT 间期明显延长、室性期前收缩、室性或室上性心动过速、心房颤动或心房扑动、P 波异常(左、右心房增大或两心房负荷增大);⑤胸部 X 线:主要表现为不同程度的心脏增大、肺淤血、间质水肿或合并肺泡水肿;⑥经胸超声心动图:左心房、室腔内径扩大,LVEF 降低,室壁运动呈弥漫或节段性障碍,二尖瓣血流频谱 A 峰 > E 峰等;⑦心肌损伤标志物检查:TNT 或 TNI 升高,CK-MB 升高;⑧病理解剖改变:尸检心脏或移植手术置换下的心脏主要病变为心肌变性、坏死及其后的修复和重构。

(3)治疗原则:本病应采用抢救心源性休克、控制心力衰竭、纠正心律失常的综合治疗。克山病急型治疗可参照急性重症心肌炎的救治,亚急型治疗可类似参照急性心肌炎的治疗,慢型治疗可参照 DCM 的常规治疗。

(三)继发性 DCM 的治疗

继发性 DCM 是指全身系统性疾病累及心肌,心肌病变仅仅是系统性疾病的一部分。我国常见有以下几种类型:①自身免疫性心肌病:符合 DCM 临床诊断标准,具有系统性红斑狼疮、胶原血管病或白塞病等证据。②代谢内分泌性和营养性疾病继发的心肌病:符合 DCM 临床诊断标准,具有嗜铬细胞瘤、甲状腺疾病、肉毒碱代谢紊乱或微量元素(如硒)缺乏导致心肌病等证据。③其他器官疾病并发心肌病:如尿毒症性心肌病、贫血性心肌病或淋巴瘤浸润性心肌病等,符合 DCM 临床诊断标准。此种类型的继发性 DCM 的治疗根本为针对原发病因的治疗及 DCM 引起的相应临床表现的治疗。

（四）DCM 的精准医疗

目前针对心肌病的治疗主要集中在对症治疗，预防猝死，终末阶段的治疗方法仍依赖于心脏移植，而针对病因的精准治疗则是患者迫切需要的。普遍认为 DCM 是一类既有遗传因素又有非遗传因素参与导致的复合型心肌病。迄今已经确认的家族性遗传性扩张型心肌病致病基因超过 50 个，其最常见的遗传方式是常染色体显性遗传，也有常染色体隐性遗传、X 连锁遗传及线粒体遗传病例，后者多见于儿童期发病个体。大约 40% 的家族性 DCM 为单基因遗传，家族性遗传性 DCM 的

外显率表现出年龄依赖性，致病基因携带个体随着年龄增长逐渐出现疾病表型，超声心动图及心电图检查评估显示表型正常时，不能排除疾病晚期发作的可能性，携带相同致病基因的家系成员间发病年龄可不同。临床基因检测可在 25%～40% 的常染色体显性遗传家族病例中确定 DCM 的病因，而在 DCM 的孤立病例中，检测的准确率为 10%～25%。对于任何年龄的非缺血性 DCM 患者建议基因检测以明确发病机制，判断预后和指导治疗。对 DCM 患者亲属进行级联基因检测成本效益比也是比较经济的。围绕基因检测结果等进行精准治疗是未来 DCM 诊治的发展趋势[15]。

第三节　肥厚型心肌病

一、流行病学

肥厚型心肌病是最常见的遗传性心血管疾病之一，估计在全球普通人群中的患病率为每 200～500 名成年人中就有 1 例（0.2%～0.5%），中国人群中约为 80/10 万。然而，许多患者可能由于没有体征或症状或者超声心动图检查未能发现而未被诊断。

二、临床分型

根据左心室流出道与主动脉之间的峰值压力阶差（LVOTG），将 HCM 分为梗阻性、非梗阻性及隐匿梗阻性三种类型，三种类型患者各占 1/3。安静状态下，LVOTG ≥ 30 mmHg 为梗阻性；安静时正常，负荷运动时 LVOTG ≥ 30 mmHg 为隐匿梗阻性；安静和负荷时 LVOTG < 30 mmHg 为非梗阻性。

三、发病机制

约 60% 的 HCM 患者存在致病基因突变，为单基因常染色体显性遗传，主要为编码肌小节蛋白或肌小节相关结构蛋白的基因突变。编码粗

肌丝相关的 β - 肌球蛋白重链基因（β-myosin heavy chain，MYH7）和肌球蛋白结合蛋白 C 基因（myosin binding protein C，MYBPC3）是 HCM 最常见的两种致病基因，二者总和约占基因突变患者的 70%。除此之外，还有 6 个编码心肌肌小节相关蛋白的基因为 HCM 的"热点致病基因"：MYL2、MYL3、TNNT2、TNNI3、TPM1 和 ACTC1。5%～10% 是由其他遗传性或非遗传性疾病引起的，包括先天性代谢性疾病（如糖原贮积病、肉碱代谢疾病、溶酶体贮积病）、神经肌肉疾病（如 Friedreich 共济失调）、线粒体疾病、畸形综合征、系统性淀粉样变等。25%～30% 是不明原因的心肌肥厚，发病机制仍有待明确。

四、病理表现

HCM 患者心脏质量增加，可达正常心脏的 2 倍（约 600 g），甚至 1000 g 以上[16-18]。大体病理可见心脏肥大、心壁不规则增厚、心腔狭小。90% 为非对称性肥厚，其他表现为左心室向心性肥厚、左心室后壁肥厚、心尖部肥厚等。组织病理可见心肌纤维排列紊乱及形态异常，也称为心肌细胞紊乱或无序排列。其他表现包括心肌细胞肥大、间质纤维化和心肌间质小冠状动脉异常

（管壁增厚、管腔严重缩小）[19]。图 18-7 为 HCM 心肌示意图、大体标本及组织学染色图片[20]。

五、症状和体征

（一）症状

HCM 的临床症状有明显异质性，可长期无症状，亦可首先表现为猝死。临床症状与左心室流出道梗阻、心功能、快速性或缓慢性心律失常等有关。临床表现主要包括劳力性呼吸困难、胸痛、乏力、心悸、晕厥或者先兆晕厥、心脏性猝死、心力衰竭等。儿童或青年期确诊的 HCM 患者症状更多、预后更差。

（二）体征

体格检查可见心脏大致正常或轻度增大，可能闻及第四心音。流出道梗阻患者可于胸骨左缘第 3～4 肋间闻及较粗糙的喷射性收缩期杂音。心尖部也常可闻及收缩期杂音，这是因为二尖瓣前叶移向室间隔导致二尖瓣关闭不全所致。增加心肌收缩力或减轻心脏后负荷的措施，如含服硝酸甘油、应用强心药、做 Valsalva 动作或取站立位等均可使杂音增强；相反减弱心肌收缩力或增加心脏后负荷的因素，如使用 β 受体阻滞剂、取蹲位等均可使杂音减弱。

六、诊断

（一）辅助检查

（1）心电图主要表现为 QRS 波高电压、ST 段压低和 T 波倒置、异常 Q 波。也可有室内传导阻滞和其他各类心律失常。

（2）超声心动图示室间隔不对称肥厚而无心室腔增大为其特征。舒张期室间隔厚度 ≥ 15 mm 或与后壁厚度之比 ≥ 1.3 需考虑诊断。伴有流出道梗阻时可见室间隔流出道部分向左心室内突出、二尖瓣前叶收缩期前移（systolic anterior motion，SAM）、左心室舒张功能障碍等。静息状态下无流出道梗阻者需要评估激发状态下的情况。部分患者心肌肥厚局限于心尖部，尤以前侧壁心尖部为明显，如不仔细检查，容易漏诊。拟行室间隔心肌切除术的患者，应行经食管超声心动图检查。拟行化学消融术者，建议行经冠状动脉超声心动图声学造影（确定消融位置）。

（3）心脏磁共振（CMR）检查能清晰显示心室壁和（或）室间隔局限性或普遍性增厚。梗阻性 HCM 在 CMR 上可见左心室流出道狭窄、SAM 征和二尖瓣关闭不全。心尖肥厚病例可见左心室腔呈铁铲样改变伴心尖闭塞。钆延迟增强（LGE）扫描可以发现和评估心肌纤维化及其程度，帮助进行危险分层。CMR 也可用于室间隔切除术或消融术的术前和术后评估肥厚和纤维化程度。

（4）冠状动脉造影：对那些有疑似心绞痛症状和心电图 ST-T 改变的患者有重要鉴别价值。特别是对于不稳定型心绞痛、心脏性猝死复苏和持续性室速患者应该进行此项检查。

（5）心内导管检查：当存在以下一种或多种情况时可行心内导管检查：①需要与限制型心肌病或缩窄性心包炎鉴别；②怀疑左心室流出道梗阻，但临床表现和影像学检查之间存在差异；③拟行

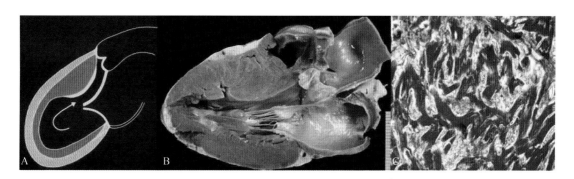

图 18-7　A. 长轴观示意图：非对称性主动脉瓣下间隔肥厚；B. 肥厚型心肌病标本（长轴切面）：非对称性室间隔肥厚；C. 组织学上的心肌细胞排列混乱（Azan 染色法）

心脏移植患者的术前评估。

（6）心内膜心肌活检：一般不用于 HCM 诊断。心肌活检对除外浸润性和贮积性心肌病有重要价值，用于高度怀疑而其他方法无法确诊的淀粉样变性、糖原贮积病等。

（二）基因检测

基因突变是 60% HCM 患者的根本原因。推荐临床 HCM 患者进行基因筛查，包括编码肌小节蛋白和 HCM 相关类型综合征的致病基因等。HCM 致病基因的外显率为 40%～100%，发病年龄也存在很大的异质性，约 7% 的 HCM 患者存在多基因或复合突变，发病可能较单基因突变者更早、临床表现更重、预后更差，因此对基因诊断的结果解释应谨慎。

（三）诊断与鉴别诊断

临床上多种疾病都能够引起心肌肥厚，必须注意鉴别。

（1）高血压引起的心肌肥厚：有长期的高血压病史，心肌肥厚通常呈对称性，为均匀的低回声，一般室壁厚度≤15 mm，经严格血压控制，6～12 个月后左心室肥厚程度减轻或者消退。

（2）内分泌异常导致的心肌肥厚：如肢端肥大症、过度分泌肾上腺髓质激素的疾病（如嗜铬细胞瘤）会导致心肌肥厚，治疗这些内分泌疾病后左心室肥厚会缓慢逆转。

（3）主动脉瓣狭窄和先天性主动脉瓣下隔膜为对称性肥厚，超声心动图可明确瓣膜病变；先天性主动脉瓣下隔膜临床表现与主动脉瓣狭窄类似，需要仔细行超声心动图检查，磁共振成像检查能清晰可见隔膜存在。

（4）强化运动引起的心肌肥厚：无 HCM 家族史，心肺运动功能较好，超声心动图常显示左心室腔内径增大、室壁轻度均匀增厚（未出现极端不对称或心尖肥厚），通常不合并左心房增大、严重的左心室舒张功能异常和组织多普勒显示的收缩速度降低，终止体能训练可使肥厚程度减轻。

（5）系统性淀粉样变性：多系统受累，常累及心脏，左心室肥厚为对称性，可明显增厚，但

心电图表现为低电压或者正常电压。除心室肌外，房间隔和瓣膜也可发生增厚，组织病理检查能够确诊。

（6）Anderson-Fabry 病：为半乳糖苷酶基因突变导致溶酶体内缺乏半乳糖苷酶 A 所致。超声心动图和心脏磁共振成像、α-半乳糖苷酶 A 活性的测定以及基因检测有助于确诊，必要时可以进行组织活检。

（7）线粒体疾病：由核 DNA 或线粒体 DNA 突变所致，多系统受累。心脏病变见于 40% 的患者，其中心肌肥厚最常见。实验室检查血乳酸、丙酮酸最小运动量试验阳性，肌肉或者心肌活检有特异性表现，基因分析发现核 DNA 或者线粒体 DNA 突变等有助于确诊。

（8）糖原贮积病：主要有 Danon 病和单磷酸腺苷激活蛋白激酶 y2 亚基编码基因突变（PRKAG2）心脏综合征。为严重的左心室肥厚，常伴心室预激和传导异常等心电图表现。基因检测有确诊价值。

（9）Friedreich 共济失调：是一种常染色体隐性遗传病，为 X25 基因第一内含子发生异常扩增或 X25 基因点突变所致。临床主要表现为步态不稳和肢体共济失调、腱反射消失、病理征阳性和骨骼异常。34%～77% 的患者伴有心肌肥厚。

（10）畸形综合征：一些畸形综合征合并心肌肥厚，仔细体检能够发现其他器官受累的临床表现，最常见的是由编码丝裂原活化蛋白激酶通路蛋白 H 的基因突变所致，包括 Noonan 综合征、LEOPARD 综合征、Castello 综合征和心面皮肤综合征，这些综合征多合并发育异常，基因检测有助于确诊。

（11）药物导致的心肌肥厚：长期使用一些药物包括促代谢合成的类固醇、他克莫司和羟氯喹，可以导致左心室肥厚，但室壁厚度很少会大于 15 mm，停药后左心室肥厚可以逆转。

（四）诊断标准

1. 成人（年龄≥18 岁）诊断标准

（1）任意成像手段（超声心动图、心脏磁共振成像或计算机断层成像）发现一个或多个左心室节段舒张末期最大心室壁厚度≥15 mm。

（2）对于家族性 HCM 中除先证者外的家庭成员或基因检测阳性（携带 HCM 致病基因变异）的个体，舒张末期最大心室壁厚度 ≥ 13 mm 也可以诊断 HCM。

（3）排除其他心血管疾病或全身性、代谢性疾病所致。

2. 儿童诊断标准

与成人一样，诊断 HCM 需要保证左心室室壁厚度 ≥ 预测平均值 + 2SD（即 Z 值 > 2，Z 值定义为所测数值偏离平均值的 SD 数量）[21]。

3. 亲属诊断标准

对于 HCM 患者的一级亲属，若心脏成像（超声心动图、心脏磁共振或 CT）检测发现无其他已知原因或者致病基因检测阳性时，左心室室壁某节段或多个节段厚度 ≥ 13 mm，即可确诊 HCM。

七、治疗

（一）HCM 合并左心室流出道梗阻

1. 药物治疗

推荐 β 受体阻滞剂（小剂量开始，剂量可加至最大耐受剂量）；无法耐受 β 受体阻滞剂或有禁忌证的患者，推荐给予维拉帕米或者地尔硫草以改善症状（小剂量开始，剂量可加至最大耐受剂量），但对 LVOTG 严重升高 ≥ 100 mmHg、严重心力衰竭或窦性心动过缓的患者，应慎用；使用 β 受体阻滞剂和非二氢吡啶类 CCB 后 LVOTG 仍较高且有症状的患者，建议丙吡胺与 β 受体阻滞剂或非二氢吡啶类 CCB 联合应用，丙吡胺可提高心房颤动患者心室率，应用时需注意；治疗急性低血压时对液体输入无反应的梗阻性 HCM 患者，推荐静脉用去氧肾上腺素（或其他单纯血管收缩剂）。

心肌肌球蛋白 ATP 酶变构抑制剂，通过选择性降低心肌肌球蛋白重链的 ATP 酶活性，可逆地抑制肌球蛋白-肌动蛋白横桥的过量形成，促使整个肌球蛋白群体转向节能的超松弛状态，从而抑制心肌过度收缩、改善舒张顺应性及能量代谢，减轻左心室流出道梗阻。当使用 β 受体阻滞剂、钙通道阻滞剂和（或）丙吡胺的治疗无效或耐受

性差时，指南推荐应考虑将心肌肌球蛋白 ATP 酶抑制剂 Mavacamten 用作二线治疗用药。

2. 经皮室间隔心肌消融术

（1）临床适应证：经过严格药物治疗 3 个月，基础心率控制在 60 次 / 分左右，静息或轻度活动后仍出现临床症状；既往药物治疗效果不佳或有严重不良反应，纽约心脏协会（NYHA）心功能 Ⅲ 级及以上或加拿大胸痛分级 Ⅲ 级的患者；尽管症状不严重，NYHA 心功能未达到 Ⅲ 级，但 LVOTG 较高及有其他猝死的高危因素，或有运动诱发的晕厥患者；外科室间隔切除或植入带模式调节功能的双腔（DDD）起搏器失败者；有增加外科手术危险的合并症的患者。

（2）有症状患者血流动力学适应证：经胸超声心动图和多普勒检查，静息状态下 LVOTG > 50 mmHg 或激发后 LVOTG ≥ 70 mmHg。

（3）形态学适应证：超声提示室间隔肥厚，梗阻位于室间隔基底段，合并与 SAM 征有关的左心室流出道及左心室中部压力阶差，排除乳头肌受累和二尖瓣叶过长；冠状动脉造影有合适的间隔支，间隔支解剖形态适合介入操作，心肌声学造影可明确拟消融的间隔支为梗阻心肌提供血供即消融靶血管；室间隔厚度 ≥ 15 mm 的患者。

3. 外科室间隔心肌切除术

外科室间隔心肌切除术建议由经验丰富的外科医师实施，在三级医疗中心开展。同时满足以下 2 个条件：药物治疗效果不佳，经最大耐受剂量药物治疗仍存在呼吸困难或胸痛（NYHA 心功能 Ⅲ 或 Ⅳ 级）或其他症状（如晕厥、先兆晕厥）；静息或运动激发后，由室间隔肥厚和 SAM 所致的 LVOTG ≥ 50 mmHg。对于部分症状较轻（NYHA 心功能 Ⅱ 级），LVOTG ≥ 50 mmHg 但是出现中重度二尖瓣关闭不全、心房颤动或左心房明显增大的患者，也应考虑外科手术治疗，以预防不可逆的合并症。外科手术要注意特殊问题的处理，包括二尖瓣异常、合并冠状动脉病变、心肌桥、心房颤动、右心室流出道梗阻等，如合并可根据实际情况一并处理。

4. 植入心脏永久性起搏器

植入 DDD 起搏器对有严重症状的梗阻性

HCM 可能有用，疗效不确定。永久性起搏器工作原理是使用短 AV 间期改变左心室的激动顺序，远离肥厚室间隔部位的心肌提前激动和收缩，而室间隔的激动和收缩相对滞后，随之减轻左心室流出道梗阻。

适应证：部分静息或刺激时 LVOTG ≥ 50 mmHg、窦性心律且药物治疗无效，若合并有经皮室间隔心肌消融术或外科室间隔心肌切除术禁忌证，或术后发生心脏传导阻滞风险较高，应考虑房室顺序起搏；当存在房性心律失常药物无法有效控制心室率时，可考虑房室结消融加永久性起搏器植入治疗。

5. Liwen 术式微创治疗

Liwen 术式微创治疗的原理是通过高频电波导致肥厚的心肌组织细胞内的离子产生热效应，局部温度高达 90 ～ 100℃，进而导致肥厚的心肌细胞脱水坏死。

治疗方法：在超声指导下，射频针经皮、肋间、心外膜进入心尖心肌内室间隔进行消融。射频消融穿刺针首先置入肥厚的室间隔前壁进行消融，随后在室间隔后壁重复这一操作，对室间隔进行充分消融，进而解除 LVOT 梗阻。

（二）HCM 合并心力衰竭的治疗

1. HFpEF

绝大部分 HCM 合并的心衰为 HFpEF，既有心肌被动充盈障碍也有主动舒张障碍。治疗主要有：β 受体阻滞剂、维拉帕米或地尔硫䓬和低剂量利尿剂，ACEI 或 ARB 的有效性尚未确定，故应慎用于梗阻性 HCM 的患者。尚未有 SGLT-2i 在 HCM 合并 HFpEF 患者中应用的研究，因此目前不推荐 SGLT-2i 在此类患者中应用，除非合并糖尿病。主动舒张障碍是 HCM 的主要病理生理改变，常规药物几乎无效。Mavacamten 在症状性非梗阻 HCM 患者中进行的研究显示可以显著降低 NT-proBNP 和 cTnI 水平，提示可以改善心肌室壁张力，未来有望改善 HCM 合并的 HFpEF。

2. HFrEF 和 HFmrEF

HCM 患者由于心室壁增厚，心腔相对较小，LVEF 水平通常处于正常高限（65% ～ 70%）或升高（> 70%），当 LVEF 接近 50% 时，就应警惕收缩功能不全。尽管所有心衰相关的随机对照试验入选患者时均排除 HCM，但 HCM 合并 HFrEF 和 HFmrEF 时病理生理学机制与非 HCM 心衰患者相似，因此当 HCM 患者 LVEF < 50% 时就应该参考心衰指南中关于 HFrEF（LVEF ≤ 40%）的治疗方案给予相应的 GDMT。

（三）HCM 合并胸痛的治疗

对于出现心绞痛样胸痛且无左心室流出道梗阻的患者，应考虑给予 β 受体阻滞剂和钙通道阻滞剂以改善症状，也可考虑口服硝酸盐类药物改善症状；对于胸痛合并左心室流出道梗阻的患者，治疗同 "HCM 合并左心室流出道梗阻" 的药物治疗部分。

（四）HCM 合并心房颤动的治疗

1. 节律控制

HCM 合并房颤后会加重或导致心衰，建议尽可能进行节律控制。对采用药物控制节律的患者，胺碘酮是首选，无明显心衰时索他洛尔也可以使用。一般情况下普罗帕酮禁用，该药可能使房颤转为房扑，出现 1:1 下传，引发急性恶性血流动力学改变。经导管消融（射频或冷冻）治疗是房颤节律控制的一线治疗，优于单纯药物治疗。因此 HCM 合并症状性房颤、药物治疗效果不佳或不耐受药物治疗者可以考虑导管消融。对于左心房巨大（左心房内径 > 50 mm）、长时程房颤、LVEF < 50%、NYHA 心功能分级 Ⅲ / Ⅳ 级，节律控制和室率控制都难以实现者，直接消融房室结后植入心脏起搏器是可行的。

2. 室率控制

房颤无法转复的情况下，考虑室率控制策略。推荐使用 β 受体阻滞剂、维拉帕米或地尔硫䓬，剂量调整基于充分的心室率控制与副作用（包括低血压及严重的心动过缓）之间的平衡。在无左心室流出道梗阻的情况下，也可以考虑使用地高辛。

3. 抗凝

对于 HCM 合并临床房颤的患者，无论 CHA$_2$DS$_2$-VASc 评分情况，在无禁忌证时均建议抗凝治疗。

（五）心脏性猝死的预防

HCM 治疗中最为重要的问题是心脏性猝死（sudden cardiac death，SCD）的危险分层和预防，可靠方法只有植入埋藏式心脏复律除颤器（ICD）。HCM 患者应避免参加竞技性体育运动，药物预防 SCD 效果尚不明确，胺碘酮可能有效。

HCM 患者初始评估时均应进行综合 SCD 危险分层，具备其中任意一项均建议植入 ICD：具有心室颤动、持续性室性心动过速或心搏骤停（SCD 未遂）的个人史；早发 SCD 家族史，包括室性快速性心律失常的 ICD 治疗史；不明原因的晕厥；动态心电图证实的非持续性室性心动过速（NSVT）；左心室壁最大厚度 ≥ 30 mm。

应用 HCM 预测模型（HCM Risk-SCD）个体化评估 5 年风险：未来 5 年内 SCD 的概率 ≥ 6% 且预期寿命 > 1 年，建议植入 ICD。若患者 5 年后 SCD 风险 < 4%，可以考虑植入 ICD；若 4% < 5 年 SCD 风险 < 6%，根据具体情况而定。若有下述潜在 SCD 危险因素任意一项者均建议植入 ICD：心脏磁共振成像 LGE 阳性；多个 HCM 致病基因突变或复合突变（即基因致病突变个数 > 1）。

（六）其他治疗

心脏移植适用于终末期心脏病，尤其是 NYHA 心功能 Ⅲ 或 Ⅳ 级，对于常规治疗均无反应的患者。对无症状或症状已被 β 受体阻滞剂控制的妊娠期 HCM 患者，妊娠期间应在产科医生的指导下应用 β 受体阻滞剂，需要加强监测。HCM 患者要做好规律的临床随访，无症状的 HCM 患者不适合参加剧烈的竞技运动，但可参加低强度运动和娱乐活动。

第四节　限制型心肌病

限制型心肌病（restrictive cardiomyopathy，RCM）特征为由于心肌僵硬度增加，导致舒张期开始时心室压力快速升高，充盈量仅小幅增加、表现为限制性充盈障碍的心肌病。通常伴有心房扩张和而心室无扩张，心室壁厚度和收缩功能可能正常也可以有增厚和轻度减低[17, 22]。与肥厚型、扩张型和致心律失常型心肌病具有通过超声心动图很容易识别的形态学和（或）功能异常不同，限制型心肌病的特征是充盈的血流动力学异常，并不一定存在明显的形态学异常或收缩功能异常，因此心肌病变不容易被识别出来。

一、流行病学

RCM 的发病率和患病率因病因不同而不同。欧美资料显示轻链型淀粉样变性的发病率为（9 ~ 14）人 / 百万人。遗传型转甲状腺素蛋白淀粉样变性，全世界患病人数为 5000 ~ 10 000 人。

非洲等热带地区，死于心力衰竭的患者中 14% 为心内膜纤维化所致。特发性和家族性 RCM 具体患病率不详，估计在 1/10 万 ~ 9/10 万。

二、分类与发病机制

根据组织学检查结果可将 RCM 分成四类（图 18-8）：

（1）间质纤维化和心肌细胞功能异常：包括编码肌节蛋白、细胞骨架、核纤层蛋白、细丝蛋白、肌联蛋白等相关基因突变所致，导致心肌功能异常。许多已知引起 RCM 的基因突变与引起 HCM 的基因突变重叠。ABCC6 基因纯合或复合杂合突变会引起弹性假黄瘤继发心内膜病变。放疗、化疗、系统硬化症以及糖尿病也会导致心肌细胞功能异常或者间质纤维化。

（2）细胞外间质浸润性疾病：包括淀粉样变性和结节病。其中淀粉样变性又可以分为与基因突

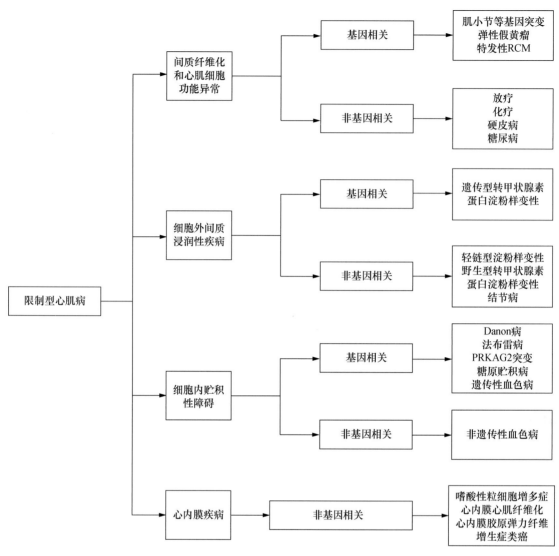

图 18-8　限制型心肌病的组织学分类

变有关的遗传型转甲状腺素蛋白淀粉样变性和与基因突变无关的轻链型淀粉样变性和野生型转甲状腺素蛋白淀粉样变性。

（3）心肌细胞内贮积性障碍：包括结蛋白病、法布雷病、Danon病、PRKAG2突变、遗传性血色病和糖原贮积病。多数与基因突变相关。

（4）心内膜心肌纤维化等心内膜疾病：包括热带和非热带心内膜心肌纤维化、嗜酸性粒细胞增多性心内膜炎、心内膜胶原弹力纤维增生症、类癌等。基本上与基因突变无关。

三、病理表现

特发性 RCM 的光学显微镜检查通常显示斑片状心内膜和间质纤维化伴胶原沉积增加、无肌纤维坏死的肌细胞肥大或心肌紊乱（与 HCM 不同）。淀粉样变性的病理为刚果红染色阳性，超微电镜可见大量淀粉样纤维沉积，免疫电镜或者质谱分析可为淀粉样纤维的前体蛋白分型。法布雷病电镜下心肌细胞胞质内充满嗜锇性"髓样小体"，呈圆形或卵圆形，内部呈层状，类似洋葱皮或髓鞘结构为典型病变。结节病组织学显示非干酪样坏死性上皮样细胞肉芽肿。

四、症状和体征

大多数 RCM 患者存在心力衰竭、特别是右心衰的症状和体征（如劳力性呼吸困难、水肿），

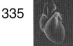

并在数月或数年内进展。早期表现为运动耐力下降，疲劳、乏力、呼吸困难等临床症状。右心病变主要表现为颈静脉压升高、颈静脉怒张、肝大、腹水及下肢水肿等右心衰竭的表现。左心病变有咳嗽、呼吸困难等左心衰竭的表现。可以闻及异常心音，二、三尖瓣反流引起的杂音。继发性 RCM 会合并相应病因疾病的表现，如心脏淀粉样变性（CA）患者还可出现巨舌、眶周瘀斑，同时还可合并双侧腕管综合征及自主神经功能障碍。

五、诊断和鉴别诊断

（一）诊断

1. 何时怀疑 RCM

出现运动耐力下降、水肿病史及右心衰竭表现时需要进行超声心动图检查，如果患者超声心动图见双心房增大、室壁不厚或轻度增厚、左心室不扩大而充盈受限，应考虑限制型心肌病。

2. 临床评估

全面采集病史，包括心肌病家族史、药物使用史、纵隔放疗史、血液系统疾病病史等。

（1）超声心动图和心电图：RCM 的典型超声心动图征象包括单侧或双侧心房显著扩大、左室舒张功能明显异常、左心室心腔无扩大（在淀粉样变性、心内膜病变时甚至会缩小）、收缩功能正常或者接近正常。同时超声心动图能够排除或查明心衰的其他原因（如扩张型心肌病、心脏瓣膜疾病、心包疾病或肺动脉高压）。一些超声心动图表现有助于查找 RCM 病因：心脏淀粉样变性中，左心室壁和右心室壁通常轻度对称增厚，心肌可能呈颗粒状，心肌应变成像可能显示心尖保留表现[23]。放射诱导的 RCM 中，超声心动图显示放射区域内结构异常，如心脏瓣膜钙化、心包增厚或局灶性室壁运动异常。在嗜酸性粒细胞性心肌炎时，受损的心内膜可能伴有血栓以及纤维化，主要在心室心尖部，可见单侧或双侧心室的心内膜心肌回声增强，附着血栓，房室瓣的瓣叶可能同时受累。

心电图通常会有异常，但无特异性。淀粉样变性可能表现为肢体导联或者所有导联低电压。

（2）实验室检查：血常规有助于明确有无贫血、嗜酸性细胞增多等疾病；肌酸激酶、利钠肽和肌钙蛋白检查可以明确心衰和心肌损伤程度及是否存在肌肉受累。临床尚需要根据患者的合并情况选择性进行一些相关检查，如血尿免疫固定电泳加游离轻链有助于鉴别诊断淀粉样变性；血清血管紧张素转化酶有助于鉴别结节病；α- 半乳糖苷酶活性有助于诊断法布雷病；血清铁、血清总铁结合力、转铁蛋白饱和度有助于鉴别血色病。

（3）心脏磁共振：对于初始评估未发现 RCM 潜在病因的患者[24]，LGE-CMR 可提供额外的诊断信息，从而提示初始评估时遗漏的疾病。如心脏淀粉样变性患者 CMR 表现为心室、心房心内膜下粉尘样 LGE；心肌内膜纤维化表现为心内膜增厚和 LGE；结节病则表现为左心室侧壁斑片状及多发局灶性 LGE；法布雷病仅表现为左心室下侧壁中段 LGE。CMR 也可用于区分缩窄性心包炎和 RCM。心脏 T2* 时间缩短提示存在心肌铁过载。

（4）核素显像：临床怀疑心脏淀粉样变性而血清 / 尿液中单克隆免疫球蛋白和游离轻链无异常时，如果 99 m 锝（Tc）焦磷酸核素显像心肌摄取为 2 级或 3 级，诊断转甲状腺素蛋白心脏淀粉样变性的特异性和阳性预测值为 100%。

（5）心内膜心肌活检：当考虑 RCM 病因可能为浸润性疾病（淀粉样变性、心脏结节病）、贮积性疾病（糖原累积病、法布雷病）、肌原纤维疾病、嗜酸性粒细胞增多症等所致而其他诊断性检查不能确诊时，可以进行心内膜心肌活检。

（6）基因检测：在疑诊特发性 RCM 或有 RCM 家族史的患者可以进行基因检测。近年来针对 RCM 的基因认知迅速进展，其中 MYH7、TNNI3、TNNT2、ACTC1、FLNC 和 TTN 与在肥厚型心肌病与扩张型心肌病中一样为常见的致病基因。遗传性代谢性疾病，需关注 TTR 基因和法布雷病 GLA 基因。遗传性血色病需要关注相关的 HFE 基因、HJV 基因等。

（二）鉴别诊断

鉴别诊断应除外缩窄性心包炎，两者的临床表现及血流动力学改变十分相似[25]。缩窄性心包炎患者以往可有活动性心包炎或心包积液病史[26]。查体可有奇脉、心尖冲动消失、心包叩击音。胸部X线有时可见心包钙化。超声心动图有时可见心包增厚、室间隔抖动征。而限制型心肌病常有双心房明显增大、室壁可增厚。限制型心肌病的CMR可以有室壁LGE，而缩窄性心包炎则可见心包增厚。心导管压力测定有助于疑难病例的鉴别。二者鉴别非常重要，因为大部分缩窄性心包炎患者可以通过心包剥脱进行治疗。

六、治疗

（一）特异性治疗

针对有特殊病因的RCM，可以进行相应治疗，例如氯苯唑酸治疗转甲状腺素蛋白心脏淀粉样变性、糖皮质激素治疗结节病、驱铁治疗血色病、酶替代治疗法布雷病等。

（二）药物治疗[27]

RCM病理生理学有其特征：①由于RCM时舒张功能严重受限，心腔容量通常较小，每搏量实际上是固定的，心排血量主要取决于心率变化。β受体阻滞剂具有负性变时作用，且在较小程度上具有负性肌力作用，因此RCM时可能无法耐受。②逆转重塑（即左心室容积减少和左心室射血分数恢复）不是治疗目标。因此RCM患者往往对肾素-血管紧张素-醛固酮系统抑制剂和血管扩张药物不耐受，容易出现低血压。

1. 容量管理

RCM患者容量管理的一般方法与其他形式的心衰相似，主要为利尿剂，但应避免强利尿，因为RCM患者的心腔容量减少，血容量变化会导致明显的心排血量减低。

2. 心力衰竭药物

用于HFrEF和HFpEF的大多数药物和器械治疗在RCM患者中尚未被证实有益或可行，且RCM对肾素-血管紧张素-醛固酮系统抑制剂、脑啡肽酶抑制剂和β受体阻滞剂耐受性较差。此类治疗可用于RCM合并疾病，如ACEI用于治疗高血压、β受体阻滞剂用于控制房颤心率或SGLT-2抑制剂用于治疗糖尿病，否则不推荐单纯用于RCM患者。对于重度失代偿性RCM患者，不常规使用静脉用血管扩张药物（如硝普钠、硝酸甘油、肼屈嗪）来治疗难治性心力衰竭。

3. 心房颤动

由于RCM患者往往对房颤耐受性差，节律控制应优先于心率控制，但实现中维持窦性心律可能较为困难（能够安全有效应用的药物有限）。可以考虑使用β受体阻滞剂或洋地黄药物（不能用于CA）控制心室率。RCM合并房颤的患者具有极高的血栓栓塞风险，无论其CHA_2DS_2-VASc评分如何，没有禁忌证情况下都应进行抗凝治疗。

4. 器械或机械循环支持

（1）起搏器和ICD：对于RCM导致的严重缓慢性心律失常，需要植入起搏器。有心搏骤停病史或者持续性室性心动过速病史患者，预计生存期＞1年者可以考虑植入ICD。

（2）机械循环支持（mechanical circulatory support，MCS）：对于终末期RCM患者是治疗选择，但在RCM患者中的有效性尚未完全明确，并且通常受到双心室舒张功能障碍和终末器官功能障碍的限制。此外，RCM时正常或较小的心室内径通常会妨碍MCS设备置入。

（三）外科手术

1. 心内膜剥脱术

当心内膜纤维化严重时可以考虑外科手术进行内膜剥脱，对于房室瓣受累者，可以同时进行修复（切除纤维化和血栓）或者置换。

2. 心脏移植

适用于有难治性心力衰竭症状并有合理生存时间的RCM患者。与其他原因导致的重度心力衰竭相比，RCM合并心力衰竭患者心脏移植等待期死亡率最高。

（四）基因治疗

目前已经有针对转甲状腺素淀粉样变性、法布雷病以及Danon病的基因编辑或病毒转载基因疗法应用到人体的研究。这将是未来RCM治疗的研究热点。

七、预后

关于 RCM 患者预后的数据有限。特发性 RCM 患者的预后通常较差，大多数患者最终进展为终末期心力衰竭，5 年和 10 年的生存期分别为 64% 和 37%。约 2/3 的特发性 RCM 患者死亡原因为心血管性，主要原因包括心力衰竭、猝死、心律失常或脑血管意外。尽管心脏移植提高了总生存率，但特发性 RCM 儿童的预后较差，中位生存期为 1 ～ 1.4 年。轻链型淀粉样变性的预后取决于临床分期，心脏受累患者的中位生存期为 4 个月至 40 个月（未治疗情况下），转甲状腺素蛋白心脏淀粉样变性患者的中位生存期为 3 ～ 5 年（未治疗情况下）。

第五节　致心律失常型右心室心肌病 / 发育不良

致心律失常型右心室心肌病（arrhythmogenic right ventricular cardiomyopathy，ARVC）亦称致心律失常型右心室发育不良（arrhythmogenic right ventricular dysplasia，ARVD）[28]，指右心室正常心肌进行性逐渐被纤维脂肪组织所取代，早期呈典型的区域性，晚期可累及整个右心室甚至部分左心室，也有研究表明即使在早期左心室也有可能受累。该病呈家族性发病，多为常染色体显性遗传，也有常染色体隐性遗传的报道；近一半表现为桥粒基因突变所致的遗传性心肌病[29]。常并发心律失常、猝死等，主要见于青年人和运动员。

一、流行病学

根据 2023 年 ESC 指南，ARVC 成人患病率为 0.078%，在婴儿期和幼儿期非常罕见[6]。在年轻 ARVC 病例中，猝死和高强度运动之间存在联系，患有 ARVC 的年轻人在竞技体育活动中猝死的风险比正常人高 5 倍[28]。ARVC 多为家族性，以常染色体显性遗传为主，家族性 ARVD/C 占 50% 以上，由于疾病表型的多样性以及年龄相关的外显率，使家族性 ARVD/C 的诊断比例降低，导致许多家族性疾病被误认为散发性。该病的家族易感性已被广泛证实，其中约 1/3 患者家属将发展为 ARVC[30]。所以对于临床上已确诊的患者，进行家族临床和分子遗传学筛查很重要。

二、危险分层

2015 年《关于致心律失常型右心室心肌病 / 发育不良治疗的国际专家组共识》[28] 指出，ARVC/D 患者发生心脏性猝死（sudden cardiac death，SCD）的机制是持续性室性心动过速（VT）或心室颤动（VF）导致的心搏骤停，常常是既往无症状年轻患者的首发症状。尸检系列研究资料和有关 ARVC/D 的观察性临床研究提出了多项不良事件和死亡的预测因素。不良事件包括恶性心律失常事件（SCD、VF 导致的心搏骤停、适当的 ICD 治疗或针对快速性 VT/VF 的 ICD 治疗）、非心脏性猝死或心脏移植。发生过持续性 VT 或 VF 患者出现致命性心律失常事件的风险最高。

部分研究显示无法解释的晕厥与心律失常风险增加有关。无法解释的晕厥定义为意识丧失：①出现在有明确环境因素导致神经反射介导的血管张力和心率改变时（如排尿、排便、咳嗽或其他类似情况），而未记录到室性心律失常；②在详细的临床评估试图排除其他心脏性或心外性因素后仍无法解释晕厥原因。

其他不良事件的独立危险因素包括：24 h 动态心电图监测发现的非持续性 VT；右心室或左心室扩大或功能障碍，双心室扩大或功能障碍；男性，桥粒蛋白基因复合突变或双基因杂合突变；诊断 ARVC 时年龄较小，先证者，程序心室刺激诱发恶性心律失常，电解剖标测瘢痕的数量及其相关的碎裂电位，胸前和下壁导联 T 波倒置的程度，QRS 波低电压和碎裂 QRS 波。

三、病理表现

组织学检查是 ARVC/D 诊断的金标准，主要病理改变有右心室肥厚，局限性或普遍性右心室扩张，扩张部分心肌变薄，可能出现活动度减弱或反向收缩搏动，室壁瘤形成。镜下的右心室心肌不同程度地被纤维脂肪组织替代，脂肪组织呈条索状或片状浸润，穿插于心肌层，纤维脂肪组织间存在心肌小岛，残存心肌纤维萎缩呈不规则索团状，与脂肪组织混合存在，部分病例呈透壁性脂肪浸润，有些病例几乎完全被脂肪组织取代。纤维脂肪组织的替代是一个渐进发展的过程，一般起始于右心室的外膜下或中间心肌层，逐渐累及心内膜下，左右心室均可受累。单纯脂肪浸润不是 ARVD/C 的病理特征，因为老年人和肥胖者亦可以在心肌组织间出现脂肪组织[31-32]。ARVC/D 大体标本及组织切片如图 18-9 所示[33]。

心内膜心肌活检（EMB）是有效的病理诊断方法，可以观察到心肌细胞损伤与纤维化的严重程度，更适用于散发 ARVC 先证者与左心室明显受累的先证者[29]。一例散发 ARVC/D 先证者的心内膜心肌活检结果如图 18-10 所示[34]。3 例活检标本均来自右心室游离壁的不同区域。存在广泛的纤维脂肪组织替代并伴有心肌萎缩，通过形态计量学分析剩余肌细胞＜ 60%，或估计＜ 50%（由意大利帕多瓦大学提供）。

四、症状和体征

ARVC 患者的临床表现可能有很大差异，可以没有任何症状，或仅有轻微症状[35]。有症状患

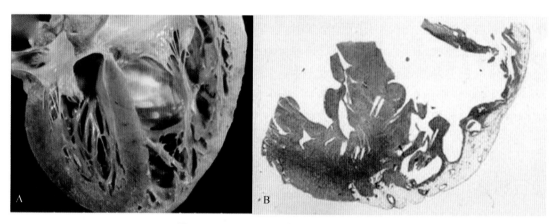

图 18-9　ARVC/D 大体标本及组织切片

A. 心脏标本 4 腔视图，右心室游离壁被纤维脂肪组织替代，呈透明状；B. 相同组织 Azan 染色法证实右心室游离壁心肌消失，并伴有纤维和脂肪组织替代

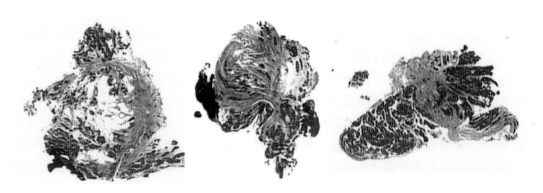

图 18-10　散在 ARVC/D 先证者的心内膜心肌活检结果

者最常见的主诉包括与室性心律失常相关的心悸、头晕或晕厥。室性心律失常的范围从室性早搏（PVC）到非持续性或持续性室性心动过速（VT）或心室颤动（VF）。由于发病者多年龄较轻，被忽视者不在少数。随着疾病进展，患者也可能表现为右心室、左心室或双心室衰竭导致的劳力性呼吸困难或容量超负荷。有的患者首发症状可以为 VT 或 VF 引起的阿斯发作，心搏骤停可以是初次或最终表现。猝死者生前可无症状，猝死于休息或睡眠中均可发生，也可被情绪激动、体力劳动或剧烈运动所诱发。查体时可发现右心室扩大及右心功能不全的表现，如颈静脉怒张、肝大、腹腔积液、双下肢水肿等。

五、诊断

制定 ARVC/D 诊断标准的"国际专家组（International Task Force, ITF）"于 1994 年制定了首个 ARVD/C 诊断标准（ITF Criteria，简称"1994 年 TFC"）[36]。2010 年 ITF 对 ARVC/D 的诊断标准进行了修订，称为修订的"2010 年 TFC"[34]（表 18-7）。2020 年，意大利帕多瓦大学著名的运动心脏病学专家——Domenico Corrado 教授发表了《致心律失常性心肌病（arrhythmogenic cardiomyopathy, ACM）的诊断：帕多瓦标准（the Padua criteria）》（简称"2020 年帕多瓦标准"）[37]。该标准将左心室受累纳入其中，主要包括两部分：右心室受累（即

表 18-7 2010 年 ARVD/C 诊断标准（2010TFC）

诊断 ARVD/C 的国际专家组标准（2010 年修订版）		
分类	主要标准（major criteria）	次要标准（minor criteria）
Ⅰ右心室整体和（或）局部功能障碍和结构异常		
二维超声心动图检查	右心室局部运动消失、运动障碍或室壁瘤，同时合并以下一项（舒张末期）： ①胸骨旁长轴切面（PLAX），右心室流出道（RVOT）内径≥32 mm，体表面积（BSA）校正后 PLAX/BSA ≥19 mm/m²； ②胸骨旁短轴切面（PSAX），RVOT 内径≥36 mm，BSA 校正后 PSAX/BSA ≥21 mm/m²； ③右心室面积变化分数（RV-FAC）≤33%	右心室局部运动消失或运动障碍，同时合并以下一项（舒张末期）： ① PLAX RVOT 内径：≥29 mm 且＜32 mm，BSA 校正后 PLAX/BSA：≥16 mm/m² 且＜19 mm/m²； ② PSAX RVOT 内径：≥32 mm 且＜36 mm，BSA 校正后 PSAX/BSA：≥18 mm/m² 且＜21 mm/m²； ③ RV-FAC：＞33% 且≤40%
心脏磁共振检查	右心室局部运动消失、运动障碍或右心室收缩不同步，同时合并以下一项： ①右心室舒张末期容积（RV EDV）与 BSA 比值：≥110 ml/m²（男），或≥100 ml/m²（女）； ②右心室射血分数（RVEF）≤40%	右心室局部运动消失、运动障碍或右心室收缩不同步，同时合并以下一项： ① RV EDV 与 BSA 比值：≥100 ml/m² 且＜110 ml/m²（男）或≥90 ml/m² 且＜100 ml/m²（女）； ② RVEF：＞40% 且≤45%
右心室造影检查	右心室局部运动消失、运动障碍或室壁瘤	
Ⅱ心肌组织特点（心内膜心肌活检）		
	在至少一个心内膜活检标本中，通过形态学测定分析残余心肌＜60%（或估测＜50%）且右心室游离壁被纤维组织替代，伴或不伴脂肪组织的替代	在至少一个心内膜活检标本中，通过形态学测定分析残余心肌 60%～75%（或估测 50%～65%）并且右心室游离壁被纤维组织替代，伴或不伴脂肪组织的替代
Ⅲ复极异常		
	年龄＞14 岁，无 RBBB 且 QRS 波时限≥120 ms 的患者出现右胸前导联（V₁、V₂ 和 V₃ 导联）或更多导联的 T 波倒置	年龄＞14 岁，无 RBBB 的患者 V₁ 和 V₂ 导联存在 T 波倒置，或 V₄、V₅ 导联或 V₆ 导联存在 T 波倒置； 年龄＞14 岁，有 RBBB 的患者，V₁ 至 V₃ 和 V₄ 导联存在 T 波倒置

（续表）

诊断 ARVD/C 的国际专家组标准（2010 年修订版）		
分类	主要标准（major criteria）	次要标准（minor criteria）
Ⅳ除极和传导异常		
	右胸前导联（V_1、V_2 和 V_3）出现 Epsilon 波（从 QRS 波群结束至 T 波开始之间的可重复的低电压信号）	①标准心电图无 QRS 波群时限≥110 ms 的情况下，信号平均心电图至少 1/3 参数存在晚电位；②滤波后 QRS 波时限≥114 ms；③QRS 波终末电压<40 μV 的时限（低振幅信号时限）≥38 ms；④QRS 波终末 40 ms 均方根电压≤20 μV；⑤无 RBBB 时，测量 V_1、V_2 和 V_3 导联 QRS 波的终末激动时限（从 S 波的最低点测量至 QRS 波群结束，包括 R'波）≥55 ms
Ⅴ心律失常		
	非持续性或持续性 LBBB 型的室性心动过速伴电轴极度左偏（Ⅱ、Ⅲ、aVF 导联的 QRS 波群负向或不确定，aVL 导联的 QRS 波群正向）	非持续性或持续性起源于右心室流出道的室性心动过速，LBBB 型伴电轴极度右偏（Ⅱ、Ⅲ、aVF 导联 QRS 波群正向，aVL 导联 QRS 波群负向）或电轴不详；24 h Holter 室性期前收缩>500 次
Ⅵ家族史		
	一级亲属中有按照目前诊断标准确诊 ARVC 的患者；一级亲属中有尸检或外科手术病理确诊 ARVC 的患者；经评估确定患者具有 ARVC/D 致病基因的有意义的突变	一级亲属中有可疑 ARVC/D 患者但无法证实，而就诊患者符合目前的诊断标准；一级亲属中有可疑 ARVC/D 引起的早年猝死患者（年龄<35 岁）；二级亲属中有病理检查确诊或符合目前 ITF 诊断标准的 ARVC/D 患者

LBBB：左束支传导阻滞；RBBB：右束支传导阻滞

ARVC）的诊断标准和左心室受累（即 ALVC）的诊断标准。前者是对"2010 年 TFC"的更新，后者是首次提出的新的诊断标准。但尚未进行外部验证。

诊断性检查应从 12 导联心电图开始，约 90% 的 ARVC 患者心电图可能显示复极或去极化异常。最常见的是在没有右束支传导阻滞的情况下，V_1 至 V_3 导联 T 波倒置；Epsilon 波，即 QRS 波结束和 T 波开始之间的低振幅波[35]。

六、电生理检查

电生理检查可以用来鉴别 ARVC/D 和特发性右心室流出道室性心动过速，可以提供室性心动过速诱发的重要信息，为准备植入 ICD 的患者制订合理的 VT 检查或鉴别流程及有效的抗心动过速起搏方法。对于可疑 ARVC/D 患者应考虑电生理检查进行诊断和（或）评估，无症状 ARVC/D 患者可考虑应用程序性心室刺激进行心律失常危险分层，ARVC/D 患者进行诊断和预后评估时可考虑进行心内膜电压标测。然而，应用电生理检查诱发持续性 VT 或 VF 预测 ARVC/D 患者长期心律失常预后仍存在争议。

七、治疗

治疗 ARVC/D 最重要的目标是降低死亡率，包括心律失常性 SCD 或心力衰竭导致的死亡，阻止右心室、左心室或双心室功能障碍和心力衰竭的进展，通过减少和消除心悸、室性心动过速再发或 ICD 放电（适当的或不适当的）改善症状，提高生活质量，增加功能储备。

（一）生活方式改变

青少年 ARVC/D 患者 SCD 与剧烈运动相关，在青少年和年轻成人 ARVC/D 患者中，竞技性运动使 SCD 风险增加 5 倍。早期（即症状前）赛前筛查可能是"救命性"的措施。体育锻炼被认为是一个促进 ARVC/D 表型发展和进展的因素。2023 年指南建议，ARVC 家系中基因型阳性 / 表型阴性的个体可考虑避免高强度运动（包括竞技运动）（Ⅱb 类推荐，C 级证据）。不建议 ARVC 患者进行中度和（或）高强度运动（包括竞技运动）（Ⅲ 类推荐，B 级证据）。

（二）药物治疗

1. ARVC 患者的药物治疗

β 受体阻滞剂是通过降低肾上腺素能张力（尤其是在运动时）来减轻心律失常的首选药物。在回顾性观察性研究中，滴定至最大耐受剂量与严重室性心律失常的生存率改善相关。2023 年指南[1]中 ARVC 患者抗心律失常药物治疗建议如下（表 18-8）：β 受体阻滞剂被推荐作为 ARVC 患者的一线治疗，通常从单药治疗开始；当 β 受体阻滞剂无法控制心律失常时，常使用胺碘酮。然而，对于室性心律失常的长期管理，尤其是年轻患者，应谨慎使用。索他洛尔已使用多年，但关于其疗效的证据仍然有限且相互矛盾。当单药治疗不能控制 ARVC 患者的哮喘相关症状，或自主神经副作用限制 β 受体阻滞剂的使用时，应考虑使用

氟卡尼。

2. ARVC 合并心力衰竭患者的药物治疗

2021 年《ESC 急性和慢性心力衰竭诊断和治疗指南》[11]中关于心力衰竭的治疗建议是通用的，即患有心力衰竭的 ARVC/D 患者同样推荐应用新四联疗法：血管紧张素转化酶抑制剂（ACEI）/血管紧张素受体脑啡肽酶抑制剂（ARNI）、β 受体阻滞剂、盐皮质激素受体拮抗剂（MRA）和钠-葡萄糖协同转运蛋白-2 抑制剂（SGLT-2i）规范化药物治疗。

3. ARVC 合并房扑或房颤的药物治疗

对于 CHA_2DS_2-VASc 评分 ≥ 2 分（男性）或 ≥ 3 分（女性）的房颤或房扑的 ARVC 患者，建议口服抗凝药物以降低卒中和血栓栓塞事件的风险（Ⅰ 类推荐，B 级证据）。对于 CHA_2DS_2-VASc 评分为 1 分（男性）或 2 分（女性）的房颤或房扑的 ARVC 患者，应考虑口服抗凝药物以降低卒中和血栓栓塞事件的风险（Ⅱa 类推荐，B 级证据）。

（三）导管消融术

对于持续性 VT 或尽管使用 β 受体阻滞剂治疗后仍需频繁适当 ICD 干预 VT 的 ARVC 患者，应考虑在三维电解剖标测指导下进行心外膜入路导管消融 VT[6]（表 18-8）。导管消融短期成功率很高，但在 3 ~ 5 年的随访中，心内膜消融与 50% ~ 70% 的患者心律失常复发有关。心内膜和心外膜联合入路比单独的心内膜入路效果更好，短期和长期疗效均有显著提高。纤维脂肪组织和瘢痕的进展和演变可能产生新的致心律失常灶，这

表 18-8　致心律失常型右心室心肌病患者抗心律失常治疗的推荐意见

致心律失常型右心室心肌病患者抗心律失常治疗的推荐意见	推荐类别	证据等级
建议在患有 VE、NSVT 和 VT 的 ARVC 患者中使用 β 受体阻滞剂治疗。	Ⅰ	C
当常规 β 受体阻滞剂治疗无法控制 ARVC 患者的心律失常相关症状时，应考虑使用胺碘酮。	Ⅱa	C
当单药治疗不能控制 ARVC 患者的心律失常相关症状时，应考虑在 β 受体阻滞剂的基础上加用氟卡尼。	Ⅱa	C
对于持续性 VT 或尽管使用 β 受体阻滞剂治疗后仍需频繁适当 ICD 干预 VT 的 ARVC 患者，应考虑在三维电解剖标测指导下进行心外膜入路导管消融 VT。	Ⅱa	C

ICD，埋藏式心脏复律除颤器；NSVT，非持续性室性心动过速；VE，室性异位搏动；VT，室性心动过速

仍然是心内膜和心外膜入路的局限性。但导管消融术仍是改善合并既往未受控制的室性心律失常的 ARVC 患者生活质量的一大重要治疗方式。

（四）植入 ICD

美国心脏病学会、美国心脏协会、美国心律学会和欧洲心脏病学会均建议在高危患者中植入 ICD 以预防 SCD。2023 年指南指出一部分患者需要有创治疗和（或）ICD 植入[6]，三维（3D）电解剖标测指导下的复杂心内膜和（或）心外膜入路可以推荐，但复发率高（在有经验的中心，复发率为 30% ～ 50%）。也可应用去交感神经术。这些操作并不能提供足够的保护以防止 SCD 的发生，但在减少 VT 负担和电风暴的风险方面可能非常有用。ICD 作为一级预防时，需权衡心脏性猝死（SCD）和器械相关并发症的绝对风险（包括不恰当电击、感染）。根据风险程度，植入 ICD 的决策仍然具有挑战性，应向患者充分解释风险和获益，同时尊重患者的选择和价值观。2023 年指南以患者是否发生室性心律失常事件及是否具有高危特征评估 ICD 的植入推荐，详见图 18-11。

（五）心脏移植

无法控制的心力衰竭或难治性室性心律失常的 ARVC/D 患者可能需要心脏移植。对于严重、治疗无效的充血性心力衰竭，或在有经验的中心进行导管（和手术）消融和（或）ICD 治疗无效，仍复发 VT/VF 的 ARVC/D 患者，建议将心脏移植作为最后的治疗选择。

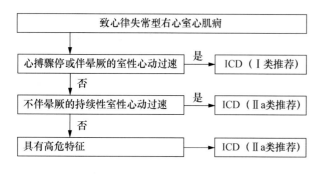

图 18-11　ARVC 患者 ICD 植入评估流程

八、预防

（一）心肌病患者的常规随访

一般来说，心肌病患者需要终身随访，以检测症状、不良事件风险、心室功能和心律的变化。

2023 年指南建议所有临床稳定的心肌病患者每 1 ～ 2 年接受包括心电图（ECG）和超声心动图在内的多参数方法的常规随访（Ⅰ类推荐，C 级证据）。当心肌病患者的症状出现实质性或非预期变化时，建议使用 ECG 和多模态影像学进行临床评估（Ⅰ类推荐，C 级证据）。

（二）家庭筛查及亲属随访评估

级联基因检测后，对于携带与先证者相同致病变异的一级亲属，建议使用包括 ECG 和心脏影像学检查在内的多参数方法进行临床评估，并进行长期随访（Ⅰ类推荐，B 级证据）。在进行级联基因检测后，建议无表型且与先证者没有相同致病变异的一级亲属不再进行进一步随访，但如果他们出现症状或当家庭中出现新的临床相关数据时，建议重新评估（Ⅰ类推荐，C 级证据）。建议在先证者未发现 P/LP（致病性 / 可能致病性）变异或未进行基因检测的情况下，使用包括 ECG 和心脏影像学检查在内的多参数方法对一级亲属进行初步临床评估（Ⅰ类推荐，C 级证据）。当在先证者中未发现 P/LP 变异或未进行基因检测时，应考虑对一级亲属进行定期、长期的临床评估，采用包括 ECG 和心脏影像学检查在内的多参数方法（Ⅱa 类推荐，C 级证据）。在级联筛查中，一级亲属死亡时，应考虑对死者的近亲属进行临床评估（Ⅱa 类推荐，C 级证据）。

（三）ARVC 心脏性猝死的预防

ARVC 的特征是其易发生室性心律失常和 SCD。虽然 ARVC 是一种罕见疾病，但在全球的注册研究中，它一直被报告为 SCD 的最常见原因之一。在受该疾病影响的年轻运动员中更易出现 SCD。2023 年指南建议如下。

1. 二级预防

（1）对于心搏骤停后存活或从导致血流动力学

不稳定的室性心律失常中恢复的 ARVC 患者，建议使用 ICD 以降低猝死和全因死亡的风险（Ⅰ类推荐，A 级证据）；

（2）应考虑在有血流动力学耐受 VT 的 ARVC 患者中推荐 ICD（Ⅱa 类推荐，B 级证据）。

2. 一级预防

（1）对于 ARVC 患者，应根据其高危特征进行 ICD 植入的个体化决策。高危特征包括：晕厥，NSVT，右心室射血分数（RVEF）＜ 40%，LVEF ＜ 45%，程序性电刺激时的持续性单形性室性心动过速（Ⅱa 类推荐，B 级证据）；

（2）应考虑根据更新的 2019 年 ARVC 风险预测模型，帮助 ARVC 患者做出植入 ICD 的个性化决策（Ⅱa 类推荐，B 级证据）。［① ARVC 风险预测模型：由多中心合作开发（n = 528）；它利用性别、年龄、近期晕厥、非持续性室性心动速（NSVT）、室性异位搏动（VE）计数、T 波倒置（TWI）导联数和 RVEF 作为预测因子，以提供 ARVC 患者持续性室性心律失常的个体化估计（arvcrisk.com）；②更新的 2019 年 ARVC 风险预测模型：包括基因特异性差异。］

第六节 常见问题及解答

1. 如何鉴别限制型心肌病和缩窄性心包炎？

限制型心肌病（restrictive cardiomyopathy，RCM）和缩窄性心包炎（constrictive pericarditis，CP）这两种疾病均以静脉压增高和心排血量降低为临床特点，因此鉴别十分困难。但治疗方法又完全不同，缩窄性心包炎有可能通过手术治疗痊愈，而限制性心肌病患者需要对原发病因进行治疗或者常常需要心脏移植。因此鉴别诊断尤为重要。

（1）病史：CP 以年轻人居多，患者既往有结核病、急性心包炎或者心包积液病史，或者曾行心脏外科手术、胸部外伤史、放疗史，或者结缔组织病等。RCM 因为病因不同会有不同病史，如血色素沉积症患者可能会有长期输血史，心内膜病变患者有嗜酸性粒细胞增多症病史等。

（2）辅助检查

1）胸部 X 线片和肺部 CT：胸部 X 线片上 CP 患者心影大小正常，左右心缘变直，约 25% 的患者可见心包钙化，肺部 CT 可见心包增厚≥ 4 mm；RCM 常见心影扩大（心房增大、心包积液）和肺淤血、胸腔积液。

2）心电图：CP 可见 QRS 波低电压，T 波倒置；RCM 的心电图 P 波高宽有切迹，可以有房室传导阻滞、心室内传导延迟、左心室肥大和 ST-T 波等异常，比较多见房颤。淀粉样变性可能表现为低电压。

3）超声心动图：CP 和 RCM 都可以表现为双心房增大、心室腔无增大，左心室射血分数正常。彩色多普勒血流图（CDFI）可显示二、三尖瓣关闭不全，频谱多普勒可显示二尖瓣 E/A ＞ 2 或者明显升高（表 18-9）。

4）心脏磁共振成像：CP 可以有心包增厚，而心肌多数并无异常；RCM 时心包无异常，因为病因不同会出现 LGE、T1 或 T2 成像的异常。

5）心导管：缩窄性心包炎时左右心室舒张压相等，或差别小于 5 mmHg。RCM 时左右心室舒张压不相等，左心室舒张压通常高于右心室（大于 5 mmHg），肺动脉高压更严重，肺动脉收缩压常超过 50 mmHg。缩窄性心包炎时，右心室舒张压存在下降和平台的形态，舒张末压至少是峰收缩压的 1/3，而 RCM 的这种改变不明显。两种情形下心房压均存在平方根征。缩窄性心包炎时，血流动力学指标随呼吸呈动态变化。而 RCM 时，呼吸对心室压力的影响小。吸气时右心室 / 左心室压力曲线下面积和呼气时的比值（称为收缩期面积指数）是鉴别缩窄性心包炎和 RCM 的可靠指标，敏感性为 97%，准确性 100%。然而，大多数心导管室并不具备测量收缩期面积指数的技术，导致这一准确性较高的鉴别方法在临床无法实施。

表 18-9　缩窄性心包炎与限制型心肌病超声心动图鉴别

	CP	RCM
心包增厚	可以有（> 4 mm），特别是房室沟区域	无
心内膜	无增厚、分层清晰	可以增厚，导致心尖闭锁
室壁增厚	无	可以有
室间隔抖动	可以有	无
二尖瓣 E 峰随呼吸变化	> 25%	< 15%
二尖瓣 E′	无明显减低	< 8 cm/s
肺动脉收缩压力	< 50 mmHg	通常 > 50 mmHg
其他	左心房后壁过度向后移位，左心房后壁与左心室后壁形成角度，夹角小于 150°	

6）心内膜心肌活检（EMB）：CP 患者的心肌多数无异常或仅轻度异常（心肌细胞轻度肥大、变性，无纤维化），心内膜心肌病变的不同阶段时的 EMB 可以出现坏死、血栓形成和纤维化，可附着血栓形成，血栓中偶有嗜酸性粒细胞；心肌细胞可发生变性坏死，并伴有间质性纤维化变化。淀粉样变性会发现细胞间质中有刚果红阳性的均染无定形物质。法布雷病会出现心肌细胞空泡样变，电镜下见细胞胞质内充满嗜锇髓样小体。

2. 何为 Takotsubo 综合征？

短暂的左室心尖球形综合征，有时被称为 Takotsubo 综合征。其最典型的变异特征是在冠状动脉造影未发现阻塞性冠状动脉疾病的情况下，左室心尖和（或）左心室中部出现一过性局部收缩性功能障碍、扩张和水肿。患者表现为突然发作的心绞痛样胸痛和广泛的 T 波倒置（TWI），早期的 ST 段抬高和轻度心肌酶升高。大多数报告病例发生在绝经后妇女。症状出现之前通常有情绪或身体上的压力。大多数患者的去甲肾上腺素浓度升高，并且在一些病例中报告了短暂的动态流出道压力梯度。左心室功能通常在数天至数周内恢复正常，复发罕见。在颅内出血或其他急性脑意外（神经源性心肌顿抑）的患者中，偶尔会遇到同样的可逆性心肌功能障碍。因 Takotsubo 综合征是一种短暂的应激性心肌病，故指南不推荐其作为心肌病进行分类。

3. 扩张型心肌病通常需要与哪些疾病进行鉴别？

（1）缺血性心肌病：由于冠状动脉病变，导致心肌长期广泛缺血，出现心肌纤维化，可能有心脏各腔室都扩大的现象，此类患者多具有心绞痛、心梗病史，行冠脉造影可排除本病。

（2）高血压性心脏病：高血压性心脏病患者后期可出现左心扩大，伴发心衰时也会出现心肌收缩功能减退，与扩心病相似，但此类患者往往有多年高血压病史，心肌一般先肥厚，晚期才出现心肌扩张、变薄。

（3）风湿性心脏病（风心病）：风心病与扩张型心肌病（扩心病）患者均可闻及二尖瓣和（或）三尖瓣收缩期或舒张期杂音，但根据患者病史及辅助检查可以鉴别：风心病患者多具有乙型溶血性链球菌感染史，且多累及关节及皮肤，通过超声心动图可以发现有瓣膜缩窄、变形，可以与扩心病相鉴别。

（4）先天性心脏病：多数具有明显的体征，超声心动图检查可明确诊断。

4. DCM 植入左心室辅助装置（left ventricular assist device，LVAD）的适应证及禁忌证是什么？

（1）适应证（满足以下三条即为 LVAD 适应证）

1）因症状性低血压或重要脏器低灌注等原因，不能耐受神经内分泌拮抗剂（如 ACEI/ARB/ARNI、醛固酮受体拮抗剂）类药物治疗，或虽已经过充分优化的药物或器械治疗，仍表现为严重的心力衰竭（NYHA 心功能分级Ⅲ～Ⅳ级）。

2）LVEF ≤ 30%。

3）至少符合以下一项标准：① 12 个月内出

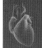

现≥2次因心力衰竭非预期住院，依赖静脉正性肌力药物或依赖短期机械辅助支持；②心源性因素导致运动能力明显减低，表现为不能运动，或心肺运动试验量 Peak VO$_2$ < 14 ml/（kg·min）或小于预测值的50%，或 6 MWT < 300 m；③低心排血量而引起的终末脏器进行性恶化。

（2）禁忌证

1）绝对禁忌证：①不能耐受长期口服抗凝药物（双香豆素类维生素 K 拮抗剂）治疗；②败血症或全身活动性感染；③孤立性右心室功能不全；④某些结构性心脏病不能或不愿接受手术治疗加以纠正：重度主动脉瓣关闭不全；主动脉瓣机械瓣置入术后，不能或不愿意接受手术更换生物瓣膜；重度二尖瓣狭窄；⑤严重的终末脏器功能不全：严重不可逆的肝功能不全；严重的非心源性肾脏疾病伴不可逆的肾功能不全；⑥严重的神经-精神疾病、社会心理问题预计不能正常管理维护 LVAD 设备：严重不可逆的神经系统疾病或损伤；或药物不能控制的精神障碍；或严重的认知障碍；或痴呆；或不愿意终止的药物滥用；⑦非心脏原因导致生存期 < 1 年的疾病。

2）相对禁忌证：①年龄 > 80 岁；②严重的呼吸系统疾病：包括严重的阻塞性或限制性肺疾病；晚期特发性肺间质纤维化；③严重外周血管病变；④长期肾脏替代治疗；⑤恶液质；⑥社会家庭支持严重不足。

5. 心力衰竭患者利尿剂抵抗的具体标准为多少？

我国 2018 年发布的《心力衰竭容量管理中国专家建议》指出[38]，每日静脉应用呋塞米剂量≥80 mg 或等同剂量利尿剂，尿量 < 0.5 ~ 1.0 ml/（kg·h）；或满足如下标准时为利尿剂抵抗：①尽管使用了大剂量利尿剂（静脉应用呋塞米≥80 mg/d）仍持续存在淤血；②尿钠量 / 肾小球滤过钠量 < 0.2%；③每天口服呋塞米 320 mg，但 72 h 内尿钠排泄量 < 90 mmol。

6. DCM 患者左心室血栓的机制、诊断及防治要点是什么？

（1）机制：《2022 AHA 科学声明：左心室血栓风险患者的管理》：左心室功能全面降低导致的血流淤滞是 DCM 患者左心室血栓形成的关键

因素。

（2）诊断

1）超声心动图：经胸超声心动图是检测左心室血栓的标准成像技术。

2）心脏磁共振（CMR）成像：下列两种情况适合 CMR 检查：①超声心动图提示左心室血栓但（即使通过增强超声）无法确定时；②超声心动图未提示左心室血栓，但患者有相关临床症状（如心源性卒中）时。

（3）治疗

1）DCM 左心室血栓的预防：目前没有前瞻性试验支持，在窦性心律的 DCM 患者中常规使用 OAC 进行左心室血栓一级预防。然而，特异性心肌病患者（如 Takotsubo 综合征、左心室心肌致密化不全、嗜酸性粒细胞性心肌炎、围产期心肌病和心脏淀粉样变性）的左心室血栓形成风险增加，此类患者可考虑应用 OAC。此类患者的 OAC 持续时间不确定，除非 LVEF 改善或发生出血禁忌证，可无限期进行 OAC 治疗。

2）DCM 左心室血栓的治疗：根据回顾性注册研究数据和小型前瞻性观察研究数据，建议 DCM 患者进行至少 3 ~ 6 个月的抗凝治疗（VKA 或 OAC），如果 LVEF 改善至 > 35%（假设左心室血栓消退）或发生大出血事件，则停止抗凝。目前尚无足够的证据来确定是否应进行无限期 OAC 治疗。

7. 如何对 ARVC 患者进行系统的诊断？

初始评估应包括详细询问病史（包括心律失常或心力衰竭症状）及体格检查，运动和家族史也很重要[35]。

诊断性检查应从 12 导联心电图开始，约 90% 的 ARVC 患者心电图可能显示复极或去极化异常，约 12% 的患者心电图正常。心电图中最常见的是在没有右束支传导阻滞的情况下，V$_1$ 至 V$_3$ 导联 T 波倒置。由于诊断效用有限，不鼓励 Epsilon 波在诊断中使用。动态心电监测可识别心律失常的频率和形态。当怀疑 ARVC 时，超声心动图是一种有用的初步检查，可全面评估心室功能和室壁运动异常。根据异常的严重程度，将超声心动图显示的右心室运动不全、运动障碍或室壁瘤的存在作为主要或次要标准。但由于超声心动图的局限性，心脏 MRI 已成为首选的成像方式，可较超声心动图更准确、更全面地评估心室结构和功能，且分辨率更高。心内膜心肌活检可通过组织学检查发现正常心肌组织被纤维脂肪组织替代，但由于其具有侵袭性和病变斑片状分布，很少进行活检。然而，如果诊断仍不明确，活检可能有助于排除其他类型的心肌病。

家族史和基因检测也是诊断的重要方面，并已纳入诊断标准。当满足至少 1 项主要标准和 2 项次要标准时，建议进行基因检测；需要继续研究以进一步确定家庭成员的个性化筛查方法。建议对确诊或可能诊断为 ARVC 的患者和家属进行遗传学调查。

电生理检查不属于常规诊断评估检查，因其在识别危及生命的心律失常或高危 SCD 风险的患者方面的预测准确性较低。但可用来鉴别 ARVC/D 和特发性右心室流出道室性心动过速，可以提供室性心动过速诱发的重要信息，为准备植入 ICD 的患者制订合理的 VT 诊断或鉴别流程及有效的抗心动过速起搏方法。

8. ARVC/D 患者是否存在左心室受累？

可能存在。

2020 年帕多瓦标准中将致心律失常性心肌病（ACM）分为三类：①"显性右"变异，即以右心室受累为主，左心室无异常或轻微异常为特征的典型 ARVC 表型；②以右心室和左心室平行受累为特征的"双心室疾病"变异型；③"显性左心室"变异型（也称为"致心律失常性左心室心肌病，ALVC"）的特征主要是左心室受累，没有或仅有轻微的右心室异常。

ARVC/D 是一种主要由基因决定的心肌疾病，其病理特征为纤维脂肪替代右心室心肌。在疾病的早期阶段，结构改变可能缺失或轻微，局限于右心室的一个局部区域，典型的是流入道、流出道或右心室心尖部，即"发育不良三角"。进展为更弥漫性右心室疾病和左心室受累的情况常见，左心室受累通常是发生在后侧壁。随后，弥漫性疾病可能导致双心室心力衰竭，而室性心律失常可能出现也可能不出现。

9. 符合哪种条件的心肌病患者需要行 ICD 植入术治疗？

2023 年指南关于心肌病患者植入 ICD 的建议如下。

（1）一般建议

1）植入 ICD 仅推荐用于预期高质量生存期 >1 年的患者（Ⅰ类推荐，C 级证据）；

2）建议通过共同决策指导 ICD 植入：以证据为基础；考虑患者的个人偏好、信仰、环境和价值观；确保患者了解不同治疗方案的益处、危害和可能后果（Ⅰ类推荐，C 级证据）；

3）建议在植入 ICD 之前，告知患者不适当电击的风险、植入并发症以及设备对社会、职业和使用方面的影响（Ⅰ类推荐，C 级证据）；

4）不建议对持续性室性心律失常患者植入 ICD，除非室性心律失常得到控制（Ⅲ类推荐，C 级证据）。

（2）二级预防

建议植入 ICD：

1）HCM、DCM 和 ARVC 患者在 VT 或 VF 导致的心搏骤停中存活，或在无可逆原因的情况下发生自发性持续性室性心律失常导致晕厥或血流动力学受损（Ⅰ类推荐，B 级证据）；

2）非扩张型左心室心肌病（NDLVC）和 RCM 患者在 VT 或 VF 导致的心搏骤停中存活，或在无可逆原因的情况下发生自发性持续性室性心律失常导致晕厥或血流动力学受损（Ⅰ类推荐，C 级证据）；

3）在没有可逆原因的情况下，以血流动力学耐受性室性心动过速为表现的心肌病患者应考虑植入 ICD（Ⅱa 类推荐，C 级证据）。

（3）一级预防

1）在初始评估时和 1～2 年间隔时或临床状态发生变化时，建议对所有既往未发生心搏骤停/持续性室性心律失常的心肌病患者进行综合 SCD 风险分层（Ⅰ类推荐，C 级证据）；

2）在可行的情况下，使用经过验证的 SCD 算法/评分作为 ICD 植入时共同决策的辅助工具：
- 推荐用于 HCM 患者（Ⅰ类推荐，B 级证据）；
- DCM、NDLVC 和 ARVC 患者应考虑使用（Ⅱa 类推荐，B 级证据）；

3）如果心肌病患者需要植入起搏器，则应考虑进行全面的 SCD 风险分层，以评估植入 ICD 的必要性（Ⅱa 类推荐，C 级证据）。

（4）ICD 选择

1）当有 ICD 指征时，建议评估患者是否可以从 CRT 中获益（Ⅰ类推荐，A 级证据）；

2）当预期不需要心动过缓起搏或抗心动过速起搏治疗时，皮下 ICD 应被视为 ICD 适应证患者经静脉起搏器的替代品（Ⅱa 类推荐，B 级证据）；

3）对于有二级预防 ICD 适应证且暂时不适合植入 ICD 的成人患者，应考虑使用可穿戴式心律转复除颤器（Ⅱa 类推荐，C 级证据）。

第七节　典型病例

一、1 例心肌淀粉样变性患者的诊治思路

老年女性，气短水肿起病，之后发现双侧胸腔积液。在当地就诊一直纠结于是心衰所致还是结核性胸膜炎。不考虑心衰的主要原因是患者超声心动图显示左心室射血分数 70%，但是患者多次查血利钠肽升高，而且超声心动图还显示有左心室肥厚和心房增大，并非完全正常。如何判断患者是否为心衰，如何解读超声心动图上看似无明显异常的一些结果呢？

（一）病史摘要

71 岁女性，主诉活动后气短及下肢水肿半年就诊。

1. 现病史

半年前开始出现活动后胸闷、气短，持续时间 10 min，休息后缓解，伴双下肢水肿，否认胸痛、心悸、咳嗽、泡沫痰。就诊于当地医院，超声心动图（Echo）：左心房大，右心房饱满，左心室壁厚 10 ~ 11 mm，左心室 EF 70%，左心室舒张功能减低（二尖瓣 E/A < 0.7）。proBNP 407.6 pg/ml。肺部 CT：双肺间质性改变，双肺陈旧灶，右肺中叶少许慢性炎症，双肺胸腔积液。给予利尿治疗后以上症状好转后出院。3 个月前患者胸闷、气短加重，夜间不能平卧，伴双下肢水肿及腹胀、纳差，同时出现咳嗽及少量白色泡沫痰，再次就诊查 Echo 及胸部 CT 大致同前；抽取胸腔积液：有核细胞计数 970×10⁶/L，单个核细胞为主，比重

1.028，总蛋白（TP）25.8 g/L，乳酸脱氢酶（LDH）129 U/L，腺苷脱氨酶（ADA）5 U/L，未见肿瘤细胞。予利尿、抗炎对症治疗，症状好转。临床怀疑结核性或者肿瘤性胸腔积液可能，进行结核相关检测及 PET-CT 均为阴性。患者多次查血常规正常；Cr 41 μmol/L，NT-proBNP 4632 pg/ml，BNP 774 pg/ml；cTnI 1.6 ng/ml。为明确胸腔积液病因进一步来我院就诊。

2. 既往史

高血压 10 余年，服用依那普利和倍他乐克，近期因血压 90/60 mmHg 停用上述药物，之后血压在正常范围。个人史、家族史无特殊。

3. 体格检查

T 36.5℃，P 79 次/分，BP 94/65 mmHg（坐位），SpO₂ 99%，全身浅表淋巴结未触及肿大。眼睑无水肿，舌周可见齿痕。颈静脉无怒张。胸廓正常，双肺呼吸运动对称，左侧第 8 肋、右侧第 4 ~ 5 肋以下呼吸音减低。左下肺可闻及湿啰音，心前区无隆起及凹陷，心界正常，心率 79 次/分，心律齐，各瓣膜听诊区未闻及病理性杂音。腹软，无压痛、反跳痛，肝脾肋下、剑下未及，移动性浊音（-）。双下肢中度可凹性水肿。

4. 辅助检查

（1）入院血常规正常，ALT 和 AST 正常，总胆红素（TBil）31.9 μmol/L，直接胆红素（DBil）17.8 μmol/L，Na 130 mmol/L，Cr（E）49 μmol/L，K⁺ 3.9 mmol/L。甲状腺功能正常，HbA1C 7.1%。CK、CK-MB 质量、Myo（-）。cTnI 3.938 μg/L（0 ~ 0.056 μg/L），NT-proBNP 1437 pg/ml（0 ~

450 pg/ml）。

（2）心电图：窦性心律，广泛导联低电压（图18-12A）。

（3）超声心动图：左心室壁均匀肥厚（12 mm），左心室射血分数66%，双心房增大，二尖瓣E/A > 2，二尖瓣E/e′为24，室间隔e′速度3 cm/s，三尖瓣反流（TR）速度3.0 m/s。少量心包积液（图18-12B）。

5. 入院诊断

①射血分数保留心力衰竭；②NYHA心功能Ⅲ级；③原发性高血压。

（二）诊治经过与诊治思维

1. 病例特点

患者起病有气短、下肢水肿以及胸腔积液，查体提示有肺内湿啰音以及双下肢水肿，心电图为广泛导联低电压，NT-proBNP > 125 pg/ml。超声心动图显示有左心室肥厚、心房增大以及左心室舒张功能异常。

2. 临床诊治思路

患者的症状、体征、利钠肽以及超声心动图结果符合《中国心力衰竭诊断和治疗指南2018》中的射血分数保留型心衰（heart failure with preserved ejection fraction，HFpEF）的诊断［症状和体征；左心室射血分数 ≥ 50%；利钠肽升高并合并至少一条①左心室肥厚和（或）左心房增大；②心脏舒张功能异常］。

首先考虑心衰的病因是什么？患者既往有高血压，超声心动图提示左心室均匀肥厚，因此需要考虑是否为高血压所致。但是患者的心电图并未有左心室高电压或者肥厚的表现，不符合高血压导致心脏损害。肥厚型心肌病可能导致HFpEF，但超声心动图主要表现为室间隔非对称性肥厚，即室间隔与左心室后壁厚度比值通常 ≥ 1.3。该患者心肌肥厚属均匀肥厚，且心电图无相应左心室肥厚的表现。超声心动图提示双心房增大，以及二尖瓣E/e′升高，符合限制性舒张功能异常，心电图显示低电压，此时要考虑是否有浸润性心肌病可能。浸润性心肌病可以由淀粉样变性、结节病、血色素沉积等导致，其中最常见的是淀粉样变性。

于是进一步完善检查：M蛋白6.8%，2.60 g/L，血清免疫固定电泳：均（－），尿免疫固定电泳：F-λ（＋），血清游离轻链：κ 9.2 mg/L，λ 208.8 mg/L，κ/λ 0.044（0.26～1.65）。骨髓涂片示浆细胞比例稍高，占2.5%，形态正常。骨髓活检示骨髓组织中造血组织与脂肪组织比例大致正常，粒、红系比例大致正常，巨核细胞易见，刚果红染色阴性。

心脏磁共振成像检查：室间隔、左心室和右心室游离壁心肌增厚，左、右心房壁增厚，左心室心内膜下环形首过灌注减低。左心房、右心房、房间隔、二尖瓣、三尖瓣、左右心室心肌弥漫延迟强化，心内膜下为著（图18-13）。

根据上述检查结果，患者外周有免疫轻链蛋白，心脏磁共振成像提示有左心室肥厚伴延迟钆增强（心内膜下显著），高度提示有轻链型心肌淀

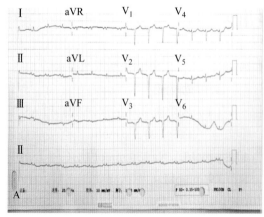
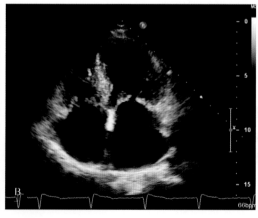

图18-12　患者心电图（A）及超声心动图（B）

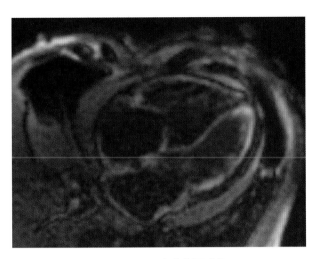

图18-13　心脏磁共振成像

粉样变性可能。心内膜心肌活检结果：心肌间质比例增高，部分血管周及心内膜下可见均匀红染样物质沉积，刚果红染色阳性，符合淀粉样变性。

（三）最终诊断

①系统性淀粉样变性（轻链型）；心肌淀粉样变性；② NHYA 心功能Ⅲ级；③原发性高血压。

（四）问题

1. 什么时候要考虑有心肌淀粉样变性的可能？

淀粉样变性通常是系统性疾病，多个组织器官均可受累，因此是个善于"模仿"的疾病，正因为如此，才容易导致诊断的延迟，出现以下"reg flag"表现时，临床心内科医师要警惕淀粉样变性累及心肌的可能：①不明原因的左心室肥厚（没有高血压或者肥厚程度与高血压临床情况不符；没有主动脉瓣狭窄；均匀肥厚伴舒张功能重度减低）；②疑诊肥厚型心肌病但是在 60 岁后才起病或者同时有浸润的表现如心包积液、房室传导阻滞、房间隔以及房室瓣的增厚；③左心室肥厚伴心电图低电压或者不匹配；④进行性难治性心衰或不明原因多浆膜腔积液；⑤既往高血压者血压正常化或进行性血压降低；⑥左心室肥厚伴肌钙蛋白持续升高。

2. 超声心动图如何评价左心室舒张功能？

舒张功能相关的指标：①二尖瓣 E/e'（二尖瓣血流频谱 E 峰与组织多普勒瓣环平均 e' 比值）大于 14。②组织多普勒室间隔 e' 速度小于 7 cm/s 或侧壁 e' 速度小于 10 cm/s。③ TR 速度大于 2.8 m/s；该标准不应该用于严重肺部疾病患者。④左心房最大容积指数大于 34 ml/m^2（注意运动员、轻度以上二尖瓣狭窄或关闭不全的患者以及心房颤动患者不适用该标准）。

以上 4 条中，如果 2 条以上符合，则视为存在舒张功能不全；如果正好 2 条，则诊断不确定，如果就 1 条或者没有，则视为舒张功能正常。

3. 如何诊断心脏淀粉样变性？

超声心动图表现有：左心室腔大小正常，左心室收缩功能早期往往正常，晚期则降低。心室壁增厚，心肌呈强反射的粗颗粒状，室间隔、左右心室壁、房间隔、乳头肌和心脏瓣膜都可增厚，也常见心房扩大，以及小到中等量心包积液。舒张功能往往有严重受损（见上）。结合心电图 R 波（无高电压甚至低电压），会提高诊断心肌淀粉样变性的敏感性和特异性。

此外心脏磁共振成像对于淀粉样变性诊断也有重要提示作用，包括出现晚期钆增强（LGE），经典表现是内膜下 LGE，但是也可以表现为心肌片状或者弥漫室壁内的 LGE；不遵循任何特定的冠状动脉分布，也可见于右心室和心房壁。T1 Mapping 可以显示细胞外容量明显增加，结合左心室壁肥厚高度提示心肌淀粉样变性。

AL 型淀粉样变性最终诊断需要依靠组织活检，典型病理改变为刚果红染色阳性，且在偏光显微镜下产生苹果绿色双折射现象。检测到淀粉样物质后，下一步需要使用免疫组化染色或者蛋白质谱分析确定淀粉样原纤维的蛋白质成分。

二、1 例扩张型心肌病重度心衰患者的诊治及长期随访

（一）一般资料

患者男性，58 岁，活动后胸闷、气短 2 年，加重伴呼吸困难 1 个月，于 2018 年 1 月入我院诊治。患者 2016 年经常出现劳累后胸闷、气短症状，每次持续 10 min，休息后可缓解。未经系统

诊治，病情逐渐进展至轻微活动即出现上述症状。2017年初于外院就诊，冠脉CTA检查阴性。自述超声心动图提示：心脏扩大，LVEDd 80 mm，LVEF 30%，NT-pro BNP升高至16003 pg/ml，诊断为"扩张型心肌病，心衰"。自此间断服用利尿剂等药物，症状反复，多次于当地医院住院接受药物治疗，效果不佳，生活质量差。2017年12月10日患者受凉感冒后开始出现夜间阵发性呼吸困难。院外超声心动图提示：LVEDd 84 mm，LVEF 26%。经药物治疗后症状改善不明显，近半个月夜间无法平卧睡眠，需端坐呼吸、咳嗽、咳粉红色泡沫痰，24 h尿量400～500 ml（应用利尿剂效果不佳）。体格检查：血压101/65 mmHg，呼吸26次/分，体温36.2 ℃，脉搏112次/分。端坐位，双肺满布湿啰音并伴有哮鸣音，心界向左下扩大，心率112次/分，律齐，心尖部可闻及收缩期杂音，双下肢及腰骶部水肿，指压痕（＋）。既往否认冠心病、高血压、糖尿病、风湿病、甲状腺功能亢进等病史，否认手术史及吸烟、饮酒史，否认家族遗传病史。

（二）检查

入院化验：NT-proBNP 17882 pg/ml；Cr 150.62 μmol/L，K^+ 3.0 mmol/L，Na^+ 130.0 mmol/L，Cl^- 92 mmol/L。心肌酶、凝血、血常规、血脂等大致正常。入院心电图：窦性心律，完全性LBBB（QRS时限200 ms）。超声心动图（图18-14）：扩张型心肌病（LVEDd 86 mm，LVEF 19%）。

（三）诊断与鉴别诊断

入院诊断：①扩张型心肌病，慢性心力衰竭急性失代偿，NYHA心功能Ⅳ级。②心律失常，完全性LBBB。③肾功能不全。④离子紊乱，低钠血症，低钾血症。

诊断依据：①心脏增大，室壁运动普遍减弱，心室收缩功能减退，反复出现心衰症状，排除其他原因心肌病；②患者不能从事任何体力活动，休息状态下出现心衰症状；③入院心电图提示完全性LBBB；④化验提示低钾、低钠、肌酐升高。

针对患者心衰原因进行鉴别诊断：患者病史

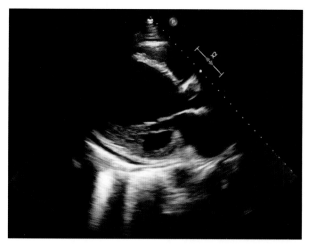

图18-14　入院超声心动图　全心增大，室壁运动普遍减弱

中可以排除冠心病、高血压、心脏瓣膜疾病等，结合超声心动图中左心房、左心室、右心房扩大，且LVEF明显降低至19%，可以确定扩张型心肌病的诊断。

（四）治疗

针对该患者心腔明显扩张、LVEF严重降低、心电图表现为完全性LBBB、心率控制不佳、低血压、合并肾功能受损、利尿剂抵抗及离子紊乱等特点制订治疗策略如下：

急性期的抢救治疗

（1）改善急性左心衰竭症状，纠正电解质紊乱：遵循指南规范抗心衰治疗[39]。给予洋地黄、钙离子增敏剂左西孟旦静脉泵入联合小剂量多巴胺进行强心治疗；针对利尿剂抵抗及低钠、低钾给予精氨酸加压素受体拮抗剂托伐普坦及醛固酮受体拮抗剂利尿治疗，注射用重组人脑利钠肽静脉泵入，扩血管的同时兼具利尿作用，同时配合血管紧张素受体脑啡肽酶抑制剂（ARNI）沙库巴曲/缬沙坦钠改善心室重构，因患者血压偏低，从50 mg起始，每日两次口服；小剂量β受体阻滞剂降低心肌耗氧，逐渐滴定至比索洛尔5 mg，每日一次口服。合并低血压、心率控制不佳，给予窦房结If电流选择特异性抑制剂伊伐布雷定5 mg，每日两次口服，最终将静息心率控制在60～70次/分；入院5日患者体重降低5 kg，达到干体重；避免过度利尿，根据静脉压情况适度水化改善肾功能，肌酐值较前回落并接近正常值（达到 110 μmol/L）。待肾功能允许，加用改善心衰远期预后的钠-葡萄糖协同转运蛋白-2（SGLT-2）抑制剂达格列净 10 mg，口服，每日一次口服。

（2）心衰稳定期的器械治疗：CRT-D 植入：该患者扩张型心肌病，LVEF < 35%，完全性 LBBB，QRS 波时限 > 150 ms。根据器械植入指南[40]具备 CRT-D 植入术的 I A 类适应证。最终呈现为选择性希氏束起搏纠正 CLBBB，起搏阈值为 1.2 V/1.0 ms，CLBBB 被纠正，达到 QRS 正常化，起搏后 QRS 波时限 112 ms（图 18-15）。随访期间希氏束阈值稳定（< 1.5 V/1.0 ms）。

（3）出院后的心衰院外管理：出院后通过"护心小爱"手机小程序对该患者进行心衰院外管理同时利用 CRT-D 远程监护功能对心律失常情况定期评估，患者术后 12 个月室性早搏增加，单发室性早搏每小时 1.4 个，连发室性早搏（2～4 个）每小时 4.3 个，给予抗心律失常药物治疗，术后 17 个月再次传输远程监护数据发现室性早搏得到良好控制，单发及连发室性早搏每小时均 < 0.1 个。随访过程中严格按照指南要求规律进行优化药物治疗。

（五）治疗结果、随访及转归

患者出院后随访共 66 个月，超声心动图各指标均得到明显改善（图 18-16），胸部 X 线正位可见心腔明显缩小（图 18-17）。电学同步性的恢

复带来了机械学同步性的改善，术后 3 个月超声心动图：LVEF 40%，LVEDd 65 mm，实现 CRT 超应答。随访中患者无心衰再发，无再住院，无恶性心律失常发作，心功能持续改善至 I 级，工作及生活恢复正常，预后良好。术后 36 个月 LVEDd 降低到 54 mm，LVEF 提升至 62%。

（六）讨论

射血分数降低型心力衰竭（HFrEF）患者因其预后差是心衰领域需要重点关注的人群，患者往往反复发生急性心衰及恶性心律失常，预后极差。当患者发作急性左心衰竭，静脉用药的种类和剂量是决定抗心衰治疗的关键，患者在心衰发作急性期，除了传统注射用重组人脑利钠肽的应用外，使用钙离子增敏剂左西孟旦增强心肌收缩力，若处于低血压状态时可联合多巴胺应用。对于合并低钠血症、利尿剂抵抗的心衰患者，优选托伐普坦治疗。而在长期的慢性心衰治疗中，ARNI、SGLT-2 抑制剂的问世大大降低了慢性心衰患者的死亡率[41-42]，临床中应该重视这类药物的长期应用及滴定剂量使患者获得最佳的治疗效果。

临床研究的结果表明，成功的选择性希氏束起搏纠正完全性 LBBB（CLBBB），可以在术后获得更高 CRT 应答率及超应答率，越来越多的临床研究显示，与传统双心室起搏相比，选择性希氏束起搏可以获得更优的心脏电学同步性[43-44]，由于尚缺少大规模的循证医学证据，选择性希氏束

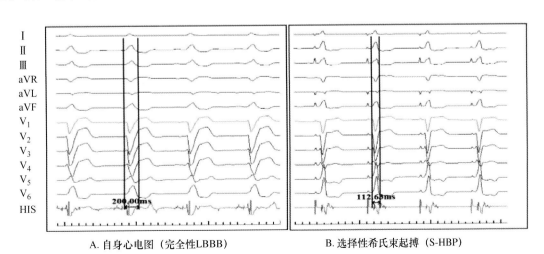

A. 自身心电图（完全性LBBB）　　B. 选择性希氏束起搏（S-HBP）

图 18-15　术前术后心电图变化
A. 自身 QRS 波时限 200 ms，完全性 LBBB；**B.** S-HBP，起搏 QRS 波时限 112 ms

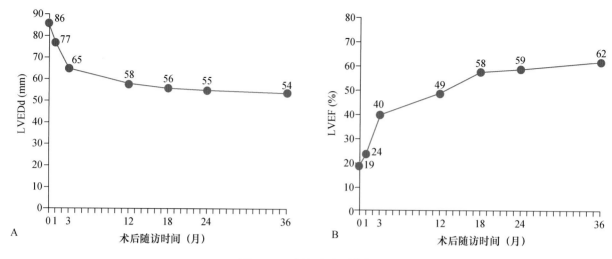

图 18-16　超声心动图变化

A. LVEDd 逐渐降低，术后 36 个月 LVEDd 54 mm；**B**. LVEF 逐渐提升，术后 36 个月 LVEF 62%；横坐标 0 点对应数值分别代表术前 LVEDd 和 LVEF 大小

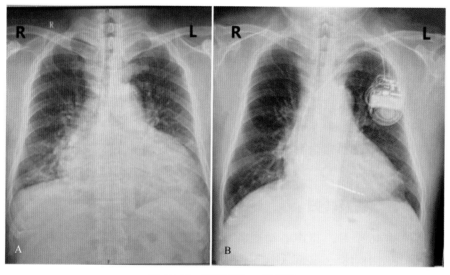

图 18-17　胸部正位 X 线影像

A. 术前心胸比 0.70；**B**. 术后 12 个月心胸比 0.55

起搏目前仅作为 CLBBB 心衰患者双心室起搏不成功的备选方案，并没有作为首选的 CRT 术式进行指南推荐。本例患者病情重，LVEDd 高达 86 mm，LVEF 最重为 19%，经科学强化抗急性心衰治疗后，才获得了手术的时机，因其心电图表现为典型的 CLBBB，从病因学的角度考虑，决定尝试传导束起搏。术中采取选择性希氏束起搏，快速纠正了 CLBBB，QRS 波时限从术前 200 ms 到术后 112 ms，实现心脏电学同步化，从而在根本上达到逆转心室重构，使 LVEF 逐渐恢复正常，减少该患者心衰再住院及恶性心律失常发生。患者手

术时长仅 1 h，较传统 CRT 植入手术时长明显缩短，可以最大限度避免患者手术不耐受。术后密切随访监测起搏参数，希氏束起搏纠正左束支传导阻滞阈值处于稳定状态，低于 1.5V/1.0 ms，未发生起搏电极导线相关的并发症。

本例患者为严重心脏扩大的扩张型心肌病患者，且心衰反复发作，治疗疗效差，死亡率高，在充分的优化药物治疗下，结合最新的传导束起搏术式——希氏束起搏（HBP），使其合并的 CLBBB 明显增宽的 QRS 波达到了正常化，患者的电学及机械学不同步得到改善。优化的器械治疗使患者

心功能恢复正常，36 个月后 LVEDd 从 86 mm 恢复至 54 mm，EF 从 19% 改善为 62%，治疗效果显著，挽救了重度心衰患者的生命。其成功救治的经验提示：HBP 进行 CRT 纠正 CLBBB，是救治 CLBBB 重症扩张型心肌病心力衰竭患者的优选治疗方式。

参考文献

［1］Brigden，W.Uncommon myocardial diseases：the non-coronar cardiomyopathies.Lancet，1957，273（7008）：1243-1249.

［2］Goodwin，JF.Gordon H，Hollman A，et al.Clinical aspects of cardiomyopathy.Br Med J，1961，1（5219）：69-79.

［3］Report of the WHO/ISFC task force on the definition and classification of cardiomyopathies.Br Heart J，1980，44（6）：672-673.

［4］Riehardson P.McKenna W，Bfistow M，et al.Report of the 1995 World Health Organization/International Society and Federation of Cardiology Task Force on the Definition and Classification of cardiomyopathies. Circulation，1996，93（5）：841-842.

［5］Maron，BJ，Towbin JA，Thiene G，et al.Contemporary definitions and classification of the cardiomyopathies：an American Heart Association Scientific Statement from the Council on Clinical Cardiology，Heart Failure and Transplantation Committee；Quality of Care and Outcomes Research and Functional Genomics and Translational Biology Interdisciplinary Working Groups；and Council on Epidemiology and Prevention. Circulation，2006，113（14）：1807-1816.

［6］Arbelo，E. 2023 ESC Guidelines for the management of cardiomyopathies. Eur Heart J，2023，44（37）：3503-3626.

［7］Jefferies，J.L.，J.A. Towbin. Dilated cardiomyopathy. Lancet，2010，375（9716）：752-762.

［8］Bozkurt，B. Current diagnostic and treatment strategies for specific dilated cardiomyopathies：a scientific statement from the American Heart Association. Circulation，2016，134（23）：e579-e646.

［9］Reichart，D. Dilated cardiomyopathy：from epidemiologic to genetic phenotypes：A translational review of current literature. J Intern Med，2019，286（4）：362-372.

［10］中华医学会心血管病学分会，中国心肌炎心肌病协作组 . 中国扩张型心肌病诊断和治疗指南 . 临床心血管病杂志，2018，34（05）：421-434.

［11］McDonagh，T.A.，et al. 2021 ESC Guidelines for the diagnosis and treatment of acute and chronic heart failure. Eur Heart J，2021，42（36）：3599-3726.

［12］Heidenreich，P.A. 2022 AHA/ACC/HFSA Guideline for the Management of Heart Failure：A Report of the American College of Cardiology/American Heart Association Joint Committee on Clinical Practice Guidelines. J Am Coll Cardiol，2022，79（17）：e263-e421.

［13］Levine，G.N. Management of patients at risk for and with left ventricular thrombus：a scientific statement from the American Heart Association. Circulation，2022，146（15）：e205-e223.

［14］Tan，C.Y. Systematic in vivo candidate evaluation uncovers therapeutic targets for LMNA dilated cardiomyopathy and risk of Lamin A toxicity. J Transl Med，2023. 21(1)：690.

［15］李新立，周艳丽 . 心肌病精准诊疗进展［J］. 中国分子心脏病学杂志，2021，21（02）：3796-3798.

［16］Seggewiss H，Blank C，Pfeiffer B，et al. Hypertrophic cardiomyopathy as a cause of sudden death. Hers，2009，34（4）：305-314.

［17］Elliott P，Andersson B. Arbustini E，et al. Classification of the cardiomyopathies：a position statement from the European Society Of Cardiology Working Group on Myocardial and Pericardial Diseases. Eur Heart J，2008，29（2）：270-276.

［18］杨思源 . 小儿心脏病学 . 第 4 版 . 北京：人民卫生出版社，2012.

［19］Maron BJ，Roberts WC.Quantitative analysis of cardiac muscle cell disorganization in the ventricular septum of patients with hypertrophic cardiomyopathy. Circulation，1979，59（4）：689-706.

［20］William J. McKenna，Barry J. Maron，Gaetano Thiene. Classification，epidemiology，and global burden of cardiomyopathies. Circ Res，2017，121（7）：722-730.

［21］Maron BJ. Hypertrophic cardiomyopathy in childhood. Pediatr Clin N Am，2004，51（5）：1305-1346.

［22］Rapezzi C，Aimo A，Barison A，et al. Restrictive cardiomyopathy：definition and diagnosis. Eur Heart J，2022，43（45）：4679-4693.

［23］Liang，S，Liu，Z，Li，Q，et al. Advance of echo-cardiography in cardiac amyloidosis. HEART FAIL REV，2023，28（6）：1345-1356.

［24］Galea N，Polizzi G，Gatti M，et al. Cardiovascular magnetic resonance（CMR）in restrictive cardiomyopathies. Radiol Med，2020，125（11）：1072-1086.

［25］Goldstein JA，Kern MJ. Hemodynamics of constrictive pericarditis and restrictive cardiomyopathy. Catheter Cardiovasc Intervent，2020，95：1240-1248.

［26］Hirshfeld JW Jr，Johnston-Cox H. Distinguishing constrictive pericarditis from restrictive cardiomyopathy-an ongoing diagnostic challenge. JAMA Cardiol，2022，7（1）：13-14.

［27］Muchtar E，Blauwet LA，Gertz MA. Restrictive cardiomyopathy：genetics，pathogenesis，clinical manifestations，diagnosis，and therapy. Circ Res，2017，121：819-837.

［28］Corrado D，Wichter T，Link MS，et al，Treatment of arrhythmogenic right ventricular cardiomyopathy/dysplasia：an international task force consensus statement.Circulation，2015，132（5）：441-453.

［29］Corrado D，van Tintelen PJ，McKenna WJ，et al. International Experts. Arrhythmogenic right ventricular cardiomyopathy：evaluation of the current diagnostic criteria and differential diagnosis. Eur Heart J，2020，41（14）：1414-1429.

［30］Muller SA，Gasperetti A，Bosman LP，et al. Individualized family screening for arrhythmogenic right ventricular cardiomyopathy. J Am Coll Cardiol，2023，82（3）：214-225.

［31］Basso C，Thiene G.Adepositascordis，fatty infiltration of the right ventricle，and arrhythmogenic right ventricular cardiomyopathy.Just a matter of fat. Cardiovasc Pathol，2005，14：37-41.

［32］Mu J，Zhang G，Xue D，et al. Sudden cardiac death owing to arrhythmogenic right ventricular cardiomyopathy：Two case reports and systematic literature review. Medicine（Baltimore），2017，96（47）：e8808.

［33］William J.McKenna，Barry J，et al. Classification，epidemiology，and globalburden of cardiomyopathies. Circ Res，2017，121（7）：722-730.

［34］Marcus FI，McKenna WJ，Sherrill D，et al. Diagnosis of arrhythmogenic right ventricular cardiomyopathy/dysplasia：proposed modification of the task force criteria［J］. Circulation，2010，121（13）：1533-1541.

［35］Welkie R. Understanding arrhythmogenic right ventricular cardiomyopathy. JAAPA，2023，36（5）：1-6.

［36］McKenna WJ，Thiene G，Nava A，et al. Diagnosis of arrhythmogenic right ventricular dysplasia/cardiomyopathy. Task Force of the Working Group Myocardial and Pericardial Disease of the European Society of Cardiology and of the Scientific Council on Cardiomyopathies of the International Society and Federation of Cardiology. Br Heart J，1994，71（3）：215-218.

［37］Corrado D，Perazzolo Marra M，Zorzi A，et al. Diagnosis of arrhythmogenic cardiomyopathy：The Padua criteria［J］. Int J Cardiol，2020，319：106-114.

［38］中国医师协会心力衰竭专业委员会，中华心力衰竭和心肌病杂志编辑委员会. 心力衰竭容量管理中国专家建议［J］. 中华心力衰竭和心肌病杂志（中英文），2018，2（1）：8-16.

［39］Heidenreich PA，Bozkurt B，Aguilar D，et al. 2022 AHA/ACC/HFSA Guideline for the Management of Heart Failure：Executive Summary：A Report of the American College of Cardiology/American Heart Association Joint Committee on Clinical Practice Guidelines［J］. Circulation，2022，145（18）：e895-e1032.

［40］Glikson M，Nielsen JC，Kronborg MB，et al. 2021 ESC Guidelines on cardiac pacing and cardiac resynchronization therapy［J］. Eur Heart J，2021，42（35）：3427-3520.

［41］Böhm M，Young R，Jhund PS，et al. Systolic blood pressure，cardiovascular outcomes and efficacy and safety of sacubitril/valsartan（LCZ696）in patients with chronic heart failure and reduced ejection fraction：results from PARADIGM-HF［J］. Eur Heart J，2017，38（15）：1132-1143.

［42］Kato ET，Silverman MG，Mosenzon O，et al. Effect of Dapagliflozin on Heart Failure and Mortality in Type 2 Diabetes Mellitus［J］. Circulation，2019，139（22）：2528-2536.

［43］Chen X，Ye Y，Wang Z，et al. Cardiac resynchronization therapy via left bundle branch pacing vs. optimized biventricular pacing with adaptive algorithm in heart failure with left bundle branch block：a prospective，multi-centre，observational study［J］. Europace，2022，24（5）：807-816.

［44］Arnold AD，Shun-Shin MJ，Keene D，et al. His resynchronization versus biventricular pacing in patients with heart failure and left bundle branch block［J］. J Am Coll Cardiol，2018，72（24）：3112-3122.

第十九章
急性肺栓塞的诊断、鉴别诊断和治疗

（黄　岚　于世勇）

急性肺栓塞（pulmonary embolism，PE）是临床上仅次于急性心肌梗死和卒中的第三位最常见急性心血管综合征，也是排位第三的常见致死性心血管疾病。近20余年来，急性肺栓塞的诊断和治疗领域进展迅速，国内外相关学会及时总结进展并发布一系列急性肺栓塞诊断、治疗和预防指南或共识。2010年中华医学会心血管病学分会肺血管病学组发布《急性肺血栓栓塞症诊断治疗中国专家共识》[1]，明显提高了我国临床医师对肺栓塞的认识水平，改善了过去临床实践中普遍存在的误诊、漏诊及治疗不规范现象；中华医学会心血管病学分会肺血管病学组于2016年发布了《急性肺栓塞诊断与治疗中国专家共识（2015）》[2]，随

后中华医学会呼吸病学分会肺栓塞与肺血管病学组于2018年发布了《肺血栓栓塞症诊断与预防指南》[3]，对进一步规范我国急性肺栓塞的诊断流程和治疗策略、提高整体诊治水平起到积极推动作用。近年来，国内外急性肺栓塞临床研究进展迅速，在流行病学、病理生理学、易患因素、实验室检查、诊断策略及治疗等各个领域均取得显著进展。本章参考2019欧洲指南等国内外的诊治指南、专家共识和最新临床研究进展[4-6]，对急性肺栓塞的流行病学、危险因素、病理生理、辅助检查、临床表现、诊断流程、鉴别诊断以及治疗策略进行阐述。

第一节　概述

一、流行病学

西方国家流行病学研究显示，普通人群中急性肺栓塞年发病率为（39～115）/10万人，深静脉血栓形成（DVT）年发病率为（53～162）/10万人。静脉血栓栓塞症（VTE）的年发病率随年龄增长明显升高，中年人群的年发病率为（50～100）/10万人，而80岁以上人群可达（500～700）/10万人。另外急性肺栓塞也是致死率较高的心血管疾病之一，美国每年约30万人死于急性肺栓塞；基于欧洲六国研究数据构建的流行病学模型提示，欧洲每年约有37万人死于静脉血栓栓

塞症，其中34%为猝死或发病数小时内死亡，仅7%在死前得到确诊。另外，因2019冠状病毒疾病（COVID-19）入住ICU患者的静脉血栓栓塞症发生率为20%～30%，也是患者死亡的重要原因之一。

我国至今仍缺乏基于普通人群的静脉血栓栓塞症流行病学数据，目前研究资料主要源于住院患者。1997年至2008年全国60多家三级医院急性肺栓塞注册登记研究结果表明，住院患者发生肺栓塞的比例约为0.1%。近15年来我国急性肺栓塞发病率有明显升高趋势，但死亡率有下降趋势。主要原因包括：①及时诊断和有效治疗改善了急性肺栓塞尤其是高危患者的预后；②CT肺动

脉造影、肺通气/灌注显像等技术显著提升了肺栓塞诊断的敏感性，如孤立性亚段肺栓塞诊断率提高。临床医师在临床实践中应将病史、临床表现和实验室检查有机结合起来，认真分析，避免肺栓塞的过度诊断。

二、易患因素

静脉血栓栓塞症的易患因素可分为自身因素（多为永久性）和环境因素（多为暂时性），通常是两者共同作用的结果。根据相对危险度（odds ration，OR）的强弱将易患因素分为：①强易患因素（$OR > 10$）：下肢骨折、因心力衰竭或房颤/房扑住院（前3个月内）、髋关节或膝关节置换术后、重大创伤、心肌梗死（前3个月内）、VTE病史或脊髓损伤；②中易患因素（OR 2-9）：膝关节镜手术、自身免疫性疾病、输血、中心静脉置管、静脉内留置导管和电极导线、化疗、充血性心力衰竭或呼吸衰竭、促红细胞生成素类药物、激素替代治疗、口服避孕药、产后、感染（尤其是COVID-19肺炎、其他类型肺部感染、泌尿系感染及HIV感染等）、炎症性肠病、肿瘤、卒中瘫痪、浅静脉血栓形成、易栓症；③弱易患因素（$OR < 2$）：卧床>3日、糖尿病、高血压、久坐不动（如长时间汽车或空中旅行）、高龄、腹腔镜手术、肥胖、妊娠、静脉曲张。易患因素评估对明确静脉血栓栓塞症复发风险和长期抗凝策略有重要指导作用。

与患者自身因素相关的易患因素：①年龄：人群中静脉血栓栓塞症的发病率与年龄密切相关，80岁以上老年人是50岁年龄段人群的8倍；②遗传性易栓症：遗传性易栓症是一种与血管内皮、凝血、抗凝、纤溶等系统基因突变相关的疾病，目前已发现5种经典的遗传性易栓症：蛋白C缺乏、蛋白S缺乏、抗凝血酶Ⅲ缺乏、凝血因子V Leiden突变（rs6025）和凝血酶原突变（凝血酶原G20210A，rs1799963）等；③恶性肿瘤：胰腺癌、血液系统恶性肿瘤、肺癌、胃癌、脑部肿瘤等发生静脉血栓栓塞症的风险较高；另外恶性肿瘤也是静脉血栓栓塞症全因死亡的重要危险因素。

与环境因素相关的易患因素：①避孕药：含雌激素的口服避孕药是育龄期女性最常见的危险因素，复合型口服避孕药（同时含雌、孕激素）可使静脉血栓栓塞症发生风险增加2～6倍，尤其本身合并遗传性易栓症的人群发生风险更高；而能释放激素的宫内节育器并不增加静脉血栓栓塞症的发生风险，推荐有静脉血栓栓塞症病史或家族史的妇女使用该种避孕方式；接受激素替代疗法的绝经后妇女，静脉血栓栓塞症的发生风险因药物成分不同而有所差异；②感染：是住院患者发生静脉血栓栓塞症的常见诱发因素，输血和促红细胞生成素也可增加发生风险；③儿童患者：发生肺栓塞通常与深静脉血栓形成有关，多与严重慢性疾病或长期置入中心静脉导管有关；④静脉血栓栓塞症与动脉粥样硬化性疾病有共同的危险因素，如吸烟、肥胖、高胆固醇血症、高血压和糖尿病等。静脉血栓栓塞症通常继发于冠心病并发症如心肌梗死和心力衰竭等，而静脉血栓栓塞症患者发生心肌梗死、卒中或外周动脉栓塞的风险也相应增加。

第二节　病理生理

一、血流动力学改变

急性肺栓塞由于栓子突然阻塞肺动脉，诱发不同程度的肺动脉痉挛，导致肺血流减少甚至中断，从而引起不同程度的血流动力学障碍和气体交换障碍，严重时可发生右心衰竭甚至死亡。其病理生理学改变主要包括：

急性肺栓塞可导致肺循环阻力增加，肺动脉压力相应升高。当肺血管床面积突然减少25%～30%时，肺动脉平均压开始升高；当肺血管床面积减少 30% ～ 40% 时，肺动脉平均压可达 30 mmHg（1 mmHg ＝ 0.133 kPa）以上；当肺血管床面积减少 40% ～ 50% 时，肺动脉平均压可达 40 mmHg（以上），伴右心室充盈压升高，心指数下降；当肺血管床面积减少 50% ～ 70% 时，可出现持续性肺动脉高压；当肺血管床面积减少超过 85% 时可导致猝死。急性肺栓塞肺血管床面积减少和肺血管阻力增加与栓子机械阻塞有关，还与血栓素 -A2、5- 羟色胺等缩血管因子及低氧引起的肺血管收缩有关。

二、右心室功能改变

肺血管阻力突然增加可导致右心室后负荷增加，室壁张力增加，右心室扩张，通过 Frank-Sarling 机制改变右心室心肌的收缩特性。如右心室收缩时间延长可导致左心室舒张早期发生室间隔左移；右束支传导阻滞进一步加重左右心室收缩不同步，导致心排血量下降甚至体循环低血压或血流动力学不稳定。另外，神经体液调节系统激活可引起右心室变力和变时效应，加上体循环血管收缩，这些代偿机制共同导致肺动脉压力升高，以维持阻塞肺血管床的灌注并暂时稳定体循环血压。但由于右心室室壁较薄，经上述即刻代偿机制充分作用肺动脉平均压通常不会超过 40 mmHg。急性肺栓塞 48 h 内死亡患者右心室心肌中发现有大量炎症细胞浸润，这可能是由于肾上腺素大量释放诱发的"急性肺栓塞介导心肌炎"所致。急性肺栓塞早期可出现心肌损伤生化标志物的升高，与右心室氧供和氧需失衡导致的右心室缺血有关，另外也与休克引起的右冠状动脉供血减少有关。

三、呼吸功能改变

急性肺栓塞通常伴随呼吸功能衰竭，往往是继发于血流动力学紊乱的结果。可能发生机制包括：①心排血量降低可导致中心静脉氧饱和度下降；②栓塞肺动脉部位血流减少及非栓塞肺动脉部位血流高灌注均可导致肺通气 / 血流不匹配；③约 1/3 患者存在卵圆孔未闭导致的右向左分流，不仅可进一步加重低氧血症，也有导致矛盾栓塞的风险；④小的栓子尽管不影响血流动力学，但栓塞肺动脉远段也有导致咯血、胸膜炎及胸腔积液等"肺梗死"征象。除非存在基础心肺疾病，否则肺梗死对呼吸功能的影响通常较轻。

综合上述病理生理学改变特征，急性右心室功能衰竭［指右心室充盈减少和（或）右侧心排血量下降导致体循环淤血的一种快速进展综合征］是判断急性肺栓塞临床严重程度和预后的关键因素。一旦出现明显的右心室衰竭症状、体征和血流动力学不稳定，则提示急性肺栓塞早期（住院期间或 30 日内）死亡风险较高。

第三节 临床表现和辅助检查

一、临床表现

急性肺栓塞缺乏特异性的临床表现，易被漏诊或误诊。

（一）症状

急性肺栓塞的症状异质性很大，主要取决于栓子的大小、数量、栓塞的部位及患者是否存在心、肺等器官的基础疾病。急性肺栓塞可完全无症状，仅在诊断其他疾病或尸检时意外发现。常见症状包括呼吸困难、胸痛、先兆晕厥、晕厥和（或）咯血，严重者可导致心搏骤停甚至猝死。

呼吸困难是急性肺栓塞患者最常见的症状表现。小的外周型急性肺栓塞呼吸困难持续时间往往短暂且轻微，而中央型急性肺栓塞呼吸困难出现较快且严重。呼吸困难一般在活动后明显，严重时甚至发生晕厥或先兆晕厥。既往存在慢性心力衰竭或肺部疾病的患者，呼吸困难加重可能是急性肺栓塞的唯一症状。晕厥或先兆晕厥有时是急性肺栓塞的唯一或首发症状。有研究表明，急性肺栓塞占所有晕厥病因的17%。胸痛多表现为胸膜性胸痛，咳嗽或深吸气后加重，为远端肺栓塞引起的肺梗死所致。中央型急性肺栓塞导致的胸痛表现可类似典型心绞痛，多因急性右心室缺血导致，由于可能同时存在心电图异常和（或）肌钙蛋白升高，需与急性冠脉综合征或急性主动脉综合征（如主动脉夹层）鉴别。咯血提示肺梗死，多在肺梗死后24 h内发生，呈鲜红色，数日后变为暗红色，急性肺栓塞导致的咯血一般量不大。

（二）体征

主要表现为呼吸系统和循环系统受累的体征，特别是呼吸频率增加（>20次/分）、心率加快（>90次/分）、血压下降（SBP<90 mmHg或SBP下降≥40 mmHg并持续15 min以上，或者需要血管活性药物维持血压）及发绀等。一旦出现血流动力学不稳定（心搏骤停、梗阻性休克或持续性低血压），往往提示中央型或广泛的急性肺栓塞导致的血流动力学储备严重降低。颈静脉充盈、怒张或异常搏动提示中心静脉压升高，右心负荷增加。呼吸系统受累体征包括肺部听诊湿啰音或哮鸣音、胸腔积液等。肺动脉瓣区可出现第2心音亢进或分裂，三尖瓣区可闻及收缩期杂音。急性肺栓塞致急性右心负荷加重，可出现肝增大、肝颈静脉回流征阳性和下肢水肿等右心衰竭的体征。下肢深静脉血栓形成征象包括一侧大腿或小腿周径较对侧增加超过1 cm以上，单侧下肢肿胀或下肢静脉曲张等表现。

一项多中心真实世界急性肺栓塞研究入选1880例患者，结果发现上述症状和体征出现的频度分别为：呼吸困难（50%）、胸膜性胸痛（39%）、咳嗽（23%）、胸骨后胸痛（15%）、发热（10%）、咯血（8%）、晕厥（6%）、单侧肢体肿胀（24%）和单侧肢体疼痛（6%）。

二、辅助检查

（一）动脉血气分析

疑诊急性肺栓塞应尽快完善动脉血气分析，通常表现为低氧血症、低碳酸血症、肺泡-动脉血氧分压差［P（A-a）O$_2$］增大及呼吸性碱中毒。动脉血气分析缺乏特异性，将近40%患者动脉血氧饱和度（SaO$_2$）正常，20%患者P（A-a）O$_2$正常。检测时应以患者就诊时卧位、未吸氧、首次动脉血气分析的测量值为参考依据。

（二）血浆D-二聚体

急性血栓形成时，凝血启动可同步激活纤溶系统，可引起血浆D-二聚体水平升高。D-二聚体的阴性预测价值很高，水平正常多可排除急性肺栓塞和深静脉血栓形成；而D-二聚体阳性的预测价值较低，不能用于确诊急性肺栓塞，因为肿瘤、炎症、出血、创伤、外科手术、妊娠、长期住院等也可引起D-二聚体水平升高。D-二聚体主要用于血流动力学稳定的疑似中低可能性急性肺栓塞的排除诊断，不能单独用于急性肺栓塞的确诊。

检测D-二聚体有多种方法，定量酶联免疫吸附试验（ELISA）或ELISA衍生方法对急性肺栓塞的诊断敏感性>95%，为高敏检测法；定量乳胶法和全血凝集法的敏感性均<95%，为中敏检测法。推荐使用高敏检测法对门诊和急诊的疑诊急性肺栓塞患者进行检测，阴性结果结合临床可能性概率可排除急性肺栓塞，从而避免对30%的疑诊患者继续检查。对高度可疑患者不主张检测D-二聚体水平，因为无论检测结果如何，均不能排除急性肺栓塞，需行CT肺动脉造影（CT pulmonary angiography，CTPA）进一步检查。

D-二聚体的特异性随年龄增长而降低，80岁以上患者降至约10%。40岁以下患者中，D-二聚体检测阴性可排除60%左右的急性肺栓塞，但80岁以上患者仅能排除5%左右的急性肺栓塞。推荐使用年龄校正的临界值（>50岁为年龄×10 μg/L）以提高老年患者D-二聚体的检测效能，减少CTPA的使用，在保持敏感性的同时，特异性从34%～46%

增加到 97% 以上。使用年龄校正的临界值代替既往"标准 500 μg/L"的 D- 二聚体临界值，排除急性肺栓塞的可能性由 6.4% 升至 30%。

为减少 CTPA 的过度使用，建议使用"YEARS"临床风险决策原则，该原则综合了三项临床指标（深静脉血栓形成征象、咯血和急性肺栓塞临床可能性）与血浆 D- 二聚体水平。诊断流程如下：如三项指标阴性＋ D- 二聚体＜ 1000 μg/L，或 1 项以上指标阳性＋ D- 二聚体＜ 500 μg/L 可排除急性肺栓塞，不需行 CTPA 检查。除此以外，其他患者均需进行 CTPA 检查。一项前瞻性研究对"YEARS"临床风险决策原则的诊断效能进行评估，48% 的患者避免了 CTPA 检查。而采用 Wells 评分和固定的 D- 二聚体临界值 500 μg/L，只有 34% 的患者获益；另外一项回顾性研究也发现"YEARS"临床风险决策原则较 D- 二聚体年龄矫正方案能更有效地排除未发生静脉血栓栓塞症患者。

综上，对于 D- 二聚体临界值标准不能一概而论，而应个体化选择，临床医生需要根据"YEARS"临床风险决策原则或年龄选择不同的 D- 二聚体临界值标准，以指导后续诊疗。

（三）心电图

心电图对急性肺栓塞诊断的敏感性及特异性均不高。心电图可表现为窦性心动过速，电轴右偏、$S_1Q_{III}T_{III}$、右束支传导阻滞、$V_1 \sim V_3$ 导联 ST 段压低或 T 波倒置等征象。$S_1Q_{III}T_{III}$ 为急性肺栓塞相对特异性心电图改变（即 I 导联 S 波加深，III 导联出现 Q/q 波及 T 波倒置，图 19-1）。V_1 导联 QRS 波呈 Qr 形态患者住院死亡率高。心率＞ 100 次 / 分、完全性右束支传导阻滞可能为老年急性肺栓塞患者预后不良的独立影响因素，其他心电图改变对急性肺栓塞的近期及远期预后无显著影响。

（四）超声心动图

超声心动图对于急性肺栓塞的诊断具有提示意义，包括直接征象和间接征象。直接征象为肺动脉内血栓，较少见。间接征象中具有特异性的表现为 60/60 征：肺动脉射血加速时间（AcT）＜ 60 ms、三尖瓣反流的压差小于 60 mmHg；McConnell 征：右心室游离壁的收缩力较右心室心尖减低以及右心内活动性血栓。心肌梗死患者虽然有与 McConnell 征类似的右心室游离壁运动减低，但不伴有肺动脉压升高，此为二者鉴别点。上述特征对急性肺栓塞都有明确的提示意义，60/60 征和 McConnell 征特异性分别为 94%、100%，但在非选择性的急性肺栓塞患者中敏感性仅为 20% 左右。右心内活动性血栓在急性肺栓塞患者中的发生率不足 4%，血流动力学不稳定的高

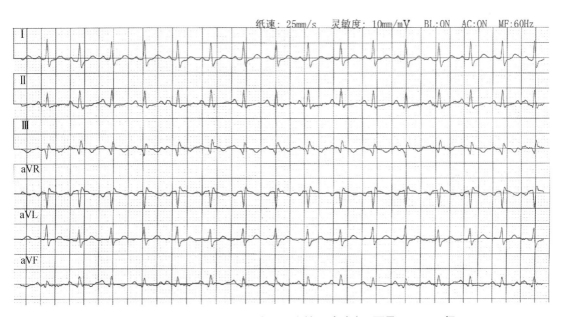

图 19-1　一例急性肺栓塞的心电图。窦性心动过速，可见 $S_1Q_{III}T_{III}$ 征。

危患者中可达 18%。急性肺栓塞引起右心室压力负荷过重及功能障碍，可以通过超声心动图发现。右心室绝对或相对增大（右心室 / 左心室 ＞ 1.0）、下腔静脉吸气变化率 ＜ 50%、左心室受压致室间隔平直或矛盾运动、右心室收缩功能减低（三尖瓣瓣环收缩期位移 ＜ 16 mm）及组织多普勒三尖瓣瓣环 S′ ＜ 9.5 cm/s。

因超声心动图参数较难以标准化，仅见于 25% 左右的急性肺栓塞患者，阴性预测价值为 40% ～ 50%。在怀疑急性肺栓塞的患者中，超声心动图发现右心室壁增厚，三尖瓣的反流超过 3.8 m/s，或者是峰值压差大于 60 mmHg，需与慢性血栓栓塞或其他原因所致肺动脉高压进行鉴别。

超声心动图参数在急性肺栓塞危险分层方面具有重要价值，一旦出现右心室功能障碍则提示为中高危。三尖瓣瓣环收缩期位移 ＜ 15 mm、右心室 / 左心室 ＞ 1.0、下腔静脉吸气变化率 ＜ 50% 均与 30 日急性肺栓塞相关的死亡风险及全因死亡相关。活动性右心血栓，尤其合并右心室功能障碍的急性肺栓塞患者早期死亡率显著升高。超声心动图发现卵圆孔开放出现右向左分流与急性肺栓塞患者高死亡率显著相关。

超声心动图还可应用于急性呼吸困难及休克的鉴别诊断，对于血流动力学不稳定的患者，若无右心室压力负荷重及功能障碍的表现，则可以除外急性肺栓塞所致。超声心动图有助于心脏压塞、急性瓣膜功能异常、因严重的室壁运动异常致左心室功能障碍、主动脉夹层或低血容量等心血管危急重症的鉴别诊断。

（五）胸部 X 线检查

胸部 X 线检查缺乏特异性，但有助于排除气胸、肺部感染等原因导致的呼吸困难或胸痛。如急性肺栓塞引起肺动脉高压，有时可发现肺血减少、肺动脉段突出、右心室扩大等征象，合并肺梗死时可见尖端指向肺门的楔形阴影、盘状肺不张、肋膈角变钝等征象。

（六）CT 肺动脉造影（CTPA）

具有无创、扫描速度快、图像清晰、适用范围广、较经济的特点，可直观判断肺动脉栓塞的程度、形态和累及的部位及范围（图 19-2）。急性肺栓塞的直接征象为肺动脉内低密度充盈缺损，呈部分或完全包围在不透光的血流之内的"轨道征"，或者完全充盈缺损，远端血管不显影；间接征象包括肺野楔形、条带状的密度增高影或盘状肺不张，中心肺动脉扩张及远端血管分布减少或消失等。同时可对右心室形态、室壁厚度进行分析，且 CTPA 对肺及肺外其他胸部病变具有重要的诊断和鉴别诊断价值。双能量或能谱 CT 还可检测和定量肺灌注异常。肺栓塞诊断前瞻性研究 Ⅱ（PIOPED Ⅱ）显示 CTPA 诊断急性肺栓塞的敏感性和特异性分别可达 83% 和 96%。随着 16 排以上多排螺旋 CT（MDCT）技术的发展，提供了更好的血管可视性和更快的扫描速度。64 ～ 320 排 CT 肺血管成像在诊断小的肺栓塞及亚段肺动脉栓塞方面已优于 DSA。随着技术的发展，CTPA 目前已成为临床高度怀疑肺栓塞患者的首选影像检查方法。

在临床应用中，CTPA 结合临床风险评分比单独影像具有更高的敏感性和特异性。低危患者如 CT 结果正常，可排除急性肺栓塞；临床评分为高危的患者，CTPA 结果阴性并不能除外单发的亚段肺栓塞。如 CTPA 显示段或段以上血栓，能确诊急性肺栓塞，但对可疑亚段或亚段以下血栓，则需进一步结合下肢静脉超声、肺通气 / 灌注显像或肺动脉造影等检查明确诊断。当存在 CTPA 检

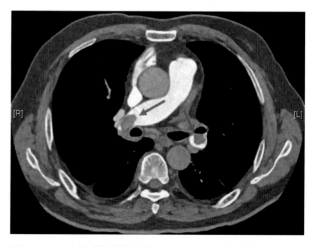

图 19-2 一例急性肺栓塞的 CTPA。可见右肺动脉及左下肺动脉血栓。

查禁忌（如对比剂过敏或肾功能不全等）时，可选择肺通气/灌注显像、磁共振肺动脉成像作为替代检查。此外，对于育龄妇女，肺通气/灌注显像对乳腺组织的影响远远低于 CTPA。

（七）CT 静脉造影（CT venography，CTV）

由于急性肺栓塞和 DVT 关系密切，对可疑急性肺栓塞的患者应检测有无下肢 DVT 形成。下腔静脉及双下肢深静脉 CTV 是诊断 DVT 的简易方法，可与 CTPA 同时完成，仅需注射 1 次对比剂。联合 CTV 和 CTPA 使急性肺栓塞诊断的敏感性由 83% 增至 90%。但 CTV 明显增加辐射剂量，用于年轻女性需慎重。下肢静脉超声操作简便易行，其在急性肺栓塞诊断中有一定价值；除常规下肢静脉超声外，对可疑患者推荐行加压静脉超声成像（compression venous ultrasonography，CUS）检查，即通过探头压迫静脉等技术诊断 DVT，静脉不能被压陷或静脉腔内无血流信号为 DVT 的特定征象。CUS 诊断近端血栓的敏感性为 90%，特异性为 95%，与 CTV 对 DVT 患者的诊断价值相似，建议采用 CUS 代替 CTV。

（八）磁共振肺动脉成像（magnetic resonance pulmonary angiography，MRPA）

随着磁共振成像技术的发展，应用多序列成像（自由呼吸稳态自由进动序列、HASTE 黑血序列、FLASH 亮血序列、T1W 3D 对比增强 MRPA、心电门控电影技术等）可观察肺动脉的形态改变和栓子；T1W 4D 对比增强首过灌注序列可显示急性肺栓塞所致的低灌注区。相对于 CTPA，MRPA 的重要优势在于无辐射，且可同时评价患者的右心功能。MRPA 诊断肺动脉栓塞的敏感性为 78%，特异性为 99%，检出中心型 PE 的敏感性接近 100%。MRPA 对肺栓塞的检出率较 CTPA 低，尤其是对周围肺动脉。MRPA 可作为因碘过敏或有辐射禁忌证不能行 CTPA 患者的替代检查技术。

（九）放射性核素肺通气/灌注（V/Q）显像

肺灌注显像的原理是静脉注射大于肺毛细血管直径的放射性蛋白颗粒，该颗粒随血流到达肺内，一过性并随机嵌顿在部分肺毛细血管内，其嵌顿量与肺灌注血流量呈正比，因此可以通过对肺内放射性分布的显像来判断肺内血流分布及受损情况。常联合通气显像用于肺栓塞的诊断。肺栓塞肺显像的典型特征是肺段性或亚段性灌注缺损而相应部位通气正常，即通气/灌注不匹配。该检查的优势是不受肺动脉直径的影响，在诊断亚段及以下的肺栓塞中有独特意义。

目前临床工作中常使用 V/Q 平面显像，显像结果依据 PIOPED II 的诊断标准，分为正常显像、肺栓塞高度可能（80%～100% 的可能性）、肺栓塞中度可能（20%～70% 的可能性）及肺栓塞低度可能（0～19% 的可能性）。一般来说，肺灌注显像正常基本能排除肺栓塞；肺栓塞高度可能基本能诊断肺栓塞，且准确性与 CTPA 相当。而肺栓塞中度可能及低度可能则属于非诊断性结果，对临床并无太多意义，需进一步检查明确或排除肺栓塞的诊断。需要注意的是，平面显像由于一些不可避免的缺点：如病灶前后正常肺组织的穿透效应可能会影响栓塞节段的检出；由于无法准确定位，因此对灌注缺损的原因无法做出准确判断；因此会产生一些假阴性及假阳性结果。任何影响肺血流或通气受损的因素比如肺血管炎、肿瘤压迫局部肺血管、肺气肿等均可造成局部通气/灌注不匹配；而且也并不是所有肺栓塞都表现为与通气不匹配的灌注缺损，比如肺梗死。因此单用 V/Q 平面显像可能会造成一定比例的误诊，结合 CT 图像可以很好地剖析病因。

随着技术的发展，SPECT/CT 被应用于 V/Q 显像，它克服了平面显像的诸多不足，能准确定位灌注缺损的位置及其大小，这大大提高了 V/Q SPECT/CT 诊断肺栓塞的敏感性（97%）和特异性（100%），并且显著降低了非诊断性结果所占的比例（＜5%）。V/Q SPECT/CT 与 CTPA 诊断肺栓塞的特异性相当，但敏感性较高，且使用范围更广、禁忌证少、辐射剂量低，尤其适用于女性、青少年、对造影剂过敏、肾功能受损及需要长期随访的患者。

（十）肺动脉造影

肺动脉造影过去是肺栓塞诊断的金标准，但随着 CTPA、肺通气/灌注显像等无创检查手段的广泛应用，肺动脉造影目前极少用于急性肺栓塞的诊断，主要征象有肺动脉内充盈缺损或分支闭塞等。

（十一）下肢静脉超声检查

超声具有实时无创、操作简便和价格低廉的优点，能够直观显示血栓的位置、形态、大小及范围等。在怀疑有下肢 DVT 时，彩色多普勒超声为首选影像学检查方法，其对近端 DVT 的敏感性为 94.2%，特异性为 93.1%～94.4%。

下肢静脉超声检查通常选用 5～7.5 MHz 高分辨率线阵超声探头，对于非常浅的静脉可采用 10 MHz 探头，而对于肥胖患者采用 2.5 MHz 或 3.5 MHz 较低频率凸阵探头。检查时使患者呈仰卧位、半卧位或者反向 Trendelenburg 体位。近端静脉直径较大且易发现，故从近端向远端检查深静脉较为便捷。通常超声难以探及穿静脉，但深静

脉或浅静脉血流紊乱或穿静脉功能不全时，其在超声上显示为贯穿肌筋膜的结构。检查双侧下肢静脉时要保证患者体位不变，以便对照观察。检查时还应注意探查小腿深静脉伴行的两条静脉及小腿肌间静脉有无血栓形成。在发现大隐静脉或小隐静脉有血栓形成时，应测量血栓上端至隐股交界或隐腘交界的距离[7]。

静脉腔在超声灰阶图像上呈无回声，但当红细胞聚集时，静脉内部有内部回声，应适当调整增益设置，确保血管内没有内部回声伪像，造成漏误诊。同时应持续观察静脉走行并进行加压检查以鉴别血栓形成。正常静脉腔可被探头完全压瘪，血栓发生时反之。可疑 DVT 患者的超声检查，应在灰阶图像模式下，对股总静脉、股静脉及腘静脉短轴进行加压，每隔 2 cm 或更短的距离压迫一次。急性和慢性 DVT 均可呈现血管的不可压性。急性期血栓光滑柔软，随探头加压而变形，急性血栓形成早期呈低回声，几天后逐渐增强，慢性期（发病 30 日后）血栓质硬，表面不规则，探头加压后不变形，血栓回声更强，甚至会出现强回声条索状结构。血栓在彩色多普勒及频谱多普勒超声上分别显示为血流消失和血栓远心端静脉期相性减弱或消失。需要注意的是，如在静脉任何部位发现血栓，应避免过度加压造成分离凝血块，继发肺栓塞。

第四节　诊断流程和鉴别诊断

一、诊断流程

急性肺栓塞的诊断流程包括怀疑诊断、明确诊断、寻找病因和危险分层四个步骤。

（一）怀疑诊断

对于高度可疑的病例出现不明原因的呼吸困难、胸痛、咯血、晕厥或休克，尤其是当患者伴有一个或多个 VTE 危险因素时，诊断时需考虑肺栓塞的可能。若患者同时伴有单侧下肢水肿，或

伴有双下肢不对称性水肿，对诊断具有重要的提示意义。结合心电图、胸部 X 线片、血气分析、心脏生物学标志物（肌钙蛋白与 BNP 或 NT-proBNP）可初步疑诊肺栓塞或排除其他疾病。检测 D-二聚体对急性肺栓塞有重要的阴性预测价值。超声心动图检查可迅速获取结果并可在床旁完成，对于提示肺栓塞诊断和排除其他疾病具有重要的价值，宜列为常规检查项目，可同时行下肢血管超声，若发现 DVT 则进一步增加了诊断的可能性。

可采用临床可能性评分对疑诊肺栓塞的患者进行可能性评估。常用的临床评估标准有加拿大 Wells 评分和修正的 Geneva 评分，二者简单易懂，所需临床资料也易获得，适合基层医院使用。简化版的 Wells 和 Geneva 评分法更增加了临床实用性，有效性也得到可靠证实（表 19-1，表 19-2）。

表 19-1 急性肺栓塞临床可能性评估的 Wells 评分标准 *

项目	原始版（分）	简化版（分）
既往 PTE 或 DVT 病史	1.5	1
心率≥100 次 / 分	1.5	1
过去 4 周内有手术或制动史	1.5	1
咯血	1	1
恶性肿瘤活动期	1	1
DVT 临床表现	3	1
其他鉴别诊断的可能性低于 PTE	3	1

* 临床可能性根据各项得分总和推算。三分类法（简化版不推荐三分类法）中，总分 0～1 分为低度可能性，2～6 分为中度可能性，≥7 分为高度可能性。二分类法中，对于原始版评分标准而言，0～4 分为可能性小，≥5 分为可能；对于简化版标准而言，0～1 分为可能性小；≥2 分为可能。

表 19-2 急性肺栓塞临床可能性评估的 Geneva 评分标准 *

项目	原始版（分）	简化版（分）
既往 PTE 或 DVT 病史	3	1
心率		
75～94 次 / 分	3	1
≥95 次 / 分	5	2
过去 1 个月内手术史或骨折史	2	1
咯血	2	1
恶性肿瘤活动期	2	1
单侧下肢痛	3	1
下肢深静脉触痛和单肢肿胀	4	1
年龄＞65 岁	1	1

* 临床可能性根据各项得分总和推算。三分类法中，对于原始版评分标准而言总分 0～3 分为低度可能性，4～10 分为中度可能性，≥11 分为高度可能性；对于简化版评分标准而言 0～1 分为低度可能性，2～4 分为中度可能性，≥5 分为高度可能性。二分类法中，对于原始版评分标准而言 0～5 分为可能性小，≥6 分为可能；对于简化版评分标准而言，0～2 分为可能性小，≥3 分为可能。

（二）明确诊断

对于可疑急性肺栓塞的患者，为了明确诊断，需首先评估患者的血流动力学状态，不同的血流动力学状态有不同的诊断策略。只要存在心搏骤停、休克或者持续低血压即为血流动力学不稳定状态。

（1）血流动力学不稳定的疑诊急性肺栓塞的诊断流程：应迅速与心脏压塞、急性冠脉综合征、主动脉夹层、急性瓣膜功能障碍、低血容量休克等进行鉴别。可疑高危急性肺栓塞者首选床旁经胸超声心动图检查，以发现急性肺高压和右心室功能障碍的证据，如发现右心血栓则更支持急性肺栓塞的诊断。对于病情不稳定或不具备行 CTPA 检查者，如超声心动图证实存在右心室功能障碍的表现，即可参照高危肺栓塞启动再灌注治疗，无需进一步检查。其他的床旁影像学检测还包括经食管超声心动图，可发现肺动脉主支内的血栓，但急诊情况下较难实现；双下肢静脉加压超声检查，可明确下肢深静脉血栓形成的诊断。一旦患者病情稳定并具备条件应考虑行 CTPA 检查以明确诊断。具体诊断流程见图 19-3。

（2）血流动力学稳定的疑诊急性肺栓塞的诊断流程：首先进行临床可能性评估。对临床可能

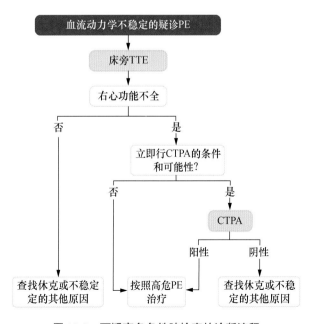

图 19-3 可疑高危急性肺栓塞的诊断流程
CTPA，CT 肺动脉造影；PE，肺栓塞；TTE，经胸超声心动图

性低，且符合肺栓塞排除标准的患者，无需再进行肺栓塞筛查。对临床可能性低的患者进行血浆D-二聚体检测，可减少不必要的影像学检查和辐射，建议使用高敏法检测。急性肺栓塞可能性低的患者，如高敏或中敏法检测D-二聚体水平正常，可排除急性肺栓塞；对临床可能性为高的患者不必考虑检测D-二聚体，而需行CTPA明确急性肺栓塞的诊断。对于CTPA有禁忌证者可选择肺通气/灌注显像明确诊断，并可减少患者接受的放射剂量，尤其对于年轻或女性患者。诊断流程见图19-4。

（三）寻找病因

对于确诊的急诊PTE患者，需尽量寻找其危险因素，尤其是可逆的危险因素（如创伤、手术、骨折、长期卧床等）。积极寻求急性PTE患者的危险因素，对于患者的治疗策略和疗程均具有重要价值。对于无明确危险因素的患者，需注意有无潜在的疾病，如恶性肿瘤、抗磷脂抗体综合征、炎症性肠病、肾病综合征等。对于年龄较轻且无明确可逆危险因素的患者以及家族性VTE的患者，可进行遗传性易栓症的相关检查。

（四）危险分层

应对所有急性肺栓塞的严重程度进行危险分层，评估患者的早期死亡风险（包括住院死亡率或30日死亡率）。危险分层基于是否有血流动力学不稳定，只要存在心搏骤停、休克或者持续低血压即为高危肺栓塞，如无则为非高危肺栓塞。此分层方法（表19-3）对诊断和治疗都具有非常重要意义，由此决定下一步诊疗策略。

对于非高危患者主要评估：急性肺栓塞严重程度的临床、影像学和实验室指标，评估是否存在右心室功能障碍。

（1）临床指标：包括收缩压降低（< 100 mmHg）、心动过速 ≥ 110次/分、血氧饱和度 < 90%，已经证实与急性肺栓塞的短期不良预后相关，并纳入简化版肺栓塞严重指数（pulmonary embolism severity index，PESI）评分中（表19-4）。

（2）超声心动图：提示右心室功能障碍的主要表现有右心室壁局部运动幅度下降［三尖瓣环

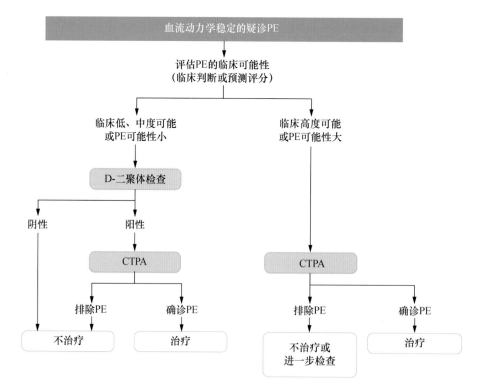

图 19-4 可疑非高危急性肺栓塞的诊断流程

PE，肺栓塞；CTPA，CT肺动脉造影

表 19-3 急性肺栓塞严重程度和早期（住院或 30 日）死亡风险评价

早期死亡风险		血流动力学不稳定	PE 严重程度的临床指标：sPESI 评分 ≥ 1	经胸超声心动图或 CTPA 提示右心室功能障碍	肌钙蛋白水平升高
高危		+	+	+	+
中危	中-高危	−	+	+	+
	中-低危	−	+	无或者一项阳性	
低危				−	−

sPESI，简化版 PESI。

表 19-4 肺栓塞严重指数（PESI）及其简化版（sPESI）的评分标准

项目	原始版本（分）	简化版本（分）
年龄	以年龄为分数	1（若年龄 > 80 岁）
男性	10	—
恶性肿瘤	30	1
慢性心力衰竭	10	1
慢性肺部疾病	10	
脉搏 ≥ 110 次 / 分	20	1
收缩压 < 100 mmHg	30	1
呼吸频率 > 30 次 / 分	20	—
体温 < 36℃	20	—
精神状态改变	60	—
动脉血氧饱和度 < 90%	20	1

注：原始版本评分中，总分 ≤ 65 分为 I 级，66 ～ 85 分为 II 级，86 ～ 105 分为 III 级，106 ～ 125 分为 IV 级，> 125 分为 V 级。危险分层：原始版本评分 I ～ II 级或简化版评分 0 分为低危，原始版本评分 III ～ IV 级及或简化版评分 ≥ 1 分为中危，原始版本评分 V 级为高危，简化版本中存在慢性心力衰竭和（或）慢性肺部疾病评为 1 分。

收缩期位移（TAPSE）< 16 mm，组织多普勒三尖瓣环收缩峰值速度 < 9.5 cm/s]，右心室和（或）右心房扩大，三尖瓣反流速度增快以及室间隔左移运动异常等。心尖四腔切面上测量右心室 / 左心室直径比 > 1.0 和 TAPSE < 16 mm 是报道最多的与不良预后相关指标。除了右心室功能不全外，超声心动图如果发现卵圆孔未闭合并右向左分流或者右心血栓，也与死亡率增加相关。

（3）CTPA：CT 肺动脉造影可以在心脏四腔切面测量右心室 / 左心室内径比值，≥ 1.0 与全因死亡率和肺栓塞相关死亡率升高明显相关。

（4）实验室指标：就诊时血浆肌钙蛋白升高与急性肺栓塞的死亡正相关，但对血压正常患者早期死亡预测价值的特异性相对较低，需结合临床和影像学表现进一步进行危险分层。另外急性肺栓塞可导致右心室压力超负荷、心肌牵拉会引发利钠肽释放，因此，血浆利钠肽水平也可反映右心室功能障碍和血流动力学的严重程度，与不良预后升高相关。同样，利钠肽对于血压正常的急性肺栓塞患者早期死亡率的预测具有相对较低的特异性，但是阴性预测价值较高。

对于不伴休克或低血压的非高危肺栓塞患者，单独的基线检查结果可能不足以确定和进一步进行危险分层，上述临床、影像学和实验室参数进行组合能够对肺栓塞早期相关死亡风险进行（半）定量评估，尤其是超声心动图（或 CTPA）评估右心功能和肌钙蛋白检测已用于早期治疗决策的指导。

二、鉴别诊断

当急性 PTE 患者主要表现为胸痛时，需注意与急性冠脉综合征、主动脉夹层等心血管危急症相鉴别，对于这类患者，同时行肺动脉、冠状动脉及主动脉 CT 造影（胸痛三联 CT 造影）对于鉴别诊断具有重要的价值。当患者主要表现为呼吸困难时，需注意与急性左心衰竭、慢性阻塞性肺疾病、支气管哮喘、呼吸道梗阻、肺炎、胸腔积液、气胸等相鉴别。当患者表现为咯血时，需注意与结核、肺炎、肿瘤、心力衰竭等相鉴别。当患者表现为晕厥时，需注意与神经介导的反射性晕厥、体位性低血压晕厥、心律失常性晕厥、器质性心血管疾病性晕厥等相鉴别。当患者表现为休克时，需注意与感染性休克、低血容量性休克等相鉴别。当患者表现为胸腔积液时，需注意与结核、肺炎、肿瘤、心力衰竭等相鉴别。

（一）急性冠脉综合征

急性 PTE 时，患者可表现为心绞痛样胸痛、胸闷，心电图可有 ST 段压低和 T 波倒置等改变，部分 PTE 患者还可见肌钙蛋白升高，易被误诊为急性冠脉综合征。急性冠脉综合征患者的心电图和（或）心肌酶水平会有动态改变。部分 PTE 患者与急性冠脉综合征难于鉴别，可行冠脉造影协助鉴别。

（二）主动脉夹层

急性 PTE 患者常表现为胸痛，需注意与主动脉夹层相鉴别，由于 PTE 与主动脉夹层的治疗原则有显著差异，因此两者的鉴别尤为重要。主动脉夹层患者既往常有高血压病史，疼痛剧烈，多表现为胸背部撕裂样疼痛，胸部 X 线片可见纵隔增宽，行胸腹主动脉 CT 造影可见动脉内膜撕裂等征象。

（三）急性左心衰竭

急性 PTE 患者常表现为呼吸困难，可伴有 BNP 或 NT-proBNP 水平升高，需与急性左心衰竭相鉴别。急性左心衰竭患者多有基础心脏疾病，可伴有感染、劳累、液体负荷过重等诱发因素，听诊两肺满布湿啰音和哮鸣音，心脏听诊可闻及奔马律，经利尿、强心等治疗后症状可缓解。

（四）肺炎

急性 PTE 患者可表现为咳嗽、咯血、呼吸困难、胸痛、发热，易被误诊为肺炎。肺炎患者常有咳脓痰、寒战、高热、外周血白细胞及中性粒细胞升高等表现，使用抗生素治疗有效。需注意急性 PTE 与肺炎可合并存在。

第五节　治疗策略

一、总体治疗策略

急性肺栓塞治疗策略基于危险分层，推荐流程见图 19-5。

合并血流动力学不稳定的急性肺栓塞患者为高危患者，死亡风险极高，应及时给予血流动力学和呼吸支持；尽早给予抗凝治疗，初始抗凝首选静脉普通肝素，以便于及时转换到溶栓治疗；直接再灌注治疗是高危急性肺栓塞患者治疗的最佳选择，其中静脉溶栓适用于大多数患者，有溶栓禁忌的患者，可行外科血栓清除术或经皮导管介入治疗。疑诊高危急性肺栓塞的紧急处理流程见图 19-6。

血流动力学稳定的急性肺栓塞患者，需进一步进行危险分层。如果存在严重临床症状或合并症（PESI 分级 Ⅲ～Ⅳ 级或 sPESI 评分≥1）或者存在右心功能障碍（TTE 或 CTPA 影像学表现），则为中危急性肺栓塞患者。此类患者需住院，给予低分子量肝素（low molecular weight heparin，LMWH）、普通肝素、磺达肝癸钠、负荷量的利伐沙班或阿哌沙班抗凝。对于大多数中危急性肺栓塞患者，抗凝治疗即可，不推荐常规给予再灌注治疗，因为溶栓引起的致命出血并发症的风险远远高于预期获益。中危患者需检测肌钙蛋白，如果同时合并右心功能障碍和肌钙蛋白阳性，则为中高危患者，应严密监测，以早期发现血流动力学失代偿，一旦出现即启动补救性再灌注治疗，包括溶栓、外科血栓清除术或经皮导管介入治疗。中危患者如肌钙蛋白阴性，则为中低危患者，单纯给予抗凝治疗即可。

血流动力学稳定的急性肺栓塞患者，如果不存在严重临床症状或合并症（PESI 分级 Ⅰ～Ⅱ

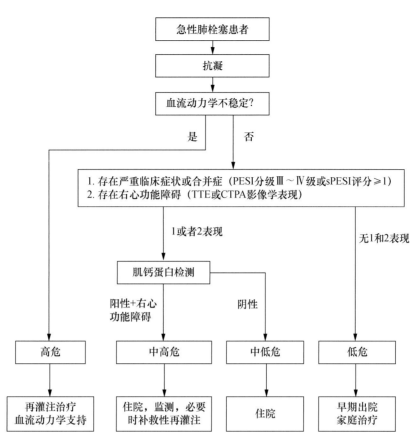

图 19-5 基于危险分层的急性肺栓塞治疗策略

PESI，肺栓塞严重指数；sPESI，简化版肺栓塞严重指数；TTE，经胸超声心动图；CTPA，CT肺动脉造影

级或 sPESI 评分＝0）并且不存在右心功能障碍（TTE 或 CTPA 影像学表现），则为低危急性肺栓塞患者。此类患者如满足以下 3 条标准，可以考虑早期出院继续抗凝治疗：①早期死亡或严重并发症风险低；②不存在必须住院的严重合并症；③可以提供合适的门诊抗凝管理，患者依从性好。

二、具体治疗措施

（一）一般治疗及呼吸循环支持

急性肺栓塞确诊患者及高度疑似患者应密切监护呼吸、心率、血压、脉搏、指氧饱和度等各项生命体征，注意心电图、血气的变化。在充分抗凝的基础上，若血流动力学稳定，建议尽早下床活动。

1. 急性右心衰竭的药物治疗

（1）扩容治疗：由于急性右心衰竭导致的心排血量不足是急性肺栓塞患者死亡的首要原因，在中心静脉压较低时，适度的液体冲击（≤500 ml）有助于提高急性右心衰竭患者的心指数。但是，过度扩容有可能导致右心室过度扩张、右心功能恶化而降低心排血量，建议在中心静脉压监测下谨慎扩容。

（2）血管活性药物的应用：对于高危急性肺栓塞患者，在药物、外科或介入再灌注治疗的同时，通常需进行血流动力学监测并使用血管活性药物。去甲肾上腺素可以改善右心室功能，提高体循环血压，改善冠状动脉的灌注，且不增加肺血管阻力，但其使用仅限于急性肺栓塞合并低血压患者。多巴酚丁胺及多巴胺可通过正性肌力作用增加心排血量，适用于心指数低、血压正常的急性肺栓塞患者，但提高心指数的同时可能会导致血流进一步从阻塞或部分阻塞的血管重新分配到通畅的血管，加剧通气/血流比失调。肾上腺素也可用于急性肺栓塞合并休克患者。

血管扩张剂可以降低肺动脉压和肺血管阻力，

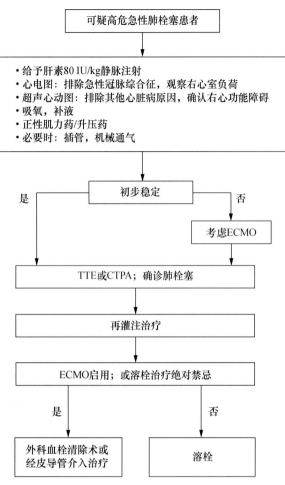

图 19-6 疑诊高危急性肺栓塞的紧急处理

TTE，经胸超声心动图；CTPA，CT 肺动脉造影；ECMO，体外膜肺氧合

但由于缺乏肺血管特异性，静脉使用可能会加重低血压和全身低灌注状态。虽然部分临床研究表明吸入一氧化氮可以改善肺栓塞患者的血流动力学状态和气体交换，但到目前为止还没有证据证明其临床有效性或安全性。

2. 呼吸支持治疗

低氧血症是急性肺栓塞的常见临床表现，可先使用经鼻导管或面罩吸氧，如果缺氧不能纠正，可试用无创机械通气。急性肺栓塞合并右室衰竭患者在麻醉诱导、插管和正压通气过程中易出现严重低血压反应，因此，经气管插管行机械通气仅用于无创通气不能耐受或不能配合的患者。如果使用机械通气，应注意其对血流动力学的不利影响。机械通气诱导的胸腔内正压可能会减少静脉回流，加重右心室衰竭所致的心排血量减少。

因此，机械通气时应给予低潮气量（6 ml/kg 去脂体重）通气，并慎用呼气末正压，使吸气末平台压＜ 30 cm H_2O（1 cm H_2O = 0.098 kPa）。如需插管，应避免使用较易引起低血压的麻醉药进行诱导。

3. 循环支持治疗

对循环衰竭或心搏骤停的高危肺栓塞患者使用体外膜肺氧合（extracorporeal membrane oxygenation，ECMO）支持治疗可能有益，并为后续治疗提供机会。一些病例报告或回顾性研究报道了 ECMO 在急性高危肺栓塞患者中的应用。此外，近年也有一些在高危急性肺栓塞患者中使用 Impella 心室辅助系统抢救成功的病例报告，但到目前为止，尚无随机对照研究证实 ECMO 或 Impella 心室辅助系统治疗高危肺栓塞患者的有效性和安全性。

（二）抗凝治疗

抗凝治疗是静脉血栓栓塞症的基础治疗。所有急性肺栓塞患者一旦确诊就要给予抗凝治疗，早期抗凝治疗是降低住院死亡率及预防静脉血栓栓塞症复发的关键[2-3]。目前应用的抗凝药物主要分为胃肠外抗凝药物和口服抗凝药物。

1. 胃肠外抗凝药物

（1）普通肝素：普通肝素是最早人工提取的注射用抗凝药物之一，具有半衰期短、抗凝效应容易监测、可迅速被鱼精蛋白中和的优点，推荐用于拟直接再灌注的患者，或者溶栓刚结束后桥接治疗，以及严重肾功能不全患者或重度肥胖患者。

普通肝素用法用量：先给予 2000 ～ 5000 U或按 80 U/kg 体重静脉注射，继之以 18 U/kg 体重持续静脉泵入。在开始治疗后的最初 24 h 内，每4 ～ 6 h 监测一次活化部分凝血活酶时间（APTT），根据 APTT 调整普通肝素剂量，使 APTT 在 24 h 之内达到并维持于正常值的 1.5 ～ 2.5 倍（表 19-5）。达到稳定治疗水平后，改为 1 日 1 次监测 APTT。对肾功能不全的患者，当肌酐清除率在 30 ～ 50 m/min 时，普通肝素剂量应减量 50%，肌酐清除率＜ 30 ml/min时建议使用前和使用中检测抗凝血酶活性或者抗Xa 因子活性，以指导剂量调整。

普通肝素有引起肝素诱导的血小板减少症

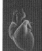

表 19-5　静脉泵入普通肝素时 APTT 的监测与药物调整

APTT 监测	初始剂量及调整剂量	下次 APTT 测定的间隔时间（h）
治疗前检测基础值	初始剂量：80 U/kg 静脉注射，继之以 18 U/（kg·h）持续静脉泵入	4～6
＜ 35 s（＜ 1.2 倍正常值）	予 80 U/kg 静脉注射，继之静脉泵入剂量增加 4 U/（kg·h）	6
35～45 s（1.2～1.5 倍正常值）	予 40 U/kg 静脉注射，继之静脉泵入剂量增加 2 U/（kg·h）	6
46～70 s（1.5～2.3 倍正常值）	无需调整剂量	6
71～90 s（2.3～3.0 倍正常值）	静脉泵入剂量减少 2 U/（kg·h）	6
＞ 90 s（＞ 3 倍正常值）	停药 1 h，继之静脉泵入剂量减少 3 U/（kg·h）	6

（heparin-induced thrombocytopenia，HIT）的风险。对于 HIT 高风险患者，建议在应用的第 4～14 日内（或直至停用普通肝素时），至少每隔 2～3 日行血小板计数检测。如果血小板计数下降大于基础值的 50%，和（或）出现动静脉血栓的征象，应立即停用普通肝素，并改用非肝素类抗凝药。对于高度可疑或确诊的 HIT 患者，不推荐应用维生素 K 拮抗剂，直到血小板计数恢复正常（达到 150×10^9/L 以上）。对于出现 HIT 伴血栓形成的患者，推荐应用非肝素类抗凝药，如阿加曲班或比伐卢定；合并肾功能不全的患者，建议应用阿加曲班。病情稳定后（如血小板计数恢复至 150×10^9/L 以上）时，可转为华法林或新型口服抗凝药。

（2）低分子量肝素（LMWH）和磺达肝癸钠：急性肺栓塞胃肠外抗凝治疗首选低分子量肝素或磺达肝癸钠等，发生大出血和发生肝素诱导的血小板减少症的风险低于普通肝素。LMWH 应根据体重给药，每日 1～2 次，皮下注射。低分子量肝素一般不需常规监测，但对过度肥胖者或孕妇需要监

测血浆抗 Xa 因子活性，根据抗 Xa 因子活性调整剂量。抗 Xa 因子活性峰值应在最近一次注射后 4 h 测定，谷值应在下次注射前测定，每日给药 2 次的抗 Xa 因子活性目标范围为 0.6～1.0 IU/ml，每日给药 1 次的目标范围为 1.0～2.0 IU/ml。一般情况在应用 LMWH 的疗程大于 7 日时，需要监测一次血小板计数。磺达肝癸钠是选择性 Xa 因子抑制剂。常规剂量是 2.5 mg 皮下注射，每日 1 次，无需监测。其清除随体重减轻而降低，对体重＜ 50 kg 的患者慎用。中度肾功能不全（肌酐清除率 30～50 ml/min）患者剂量应减半；严重肾功能不全（肌酐清除率＜ 30 ml/min）患者禁用磺达肝癸钠。目前尚没有磺达肝癸钠导致 HIT 的证据。具体用法见表 19-6。

（3）阿加曲班：为精氨酸衍生的小分子肽，也是一种间接凝血酶抑制剂，与凝血酶活性部位结合发挥抗凝作用，药物清除受肝功能影响明显，可应用于 HIT 或怀疑 HIT 的患者。用法：2 μg/（kg·min）静脉泵入，监测 APTT 维持在基线值的 1.5～2.5 倍。

表 19-6　常用低分子量肝素与磺达肝癸钠的使用方法

药品	使用方法（皮下注射）	注意事项
依诺肝素（克赛）	100 U/kg，1 次 /12 h 或 1.0 mg/kg，1 次 /12 小时	单日总量不超过 180 mg
那屈肝素（速碧林）	86 U/kg，1 次 /12 h 或 0.1 ml/10 kg，1 次 /12 小时	单日总量不超过 17 100 U
达肝素（法安明）	100 U/kg，1 次 /12 h 或 200 U/kg，1 次 / 日	单日剂量不超过 18 000 U
磺达肝癸钠（安卓）	（1）5.0 mg（体质量＜ 50 kg），1 次 / 日 （2）7.5 mg（体质量 50～100 kg），1 次 / 日 （3）10.0 mg（体质量＞ 100 kg），1 次 / 日	

（4）比伐卢定：有效抗凝成分为水蛭素衍生物片段，通过直接并特异性抑制凝血酶活性而发挥抗凝作用，作用短暂（半衰期 25～30 min）而可逆，也可应用于 HIT 或怀疑 HIT 的患者。推荐剂量：肌酐清除率＞60 ml/min，起始剂量为 0.15～0.2 mg/（kg·h），维持 APTT 在基线值的 1.5～2.5 倍；肌酐清除率在 30～60 ml/min 和＜30 ml/min 时，起始剂量分别为 0.1 mg/（kg·h）与 0.05 mg/（kg·h）。

2. 口服抗凝药物及剂量

胃肠外初始抗凝（包括普通肝素、LMWH 或磺达肝癸钠等）治疗启动后，应根据临床情况及时转换为口服抗凝药物。常用的口服抗凝药物分为维生素 K 拮抗剂（VKA）和非维生素 K 依赖的新型口服抗凝药（NOAC）。

（1）维生素 K 拮抗剂（VKA）：最常用是华法林，通过抑制依赖维生素 K 凝血因子（Ⅱ、Ⅶ、Ⅸ、Ⅹ）合成发挥抗凝作用。通常初始与普通肝素、低分子量肝素或磺达肝癸钠重叠应用 5 日以上，当国际标准化比值（INR）达到目标范围（2.0～3.0）并持续 2 日以上时，停用普通肝素、低分子量肝素或磺达肝癸钠。

推荐华法林初始剂量可为 2.5～3 mg；老年、女性、肝肾功能障碍、慢性心力衰竭等患者，或者 HAS-BLED 评分出血高风险的患者，初始剂量还可从半片（1.25～1.5 mg）开始。INR 达标之后可以每 1～2 周检测 1 次，推荐 INR 目标值在 2.0～3.0，稳定后可每 4～12 周检测 1 次。鉴于华法林的基因依赖性，国内外少数中心将华法林量效有关的基因多态性检测用于临床，主要检测 CYP2C9 和 VKORCI 基因，但具体价值仍有待进一步证实。

任何服用华法林患者，检测 INR 值大于 3 的情况下，首先停用华法林，停用时间和是否干预依 INR 具体结果和患者是否存在出血或出血风险而定。

当 INR 在 3～4.5，无出血和出血倾向，停药 1～3 日复查 INR 在 2.3～3 的患者，恢复华法林但较停药前剂量减少 1/4。

当 INR 在 4.5～10，无出血和高出血倾向，停药并每 1～3 日复查 INR 一次，直到 INR 达到 2.3～3 的患者，恢复华法林但较停药前剂量减少 1/2。

恢复华法林治疗之后 5 日内复查 INR，根据结果再次调整直到 INR 稳定在 2～3。

当 INR＞10，无出血征象，除暂停药物外，可以口服或肌肉注射维生素 K。

当发生出血事件，根据出血的严重程度，可立即给予静脉注射维生素 K 治疗，每次 10 mg/次；除此之外，联合凝血酶原复合物或新鲜冰冻血浆均可起到快速逆转抗凝的作用。

（2）非维生素 K 依赖的新型口服抗凝药（NOAC）：NOAC 是一类不依赖于其他蛋白而直接抑制某一靶点产生抗凝作用的新型口服抗凝药，主要包括直接 Ⅹa 因子抑制剂与直接 Ⅱa 因子抑制剂。直接 Ⅹa 因子抑制剂的代表药物是利伐沙班和艾多沙班等。直接 Ⅱa 因子抑制剂是通过直接抑制 Ⅱ 因子的活化，又称为直接凝血酶抑制剂，其代表药物是达比加群酯。此口服抗凝药具有固定剂量给药，无需常规监测，与食物及药物相互作用少，并且疗效确切、安全性更高等优点。

近年来多项大规模临床试验比较了 NOAC 与低分子量肝素桥接华法林抗凝治疗 VTE 的疗效与安全性。RECOVER 试验比较口服达比加群酯 150 mg 每日 2 次与华法林抗凝比较，结果显示达比加群酯不劣于华法林，大出血事件发生率也无统计学差异；EINSTEIN-DVT 和 EINSTEIN-PE 试验证实，利伐沙班单药口服治疗 VTE 的复发率不劣于依诺肝素桥接华法林的标准治疗，二者主要出血事件（大出血或临床相关的非大出血）发生率相当，而利伐沙班大出血发生率更低；Hokusal-VTE 研究显示艾多沙班在主要有效性事件（复发症状性 VTE 或致死性急性肺栓塞）降低方面不劣于华法林，大出血或临床相关的非大出血发生率也更低。

利伐沙班作为单药起始治疗，不需合用肠道外抗凝剂，急性期治疗剂量为 15 mg 每日 2 次，3 周后改为 20 mg 每日 1 次；达比加群酯和艾多沙班抗凝用于急性肺栓塞的起始治疗，必须联合肠道外抗凝剂应用。

3. 抗凝治疗时限

（1）非肿瘤急性肺栓塞，存在轻微的一过性、或可逆性危险因素，抗凝治疗 3 个月。

（2）非肿瘤急性肺栓塞，存在持续性危险因素；或没有可识别危险因素，至少完成 3 个月抗凝治疗，然后考虑延长抗凝治疗至少 6 个月。

（3）肿瘤相关肺栓塞，前 6 个月应考虑体重调整的皮下注射 LMWH，优于 VKA。

（4）肿瘤相关肺栓塞，在完成 6 个月抗凝治疗后应考虑延长抗凝，直至肿瘤治愈，或长期抗凝。

（5）肿瘤相关肺栓塞，除外消化道肿瘤后，延长抗凝可考虑艾多沙班、利伐沙班作为 LMWH 皮下注射的替代药物。

（6）VTE 复发（至少发生一次肺栓塞或 DVT），但不是继发于重大一过性或可逆危险因素的患者，或合并慢性血栓栓塞性肺动脉高压（CTEPH）者，推荐无限长期抗凝。

（7）特发性或合并凝血因子异常者，需长期抗凝。

（8）抗磷脂抗体综合征患者，推荐使用 VKA 进行长期抗凝。

（9）D- 二聚体持续升高者应持续延长抗凝时间。

（三）溶栓治疗

溶栓治疗是短时间内溶解部分血栓、恢复急性高危肺血栓栓塞症患者肺组织血流灌注、逆转右心衰竭的非常重要的措施，对于快速改善急性肺血栓栓塞导致的肺血流动力学不稳定、提高急性期死亡率和复发率都有非常重要的意义。建议溶栓的适应证主要基于急性肺栓塞的死亡风险（见表 19-3），结合患者的出血风险评估和不同中心的经验决定。

1. 高危肺栓塞的溶栓治疗建议

对于血流动力学不稳定的急性高危肺栓塞，溶栓治疗绝对禁忌证均为相对禁忌证；高危肺栓塞如不合并溶栓禁忌证，建议立即进行系统性溶栓治疗；高危肺栓塞如合并溶栓禁忌证，或系统性溶栓失败，可考虑行外科血栓清除术或经导管介入治疗；高危肺栓塞存在溶栓禁忌证，考虑减小溶栓药物剂量或持续性小剂量经导管血栓接触性溶栓。

2. 中高危肺栓塞的溶栓治疗建议

急性中高危肺栓塞，建议先给予抗凝治疗，并密切观察病情变化，一旦出现临床恶化，且无溶栓禁忌，建议给予溶栓治疗；急性中高危肺栓塞，抗凝治疗及病情观察过程中出现临床恶化，若存在溶栓禁忌证，建议介入治疗或外科手术治疗；急性非高危肺栓塞，不推荐常规溶栓治疗。

3. 溶栓的时间窗

溶栓的时间窗是指从血栓阻塞肺动脉或其分支引起的临床症状到溶栓治疗启动前的时间。其栓子可能是大块血栓一次性堵塞出现临床症状，也可能是较小的栓子反复多次栓塞最终导致临床症状或临床症状加重。溶栓的时间窗越早越好，最好在起病 48 h 之内，最长不应超过急性肺栓塞发病或复发 2 周。

4. 溶栓的禁忌证

（1）绝对禁忌证：既往出血性卒中病史；6 个月内不明原因缺血性卒中病史；中枢神经系统肿瘤；3 周内大的创伤或手术，或者头部外伤；易出血体质；活动性出血。

（2）相对禁忌证：6 个月缺血性卒中病史；正在服用口服抗凝药；妊娠期或产后一周内；未充分压迫的穿刺部位出血；创伤行复苏后；难治性高血压（收缩压 > 180 mmHg）；严重肝病；感染性心内膜炎；活动性消化道溃疡。

5. 溶栓的并发症

溶栓治疗的主要并发症为出血。用药前应充分评估出血风险，必要时应配血，做好输血准备。溶栓前宜留置外周静脉套管针，以方便溶栓中取血监测，避免反复穿刺血管。

6. 常用的溶栓药物

（1）第一代溶栓药：以链激酶（streptokinase，SK）和尿激酶（urokinase，UK）为代表，其作用机制是直接或间接将无活性的纤维蛋白溶解酶原 Pg 激活为有活性的纤维蛋白溶解酶 Pm，从而溶解纤维蛋白。此类药物溶栓速度较慢，缺乏特异性，可导致全身纤溶亢进，容易引起较严重出血。临床上不推荐应用链激酶治疗急性肺栓塞。

尿激酶可直接作用于内源性纤维蛋白溶解系统，裂解纤溶酶原为纤溶酶，不仅能降解纤维蛋白凝块，也能降解纤维蛋白原、凝血因子Ⅴ和Ⅷ，抑制二磷酸腺苷（ADP）诱导的血小板聚集，从而发挥溶栓及预防血栓形成的作用。其半衰期约为15 min，主要在肝代谢。我国的"急性肺栓塞尿激酶溶栓治疗多中心临床试验"中，采用20 000 IU/kg 2 h 静脉滴注，总有效率为86.1%，无大出血发生。建议尿激酶20 000 IU/kg 2 h 静脉滴注的溶栓治疗剂量。

（2）第二代溶栓药：包括纤溶酶原激活剂（tissue-typeplasminogen activator，t-PA）、重组组织型纤溶酶原激活剂（rt-PA）、尿激酶原（pro-UK）等。此类药物在激活Pg产生Pm时不受血浆中α2-抗纤溶酶（α2-AP）及纤维蛋白结合的α1纤溶酶抑制物（α1-PI）的作用，选择性地与血浆中的纤维蛋白结合，形成的复合物与纤溶酶原亲和力较高，能将纤溶酶原转化为纤溶酶使血栓溶解。由于与纤维蛋白原亲和力低，因此具有一定的溶栓特异性。我国VTE研究组研究结果显示，低剂量rt-PA溶栓（50 mg）持续静脉滴注2 h 与 FDA 推荐剂量（100 mg）相同时间、方式注射相比，疗效相似，而安全性更好，尤其是体重低于65 kg 的患者，出血事件明显减少，右心功能障碍者获益更多。推荐阿替普酶50～100 mg持续静脉滴注2 h，体重＜65 kg 的患者总剂量不超过1.5 mg/kg。

（3）第三代溶栓药：包括瑞替普酶（reteplase）、替尼普酶（tenecteplase）、兰替普酶、孟替普酶、去氨普酶、安地普酶、替普酶等。其中瑞替普酶为运用遗传工程修饰的一种非糖基化组织纤溶酶原激活剂，是t-PA的单链缺失突变体，能自由地扩散到血栓中，降解血栓中的纤维蛋白，发挥溶栓作用。瑞替普酶具有半衰期较长（14～18 min）、血浆清除率低、纤溶作用强、无抗原性、在体内对纤维蛋白的结合具有选择性、出血并发症少等特点，是一种长效、专一性强的溶栓药。我国开展一项瑞替普酶治疗中危急性肺栓塞的临床研究，证实瑞替普酶溶栓治疗中危急性肺栓塞患者近期疗效确切，且安全性良好。建议r-PA治疗急性PTE的溶栓剂量和给药方式为：r-PA 18 mg（相当于10 U）溶于生理盐水静脉推注＞2 min，后再于30 min内推注18 mg。

（四）肺栓塞救治团队（pulmonary embolism response team，PERT）

由于急性肺栓塞病情复杂性和治疗多样化，且早期救治涉及多个学科，亟须探索高效的救治模式。美国麻省总医院于2012年建立了全球第一支肺栓塞救治团队（pulmonary embolism response team，PERT），并于2015年成立肺栓塞救治团队联盟（PERT Consortium）。2017年7月，国内第一支PERT团队在首都医科大学附属北京安贞医院成立，同年10月，在国际PERT联盟的支持下成立了中国肺栓塞救治团队联盟。截至2019年底，全球已有100余家PERT中心。

PERT可涉及急诊、呼吸、心内、心外、介入、血管医学、体外循环、放射、超声、核医学、血液、麻醉、重症医学等十余个专科，建立在肺栓塞多学科快速反应团队的基础上，通过专家面对面或实时线上会议等形式，为严重肺栓塞患者提供最佳的、个体化的诊疗方案。我国肺栓塞团队救治能力调查显示，三级医院中具有完整PERT条件的医院仅占27%。PERT启动的目的包括协助诊断和治疗决策两个方面。诊断性PERT的启动指征包括：①心搏骤停疑诊肺栓塞，尤为非休克心律、有VTE病史或超声存在急性肺栓塞征象的患者；②因对比剂过敏、肾功能不全、妊娠或病情危重无法接受CTPA检查的患者；③因传染性疾病（如COVID-19等）暂无法行CTPA检查的患者。治疗性PERT的启动指征包括：①高危或中高危肺栓塞患者；②影像学检查提示右心移行血栓或骑跨肺栓塞的患者；③下腔静脉滤器临床应用存在争议的肺栓塞患者。

参照"全国心血管疾病管理能力评估与提升工程（cardiovascular disease quality initiative，CDQI）"项目专病中心评估与管理体系，建议将PERT中心分为建设单位、示范中心和卓越中心三个等级，并建立中心运行的质量控制与提升体系，采取实时跟踪、定期飞检、不断反馈、动态评级的方式进行管理。

（五）肺动脉血栓清除术

急性肺栓塞的手术治疗指肺动脉血栓清除术，目前国内开展尚少。纽约的大样本观察性研究发现，在 2111 名急性肺栓塞患者中，分别以溶栓（1854 人）和急诊肺动脉血栓清除术（257 人）为一线治疗方案，二组 30 日死亡率之间无显著差异（溶栓组 15%，手术组 13%）；随访研究发现两组间 5 年生存率无明显差异，但溶栓组肺栓塞复发率高于手术组（7.9% *vs.* 2.8%）。另一项多中心数据分析纳入 214 例手术治疗的急性肺栓塞患者，其中高危组 38 人，中危组 176 人，结果总院内死亡率 12%，其中术前发生心搏骤停组患者的预后更差，死亡率为 32%。

马里兰大学的 Pasrija 等对合并脏器衰竭的高危 APE 患者用 ECMO 支持，其中 1/3 肺栓塞因肝素抗凝治疗病情缓解，另外 2/3 给予外科手术治疗，结果高风险患者心搏骤停组（9 人）和无骤停组（18 人）术后存活率分别为 91% 和 93%。2018 年法国一项多中心研究重点回顾了经 ECMO 辅助高危 APE 患者的预后，结果发现单独应用 ECMO 和 ECMO 结合溶栓治疗的死亡率分别为 77.8% 和 76.5%，而 ECMO 结合肺动脉血栓清除术组的死亡率为 14.3%，由此认为单独的 ECMO 支持对患者生存无益，而应与外科手术结合使用。

外科手术治疗建议：高危急性肺栓塞，如溶栓禁忌或失败，应行肺动脉血栓清除术治疗；高危和中高危急性肺栓塞患者首选外科手术还是溶栓的决策应由 PERT 讨论决定；急性肺栓塞抗凝治疗过程中出现血流动力学恶化应行肺动脉血栓清除术或经皮导管介入取栓术；接受 ECMO 治疗的急性肺栓塞患者应同时启动肺动脉血栓清除术或经皮导管血栓清除术。

（六）经皮导管介入治疗

经皮导管介入治疗是指通过导管介入的方法清除肺动脉中的血栓，改善患者的右心功能，提高生存率。介入治疗一般适用于因严重出血风险而溶栓禁忌，或者经溶栓及积极内科治疗无效者。介入治疗的方法包括：经皮导管直接溶栓（catheter-directed thrombolysis，CDT）、超声辅助溶栓（ultrasound-assisted thrombolysis，USAT）、机械血栓清除术（包括导管血栓捣碎术、血栓抽吸术等）等。

CDT 的溶栓药物剂量通常是系统性溶栓的四分之一，因此可以降低大出血和颅内出血的风险。在一项前瞻性研究中，评价了 CDT 的疗效和安全性。其中大块肺栓塞和次大块肺栓塞溶解的成功率分别为 85.7% 和 97.3%，超声心动图显示 89.1% 的患者右心功能得到改善，并且没有发生重大相关并发症，仅有 12.9% 出现轻度出血。USAT 则是通过打开血栓超微结构使其与溶栓药物结合，从而在较低剂量下实现更有效的溶栓，更加安全有效。有随机对照试验显示 USAT 能改善中危肺栓塞患者右心室扩张，且不会增加出血并发症。

导管血栓捣碎术和血栓抽吸术是指通过导丝将造影导管送到肺动脉血栓所在处，将大块血栓捣碎，以及利用负压抽吸原理将血栓通过抽吸导管吸出，从而达到改善肺循环的目的。常用的仪器包括 AngioJet 导管、Aspirex S 导管、Aspire Max 机械血栓清除系统、Flowtriever 系统、Indigo 血栓切除系统等。最近一项关于抽栓系统有效性和安全性的前瞻性研究发现，经抽栓治疗的 119 例肺栓塞患者 RV/LV 比率显著降低，重大不良事件发生率低，且 98.3% 的患者避免了使用术中溶栓药，能降低因溶栓药物造成的出血风险。导管血栓捣碎术相关并发症包括由右心衰竭引起死亡、远端栓塞、肺动脉穿孔及肺出血、全身出血并发症、心脏压塞、溶血、造影剂引起的肾病和穿刺相关的并发症。而 CDT 及血栓抽吸术相对较为安全，并发症较少。

（七）腔静脉滤器

腔静脉滤器的目的是通过机械方法阻止静脉血栓进入肺循环。置入滤器的适应证包括 VTE 和有抗凝绝对禁忌证的患者，充分抗凝后仍复发的肺栓塞，以及 VTE 高危患者的初级预防。

一项关于腔静脉滤器疗效和安全性的研究显示，放置腔静脉滤器可使患者复发肺栓塞的风险降低50%，但DVT形成风险增加70%，而死亡率无明显差异。这表明置入腔静脉滤器的整体获益并不明显，因此主张使用临时腔静脉滤器。目前大多数腔静脉滤器都是经皮置入，可于数周或数月后取出。不推荐常规置入腔静脉滤器。

腔静脉滤器并发症发生率随时间增加，包括栓塞、滤器移位和倾斜、腔静脉及周围结构穿孔和血栓形成。一项随机对照临床研究发现，在193例接受滤器置入的肺栓塞患者中，5例（2.6%）出现血肿，3例（1.6%）出现血栓形成，11例（5.7%）因机械原因无法取出过滤器。一例患者在滤器置入过程中发生了心搏骤停。

（八）随访

建议急性肺栓塞发生后3～6个月对患者进行评估，以评估呼吸困难或体力活动受限的持续性（或新发情况）和严重程度，并监测VTE可能复发的征象、癌症的发生，或抗凝出血并发症。

第六节　特殊情况下急性肺栓塞的诊断与治疗

一、急性肺栓塞与妊娠

妊娠期由于凝血生理功能发生改变，静脉容量增加、子宫增大及分娩时血管内膜损伤，因而静脉血栓栓塞症的发生率较非妊娠期增高4～5倍。急性期肺栓塞导致9.2%的孕产妇死亡，是孕产妇第六大致死原因。

（一）妊娠急性肺栓塞的诊断

妊娠急性肺栓塞没有特异性的临床体征或症状。由于肺栓塞患者的症状与妊娠正常生理改变有重叠（例如呼吸困难在正常妊娠中的发生率高达70%），因而识别妊娠期急性肺栓塞更具有挑战性。D-二聚体在正常妊娠时升高，其水平随着妊娠孕周的增长持续增加，孕晚期可达正常值的6倍以上，因而缺乏特异性。疑似肺栓塞且临床评估提示合并DVT或症状性DVT的妊娠患者，下肢加压超声作为初始诊断性检查手段，确诊DVT可进一步支持急性肺栓塞的诊断。疑似肺栓塞的可能性较低时，直接的胸部X线片检查可节约疑似肺栓塞妊娠患者的宝贵诊断时间。胸部X线片正常应行通气/灌注（V/Q）显像，通气/灌注显像结果不确定而临床上仍然怀疑肺栓塞的患者，推荐行CTPA。以往CTPA因产生辐射在孕产妇使用中受到限制，但是随着CT技术的进步，CTPA的辐射剂量现已低于胎儿可接受的安全范围，故下肢加压超声阴性或胸部X线片异常的疑似PE患者应行CTPA检查。CTPA阳性或V/Q显像结果为高度可能，则诊断为肺栓塞；若诊断性检查为阴性结果，考虑排除肺栓塞。CTPA诊断肺栓塞的安全性及其检测结果的准确性与肺V/Q显像结果相似，胸部X线片、V/Q显像和CTPA联合使用对胎儿的估计辐射暴露不足0.5 mSv。该剂量是导致胎儿畸形重大风险剂量的1/200～1/100。影像学检查方法的选择通常基于医生的判断、当地的医疗条件和资源、患者基础疾病（如肾功能不全或对造影剂过敏），以及对母体和胎儿的潜在毒性。

（二）妊娠期急性肺栓塞的治疗

低分子量肝素不会穿过胎盘，不存在胎儿出血或致畸的风险，是血流动力学稳定的急性肺栓塞妊娠患者初始和长期抗凝治疗的首选药物。低分子量肝素需根据体重调整剂量。对于血流动力学不稳定、有母体合并症的急性肺栓塞妊娠患者，静脉注射普通肝素作为初始治疗、分娩、手术或溶栓时的治疗，待患者血流动力学稳定后，可改用低分子量肝素。抗凝治疗时间至少至产后6周，最短治疗时间为3～6个月，具体治疗时间取决于临床情况。如果对低分子量肝素有过敏或不良反应，可使用磺达肝癸钠代替。华法林能通过胎盘，在前3个月与明确的胚胎病有关，妊娠晚期使用可导致胎儿和新生儿出血以及胎盘早剥，妊娠期使用与中枢神经系统异常有关，因而不建议在妊娠期使用。华法林极少分泌至乳汁，因而可在哺乳期使用。妊娠期禁止使用新型口服抗凝剂。

危险分层为高危或危及生命的妊娠期肺栓塞尽管少见，但治疗风险高。一旦发生应考虑溶栓治疗。近期一项研究总结了 127 例妊娠期（至产后 6 周）中、高风险肺栓塞患者治疗的结果，其中 23% 发生心搏骤停，溶栓和肺动脉血栓清除术的生存率分别为 94% 和 86%，胎儿存活率分别为 88% 和 80%。

二、急性肺栓塞与肿瘤

肿瘤细胞能够释放促凝活性物质，使得肿瘤患者往往处于高凝状态，其 VTE 的发生率比非肿瘤患者高 4 ～ 7 倍。血栓事件是癌症患者仅次于癌症本身的第二死因，妇科肿瘤合并肺栓塞患者的 2 年死亡风险增加 6 倍。实体肿瘤有远处转移发生静脉血栓栓塞症的风险比无转移患者增加 19.8 倍。肿瘤治疗过程中的手术、中心静脉通路装置（CVAD，即导管）和使用化疗会增加患者 VTE 风险。

（一）肿瘤患者急性肺栓塞的诊断

肿瘤患者疑诊急性肺栓塞时，D- 二聚体检测主要用于临床中低可能性患者的排除诊断。恶性肿瘤患者 D- 二聚体水平较正常人升高，不推荐 D- 二聚体检测用于癌症患者肺栓塞的诊断。肿瘤患者肺栓塞的诊断更依赖于影像学检查，CTPA 能提供肺血管的间接评估，对于大多数初次诊断肺栓塞的肿瘤患者作为首选的影像手段。如患者肾功能不全或造影剂过敏可行肺通气 / 灌注显像明确诊断。传统的肺血管造影（直接肺血管造影），过去曾认为是肺栓塞诊断的金标准，由于有创性现在很少使用。

（二）肿瘤患者急性肺栓塞的治疗

肿瘤患者肺栓塞复发率和抗凝治疗时出血风险较非肿瘤患者高。近期对抗凝药治疗肿瘤合并静脉血栓栓塞症的有效性和安全性荟萃分析显示：NOAC 较 VKA 可显著减少 VTE 复发和出血风险。与 LMWH 相比，NOAC 可降低 VTE 复发风险，但出血风险更高。与 VKA 相比，LMWH 可显著降低 VTE 复发风险，且出血风险相似。因此，肿瘤患者合并急性肺栓塞的初始抗凝治疗首选使用 LMWH，初始治疗后 5 ～ 10 日可继续使用 LMWH 或使用 NOAC（无胃肠道出血风险）至少 3 ～ 6 个月。对恶性肿瘤未治愈的患者，如出血风险不高，推荐延长抗凝时间甚至终身抗凝。抗凝治疗至少应每 3 个月重新评估一次，如果患者的肿瘤管理或病情发生变化，则应尽早重新评估。

三、慢性血栓栓塞性肺高血压（chronic thromboembolic pulmonary hypertension，CTEPH）

慢性血栓栓塞性肺高血压（CTEPH）是一种因肺动脉内机化血栓和内膜增生机械性梗阻肺动脉主干或分支，导致肺血管床灌注显著减少，并伴随非机械梗阻小肺动脉重构，最终引起肺动脉压力和阻力增高，右心衰竭进行性加重的罕见疾病。

（一）流行病学及危险因素

CTEPH 是症状性或非症状性肺栓塞的远期并发症，0.1% ～ 9.1% 的急性肺栓塞在 2 年内进展为 CTEPH。CTEPH 最重要的危险因素是既往 VTE 病史，尤其是既往曾反复有 VTE 事件或发生过中高危肺栓塞事件的患者。其他危险因素包括抗磷脂抗体综合征（APS）、恶性肿瘤、遗传性易栓症、脾切除、起搏器植入、炎症性肠病、Ⅷ因子水平增高、非 O 型血、骨髓增殖性疾病等。在国人 CTEPH 患者中有约 7.8% 患者有 APS 病史，且合并 APS 患者相对更年轻、血栓位置更靠近端、血流动力学指标受损相对较轻且更易发生 VTE 复发事件。

（二）临床表现及影像学检查

CTEPH 主要累及中老年人群，平均发病年龄为 53 ～ 65 岁。CTEPH 患者缺乏特异性临床表现和体征，活动后气短是最常见的首发症状。相比特发性肺动脉高压，CTEPH 患者咯血和口唇发绀更为多见。此外，合并 DVT 或深静脉瓣功能不全患者，可出现非对称性下肢水肿和色素沉着等体征。

影像学评估是诊断 CTEPH 关键所在。因敏感性高（96% ～ 97%），临床首选核素肺通气 / 灌注显像（V/Q）用于筛查排除 CTEPH 及其他第四大类慢性肺动脉阻塞性疾病相关肺高血压（PH）。CTPA 是确诊 CTEPH 的核心技术手段，特异性高。但对于外周型 CTEPH 的诊断敏感性偏低。CTEPH 可直接观察到肺动脉内机化血栓影，以及血管狭窄、闭塞、分隔和管壁不规则等征象。心导管直接选择性肺动脉造影仍是评价肺血管形态和肺血流功能最直观的方法。国内近年已通过 CT 或 DSA 进行 3D 肺动脉造影，提供更加立体准确的肺动脉解剖信息。而且通过 3D 影像指导 CTEPH 介入治疗可更加高效，减少射线照射量和对比剂用量。光学相干断层显像（OCT）技术作为目前分辨率最高的腔内影像技术，可观察CTEPH 患者外周肺动脉（直径＜ 5 mm）管壁和腔内情况。CTEPH 典型 OCT 征象为肺动脉腔内存在"藕状"分隔样狭窄。OCT 技术还可用于鉴别 CTEPH 与其他肺动脉狭窄性疾病，如大动脉炎和其他非血栓性病变，以及指导肺动脉介入治疗。

（三）CTEPH 诊断标准及诊断流程

CTEPH 诊断标准应同时满足以下三个条件：①诊断前患者需接受至少 3 个月的充分抗凝治疗，以排除急性肺栓塞；②影像学证实患者存在肺动脉主干及多节段分支狭窄或闭塞，且排除非血栓因素和局限性原位血栓形成所致；③满足毛细血管前性肺高血压（PH）血流动力学定义，即静息状态下肺动脉平均压（mPAP）≥ 25 mmHg 且肺小动脉楔压（PAWP）≤ 15 mmHg。临床有部分肺栓塞患者，经过足疗程充分抗凝治疗后仍存在肺动脉分支狭窄或闭塞，但心导管测定 mPAP ＜ 25 mmHg，可无临床症状或伴随一定程度运动耐力减低或低氧血症，目前把这类患者称为慢性血栓栓塞性肺血管病（CTED）。CTEPH 的诊断流程见图 19-7。

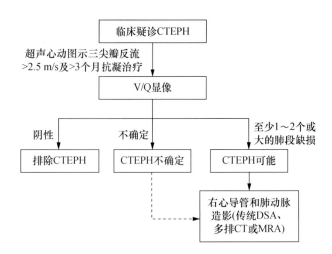

图 19-7　慢性血栓栓塞性肺高血压（CTEPH）诊断流程
V/Q，肺通气 / 灌注；DSA，数字减影血管造影；CT，计算机断层成像；MRA，磁共振血管造影；虚线箭头所示路径证据欠充分

（四）CTEPH 治疗策略

由于机化血栓及继发内膜增生是导致 CTEPH 患者肺动脉管腔狭窄的最主要原因，因此解除这种机械狭窄是治疗 CTEPH 的关键。肺动脉内膜剥脱术（PEA）是一种需正中开胸，在深低温停循环下直视剥离肺动脉内机化血栓和增生内膜的外科技术，被国内外指南一致推荐为治疗 CTEPH 的首选方法。PEA 术适合以肺动脉主干或近中段分支病变为主的 CTEPH 患者。国际多中心注册研究报道的 PEA 术围术期死亡率为 4.7%，而在部分手术量较大的欧美中心围术期死亡率可低至 1%以下。PEA 手术疗效确切，绝大多数成功行 PEA 治疗的 CTEPH 患者肺动脉压力和阻力均大幅降低，且长期预后得以改善，术后 10 年生存率可达72% ～ 89%。

有约半数 CTEPH 患者因远端肺动脉受累严重或存在其他严重合并症，不适合行 PEA。此外限于患者肺动脉受累部位和技术所限，仍有一定比例患者 PEA 术后会残余肺动脉狭窄和肺动脉压力增高。近年来，球囊肺动脉成形术（BPA），也称为经皮腔内肺动脉成形术（PTPA），治疗 CTEPH得到蓬勃发展，已被推荐为无法行 PEA 手术或PEA 后残存 PH 患者的核心治疗策略之一。BPA适合以肺动脉叶、段或亚段一级肺动脉狭窄或闭塞为主的 CTEPH 患者，对肺动脉狭窄进行广泛、多次和充分的扩张，以最大程度恢复肺动脉血流灌注。BPA 可显著改善患者心功能状态、运动耐力、血流动力学指标和预后。此外，对于 PEA 后残余肺动脉狭窄和 PH 的患者，可行补救性 BPA 或择期 BPA 杂交治疗。对 CTED 患者，强化 BPA 治疗也可进一步改善患者血流动力学数据并提升患者运动耐力。

由于 CTEPH 患者存在不同程度肺小动脉重构，因此 PH 靶向药物对 CTEPH 患者也有重要治疗作用。利奥西呱是一种鸟苷酸环化酶激动剂，是目前唯一获批可用于 CTEPH 治疗的靶向药物，可用于不适合行 PEA 或 BPA 后仍有残余 PH 的患者。马昔腾坦和皮下注射曲前列尼尔也已在随机对照试验中被证实可同时改善 CTEPH 患者的血流动力学和运动耐力。其他 PH 靶向药物，既往也曾用于 CTEPH 治疗，但临床证据尚不充分。

无抗凝禁忌的 CTEPH 患者均推荐接受终生抗凝治疗。CTEPH 抗凝策略需根据 VTE 复发风险和出血风险进行个体化、动态化评估。有研究显示，CTEPH 患者抗凝治疗期间 VTE 的复发率为（0.76～1.69）/100 人·年，而出血发生率则为（0.67～5）/100 人·年。华法林是目前指南唯一推荐的长期抗凝药物。直接口服抗凝药（NOAC）在 CTEPH 患者中应用的疗效和安全性尚不明确。目前也有研究显示肺动脉去神经术可进一步改善 PEA 后残余 PH 患者的血流动力学指标和运动耐力。

慢性血栓栓塞性肺高血压的治疗流程见图 19-8。

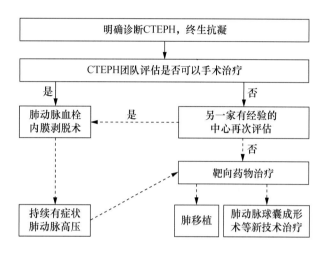

图 19-8　慢性血栓栓塞性肺高血压（CTEPH）的治疗流程
虚线箭头所示路径证据欠充分

第七节　常见问题及解答

1. D- 二聚体增高一定是急性肺栓塞吗?

不一定。急性血栓形成时，凝血启动可同步激活纤溶系统，可引起血浆 D- 二聚体水平升高。D- 二聚体的阴性预测价值很高，水平正常多可排除急性肺栓塞和深静脉血栓形成；而 D- 二聚体阳性的预测价值较低，不能用于确诊急性肺栓塞，因为肿瘤、炎症、出血、创伤、外科手术、妊娠、长期住院等也可引起 D- 二聚体水平升高。D- 二聚体主要用于血流动力学稳定的疑似中低可能性急性肺栓塞的排除诊断，不能单独用于急性肺栓塞的确诊。

2. 所有疑诊急性肺栓塞的患者都需要进行 CTPA 检查吗?

不是。目前存在 CTPA 过度检查的趋势。因为肺栓塞有时是致命的，医生担心漏诊，同时 CTPA 检查快速方便，结果判读迅速，医生和患者都希望通过影像学证实，所以有些低、中度可能性的患者没有经过 D- 二聚体检测，直接接受 CTPA 检查。为减少 CTPA 的过度使用，建议结合临床可能性评估和血浆 D- 二聚体检测，在此基础上决定下一步诊断策略。对于临床概率为低、中（三分类法）或肺栓塞可能性小（二分类法）的患者，进行血浆 D- 二聚体检测，以减少不必要的影像学检查和辐射，如高敏或中敏法检测 D- 二聚体水平正常，可排除肺栓塞；临床概率为中的患者，如中敏法检测 D- 二聚体阴性，需进一步 CTPA 检查；临床概率为高的患者，无论采取何种检测方法、血浆 D- 二聚体检测结果如何，都不能排除肺栓塞，均需采用 CTPA 等进一步确诊。

此外，推荐使用"YEARS"临床风险决策原则，该原则综合了三项临床指标（深静脉血栓形成征象、咯血和急性肺栓塞临床可能性）与血浆D-二聚体水平。诊断流程如下：如三项指标阴性＋D-二聚体＜1000 μg/L，或1项以上指标阳性＋D-二聚体＜500 μg/L可排除急性肺栓塞，不需行CTPA检查。除此以外，其他患者均需进行CTPA检查。一项前瞻性研究对"YEARS"临床风险决策原则的诊断效能进行评估，48%的患者避免了CTPA检查。而采用Wells评分和固定的D-二聚体临界值500 μg/L，只有34%的患者获益；另外一项回顾性研究也发现"YEARS"临床风险决策原则较D-二聚体年龄矫正方案能更有效地排除未发生静脉血栓栓塞症患者[7]。

3. 中高危肺栓塞是否可以溶栓？

国内外指南共识均指出对于高危肺栓塞患者应尽早采用溶栓等再灌注治疗，而低危的肺栓塞患者仅行抗凝等治疗，但对中危患者，尤其是合并右心功能障碍的中高危患者，选择抗凝还是溶栓仍存在争议。

总体来看，对于中危肺栓塞患者溶栓治疗需谨慎。PEITHO研究是一项多中心随机双盲研究[8]，对比了单次按体质量静脉弹丸式注射替奈普酶溶栓联合肝素与安慰剂联合肝素的差别，将经过超声心动图或CT血管造影证实右心室功能障碍同时肌钙蛋白I或T阳性的急性PE患者纳入研究，共1006例，以7 d内全因死亡或者血流动力学失代偿为复合主要有效性事件，结果显示替奈普酶组事件明显较少，溶栓的益处主要在于减少了血流动力学失代偿的发生率。但溶栓治疗会带来大出血风险，包括颅内出血。PEITHO试验显示中高危肺栓塞患者替奈普酶溶栓治疗时出血性卒中的发生率为2%（安慰剂组为0.2%），非颅内大出血事件替奈普酶组也明显高于安慰剂组（6.3%比1.5%）。这些结果提示需警惕颅内出血和其他危及生命的出血。基于此，现有指南共识不推荐对中危肺栓塞患者进行溶栓治疗，但应严密监测，以早期发现血流动力学失代偿，一旦出现即启动补救性再灌注治疗，包括溶栓、外科血栓清除术或经皮导管介入治疗。

4. 介入治疗在急性肺栓塞中应用现状和前景如何？

（1）目前指南推荐的介入治疗适用人群：高危肺栓塞或血流动力学恶化的中高危肺栓塞，溶栓禁忌或失败

由于缺乏高质量的临床试验证据，目前介入治疗不是急性高危肺栓塞的首选再灌注治疗方式。根据目前国内外指南共识，介入治疗用于存在溶栓禁忌或者失败的高危肺栓塞或血流动力学恶化的中高危PE。

溶栓治疗的禁忌证分为绝对禁忌证和相对禁忌证[2-3]。绝对禁忌证包括：结构性颅内疾病、出血性脑卒中病史、3个月内缺血性脑卒中、活动性出血、近期脑或脊髓手术、近期头部骨折性外伤或头部损伤、出血倾向（自发性出血）。相对禁忌证包括：收缩压＞180 mmHg、舒张压＞110 mmHg、近期非颅内出血、近期侵入性操作、近期手术、3个月以上缺血性脑卒中、口服抗凝治疗（如华法林）、创伤性心肺复苏、心包炎或心包积液、糖尿病视网膜病变、妊娠、年龄＞75岁。目前尚没有关于溶栓治疗失败的精准循证定义，Meneveau等的研究中将其定义为用药36 h内病情仍不稳定同时伴有超声心动图检测右心功能的不恢复[9]。

在接受单纯抗凝治疗的中高危PE人群中，尤其要关注存在恶化风险或抗凝失败的患者。原本血流动力学稳定的患者初始抗凝期间若病情恶化并达到高危肺栓塞标准，是明确的抗凝失败，需要紧急补救性再灌注治疗。但这毕竟是亡羊补牢的做法，如何早期识别血流动力学恶化、在循环崩溃之前的恰当时机及时启动介入治疗更为重要。抗凝过程中心率增快、血压降低、呼吸频率增加、器官灌注不足（表现为尿量减少、乳酸增高等）通常预示血流动力学恶化，但是具体哪个指标恶化到何种程度可以作为启动再灌注的标准，目前尚不明确。NEWS2评分可供参考[10]，该评分包含6项生理参数：呼吸频率、氧饱和度、体温、收缩压、心率和意识状态，每项参数根据不同数值赋予不同分值，累加总分得到NEWS2评分，≥5分需紧急临床评估，≥7分提示需急诊处理。

还有一个难点是治疗失败的判定。溶栓或者抗凝过程中病情恶化肯定是治疗失败，如果治疗后相应参数指标持续无改善也应判定为治疗失败，但具体哪些指标持续多长时间无改善可以判定？目前尚无公认标准。欧洲心脏病学会（ESC）近期提出了评价治疗成功或失败的建议[11]：①治疗成功：初始治疗后［溶栓和（或）抗凝］血流动力学改善，心率和呼吸频率减低，血压和氧饱和度升高，外周灌注恢复。这种情况无需调整治疗方案。②以无改善为表现的治疗失败：高危肺栓塞患者在接受全量溶栓2～4 h或者经导管局部溶栓结束时血流动力学仍无改善，中高危肺栓塞患者抗凝治疗24～28 h生命体征仍未改善。这些患者需考虑补救性再灌注治疗。③以恶化为表现的治疗失败：初始治疗［溶栓和（或）抗凝］后需要心肺复苏、机械通气、儿茶酚胺类药物或者ECMO支持是明确的需要紧急处理的指征；血流动力学稳定的肺栓塞患者抗凝过程中，心率或者呼吸频率进行性加快、血压或氧饱和度进行性下降、器官低灌注持续加重（尿量减少、乳酸增高），持续15 min以上，即使没有达到血流动力学不稳定标准，也应该考虑尽早再灌注治疗。

（2）有望成为优选治疗手段的介入治疗适用人群：血流动力学稳定的中高危肺栓塞患者

中高危肺栓塞患者表现为超声心动图或CTPA影像学上存在右心功能不全，合并心肌损伤标志物升高，这些患者大多数单纯抗凝已经足够，但仍有部分患者会发生恶化。对于这类患者，目前指南共识不推荐溶栓治疗，主要源于临床试验尤其是PEITHO研究结果[8]，虽然溶栓治疗可以改善患者血流动力学等指标，但是大出血的风险尤其颅内出血的风险显著增加。但是需要引起注意的是，PEITHO研究中单纯抗凝组有5%的患者在72 h内发生血流动力学失代偿甚至死亡，而在中高危PE患者中这一比例可达5%～10%[12]。鉴于介入治疗的优点在于可以减少或者不用溶栓药物，有可能会使这部分人群在不增加出血风险的同时获得更多临床益处。已经有越来越多的尝试和探索，多种介入器械研究纳入的患者多为中高危PE患者，初步结果显示出介入治疗的有效性

和安全性，但目前临床证据仍不充足。正在进行中的HI-PEITHO研究（NCT04790370）将纳入急性中高危PE患者[13]，比较EkoSonic超声辅助导管定向溶栓是否比单纯抗凝降低肺栓塞相关死亡、心肺失代偿和肺栓塞复发组成的复合终点事件，同时评估出血事件。若得到阳性结果，介入治疗有望成为中高危肺栓塞患者的优选治疗手段。目前尚无针对高危肺栓塞患者评价介入治疗与系统溶栓治疗差别的RCT研究。

（3）前景展望

急性肺栓塞治疗手段日趋广泛，包括抗凝治疗、系统溶栓以及近年逐渐兴起的高级别治疗手段，如经导管介入治疗、外科治疗和机械循环支持等。经导管介入治疗发展迅速，介入器械多样，为针对不同肺栓塞患者选择个体化介入治疗方式提供了有力支撑。经导管局部溶栓简便易行，所用溶栓药物剂量很低，适合有一定潜在出血风险的患者。但局部溶栓过程需要数小时，对于血流动力学不稳定的肺栓塞患者，或者出血风险非常高的患者，血栓抽吸或机械取栓可以更及时地解除肺动脉阻塞，而且可以不使用任何溶栓药物。随着介入器械的不断研发改进，更多好用实用专用的肺栓塞介入器械将陆续上市，介入治疗将更加便捷、有效和安全。

目前肺栓塞介入治疗的临床证据还很有限，多为观察性研究，仅有为数不多的几项随机对照或者队列研究结果，包括ULTIMA、SEATTLEII、OPTALYSE PE、FLARE、EXTRACT-PE、SUNSET sPE研究，样本量都很小，观察指标多为RV/LV比值、肺动脉压力等替代终点，因此指南推荐级别不高。现有介入治疗器械中，也仅有EKOsonic和FlowTriever两种器械被美国FDA批准用于急性肺栓塞的介入治疗。尽管如此，现有的数据已经展示出介入治疗潜在的优越性，荟萃分析显示介入治疗的高危肺栓塞死亡率12.9%，中危肺栓塞死亡率0.74%，颅内出血发生率0.35%，严重并发症发生率4.65%[14]。目前还有多项关于不同介入治疗器械、针对不同风险人群的RCT研究正在进行或计划进行，如HI-PEITHO研究（NCT04790370），计划纳入急性中

高危肺栓塞患者 406 例，比较 EkoSonic 超声辅助导管定向溶栓是否比单纯抗凝降低肺栓塞相关死亡、心肺失代偿和肺栓塞复发组成的复合终点事件，同时评估出血事件，研究预期 2024 年完成入组；PRAGUE-26 研究（NCT05493163）计划纳入 558 例急性中高危肺栓塞患者，比较常规溶栓导管定向溶栓与单纯抗凝在全因死亡、肺栓塞复发、心肺失代偿终点事件上的差异，预期 2026 年完成入组；BETULA 研究（NCT03854266）亦采用常规溶栓导管 Unifuse 定向溶栓，计划纳入 60 例急性中高危肺栓塞患者，2023 年完成入组；STORM-PE 研究（NCT05684796）计划纳入 100 例急性中高危肺栓塞患者，使用器械为 Indigo 负压抽吸装置，预期 2026 年完成入组；PE-TRACT 研究（NCT05591118）计划纳入 500 例急性中高危肺栓塞患者，预期 2027 年完成入组，该研究在干预组中结合了局部溶栓和血栓抽吸/机械取栓。从器械来看这些临床试验主要应用经导管局部溶栓和血栓抽吸/机械取栓，风险人群主要集中于中高危肺栓塞患者，临床试验的结果有望为临床医生对中高危肺栓塞患者的诊疗策略提供重要参考建议。今后随着介入器械的进步，以及越来越多高质量临床试验的开展，特别是对临床终点事件有效性的证实，介入治疗的推荐级别将会进一步提升，而且很可能在此基础上进一步拓展至高危肺栓塞患者。急性心肌梗死和脑卒中的治疗方式都经历了从溶栓向介入的转变，相信急性肺栓塞的介入治疗也有着巨大的发展潜力。

第八节　典型病例

患者，男，62 岁，劳力性胸闷、气促 6 天。既往无冠心病、高血压、高脂血症及糖尿病病史。3 年前曾发生右下肢疼痛伴轻度水肿，诊断为下肢静脉血栓，经治疗后症状消失。4 个月前曾因胃溃疡发生消化道大出血，治疗后好转。查体：体温 36.5℃，呼吸 28 次/分，脉搏 96 次/分，血压 123/75 mmHg，颈静脉无怒张，双肺呼吸音清晰，未闻及胸膜摩擦音和干、湿啰音，心界不大，心率 96 次/分，律齐，未闻及杂音，双下肢轻度凹陷性水肿，左右下肢周径不等，左侧大于右侧 2 cm。心电图提示胸前导联 $V_1 \sim V_4$ 及肢体导联 Ⅱ、Ⅲ、aVF 的 ST 段压低和 T 波倒置。超声心动图：右心房、右心室增大，三尖瓣中度反流，反流速度 379 cm/s，压差 57 mmHg。

第 1 问　该患者需考虑的诊断有

A　风湿性心脏病

B　急性肺栓塞

C　冠状动脉粥样硬化性心脏病

D　肺源性心脏病

E　扩张型心肌病

F　下肢静脉血栓

最佳答案：BCDF

答案解析：该患者以胸闷、气促为主要症状，查体双下肢水肿且左右下肢周径不等，心电图存在 ST 段改变，超声心动图提示右心功能不全，肺动脉压力增高，因此首先应考虑 BF 诊断，但冠心病和肺心病亦可有部分类似表现，因此 CD 也应考虑。根据病史、症状、体征及相关检查，AE 可以排除。

第 2 问　为明确诊断应进行的检查项目包括

A　胸部 X 线检查

B　PET-CT

C　心肌损伤标志物

D　动脉血气分析

E　下肢血管超声

F　D- 二聚体

G　胸部 MRI

最佳答案：ACDEF

答案解析：承接上一问，该患者诊断主要考虑急性肺栓塞，但冠心病和肺源性心脏病（肺心病）亦应考虑，因此，ACDEF 都是应该进行的检查，尤其 D- 二聚体检查，该患者血流动力学稳定，初始危险分层为非高危，需进行临床可能性评估，Wells 评分或 Geneva 评分临床概率为中等可能，进行血浆 D- 二聚体检测，可以减少不必要的影像学检查和辐射，如高敏法检测 D- 二聚体水平正常，可排除肺栓塞。BG 不应作为常规检查项目。

第 3 问　该患者胸部 X 线检查未见明显异常，血气分析：PCO_2 36 mmHg，PO_2 45 mmHg，SO_2 78.0%，高敏法检测 D- 二聚体：4.22 mg/L（阳性），肌钙蛋白阳性，下肢血管超声提示左下肢静脉血栓。为明确诊断首选的检查项目是

A　胸部 CT 平扫

B　放射性核素肺通气灌注扫描

C　磁共振肺动脉造影（MRPA）

D　CT 肺动脉造影

E　超声声学造影

F　肺功能检查

最佳答案：D

答案解析：根据《急性肺栓塞诊断与治疗中国专家共识（2015）》，该患者疑诊非高危肺栓塞，Wells 评分或 Geneva 评分临床概率为中等可能，且 D- 二聚体阳性，推荐首选 CT 肺动脉造影明确诊断，故最佳答案为 D。提示：该患者 CT 肺动脉造影如图 19-9。

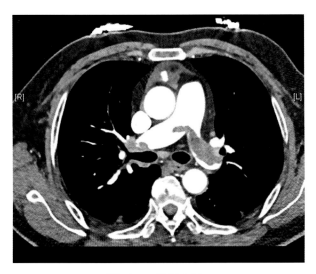

图 19-9　患者 CTPA

第 4 问　该患者目前诊断

A　风湿性心脏病

B　急性肺栓塞

C　左下肢静脉血栓

D　主动脉夹层

E　肺源性心脏病

F　主动脉夹层

G　肺气肿

最佳答案：BC

答案解析：考察对肺栓塞 CT 肺动脉造影影像学特点的掌握。该患者肺动脉内可见血栓影，结合症状、体征及其他辅助检查，B 诊断明确，患者入院后下肢静脉超声提示左下肢静脉血栓，故不要漏诊 C。ADEFG 均为迷惑选项。

第 5 问　该如何治疗

A　吸氧

B　溶栓治疗

C　肝素、华法林或 NOAC 抗凝

D　阿司匹林

E　阿司匹林联合氯吡格雷

F　下腔静脉滤器置入

G　外科血栓清除术

最佳答案：AC

答案解析：非高危肺栓塞患者，不推荐常规溶栓治疗或外科血栓清除术，故 BG 可排除。也不推荐常规置入下腔静脉滤器，除非有抗凝药物绝对禁忌证以及接受足够强度抗凝治疗后仍复发的肺栓塞患者，可选择静脉滤器置入，故 F 排除。抗血小板治疗适用于冠心病等动脉性血栓疾病，故 DE 不考虑。根据指南及共识，需进一步进行危险分层，该患者 sPESI ≥ 1，存在右心功能障碍（超声心动图或 CTPA 影像学表现），同时合并肌钙蛋白阳性，为中高危患者，应给予低分子量肝素、普通肝素、磺达肝癸钠、负荷量的利伐沙班或阿哌沙班抗凝，并严密监测，以早期发现血流动力学失代偿，一旦出现即启动补救性再灌注治疗。该患者存在低氧血症，还应给予吸氧。故最佳答案为 AC。

全科医师心血管疾病防治能力提升（第2版）

参考文献

［1］中华医学会心血管病学分会肺血管病学组，中国医师协会心血管内科医师分会.急性肺血管栓塞症诊断治疗中国专家共识.中华内科杂志，2010，49：74-81.

［2］中华医学会心血管病学分会肺血管病学组.急性肺栓塞诊断与治疗中国专家共识（2015）.中华心血管病杂志，2016，44：197-211.

［3］中华医学会呼吸病学分会肺栓塞与肺血管病学组，中国医师协会呼吸医师分会肺栓塞与肺血管病工作委员会，全国肺栓塞与肺血管病防治协作组.肺血栓栓塞症诊治与预防指南.中华医学杂志，2018，98：1060-1087.

［4］Konstantinides SV，Meyer G，Becattini C，et al. 2019 ESC Guidelines for the diagnosis and management of acute pulmonary embolism developed in collaboration with the European Respiratory Society（ERS）. Eur Heart J，2020，41（4）：543-603.

［5］Kearon C，Akl EA，Ornelas J，et al. Antithrombotic therapy for VTE disease：CHEST Guideline and Expert Panel Report. Chest，2016，149（2）：315-352.

［6］Ortel TL，Neumann I，Ageno W，et al. American Society of Hematology 2020 guidelines for management of venous thromboembolism：treatment of deep vein thrombosis and pulmonary embolism. Blood Adv，2020，4（19）：4693-4738.

［7］van der Hulle T，Cheung WY，Kooij S，et al. Simplified diagnostic management of suspected pulmonary embolism（the YEARS study）：a prospective，multicentre，cohort study. Lancet，2017，390（10091）：289-297.

［8］Meyer G，Vicaut E，Danays T，et al. Fibrinolysis for patients with intermediate-risk pulmonary embolism. N Engl J Med，2014，370（15）：1402-1411.

［9］Meneveau N，Séronde MF，Blonde MC，et al. Management of unsuccessful thrombolysis in acute massive pulmonary embolism. Chest，2006，129（4）：1043-1050.

［10］Bavalia R，Stals MAM，Mulder FI，et al. Use of the National Early Warning Score for predicting deterioration of patients with acute pulmonary embolism：a post-hoc analysis of the YEARS Study.Emerg Med J，2022，emermed-2021-211506.

［11］Pruszczyk P，Klok FA，Kucher N，et al. Percutaneous treatment options for acute pulmonary embolism：a clinical consensus statement by the ESC Working Group on Pulmonary Circulation and Right Ventricular Function and the European Association of Percutaneous Cardiovascular Interventions. EuroIntervention，2022，18（8）：e623-e638.

［12］Lankeit M，Jiménez D，Kostrubiec M，et al. Predictive value of the high-sensitivity troponin T assay and the simplified Pulmonary Embolism Severity Index in hemodynamically stable patients with acute pulmonary embolism：a prospective validation study. Circulation，2011，124（24）：2716-2724.

［13］Klok FA，Piazza G，Sharp ASP，et al. Ultrasound-facilitated，catheter-directed thrombolysis versus anticoagulation alone for acute intermediate-high-risk pulmonary embolism：Rationale and design of the HI-PEITHO study. Am Heart J，2022，251：43-53.

［14］Chopard R，Ecarnot F，Meneveau N. Catheter-directed therapy for acute pulmonary embolism：navigating gaps in the evidence. Eur Heart J Suppl，2019，21（Suppl I）：I23-I30.

第二十章
心血管疾病合并糖尿病：特征和处理策略

（刘海伟　李美岑　康正松）

糖尿病是一种复杂的慢性代谢性疾病，严重威胁人类健康。国际糖尿病联盟 2021 年公布的数据显示，全球共有 5.29 亿人患有糖尿病，预计到 2050 年糖尿病人数将跃升至 13.1 亿。我国糖尿病的患病率已经从 1980 年的 0.67% 飙升至 2018 年的 12.4%，中华医学会糖尿病学分会发布的《中国 2 型糖尿病防治指南（2020 年版）》中，根据 2015—2017 年全国流行病学调查结果报告，我国成人糖尿病患病率已达 11.2%，也就是说平均每 11 个人中就有 1 名糖尿病患者，糖尿病显然已经成为严重影响国人身心健康的主要公共卫生问题。糖尿病与心血管疾病（CVD）的发生、发展及死亡风险密切相关。且糖尿病患者发生 CVD 的可能性随着糖尿病病程的延长而增加，糖尿病病程

＜5 年者冠心病发生率为 5.73%，5 ～ 10 年者为 10.69%，10 年以上者为 12.12%。糖尿病发病 10 年左右，将有 30% ～ 40% 的患者至少发生一种并发症，以心、脑、肾等脏器累及为主，并发症一旦产生，药物治疗很难逆转。研究显示，2 型糖尿病（T2DM）使得患者卒中风险增加 2 ～ 4 倍，心力衰竭风险增加 2 ～ 5 倍，冠心病相关死亡风险增加 2 ～ 4 倍。因此，CVD 治疗中应当考虑到血糖的控制，而控制血糖的治疗也应当考虑到对 CVD 的影响。糖尿病患病率高，但知晓率只有 36.5%，治疗率只有 32.2%，治疗患者的控制率为 49.2%，提示糖尿病教育事业依然任重道远。除了良好的血糖管理之外，尚需多种降低风险的策略来抵御该疾病引发的诸多并发症。

第一节　糖尿病的诊断与分型

一、糖尿病的诊断标准

糖尿病的诊断标准目前沿用 WHO 专家委员会（1999）提出的诊断标准（表 20-1）；总体来讲，基于空腹血糖（FPG）、任意时间血糖或糖耐量试验（OGTT）中糖负荷后 2 h 血糖值（2 h PG）做出诊断[1]。空腹血糖是指 8 h 内无任何热量摄入后测得的血糖，通常是指静脉血浆血糖而不是毛细血管血糖的监测结果。任意时间血糖是指一日内任何时间所测得的血糖，无论上一次进餐时间及食物摄入

量。FPG 3.9 ～ 6.0 mmol/L（70 ～ 108 mg/dl）为正常；6.1 ～ 6.9 mmol/L（110 ～ 125 mg/dl）为空腹血糖受损（IFG）；≥ 7.0 mmol/L（126 mg/dl）诊断为糖尿病。OGTT 2 h PG ＜ 7.8 mmol/L（139 mg/dl）为正常糖耐量；7.8 ～ 11.0 mmol/L（140 ～ 199 mg/dl）为糖耐量减低（IGT）；≥ 11.1 mmol/L（200 mg/dl）应考虑为糖尿病（表 20-2）。2011 年 WHO 建议在条件具备的国家和地区，采用糖化血红蛋白（HbA1c）诊断糖尿病，诊断切点为 HbA1c ≥ 6.5%。我国 HbA1c 检测标准化各地区差别较大，《中国 2 型糖

尿病防治指南（2020年版）》推荐，对于采用标准化检测方法并有严格质量控制的医院，可以开展用HbA1c作为糖尿病诊断及诊断标准的探索研究[2]。

表 20-1 糖尿病的诊断标准	
诊断标准	血浆葡萄糖（mmol/L）
典型糖尿病症状（烦渴多饮、多尿、多食、不明原因的体重下降）加上随机血糖	≥ 11.1
空腹血糖	≥ 7.0
葡萄糖负荷后 2 h 血糖（无典型糖尿病症状者，需改日复查确认）	≥ 11.1

表 20-2 糖代谢状态的分类		
糖代谢种类	静脉血浆葡萄糖（mmol/L）	
	空腹血糖	糖负荷后 2 h 血糖
正常血糖	< 6.1	< 7.8
空腹血糖受损（IFG）	≥ 6.1，< 7.0	< 7.8
糖耐量受损（IGT）	< 7.0	≥ 7.8，< 11.1
糖尿病	≥ 7.0	≥ 11.1

二、糖尿病的分型

糖尿病是一组由多病因引起的以慢性高血糖为特征的代谢性疾病；通常认为糖尿病是由于遗传因素和环境因素的复合因素引起的临床综合征，但其病因和发病机制尚不明确。目前糖尿病的分型通用 WHO 糖尿病专家委员会（1999）的分型标准，将糖尿病分为四类：1 型糖尿病，2 型糖尿病（T2DM），其他特殊类型糖尿病，及妊娠糖尿病[1]。1 型糖尿病显著的病理学和病理生理学特征是胰岛 β 细胞数量显著减少和消失，导致胰岛素绝对缺乏。T2DM 的特征是胰岛素调控葡萄糖代谢能力的下降（胰岛素抵抗），伴随胰岛 β 细胞功能缺失所导致的胰岛素分泌减少（或相对减少）。妊娠糖尿病是在妊娠期间发生的不同程度的糖代谢异常，常见类型是 T2DM；且不包括孕期前已诊断的糖尿病，后者称为糖尿病合并妊娠。上述 3 种是临床相对较为多见的类型，其中 T2DM 占绝大多数。

第二节　糖尿病的危害或并发症

糖尿病给整个机体带来一系列并发症，威胁着人类的健康和生命安全，主要包括急性并发症和慢性并发症两大类。前者主要是指急性严重代谢紊乱，如糖尿病酮症酸中毒和高渗性高血糖综合征，还包括低血糖反应、乳酸酸中毒等，如不及时处理会带来致死、致残等严重后果。慢性并发症可累及全身各个器官，大体分为以下几类：微血管病变、大血管病变、神经系统并发症、糖尿病足及其他类型病变。

微血管病变最重要的类型是糖尿病肾病和糖尿病视网膜病变，一般见于病程超过 10 年的糖尿病患者，是肾功能减退、透析或失明的主要原因之一。大血管病变是在动脉粥样硬化的基础上发生的病变，如冠心病、缺血性或出血性脑卒中、肾动脉和外周动脉硬化等；糖尿病患者的动脉粥样硬化往往发生更早，病程进展迅速，且病变更为严重。神经系统并发症包括中枢神经系统并发症、周围神经病变和自主神经病变，后者多影响胃肠道、心血管系统和泌尿生殖系统；可出现胃排空延迟（胃轻瘫）、腹泻、便秘，休息时心动过速、直立性低血压等。糖尿病足也是糖尿病最严重的并发症之一，轻症者出现足部畸形、皮肤干燥或发冷，重症者可出现足部破溃、组织坏死，是糖尿病非外伤性截肢最重要的原因。另外，糖尿病患者更易并发各种感染，如肾盂肾炎、膀胱炎、疖、痈等皮肤化脓性感染；血糖控制越差越容易并发感染且后果更严重。糖尿病合并结核的发生率显著增高，病灶多呈渗出干酪性，更易于播散。

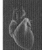

第三节 心血管疾病合并糖尿病的临床特征

一、糖尿病与 CVD

糖尿病对心血管系统的影响是多方面的，可涉及心肌细胞、心肌间质细胞、心脏传导系统、微血管及冠状动脉的各级分支。糖尿病影响的机制也是多方面的，首先是代谢相关因素，如高血糖、胰岛素抵抗的影响，以及伴发的血脂代谢紊乱（高甘油三酯血症、低 HDL-C、小而致密的 LDL-C 颗粒）、高胰岛素血症等因素；其次是对凝血和炎症因素的影响，如血小板活化增加、纤维蛋白原增加，P 选择素、血管细胞黏附分子 -1（VCAM-1）和细胞间黏附分子 -1（ICAM-1）增加，组织因子和Ⅶ因子增加等；最后是血管相关因素的影响，如高血压、内皮依赖性血管舒张功能受损、动脉钙化增加等因素。临床实践工作中，最关注冠心病合并糖尿病和心力衰竭（心衰）合并糖尿病两类情况。

二、CVD 患者中糖尿病的发病率和对其预后的影响

"中国住院冠心病患者糖代谢异常研究——中国心脏调查"共收集 3513 例患者，结果显示，我国冠心病住院患者中，糖尿病患病率为 52.9%，糖调节受损患病率为 24.0%，总的糖代谢异常患病率为 76.9%[3]。冠心病一旦合并糖尿病，主要心血管事件发生风险显著增加；一项单中心、前瞻性队列研究入选 6841 例 CVD 患者，比较 T2DM 对于主要心血管事件再复发的影响；结果显示糖尿病组患者主要心血管事件发生风险增加了 67%（HR 1.67，95% CI 1.25 ～ 2.21）。研究表明，糖尿病患者心肌梗死后 5 年死亡率是无糖尿病患者的 2 倍，死亡率高达 50%。"2018 欧洲心力衰竭协会 / 欧洲心脏病学会立场声明"指出，急性心衰患者中 T2DM 的患病率约为 40%，而且心衰患者一旦合并糖尿病，心功能状态更差[4]。临床研究中观察到，心衰合并糖尿病的患者射血分数显著降低，6 分钟步行试验距离更短；且死亡风险更高。一项瑞典心衰注册研究，纳入 41 000 例已接受过心衰治疗的患者，其中 30% 合并 T2DM 与缺血性心肌病，研究显示，中位随访 22 个月，糖尿病增加死亡风险 70%。因此，应在冠心病患者及其高危人群中加强对糖代谢异常的筛查与早期干预。

第四节 心血管疾病合并糖尿病的管理策略

一、加强糖尿病的筛查、综合控制的管理理念

首先，2023 年欧洲心脏病学会（ESC）新发布的《糖尿病和心血管疾病管理指南》强调需加强对 CVD 患者的糖尿病筛查。因为有相当比例的 CVD 患者合并有未被发现的糖尿病，严重影响了患者的预后。对于存在特定症状时，包括多尿、多饮、疲乏、视物模糊、体重减轻、伤口愈合不良和反复感染时应怀疑糖尿病。指南中明确提出未确诊的糖尿病很多见，特别是在 CVD 患者中，故推荐使用糖化血红蛋白和（或）空腹血糖检查指标。早期发现识别糖尿病前期、糖尿病以及血糖正常的患者，进而进行有效的管理，有助于强化 CVD 患者二级预防[5]。

其次，来自欧洲的 EUROASPIRE Ⅳ 研究结果显示，既往未诊断糖尿病的冠心病患者中约 25% 可检出糖尿病，即新确诊的糖尿病，另有

46% ～ 66% 的患者处于糖尿病前期，二糖代谢完成正常者仅占 10.5% ～ 26.6%[6]。可见心血管疾病与糖尿病 / 糖尿病前期"共病"现象十分严峻，然而国内外研究均发现此类患者的规范性心血管风险综合管理却严重不足，降糖药、降脂药、降压药和阿司匹林的使用率均很低，膳食、运动、体重、控烟等管理意识淡薄，而且 CVD 患者的糖尿病 / 糖尿病前期漏诊率很高，这些是导致不良心血管结局的重要原因[7]。CVD 与糖尿病"共病"促使降糖治疗的理念发生了巨大转变，即关注血糖的同时关注心血管的结局，并给予综合控制。

二、个体化的治疗原则

2023 年 ESC 发布的指南中，强调个体化治疗。T2DM 患者发生 CVD 的风险比正常人高出 2 ～ 4 倍，因此对 CVD 患者进行糖尿病筛查和评估糖尿病患者的心血管（CV）风险以及评估 CV 和肾脏疾病至关重要。对已知或经过筛查明确为糖尿病但尚未确诊动脉粥样硬化心血管疾病（ASCVD）或无严重靶器官损害（TOD）的患者，使用新的 T2DM 特异性风险评分（SCORE2-Diabetes 评分系统）进行 10 年心血管风险的评估，根据患者的危险分层（低危、中危、高危、极高危）不同，采取积极的以改善心血管预后为目的的应对措施。患者个体化降糖策略的制订，包括个体化的降糖目标、速度和降糖方案，在药物选择、药物匹配和综合管理的支持方面，应当

有所考量[5]。

三、特定患者（如住院患者）的血糖管理推荐

关于住院患者的血糖管理，指南推荐所有住院的糖尿病或高血糖症［血糖 > 140 mg/dl（7.8 mmol/L）］患者院前 3 个月内未检测 HbA1C，考虑行 HbA1C 检查（B 级证据）。应使用经过验证的书面或计算机化方案给予胰岛素，这些方案允许根据血糖波动对胰岛素剂量进行预定义的调整（B 级证据）。在诊治住院的糖尿病患者时，尽可能咨询专业的糖尿病或血糖管理团队（C 级证据）。对于血糖高于 180 mg/dl（10.0 mmol/L）的治疗阈值的持续性高血糖（已检查两次），应该起始胰岛素治疗，开始胰岛素治疗后，推荐将大多数危重患者和非危重患者血糖控制在 140 ～ 180 mg/dl（7.8 ～ 10 mmol/L）（A 级证据）。对于特定的患者，如果能够在无明显低血糖的情况下达到更严格的目标，如 110 ～ 140 mg/dl（6.1 ～ 7.8 mmol/L）或 100 ～ 180 mg/dl（5.6 ～ 10.0 mmol/L）可能是合适的（C 级证据）。基础胰岛素或基础加大剂量校正胰岛素方案是口服摄入不良或不能口服摄入的非危重住院患者的首选治疗方案（A 级证据）。对于营养摄入充足的大多数非危重住院患者，含基础、餐食和校正成分的胰岛素治疗方案是首选治疗方案（A 级证据）[6]。

第五节　心血管疾病合并糖尿病的治疗：经验与思考

一、强化降糖策略带来的思考

强化降糖策略一直是本领域的热点话题之一，对强化降糖的认识也经历了一波三折的过程。早期，UKPDS 研究结果显示，与常规降糖（HbA1c 7.9%）治疗相比，强化降糖（HbA1c 7.0%）未能降低致死、非致死性心肌梗死、猝死等大血管事

件的终点（$P = 0.052$），仅微血管事件终点出现了明显下降（$P = 0.0099$）[7]。此后学者并未放弃强化降糖策略，相继完成了著名的强化血糖控制与心血管转归（ADVANCE）研究和 ACCORD 研究[8-9]。

ADVANCE 研究纳入 T2DM 患者，随机分为强化降糖干预组（HbA1c ＝ 6.5%）和标准降糖

干预组（HbA1c = 7.3%）；研究的主要终点为主要大血管事件（心血管相关死亡、非致死性脑卒中、非致死性心肌梗死）的复合终点。随访时间约 5 年，强化降糖治疗显著降低主要微血管事件发生风险 14%（$P = 0.014$），但是大血管事件发生风险方面，两组之间无显著性差异（$P = 0.32$）[10]。ACCORD 研究入选既往有 CVD 事件或明显 CVD 风险的 T2DM 患者 10 251 例，随机分为强化治疗组（目标 HbA1c < 6.0%）和标准治疗组（目标 HbA1c 7.0% ~ 7.9%）。结果显示，强化降糖治疗同样未能显著降低主要心血管事件（心血管死亡，非致命性心肌梗死 / 卒中复合终点）发生风险（$P = 0.16$），反而强化降糖组观察到死亡风险增加 35%。

一系列关于强化降糖的研究带来的不是希望而是困惑，心血管病患者血糖管理路在何方？随后，UKPDS 试验后 10 年随访研究的结果看到了希望的曙光[11]。UKPDS 研究于 1997—2007 年又在 3277 例患者中进行了试验后 10 年随访研究。结果显示，强化降糖组和常规降糖组平均 HbA1C 的差异在 1 年左右消失（$P = 0.14$）；而 10 年间强化降糖组微血管事件风险下降的获益持续存在，同时糖尿病相关死亡（17%，$P = 0.01$）、心肌梗死发生风险（15%，$P = 0.01$）和全因死亡（13%，$P = 0.007$）的相对风险也在 10 年后出现显著降低；显示了早期强化降糖治疗对大血管并发症同样具有长期的后续保护效应。特别是在二甲双胍治疗组，尽管后续随访期间血糖水平与对照组相似，但心肌梗死风险显著下降 33%（$P = 0.005$）、任何糖尿病相关终点下降 21%（$P = 0.013$）、全因死亡相对风险显著下降 27%（$P = 0.002$）；再次证实了二甲双胍治疗与心血管保护方面的持续获益明确相关。

二、强化降糖策略的注意事项

现实和主流的观点仍然支持强化血糖管理，但不等于单纯的强化降糖治疗，需考虑以下几方面的问题。第一，关注降糖时机的问题，强调早期干预。UKPDS 研究中入选的患者是相对低危及新诊断的糖尿病患者，无明显合并症，基线水平低危状态可能与长期治疗获益结果相关。而 ACCORD、ADVANCE 研究中，纳入的受试者年龄偏大，糖尿病病程相对较长（8 年左右），基线 HbA1c 水平较高，受试者入选前心血管系统的损害已经形成，因此强化降糖带来的获益有限。第二，关注药物选择的问题。UKPDS 研究及后续随访研究，证实了二甲双胍的治疗与患者持续的心血管获益相关；而近期公布的 SGLT-2 拮抗剂系列研究，也显示了此类药物改善心血管患者预后的前景；这些临床研究均证实了降糖药物与患者心血管结局相关。第三，关注治疗中的低血糖问题。一系列大型研究中，降糖治疗的阴性结果、甚至不良预后的结果，与低血糖的发生密切相关；同时，低血糖的发生与不良后果之间的关系，在临床实践中可能被低估，是日常工作中尤其值得关注的问题。

三、关注低血糖反应

多项大型临床试验的结果证实，低血糖是糖尿病患者全因死亡、心血管预后不良的主要危险因素；血糖与 CVD 患者死亡率之间往往存在"J"形曲线关系（图 20-1）[12]；因此，临床实践中，CVD 患者降糖药物的选择和方案的确定需密切关注低血糖反应发生的可能性。

学者分析，低血糖发生率更高可能是 ACCORD 研究中强化降糖组死亡率增加的原因之一。ADVANCE 研究中，强化降糖组重度低血糖发生率高于标准治疗组（2.7% 对 1.5%）。退伍军人糖尿病研究（VADT）同样比较强化血糖控制（HbA1c < 7%）与标准血糖控制（HbA1c 8% ~ 9%）对复合心血管事件终点（心肌梗死、卒中、新发充血性心力衰竭或原有心力衰竭加重、心血管原因死亡等）的影响。随访 5 ~ 7.5 年后：两组患者在主要终点上未达到统计学差异（HR = 0.868，$P = 0.12$）；但强化治疗组在心血管死亡外的其他终点上都有减少的趋势。研究分析了影响心血管预后的因素，其中心血管疾病病史排在首位，其次就是低血糖的影响。

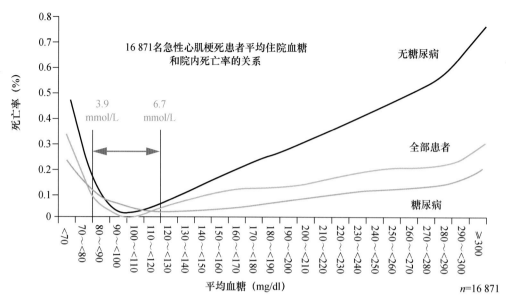

图 20-1　血糖与心肌梗死患者死亡率之间的"J"形曲线关系

综上所述，降糖治疗过程中避免低血糖发生是至关重要的选择，有利于降低心血管不良事件的发生；临床上最易引起低血糖反应的传统口服降糖药为磺脲类和格列奈类药物，需权衡利弊审慎选择。

第六节　心血管疾病合并糖尿病：降糖药物对心血管的影响

为了满足临床的不同需求，糖尿病治疗药物也在不断快速发展进步。从早期的动物胰岛素、磺脲类、双胍类、α-糖苷酶抑制剂等药物，发展至人胰岛素类似物、噻唑烷二酮类、格列奈类药物，以及近期出现的 GLP-1 受体激动剂、DPP-4 抑制剂和钠-葡萄糖协同转运蛋白-2（SGLT-2）抑制剂。随着新药的不断涌现，不同药物有不同的作用机制和靶点，降糖的同时是否能够带来心血管临床事件的终点获益，是业界始终关注的焦点。药物治疗应遵循以患者为中心的治疗因素，包括合并症和治疗目标。除非有禁忌证，否则药物治疗应在 T2DM 确诊时开始。2008 年美国 FDA 提出糖尿病新药应当进行心血管安全性评估的要求。2023 年 ESC 的新指南建议：无论血糖控制是否达标以及是否已经在使用其他降糖药物，都应该考虑启动具有心血管保护效益的药物，如 SGLT-2 抑制剂和（或）胰岛素样生长因子-1 受体激动

剂（GLP-1RA）。如果应用这两类药物以后，仍不能很好地控制血糖时可加用二甲双胍（Ⅱa 类推荐）或对无合并心力衰竭的患者使用吡格列酮（Ⅱb 类推荐）[5]。

1. 二甲双胍——心血管的保护性作用

降糖药物对心血管系统的影响，最为经典的就是有关二甲双胍的 UKPDS 研究。二甲双胍是我们非常熟悉的"老药"，也是目前中国上市口服降糖药物中，心血管获益证据最充分且一致的药物。二甲双胍有效且安全，价格便宜，可降低心血管事件和死亡的风险。著名的 UKPDS 研究证实，二甲双胍治疗显著降低患者心血管事件风险：包括任何糖尿病相关终点（32%），心肌梗死（39%）及全因死亡率（36%）。2007 年 UKPDS 研究 10 年后随访结果再次证实，二甲双胍强化治疗组患者心血管保护具有延续效应，任何糖尿病相关终点（21%），心肌梗死（33%）及全因死亡

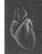

率（27%）仍有下降。一项前瞻、观察性注册研究，共纳入 44 个国家 68 375 例患者；评估动脉粥样硬化性疾病患者中，二甲双胍对死亡率的影响。研究结果显示，二甲双胍与较低的全因死亡率相关（HR = 0.76；95%CI，0.65 ~ 0.89；$P < 0.001$）；二甲双胍与较低的心血管死亡率相关（HR = 0.79；95%CI，0.65 ~ 0.96；$P = 0.02$）。

鉴于二甲双胍在糖尿病治疗中的多重优势，如强效降糖、心血管获益、安全性良好等，它被国内、外的权威指南一致推荐；2023 年美国糖尿病协会（ADA）指南中强调对于确诊 T2DM 的患者，初始二甲双胍联合其他药物治疗优于二甲双胍单独给药治疗，对于 HbA1c 水平高于目标值 1.5% ~ 2.0% 的人群，尤其应考虑初始联合治疗。

2. 噻唑烷二酮类药物的心血管风波

噻唑烷二酮类药物属于胰岛素增敏剂，作用机制是激动过氧化物酶体增殖物受体 γ（PPARγ）活性，增加脂肪细胞、肝细胞及骨骼肌细胞对胰岛素的敏感性，促进胰岛素靶细胞对血糖的摄取、转运和氧化利用；同时还可增强葡萄糖转运子 -1 和 4 对葡萄糖的摄取，以降低血糖。早期研究显示，罗格列酮（一种主要的噻唑烷二酮类药物）还具有改善动脉粥样硬化、纠正血脂紊乱、抗炎和抗脏器纤维化的作用，因此曾是被寄予厚望的一类药物，在临床上得到广泛应用。

2007 年《新英格兰医学杂志》发表了一篇荟萃分析，对 42 项罗格列酮随机、对照临床研究进行了分析；结果显示，罗格列酮增加 T2DM 患者 CVD 死亡风险，使心肌梗死发生风险增加 43%，心血管死亡风险增加 64%[12]。FDA 也因此于 2007 年在抗糖尿病类药物说明书中加入了警告，强调这类药物可能会使某些患者心力衰竭加重；使得这类药物的临床应用受到严重限制。然而，杜克药物研究所发现 RECORD 试验研究结果并没有统计学意义，罗格列酮组心血管死亡、心肌梗死和卒中联合终点的风险比（HR）为 0.99（95%CI 为 0.85 ~ 1.16）；而罗格列酮组在心血管死亡、心肌梗死、卒中和全因死亡的 HR 分别为 0.9、1.13、0.79 和 0.86，无统计学差异。美国 FDA 已于 2015 年再次发布药品安全性通告，取消对含罗格列酮

成分药品的处方及销售限制；2016 年我国国家食品药品监督管理局说明书公告中的陈述是，有心衰病史或心衰危险因素的患者禁用本品。

3. 阿卡波糖的心血管效应

阿卡波糖属于 α - 糖苷酶抑制剂，是我们熟悉的"老药"，也有药物心血管影响方面的临床研究。STOP-NIDDM 研究是多中心、双盲、安慰剂对照的随机试验，纳入 1429 例 IGT 患者，比较阿卡波糖干预 3 年后对 CVD 的影响。结果显示：阿卡波糖显著降低 IGT 人群 T2DM 发生风险 25%，显著降低 IGT 患者高血压发病风险达 34%（$P = 0.007$），分别降低任一心血管事件和心肌梗死的发病风险达 49%（$P = 0.03$）和 91%（$P = 0.02$）[13]。

另外一项来自中国的研究，纳入 1461 名患者接受阿卡波糖治疗，336 名患者未接受阿卡波糖治疗。通过比较联合目标控制率与基线率，评估阿卡波糖治疗在减少心血管事件中的效果。与无阿卡波糖治疗相比，阿卡波糖使用者的心肌梗死事件发生率（1.78% *vs.* 57%，$P < 0.05$）和全因死亡率（6.16% *vs.* 11.61%，$P < 0.01$）较低。与无阿卡波糖治疗相比，阿卡波糖治疗患者的累积心血管事件发生率显著降低（$P < 0.001$）。多因素分析表明，在 10 年随访期间，阿卡波糖使用者在全因死亡中的危险比（HR）为 0.53（95%CI：0.37 ~ 0.78，$P = 0.001$）。心肌梗死 HR 为 0.49（95%CI：0.25 ~ 0.97，$P < 0.05$）。研究最终得出结论，阿卡波糖治疗 T2DM 对心血管疾病的发生具有相对的益处。经过 10 年的多因素干预后，阿卡波糖治疗患者心肌梗死减少的相对风险相似，为 50%，全因死亡减少约为 52%。阿卡波糖改善联合目标控制率的作用可能是 CVD 事件减少的主要原因之一[14]。

4. 胰高血糖素样肽 1（GLP-1）受体激动剂的作用

GLP-1 属于肠促胰素的一种，是进食后由肠道分泌的多肽类激素；对人体具有多重生理作用：①引起葡萄糖依赖的 β 细胞胰岛素分泌，减少餐后 α 细胞胰高血糖素的分泌，从而降低血糖而不易引起低血糖；②间接作用于肝，减少肝糖的输出；③还可作用于大脑（增加饱腹感）、胃（延

缓胃排空）和心脏，发挥多方面生理作用。体内 GLP-1 半衰期很短，可被二肽基肽酶（DPP-4）快速降解。

GLP-1 受体激动剂是一种新型的降糖药物，模拟内源性 GLP-1 激活受体而发挥作用，且不容易被 DPP-4 快速降解，增加体内活性 GLP-1 的浓度，从而发挥降糖作用。以往研究显示，GLP-1 受体激动剂除可高效降糖以外，还能降低体重、减小腰围，改善其他心血管危险因素。2016 年欧洲糖尿病研究协会（EASD）年会重磅发布了 GLP-1 受体激动剂 semaglutide Ⅲ期临床研究（SUSTAIN 5）的数据：该研究共纳入 3297 例 50 岁以上心血管病高危的 T2DM 患者，平均治疗 104 周，主要复合终点是首发心血管死亡、非致死性心肌梗死或非致死性卒中的情况。结果显示，与安慰剂组相比，semaglutide 可降低心血管死亡、非致死性心肌梗死，或非致死性卒中复合终点发生率（HR = 0.74；95% CI，0.58 ～ 0.95；$P < 0.001$）；同时还带来体重和收缩压的显著下降，以及心率的上升[15]。

5. 二肽基肽酶（DPP-4）抑制剂的治疗效应

如前所述，DPP-4 是内源性 GLP-1 的降解酶；而 DPP-4 抑制剂能够阻断这一过程，使得 GLP-1 和葡萄糖依赖性胰岛素释放肽（GIP）活性升高，发挥胰岛素与胰高血糖素双重调节作用，从而降低血糖。这类药物的作用特点并不是一味机械地降低血糖，而是可以根据患者体内的血糖水平来"灵活"地进行调整，从而更贴近自身的代谢机制：当血糖高时它通过对 GLP-1 的分解来促进胰岛 β 细胞释放胰岛素，同时抑制胰岛 α 细胞分泌胰高血糖素，降低血糖；而当血糖浓度恢复正常时，由于 GLP-1 只在当人体进食血糖升高时才会产生，因此在正常血糖和低血糖时不会产生 GLP-1，此时 DPP-4 抑制剂也不会形成降糖的作用，从而避免低血糖。目前，我国批准上市的 DPP-4 抑制剂有 5 种，它们在心血管安全性方面表现不尽相同；对于 CVD 患者可能需酌情审慎使用。

西格列汀的 TECOS 研究是一项随机、双盲、安慰剂对照的事件驱动性研究，共纳入 14 735 例 ≥ 50 岁且有 CVD 病史的 T2DM 患者（HbA1c 6.5% ～ 8.0%），随访中位值 3.0 年。主要终点为心血管死亡、非致死性心肌梗死、非致死性卒中或需要住院的不稳定型心绞痛的复合终点。结果显示，在主要心血管复合终点上，西格列汀非劣效于安慰剂（HR = 0.98，95% CI 0.88 ～ 1.09；$P < 0.001$）；因心衰入院或心血管死亡复合终点事件两组无差异（HR = 1.02；95% CI 0.90 ～ 1.15；$P = 0.74$）[16]。

沙格列汀的 SAVOR-TIMI 研究，随机入选 16 492 例心血管病史或高危 T2DM 患者，治疗随访中位数 2.1 年，主要终点是心血管死亡、心肌梗死、卒中的复合终点。结果显示，沙格列汀组主要终点事件发生率与安慰剂组比较无显著差异（HR：1.00；95% CI 0.89 ～ 1.12；优效性 $P = 0.99$；非劣效性 $P < 0.001$）；而单独终点指标分析显示，沙格列汀组因心衰住院的患者比例高于安慰剂组（3.5% vs. 2.8%；HR = 1.27；95% CI 1.07 ～ 1.51；优效性 $P = 0.007$）[17]。阿格列汀的 EXAMINE 研究，入选发生急性冠脉综合征的糖尿病患者，结果显示，阿格列汀治疗组与安慰剂组相比，主要心血管不良事件未增加（11.3% vs. 11.8%，HR = 0.96，非劣效性 $P < 0.001$）[18]。有鉴于上述大型研究的结论，2016 年 4 月 5 日，FDA 对 2 种 DDP-4 抑制剂发出警告，声明中说道："对于心衰患者，医生应考虑停用包含沙格列汀和阿格列汀的药物并加强患者血糖监测。如果目前治疗仍不能使者血糖得到良好控制，可考虑其他降糖药。"

6. 钠 - 葡萄糖协同转运蛋白 -2（SGLT-2）抑制剂

SGLT-2 蛋白是肾脏最主要的葡萄糖转运体，介导葡萄糖在肾近曲小管的重吸收；SGLT-2 抑制剂使肾小管中的葡萄糖不能顺利重吸收进入血液而随尿液排出，降低肾糖阈、增加尿糖排泄，从而降低血糖浓度，并具有一定的降压作用。SGLT-2 抑制剂是新型降糖药物及近来关注的焦点，为糖尿病治疗提供新的途径，即非依赖 β 细胞功能的降糖途径；从而避免了因胰岛素抵抗和 β 细胞功能减弱而带来的药物疗效不佳。SGLT-2 抑制剂可降低 HbA1c 0.5% ～ 1.5%，减轻体重 0.6 ～ 3.0 kg，降低收缩压 3 ～ 5 mmHg，降低血尿酸约 50 μmol/L。

第 51 届欧洲糖尿病学会年会（2015 年）公布了 SGLT-2 抑制剂恩格列净（Empagliflozin）对 2 型糖尿病（T2DM）患者心血管结局、死亡率影响的研究（EMPA-REG OUTCOME）；结果显示，在心血管不良事件风险较高的 T2DM 患者中，恩格列净的干预可显著降低主要心血管不良事件风险，显著降低 T2DM 患者的心血管死亡。该研究共纳入 T2DM 患者 7020 例，随机分配为三组：恩格列净 10 mg/d 组、恩格列净 25 mg/d 组及安慰剂组；中位数观察时间为 3.1 年；结果显示，与安慰剂相比，恩格列净治疗显著降低患者心血管死亡风险 38%（HR 0.62，95% CI 0.49 ～ 0.77，$P < 0.001$），因心衰入院率（HR 0.65，95% CI 0.50 ～ 0.85，$P = 0.002$），以及全因死亡风险（HR 0.68，95% CI 0.57 ～ 0.82，$P < 0.001$）[19]。

CVD-REAL 研究结果于第 66 届美国心脏病学会（ACC，2017 年）年会上发布引起了广泛关注及热议。研究共纳入 T2DM 患者 140 余万名；结果显示，与其他降糖药物相比，SGLT-2 抑制剂（达格列净、坎格列净、恩格列净）显著降低了心衰入院和全因死亡的复合终点 46%，降低心衰入院率 39%、全因死亡风险 51%[20]。2018 年 ACC 年会上重磅发布了 CVD-REAL2 研究结果。这是一项大型、国际性研究，共入选 6 个国家 470 128 例患者，以倾向性评分匹配的方法将患者分组（SGLT-2 抑制剂 vs. 其他降糖药物组）；入选患者以韩国、日本、新加坡人群为主，其中亚裔患者占到 86.6%；数据来源于索赔、医疗记录和国家注册数据库。经过严谨设计的统计分析后，结果显示，与其他降糖药物相比，SGLT-2 抑制剂（达格列净约占 75%）治疗显著降低全因死亡率 49%（HR 0.51，95% CI 0.37 ～ 0.70，$P < 0.001$）；降低心衰入院率 36%（HR 0.64，95% CI 0.50 ～ 0.82，$P = 0.001$）；降低死亡与心衰入院复合结局 40%（HR 0.60，95% CI 0.47 ～ 0.76，$P < 0.001$）；心肌梗死风险下降 19%（HR 0.81，95% CI 0.74 ～ 0.88，$P < 0.001$）；卒中风险下降 32%（HR 0.68，95% CI 0.55 ～ 0.84，$P < 0.001$）；显示了 SGLT-2 抑制剂良好的应用前景[21]。

综上所述，糖尿病是 CVD 的重要危险因素，糖尿病极大地促进了 CVD 的发生、发展，且两者常伴随发生。CVD 的患者中应当尽早完成糖代谢异常的筛查，及早期干预；而在降糖治疗时应当考虑到对 CVD 的影响。关注降低心血管风险的降糖策略，既包括药物种类的合理选择，也包括降糖目标值及综合降糖方案的制订。

参考文献

[1] Alberti KG, Zimmet PZ. Definition, diagnosis and classification of diabetes mellitus and its complications. Part 1: diagnosis and classification of diabetes mellitus provisional report of a WHO consultation. Diabet Med, 1998, 15（7）: 539-553.

[2] 中华医学会糖尿病学分会. 中国 2 型糖尿病防治指南（2020 年版）. 中华糖尿病杂志, 2021, 13（4）: 315-409.

[3] 中国心脏调查组, 胡大一, 潘长玉. 住院冠心病患者糖代谢异常研究——中国心脏调查. 内分泌代谢杂志, 2006, 22（1）: 7-10.

[4] Seferović PM, Petrie MC, Filippatos GS, et al. Type 2 diabetes mellitus and heart failure: a position statement from the Heart Failure Association of the European Society of Cardiology. Eur J Heart Fail, 2018, 20（5）: 853-872.

[5] Marx N, Federici M, Schütt K, et al. 2023 ESC Guidelines for the management of cardiovascular disease in patients with diabetes developed by the task force on the management of cardiovascular disease in patients with diabetes of the European Society of Cardiology（ESC）. Eur J Heart Journal, 2023, 44（39）: 4043-4140.

[6] GybergV, De BacquerD, KotsevaK, et al. Screening for dysglycaemia in patients with coronary artery disease as reflected by fasting glucose, oral glucose tolerance test, and HbA1c: a report from EUROASPIRE Ⅳ-a survey from the European Society of Cardiology[J]. Eur Heart J, 2015, 36（19）: 1171-1177.

[7] 中华医学会糖尿病学分会. 心血管病合并糖代谢异常患者心血管风险综合管理中国专家共识. 中华心血管病杂志, 2021, 49（7）: 655-672.

[8] UK Prospective Diabetes Study（UKPDS）Group. Effect of intensive blood-glucose control with metformin on complications in overweight patients with type 2 diabetes（UKPDS 34）. Lancet, 1998, 352（9131）: 854-865.

[9] ACCORD Study Group.Action to control cardiovascular

risk in diabetes（ACCORD）trial：design and methods. Am J Cardiol. 2007，99（12A）：21i-33i.

［10］ADVANCE Collaborative Group，Patel A，MacMahon S，Chalmers J，et al. Intensive blood glucose control and vascular outcomes in patients with type 2 diabetes［J］. N Engl J Med，2008，358（24）：2560-2572.

［11］Holman RR，Paul SK，Bethel MA，et al. 10-year follow-up of intensive glucose control in type 2 diabetes［J］. N Engl J Med，2008，359（15）：1577-1589.

［12］Nissen SE，Wolski K. Effect of rosiglitazone on the risk of myocardial infarction and death from cardiovascular causes. N Engl J Med，2007，356（24）：2457-2471.

［13］Chiasson JL，Josse RG，Gomis R，et al；STOP-NIDDM Trial Research Group. Acarbose treatment and the risk of cardiovascular disease and hypertension in patients with impaired glucose tolerance：the STOP-NIDDM trial. JAMA，2003，290（4）：486-494.

［14］Zhang XL，Yuan SY，Wan G，et al. Author Correction：The effects of acarbose therapy on reductions of myocardial infarction and all-cause death in T2DM during 10-year multifactorial interventions（The Beijing Community Diabetes Study 24）. Sci Rep，2021，11（1）：10987.

［15］Marso SP，Bain SC，Consoli A，et al. SUSTAIN-6 Investigators. Semaglutide and cardiovascular outcomes in patients with type 2 diabetes. N Engl J Med，2016，375（19）：1834-1844.

［16］Green JB，Bethel MA，Paul SK，et al. Rationale，design，and organization of a randomized，controlled Trial Evaluating Cardiovascular Outcomes with Sitagliptin（TECOS）in patients with type 2 diabetes and established cardiovascular disease. Am Heart J，2013，166（6）：983-989.

［17］Scirica BM，Bhatt DL，Braunwald E，et al；SAVOR-TIMI 53 Steering Committee and Investigators. Saxagliptin and cardiovascular outcomes in patients with type 2 diabetes mellitus. N Engl J Med，2013，369（14）：1317-1326.

［18］White WB，Cannon CP，Heller SR，et al；EXAMINE Investigators. Alogliptin after acute coronary syndrome in patients with type 2 diabetes. N Engl J Med，2013，369（14）：1327-1335.

［19］Zinman B，Wanner C，Lachin JM，et al. Empagliflozin，cardiovascular outcomes，and mortality in type 2 diabetes. N Engl J Med，2015，373（22）：2117-2128.

［20］Kosiborod M，Cavender MA，Fu AZ，et al. Lower risk of heart failure and death in patients initiated on sodium-glucose cotransporter-2 inhibitors versus other glucose-lowering drugs：The CVD-REAL Study（Comparative Effectiveness of Cardiovascular Outcomes in New Users of Sodium-Glucose Cotransporter-2 Inhibitors）. Circulation，2017，136（3）：249-259.

［21］Kosiborod M，Lam CSP，Kohsaka S，et al. Cardiovascular events associated with SGLT-2 inhibitors versus other glucose-lowering drugs：The CVD-REAL 2 Study. J Am Coll Cardiol，2018，71（23）：2628-2639.

第二十一章
老年心血管疾病的诊断和治疗：共性与个性

（冯雪茹　刘梅林）

第一节　概述

我国是世界上老年人口总数最多的国家，至2021年底，65岁及以上人口占总人口的14.2%，超过2亿[1]，面临人口老龄化带来的严峻挑战。增龄是心血管疾病的独立危险因素，随着老年人群数量的增加，心血管疾病的威胁持续增加。心血管系统与增龄相关的变化影响了老年人心血管疾病的临床表现和预后。随着年龄增长，老年人各脏器的组织结构和生理功能呈退行性改变，尤

其是肝肾功能的衰退，使老年人对药物的吸收、分布、代谢和排泄以及对药物的反应性、敏感性和耐受性均不同于其他人群。老年心血管疾病的临床表现不典型、病情复杂，容易漏诊、误诊和出现合并症，病情可急剧恶化。老年心血管疾病患者常并存多种疾病、服用多种药物，容易发生药物不良反应。因此，老年心血管疾病的诊治在共性的前提下，应格外关注特殊性和个体特征。

第二节　老年心血管系统改变

一、心脏结构和功能改变

随年龄增长，心脏的结构呈衰老性变化，窦房结起搏细胞、心脏电传导系统功能减退[2]。动脉硬化，血管顺应性降低，导致心脏收缩时左心室射血阻力增加、对血压升高的缓冲能力下降，心血管系统的代偿能力降低（表21-1）。

二、神经调节的变化

肾素-血管紧张素-醛固酮系统（RAAS）和β肾上腺素为基础的交感神经活性随着增龄而增加。RAAS系统激活，可导致心肌肥大、纤维化和心脏舒张功能减退。血循环中的儿茶酚胺水平随年龄增长而升高，可导致心脏损伤，超过心脏代偿能力时可诱发心力衰竭。

表 21-1	年龄相关的心血管解剖及生理改变	
心肌		对β受体激动剂的敏感性降低
心脏重量增加，左心室体积和室壁增厚		化学感受器和压力感受器的调节能力降低
心肌细胞增大，心肌细胞数量减少		冠状动脉
纤维增多、胶原弹性降低		动脉粥样硬化，血管迂曲、扩张、钙化
心腔和瓣膜		大、中动脉
左心房扩大		主动脉向右迂曲、扩张
瓣叶和瓣环钙化、脂肪沉积导致退行性改变		收缩压增高、脉压增大
心功能		脉搏波传导速度增加
左心室舒张功能减退		血管阻力增加
静息状态的心排血量正常		内皮细胞功能受损
传导系统		整体功能受损对运动时心血管系统的影响
房室结和左前分支纤维化		外周肌肉减少、脂肪增加
特殊细胞和纤维的丢失		呼吸容量减少
PR、QRS 和 QT 间期延长，运动时最大心率降低		最大氧储备减少

第三节　增龄相关的药理学改变

随增龄，老年患者各组织器官系统的结构和功能都发生了生理性老化，致使药物吸收、分布、代谢和排泄受到影响，更易发生药物不良反应。

1. 吸收

老年人的胃肠道黏膜萎缩，导致药物吸收面积缩小；胃酸分泌减少，会影响某些药物的解离度和溶解度；胃排空时间延长，肠蠕动减弱，可影响药物的吸收半衰期和达峰时间。

2. 分布

老年人身体脂肪占体重的比例增加，使脂溶性药物在体内滞留时间延长、清除半衰期延长。血浆蛋白随年龄增长降低，导致游离药物的血浓度增加。

3. 肝代谢

老年人肝脏的血流量减少，药物代谢酶 P450

活性下降。经肝代谢药物血药浓度可能增高或消除延缓而容易发生不良反应。

4. 肾排泄

老年人肾血流量减少、肾小球滤过率逐年下降、肾小球分泌功能降低，可影响药物从肾的排泄，使血药浓度增高，半衰期延长。

老年人心血管系统的改变，使药物的作用效果及不良反应具有不确定性，药物治疗应严格掌握适应证，根据年龄、体重、体质和肝肾功能等具体情况调整药物剂量和用药间隔时间等，需制订个体化治疗方案，同时尽量减少用药种类、注意药物间的相互作用，初始用药应从小剂量开始并密切监测药物不良反应。

第四节　老年高血压

一、老年高血压流行病学

高血压是心脑血管疾病的重要危险因素，是老年人致死、致残的重要原因，降压治疗能够显

著降低老年高血压患者心脑血管事件的发生率及全因死亡率。《中国居民营养与慢性病状况报告（2020年）》数据显示，2018 年我国 ≥ 60 岁老年人群高血压的患病率上升 59.2%[3]。我国老年高

血压的知晓率、治疗率和控制率低，与 2012 年相比无明显改善，2018 年 ≥ 60 岁老年高血压患者的知晓率、治疗率、控制率分别为 53.4%、47.3%、14.6%，超过 50% 的老年高血压未得到治疗。

二、老年高血压的病理生理特点和临床表现

随着年龄增加，老年人动脉壁内膜中层厚度增加，弹性纤维减少，引起动脉硬化，血管顺应性降低，导致收缩压升高，舒张压降低，脉压增大。此外，老年人血管内皮细胞产生的舒张因子一氧化氮合成、分泌减少，内皮素等收缩血管因子增加，使外周血管易发生收缩，阻力增加而升高血压；老年人的颈动脉窦和主动脉弓压力感受器敏感性下降，血压调节能力减弱，不仅会加剧脉压增大，还会使血压变异性增加，易出现血压波动；一些老年人味觉减退，常摄入高钠盐饮食，导致容量负荷增加，而口渴中枢不敏感，又容易发生低血容量，易发生血压反复波动。

老年高血压临床上表现为①以收缩压增高为主、脉压增大；②血压波动大，易发生直立（体位）性低血压和餐后低血压，常见血压昼夜节律异常；③多见诊室高血压；④继发性高血压、隐蔽性高血压容易漏诊，可见假性高血压[4]。

三、老年高血压的治疗

老年高血压治疗的主要目标是保护靶器官，最大限度地降低心脑血管事件和死亡的风险。老年高血压治疗目标、策略有别于非老年患者。≥ 65 岁老年人推荐血压控制目标 < 150/90 mmHg，若能够耐受可降低至 140/90 mmHg 以下。对于高血压合并心、脑、肾等靶器官损害的老年患者，建议采取个体化、分级达标的治疗策略：首先将血压降低至 < 150/90 mmHg，耐受良好者可降低至 < 140/90 mmHg。对于年龄 < 80 岁且一般状况好、能耐受降压的老年患者，可将血压降至 < 130/80 mmHg；≥ 80 岁的患者，建议将血压降至 < 150/90 mmHg，如能耐受降压治疗，可降至 < 140/90 mmHg。老

年患者降压治疗强调收缩压达标，在患者能耐受的前提下逐步降压达标，避免过快、过度降低血压。降压治疗过程中需监测血压变化以及有无心、脑、肾灌注不足的临床表现，监测立位血压，重视家庭自测血压及 24 h 血压监测。

健康的生活方式对老年高血压患者非常重要。老年人常见盐敏感性高血压，应限制食盐摄入。应格外重视保持心理健康，避免情绪波动和应激。此外，老年人（特别是高龄老年人）过度严格控制饮食及限制食盐摄入可导致营养不良及电解质紊乱（如低钠、低钾血症）。老年人过快、过度减轻体重可影响生活质量，甚至因免疫力降低而发生其他疾病。

老年高血压患者的药物治疗方案因人而异，根据个体特点选择降压药物。血管紧张素转化酶抑制剂（ACEI）、血管紧张素受体阻滞剂（ARB）、血管紧张素受体-脑啡肽酶抑制剂（ARNI）、钙通道阻滞剂（CCB）、利尿剂和 β 受体阻滞剂均有明确降压疗效和心血管获益，均可用于老年高血压的治疗[5]。

老年高血压患者常同时合并多种疾病、存在多种心脑血管疾病的危险因素和（或）靶器官损害，多数患者需联合使用两种或以上降压药才能达到降压目标。确定联合治疗方案时应考虑患者的基线血压水平及靶器官损害情况，根据患者的个体特征、并存的临床疾病及合并用药情况合理选择降压药物，评估并干预心脑血管疾病的危险因素。降压药应从小剂量开始，逐渐增加剂量或种类，逐步使血压达标，避免降压速度过快，并密切观察有无降压治疗相关的脑供血不全及心肌缺血的症状及药物不良反应，避免体位性低血压或过度降压带来的伤害。选择不同作用机制的降压药物，有利于增加疗效并减少不良反应。降压药物的降压幅度与基线血压水平相关，基线血压越高其降压幅度越大。

非二氢吡啶类 CCB 维拉帕米、地尔硫䓬慎用于心功能不全、心脏房室传导异常及病态窦房结综合征患者，硝苯地平慎用于心动过速、急性冠脉综合征及心功能不全患者。

利尿剂尤其适用于合并心力衰竭、水肿的老

年高血压患者。常用小剂量噻嗪类利尿剂（如氢氯噻嗪 6.25～12.5 mg/d、吲达帕胺 1.25～2.5 mg/d），需监测肾功能及电解质变化。

ACEI、ARB 和 ARNI 用于糖尿病、慢性肾脏疾病或蛋白尿的老年高血压患者，使用时需排除双侧重度肾动脉狭窄，监测血钾及血肌酐、eGFR 水平，血钾 > 5.5 mmol/L 时禁用。推荐 ACEI/ARB 用于伴有冠心病、有心肌梗死史的老年高血压患者；老年高血压伴有射血分数降低的心衰患者，首选 ARNI；伴有射血分数保留的心衰，ARNI/ARB 均可作为首选用药。

β 受体阻滞剂优先用于合并冠心病、慢性心功能不全、快速性心律失常、血压波动大伴交感神经活性高的老年高血压患者。需从小剂量起始，根据血压及心率调整剂量。禁用于病态窦房结综合征、二度及二度以上房室传导阻滞、支气管哮喘的患者。老年人常存在窦性心动过缓、窦房结功能异常，应根据患者的具体情况决定是否使用及使用剂量。

此外，伴有前列腺增生症状的老年高血压患者可使用 α 受体阻滞剂。应从小剂量开始、睡前服用，根据患者的疗效逐渐调整剂量。应监测立位血压，以便及时发现体位性低血压。

第五节　老年血脂异常

血脂异常是老年人动脉粥样硬化性心血管疾病（atherosclerotic cardiovascular disease，ASCVD）及心脑血管事件的独立危险因素。

一、老年人血脂异常的特点

我国老年人的总胆固醇（total cholesterol，TC）、低密度脂蛋白胆固醇（low-density lipoprotein cholesterol，LDL-C）和甘油三酯（triglyceride，TG）总体水平低于西方人群，血脂异常以轻、中度增高为主。我国流行病学调查显示，70 岁以下成人 LDL-C 和 TG 水平随年龄增加而升高，70 岁以后呈降低趋势[6]。Copenhagen General Population Study（CGPS）研究显示，随 LDL-C 水平增高，ASCVD、MI 的风险增高，70 岁以上的老年人随增龄发生的 MI 和 ASCVD 事件的绝对风险增加[7]。

二、老年人血脂异常管理的推荐

大量证据表明，他汀类药物可延缓 ASCVD 的发生、发展并降低发生心血管事件及死亡的风险。老年人临床试验和老年亚组分析显示，他汀类药物可降低 ASCVD 的患病率、死亡率和心血管事件的发生率。但是，目前尚缺乏 75 岁以上老年人使用他汀类药物防治 ASCVD 的大规模随机对照临床试验证据。

对于老年人血脂异常，国内外血脂管理指南和专家共识均推荐他汀类药物为首选的调脂药物。调脂治疗以 LDL-C 作为首要干预靶点，非 HDL-C 为次要干预靶点。建议老年 ASCVD 患者积极使用他汀类药物，认真评估老年人 ASCVD 总体风险评估，充分权衡他汀类药物治疗的获益/风险，制订血脂管理目标和个体化的综合治疗方案，以降低 ASCVD 总体风险。治疗目标值参考 2022 年《老年人血脂异常管理中国专家共识》（表 21-2）[6]。

老年人使用可耐受剂量他汀类药物 LDL-C 未达标时，可加用胆固醇吸收抑制剂或前蛋白转化酶枯草溶菌素 9（PCSK9）抑制剂。不能耐受他汀类药物的老年患者可考虑使用胆固醇吸收抑制剂或 PCSK9 抑制剂。

TG 升高时，首先应排除或纠正继发因素并进行生活方式干预。对于 ASCVD 患者或极高危老年人，经他汀类药物治疗后非 HDL-C 未达标或 TG 持续升高（2.3～5.6 mmol/L）时，可联用贝特类药物或鱼油制剂（优先推荐高纯度 EPA）。空

表 21-2　老年人调脂治疗目标值

危险分层	临床疾病和（或）危险因素	LDL-C 目标 [mmol/L（mg/dl）]	非 HDL-C 目标 [mmol/L（mg/dl）]
超极高危	ASCVD 并存以下之一： （1）复发 ASCVD 事件 （2）冠状动脉多支血管病变 （3）近期 ACS（12 个月内） （4）LDL-C ≥ 4.9 mmol/L （5）糖尿病	< 1.4（55）或较基线 水平降低幅度 ≥ 50%	< 2.2（85）
极高危	ASCVD 糖尿病+高血压 糖尿病合并靶器官损害（微量白蛋白尿、视网膜病变、肾病）或合并至少 3 项其他危险因素 a 糖尿病+ 1 项其他危险因素 a 且 LDL-C ≥ 3.4 mmol/L 外周动脉粥样硬化性疾病（狭窄> 50%）	< 1.8（70）或较基线 水平降低幅度 ≥ 50%	< 2.6（100）
高危	糖尿病 高血压+ 2 项其他危险因素 a 且 LDL-C ≥ 2.6 mmol/L 慢性肾脏病（3 或 4 期） TC > 8 mmol/L、LDL-C ≥ 4.9 mmol/L 或血压 ≥ 180/110 mmHg 10 年 ASCVD 发病风险 ≥ 10%	< 2.6（100）	< 3.4（130）
低危 / 中危	高血压或 0 ~ 3 项其他危险因素 a 10 年 ASCVD 发病风险[31] < 10%	< 3.4（130）	< 4.2（160）

注：摘自 2022 年《老年人血脂异常管理中国专家共识》；ASCVD，动脉粥样硬化性心血管疾病；LDL-C，低密度脂蛋白胆固醇；HDL-C，高密度脂蛋白胆固醇；ACS，急性冠脉综合征；TC，总胆固醇。a 其他危险因素包括：年龄（男 ≥ 45 岁，女 ≥ 55 岁）、吸烟、HDL-C < 1.04 mmol/L（40 mg/dl）、体重指数 ≥ 28 kg/m^2、早发缺血性心血管疾病家族史。

腹 TG ≥ 5.6 mmol/L，应首先降低 TG，首选贝特类、鱼油制剂（优先推荐高纯度 EPA）治疗[8]。

三、老年人血脂异常的治疗

保持健康的生活方式是治疗老年人血脂异常的基本措施。主要包括戒烟、限酒，均衡饮食，减少饱和脂肪酸和胆固醇摄入，增加蔬菜、水果、鱼类、豆类、粗粮、全谷类、坚果及富含植物甾醇、纤维的食物摄入，不提倡老年人过度严格控制饮食和减轻体重。建议老年人坚持规律有氧运动，运动时应注意避免运动导致的损伤和跌倒，有条件者可在运动康复专业医师评估及指导下选择运动方案。

常用调脂药物包括他汀类药物、胆固醇吸收抑制剂、PCSK9 抑制剂、贝特类、ω-3 多不饱和脂肪酸、烟酸类药物等。

（一）他汀类药物

多数老年人使用中、低剂量他汀类药物即可使 LDL-C 达标，应从小或中等剂量开始并根据疗效调整剂量。他汀类药物使用剂量和降低 LDL-C 幅度见表 21-3。

老年人服用他汀类药物的安全性和耐受性好，少数老年患者可出现肝功能异常、肌损害等不良反应。随着他汀类药物使用剂量的增大，特别是在大剂量时，老年人发生肝功能异常、肌损害的发生率增加。

老年、瘦弱女性、肝肾功能异常、多种疾病并存、多种药物合用及围术期容易发生他汀类药物相关的肌损害。由于老年人的肌无力、肌痛也可见于骨关节、肌肉疾病等，当出现肌痛或肌酶

表21-3　他汀类药物降低 LDL-C 的幅度及剂量

他汀类药物	剂量（mg/d）	降低 LDL-C 幅度（%）
高强度		
阿托伐他汀	40～80[a]	≥ 50
瑞舒伐他汀	20～40[b]	≥ 50
中等强度		
阿托伐他汀	10～20	30～49
瑞舒伐他汀	5～10	30～49
氟伐他汀	80	30～49
洛伐他汀	40～80	30～49
匹伐他汀	1～4[c]	30～49
普伐他汀	40～80	30～49
辛伐他汀	20～40	30～49
低强度		
氟伐他汀	20～40	< 30
洛伐他汀	20	< 30
普伐他汀	10～20	< 30
辛伐他汀	10	< 30

注：[a] 中国人应用阿托伐他汀 80 mg/d 证据不足，建议谨慎使用；[b] 中国食品药品监督管理局批准瑞舒伐他汀最高剂量 20 mg/d；[c] 匹伐他汀 1 mg/d 为低强度；《中国血脂管理指南（2023年）》[9] 将血脂康 1.2 g/d 归入中等强度降脂药物。

升高时，应排除其他原因所致的肌酶升高，如创伤、剧烈运动、甲状腺疾病、感染、维生素 D 缺乏、原发性肌病等。同时应警惕跌倒风险。

老年人的肾功能随年龄增长减退，血肌酐正常时即可能存在肾功能不全，启动调脂治疗前应评估肾功能［如血肌酐（Cr）、估算的肾小球滤过率（eGFR）］，用药过程中关注肾功能变化。

虽然他汀类药物增加新诊断糖尿病的风险，但是对心血管疾病患者的总体获益远超新诊断糖尿病的风险，推荐老年 ASCVD 患者服用他汀类药物并监测血糖及糖化血红蛋白的变化，及时进行血糖管理。

临床证据未显示他汀类药物增加出血性卒中、认知功能障碍、阿尔茨海默病、血管性痴呆或帕金森病的风险。老年人若出现新发神经系统症状，如认知功能障碍、记忆力减退、睡眠障碍等，应评估是否为他汀类药物的不良反应，必要

时停药观察。

（二）非他汀类降胆固醇药物

老年亚组分析显示，胆固醇吸收抑制剂依折麦布和 PCSK9 抑制剂降低老年患者主要终点事件发生率。

研究表明依折麦布使 LDL-C 降低 18%～20%。通常使用依折麦布剂量为 5～10 mg，1 次／日，密切监测肝功能情况。

PCSK9 抑制剂通过抑制 PCSK9 而增加细胞表面 LDL 受体数量，促进 LDL-C 清除而大幅度降低 LDL-C，抑制动脉粥样硬化进展，减少心血管事件。依洛尤单抗常用剂量为每 2 周 140 mg 或每 4 周 420 mg，阿利西尤单抗常用剂量为每 2 周 75～150 mg。老年人使用 PCSK9 抑制剂后如 LDL-C 明显降低，可延长使用周期。

（三）降低甘油三酯药物

贝特类、ω-3 不饱和脂肪酸和烟酸类药物主要降低 TG、升高 HDL-C 水平，可与他汀类药物合用治疗混合型高脂血症。临床试验表明，在他汀类药物的基础上加用高纯度 EPA 可进一步降低心血管事件发生率。与他汀类药物联用时，老年人应格外关注增加肝功能异常和肌损害的风险，应小剂量联用并注意监测不良反应。

四、老年人血脂异常治疗的监测

经生活方式治疗的老年人，应于 6～8 周复查血脂水平，达标者应继续坚持健康生活方式，3～6 个月复查；如持续达标，每 6～12 个月复查。在服用他汀类药物治疗前和治疗 4 周后复查血脂、肌酶及肝肾功能，监测有无肌痛、乏力和消化道症状等不良反应。如血肌酸激酶（CK）升高未超过正常上限 4 倍且肌肉症状轻微或谷丙转氨酶（ALT）、谷草转氨酶（AST）升高未超过正常上限 3 倍，可继续服用他汀类药物并复查。血 CK 升高超过正常上限 4 倍或 ALT、AST 超过正常上限 3 倍及胆红素升高，应停用或减少他汀类药物剂量，恢复正常后再次评估他汀类药物的获

益/风险，决定是否继续服用他汀或换用其他调脂药物；若需继续使用调脂药物，可更换种类或减少剂量后密切观察。如 CK 升高超过正常上限 10 倍，应立即停用他汀类药物并入院进行水化治疗。3～6 个月血脂未达标者，应调整他汀类药物的剂量或种类，必要时加用依折麦布或 PCSK9 抑制剂，达标后每 6～12 个月复查。

对于使用小剂量他汀类药物后 TC 或 LDL-C 水平迅速下降的老年人，应注意排除是否患有肿瘤等消耗性疾病。

老年人肝肾功能减退、联用多种药物，容易发生药物相互作用和不良反应，应选择在体内代谢途径不同的药物，及时关注不良反应。

老年人群必须坚持服用他汀类药物才能获得临床益处，无特殊原因不应停药。多数血脂异常为体内代谢系统异常所致，在停药后血脂会再次升高甚至反跳，使心血管事件及死亡率明显增加。研究表明，使用他汀类药物进行一级预防的 75 岁以上患者，因停用他汀类药物导致心血管事件的住院率升高 33%[10]。

第六节　老年冠心病

冠状动脉性心脏病（冠心病）是老年人群常见疾病，也是造成老年人致死致残的主要原因。

一、老年冠心病的临床表现

老年冠心病患者，尤其是 ≥ 80 岁高龄患者的临床情况复杂，症状不典型，容易误诊漏诊，常因多种疾病并存而导致治疗矛盾，影响临床决策。所伴随的脑血管疾病、心功能不全、心脏瓣膜疾病、肾功能不全、糖尿病等，均可能影响治疗决策和预后。

部分老年患者的心绞痛症状不典型，可无胸部不适症状，而表现为恶心、呕吐、上腹部不适、出汗、乏力，或仅有颈、肩、下颌、牙齿、上肢不适。应重视与劳力、情绪紧张密切相关的呼吸困难、乏力等症状，休息或含硝酸甘油可缓解，即心绞痛等同症状[11]。由于症状不典型或没有明显症状，老年冠心病患者易出现漏诊或误诊。

老年急性冠脉综合征（acute coronary syndrome，ACS）出现典型症状者不足 40%。最常见的症状是气短、呼吸困难，可出现恶心、呕吐、乏力、晕厥、急性意识丧失或迷走神经兴奋等非疼痛症状。胸痛不典型、认知受损、与其他临床疾病存在时，常导致患者就诊及入院延迟。老年人心血管疾病事件也可能发生在患其他急性疾病或合并

疾病的临床情况恶化时（如肺炎、慢性阻塞性肺疾病、胆囊手术或髋部骨折等），心肌氧耗量增加或应激状态促进潜在的冠状动脉粥样硬化疾病进展。非 ST 段抬高型心肌梗死（non-ST-segment elevation myocardial infarction，NSTEMI）是老年人 ACS 最常见的类型，与其多支血管病变、高血压和心室肥厚等造成心内膜下心肌缺血有关。由于老年人心血管系统退行性改变、β 肾上腺素反应性下降、心功能代偿能力差等，老年患者更易出现合并症如心脏游离壁破裂、充血性心力衰竭和心源性休克，病情可急剧恶化，死亡率更高。通常，老年患者的冠状动脉迂曲、成角、钙化，病变程度重，弥漫病变多，常为多支、多处复杂病变，左主干病变、慢性闭塞病变多见，使冠脉介入治疗手术难度及风险增大，术中并发症的发生率高。心肾功能不全等潜在威胁限制了造影剂的使用。

二、老年冠心病的评估

通过症状、体征、整体功能状态、日常生活耐力、心血管疾病危险因素、伴随疾病，以及心电图、实验室检查等对老年冠心病患者进行综合评估和危险分层。对于稳定性冠状动脉疾病的老年患者，筛查出高危患者，制订合理的治疗措施[9]。

对于 ACS 的老年患者，进行危险分层，早期识别并积极治疗高危患者，降低发生合并症和死亡的风险；对中、低危患者进一步评估心肌缺血的范围和严重程度，制订相应治疗方案，避免过度治疗而增加治疗风险[12]。

老年患者心电图常见 ST-T 改变，多为非特异性改变，需与左心室肥厚引起的 ST-T 改变相鉴别。束支传导阻滞、心房颤动也可引起 ST-T 改变，影响心肌缺血的判断。

心肌损伤标志物高敏肌钙蛋白（hs-cTn）和肌钙蛋白（cTn）能够及早发现并诊断急性心肌梗死，其升高水平与心肌损害的程度有关，对老年 ACS 患者的危险分层和预后判断具有重要价值。hs-cTn 或 cTn 升高也可见于主动脉夹层、急性肺栓塞、非冠状动脉性心肌损伤如严重心力衰竭、心肌炎、严重心动过速或过缓、肾功能不全、甲状腺功能减退等，应注意鉴别。

对于病情稳定的老年患者，运动负荷心电图、核素心肌显像可用于筛选症状不典型或静息状态心电图正常的患者有无心肌缺血，或进行危险分层以决定进一步治疗方法，判断冠状动脉病变严重程度，了解心功能储备，评价预后及治疗效果。根据运动时的症状、运动耐量、血流动力学变化及心电图改变综合判断结果。运动中血压不增加，或开始时上升、运动过程中又下降超过 10 mmHg，是重度冠状动脉病变、心功能异常的表现，提示预后较差。部分老年人运动功能受限，运动时血压升高、心率不达标、不停药检查等可影响运动负荷结果的判断。

冠状动脉 CTA 对判断冠脉病变的部位、严重程度及识别钙化病变有其独特价值，是识别冠状动脉病变的筛查手段。但是，对于存在冠状动脉重度钙化病变、支架置入术后的老年患者，冠状动脉 CTA 常难以准确判断冠脉病变的严重程度。

冠状动脉造影为冠心病诊断最可靠的方法，可准确了解冠脉病变部位、狭窄程度、病变形态及侧支循环情况。对部分临界病变（50%～70%）的治疗策略应结合临床特点、病变形态及稳定性综合考虑，必要时需在冠脉内超声、冠脉内超声多普勒导丝测压指导下决定是否需进行介入治疗。

冠状动脉造影为有创性检查，主要用于拟行血运重建治疗或需要确定进一步治疗策略的患者，而不仅仅为了明确冠心病诊断。

三、老年冠心病的治疗

（一）老年冠心病的治疗策略

老年冠心病的治疗方案应根据患者的个体状况、并存疾病、认知状态、预期寿命、患者意愿，评估获益/风险等确定。根据冠心病类型、危险分层、缺血范围、出血风险及血管再通的获益决定是否行经皮冠状动脉介入治疗（percutaneous coronary intervention，PCI）。在总体获益的前提下，选择有适应证的老年患者进行介入治疗。经充分的药物治疗难以控制心绞痛症状或不能耐受药物治疗、生活质量明显降低的老年稳定性冠心病患者应考虑血运重建治疗。老年人冠状动脉常为弥漫、迂曲、钙化及多支血管病变，介入治疗的围术期风险、术中发生慢血流、急性闭塞、穿孔、外周血管并发症以及抗栓治疗出血的发生率较年轻患者明显增加。手术前应积极控制心力衰竭、严重心律失常、高血压、高血糖、感染等合并疾病。老年冠心病患者多进行不完全血运重建，主要治疗引起大面积心肌缺血的"罪犯"病变。对于多支血管病变的老年患者，应充分考虑手术的安全性，可选择分次、择期 PCI，避免过多使用造影剂或出现手术并发症。造影剂肾病是老年患者介入术后更常见的并发症，PCI 术前认真评估肾功能，术前、术后给予水化治疗，尽量减少造影剂用量。PCI 术后需要坚持药物治疗并进行合并疾病、心血管疾病危险因素的综合管理。

ST 段抬高型心肌梗死（ST-segment elevation myocardial infarction，STEMI）治疗的关键是早期再灌注。老年患者同样应遵循 STEMI 再灌注治疗的整体目标，尽量缩短闭塞血管再通的时间，避免治疗的延迟。由于干预治疗存在风险，必须谨慎考虑并评价老年人治疗的潜在获益，治疗应与患者的价值和愿望一致。直接 PCI 较溶栓治疗获益更大，降低再发心肌梗死、死亡及卒中发生率，脑出血的发生率较低，即使对于高龄患者，直接

PCI 仍是最佳的再灌注策略[13]。对于高龄、女性、低体重、脑血管疾病史、入院时血压升高的老年患者，溶栓治疗时颅内出血风险增加[11]，75岁以上为溶栓的相对禁忌证。对于老年 STEMI 患者，PCI、溶栓治疗或保守治疗的选择应高度个体化，例如溶栓治疗需根据患者的年龄、体重、肾功能等出血风险选择溶栓药物及剂量，并非仅仅根据指南做出选择。在技术熟练、设备齐全的心脏中心，老年与其他 AMI 患者 PCI 手术成功率相似。合理选择器械，熟练的操作技术以及处理围术期并发症的丰富经验是保证老年患者 PCI 成功的关键。如果条件允许，老年 STEMI 患者应尽可能选择直接 PCI，无 PCI 条件的医院，对于颅内出血危险低、有溶栓适应证的患者可选择就地溶栓治疗或就近转诊至有条件的医院行急诊 PCI。

NSTE-ACS 患者首先应给予充分药物治疗。对于疗效不佳或血流动力学不稳定的极高危老年患者，可考虑及早行 PCI 治疗。高、中和低危的老年患者，可在药物治疗基础上，根据患者病情和危险分层具体情况，选择是否行 PCI 和 PCI 的时机。研究显示，≥80 岁的老年患者 PCI 手术更易发生死亡、心肌梗死、卒中和血管并发症。老年人介入治疗的围术期风险，术中血管急性闭塞、穿孔，外周血管并发症（如穿刺部位出血、假性动脉瘤、动静脉瘘等）及抗栓治疗出血的发生率较年轻患者明显增加。

（二）老年冠心病的药物治疗

老年冠心病的药物治疗目标是缓解心绞痛症状、提高生活质量、预防心血管事件，降低死亡率。无论是否采取介入治疗，老年冠心病患者均应积极进行药物治疗。对于病情稳定及低危患者，建议先进行药物治疗。强调在改善生活方式的基础上进行药物治疗并进行危险因素的综合管理。主要包括：他汀类药物、抗栓药物、抗心肌缺血药物、肾素-血管紧张素-醛固酮系统抑制剂。

1. 他汀类药物

他汀类药物可改善老年冠心病患者短期和长期预后，降低死亡率及心血管事件率。如无禁忌，无论基线 LDL-C 水平，应尽早使用他汀类药物治疗，并长期维持。使 LDL-C 降至 < 1.8 mmol/L，超极高危患者 < 1.4 mmol/L 或较基线降低 ≥ 50%[14]。老年人使用可耐受剂量他汀类药物 LDL-C 未达标时，可加用胆固醇吸收抑制剂或前蛋白转化酶枯草溶菌素 9（PCSK9）抑制剂。不能耐受他汀类药物的老年患者可考虑使用胆固醇吸收抑制剂或 PCSK9 抑制剂。

高龄、女性、低体重老年人易出现他汀类药物的不良反应，应避免使用大剂量他汀类药物并关注药物相互作用。他汀类药物的起始剂量应根据老年患者的病情、合并疾病、肝肾功能、合并药物、血脂基线水平等决定。

2. 抗栓药物

老年 ACS 患者应尽早使用阿司匹林，对于急诊 PCI 患者，术前应给予负荷剂量；无禁忌证时 P2Y$_{12}$ 受体拮抗剂首选替格瑞洛。无禁忌证时，老年 ACS 患者应使用双联抗血小板治疗（DAPT），出血高危患者联合使用阿司匹林和氯吡格雷，而非替格瑞洛或普拉格雷。DAPT 疗程通常为 12 个月，由于老年人抗栓治疗的出血风险明显高于非老年人群，可根据老年患者缺血风险与出血风险确定 DAPT 疗程，出血风险高的老年患者可在支架术后 3～6 个月停用 P2Y$_{12}$ 受体拮抗剂，继续使用阿司匹林[15]。年龄 ≥ 75 岁的 ACS 患者，慎用普拉格雷。对于稳定的老年冠心病患者，推荐阿司匹林长期服用（75～100 mg/d）。

胃肠道出血史、溃疡病、存在多个消化道出血危险因素（如幽门螺杆菌感染、同时使用抗凝剂或类固醇激素），或在阿司匹林使用过程中已有明显出血倾向的老年患者，尤其是对于高龄患者，应调整阿司匹林的剂量并联用质子泵抑制剂和胃黏膜保护剂，保证抗栓治疗同时降低消化道出血风险。不能耐受阿司匹林的患者，可改用氯吡格雷 75 mg/d。

抗凝药物普通肝素、低分子量肝素的剂量应根据老年人体重和肾功能进行调整；对于严重肝肾功能不全的高龄老年 ACS 患者，首选普通肝素。不推荐老年患者常规使用 GP Ⅱb/Ⅲa 受体拮抗剂、磺达肝癸钠。直接凝血酶抑制剂比伐卢定可作为老年患者围术期普通肝素的替代选择，其出血并发症发生率低。

3. 抗心肌缺血药物

β 受体阻滞剂应作为首选用药。建议从小剂量开始，逐渐增量至靶剂量，使心率维持在 55 ～ 60 次 / 分，多使用选择性 β1 受体阻滞剂，如美托洛尔、比索洛尔及卡维地洛。由于老年人多合并缓慢性心律失常、支气管哮喘等，用药前应进行获益 / 风险评估，用药时应格外注意监测不良反应。

硝酸酯类药物直接扩张冠状动脉，可减轻或缓解心绞痛症状，改善生活质量，应警惕发生低血压。由严重主动脉瓣狭窄或梗阻性肥厚型心肌病引起的心绞痛，不应使用硝酸酯类药物。

钙通道阻滞剂通过改善冠状动脉供血缓解心绞痛，常用于变异型心绞痛或以冠状动脉痉挛为主的心绞痛。非二氢吡啶类钙通道阻滞剂地尔硫草和维拉帕米减慢房室传导、抑制心肌收缩力，可降低心肌耗氧量而改善心肌缺血，禁用于严重窦性心动过缓、高度房室传导阻滞和病态窦房结综合征、左心功能不全患者。老年人使用前应认真评估，使用过程中加强监测。短效二氢吡啶类钙通道阻滞剂有反射性心动过速的副作用，不推荐用于老年冠心病患者。

尼可地尔为开放 ATP 依赖的钾通道，兼有硝酸酯样作用，可扩张冠状动脉，解除冠脉痉挛，增加冠脉血流量，改善冠脉微循环，对血压影响小。

4. 肾素-血管紧张素-醛固酮系统抑制剂

大规模临床试验结果表明 ACEI（如培哚普利、雷米普利）可降低冠心病患者死亡率及事件率，改善近、远期预后。推荐积极用于无禁忌证的冠心病尤其是合并糖尿病或心力衰竭的老年患者，不能耐受 ACEI 时使用 ARB，但血压过低时应谨慎使用。

第七节　老年心力衰竭

一、流行病学

心力衰竭（心衰）是老年人群常见的临床疾病，发病率随年龄增加而上升。中国高血压调查研究显示，55 ～ 64 岁、65 ～ 74 岁和 75 岁以上年龄段心衰的患病率分别为 1.6%、2.1% 和 3.2%。随着我国人口老龄化加剧，冠心病、高血压、糖尿病、肥胖等慢性病在老年人群中的发病率不断上升，我国老年人群心衰患病率呈持续升高趋势。心衰严重影响老年患者生活质量，再住院率和死亡率居高不下。

近年来国内外指南对心衰的分类进行了新的推荐[16-17]，根据左心室射血分数，分为射血分数降低的心衰（heart failure with reduced ejection fraction，HFrEF）、射血分数轻度降低的心衰（HF heart failure with mid-range/mild-reduced ejection fraction，HFmrEF）、射血分数保留的心衰（heart failure with preserved ejection fraction，HFpEF）。与非老年人群相比，以左心室舒张功能障碍为主要表现的 HFpEF 在老年人群中更为常见。

二、病因和病理生理特点

老年心衰患者常见病因包括冠心病、高血压、退行性心脏瓣膜疾病、糖尿病、心房颤动、肺源性心脏病（肺心病）等，其中高血压使心衰发生风险增加 3 倍，多数心衰老年患者患有高血压。非心血管疾病如甲状腺疾病（包括亚临床甲状腺功能亢进或者亚临床甲状腺功能减退）、肥胖、睡眠呼吸暂停综合征均增加老年人群发生心衰的风险。在老年人群中更常见的 HFpEF 主要与高血压、糖尿病、心房颤动、肥胖等因素有关。

老年人心脏和血管的结构与功能随增龄发生退行性改变。随年龄增加，心肌细胞肥大，数量减少，线粒体功能障碍导致能量代谢降低，使得衰老心肌细胞的收缩力下降。间质纤维增多、胶原弹性降低，左心室壁增厚，细胞钙转运以及跨膜动作电位发生变化，使左心室顺应性下降，血管僵硬度增加，外周动脉阻力增加。心脏瓣膜出现瓣叶和瓣环钙化、脂肪沉积等退行性改变，导致瓣膜关闭不全或狭窄。心脏和血管对 RAAS 和肾上腺素反应性下降，使老年人群更易在各种危险因素基础上发生心衰。

部分药物可能引起或加重心衰，如糖皮质激素、非甾体抗炎药、COX-2 抑制剂、噻唑烷二酮类降糖药物、IC 类抗心律失常药物、某些肿瘤治疗药物等。

三、临床表现和诊断评估

老年心衰患者的症状可能不典型，甚至没有明显症状，一些老年患者仅表现为心悸、脉搏快、干咳、夜间喘息、乏力、纳差或者腹胀，甚至为神经系统症状如认知功能下降、嗜睡、烦躁不安。对于老年人的心衰不易及早识别出来，病情可急剧恶化甚至导致死亡。

部分老年患者心衰体征较隐匿。对于长期卧床患者，水肿发生的部位会出现在腰骶部而不是常见的下肢。老年患者出现无明确原因的体重增加、呼吸急促、心动过速等表现时，需警惕心衰可能。有些体征可能被老年患者合并的许多疾病所掩盖。例如阻塞性肺气肿使得叩诊心界不大，合并病态窦房结综合征，心衰时心率没有增快，合并慢性呼吸系统疾病的肺部啰音需要与心衰的啰音进行鉴别。

利钠肽是常用的生物标志物，用于心衰筛查、诊断和鉴别诊断、判断病情严重程度，评估患者的预后。对于症状不典型的老年患者而言，利钠肽升高有助于早期诊断和治疗。对于急性呼吸困难发作，尤其是合并肺部疾病的老年患者，利钠肽水平有助于鉴别心源性或者肺源性病因。临床上检测的利钠肽包括 B 型利钠肽（BNP）和 N 末端 B 型利钠肽（NT-proBNP），两者略有差别，在心衰患者中的临床应用价值相似。NT-proBNP 水平受肾功能和年龄影响大，不同年龄的诊断界值差别比较大。心衰治疗药物可影响 BNP 水平，重组人 BNP 和 ARNI 中脑啡肽酶抑制剂会升高 BNP 水平，用药过程中需要检测 NT-proBNP 水平。

超声心动图是评估心脏结构和功能的首选方法，是心衰诊断和评估的必需检查。超声心动图提供心腔大小、室壁厚度、室壁运动情况、瓣膜形态和血流、肺动脉收缩压、心室收缩和舒张功能等许多信息。老年患者 HFpEF 更常见，因此左心室舒张功能的评价对老年患者尤为重要，通过二尖瓣血流频谱 E 峰、A 峰比值、E 峰与二尖瓣环组织多普勒 e′ 的比值、三尖瓣反流最大流速、左心房容积指数等指标将舒张功能进行分级。

6 min 步行试验预测心衰致残率和死亡的风险，方法简便、易行、安全有效。可用于评价患者心脏储备功能和药物的疗效，是适合老年慢性心衰患者评估的运动试验。

对于老年心衰患者，需要详细询问病史和细致进行查体，筛查出可疑的心衰症状、体征，根据利钠肽和超声心动图判断是否存在心力衰竭以及哪种类型的心力衰竭，必要时进行心脏 CTA、心脏磁共振等进一步检查确定心衰的病因。

老年 HFpEF 患者临床表现多种多样，缺乏特异性，利钠肽检测和超声心动图诊断的敏感性和特异性均较低。近年来的指南中提出了一些评分系统[17-19]，以帮助 HFpEF 的诊断评估，其中最常用的就是 H₂FPEF 评分系统（表 21-4），评分越

表 21-4　H₂FPEF 评分系统			
	因素	定义	分值
H_2	肥胖（Heavy）	BMI > 30 kg/m²	2
	高血压（Hypertensive）	服用 ≥ 2 种降压药物	1
F	心房颤动（Atrial Fibrillation）		3
P	肺动脉压升高（Pulmonary Hypertension）	肺动脉收缩压 > 35 mmHg	1
E	老年（Elder）	年龄 > 60 岁	1
F	左心室充盈压升高（Filling Pressure）	超声心动图测量 E/E′ > 9	1

高，HFpEF 的可能性越大，≤ 1 分可排除，2 ～ 5 分为可能，≥ 6 分可确诊。

四、老年心力衰竭的治疗

老年心衰患者往往合并多种疾病，易出现心衰合并症，肝肾功能减退，服用多种药物时，更易出现药物不良反应，需要考虑到多种因素的影响，制订个体化的治疗方案。

心衰治疗的目标是改善症状和生活质量，改善预后。对于老年心衰患者，需综合评估其可能诱因及病因，包括心血管和非心血管因素。积极治疗病因，预防引起或加重心衰的诱因。适当限制钠和水摄入，鼓励接种新冠、流感、肺炎链球菌等疫苗以预防呼吸道感染，避免使用引发或加重心衰的药物。

近年来，心力衰竭的治疗药物随着临床试验结果发生变化，需根据不同的心力衰竭类型选择治疗方案。改善 HFrEF 预后的药物治疗模式从金三角晋级为新四联，包括肾素-血管紧张素系统抑制剂（ARNI/ACEI/ARB）、β 受体阻滞剂、盐皮质激素受体拮抗剂（MRA）、钠葡萄糖协同转运蛋白 -2 抑制剂（SGLT-2 抑制剂）。与传统的治疗相比，新四联进一步降低全因死亡、心血管死亡和因心衰住院的风险。利尿剂和地高辛以改善血流动力学为主，可改善症状，减少再住院率，但不改善预后。

在肾素-血管紧张素系统抑制剂中首选 ARNI。对于老年 HFrEF 患者，如没有禁忌，应长期使用。由于老年患者肝功能减退，建议 ≥ 75 岁老年患者，起始减量。老年患者用药过程中监测肾功能、血钾、血压情况。

由于老年患者自身心率慢、肾上腺素能受体功能衰退，对 β 受体敏感性降低，使用 β 受体阻滞剂需要个体化用药，起始剂量小，缓慢增加剂量，剂量滴定以目标心率为准，注意有无体重增加、呼吸困难等心衰恶化表现。对于合并慢性阻塞性肺疾病的老年患者，可以使用心脏选择性高的美托洛尔、比索洛尔。

盐皮质激素受体拮抗剂包括螺内酯、依普利酮，建议在 ARNI、β 受体阻滞剂基础上使用。老年患者使用过程中需警惕有无肾功能恶化、高钾血症。

SGLT-2 抑制剂在降低血糖的同时，能够渗透性利尿、减轻容量负荷，降低左心室充盈压。对于 HFrEF 老年患者，无论有无糖尿病，建议尽早使用 SGLT-2 抑制剂。对于老年患者，注意使用 SGLT-2 抑制剂受肾功能不全的限制，其中达格列净要求 eGFR > 30 ml/（min·1.73 m²），恩格列净要求 eGFR > 20 ml/（min·1.73 m²）。注意泌尿系感染和女性真菌性生殖系统感染，以及渗透性利尿引起的低血容量，如摄入量减少或液体丢失时暂停使用。

老年心衰患者使用利尿剂的剂量需根据水钠潴留情况随时调整剂量，尽量小剂量维持，避免大剂量使用导致低血容量、低血压、肾功能不全和电解质紊乱。多数老年人肾功能处于边缘状态，心衰时存在肾静脉淤血和肾低灌注，使肾对于各种损伤更加敏感，老年患者需要密切监测肾功能情况。

老年 HFrEF 患者使用地高辛时，建议减少剂量并监测血药浓度和电解质情况。由于肾清除率降低、随增龄心脏对洋地黄的敏感性增加以及多种药物间的相互作用使地高辛的浓度升高等因素，老年患者更易出现洋地黄中毒，表现为恶心、呕吐、头痛、头晕、色视、肌无力、神志改变以及各种心律失常。

新近指南推荐 HFpEF 老年心衰患者使用 SGLT-2 抑制剂、ARNI。

老年患者发生急性心力衰竭，需要根据肺淤血、外周循环灌注情况选择使用血管扩张剂、正性肌力药物。利尿剂效果不佳时，可使用小剂量多巴胺、重组人利钠肽增加肾血流，改善利尿效果。老年患者使用血管扩张剂容易出现低血压，需密切监测血压，根据血压调整维持剂量，特别是 HFpEF 和容量不足时对剂量更敏感。老年患者在低血压、组织低灌注时应使用兼具正性肌力和缩血管作用的药物，如多巴胺，低灌注恢复后尽快停用。老年急性心衰患者使用正性肌力药物后仍有心源性休克或明显低血压时，可考虑使用血管收缩药物维持血压和灌注，在血压恢复后尽快停用。

总之，老年人群的心力衰竭在临床表现、药物治疗等方面具有独特的特点，需要在指南指导下，综合评估，制订个体化的治疗方案。

总　结

由于缺乏临床证据，通用的诊疗规范或指南不一定适用老年患者；成年人获益的措施，老年人不一定获益。治疗决策应以老年患者为中心，仔细评估潜在风险和获益、合并疾病、治疗目标、生理功能及认知状态，考虑患者意愿、预期寿命、生活质量，以患者获益为前提，确定个体化诊疗方案。在用药过程中，监测药物不良反应，根据患者对药物反应及时调整剂量和种类，在共性与个性之间寻找平衡点，优化诊疗方案，使老年患者最大获益。

第八节　常见问题及解答

1. 高龄及衰弱老年高血压患者如何降压治疗?

≥80 岁高龄高血压患者常合并多种疾病、联用多种药物，临床表现复杂，易发生药物不良反应。降压达标同时，需要兼顾合并疾病和靶器官的保护。降压药物从小剂量开始，避免过快过度降低血压和使血压大幅度波动，警惕直立（体位）性低血压与餐后低血压，根据血压变化调整降压药物剂量或种类。

老年高血压患者在启动降压治疗前，应评估衰弱状态，包括体重明显减轻、疲乏无力、握力降低、步速减慢等表现。对于衰弱的老年人，应根据综合评估结果确定降压治疗方案，部分患者需维持较高的血压以保证组织器官的灌注。应避免血压过低和血压波动过大。

2. ≥75 岁老年人如何使用他汀类药物?

≥75 岁老年人使用他汀类药物的证据多来自临床试验的亚组分析及荟萃分析，缺乏大规模随机对照临床试验证据。Gencer 等[20]对 29 项临床试验的荟萃分析和 CTT 荟萃分析[21]显示≥75 岁患者从他汀类药物治疗中获益，降低主要血管事件（包括心血管死亡、冠脉事件、卒中、冠脉血运重建等）的风险。

指南推荐对于年龄＞75 岁、心血管高风险的老年人，进行预期寿命、虚弱状态、合并疾病、肝肾功能、经济因素等综合评估，权衡获益风险比，决定是否使用他汀类药物；如需使用，选择中低剂量、安全性高的他汀类药物，同时密切监测肝肾功能、肌酶等不良反应。

3. 高龄冠心病患者合并非瓣膜性心房颤动如何抗栓治疗?

冠心病合并非瓣膜性心房颤动的高龄患者是血栓栓塞高危人群，联合使用抗栓药物在减少缺血及血栓栓塞事件同时，出血风险明显增加。高龄患者常合并多种疾病，联用多种药物，抗栓治疗相关的出血风险升高。因此，需要根据缺血/血栓栓塞和出血风险评估，结合患者合并疾病、身体状态、预期寿命、个人意愿等多方面综合考虑，制订个体化的抗栓治疗方案。可根据血小板聚集率、抗 Xa 因子活性或 APTT 等指标，了解高龄患者对抗血小板药物和抗凝药物的个体反应性并密切观察出血表现。

第九节　典型病例

一、病例摘要

患者男性，83岁，主因"间断心悸伴血压升高3年余，突发血压升高6天"入院。患者3年前无明显诱因出现心悸，自测血压220/90 mmHg，急诊心电图示房颤，心室率170次/分，V_5、V_6导联ST段压低0.1 mV，静点盐酸胺碘酮（可达龙）后房颤转为窦性心律，并予倍他乐克、氯沙坦、氨氯地平降压治疗，血压控制于130～140/55～60 mmHg。此后无明显诱因间断发作血压升高，达180～200/70～80 mmHg，伴心悸、面色发红、头晕、胸闷、烦躁，无头痛、胸痛、面色苍白、大汗，多次至急诊就诊，心电图示房颤，予可达龙静点或休息2～12 h后，房颤可转为窦性心律，含服卡托普利或硝苯地平后血压降至正常，1～2个月发作1次，平时血压120～140/60～70 mmHg。1年半前于我院住院，查立卧位肾素-血管紧张素-醛固酮水平正常，发作时血尿儿茶酚胺正常，24 h尿香草扁桃酸（VMA）正常，腹部CT示左肾上腺结节（直径0.8 cm，回声均匀），结节样增生可能性大，内分泌科和泌尿科会诊考虑肾上腺为无功能结节，不考虑手术治疗。将倍他乐克改为卡维地洛，氯沙坦改为厄贝沙坦。此后患者平时血压控制良好，仍间断升高，最高至180/70 mmHg，发作频率减少至3～4个月1次，发作时心电图未见房颤，休息及服用卡托普利后症状缓解，血压降至130/60 mmHg。6日前患者做饭时出现心悸，面部发红，伴胸闷，心前区撕裂样疼痛，自测血压180/67 mmHg，心率70次/分，平卧及含服硝酸甘油后5～6 min症状缓解，半小时后再次出现上述症状，至我院急诊，心电图示窦性心律，未见ST-T改变，血压160/65 mmHg，心肌酶和心肌肌钙蛋白Ⅰ（CTNⅠ）未见异常，约2 h后症状缓解，为进一步诊治入院。

既往冠心病3年，1年半前于LCX（中段80%狭窄）置入1枚支架，术后规律冠心病二级预防治疗。糖耐量异常、脂代谢异常3年。1年半前诊为抑郁焦虑状态，给予盐酸舍曲林（左洛复）治疗，患者不规律服用。无高血压家族史。

查体：P 60次/分，BP140/80 mmHg（卧位），120/70 mmHg（坐位），120/70 mmHg（立位）。颈部未闻及血管杂音。双肺呼吸音清，未闻及干、湿啰音。心界不大，心律齐，各瓣膜区未闻及病理性杂音。腹软，无压痛，肾动脉听诊区未闻及血管杂音。双下肢无水肿。神经系统查体阴性。

入院后检查：①血、尿常规正常，肝功能正常，肾功能Cr 107 μmol/L，尿素6.2 mmol/L，心肌酶和CTNⅠ正常，血钾3.8 mmol/L，血脂TC 3.21 mmol/L，LDL-C 1.90 mmol/L，BNP 102.5 pg/ml，eGFR 54.5 ml/（min·1.73 m^2）。②心电图：窦性心律，未见ST-T改变。③超声心动图：左心房扩大，左心室收缩功能正常（LVEF 62%），二尖瓣少量反流。④动态血压监测示24 h血压平均值正常，血压昼夜节律消失。⑤立卧位肾素-血管紧张素-醛固酮水平正常。⑥发作时血尿儿茶酚胺正常，24 h尿VMA正常，生长抑素受体显像试验阴性。⑦腹部CT示左肾上腺结节（直径0.8 cm，同前相比无变化），结节样增生可能性大，右肾动脉起始部狭窄20%～30%。⑧肾脏超声示双肾大小正常。⑨头颅MRI未见明显异常。⑩胸主动脉CT：未见升主动脉、主动脉弓、胸主动脉夹层或主动脉瘤。

二、病例特点

（1）老年男性，慢性病程，急性加重。

（2）间断出现心悸伴血压升高4年，发作时伴面色发红、头晕、胸闷不适、烦躁，血压上升至180～200/70～80 mmHg，心电图示房颤，对症降压后症状缓解。1年半前腹部CT示左肾上腺结节，降压药物调整为卡维地洛、厄贝沙坦和氨氯地平后发作减少，未再发作房颤。6 日前再次发作，伴心前区撕裂样疼痛。

（3）既往冠心病 3 年，1 年半前行 PCI 术；糖耐量异常、脂代谢异常 3 年；1 年半前诊断为抑郁焦虑状态，不规律服用左洛复。

（4）体格检查：P 60 次 / 分，BP140/80 mmHg，无体位性低血压，颈部未闻及血管杂音，心律齐，各瓣膜区未闻及病理性杂音，肾动脉听诊区未闻及血管杂音。

（5）辅助检查：尿常规、肾功能正常，肾脏超声示双肾大小正常，腹部 CT 示右肾动脉起始部狭窄 20% ～ 30%。血钾正常，立卧位肾素-血管紧张素-醛固酮水平正常。发作时血尿儿茶酚胺正常，24 h 尿 VMA 正常，生长抑素受体显像试验阴性。腹部 CT 示左肾上腺结节直径 0.8 cm，同前相比无变化。头颅 MRI 未见明显异常。

三、诊治经过

该患者为老年人，合并冠心病、糖耐量异常、脂代谢异常，支持原发性高血压的诊断。但患者表现为平时药物控制稳定而反复出现发作性血压升高，需要明确有无以下因素引起或加重血压升高的发作。

（1）继发性高血压：①患者阵发性血压升高，且发作时伴有面色发红、心悸、头晕、烦躁等表现，腹部 CT 示左肾上腺结节，需明确有无嗜铬细胞瘤。发作时血尿儿茶酚胺正常，24 h 尿 VMA 正常，生长抑素受体显像试验阴性，肾上腺瘤体小，不支持嗜铬细胞瘤，但将倍他乐克更换为同时具有 α 阻断作用的 β 受体阻滞剂卡维地洛后，患者发作性高血压的情况好转，不能除外嗜铬细胞瘤。②腹部 CT 示双肾动脉未见超过 50% 的狭窄，除外肾动脉狭窄继发高血压。③尿常规、肾功能正常，肾脏超声示双肾大小正常，除外肾脏疾病继发高血压。④血钾正常，立卧位肾素-血管紧张素-醛固酮水平正常，原发性醛固酮增多症引起发作性高血压的可能性小。

（2）脑血管疾病：卒中或短暂性脑缺血发作时伴有血压升高，脑干病变使交感神经张力增加、压力感受器功能异常而导致血压波动。患者症状发作时伴有头晕，但无神经系统阳性体征，头颅 MRI 未见明显异常，可除外脑血管疾病引起发作性血压升高。

（3）精神心理疾病：患者自首次房颤发作后一直处于紧张、恐惧、焦虑状态，1 年半前在精神科诊断为抑郁焦虑状态，在不规律服用左洛复后情绪好转，同时患者高血压发作减少，提示患者的精神状态与高血压反复发作和波动相关。

（4）老年高血压患者的特点是血压波动大，由于动脉僵硬度增加，血管顺应性下降，对血压的调节作用降低，导致血压波动。

患者心房颤动发作时伴有血压升高，以后阵发血压升高时房颤未发作，考虑血压升高诱发房颤发作。因患者此次发作时伴心前区撕裂样疼痛，应警惕主动脉夹层发生，行胸主动脉 CT 未见异常。患者合并冠心病，发作性血压升高时监测电图和心肌酶未见异常，除外血压急剧波动引起的心肌缺血。

该例老年高血压患者，阵发血压升高的原因考虑与患者自身血管的调节作用下降、抑郁焦虑状态有关，不除外嗜铬细胞瘤。患者平时血压控制理想，但由于血压的波动诱发房颤发作，存在引起心肌缺血、脑血管疾病等不良事件的风险，需要积极治疗避免血压波动。患者因冠心病服用阿司匹林、氯吡格雷和瑞舒伐他汀。降压治疗药物调整为厄贝沙坦、氨氯地平、卡维地洛，请精神科调整抗抑郁焦虑的治疗，患者因头晕、注意力不集中等左洛复相关不良反应无法耐受，遂将左洛复减量并加用劳拉西泮治疗。调整治疗后患者焦虑状态好转，阵发性血压升高发作减少，偶有血压波动至 160/80 mmHg。

四、诊治思路

血压波动或阵发性血压升高在老年高血压患者中常见。随着年龄增长，老年人颈动脉窦和主动脉弓压力感受器敏感性下降，以及血管僵硬度增加、顺应性降低、内皮功能受损等因素，使老年人对血压波动的调节能力减弱，血压易随情绪、季节和体位的变化出现较明显的波动。

当平时药物控制稳定的患者而反复出现发作性血压升高时，除了考虑老年高血压患者的病理生理特点外，仍然应排除继发性高血压并寻找诱因。类似嗜铬细胞瘤发作的高血压，多数并非由嗜铬细胞瘤引起或未找到嗜铬细胞瘤的证据，这种发作性高血压又称为假性嗜铬细胞瘤。

治疗老年高血压时，应重视患者的精神心理疾病对血压的影响。老年人群由于合并的多种疾病，对自身的生活和健康造成一定影响，再加上社会角色的改变，可出现多种异常的心理状态，其中以焦虑抑郁最常见。焦虑抑郁等负性情绪可使得血管张力增加，交感神经过度兴奋，从而使血压发作性升高。老年患者心理状态的异常表现并不典型，不易发现，需耐心与患者交流与沟通，才能识别患者异常心理状态，精神疾病的治疗有助于控制老年高血压。

老年高血压患者常伴有心律失常、冠状动脉及颅内动脉病变等，可互为因果。血压急剧波动时，发生不良心血管事件及靶器官损害的危险增加。因此，对于老年高血压患者，不仅需要控制平时血压，更应避免血压过度波动。针对患者具体情况，选择半衰期长的降压药物平稳降压，并治疗可能导致高血压的诱因包括继发性高血压、心理疾病等，才能获得良好的降压效果。

参考文献

[1] 国家卫生健康委员会. 中国卫生健康统计年鉴（2022年）. 北京：中国协和医科大学出版社，2022：341-342.

[2] 刘雯雯，刘梅林. 心脏衰老相关疾病的发生发展机制. 中国心血管杂志，2018，23：347-350.

[3] 国家卫生健康委疾病预防控制局. 中国居民营养与慢性病状况报告（2020年）. 北京：人民卫生出版社，2021：61-65.

[4] 中国老年学和老年医学学会心脑血管病专业委员会，中国医师协会心血管内科医师分会. 老年高血压的诊断与治疗中国专家共识（2017版）. 中华内科杂志，2017，56：885-893.

[5] 国家心血管病中心，中国医师协会，中国医师协会高血压专业委员会，等. 中国高血压临床实践指南. 中

华心血管病杂志，2022，50（11）：1050-1095.

[6] 刘梅林，张雨濛，付志方，等. 老年人血脂异常管理中国专家共识. 中华内科杂志，2022，61（10）：1095-1118.

[7] Mortensen MB, Nordestgaard BG. Elevated LDL cholesterol and increased risk of myocardial infarction and atherosclerotic cardiovascular disease in individuals aged 70-100 years: a contemporary primary prevention cohort. Lancet, 2020, 396（10263）：1644-1652.

[8] Virani SS, Morris PB, Agarwala A, et al. 2021 ACC Expert consensus decision pathway on the management of ASCVD risk reduction in patients with persistent hypertriglyceridemia: a report of the American College of Cardiology Solution Set Oversight Committee. J Am Coll Cardiol, 2021, 78（9）：960-993.

[9] 中国血脂管理指南修订联合专家委员会. 中国血脂管理指南（2023年）. 中华心血管病杂志，2023，51（3）：221-255.

[10] Giral P, Neumann A, Weill A, et al. Cardiovascular effect of discontinuing statins for primary prevention at the age of 75 years: a nationwide population-based cohort study in France. Eur Heart J, 2019, 40（43）：3516-3525.

[11] Knuuti J, Wijns W, Saraste A, et al. 2019 ESC Guidelines for the diagnosis and management of chronic coronary syndromes. Eur Heart J, 2020, 41（3）：407-477.

[12] Collet JP, Thiele H, Barbato E, et al. 2020 ESC Guidelines for the management of acute coronary syndromes in patients presenting without persistent ST-segment elevation. Eur Heart J, 2020: 1-79.

[13] Neumann FJ, Sousa-Uva M, Ahlsson A, et al. 2018 ESC/EACTS Guidelines on myocardial revascularization. Eur Heart J, 2019, 40（2）：87-165.

[14] 中华医学会心血管病学分会，动脉粥样硬化与冠心病学组，中华心血管病杂志编辑委员会. 超高危动脉粥样硬化性心血管疾病患者血脂管理中国专家共识. 中华心血管病杂志，2020，48（4）：280-286.

[15] Abdulla A. Damluji, Daniel E. Forman, Tracy Y. Wang, et al. Management of acute coronary syndrome in the older adult population: a scientific statement from the American Heart Association. Circulation, 12 Dec 2022.

[16] Heidenreich P A, Bozkurt B, Aguilar D, et al. 2022 AHA/ACC/HFSA Guideline for the management of heart failure: a report of the American College of Cardiology/American Heart Association Joint Committee on Clinical Practice Guidelines. Journal of the American College of Cardiology, 2022, 79（17）：e263-e421.

［17］McDonagh TA，Metra M，Adamo M，et al. 2021 ESC Guidelines for the diagnosis and treatment of acute and chronic heart failure. Eur Heart J，2021，42（36）：3599-3726.

［18］射血分数保留的心力衰竭诊断与治疗中国专家共识制定工作组 . 射血分数保留的心力衰竭诊断与治疗中国专家共识 2023. 中国循环杂志，2023，38（4）：375-393.

［19］Kittleson MM，Panjrath GS，Amancherla K，et al. 2023 ACC Expert Consensus on management of heart failure with preserved ejection fraction. J Am Coll Cardiol，2023，81（18）：1835-1878.

［20］Gencer B，Marston NA，Im K，et al. Efficacy and safety of lowering LDL cholesterol in older patients：a systematic review and meta-analysis of randomised controlled trials. Lancet，2020，396（10263）：1637-1643.

［21］Cholesterol Treatment Trialists' Collaboration. Efficacy and safety of statin therapy in older people：a meta-analysis of individual participant data from 28 randomised controlled trials. Lancet，2019，393（10170）：407-415.

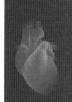

第二十二章
心血管疾病与心理健康管理

（刘梅颜　李艳玮）

第一节　重新认识健康

现代人必须有现代的健康观，健康已不再仅仅是指四肢健全或没有躯体疾病，还需要有良好的精神状态。深层次的健康观还应包括人的心理、行为的正常和符合社会道德规范。健康的含义是多元的，受理化因素、环境因素、生物遗传因素以及医疗卫生条件等多因素制约。

世界卫生组织关于健康的定义："健康是一种在身体上、精神上的完满状态，以及良好的适应力，而不仅仅是没有疾病和衰弱的状态。"这就是人们所指的身心健康。躯体健康是指生理的健康；心理健康是指具备健康的心理、完整的人格、稳定的情绪和有较好的自控能力，同时社会适应良好，能保持正常的人际关系和心理上的平衡。

古人云，人有"喜怒哀思悲恐惊"七情，也就是说抑郁悲伤是人之常情。在人的一生中，没有人能一帆风顺，万事如意，每个人都要承受压力和挫折，面对痛苦和困惑。当遇到突发事件或是身患躯体疾病，抑郁或是焦虑是人情感的正常反应，它的特点往往是事出有因，时限较短，通过自我调适，发挥内在的心理防御机制能很快地从抑郁或焦虑状态中摆脱出来。然而，经常情绪低落，事出无因，自寻烦恼，或者事出有因，但小题大做，并且这种状态持续存在超过 1 个月以上，则提示有"病理性抑郁或焦虑"。当心血管疾病患者经过系统规范的治疗后，临床客观检查结果显示各项指标趋于正常，但患者处于抑郁或焦虑状态时，提示出现了心血管疾病和心理问题的共病，应高度警惕。

第二节　心血管疾病合并心理疾患的原因及临床表现

目前，心血管疾病合并心理疾患在临床常见。在心内科门诊患者中心理问题发生率为 15%～30%，在住院患者中的发生率进一步升高，尤其是对于因心脏急症住院的患者，共病的发生率可达 60%～75%[1]。在心理异常的患者中，初发和再发心血管事件的相对危险度明显升高，与已经明确的冠心病危险因素相当。除临床常见的典型抑郁症和焦虑症外，很多心内科患者心理疾患的相关症状并不典型，这些共病患者治疗效果较差，心血管事件的发生率明显增高。其机制可

能与自主神经活性改变使血液处于高凝状态、炎性反应增强有关。同时，此类患者更容易具有不良医学行为，如依从性更差，更难戒烟和更难坚持锻炼等。因此，对于这一类患者，单纯治疗心血管疾病很难奏效，需要进行心理方面的干预。

一、导致心理疾患的可能原因

为什么有些人会抑郁或焦虑，有些人却不会？这个问题的答案也许不止一个。专家认为可

能导致的原因有以下方面：

①遗传基因：跟家族病史有密切的关系。研究显示，父母其中1人得抑郁症，子女患病率为25%；若双亲都是抑郁症患者，子女患病率提高至50%～75%。

②环境诱因：令人感到有压力的生活事件及失落感也可能诱发情感障碍，如丧偶、离婚、失业、贫困、身患重病等。

③药物因素：对一些人而言，长期使用某些药物（如一些抗高血压药、治疗关节炎或帕金森症的药）会造成抑郁或是焦虑症状。

④疾病：罹患慢性疾病如心脏病、卒中、糖尿病、癌症与阿尔茨海默病的患者，共患抑郁或是焦虑的概率较高。

⑤性格因素：自卑、自责、悲观等，都较易患上情感障碍。

⑥抽烟、酗酒与滥用药物：过去，研究人员认为抑郁症患者借助酒精、尼古丁与药物来纾缓抑郁症情绪。但新的研究结果显示，使用这些物品实际上会引发抑郁症及焦虑症。

⑦饮食因素：缺乏叶酸与维生素 B_{12} 可能引起抑郁症状。

研究表明，抑郁症与大脑中 5- 羟色胺的神经递质缺乏相关[2]，就像糖尿病是由于体内一种化学物质——胰岛素出现了问题。上述因素均可降低脑内 5- 羟色胺的浓度，从而诱发情感障碍。随着工业文明的发展，生活节奏的加快，个人越来越依赖于社会环境，而工业危机、生产竞争、失业、污染、公害及战争，这些给人类的心灵都带来了严重的伤害，使其产生孤独、恐惧、冷漠甚至是持续紧张、焦虑、抑郁[3]。

存在心理疾患的心血管疾病患者多见于：①因躯体化症状反复就诊，来往于各个医院之间，重复检查无器质性心脏病证据；②患者有心脏病，心电图、超声心动图显示轻度异常，但精神压力很重，感觉自己患有不治之症，惶惶不可终日；③有创检查和手术后并发精神心理障碍，患者的心血管疾病诊断明确，经冠状动脉介入治疗或是旁路移植血运重建，客观证据显示患者躯体功能恢复良好，但临床症状频繁发作，患者处于惊恐焦虑状态，或是怀疑自己的疾病没有得到妥善治疗；④医源性的焦虑或抑郁，由于经济方面的压力或是为避免医疗纠纷，很多医生将患者病情交代过重，临床过度检查，使患者思想负担过重，又缺乏合理的疏导，导致旧病未去，又添新病。

二、心理疾患的临床表现

1. 情绪障碍

患者心境不良，情绪消沉，或焦虑、烦躁、坐立不安；对日常活动丧失兴趣，丧失愉快感，整日愁眉苦脸，忧心忡忡；精力减退，常常感到持续性疲乏；认为活着没有意思，严重者感到绝望无助，生不如死，度日如年，大部分患者有着结束自己生命的意念，有的曾说过"要不是因为父母、妻儿，早已了却此生"。其中也确有付诸行动，造成不良后果的，手段也很残忍。

2. 思维缓慢及自我评价降低

表现出思考能力下降，患者常常感到思维变慢，脑子不好使，各方面能力都有所下降，常常自疚自责，自我评价过低，明明学习工作很好，却对自己处处不满意，将自己过去的一些小错误、小毛病都当作滔天大罪，甚至认为自己罪该万死，是导致自杀、自残的主要因素。

3. 精神运动迟缓

患者精神运动明显抑制，联想困难，言语减少，语音低沉，行动缓慢。有时闭门独处，淡漠亲情，无力学习、工作，不能料理家务，严重者不语、不动、不吃、不喝。

4. 其他症状

患者常常出现食欲、性欲明显减退，明显消瘦，体重减轻；失眠严重，多数入睡困难，噩梦易醒，早醒，醒后无法入睡，抑郁症常表现晨重夜轻的规律。

5. 伴随症状

情绪反应不仅表现在心境上，而且总是伴有机体的某些变化，如口干、便秘、消化不良、胃肠功能减弱，或全身不定部位的疼痛，有时因躯体症状突出而掩盖了抑郁症状，造成一时误诊。

抑郁或是焦虑的症状因人而异，根据临床严重程度可有轻度、中度、重度不等。在我国，许多患者讳疾忌医，出现了症状而不到专科医院就诊，以致贻误了治疗，酿成苦果。因此，出现上述症状持续不能缓解的人，应立即到专科医院就诊，明确诊断及时治疗，以早日康复，重归社会。

第三节　心血管疾病与心理疾患的关系

心理问题和心血管疾病之间有病理生理的密切联系，包括抑郁和焦虑状态在内的心理障碍作为心血管疾病的伴随疾病，不仅会损伤患者的生活质量，加重原有疾病的病情，还会带来自杀风险。目前在心血管科，抑郁症还是处于低识别、低治疗的状态。情绪应激是导致心理障碍的常见原因。抑郁症是在不断产生的压力之下获得的一种状态，可伴随血小板功能异常、自主神经功能受损、炎性介质不断释放和内皮功能紊乱等。这些病理生理反应导致心血管疾病的发生发展，使患者原有疾病的风险大大增加。此外，抑郁患者的行为学改变也是加重心血管疾病的重要因素[4]。这部分患者更难坚持治疗、维持良好的生活方式，很容易因抑郁症状放弃治疗。及时的识别和治疗会帮助患者改善症状和预后，有助于患者行为改善，认知改善，更容易自我控制，使治疗方案更容易奏效。

一、心血管疾病可以导致抑郁和焦虑

抑郁或焦虑和心血管疾病有着密切的关系。心血管疾病可以引起抑郁或焦虑。为什么心血管疾病可以导致抑郁或焦虑呢？以两种疾病为例。

急性心肌梗死常常是突然发病，是一种死亡率很高的疾病。患者以持续胸痛、呼吸困难来到急诊，一旦诊断为急性心肌梗死，急诊医生必然精神高度紧张，首先对患者采取一系列无创或有创的血压、心电等监护措施，然后向患者及家属交代病情，在此过程中往往会涉及心脏破裂、猝死等字眼，交代各种可能发生的危险情况。医生严肃认真的工作态度及紧张的工作气氛，必要的监护、各种导管的连接和亲友的紧张、焦虑甚至哭泣无疑会在患者本人的心中投下巨大阴影。而目前一些媒体对急性心肌梗死的一些不适当的宣传教育，使有的急性心肌梗死患者对该病一知半解，更加重了恐惧感。而年轻的急性心肌梗死患者，平时身体健康，缺乏对疾病的警惕性。由于发病突然，病情危重，对突如其来的疾病缺乏足够的心理准备而情绪紧张，并为没有安排好家庭和工作，甚至为医疗费用而烦躁焦虑。患者随后住进心脏重症监护治疗病房，在病房内有可能遇到病友出现猝死、心肌梗死后诱发室颤而行电击除颤、严重心衰患者痛苦呻吟等情况；同时患者本人笼罩在随时可能死亡的巨大阴影中。上述情况无疑对患者心理是巨大的打击，因此极易产生抑郁或焦虑，而导致不同程度的心理问题。一项横断面研究发现：在三百余万心肌梗死患者中，抑郁症的总患病率为28.70%，鉴于该研究中以及众多其他研究中发现的抑郁症的极高患病率以及心肌梗死患者抑郁与不良结局之间的关联，应给予心肌梗死患者更多关于心理方面的关注，包括抑郁症的早期评估和有效治疗[5]。心脏病往往会导致患者的活动能力或潜力的下降，此时患者若不调整好自己的心态，积极适应现有状态，就极易被抑郁或焦虑所困扰[6]。

当然，还有一种情况，就是患者得心血管疾病后，疾病本身可能对患者影响并不大，但由于患者对自身健康状况过于关注，过于担心，而患上了抑郁或焦虑，导致社会活动能力的减弱。

二、貌似"心脏病"的抑郁或焦虑

有些患者没有心血管疾病，仅凭一些"蛛丝马迹"就断定自己有"心脏病"，反复检查找不到证据，仍终日奔波于各大医院之间，很有可能是抑郁或焦虑在作怪。另外，医源性因素所致心理问题越来越多，如对患者病情不加以细致系统的分析，片面根据心电图的一些似是而非的表现和临床非特异性症状，诊断"冠心病""心肌炎后遗症"，扩大诊断范围，不仅造成患者沉重的经济负担，还给患者背上了沉重的思想包袱，导致部分患者出现抑郁或焦虑。

三、抑郁或焦虑可导致心血管疾病

长期处于抑郁或焦虑状态下，可以引起或加重冠心病患者的心肌缺血[7-8]。Cao 等为评估抑郁症与冠心病患者风险之间的关系，进行了一项 meta 分析，纳入了 1998—2018 年的 26 项前瞻性队列研究，共涉及 402 597 名患者，发现与没有患抑郁症的患者相比，抑郁症患者的冠心病风险更高。这说明抑郁症会增加冠心病的风险[9]。

另外，抑郁患者往往自我夸大病情及其预后，认为自己得的是不治之症，尤其是重度抑郁患者，往往对一切事物提不起兴趣，配合治疗的主动性、康复治疗的顺应性大为下降，这自然会加重疾病的进程。比如心肌梗死患者通过正规治疗，完全可以长期很好地生存；可有些伴有抑郁症的心肌梗死患者自暴自弃，过分夸大自己的病情，认为自己不久于人世，所以并不积极改变自己不良的生活习惯，且不遵医嘱规律按时用药，血糖、血压也并不在意，很少监测。而患者还意识不到病情的加重与自己的行为有关，更加不管不顾，结果可想而知。生物学上，之前有研究报告抑郁症与血管内皮功能障碍有关，QT 间期延长、心率变异性减低、血小板聚集率增加，这些都会加速病情的进展和心血管疾病的死亡率[10]。因此，要想战胜心血管疾病，其战胜自身的抑郁或焦虑是前提条件之一。

第四节 抑郁或焦虑的识别

非精神科医生及时准确地识别伴发情感障碍的患者，无论在国外还是在国内都是较为困难的问题，在国外非专科医生的识别率为 15%～25%，而在国内曾有报道为 15.9%。在综合医院的心血管内科，大量有心理问题的患者被漏诊、误诊，导致临床过度检查，治疗费效比增加，影响心血管疾病的预后。在这些患者中，就诊的理由不是以心理障碍作为主诉，90% 以上是各种躯体症状，其中有 80% 以上被诊断为内科疾病[11]。

导致如此现状的主要原因首先来自医生，由于传统的医学教育模式忽视患者心理状况，未经专业的心理训练，临床医生常缺乏识别心理问题的基本技能；由于患者受东方文化的影响，往往否认心理问题，抵触接触精神心理医生。另外，由于受过去传统医学模式——单纯生物学模式的引导，治疗模式是以疾病为中心，而不是以患者为中心，治疗围绕不同的病痛分系统进行。过分强调专业／学科划分，割裂了医学的整体性，从而造成了"头痛医头，脚痛医脚""铁路警察各管一段"的现状。使大量有心理疾患的患者因躯体化症状分散于综合医院的各个科室之间，不能被及时地识别和获得有效的治疗。

如何判断患有抑郁或焦虑而不是心血管疾病或是其他疾病呢？当然，去权威的医疗机构就诊，尤其是出现相应症状，经专科医师排除躯体性疾病后，去精神病专科或精神病专科医院就诊，是鉴别与排除抑郁或焦虑的最佳方法。但这一类患者一般不会主动就诊，因此，有很大的隐匿性。患者可能因对家庭生活缺乏兴趣而导致家庭破裂；对工作注意力不集中而经常出错；一些所谓世俗标准下的成功者，也会因心理问题长期得不到诊治而走上自杀的道路。因此，当我们周围有人出现表情呆滞、愁眉苦脸、懒言少动、情绪低落、对周围事物没有兴趣等表现达 2 周以上，就应考虑是否存在心理问题，应劝其及早求医，以便早期发现，及时治疗，避免发生意外。

最常见的临床症状有以下几种：

（1）抑郁、悲伤、精神状态差。

（2）疲乏、精力不足、无精打采。

（3）易醒、睡眠较正常少。

（4）情绪不稳、经常哭泣、想哭泣。

（5）焦虑、神经质、恐惧。

患者往往一天到晚闷闷不乐、愁眉苦脸、唉声叹气、暗自或谈话时落泪。同时给人倦怠的感觉，对工作有负担感，懒做家务，坐在电视机前心不在焉，无法真正投入，性欲减退，面部缺少笑容，在活跃场合笑不出来或显得勉强。难以入睡，常常是上床半个小时也不能入睡；同时容易惊醒，稍有响动马上醒来，也有患者出现早醒，通常较往常早半个小时以上。患者常常贬低自己的社会价值，认为自己是个无用的人、废人，做错一点小事就自责不已。另外，患者常常流露出想要轻生的念头，觉得活着很累，生活没有意义，不如结束生命。

另外，抑郁症患者还往往会伴有一些身体不适的主诉，常见的包括患者出现记忆力差，注意力集中困难，食欲下降，感觉心跳加速、心悸，背痛、偏头疼、胸痛等，而上述症状又通过各项化验检查排除了器质性疾病，但患者仍反复陈述身体的一些不适症状，不断要求给予医学检查。他们往往就认定自己患有一种或多种严重的躯体疾病，甚至一些在旁人看来是正常或普通的感觉和外观，常被患者视为是异常和令人苦恼的。患者面对阴性结果时，往往拒绝医生的解释和保证，即使有短期的动摇，一旦所谓的症状再次被感觉到，又会认为是疾病存在。甚至有的患者固执地认为：能将其疾病检查出来的仪器还没有被生产出来。医生的检查和解释以及种种医学检查的正常结果不足以改变患者的认知。

抑郁症目前常用的、简单的临床诊断标准是：以情绪低落为主要特征，表现为闷闷不乐或悲伤欲绝，且持续2周以上，另外伴有下列症状中的4项：

（1）对日常生活失去兴趣，无愉快感。

（2）精力明显减退，无原因的持续疲乏感。

（3）精神运动性迟滞或激越。

（4）自我评价过低，或自责，或有内疚感。

（5）联想困难，自觉思考能力显著下降。

（6）失眠、早醒，或睡眠过多。

（7）食欲不振，体重明显减轻。

（8）性欲明显减退。

（9）反复出现想死念头、自杀。

焦虑症目前常用的、简单的临床诊断标准是：

（1）至少在6个月以上的多数日子里，对于不少事件和活动（如工作或学习），呈现过分的焦虑和担心（忧虑的期望）。

（2）患者发现难以控制自己不去担心。

这种焦虑和担心都伴有下列6种症状中3项以上（在6个月中，多数日子里至少有几种症状）。

①坐立不安或感到紧张。

②容易疲倦。

③思想难以集中或头脑一下子变得空白。

④激惹。

⑤肌肉紧张。

⑥睡眠障碍（难以入睡或常醒转，或转辗不安的令人不满意的睡眠）。

另外值得注意的是，抑郁或焦虑的诊断在专科医院有一套严格的诊断、量化标准；而普通读者的专业知识是有限的，决不能自行诊断。否则或是不能及时诊断，耽误正规的疾病诊治；或是过分夸大病情，造成患者自身过度忧虑。所以当出现前文所述的一些症状时，一定要及时到正规医院就医，以得到稳妥的诊疗。

第五节　抑郁和焦虑的防治

一、抑郁和焦虑的预防

培养豁达的人生观是预防抑郁或焦虑、避免抑郁症的发生发展最有效的方法。学会控制情绪，对生活充满信心和希望，保持心情愉快，勇敢面对自己、面对困难、面对失败。人的一生不会一帆风顺，"风水轮流转""三十年河东、三十年河西""月有阴晴圆缺，人有悲欢离合"说的都是这个道理。如果没有乐观平和的心态，面对疾病、困难、挫折的时候，心里就会失去平衡，总认为上天不公，一天到晚唉声叹气，疑神疑鬼，最终陷入抑郁的困境。无论患有何种疾病，一定要以积极的态度去面对，积极配合医师治疗，这样不仅能战胜疾病，也能免于陷入抑郁或焦虑的苦海。

二、抑郁和焦虑的治疗原则

治疗原则包括系统治疗和综合干预。系统治疗是指在医生指导下使用综合干预方法为患者进行治疗；综合干预的理念是共同使用生物学（药物）、心理学（心理治疗）、物理学（磁疗、电疗、光疗）等方法和手段，尽快缓解情绪障碍。抑郁和焦虑的治疗主要包括心理和药物治疗，在整个心理治疗过程中多同时配合药物治疗。

三、对抑郁症或怀疑患抑郁症的患者有何建议？

应及时去正规医院就诊，作为独立的疾病予以治疗或预防。由于正规医院的相关医生受过专门的心理教育，能对抑郁症准确把握，有针对性地结合并对疾病进行个体化治疗，从而能极大地改善患者的预后并其改善生活质量。

四、抗抑郁、焦虑药物的疗效及治疗原则

抗抑郁、焦虑药物治疗可以消除患者症状，大大地缩短病程，改善患者的社会功能状况，减少抑郁症的致死与致残率。药物治疗的特点是起效相对较快，疗效比较确定，适合于中度、重度抑郁症患者。抗抑郁药是当前治疗各种抑郁障碍的主要药物，能有效解除抑郁心境及伴随的焦虑、紧张和躯体症状，有效率为 60% ～ 80%。理想的药物应同时具有抗焦虑和抗抑郁作用，药物的系统治疗、足够的剂量、充分的疗程是保证达到疗效的基础。对治疗心血管疾病患者抑郁焦虑的药物有更高的要求，希望在有效消除焦虑或抑郁同时不引起镇静作用、不影响认知和记忆功能、不影响心肝肾功能、不成瘾，耐受性好，适合长期使用。

药物治疗多种多样，医生可根据个人的病情决定取舍。治疗有 5 个原则，一是对症下药，根据不同病情选择不同的药物。二是剂量适当。三是充分的维持治疗和适时终止治疗。经过 3 个月的急性治疗，一般抗抑郁药可使 60% ～ 70% 的发作症状缓解。对于首次发病的抑郁，维持用药到病愈后 4 ～ 5 个月，逐渐减量，再治疗 2 ～ 4 个月后终止治疗，不能突然停药。对于反复发作的单纯抑郁，适用低剂量的抗抑郁药维持治疗，需 1 年或更长时间。因此患者和家人要有长期用药的心理准备，不是说药吃进去就可以万事大吉，立竿见影。四是联合治疗，即联合心理治疗，包括医生与患者进行 10 ～ 20 min 的支持性会谈，和更专业的心理治疗。五是适当更换治疗，即考虑根据病情及疗效在适当的时候换药治疗。

五、抗抑郁、焦虑常用药物作用特点及其分类

1. 选择性 5- 羟色胺再摄取抑制剂（SSRIs）

常用的有氟西汀（fluoxetine）、帕罗西汀（paroxetine）、舍曲林（sertraline）、氟伏沙明（fluvoxamine）、西酞普兰（citalopram）和艾司西酞普兰（escitalopram）。目前认为这类药抗胆碱能及对心血管系统的毒副作用更小，安全性较三环类药物高。因疗效确实，耐受性好，不成瘾，在临床已经较多地用于心血管疾病患者。该药起效慢，一般 2 周开始有效，常见的不良反应有恶心、呕吐、厌食、便秘、腹泻、口干、震颤、失眠、焦虑及性功能障碍等，部分患者因此而放弃治疗。由于该类药物从肝 P450 酶代谢，与某些药物存在相互作用。

2. 5- 羟色胺和去甲肾上腺素再摄取抑制剂（SNRI）

如文拉法辛、度洛西汀，SNRI 疗效肯定，起

效较快，有明显的抗抑郁及抗焦虑作用。对难治性病例亦有效。常见不良反应有恶心、口干、出汗、乏力、焦虑、震颤、阳痿和射精障碍，大剂量时部分患者血压可能轻度升高。

3. 去甲肾上腺素及特异性 5- 羟色胺受体拮抗药（NaSSAs）

如米氮平，有良好的抗抑郁、抗焦虑及改善睡眠作用，口服吸收快，起效快，抗胆碱能作用小，有镇静作用，对性功能几乎没有影响，常见不良反应为镇静、倦睡、头晕、疲乏、食欲和体重增加。

4. 去甲肾上腺素、5- 羟色胺、多巴胺再摄取的弱抑制剂

如安非他酮，对单胺氧化酶没有抑制作用，适用于抑郁症以及双相障碍，优势为对体重以及性功能影响小。常见的不良反应有激动、口干、失眠、头痛或偏头痛、恶心、呕吐、便秘、震颤、多汗等。

5. 苯二氮䓬类药物

常用的有安定（地西泮，valium），舒乐安定（surazepam），佳静安定（alprazolam），氯硝安定（clonazepam），罗拉（劳拉西泮，lorazepam）等。该类药抗焦虑作用迅速可靠并能产生松弛作用，价格相对便宜，但应注意到该类药缺少抗抑郁作用，有成瘾性，长期应用影响认知和记忆。对于一些焦虑明显、伴有睡眠障碍的患者，可以短期使用一些苯二氮䓬类（安定类）药物或者一些新型的助眠药物，如唑吡坦、佐匹克隆。对于一些症状严重，甚至伴有精神病性症状的患者，可以合并抗精神病药物治疗。

6. 三环类药物（TCAs）

常用的有阿米替林（amitril）、多虑平（doxepin）、氯米帕明（clomipramine，或称安那芬尼 anafranil）、马普替林（maprotiline）。循证医学资料显示这类药物对于治疗冠心病患者的抑郁状态有一定疗效。三环类抗抑郁药被认为对心血管有不良作用，包括减慢室内传导、体位性低血压、加快心率、延长 QT 间期和增加发生室性心律失常的可能性。对于发病和死亡风险已经升高的人群来说应用这些药物没有益处，尤其对于老年、心衰以及存在冠心病并发症的患者。

抗抑郁药治疗时须注意如下事项：某些降压药、抗心律失常药等心血管用药，如胍乙啶、利血平、甲基多巴、可乐定、噻嗪类利尿剂、β 受体阻滞剂、钙通道阻滞剂、氨碘酮、地高辛、他汀类降脂药、血管紧张素受体阻滞剂以及血管紧张素转化酶抑制剂，在常规治疗时可能造成部分患者出现抑郁障碍；精神科药物可以与心脏疾病相互影响，引起严重并发症；由于心脏病患者常同时应用其他药物，因此在药理学上往往会相互作用，导致危险。

六、心理治疗

有些心理问题单纯药物治疗的效果常不够理想，必须同时给予抗焦虑或抑郁的心理行为治疗，如心理疏导、松弛训练、行为矫正、音乐治疗以及生物反馈治疗等方法，才能产生较显著的效果。

俗话说"心病还须心药医"，绝大多数的患者病前有一定的诱因（如挫折、遭受不幸等），同时在出现情绪抑郁、低落过程中产生悲观、失望和孤独、无助感。这些情况，一般来说可以用心理治疗——即所谓的"心药"来处理。

单纯药物治疗的效果常不够理想，精神心理医生给予恰当的心理行为治疗，如心理疏导、松弛训练、行为矫正、音乐治疗以及生物反馈治疗等方法，常会产生较显著的效果。对一些严重的抑郁症患者应首先进行药物治疗或物理治疗，之后再合并使用心理治疗。

心理治疗并不排斥其他治疗方法的应用，尤其是药物治疗，倘若与药物治疗合用，对抑郁症患者往往会起到事半功倍的叠加效用。

抑郁或焦虑常与躯体疾病并存，应同时治疗。一方面要治疗躯体疾病，消除抑郁或焦虑的基本诱因；另一方面，应综合评估患者的身心状态。注意药物在不同疾病状态有不同的禁忌证，如三环类抗抑郁药会增加心律失常的风险，β 受体阻滞剂能诱发和加重抑郁，5- 羟色胺再摄取抑制剂与某些药物联合应用会增加肝毒性。

七、中医对心血管疾病合并精神心理问题的认识

中医认为"心为君主之官，心主血脉，心主神明"，即心脏在人体中占主导地位，且"百病始于风雨寒暑，清湿，喜怒"，即强调了情志与其他致病因素一样，在疾病的发生过程中有重要作用。

结合现代医学对双心疾病的发病机制及诊疗的认识，通过中医辨证论治、整体观的理论，运用单味中药、方剂、针灸等方式，可以对双心疾病进行治疗。

结合中药四气、五味的特点，单味中药对双心疾病治疗有一定的潜在作用价值：如薄荷、柴胡、郁金、香附等有行气解郁作用，可用于肝气郁滞型双心疾病患者；如百合、合欢花、酸枣仁、柏子仁、珍珠、远志等具有安神定志作用，可用于合并失眠的双心疾病患者；如人参、刺五加、当归、白芍等具有益气或补血作用，可用于气血亏虚型双心疾病患者；如银杏叶、枳壳、石菖蒲等具有活血化瘀或行气作用，可用于气滞血瘀型双心疾病患者。此外，还有叶金丝桃、姜黄、巴戟天等药物。

中医方剂中常用于情志疾病治疗的名方有：逍遥丸、丹栀逍遥丸、越鞠丸、半夏厚朴汤、百合地黄汤、柴胡疏肝散、酸枣仁汤、甘麦大枣汤等。常用中成药有：人参类制剂振源胶囊；银杏内酯类药物银杏叶滴丸；活血化瘀类药物如心可舒片、心灵丸；乌灵菌粉制剂乌灵胶囊等。

针灸有许多常用穴位，进行辨证论治后，合理配穴可用于双心疾病的调节，这些穴位包括：内关、合谷、劳宫、神门、通里、太冲、三阴交、足三里、中脘、膻中、期门、百会、印堂等。

现代医学研究认为，以上中药、方剂、针灸等通过增加脑内单胺递质含量、提高去甲肾上腺素或多巴胺水平、调节脑内神经营养因子等途径发挥调节情志作用，合理辨证论治后，可用于双心疾病治疗，故单味中药、方剂、针灸对双心疾病治疗具有潜在作用价值，但由于中医的个体化、经验诊疗的特点较强，较难统一量化，故仍需大量临床研究以寻求中医药在双心疾病治疗中的循证医学证据。

八、抑郁和焦虑的长期预防策略

（一）合理的膳食结构

合理膳食是防止抑郁症再发的很好选择，适当吃些甜品、喝些果汁，能使心情放轻松。甜食或酒精，可快速提升脑中的血清张力，使神经系统暂时得到舒缓，暂时缓解焦躁不安和沮丧无助的情绪。多糖类食品（如全谷米、大麦、小麦、燕麦、瓜类）和含高纤维多糖蔬菜与水果等更有利于改善精神状况。富含色氨酸食品是制造情绪荷尔蒙的原料，如香蕉、奶制品、火鸡肉等，有助于安定情绪。

酒精能使人暂时逃避问题和烦恼，但由酒精激发的轻松感和自信是短暂的，问题会不断蔓延滋生，带来更深的抑郁或焦虑。长期饮酒有害无益，应限制酒精饮料摄入。

（二）注意睡眠和运动

不可忽视可能导致情绪低落的基本生理因素。如果睡眠不佳，食欲不振，日常活动耗尽的精力，听任自己处于不良的生理状态，很容易出现低落情绪。失眠也可以是低落情绪的后果，反过来又能诱发抑郁。应该养成良好的睡眠习惯。运动可预防抑郁症的发作，在增强体力的同时迅速改善情绪状态。

（三）做自己喜欢的事情

抑郁常导致自尊心下降甚至自暴自弃。抑郁患者往往过低评价自己，贬低自己，拒绝应得的欢乐。即使在情绪正常的时候，也总是觉得自己没有资格享受欢乐，总是把别人的需要放在第一位，不给自己留下一点时间和空间。欢乐能预防发生心理障碍，无论工作多忙，也必须找时间来让自己轻松一下，做一点能使自己高兴的事情。眼前的欢乐能帮助你预防未来的抑郁。

（四）建立良好的人际关系

现代生活忙碌、紧张，对于心灵的关爱往往不

够。心理的抑郁会带来生理的不适。良好的人际关系，如有可以信赖的家人、亲戚或朋友，是防止抑郁或焦虑的最重要保证。依靠人际关系提供的感情支持来度过心理上的难关，在生活中非常重要。

总之，关注心血管疾病患者的心理问题，全面考虑综合治疗，建立躯体与心理的和谐状态，才能实现真正意义上的健康。

参考文献

［1］Ren Y，Yang H，Browning C，et al. Prevalence of depression in coronary heart disease in China：a systematic review and meta-analysis［J］. Chinese Medical Journal，2014，127（16）：2991-2998.

［2］Wang Y，Liu Y，Xiong J，et al. Reduced serotonin impairs long-term depression in basolateral amygdala complex and causes anxiety-like behaviors in a mouse model of perimenopause［J］. Experimental Neurology，2019，321（113030）.

［3］Gold S M，Köhler-Forsberg O，Moss-Morris R，et al. Comorbid depression in medical diseases［J］. Nature Reviews Disease Primers，2020，6（1）：69.

［4］刘梅颜. 双心医学：精神心理因素引发心脏损伤［J］. 中华内科杂志，2017，56（11）：2.

［5］Feng L，Li L，Liu W，et al. Prevalence of depression in myocardial infarction：A PRISMA-compliant meta-analysis［J］. Medicine，2019，98（8）：e14596.

［6］Lee S，Kim W S. Depressive symptoms after acute myocardial infarction and its association with low functional capacity and physical activity［J］. Journal of Cardiopulmonary Rehabilitation and Prevention，2022，42（6）：442-448.

［7］Harshfield E L，Pennells L，Schwartz J E，et al. Association between depressive symptoms and incident cardiovascular diseases［J］. Jama，2020，324（23）：2396-2405.

［8］中国医师协会全科分会双心学组. 心理应激导致稳定性冠心病患者心肌缺血的诊断与治疗专家共识［J］. 中华心血管病杂志，2016（1）：7.

［9］Cao H，Zhao H，Shen L. Depression increased risk of coronary heart disease：A meta-analysis of prospective cohort studies［J］. Frontiers in Cardiovascular Medicine，2022，9（913888）.

［10］Meng R，Yu C，Liu N，et al. Association of depression with all-cause and cardiovascular disease mortality among adults in China［J］. JAMA Network Open，2020，3（2）：e1921043.

［11］李果，姜荣环，郭成军，等. 综合医院心内科门诊患者抑郁和焦虑障碍患病率调查［J］. 中华心血管病杂志，2014（12）：4.

第二十三章
常见先天性心脏病的诊断和治疗

（王建铭　王琦光）

先天性心脏病（congential heart disease，CHD，简称先心病）是指胚胎发育时期心脏及大血管发育异常而引起的先天性疾病。常见 CHD 包括房间隔缺损（atrial septal defect，ASD）、室间隔缺损（ventricular septal defect，VSD）、动脉导管未闭（patent ductus arteriosus，PDA）、肺动脉瓣狭窄（pulmonary valve stenosis，PS）、卵圆孔未闭（patent foramen ovale，PFO）等。

第一节　我国先天性心脏病的发病现状

无论国外还是国内，CHD 都是排名首位的出生缺陷[1]。在所有慢性非传染性疾病中，CHD 是导致 20 岁以下人群死亡的最主要病因[2]。过去 40 年间我国新生儿 CHD 患病率呈逐步上升趋势，给社会和家庭带来沉重负担[3]。我国 CHD 发病率约为 7.4‰，每年新增确诊病例 15 万～ 20 万例[4]。根据全球疾病负担研究数据库，中国 CHD 负担变化趋势研究显示，1995—2000 年新生儿及 1 岁以下儿童 CHD 的发病率呈明显上升趋势，随后呈平稳下降趋势，但 2010—2020 年 1 岁以下儿童的发病率有两次明显上升，随后呈指数级下降[5]（图 23-1）。

CHD 是一种延续终生的慢性疾病，应组建专科管理团队、设立专门机构、制定相关政策等，为 CHD 患者的终身管理提供保障。我国地域辽阔，各地医疗条件与水平不同，严格正规培训 CHD 介入和外科治疗人员，对减少并发症的发生具有重要意义；并应重视相关器械的研发，进一步规范并优化临床操作技术；应建立 CHD 患者完整的注册登记数据库和长期随访制度，有利于我国 CHD 患者得到更好的诊治。

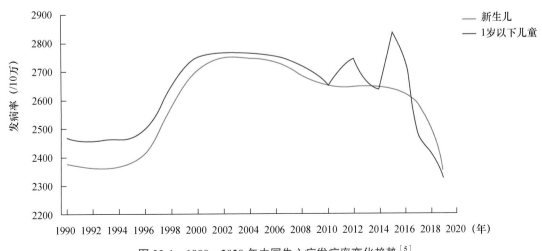

图 23-1　1990—2020 年中国先心病发病率变化趋势[5]

419

第二节　先天性心脏病的致病因素与分类

CHD 为出生时就已存在的心脏循环结构或功能的异常，在病理生理发生机制方面，通常是胎儿时期以心脏与血管发育异常或发育障碍以及出生后应当退化的组织或结构未能退化（部分停顿）所致，由于解剖学异常导致血流动力学改变又显著影响了循环系统其他部分的结构和功能形成。

一、先天性心脏病致病因素

（一）母体因素

（1）孕早期服用可疑致畸药物，如避孕药、解热镇痛药、抗惊厥药、外源性雌激素及其类似物、血管紧张素转化酶抑制剂、糖皮质激素、抗肿瘤药物、免疫抑制剂等。

（2）孕期内曾接触可疑致畸物质，如放射线、同位素、有机溶剂等。

（3）孕妇患有感染性疾病如孕早期 TORCH 感染（包括弓形体、风疹病毒、巨细胞病毒、单纯疱疹病毒等），代谢性疾病如糖尿病、未控制的苯丙酮尿症等，结缔组织疾病如系统性红斑狼疮、干燥综合征、类风湿关节炎等。

（4）35 岁以上高龄孕妇。

（5）采用辅助生育技术受孕。

（二）胎儿因素

（1）胎儿心脏以外器官畸形或血管异常，如脑积水、肾脏疾病等，单脐动脉，异常静脉导管血流。

（2）颈项透明层（NT）增厚。

（3）胎儿非免疫性水肿。

（4）多胎或双胎妊娠如双胎输血综合征及无心双胎畸形等。

（5）羊水过多或过少，胎儿宫内发育迟缓。

（三）遗传因素

（1）母亲既往有 CHD 胎儿或患儿妊娠史。

（2）患者父亲、母亲或同胞患有 CHD。

（3）某些遗传综合征家族史：结节性硬化症、Noonan 综合征、DiGeorge 综合征、22q11 缺失、Alagille 综合征、Williams 综合征、Holt-Oram 综合征、Ellis-van Creveld 综合征等。

（4）单基因遗传缺陷，如 Holt-Oram 综合征与 TBX5 基因突变相关，Williams 综合征与 Elastin 基因缺陷相关，马方综合征与 Fibrillin 基因缺陷相关。

（5）染色体畸变，如唐氏综合征（Down's syndrome）、18- 三体综合征（Edward 综合征）。

（6）大多数 CHD 是多基因遗传缺陷。

（四）综合因素

大多数 CHD 患者病因尚不清楚，目前认为 85% 以上可能是遗传因素与环境因素相互作用的结果。

二、先天性心脏病分类

1. 根据血流动力学分类

（1）无分流型：心脏左右两侧或动静脉之间无异常通路和分流，不产生发绀。包括主动脉缩窄、肺动脉瓣狭窄、主动脉瓣狭窄、肺动脉分支狭窄、右心室流出道狭窄、单纯性肺动脉扩张等。

（2）左向右分流型：心脏左右两侧或动静脉循环之间存在异常通道。早期由于心脏左侧体循环的压力大于右侧肺循环压力，血液经异常通道由左向右分流。当啼哭、屏气或任何病理情况致使肺动脉或右心系统压力增高，并超过左心系统压力时，则可导致血液由右向左分流出现发绀。包括房间隔缺损、室间隔缺损、动脉导管未闭、主肺动脉间隔缺损等。

（3）右向左分流型：心脏血管间存在异常交通，右心系统内的静脉血，通过异常交通分流入左心系统，大量静脉血注入体循环，出现持续性发绀。包括法洛四联症、右心室双出口、单心室、三尖瓣闭锁、大动脉转位、永存动脉干等。

2. 根据先天性心脏病复杂程度分类

（1）简单型：包括 ASD、VSD、PDA、PS、PFO 等，也是本章主要介绍的 CHD 类型。

（2）复杂型：约占先心病总数的 20%，包括

法洛四联症、肺动脉闭锁、右心室双出口、大动脉转位、肺静脉异位引流、完全型房室间隔缺损、主动脉弓中断、单心房、单心室等。

3.《2020 ESC 成人先天性心脏病管理指南》将成人先天性心脏病（adult congential heart disease，ACHD）按严重程度分为轻度、中度和重度（表23-1）[6]。

表 23-1 各种 ACHD 程度的分类

分类	疾病
轻度	单纯性先天性主动脉瓣疾病和二叶式主动脉瓣疾病 单纯性先天性二尖瓣疾病（降落伞型瓣、瓣叶裂隙除外） 轻度单纯性肺动脉瓣狭窄（漏斗型、瓣膜型、瓣上型） 单纯小型 ASD、VSD 和 PDA 矫治术后的继发孔型 ASD、静脉窦型 ASD、VSD 或 PDA，无残留或伴有后遗症如心腔扩大、心室功能不全或肺动脉压力升高
中度	肺静脉异位引流（部分型或完全型） 冠状动脉异常起源于肺动脉 冠状动脉异常起源于对侧冠状窦 主动脉瓣下或瓣上狭窄 部分或完全型房室间隔缺损，包括原发孔型 ASD（除外肺血管疾病） 未矫治的中或大型继发孔型 ASD（除外肺血管疾病） 主动脉缩窄 双腔右心室 三尖瓣下移畸形 马方综合征及其相关的遗传性胸主动脉疾病、Tuner 综合征 未矫治的中度或大型 PDA（除外肺血管疾病） 周围性肺动脉狭窄 中度或重度肺动脉狭窄（漏斗型、瓣膜型、瓣上型） 主动脉窦瘤 / 瘘 静脉窦型 ASD 法洛四联症矫治术后 大动脉转位矫治术后 VSD 合并畸形（除外肺血管疾病）和（或）中大量分流
重度	合并肺血管疾病的已矫治或未矫治先心病（包括艾森门格综合征） 发绀型先心病（未手术或仅姑息手术后） 心室双出口 Fontan 循环术后 主动脉弓离断 肺动脉闭锁（各种类型） 大动脉转位（矫治术后除外） 单室心（包括左 / 右心室双入口、三尖瓣 / 二尖瓣闭锁、左心室发育不良综合征、任何其他解剖畸形合并功能性单心室） 永存动脉干

注：ASD，房间隔缺损；VSD，室间隔缺损；PDA，动脉导管未闭

第三节　先天性心脏病的诊断和主要辅助检查

先心病的诊断需要详细的病史收集、症状体征评估、实验室检查、心电图、超声心动图、X线透视或心脏远达正侧位X线片、心脏及大血管计算机断层成像（computed tomography angiography，CTA），心血管磁共振成像（cardiovascular magnetic resonance，CMR）等影像学检查，以及心肺运动试验、心导管和心血管造影检查等。

一、症状

先心病根据不同的血流动力学情况出现不同的临床症状。

左向右分流的先心病，轻者可无症状，重者可出现劳累后心悸、胸闷、气短、多汗、乏力，小儿可伴随进食困难、频发咳嗽、气急、呼吸道或肺部感染、发育障碍等。

右向左分流的先心病，可有全身青紫、喜蹲踞、活动后气喘、乏力、活动受限，运动、哭闹或进食时出现发绀突然加重等。艾森门格综合征还可伴有胸痛、咯血、晕厥等。

无分流的先心病，可表现为胸痛、胸闷、气短、乏力、心悸，病情严重时甚至可以发生晕厥。

二、体征

心脏杂音是先心病最常见的体征，大多数先心病会有心脏杂音。任何年龄，发现心脏杂音都应做超声心动图进一步明确诊断，除外有无先心病。不同类型的先心病，杂音部位、类型均有不同，有经验的医师通过心脏杂音听诊，结合患者其他临床表现，可初步判断先心病类型。还应注意部分类型先心病在轻型或严重情况时可能没有明显杂音，此外还要注意区分生理性杂音和病理性杂音。

胸廓畸形、发绀或差异性发绀、心脏增大、周围血管征阳性等体征，也提示可能存在先心病。

三、实验室检查

不同类型的生物标志物与先心病患者的不良事件相关，包括神经激素、心肌损伤、炎症等标志物。全血细胞计数，可检查血细胞的增多、减少、被破坏等情况，从而了解炎症、过敏、血凝等情况；先心病患者感染性心内膜炎的风险相对较高，血培养可用于诊断感染性心内膜炎及鉴别病原体。

神经激素中，钠尿肽对于先心病患者具有重要的预后预测价值，利钠肽的连续检测在确定有不良事件风险的患者中起着重要作用。需要注意，先心病类型和治疗的多样性导致临界点变异性较大，发绀型先心病中，钠尿肽可能仅仅由于缺氧诱导的肽分泌而升高[7-8]。

四、主要辅助检查

1. 心电图

通过记录心脏的电活动，反映心脏的结构和节律是否存在异常。先心病患者可能出现各种心腔肥厚或扩大和心律失常表现。不同心腔肥厚或扩大的表现也是先心病的诊断依据。此外，先心病患者较长的预期寿命，与暴露于导致心律失常的传统危险因素相结合，会增加与结构重构相关的心律失常的患病率（如房颤），先心病患者较普通人心律失常发病更早。一些先天性心律失常与心脏畸形本身、治疗的时间和方式有关。如果在心脏手术后应用了起搏器，心电图还可以用来评价起搏器的起搏效果。必要时需要了解先心病患者心电图在较长时间段内的变化情况，建议进行24 h或长程动态心电图检查。

2. 超声心动图

超声心动图是诊断先心病最重要的影像学手

段[9]。M 型、二维和三维（3D）超声心动图都用于各种先心病的临床诊断，其中组织多普勒成像和应变成像已成为心脏功能评估不可或缺的组成部分。超声心动图可提供心脏解剖、位置，心房、心室、大动脉的连接，心脏血管间的异常血流交通、缺损大小，心脏瓣膜情况等信息。对于评估心脏瓣膜的形态和功能，经胸超声心动图（transthoracic echocardiography，TTE）或经食管超声心动图（transesophageal echocardiography，TEE）是首选的影像学诊断方法。对于分流病变，如 ASD 或 VSD 等，超声心动图可以更直观地观察，这有助于评估缺损的大小和形状及其与周围结构的关系。心室大小、形状、容积和 EF 可以用 TTE 测量和计算。TTE 可有效检测容量超负荷等血流动力学异常，如分流或瓣膜反流、压力负荷增加或后负荷增加等情况。超声心动图在心脏功能和术后效果随访评估中发挥着重要作用。

3. X 线透视或心脏远达正侧位 X 线片

依据 X 线特性可显示心脏大血管形状、大小和搏动，所以 X 线在诊断先心病方面能发现超声难以发现的异常。如肺血管纹理异常增多或减少有助于分析肺内血流动力学异常。在透视下能观察到肺门大小，肺血多少，肺血管搏动，见到肺门舞蹈症，相反搏动点不移动是诊断先心病的重要征象。不同先心病的 X 线表现不同，ASD 主要是有"肺门舞蹈征"；对于 VSD，小型缺损 X 线没有改变，中型缺损，左、右心室增大，以左心室增大为主。大型缺损，左、右心室增大，以右心室增大为主；典型 PDA 是左心室增大，心尖向下扩张，肺血增多，主动脉结增大，近半数有漏斗症；轻度 PS 没有明显改变，中重度 PS 主要是右心室和右心房扩大；心脏 X 线法洛四联症呈"靴形心"表现，完全性大动脉转位呈"蛋形"表现；主动脉缩窄可见左心室增大、升主动脉增宽、主动脉弓呈"3"字征；三尖瓣下移畸形，表现为球形的巨大心影特征，以右心房增大为主。

4. 心脏及大血管 CTA

具有高空间分辨率和快速采集的特点，特别适用于大血管、冠状动脉和侧支动脉的成像，对于复杂 CHD 诊断可部分替代心血管造影检查。与

CMR 相比，CTA 时间分辨率较差，放射剂量大，因此不能连续用于评估心室大小和功能。

5. CMR

可以实现三维解剖重建，获得高质量空间和时间分辨率影像[10]。当超声心动图不能获得好的图像质量或测量值处于临界值或不明确时，可行 CMR 进一步明确诊断。CMR 是定量容积的金标准成像方法。此外，由于无 X 线辐射，CMR 可用于连续评估。对于局灶性纤维化和间质纤维化，晚期钆增强 T1 成像因其潜在的诊断和预后价值而越来越多地应用于先心病诊断。

6. 心肺运动试验

在 CHD 人群中起着重要作用，生活质量和运动能力是治疗干预成功与否的关键指标。心肺运动试验包括：客观运动能力（峰值耗氧量）、通气效率［（VE/VCO$_2$）斜率通气量］、变时性和血压反应、运动相关心律失常和血氧饱和度变化等，评估这些指标与先心病患者的发病率和死亡率相关。研究显示 6 min 步行试验（6-minute walk test，6 MWT）与先心病相关肺动脉高压（pulmonary hypertension，PAH）的预后有关。心肺运动试验在干预和再干预的时机方面起着重要作用，也适用于作为个体化运动处方推荐依据[11]。

7. 心血管造影检查和心导管检查

心血管造影是通过注射对比剂（造影剂），显示心脏血管的解剖结构及循环功能，是诊断先心病的金标准。在进行检查的过程当中，可以更直观地观察到心脏内的具体情况，对于诊断复杂或特殊先心病具有重要作用，还可判断预后。通常在先心病诊断或干预之前，对于 50 岁以上的患者，有冠状动脉疾病症状或一个/多个危险因素的患者，应进行冠状动脉造影。

心血管造影检查常与心导管检查同时进行，根据病情把造影导管送至心脏特定位置，将造影剂快速注入心脏或大血管，同时进行连续快速摄影，查看造影剂显示的心脏及大血管的结构、血流方向，以及心肌收缩舒张活动的动态变化，可提高先心病的确诊率。例如单心室，Fontan 循环手术，全腔肺连接术前，需要进行心血管造影和导管检查，明确肺血管压力与阻力。心导管检查

适应证包括评估肺血管阻力（PVR）、心室舒张功能（包括收缩性和限制性）、压差、分流定量等情况。例如 VSD、ASD 伴重度肺动脉高压（PAH）患者，需做心导管检查，来进一步判断手术的适应证。根据导管在心腔内走行途径可判定心脏畸形的部位，经导管抽血检测各部位的血氧含量、分流量及血流阻力，可以对先心病做出明确诊断。在存在 PAH 的分流病变中，包括急性肺血管扩张试验在内的心导管检查仍然是决定是否能够进行介入或外科治疗的关键检查手段。对先心病相关 PAH，评估分流病变的 PVR 通常使用 Fick 法来进行心导管检查。

第四节　常见先天性心脏病的诊疗现状

我国在先心病的治疗方面取得了长足进步，先心病的外科和介入治疗也呈现一些新的特点和趋势。有数据显示，我国先心病的外科手术治疗数量逐年减少。与之相反的是，我国先心病介入治疗信息网络直报系统的数据表明，我国先心病介入治疗的数量逐年增长[3]。2022 年中国医师协会心血管内科医师分会结构性心脏病学组年度总结显示，2021 年我国先心病介入数量达 7.5 万例，较 2020 年有大幅度增长。以上数据表明，先心病介入治疗已成为我国先心病治疗的重要手段。

一、常见先心病介入治疗

目前临床上先心病介入治疗的病种以常见简单先心病为主，逐步向疑难罕见甚至部分复杂先心病延伸，且简单先心病介入治疗效果已被肯定。下面对就临床上常见的几种类型先心病的诊疗情况进行介绍。

（一）房间隔缺损介入治疗

ASD 是指在胚胎发育过程中，房间隔的发生、吸收和融合出现异常，导致左、右心房之间残留未闭的缺损。ASD 约占所有 CHD 的 10%，占成人 CHD 的 20%～30%，女性多见，男女发病率之比为 1∶1.5～1∶3。

1. 解剖分型

（1）根据 ASD 胚胎学发病机制和解剖学特点，可将 ASD 分为继发孔型、原发孔型和静脉窦型。继发孔型最为常见，占房间隔缺损的 60%～70%，是介入治疗的类型。缺损位于房间隔中央卵圆窝部位，因胚胎期继发隔发育不良或原发隔吸收过多、上下边缘不能接触，使两层隔膜不能覆盖所致；原发孔型占房间隔缺损的 15%～20%。缺损位于房间隔下部，因原发房间隔发育不良或者心内膜垫发育异常，导致原发房间隔与心内膜垫不能互相融合连接或原发孔不能闭合而形成，需外科手术矫治；静脉窦型罕见，指冠状静脉窦与左心房无间壁，又称无顶冠状静脉窦。

（2）根据继发孔 ASD 所处房间隔位置，可分为中央型、下腔型、上腔型和混合型。中央型也称为卵圆孔型，最常见，呈椭圆形，位于冠状窦后上方，相当于卵圆窝部位，距离传导系统较远，多为单发，个别为筛孔形；下腔型位于房间隔后下方，下腔缘缺如，与下腔静脉入口相连，左心房后壁构成缺损后缘；上腔型又称静脉窦型，位于房间隔后上方，紧靠上腔静脉入口，此型患者合并部分型右肺静脉异位连接的发生率可达 90%；混合型即同时存在上述两种以上缺损。

（3）按照 ASD 缺损直径进行分型，分为小型、中型、大型。通常将小儿 5 mm 以下缺损称为小型房间隔缺损，5～10 mm 者为中型缺损，10 mm 以上者为大型缺损。成人缺损在 10 mm 以下为小型缺损，10～20 mm 为中型缺损，20～30 mm 为大型缺损，大于 30 mm 以上者为巨大缺损。

2. ASD 介入治疗适应证及禁忌证

（1）适应证

1）年龄＞2 岁，体重＞10 kg 的继发孔型 ASD 患者。

2）有右心室容量超负荷证据者。

3）虽无明确右心室容量超负荷证据，但存在反常栓塞危险因素者。

4）ASD边缘距冠状静脉窦，上、下腔静脉及肺静脉开口＞5 mm；距离房室瓣＞7 mm，房间隔直径大于所选用封堵器左心房侧直径。

5）不合并其他必须外科手术的心脏畸形。

6）年龄＜2岁，但伴有明显右心容量负荷，且解剖条件具备介入治疗要求。

7）部分特殊类型ASD如多孔型ASD、筛孔型ASD或短残边型ASD。

8）伴有肺动脉高压，但Qp/Qs≥1.5，动脉血氧饱和度≥92%，可试行封堵。

（2）禁忌证

1）原发孔型房间隔缺损及静脉窦型房间隔缺损。

2）感染性心内膜炎及出血性疾患。

3）封堵器安置处有血栓存在，导管插入处有静脉血栓形成。

4）严重肺动脉高压导致右向左分流。

5）伴有与房间隔缺损无关的严重心肌疾病或瓣膜疾病。

6）近1个月内患感染性疾病或感染性疾病未能控制者。

7）患有出血性疾病及未治愈的胃、十二指肠溃疡。

8）左心房或左心耳血栓，部分或全部肺静脉异位引流，左心房内隔膜，左心房或左心室发育不良。

3. 特殊情况下房间隔缺损的介入治疗

（1）ASD合并重度PAH，多数患者病情较重，心功能较差，多伴有房性心律失常。肺动脉压力和阻力重度增高，静息状态时QP/QS≤1.5，肺血管阻力超过体循环阻力75%，有双向分流或右向左分流者应禁忌手术。对这类患者判断PAH是因分流量引起的动力型还是由于肺血管病变引起的阻力型尤为重要，明确PAH性质后可采用相应的治疗方法。对于伴明显三尖瓣反流、心房水平双向分流以左向右为主者，如果肺动脉压力与主动脉压力比≤0.8，伴肺血管阻力增加的ASD、

肺小血管造影显示肺动脉发育尚可的患者，同时Qp/Qs≥1.3，可试行封堵术。试封堵后，肺动脉压力下降20%以上，而主动脉压力不降或下降不明显，血氧饱和度升高到94%以上和三尖瓣反流减轻，可以行介入治疗。如果封堵后肺动脉压力下降不明显，可以使用带孔封堵器进行封堵，以减少心房水平左向右的分流量降低肺循环压力，术后需给予肺动脉高压靶向药物治疗，远期疗效有待进一步观察。介入手术过程中严密监测肺动脉和主动脉压力及血氧饱和度的变化。目前，对此类患者建议采用treat-repair原则进行治疗，可先使用降肺动脉高压靶向药物治疗3～6个月后，再评估血流动力学情况判断是否存在缺损修复机会。

（2）多发孔ASD的介入治疗。术前TTE仔细检查以判断ASD的大小、数目和缺损之间距离，必要时行TEE进一步明确解剖情况。对于双孔ASD，缺损间距≤7 mm，可根据具体解剖情况考虑选择一个封堵器闭合；对于间距＞7 mm，无法采用一个封堵器实施介入治疗者，可考虑选择两个封堵器进行封堵；如果缺损数目过多，缺损间距过大，用两个封堵器仍不能封堵者，则建议外科手术治疗。因为植入多个封堵器，会使房间隔负荷过重，成角变形，影响心房功能，并且增加介入风险、影响预后。

（3）ASD合并房间隔膨出瘤（atrial septal aneurysm，ASA）的介入治疗。ASA是指先天性房间隔组织发育薄弱，心脏负荷压力下房间隔局部向低压侧心房膨隆，形成气球样或囊袋样膨出。ASA儿童发病率为0.9%～1.7%，成人发病率为1.9%～2.4%，女性发病率高于男性，易合并继发孔型ASD，可引起房性心律失常、脑栓塞、肺栓塞及冠状动脉栓塞等并发症。对ASD合并ASA者，建议术前行TEE检查除外心房血栓并进一步明确ASA解剖情况，术中要仔细观察所有缺损是否完全关闭，并尽可能完全覆盖膨出瘤。对解剖情况不适合介入治疗者，建议外科手术治疗。

（4）短残边ASD的介入治疗。对于边缘较短的ASD，超声心动图准确测量缺损残端是选择适应证的关键。在所有存在残端不足的ASD中，最为常见的是缺损前缘残端缺乏或不足。对缺损前

缘残端不足而后缘残端足够时，可考虑行介入治疗。缺损前缘残端不足或缺乏时，若后缘、下腔静脉缘及后上缘残端大于 5 mm，可以尝试介入治疗。此外，对于短残边 ASD，要求 ASD 上缘残端至少有 1～4 mm，必须有上腔缘，后缘残端至少有 1～4 mm，还必须有下腔缘且大于 7 mm，通常还要求 ASD 距冠状静脉窦和房室瓣至少大于 5 mm。对短残边 ASD，需精确判断 ASD 大小与短残边情况，特别需要识别软边并判断边缘支撑力，必要时需行 TEE 检查。介入治疗操作过程中要操作轻柔，避免拉破周围软边。释放封堵器前应轻推轻拉测试封堵器牢靠性，并仔细行超声检查确保封堵器稳定牢靠。

（5）老年 ASD。特点是病程长，往往合并不同程度的心功能不全、PAH 及房性心律失常，介入治疗难度相对较大，易出现并发症，应更加充分做好术前准备，围术期需仔细观察病情变化。对合并心房颤动病史患者，术前应行 TEE 检查左心房和左心耳是否合并血栓形成。老年 ASD 患者长期右心系统负荷过重，左心室受压内径变小，左心室舒张内径≤ 35 mm 时，封堵 ASD 后左心负荷骤然增加，易致急性左心功能不全发生，因此术后应严密观察患者心功能和心律变化，一旦出现应立即给予相关药物治疗。对于大 ASD 伴小左心室的患者，符合介入治疗解剖条件者，可以选用带孔房间隔封堵伞治疗，可避免急性左心功能不全发生。对合并心房颤动患者或血小板数量偏低者，封堵术后建议使用华法林或新型抗凝药（如利伐沙班等）进行抗凝，而不使用阿司匹林等抗血小板药物。对于所合并房颤不适合行射频消融术者，也可考虑左心耳合并 ASD 的一站式介入治疗。

4. ASD 介入治疗的并发症

包括残余分流、血栓栓塞、气体栓塞、头痛或偏头痛、穿刺部位血肿和股动静脉瘘、心脏压塞、封堵器移位或脱落、心律失常、主动脉心房瘘等。术中操作应谨慎小心，术后需严密随访观察。

（二）动脉导管未闭介入治疗

PDA 是常见 CHD 之一，发病率占 CHD 的 10%～21%，每 2500～5000 例存活新生儿中即可发生 1 例。早产儿发病率明显增加，出生时体重＜1 kg 者发病率可高达 80%。女性多见，男女比例约为 1 : 3。根据 PDA 直径大小可有不同的临床表现，大多数专家认为，PDA 一经诊断就必须进行治疗，而且大多能够通过介入方法治愈。

1. 解剖分型

PDA 导管长短多为 5～10 mm，管径粗细差异很大，一般为 1～20 mm 不等。PDA 按解剖分型分为漏斗型、窗型、管型、哑铃型、动脉瘤型。管型又称圆柱型，最为常见，占 PDA 的 75% 以上，中、小导管多见，导管细长，主动脉侧和肺动脉侧以及导管中段的内径相仿。一般导管的长径大于管径，整个形态呈管状或圆柱状。漏斗型较常见，PDA 管径一端较粗，另一端较细，状似漏斗，一般是降主动脉侧较粗，肺动脉侧较细，少数为降主动脉侧较细，肺动脉侧较粗。窗型较少见，形态粗短，导管的长径小于管径，状似窗户，应与主肺动脉间隔缺损相鉴别。此型患者行封堵术有一定困难。还有较少见的哑铃型和动脉瘤型。部分导管管径两头粗，中间较细，呈哑铃状，称为哑铃型；部分 PDA 中间部分呈瘤样扩张，而两头较小，称为动脉瘤型。

2. PDA 介入治疗适应证和禁忌证

（1）适应证

1）体重＞4 kg，各种类型 PDA（包括外科术后再通），具有临床症状和左心室容量超负荷证据。

2）不合并必需外科手术的其他心脏畸形。

3）心腔大小正常的左向右分流的小型 PDA 或"沉默型"PDA 伴有少量左向右分流，建议介入治疗。

4）合并感染性心内膜炎，已控制 3 个月，实验室检查白细胞水平正常，血培养阴性者。

5）合并轻至中度二尖瓣关闭不全、主动脉瓣狭窄和关闭不全。

（2）禁忌证

1）感染性心内膜炎，心脏瓣膜和导管内有赘生物。

2）严重肺动脉高压出现右向左分流，肺总阻力＞14 Wood 单位。

3）合并需要外科手术矫治的心内畸形。

4）依赖 PDA 存活的患者。

5）合并其他不宜手术和介入治疗疾病的患者。

3. 特殊情况 PDA 的介入治疗

（1）PDA 合并重度 PAH，Qp/Qs ≥ 1.5，为动力性肺动脉高压期，压力和阻力可正常或升高，肺总阻力多在 10 Wood 单位以下，患者可以介入治疗。Qp/Qs 为 1.0 ～ 1.5，肺动脉压力和阻力均明显升高，肺总阻力基本在 10 Wood 单位以上，已不适于外科和介入治疗，但通过药物治疗后可能仍具有介入治疗的机会。Qp/Qs ＜ 1，肺总阻力显著升高，患者肺血管表现为不可逆病变，为手术禁忌证。当患者心导管检查 Qp/Qs ＞ 1.5、股动脉血氧饱和度 ＞ 90%，可考虑先做试验性封堵。试封堵时，要严密监测肺动脉和主动脉压力及动脉血氧饱和度的变化，如肺动脉收缩压或平均压降低 20% 或 30 mmHg 以上，肺小血管阻力下降，而主动脉压力和动脉血氧饱和度不下降或上升，且无全身反应，主动脉造影证实封堵器位置合适，可进行永久封堵。如肺动脉压力升高或主动脉压力下降，患者出现心悸气短、心前区不适、烦躁、血压下降等明显的全身反应时，应立即收回封堵器并对症处理。对于试验性封堵后肺动脉压无变化、患者无全身反应、血氧饱和度及心排血量无下降者，预后难以估测，此时最好做急性肺血管反应试验。结果为阳性者，可释放封堵器，术后需应用肺动脉高压靶向药物治疗；结果为阴性者，应该选用药物治疗一段时间后，再进行心导管检查，判断能否进行介入治疗。

（2）婴幼儿 PDA 介入治疗。应正确选择封堵器型号。婴幼儿 PDA 弹性较大，置入封堵器后动脉导管最窄直径大多增宽，年龄越小扩大越明显，封堵器通常应大于 PDA 最窄处 4 ～ 6 mm。管状 PDA 选用封堵器要大于其直径的一倍以上，同时要考虑到主动脉端的大小，使主动脉侧的伞盘尽量在主动脉壶腹部内，以免造成主动脉管腔狭窄。术后要测量升主动脉到降主动脉的连续压力曲线，如压差大于 10 mmHg 提示有狭窄，必须收回封堵器，重新置入合适的封堵器材或改用外科手术。封堵 PDA 时要避免封堵器向肺动脉端过度牵拉，以免造成医源性左肺动脉狭窄。此外，对于低体重婴幼儿 PDA 的介入治疗，要注意动静脉血管径路的保护。体重小而静脉鞘管相对粗大时，必要时可采用逐渐增粗的鞘管逐一扩张静脉穿刺口，以免较粗大鞘管突然进入造成静脉痉挛、撕裂、内膜卷曲等并发症。

（3）巨大 PDA。成人 PDA 直径 ≥ 10 mm，或体重 ＜ 8 kg，PDA 直径 ≥ 6 mm，均为巨大型 PDA，封堵器最好大于 PDA 最窄处 8 ～ 10 mm。操作中应该避免反复多次释放和回收，以免引起肺动脉夹层。还需关注 PAH 高压情况，确认可行介入治疗，方可进行封堵。

（4）老年 PDA。随着年龄增长，老年 PDA 血管壁钙化明显，开胸手术风险大，易出现大出血、残余漏和动脉瘤等并发症。由于 PDA 管壁纤维化重，血管弹性差，不宜选择过大封堵器，以免造成术后胸闷不适等症状。一般选择大于 PDA 最窄直径 2 ～ 4 mm 的封堵器。此外，年老患者病史长，心肌损伤较重，术中常出现血压升高、心律失常等，应常规准备硝普钠、硝酸甘油等药物及时对症处理。

（5）PDA 外科术后残余漏。PDA 外科术后由于局部组织粘连、纤维化及瘢痕形成，管壁弹性差，可伸展性小，结扎后漏斗部有变小变浅的倾向。封堵器直径与 PDA 最窄处直径不能相差太大，以免造成主动脉弓或肺动脉的狭窄，封堵器选择一般比最窄处直径大 2 mm 即可；若 PDA 管径无变化，则大 3 ～ 4 mm。对于形态怪异的小型 PDA 多选用 ADO-Ⅱ 或弹簧圈封堵。

4. PDA 介入治疗的常见并发症

包括残余分流、溶血、血小板下降、封堵器移位或脱落、医源性主动脉或左肺动脉狭窄、血管损伤、感染性心内膜炎等，需注意加以预防。

（三）室间隔缺损介入治疗

VSD 也为最常见的 CHD 之一，多单独存在，也可与其他畸形合并发生，占 CHD 的 25% ～ 30%。由于 VSD 有一定的自然闭合率，仅占成人 CHD 的 10%。VSD 的病程发展与缺损大小、左向右分流量、肺血管阻力以及是否伴其他心内畸形有关。

1. 解剖分型

（1）Kirklin 根据缺损位置将 VSD 分为以下类型：

1）Ⅰ型为室上嵴上方缺损。缺损位于右心室流出道，室上嵴的上方和主、肺动脉瓣的正下方为主。

2）Ⅱ型为室上嵴下方缺损。从右心室面观，缺损位于室间隔膜部、室上嵴的下后方，有时可延伸至流入、流出道或室间隔小梁部位，形成膜周部缺损。缺损常被三尖瓣隔瓣或其腱索部分覆盖，三尖瓣隔瓣叶仅接近缺损后缘，而不能完全遮盖缺损。

3）Ⅲ型为隔瓣后缺损。缺损位于膜部缺损下后方室间隔的最深处，三尖瓣的隔瓣附着部位之下，与隔瓣之间无肌肉组织。

4）Ⅳ型是肌部缺损，多为心尖附近肌小梁间的缺损，有时为多发性。由于在收缩期室间隔心肌收缩，使缺损缩小，所以左向右分流较小，对心功能的影响较小。

5）Ⅴ型为室间隔完全缺如，又称单心室，接受二尖瓣和三尖瓣口，或共同房室瓣口流入的血液入共同心室腔内，再由此注入主、肺动脉内。

（2）室间隔缺损的另外一种分类方法主要是根据解剖学上室间隔的组成进行分类。目前认为心脏室间隔由4部分组成：膜部间隔、心室入口部间隔、小梁部间隔和心室出口或漏斗部间隔。所以室间隔缺损的类型包括了膜部 VSD、流入道 VSD、小梁部 VSD 和漏斗部 VSD。如果膜部室间隔向其周围延伸可统称为膜周部 VSD。

（3）VSD 的直径多在 0.1～3.0 cm。按室缺的大小和分流的多少，一般可分为4类：

1）缺损小于 0.5 cm，左向右分流量小，肺动脉压力正常。

2）缺损为 0.5～1.0 cm 有中等量的左向右分流，右心室与肺动脉压力有一定程度增高。

3）缺损大于 1.5 cm，左向右分流量大，肺循环阻力升高，右心室与肺动脉压力明显增高。

4）巨大缺损，伴显著 PAH，肺动脉压力等于或高于体循环压，出现双向或右向左分流，从而引起发绀，形成艾森门格综合征。

2. VSD 介入治疗适应证和禁忌证

（1）适应证

1）年龄 ≥ 3 岁且体重 ≥ 10 kg 的膜周部 VSD。

2）膜周部 VSD 直径 3～14 mm，有临床症状或有左心超负荷表现。

3）膜周部 VSD 上缘距主动脉瓣距离 ≥ 2 mm，后缘距三尖瓣距离 ≥ 2 mm，无主动脉瓣反流及主动脉右冠瓣脱入 VSD。

4）肌部 VSD，年龄 ≥ 3 岁，有临床症状或有左心室容量负荷表现。

5）VSD 外科修补术后残余分流，解剖结构符合介入要求。

6）创伤性 VSD 或心肌梗死后室间隔穿孔，解剖结构符合介入要求。

7）年龄 2～3 岁，有临床症状或有左心超负荷表现的膜周部 VSD 且解剖结构符合介入要求。

8）VSD 上缘距主动脉瓣距离 ≤ 2 mm，无主动脉瓣脱垂，不合并主动脉瓣轻度以上反流，也可尝试介入治疗。

9）肌部 VSD，年龄 2～3 岁，有临床症状或有左心超负荷表现。

10）部分嵴内型 VSD。

11）部分伴有膨出瘤的多孔型 VSD。

12）感染性心内膜炎治愈后 3 个月，心腔内无赘生物，VSD 解剖条件符合介入治疗要求。

13）VSD 解剖条件符合介入治疗要求同时合并可行介入治疗的其他心内畸形，如 VSD 合并 ASD 或 VSD 合并 PDA 等。

（2）禁忌证

1）感染性内膜炎，心内有赘生物，或存在其他感染性疾病。

2）封堵器安置处有血栓存在，导管插入径路中有静脉血栓形成。

3）巨大 VSD、缺损解剖位置不良，封堵器放置后可能影响主动脉瓣或房室瓣功能。

4）重度肺动脉高压伴双向分流，甚至右向左分流。

5）合并出血性疾病和血小板减少。

6）合并明显的肝肾功能异常。

7）心功能不全，不能耐受操作。

3. 特殊情况下 VSD 的介入治疗

（1）嵴内型 VSD 位于室上嵴之内，缺损四周均为肌肉组织，从左心室分流的血液往往直接进入右心室流出道，其上缘距主动脉瓣较近。如超声心动图检查在心底短轴切面上，缺损位于 11 点半至 1 点钟位置，距离肺动脉瓣 2 mm 以上，无右冠窦脱垂入 VSD 者有可能介入治疗成功。嵴内型 VSD 与希氏束相距较远，封堵后一般不易引起房室传导阻滞。

（2）膜部瘤型 VSD 左心室面入口通常较大，右心室面出口多且大小不一。由于膜部瘤形态复杂，其大小、出入口的位置、出入口间的长度、囊壁厚薄均有较大差异。根据造影结果大致可分为漏斗型、漏斗管型、莲蓬型、囊袋型，其中以漏斗型最常见。由于室间隔缺损膜部瘤的大小、位置、形态、破口多种多样，应根据具体情况，灵活选择封堵的部位及封堵器型号，总的原则是在不影响主动脉瓣、三尖瓣功能的基础上，达到完全阻止过隔血流的目的，并能减少并发症的发生。

（3）VSD 合并重度 PAH 时，VSD 一般较大，常伴有心功能不全，能否封堵主要根据缺损是否适合堵闭和肺动脉压力升高的程度及性质，如 VSD 解剖结构适合封堵，且为动力型 PAH，可以考虑介入治疗。

4. 常见并发症

VSD 封堵术常见并发症包括心律失常、封堵器移位或脱落、腱索断裂、三尖瓣关闭不全、主动脉瓣反流、残余分流、溶血、急性心肌梗死及其他少见并发症。其中心律失常包括术中室性早搏、室性心动过速、束支传导阻滞及房室传导阻滞，多在改变导丝、导管和输送鞘位置和方向后消失，通常不需要特殊处理。加速性室性自主心律多见于嵴内型 VSD，或膜周部 VSD 向肌部延伸的患者，与封堵器刺激心室肌有关。三度房室传导阻滞和交界性逸搏心律，与封堵器的大小、VSD 解剖部位和术中操作损伤有关。三度房室传导阻滞多发生于术后早期，近年来也有在晚期发生三度房室传导阻滞的报道，因此，术后应长期随访观察。近年的临床观察显示，术后传导阻滞的发生主要与 VSD 的解剖结构和封堵器的类型大

小选择有关。随着封堵器的改进完善，术者介入技术和经验水平的提升，传导阻滞的发生率明显降低。

（四）肺动脉瓣狭窄介入治疗

PS 是一种常见的先天性心脏畸形，占所有 CHD 的 8% ～ 10%。经皮球囊肺动脉瓣成形术（percutaneous balloon pulmonary valvuloplasty，PBPV）为最早开展的 CHD 介入治疗技术之一，已成为 PS 的首选治疗方法。

1. 肺动脉瓣狭窄的解剖分型

（1）单纯肺动脉瓣狭窄

1）典型 PS：瓣膜口狭窄呈鱼嘴状，瓣叶活动良好呈幕顶状，肺动脉干扩张，病情轻重不一，严重者肺动脉瓣几近闭锁。

2）发育不良型 PS：肺动脉瓣增厚呈不规则状或结节状，瓣环发育不良，肺动脉主干轻度扩张或无扩张。

（2）漏斗部狭窄：常位于入口处，肺动脉瓣正常。

（3）PS 伴漏斗部肌肉肥厚狭窄：呈混合型狭窄，漏斗部肌肉肥厚，继发于瓣膜狭窄，当瓣膜狭窄解除后，漏斗部肥厚肌肉可逐渐消退。部分患者 PS 与原发性漏斗部狭窄并存。

（4）肺动脉瓣上狭窄，偶见于风疹综合征及 Williams 综合征。

2. PBPV 适应证和禁忌证

（1）适应证

1）无症状 PS 患者，多普勒跨肺动脉瓣收缩期峰值瞬时压差 ≥ 50 mmHg 或平均压差 ≥ 40 mmHg 伴轻 - 中度肺动脉瓣反流。

2）有症状 PS 患者，多普勒跨肺动脉瓣收缩期峰值瞬时多普勒压差 ≥ 40 mmHg 或平均压差 ≥ 30 mmHg（伴轻 - 中度肺动脉瓣反流）。

3）婴幼儿复杂 CHD 伴 PS，暂不适合行根治手术治疗，可考虑 PBPV 治疗，缓解发绀。

4）外科手术后残余 PS 可考虑 PBPV 治疗。

5）室间隔完整的肺动脉瓣膜性闭锁，右心室发育正常或轻度发育不良，可考虑先行肺动脉瓣打孔，再行 PBPV 治疗。

6）重症 PS 合并左心室腔小及左心室功能低下，可考虑分次 PBPV 治疗。

7）依赖动脉导管开放的重症新生儿 PS。

（2）禁忌证

1）漏斗部狭窄、PS 伴漏斗部或瓣上狭窄。

2）PS 严重发育不良。

3）婴儿极重型 PS 合并重度右心室发育不良或右心衰竭。

4）极重度肺动脉瓣狭窄或室间隔完整的肺动脉闭锁合并右心室依赖性冠状动脉循环。

5）肺动脉瓣狭窄伴需外科处理的心脏畸形。

3. 特殊类型 PS 的处理

（1）发育不良型 PS：为 PBPV 术后效果不良的主要原因之一，由于其病理改变轻重不一，因此球囊扩张的效果亦不一致。对于发育不良型 PS，轻型病例，仍可考虑 PBPV，对严重肺动脉瓣发育不良，则建议外科手术治疗。

（2）婴幼儿重度 PS：可采用球囊递增扩张方法，先以小直径球囊进行扩张，随后以较大球囊再次扩张。

（3）PS 伴较轻的右心室漏斗部继发性狭窄：也可考虑行 PBPV，肺动脉瓣狭窄解除后，右心室漏斗部肥厚可逐渐消退。若右心室流出道为非继发性肥厚或狭窄严重，则建议外科手术治疗。

通常 PBPV 的最适年龄为 2 ～ 4 岁，新生儿期即出现症状者多为重度 PS，常伴低氧血症及酸中毒，需急症处理。

4. 常见并发症

经皮球囊肺动脉瓣成形术并发症多见于新生儿、小婴儿及重症患者。常见严重并发症包括下腔静脉与髂静脉连接处撕裂、肺动脉瓣环撕裂、心脏压塞、三尖瓣重度反流、肺动脉瓣关闭不全。还有血管并发症，肺动脉瓣瓣叶撕裂可引起程度不一的血流动力学障碍、呼吸暂停、心律失常、右心室流出道痉挛常引起反应性漏斗部狭窄、一过性血压下降、心动过缓、缺氧等并发症。应严格掌握适应证，全面评价 PS 的解剖与生理，选择合适的球囊导管，采取合理有效的扩张策略等。术中及术后需严密监测血流动力学、血氧、血压等指标变化，关注心功能变化。

（五）卵圆孔未闭的介入治疗

卵圆孔是胎儿发育所必需的生命通道，出生后大多数人原发隔和继发隔相互贴近、粘连、融合，逐渐形成永久性房间隔，若 3 岁以上未完全融合，则将遗留的裂隙样通道称为卵圆孔未闭（patent foramen ovale，PFO）。一般认为成年人 PFO 的发生率约为 25%。反常栓塞是指源于静脉系统的血栓通过心脏或肺水平的分流，进入左心系统导致体循环栓塞的临床现象，除引起缺血性卒中外，还可以导致心肌梗死、胃肠道缺血、肾梗死及外周动脉栓塞等。随着 4 项经导管封堵 PFO 和药物治疗相对比的随机对照研究结果的相继发表[12-15]，明确了 PFO 封堵术预防不明原因脑卒中等反常栓塞的治疗效果。近年来研究发现 PFO 也与偏头痛之间存在密切联系。随着心导管介入技术的发展，PFO 封堵术被用于治疗偏头痛，多项临床研究结果表明，PFO 封堵术能够改善偏头痛患者症状[16-18]。

1. 解剖分型

PFO 的长度范围为 3 ～ 18 mm 不等，平均为 8 mm；直径范围为 1 ～ 19 mm 不等，平均 4.9 mm。PFO 在功能上与心脏瓣膜相类似，正常人左心房压力比右心房高 3 ～ 5 mmHg（1 mmHg = 0.133 kPa），PFO 应处于关闭状态。PFO 的原发隔为纤维样组织，具有薄、容易摆动的特性，当慢性或短暂右心房压力升高超过左心房压力时，就会推开原发隔，PFO 开放出现右向左分流（right-to-left shunt，RLS）。通常根据 PFO 的解剖结构和房间隔特征，将其分为解剖简单型 PFO 和复杂型 PFO 两种类型。简单型 PFO 的特征为：长度 ≤ 8 mm、无房间隔膨出瘤（atrial septal aneurysm，ASA）、无过长的下腔静脉瓣或希阿里网、无肥厚的继发间隔（≤ 10 mm）及不合并 ASD 等；不能满足上述条件者为解剖复杂型 PFO。

2. PFO 封堵术适应证

（1）年龄介于 16 ～ 60 岁，血栓栓塞性脑梗死伴 PFO 患者，未发现其他卒中发病机制，PFO 伴 ASA 或中-大量 RLS 或直径 ≥ 2 mm。

（2）传统心血管风险因素（如高血压、糖尿

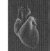

病、高脂血症或吸烟等）少，全面评估（包括长程心电监测除外房颤）后未发现其他卒中机制，PFO伴ASA或中-大量RLS或直径≥2mm，年龄大于60岁者（特殊情况年龄可以适当放宽）。

（3）年轻，单一深部脑部小梗死灶（<1.5mm），PFO伴ASA或中-大量RLS或直径≥2mm，无心血管疾病的危险因素，如高血压、糖尿病或高脂血症等，年龄可以适当放宽。

（4）PFO相关卒中，合并明确的深静脉血栓或急性肺栓塞患者，不具备长期抗凝条件，建议行经导管PFO封堵术。

3. 卵圆孔未闭诊断和特殊情况下卵圆孔未闭的介入治疗

临床上PFO主要通过超声心动图和声学造影来诊断，包括经胸超声心动图和经胸超声心动图声学造影（cTTE）、经食管超声心动图和经食管超声心动图声学造影（cTEE）、对比增强经颅多普勒超声声学造影（cTCD）等来检查和诊断。临床应用中，一般先做cTCD或cTTE检查，如为阴性则可除外PFO，为阳性可进一步行cTEE检查，确定分流来源，明确是否为PFO。拟行经导管封堵PFO的患者，应常规行TTE，必要时行TEE检查，以除外其他心源性卒中，评估PFO的解剖特点。应采用cTCD和（或）cTTE检查作为对RLS的筛选评估，评估静息及Valsalva动作后的右向左分流量。如果不能除外肺动静脉畸形通道来源的右向左分流，应进行cTEE检查以评估微气泡来源。

PFO相关卒中的临床筛查，应适当而全面地进行，以排除其他机制导致的卒中。首先拟行经导管封堵PFO的患者，应常规做动态心电图检查，以评估是否存在房颤。有房颤风险的患者，需长程心电监测除外房颤。其次卒中发作时神经影像学特征有助于判断PFO与卒中的关联。存在高危PFO特征，即PFO合并ASA、PFO较大、PFO有静息RLS或大量RLS、长隧道PFO、PFO合并过长的下腔静脉瓣（>10mm）或希阿里网，易发生脑缺血事件，经导管封堵PFO可显著降低卒中复发率。有明确的下肢深静脉血栓形成（deep vein thrombosis，DVT）病史，或DVT

后肺栓塞（pulmonary embolism，PE），若同时或DVT/PE后发生卒中，则可能与PFO相关。在接受PFO封堵术前，应对PFO解剖结构、分流程度进行评估，以确定PFO在解剖学上是否适合封堵，评估术后管理。

PFO与偏头痛存在一定相关性，尤其是先兆性偏头痛与PFO关联密切，但具体病理、生理机制尚不十分清楚。经皮PFO封堵术是否为治疗PFO合并偏头痛的有效手段仍需大量证据证实，也成为目前研究热点[19]。对于此类患者，在临床诊治中应注意严格遵循专家建议及手术适应证，避免过度检查和过度治疗[20]。

4. 常见并发症

PFO封堵术安全性较高，并发症较少见。PFO封堵术后并发症包括心包积液、心脏压塞、新发房颤、封堵器过敏等。也存在术后感染性心内膜炎的风险，为了避免感染性心内膜炎发生，建议封堵器植入后6个月内不进行牙科或其他侵入性手术。

二、先心病介入治疗现状与进展

先心病介入治疗的适应证拓展与普及开展，是先心病介入治疗技术进步的显著特征。自2004年起，中国医师协会儿科医师分会、心血管内科分会等权威组织撰写多部专家共识及介入治疗指南，规范了先心病介入适应证、操作技术、并发症判断与处理等，极大地拓展了先心病介入治疗技术，特别是国产封堵器的推广，有效降低并发症的风险，为介入治疗的成熟应用奠定了基石[21]。2020年欧洲心脏病学会才首次提出经导管VSD封堵术成为外科手术的一种替代方法，表明我国在VSD介入治疗领域已实现国外治疗理念的超越[6]。介入治疗的疗效使越来越多的先心病患者受益。目前，我国总体脑卒中发病风险39.9%，成为我国疾病致死的第一病因。根据流行病学研究证实，PFO为卒中的一项独立危险因素，与不明原因的脑卒中、偏头痛等密切相关，PFO介入治疗已得到广泛认可与接受。2021年《卵圆孔未闭相关卒中预防中国专家指南》[22]与《常见先天性心脏病经皮介入治疗指南》[23]颁布，为临床医师规范先心病介入治疗提供了指导性意见。

先心病介入治疗技术进步的另一显著特征是对于少见、疑难危重先心病开展介入治疗。随着经验积累及操作技术日趋成熟，先天性冠状动脉瘘、肺动静脉瘘、主动脉窦瘤破裂、主肺动脉间隔缺损等部分少见先心病介入治疗的报道也相对越来越多。自2016年，我国开展首例胎儿心脏的介入治疗，对室间隔完整的肺动脉瓣闭锁成功实施球囊肺动脉瓣成形术，重度肺动脉瓣和主动脉瓣狭窄的胎儿宫内介入治疗亦取得突破性进展[24]。

伴随治疗技术、材料学和影像学技术的进步，目前我国先心病介入和外科治疗数量和技术水平均已走在世界前列[25]。先心病介入技术发展与材料学进步密不可分。早期先心介入器材以Porstmann泡沫塑料塞和Sideris封堵装置为代表，封堵材料主体多为有机化合物成分，受限于材料特性及设计不完善等不利因素，操作技术难度大，并发症发生率较高，现已淘汰。随着镍钛合金封堵器的问世，促进了先心病介入技术普及与成熟，使先心病介入技术取代部分外科手术成为可能，因此镍钛合金封堵器可视为第一代先心病介入器材。镍钛合金具备超弹性和形状记忆性，操作相对简便，并发症较少等优点。但无论是常见先心病还是少见、疑难先心病，目前临床上使用的介入器材，大多数以镍钛合金作为框架，聚酯膜为阻隔体，仅在形态、附属结构以及控释机制等方面进行设计调整以满足不同类型先心病的治疗需求[26]。但镍钛合金为主体的介入器材，需经至少6个月内皮化，存在镍离子持续析出风险，植入后永久留存于体内，远期损伤等缺点[27]。第二代涂层封堵器以Cera陶瓷膜、IrisFITTM PFO纳米结构氮化钛涂层以及派瑞林涂层为代表的经表面改性封堵器可有效减少镍离子析出，加快内皮化进程，获得更好的组织相容性和安全性，降低血栓形成风险[28-29]。新型MemoCarna氧化膜单铆封堵器、Reaces封堵器采用特殊编织工艺，在保证超弹性和支撑力的同时，为ASD患者封堵术后再次穿刺房间隔留有通道。但是，最为理想的先心病介入封堵材料是植入体内后为自体修复提供

桥梁，主体结构随内皮化进程崩解吸收，最后完成自体修复，因此第三代生物完全可降解封堵器已成为研究热点。完全可降解封堵器多为聚左旋乳酸、聚丙交酯、聚对二氧环己酮等合成的高分子材料，根据临床需求调整材料比例，获得良好的组织相容性，足够的机械支撑力，完美的顺应性和形状记忆能力，无任何金属残留。而生物可降解高分子聚合材料可透X线，同时使用可显影物质如碘、铁或镁与可降解材料共混令封堵器显影的新技术。目前常见先心病的完全可降解封堵器植入已完成临床试验研究，有望获批上市，相信未来新型介入器械的问世将使先心病患者获益更大。

先心病介入技术进步，与影像学技术发展和创新密不可分。经导管封堵治疗多在X线透视下定位和释放，要求封堵器在X线下可视，具备较好的示踪性能，便于X线透视或超声引导下定位，因此X线是最基本的影像学技术。同时心血管造影术仍是临床诊断先心病的金标准，可以直接反映出患者心室大动脉、房室连接情况、心腔状况以及瓣膜状况。经胸或经食管超声心动图在先心病介入的围术期已成为常规应用技术，超声检查可从多个切面及角度获取数据，术中及术后监测显示封堵器位置及其与周围结构的关系，还可通过彩色多普勒血流图对血流动力学变化进行动态监测和提示。将心血管造影和超声诊断联合应用，是当前确保先心病介入治疗实施的成熟影像学技术方案。近年来多层螺旋CT（multi-slice spiral CT，MSCT）对于心内及大血管结构异常的复杂先心病诊断较心脏超声具有更高的敏感度，特别是结合三维重建成像可替代部分心血管造影检查。磁共振成像也可以准确显示心脏和心外大血管位置与形态，优势在于减少患儿所受电离辐射，适用于复杂先心病患儿诊断。这些新兴影像学技术可有效提高复杂先心病诊断的正确率。目前3D打印技术在心血管解剖可视化、临床决策、外科或介入手术方案制订等心血管疾病治疗领域，是一种有价值的传统影像学补充工具。由于先心病独特的病理解剖结构，传统成像技术存在诸多局限性，3D打印技术在先心病个体化治疗上表现出革命性

的潜力。由于新生儿筛查及多种临床技术应用普及，先心病各年龄层段患者数量不断上升，3D 打印技术应用研究使干预治疗更加精准化和个体化[30]。3D 打印技术参与外科或介入手术方案制订，不仅可节约治疗成本，减少并发症，还能更好地了解特定先心病的解剖特征。可根据个体化的解剖条件和病理特征通过 3D 打印技术协助部分 ASD 或 VSD 介入时选择封堵器大小和型号，节约时间精力等治疗成本。甚至可取代部分导管或造影检查，减少患者放射线照射时间，降低手术风险。目前心脏 3D 打印技术已在复杂心脏外科术前评估、经皮主动脉瓣植入术、先心病的诊断治疗等方面得以应用，并通过该技术对心脏植入器械进行定制化的设计与制造，以求实现精准医疗[31]。未来还应积极开展可吸收支架、心室辅助装置和人工生物瓣膜

的研发，发展三维生物打印技术，积极解决复杂先心病外科手术用支架、生物材料和心脏辅助泵价格昂贵的问题，逐步摆脱对国外同类产品的完全依赖。

先心病介入治疗领域的技术已取得长足发展，随着大规模临床数据及研究积累，介入技术在先心病领域的治疗地位已被国内外指南与专家共识确认。我国先心病介入技术在几代人不懈努力下已达到国际领先水平，在 VSD 介入治疗领域理念已明显领先于国外。新材料，新器械层出不穷，影像学技术创新，从简单常见先心病，扩展到部分少见疑难复杂先心病，促进先心病介入治疗领域质的飞跃。我国自主研制的各种新型封堵器也广泛应用于临床，中国"智造"将带领我国在先心病治疗领域处于前沿地位。

第五节　常见问题及解答

1. 哪种类型先心病发病率最高？

CHD 中 VSD 发病率最高，占成活新生儿的 0.3% ～ 3.5%，占总体 CHD 的 20% ～ 30%，占成人 CHD 的 10%。其次为 ASD、PDA 和 PS。存活的发绀型 CHD 中以法洛四联症最常见。成人 CHD 中最常见的类型是 ASD，占比 20% ～ 30%。

2. 先心病对患儿生长发育有哪些影响？

CHD 尤其是发绀型 CHD 可引起人体严重缺氧，可导致生长发育迟缓。VSD 伴 PAH 较肺动脉压力正常 VSD 患儿生长迟缓更为明显。非发绀型 CHD 合并心力衰竭患儿通常生长缓慢。约 1/3 CHD 患儿合并心脏外畸形，10% 为遗传综合征合并畸形，如先天性愚型等。另外，CHD 患儿可反复合并肺部感染，感染又进一步加剧组织缺氧和能量消耗。应及时有效进行手术纠正 CHD，恢复心血管系统正常生理功能。高蛋白以及富含维生素食物有助于补充营养，提高免疫力，有助于生长发育。

3. 先心病相关肺动脉高压的症状与体征？

（1）症状：PAH-CHD 患者的症状无特异性，

早期可无显著症状。主要症状为呼吸困难、活动耐力下降等。晚期可出现发绀、咯血、右心衰竭相关症状和猝死。

（2）体征：PAH 早期原有 CHD 体征并不消失，但肺动脉瓣区第二心音（P2）增强。随着 PAH 进展，P2 逐渐增强乃至亢进，原有 CHD 杂音逐渐消失，代之以三尖瓣和肺动脉瓣关闭不全杂音。艾森门格综合征典型体征为中心性发绀，PDA 可出现典型的差异性发绀。

4. 先心病相关肺动脉高压的临床分类有哪些？

（1）艾森门格综合征：体-肺分流型 CHD 因肺血管阻力升高导致肺-体分流或双向分流，从而出现发绀、红细胞增多和多器官受累等症状。

（2）PAH 合并体-肺分流：肺血管阻力增高，但仍存在体-肺分流，静息状态下无发绀。

（3）PAH 合并小缺损：小型缺损，但 PAH 严重，临床表现与特发性 PAH 相似。

（4）CHD 术后 PAH：先天性心血管畸形已手术矫正，无显著残余分流，但术后即刻、数月或数年再次出现 PAH。

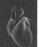

5. 先心病相关肺动脉高压的治疗原则有哪些?

根据 PAH 程度决定 PAH-CHD 治疗方案：对于动力型 PAH 患者，介入或外科手术关闭缺损是解决 PAH 的根本方法；对于艾森门格综合征、PAH 合并小缺损和术后 PAH 可采用靶向药物治疗和心肺联合移植或肺移植联合心脏缺损修补术；对于直接关闭缺损危险性大的"边缘型" PAH 患者，可先给予靶向药物治疗或行封堵试验，观察血流动力学变化，然后确定治疗方案。

6. 先心病相关肺动脉高压的基础药物治疗主要有哪些?

（1）洋地黄类：常用制剂有地高辛和毛花苷 C（西地兰），可增强心肌收缩力，改善右心功能，减慢心率。由于患者右心功能差，肝代谢能力降低，需注意避免洋地黄中毒。

（2）利尿剂：减轻右心负荷，推荐小剂量使用。对于发绀患者，若血红蛋白显著升高，不建议长期使用利尿剂。

（3）抗凝药物：主要针对原位血栓，并防止肺动脉血栓形成。常用药物为华法林，国际标准化比值（INR）维持在 1.5～2.5。新型抗凝药在 PAH-CHD 的应用方面，证据尚不充分，可结合患者具体情况酌情应用。咯血患者忌用。

（4）多巴胺和多巴酚丁胺：是治疗重度右心功能衰竭的首选药物，血压偏低首选多巴胺，血压较高可选用多巴酚丁胺。可根据患者具体情况可选择其中一种或联合使用。

7. 先心病相关肺动脉高压与其他类型 PAH 有何不同?

（1）发病机制和血流动力学变化独特，系体-肺分流导致肺血管内皮受损所致，发病的早晚、进展的快慢以及预后的好坏与缺损的位置、大小以及病变的复杂程度等多种因素相关。

（2）不同 PAH 阶段，治疗方法不同，早期为动力型 PAH，关闭缺损是治疗关键，而一旦成为阻力型 PAH，则不适合再纠正缺损。

（3）由于血流动力学与其他类型 PAH 显著不同，对 PAH 靶向药物的反应也不同。

8. 什么是心导管检查?

心导管检查是将导管送至心脏及大血管需要检查部位，由此了解心脏或大血管的血流动力学及血氧含量变化，有利于心血管疾病的诊断、病情观察和疗效评价的一种有创性检查方法。心导管检查分为左、右心导管检查两个部分。

9. 左心导管检查适应证有哪些?

（1）CHD 或心脏瓣膜疾病介入或外科手术治疗的术前评估。

（2）主动脉及其分支、周围动脉病变的术前诊断。

（3）冠状动脉疾病外科 / 介入性治疗的术前评估和术后疗效评价。

（4）主肺侧支血管的评估。

（5）危重症患者或术后患者的血流动力学监测。

10. 右心导管检查的适应证有哪些?

（1）测量心腔与血管内压力，了解上下腔静脉、右心房、右心室、肺动脉及肺小动脉的压力变化，若将导管嵌入肺小动脉末梢部位，可进一步测定肺动脉楔压。根据患者病情需要，可选择性测量某些部位压力，如门脉高压患者可直接测量肝静脉压力。

（2）测定心腔与血管各部位血氧含量，判断心腔内和大血管间有无分流，结合各部位的压力，计算其分流量、心排血量、血管阻力等指标，综合分析血流动力学参数。

（3）根据心导管的异常走行路径，行选择性心血管造影以证实潜在畸形，有助于复杂 CHD 的诊断。

（4）明确 PAH 原因及性质，是 CHD 合并 PAH 的术前检查和评估手段。

（5）肺动脉栓塞性疾病，在测定肺血管各部位压力的同时行肺动脉造影以明确诊断。

（6）借助右心导管检查的基本技术，可以进行心腔内心电图、心腔内心音图、射频消融、心脏起搏、心内膜心肌活检、选择性指示剂稀释曲线测定及瓣膜球囊扩张成形术、简单 CHD 介入封堵等操作，以及危重症患者的血流动力学监测、肺动脉瓣膜支架植入术后疗效评估等。

11. 心导管检查的禁忌证有哪些?

（1）急性感染性疾病，包括感染性心内膜炎、急性心肌炎等。

（2）活动性风湿病。

（3）严重心律失常，尤其是室性心律失常。

（4）严重肝肾功能不全，不宜行心血管造影者。

（5）严重心力衰竭未纠正者。

（6）电解质紊乱未纠正者。

（7）凝血功能障碍未有效控制者。

（8）碘过敏或有严重过敏体质者。

（9）严重动脉粥样硬化伴穿刺插管部位或远端血流减少者需权衡利弊。

（10）其他病情危重或不能配合者。

12. 先心病合并心房颤动的治疗策略是什么？

（1）对于 CHD 合并房颤患者的治疗策略主要根据 CHD 具体疾病和解剖情况与房颤相关治疗方法并结合患者意愿，做出个性化的治疗策略。

（2）根据 CHD 具体疾病和解剖情况可考虑选择介入治疗或外科手术治疗。房颤相应治疗包括药物治疗（抗凝治疗和控制心室率治疗）、电复律、外科迷宫（MAZE）手术、房颤经导管射频消融治疗、左心耳封堵术及射频消融治疗联合左心耳封堵术。

（3）对于不适合介入治疗，具备外科手术指征者，可采用外科 CHD 手术加迷宫（MAZE）手术。

（4）对于 CHD 适合介入治疗者，结合房颤发生时间、类型、有无左心耳血栓及患者意愿，对房颤药物治疗、电复律、经导管射频消融、左心耳封堵术中最适合患者个性化治疗的方式进行选择，并联合 CHD 介入治疗进行同期或分期治疗。

第六节 典型病例

病例简介：患者女性，66 岁，活动后气短 40 年余，加重伴心慌半年。患者 40 余年前无明显诱因开始出现活动后气短症状，就诊于当地医院，诊断"先天性心脏病"，具体不详，当时因症状轻，未系统诊治。半年前患者感冒后上述症状加重，伴心慌、少尿、双下肢水肿，夜间不能平卧入睡，偶有咳嗽，无明显咳痰，就诊于当地医院，行超声心动图示先心病、房间隔缺损。心电图示心律失常，心房扑动。2021-12-06 于我院行导管消融术恢复窦性心律，上述症状好转后出院，院外遵医嘱规律服用艾多沙班、雷贝拉唑，为行先心病介入治疗入院，平素患者活动耐力稍差，无活动后口唇发绀现象。无晕厥、抽搐、长期反复发热、咯血等病史。查体：无发绀、杵状指。心脏相对浊音界向左大，心率 54 次 / 分，律齐，胸骨左缘第 2、3 肋间可闻及 3/6 级收缩期杂音，肺动脉瓣区第二心音固定分裂、略强。其他体征无特殊。

辅助检查：超声心动图提示先天性心脏病，继发孔房间隔缺损（中央型 2.8 ～ 3.1 cm），肺动脉高压、估测肺动脉收缩压 75 mmHg，二尖瓣关闭不全（中度），三尖瓣关闭不全（中 - 重度），肺动脉瓣关闭不全（中度），心律不齐，心包少量积液，右心房 59 mm×64 mm，右心室 35 mm，LVEF 67%（图 23-2）。心电图示窦性心律。完善 24 h 动态心电图提示窦性心律，频发房性早搏伴短阵房性心动过速，频发室性早搏（部分呈二、三联律），阵发性心房扑动（房室传导比例 2：1），一度房室传导阻滞。化验 NT-proBNP 3427 pg/ml，余化验未见明显异常。CT 提示心脏增大、肺动脉高压、右肺上叶微小结节、双肺小叶中心肺气肿、双肺陈旧性病灶、冠状动脉硬化、右肾囊肿。

诊断：①先天性心脏病、房间隔缺损、先心病相关肺动脉高压；②心律失常、射频消融术后、频发房性早搏伴短阵房性心动过速、频发室性早搏、阵发性心房扑动；③心包积液；④充血性心力衰竭、心功能Ⅲ级。

病情分析：对于伴有房性心律失常的先心病患者首先进行卒中及出血风险评分，CHA_2DS_2-

VASc 3 分，HAS-BLED 2 分。尽管该患者已行射频消融治疗，但术后仍存有频发房性早搏伴短阵房性心动过速和阵发性心房扑动。患者还存在肺动脉高压和心功能不全，综合上述，先对该患者积极进行肺动脉高压和抗心衰相关药物治疗，待心功能改善，再考虑同期房间交通与左心耳介入封堵手术以关闭 ASD 并预防左心耳血栓形成致脑卒中发生。

同期一站式治疗：术前完善心脏及大血管 CTA 检查，左心耳 CTA 重建可见左心耳呈鸡翅型，开口大小为 26 mm，锚定区 23 mm（图 23-3）。

术前 TEE 检查，左心耳未见血栓形成，0°测量锚定区 18 mm，封堵区 22 mm；45°测量锚定区 20 mm，封堵区 22 mm；90°测量锚定区 24 mm，封堵区 26 mm；135°测量锚定区 25 mm，封堵区 25 mm（图 23-4）。TEE 下三维重建后可以直观地看到左心耳开口形态，周围解剖结构的位置关系。

介入过程：首先经房间交通将猪尾导管送入左心耳，分别在右前斜（RAO）30°＋头位（CRA）20°和 RAO30°＋足位（CAU）20°投照体位下进行左心耳造影检查观察左心耳形态，并通过 X 线测量左心耳开口，着陆区直径。RAO30°＋CAU20°测得开口直径为 28 mm，锚定区直径为 23 mm，选用 26/32 LAmbre 封堵器进行左心耳封堵。

输送鞘定位后首先打开左心耳封堵器固定盘，可通过输送鞘推注造影剂明确封堵器固定盘的位置和形态继而将封堵盘释放，再通过输送鞘推注造影剂明确，观察左心耳封堵效果以及封堵盘边缘与左肺上静脉开口和二尖瓣的关系。术中应用 TEE 严密监测，TEE 评估未发现左心耳残余分流，未影响二尖瓣和左上肺静脉开口。在 TEE 监测下行左心耳封堵器牵拉试验，固定盘无移位，释放封堵器。DSA 下释放封堵器位置形态良好，TEE 未见心脏压塞等并发症。三维超声可以更直观地观测封堵器位置和附近解剖结构的关系，左心耳封堵器位置形态良好，未影响左上肺静脉开口，无

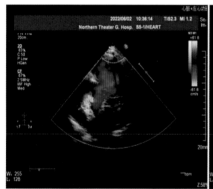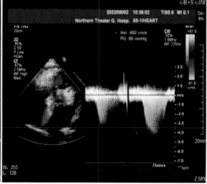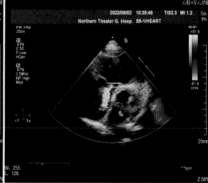

图 23-2　超声心动图影像

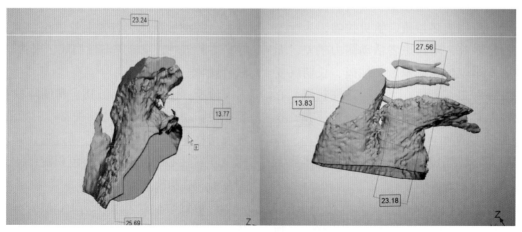

图 23-3　左心耳 CTA 重建

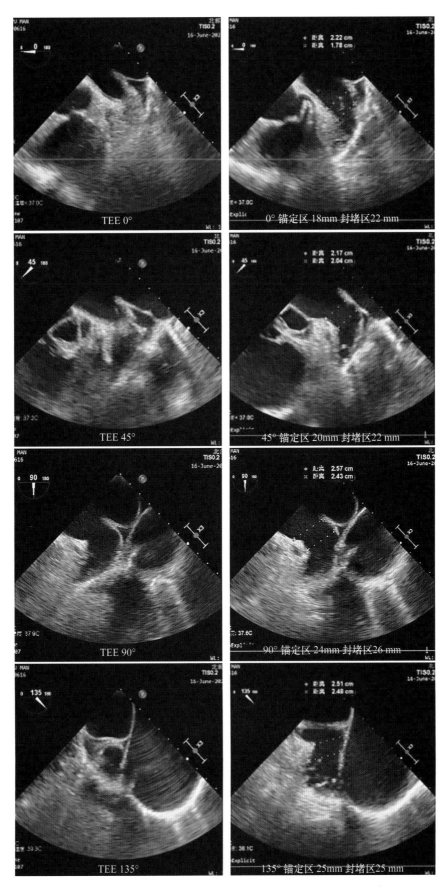

图 23-4 术前分别经 TEE 测量 0°、45°、90°、135°左心耳形态

磨蚀现象。对于该患者巨大 ASD，术前应进行多切面超声检查，TEE 测量 ASD 最大直径为 3.5 cm，选用国产 42 号封堵器进行封堵，采用左上肺静脉释放法成功封堵，未影响左心耳封堵器，正侧位造影可以看到双封堵器位置形态良好，无并发症，同期封堵获得成功。

讨论：房性心律失常是 ASD 最常见的并发疾病，在 ≥60 岁 ASD 患者中房颤检出率更高达 52%，卒中发生率亦显著增加。随着介入及外科技术的发展，ASD 合并房颤的一站式治疗策略有了新选择。ASD 伴房扑或房颤患者多数心房已扩大，导管消融术效果相对较差，且同样存在消融术后复发问题，房扑或房颤复发后再行导管消融术困难，仍需长期抗凝。我们中心对 40 多例一站式介入封堵治疗患者的中长期随访研究显示术后主要并发症和次要并发症的发生率均较低，安全性和可行性良好，左心耳封堵并同期一站式先心病介入封堵治疗，是先心病特别是 ASD 合并房扑或房颤的有效治疗策略。

房间交通合并房颤等房性心律失常患者行一站式手术，术前应仔细评估左心耳和 ASD 解剖情况，术前 TEE 检查是必需的，可以明确有无左心耳血栓、左心耳和 ASD 大小与解剖情况，明确是否可行介入治疗及进行封堵器的选择。必要时术前可考虑行左心耳 CT 检查进一步明确左心耳形态和直径的测量，结合术中左心耳造影，可以更好地进行左心耳封堵器的选择。

术中操作时，由于 ASD 的存在，虽然减少房间隔穿刺这一步骤，但也恰恰因为 ASD 的存在，使得左心耳封堵器输送鞘固定性和同轴性较差，输送鞘置入前需先进行塑形，以尽可能保证较好的同轴性。也可以使用 LAnavi 可调弯鞘，对于保持同轴性具有较好的作用。对于 ASD 缺损较大患者，操作过程中，进行 ASD 封堵时，需注意避免 ASD 封堵器刮碰已释放的左心耳封堵器，可通过超声和 DSA 双重指导下进行 ASD 封堵。术后需密切关注心功能、器械相关血栓、心脏压塞等并发症的发生。关于一站式封堵治疗的有效性和安全性，仍需进一步验证。

参考文献

[1] Diseases, G.B.D. and C. Injuries, Global burden of 369 diseases and injuries in 204 countries and territories, 1990-2019: a systematic analysis for the Global Burden of Disease Study 2019. Lancet, 2020, 396（10258）: 1204-1222.

[2] Su, Z., Z. Zou, S.I. Hay, et al. Global, regional, and national time trends in mortality for congenital heart disease, 1990-2019: An age-period-cohort analysis for the Global Burden of Disease 2019 study. EClinicalMedicine, 2022, 43: 101249.

[3] Zhao, L., L. Chen, T. Yang, et al. Birth prevalence of congenital heart disease in China, 1980-2019: a systematic review and meta-analysis of 617 studies. Eur J Epidemiol, 2020, 35（7）: 631-642.

[4] Ma, L.Y., W.W. Chen, R.L. Gao, et al. China cardiovascular diseases report 2018: an updated summary. J Geriatr Cardiol, 2020, 17（1）: 1-8.

[5] 潘飞霞，徐玮泽，李嘉斌，等. 中国先天性心脏病疾病负担三十年变化分析. 浙江大学学报（医学版），2022，51（3）: 267-277.

[6] Baumgartner, H., J. De Backer, S.V. Babu-Narayan, et al. 2020 ESC Guidelines for the management of adult congenital heart disease. Eur Heart J, 2021, 42（6）: 563-645.

[7] Baggen, V.J., A.E. van den Bosch, J.A. Eindhoven, et al. Prognostic value of N-Terminal Pro-B-Type natriuretic peptide, troponin-T, and growth-differentiation factor 15 in adult congenital heart disease. Circulation, 2017, 135（3）: 264-279.

[8] Van De Bruaene, A., E.J. Hickey, A.H. Kovacs, et al. Phenotype, management and predictors of outcome in a large cohort of adult congenital heart disease patients with heart failure. Int J Cardiol, 2018, 252: 80-87.

[9] Li, W., C. West, J. McGhie, et al. Consensus recommendations for echocardiography in adults with congenital heart defects from the International Society of Adult Congenital Heart Disease（ISACHD）. Int J Cardiol, 2018, 272: 77-83.

[10] Gersony, W.M., C.J. Hayes. Bacterial endocarditis in patients with pulmonary stenosis, aortic stenosis, or ventricular septal defect. Circulation, 1977, 56（1 Suppl）: 84-87.

[11] Budts, W., M. Borjesson, M. Chessa, et al. Physical activity in adolescents and adults with congenital heart defects: individualized exercise prescription. Eur Heart J, 2013, 34（47）: 3669-3674.

［12］Mas，J.L.，G. Derumeaux，B. Guillon，et al. Patent foramen ovale closure or anticoagulation vs. antiplatelets after stroke. N Engl J Med, 2017, 377（11）：1011-1021.

［13］Sondergaard，L.，S.E. Kasner，J.F. Rhodes，et al. Patent foramen ovale closure or antiplatelet therapy for cryptogenic stroke. N Engl J Med, 2017, 377（11）：1033-1042.

［14］Saver，J.L.，J.D. Carroll，D.E. Thaler，et al. Long-term outcomes of patent foramen ovale closure or medical therapy after stroke. N Engl J Med, 2017, 377（11）：1022-1032.

［15］Lee，P.H.，J.K. Song，J.S. Kim，et al. Cryptogenic stroke and high-risk patent foramen ovale：The DEFENSE-PFO Trial. J Am Coll Cardiol, 2018, 71（20）：2335-2342.

［16］Mattle，H.P.，S. Evers，D. Hildick-Smith，et al. Percutaneous closure of patent foramen ovale in migraine with aura，a randomized controlled trial. Eur Heart J, 2016, 37（26）：2029-2036.

［17］Tobis，J.M.，A. Charles，S.D. Silberstein，et al. Percutaneous closure of patent foramen ovale in patients with migraine：The PREMIUM Trial. J Am Coll Cardiol, 2017, 70（22）：2766-2774.

［18］Mojadidi，M.K.，P. Kumar，A.N. Mahmoud，et al. Pooled analysis of PFO occluder device trials in patients with PFO and migraine. J Am Coll Cardiol, 2021, 77（6）：667-676.

［19］Zhang，Q.Q.，J.J. Lu，M.Y. Yan，et al. The Efficacy of percutaneous patent foramen ovale closure on migraine：a Meta-Analysis of Randomized Controlled Trials and Observational Studies. Biomed Res Int, 2021, 2021：6643266.

［20］Pristipino，C.，P. Germonpre，D. Toni，et al. European position paper on the management of patients with patent foramen ovale. Part II—Decompression sickness, migraine, arterial deoxygenation syndromes and select high-risk clinical conditions. EuroIntervention, 2021, 17（5）：e367-e375.

［21］Yang，J.，L. Yang，S. Yu，et al. Transcatheter versus surgical closure of perimembranous ventricular septal defects in children：a randomized controlled trial. J Am Coll Cardiol, 2014, 63（12）：1159-1168.

［22］张玉顺，蒋世良，朱鲜阳. 卵圆孔未闭相关卒中预防中国专家指南. 心脏杂志, 2021, 32：1-10.

［23］国家卫生健康委员会国家结构性心脏病介入质量控制中心，国家心血管病中心结构性心脏病介入质量控制中心，中华医学会心血管病学分会先心病经皮介入治疗指南工作组，等. 常见先天性心脏病经皮介入治疗指南（2021版）. 中华医学杂志, 2021, 101（38）：3054-3076.

［24］泮思林. 我国胎儿先天性心脏病介入治疗的探索和展望. 介入放射学杂志, 2021, 28：917-922.

［25］秦永文，白元. 中国先天性心脏病介入治疗器材的研发历程. 协和医学杂志, 2021, 3：309-312.

［26］Qin，Y.，J. Chen，X. Zhao，et al. Transcatheter closure of perimembranous ventricular septal defect using a modified double-disk occluder. Am J Cardiol, 2008, 101（12）：1781-1786.

［27］Bai，Y.，X.D. Xu，C.Y. Li，et al. Complete atrioventricular block after percutaneous device closure of perimembranous ventricular septal defect：A single-center experience on 1046 cases. Heart Rhythm, 2015, 12（10）：2132-2140.

［28］Apostolopoulou，S.C.，A. Tsoutsinos，C. Laskari，et al. Large single centre experience with the Cera and CeraFlex occluders for closure of interatrial communications：usefulness of the flexible rotation feature. Cardiovasc Interv Ther, 2018, 33（1）：70-76.

［29］Sievert，K.，J. Yu，S. Bertog，et al. Post-market clinical follow-up with the patent foramen ovale closure device irisFIT（Lifetech）in patients with stroke，transient ischemic attack，or other thromboembolic events. Cardiovasc Revasc Med, 2021, 30：72-75.

［30］Jaworski，R.，I. Haponiuk，M. Chojnicki，et al. Three-dimensional printing technology supports surgery planning in patients with complex congenital heart defects. Kardiol Pol, 2017, 75（2）：185.

［31］Vukicevic，M.，B. Mosadegh，J.K. Min，et al. Cardiac 3D printing and its future directions. JACC Cardiovasc Imaging, 2017, 10（2）：171-184.

第二十三章　常见先天性心脏病的诊断和治疗

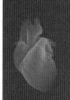

第二十四章
心脏瓣膜疾病的诊断和治疗进展

（徐　凯　梁振洋　方　毅　刘美丽）

第一节　概述

心脏瓣膜疾病（valvular heart disease，VHD）是由于先天性发育异常或其他各种病变，如风湿热、黏液变形、退行性变、缺血、结缔组织、创伤等病变，引起心脏瓣膜及其附属结构发生解剖结构或功能上的异常，造成单个或多个瓣膜急性或慢性狭窄和（或）关闭不全，可能导致心脏血流动力学显著变化，并出现一系列症状的临床综合征。其不仅是心血管疾病发病的主要诱因和死亡原因，同时也是引发症状和功能障碍的重要因素[1]。到目前为止，在全球原发VHD最为常见的原因是风湿性心脏病。在发展中国家，仍有许多人死于风湿性心脏病。在全球范围内，与风湿性心脏病相关的死亡在2012年前一直在下降，但此后趋于稳定，但从2017年开始上升[2]。相较于富裕地区而言，贫穷地区人群患上风湿性心脏病的概率要高出1倍以上[3]。相反的是，发达国家中退行性心血管疾病（尤其是主动脉瓣和二尖瓣）和感染性心内膜炎明显占多数。在过去的30年里，钙化性主动脉瓣疾病（calcific aortic valve disease，CAVD）的发病率增加了7倍，发达国家的年发病率是发展中国家的4倍。同样，在过去20年中，原发性二尖瓣反流的绝对发病率显著增加（1990—2017年增加了70%）。预计在几十年内VHD的发病率和死亡率会上升。VHD流行病学所包括的多种因素中，值得关注的首先是人口老龄化。全世界的预期寿命都在延长[4]，一些历来被认为与年龄相关的VHD（如CAVD和退行性二尖瓣反流），随着时间的推移而出现症状，因

此才被发现。此外，VHD治疗方面的重大进展提高了患者的长期生存率，从而增加了全球发病率。同时，现在瓣膜修复术和置换术的安全性和耐用性不断提高，也使VHD患者生存时间延长。而且，经导管介入治疗VHD的技术近10年来发展迅速，成功治疗了高龄和高手术风险患者的VHD，手术数量呈指数级增长。

VHD的分类是根据四个瓣膜的狭窄或反流进行区分的，其大部分发生于左心瓣膜（二尖瓣和主动脉瓣），另外三尖瓣反流（tricuspid regurgitation，TR）也很常见。故本节主要就主动脉瓣疾病、二尖瓣疾病、TR及多瓣膜病（multiple VHD，MHD）分别加以概述。

一、主动脉瓣狭窄（aortic stenosis，AS）

发达国家最常见的VHD是AS，其病因是退行性钙化（81.9%），风湿性（11.2%），先天性（5.6%），以及其余1.3%的心内膜炎后遗症。在中国人群中，70岁以上的钙化性退行性AS在患者中的患病率为21.9%[5]。风湿性AS在亚洲很常见，据报道，中国的发病率为每千人1.86例，印度为4.54例，孟加拉国为1.3例[6]。Osnabrugge等人的研究表明，所有类型的AS在老年人中的发病率为12.4%，严重狭窄的发病率为3.4%。与三叶瓣相比，二叶式主动脉瓣（bicuspid aortic valve，BAV）的退化速度更快，临床表现更早[7]。肥胖和高胆固醇血症以及炎症似乎与主动脉瓣的退化

有关[8]。糖尿病患者似乎更容易发生AS，并且AS病情进展迅速，但支持这一假设的数据仍不一致[9]。近十年来，研究表明与普通人群相比，透析患者中AS的患病率更高（7.8% vs. 3.5%），进展更快。关于腹膜透析与血液透析，主动脉瓣钙化在腹透的患者中进展较慢[10]。无论采用何种药物治疗都不能逆转疾病的进展，所以，唯一的选择就是通过手术方式实施外科主动脉瓣置换术（surgical aortic valve replacement，SAVR）或者采取经导管主动脉瓣置换术（transcatheter aortic valve replacement，TAVR）。根据《2021年欧洲VHD管理指南》规定，对于存在明显病症的严重AS患者［无论其左心室射血分数（left ventricular ejection fraction，LVEF）高低］及无任何症状但病情严重AS患者（无论LVEF高低）均考虑实施瓣膜替换手术。在无症状的人群中有收缩功能障碍（无其他原因导致收缩功能受损）或运动试验阳性，出现症状或血压持续下降（至少20 mmHg）的患者。心脏团队需要依据其对临床、解剖及手术方面的评价来决定是否采用SAVR或者TAVR治疗方式，如果患者的危险程度高和（或）不适宜接受手术，则建议优先考虑使用TAVR。而针对那些没有症状但患有严重AS（即主动脉瓣面积低于或等于0.75 cm^2，主动脉喷射速度至少达到4.5 m/s，或平均梯度超过了50 mmHg）并且保持着良好的左心室收缩功能的人来说，早期的SAVR可能被认为是最优方案。AVATAR试验表明，早期SAVR有助于预防无症状重度AS患者的不良事件。

二、主动脉瓣反流（aortic regurgitation，AR）

在非风湿性VHD中排名第三。主动脉瓣病变可以由主动脉瓣瓣膜、升主动脉根部及升主动脉病变导致。主动脉瓣病变发展可以是急性的，也可以是缓慢进行的。急性AR的其他病因包括梅毒继发性大动脉炎或巨细胞动脉炎、急性主动脉夹层、球囊主动脉瓣成形术并发症、外伤性破裂及黏液瘤瓣膜变性。在发达国家，AR最常见的病因是先天性BAV和小叶钙化变性[11]。BAV的男性患者发展为AS的可能性比女性大的多，女性患者大部分发展为AR，BAV患者中约有30%被诊断为中-重度AR。高血压，尤其是舒张期高血压被认为是主动脉根部扩张和瓣膜反流的危险因素。Yang等提出，男性、诊断时年龄较小、存在BAV、有效反流口较大和反流量较大，以及主动脉瓣环和窦管交界处扩张与反流的进展相关[12]。在马方综合征中，FBN1基因的突变会导致主动脉根部进行性扩张，进而发展为AR，引起主动脉夹层风险上升。Sachdev等人用经胸超声心动图对253例Turner综合征患者进行了评估，发现他们与AR有明显的相关性，尤其是BAV的发病率较高。在这项研究中，大多数患者有轻微的AR（55%），30%有轻度反流，15%存在中至重度反流。

三、二尖瓣狭窄（mitral stenosis，MS）

尽管MS患病率在全球范围内有所下降，但大多数患者生活在发展中国家，风湿性心脏病是其最常见病因（79%）。中国风湿性心脏病患病率仍然很高，风湿性心脏病仍然是二尖瓣病变的主要原因。在患者年轻时（青少年至30岁）会出现瓣膜融合，但瓣叶柔韧而不钙化，通常伴有瓣膜反流。发达国家中，该病通常在年龄较大（50～70岁）的患者中被发现，这些患者除了瓣叶融合和瓣下受累外，还伴有钙化纤维化瓣叶。指南建议，即使是在无症状的患者，每隔一段时间需要重复进行超声心动图检查。严重多发性硬化的无症状患者可进行经皮二尖瓣关闭不全切除术，如果有禁忌证，外科手术或二尖瓣置换术也可以选择。其他一些不太常见病因包括：先天性多发性硬化症，辐射诱发的卒中（通常发生在胸部放射治疗后二三十年），以及退行性多发性硬化症（在发达国家的老年患者中发现的频率越来越高）。二尖瓣环钙化（mitral annulus calcification，MAC）是退行性多发性硬化的特征，二尖瓣瓣叶基部出现致密钙化。梅奥诊所的研究人员报告，MAC在普通人群中的患病率约为23%。MAC的发生会增加瓣膜功能障碍的概率，从而对MS治疗产生影响。事实上，MS 患者通常年龄较大，有多种并发症，而且由于二尖瓣环高度钙化，解剖结构复杂，不适合修复。因此，与 MAC 相关的二尖瓣功能障碍的手术通常被推迟到症状严重时进行，或选择保守治疗。在钙化瓣膜的患者中，全身炎症的生物标志物升高，与死亡率相关；因此，它们可能在观察到的 MAC 患者死亡率增加现象中发挥作用。研究观察到 MAC 和二尖瓣功能障碍的并存显著增加了死亡率[13]。

四、二尖瓣反流（mitral regurgitation，MR）

　　MR 在欧洲是最常见的 VHD 之一[14]。MR 被分为两类，一类是原发性（primary mitral regurgitation，PMR）或器质性，另一类则是继发性或功能性（functional mitral regurgitation，FMR），这对治疗方法的选择很重要。脱垂（22%）、风湿热（16%）、缺血性疾病（30%）和扩张型心肌病（26%）是 MR 的常见原因。虽然没有大规模的流行病学研究，但在风湿热流行的国家，MR 在年轻成年人中很普遍。二尖瓣脱垂在亚洲人群中的发病率为 2%～4%，在西方人群中与亚洲人群相似[15]。超声心动图是 MR 就诊时的首选检查，另外一种有效的替代方法是心脏磁共振成像（cardiac magnetic resonance，CMR），特别是在 PMR 中，因为它能更准确地评估瓣膜容积。对于症状和静息时 MR 分级不一致的患者，运动超声心动图可用于评估 MR 体积的变化[16]。对于乳头肌破裂引起的急性 MR，唯一的治疗方法是紧急手术。在慢性 MR 中，严重退行性 MR 得到有效的治疗，可获得与正常人相似的预期寿命。建议手术治疗有症状的严重 PMR 患者。即使在无症状的患者中。考虑手术的其他因素包括：LVEF ≤ 60%，左心室收缩末期直径 ≥ 40 mm，左心房容积 ≥ 60 ml/m²，肺动脉收缩压 > 50 mmHg，以及心房颤动（atrial fibrillation，AF）[17]。因为与二尖瓣置换术相比，二尖瓣修补术的存活率更高，所以手术治疗的金标准是二尖瓣瓣膜修补术。对于有手术禁忌证或手术风险高的患者，经导管二尖瓣修补术或瓣膜植入术是

治疗重度 PMR 的安全替代方法[18]。FMR 是多因素导致的，如 11%～59% 的患者在急性心肌梗死后会出现这种情况，50% 以上的扩张型心肌病患者会出现这种情况，长期 AF 或心衰患者也会出现这种情况。在一小部分经过选择的慢性重度 FMR、左心室收缩功能障碍以及在接受优化药物治疗（optimized medical therapy，OMT）期间症状持续严重的患者中，二尖瓣缘到缘修补术（transcatheter edge-to-edge repair，TEER）可以改善症状和延长生命。

五、三尖瓣反流

　　在 75 岁以上的人群中超过 4% 有 TR 相关的临床症状。尽管人们对 TR 的兴趣与日俱增，但缺乏全球流行病学数据，各国筛查研究显示不同的患病率：在 > 75 岁的人群中，近 4% 的人有临床相关的 TR[19]。在英国，2.7% 的老年人被发现患有中重度 TR，而在中国，类似年龄的患者中该患病率仅为 1.1%。遗憾的是，90% 以上的 TR 患者都没有接受手术治疗和针对 TR 的特殊治疗，只接受一般的 OMT，但效果不一。另外，传统手术的死亡率过高，院内死亡率超过 10%。根据克利夫兰诊所统计，约 95% 的 TR 为继发性的，主要原因是左心疾病（54.4%）、心房功能障碍（24.3%）和肺部疾病（17%）。瓣膜本身结构完整性的原发破坏被定义为原发性 TR，心室和（或）心房的改变导致瓣膜功能受损则被定义为继发性 TR。原发的 TR 很少见，主要由心内膜炎（47.2%）和退行性/脱垂（18.3%）引起[20]。继发性 TR 患者的存活率明显低于原发性 TR 患者。新的 TR 分类将继发性 TR 区分得更详细，将它们分为心室型和心房型，加入了心脏植入性电子设备（cardiac implantable electronic device，CIED）诱导的 TR 型。心房型 TR 预后极差，心室型 TR 发生在心脏疾病晚期。考虑到 CIED 诱发的 TR 具有原发性和继发性 TR 的共同特征，有人提出将其作为第三种不同的类别。TR 的治疗有三种可行方案：三尖瓣手术修复、经导管治疗和 OMT。考虑到传统手术死亡率高，经皮介入治疗正逐渐

受到重视。

六、多瓣膜病

其定义是两个或两个以上心脏瓣膜同时存在病变，又称联合瓣膜病。尽管其发病率很高，但目前的文献中关于其临床治疗的循证数据相当缺乏。由于生活条件、营养和医疗条件的改善（尤其是青霉素的普及），在21世纪初，风湿性心脏病是MHD的主要发病机制。根据 EuroObservational VHD Ⅱ调查，风湿性心脏病在发达国家的发病率大幅下降，由于人口老龄化，退行性疾病变得普遍，约占60%，而风湿性心脏病约占20.5%。最常见的MHD为左侧瓣膜病变与TR的并存[21]。第二种最常见的情况是重度AS合并中度/重度的MR，在接受主动脉瓣置换术的患者中比例高达20%[22]。与单瓣膜病患者相比，严重多瓣膜病患者的症状更多，6个月后心衰的发生率更高，预后更差。

第二节 诊断

一、主动脉瓣狭窄

典型症状多出现在疾病的较晚阶段，主要包括乏力、精力不足、活动耐量下降、气短、心绞痛、晕厥和（或）容超负荷症状。AS常在常规查体中因心脏听诊杂音而被发现，一般表现为收缩期递增递减的喷射样杂音，通常响亮而粗糙，呼气相和前倾坐位明显。向两侧颈动脉传导。杂音在紧握双手与Valsalva动作时可减弱，在蹲踞和抬高双腿时增强。

超声心动图是评估AS的非侵入性成像方法，是诊断和评价主动脉瓣病变、评估瓣膜狭窄程度的重要手段，同时可以进行瓣膜形态评估。ACC/AHA和ESC指南中[23]，将AS的严重程度分为轻度、中度和重度以指导临床决策。重度AS的标准为主动脉瓣峰值流速 > 4 m/s（平均压差为40 mmHg），轻度AS的标准为主动脉瓣峰值流速 < 3 m/s（平均压力阶差为20 mmHg）。峰值血流速度的测定以及速度比值、跨瓣压差和瓣口面积（多指有效瓣口面积指数）的计算，可用来评估AS的严重程度。

二、主动脉瓣反流

AR主要由瓣膜本身病变及主动脉根部疾病所致，根据病情发展可分为急性和慢性。慢性AR通常耐受性良好，患者可在较长时间内无明显临床症状，而急性AR常表现为突然出现的呼吸困难、晕厥、快速进展为心源性休克。体格检查主要从外周脉搏检查入手，AR有典型的舒张期杂音伴有周围血管症，特征是水冲脉和脉压增宽，听诊时可以出现 Austin Flint 杂音等。

超声心动图适用于AR的临床初步筛查，可随时关注到变化的征象和症状，也可用于随访主动脉瓣患者术前、术后情况。如经胸超声检查不能明确主动脉瓣和主动脉根部病因和范围，可进一步行经食管超声明确。心脏磁共振成像可以全面评估反流患者，明确反流的进展程度及其对左心室容积和功能的影响。心脏CT由于良好的空间分辨率可在术前很好地评估瓣膜形态及冠状动脉[24]。

三、二尖瓣狭窄

MS常见于风心病、先天畸形及高龄患者，大部分患者出现临床症状时间较晚。主要表现为劳力性呼吸困难，伴有夜间阵发性呼吸困难进而发展至端坐呼吸。心脏听诊可闻及的典型杂音是低调的舒张期隆隆样杂音，在左侧卧位时用钟型听诊器听诊最为明显。窦性心律患者中更常出现收缩前加强并且与MS的严重程度无关。

超声心动图在MS评估中起着至关重要的作用，超声下常见表现为二尖瓣增厚，回声增高，瓣叶活动受限，瓣口面积缩小同时跨瓣压差增大，同时常常可观察到左心房的增大伴有肺静脉增宽改变。临床常根据瓣膜血流动力学进行分期：A期：有 MS 危险因素，舒张期轻度瓣膜凸起，正常二尖瓣口流速；B 期：进展的 MS，二尖瓣血流速度增加，瓣口面积 > 1.5 cm²；C 期：无症状的严重 MS，二尖瓣口面积 ≤ 1.5 cm²（极其严重的 MS，二尖瓣口面积 ≤ 1.0 cm²）；D 期：有症状的严重 MS，二尖瓣口面积 ≤ 1.5 cm²（极其严重的 MS，二尖瓣口面积 ≤ 1.0 cm²）[25]。

四、二尖瓣反流

二尖瓣反流分为急性 MR 及慢性 MR。

1. 急性 MR

患者通常会伴有因血流动力学异常而产生的呼吸困难，并出现迅速进展的肺水肿和低血压。当急性 MR 发生于慢性反流加重的基础上时，患者的临床症状可能不如此明显，临床查体可发现脉搏增快，脉压下降（心排血量下降），心脏搏动则增强。听诊可闻及收缩期杂音，由于房室压力迅速平衡，这一杂音往往短而弱，可闻及第三心音。

2. 慢性 MR

慢性 MR 可分为原发性和继发性（或功能性）慢性 MR。

（1）PMR：任何一处二尖瓣结构病变所致，包括（瓣叶、腱索、乳头肌、瓣环），如二尖瓣脱垂、瓣环钙化、感染性心内膜炎、风湿性心脏病、结缔组织病累及瓣膜等。

（2）FMR：尖瓣瓣叶和腱索通常正常，多与缺血性或非缺血性 MR 引起的严重左心室功能障碍有关。①缺血性 MR 包括心肌梗死后慢性 MR、急性心肌梗死导致急性 MR 和心肌缺血导致的可逆性 MR 等一系列疾病。②非缺血性 MR 指任何非缺血性心肌疾病引起的 MR，包括扩张型心肌病、限制型心肌病和肥厚型心肌病，也可继发于右心室起搏和房颤[26]。

超声心动图对评估 MR 至关重要，主要用于病因的诊断、机制的认识、反流严重程度的评估，以及在需要的情况下评估手术和介入技术等各种干预手段的可行性。超声心动图数据对临床决策、手术方案和术后随访都十分关键[26]。

五、三尖瓣疾病

（一）三尖瓣狭窄（tricuspid stenosis，TS）

多为器质性，以风湿性心脏病多见，伴有瓣膜的钙化、增厚、粘连，导致瓣膜功能受限，舒张期呈圆顶状，瓣叶活动受限和右心房扩大，部分感染性心内膜炎患者瓣膜赘生物多导致关闭不全，狭窄少见，TS 时房室间舒张压差增高，压差大于 2 mmHg 时可明确为 TS。

（二）三尖瓣反流

彩色多普勒血流显像诊断率可达到 100%。常用的诊断标准是：轻度是指射流面积 < 4 cm²，每次搏动的反流量 < 30 ml，反流分数 < 30%。中度是指射流面积为 4～8 cm²，每次搏动的反流量为 30～59 ml，反流分数为 30%～49%，重度是指射流面积 > 8 cm²，每次搏动的反流量 > 60 ml，反流分数 > 50%[27]。

六、肺动脉瓣疾病

（一）肺动脉瓣狭窄（pulmonary stenosis，PS）

患者心电图可提示右心室肥大，当累及右心房增大时心电图可见高尖 P 波。胸部 X 线片特征性表现为主肺动脉增宽、右心室肥大。二维超声心动图可观察到瓣膜增厚、扭曲、瓣叶钙化，收缩期膨隆和开放幅度缩小。彩色多普勒可用于识别梗阻部位。连续多普勒于收缩期峰值流速测定有助于评估肺动脉瓣跨瓣压差。峰值流速 > 4 m/s 或峰值瞬时压差 > 64 mmHg 提示肺动脉瓣重度狭窄。当超声心动图难以评估时，CMR 能准确评估[27]。

（二）肺动脉瓣反流（pulmonary regurgitation，PR）

大部分患者是由于肺动脉瓣瓣环扩大和肺动脉主干扩张引起的，3/4 正常人中超声可探及微量的肺动脉瓣反流，生理性多见。对于肺动脉瓣

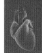

膜反流的诊断以超声为准，因肺动脉主干更靠近胸壁，经胸超声比经食管超声的准确度更高。在重度反流患者听诊时，S1 正常，S2 可分裂，可闻及右心室 S3 和 S4，查体可发现颈静脉怒张、肝颈静脉回流征阳性及不同程度的体循环淤血表现。

第三节　治疗

心脏瓣膜疾病的治疗主要包括药物治疗、介入治疗、外科手术治疗等。本节主要对介入治疗、手术治疗进行详细阐述。

一、主动脉瓣治疗

TAVR 是将组装好的主动脉瓣导管置入到主动脉根部，代替原有主动脉瓣，在功能上完成主动脉瓣的置换，已经成为 AS 治疗的主要手段之一[28]，TAVR 的适用范围也已从最初的无法接受 SAVR 的患者，拓展到外科手术中、低危的患者。既往研究已证实，TAVR 不劣于 SAVR，接受这两种治疗方式的患者 2 年生存率无统计学差异[29]，对于外科高风险患者而言，国外随机对照研究首次证实 TAVI 优于 SAVR，1 年随访结果显示 TAVR 组全因死亡率明显较低，随访至 3 年，TAVR 组全因死亡和卒中复合终点的发生风险仍然明显低于 SAVR 组[30-31]。TVAR 术的绝对适应证包括：①重度主动脉瓣钙化性狭窄：超声心动图跨主动脉瓣血流速度 ≥ 4.0 m/s，或跨主动脉瓣压力差 ≥ 40 mmHg，或主动脉瓣瓣口面积 < 0.8 cm，或有效瓣口面积指数 < 0.5 cm²/m²。②患者有症状，如心悸、胸痛、晕厥，纽约心脏病协会（newyork heart association，NYHA）心功能分级 II 级以上（该症状为 AS 引起）。③外科手术高危或禁忌。④解剖上适合 TAVR。不同瓣膜系统对 TAVR 的解剖有不同要求，包括瓣膜钙化程度、主动脉瓣环内径、主动脉窦内径及高度、冠状动脉开口高度、入路血管内径等。⑤三叶式主动脉瓣。⑥纠正 AS 后的预期寿命超过 1 年。同时符合以上所有条件者均为 TAVR 的绝对适应证。外科术后人工生物瓣膜退化也可作为 TAVR

的绝对适应证。对于年龄 > 80 岁的 AS 患者，推荐 TAVR 术（Ia 类推荐）。相对适应证：BAV 伴重度钙化性狭窄，外科手术禁忌、存在 AS 相关症状、预期术后寿命超过 1 年、解剖上适合 TAVR，可在有经验的中心尝试 TAVR。目前，国内外有经验的中心正在尝试对 BAV 钙化性狭窄进行 TAVR，取得了初步经验，但尚无大规模的临床试验支持[32-33]。对于 AR，目前国内、国外也有部分中心使用自膨胀瓣膜对外科手术高危、禁忌的单纯性主动脉瓣关闭不全患者进行 TAVR[34-35]，但缺少临床证据。禁忌证：左心室内血栓、左心室流出道梗阻、30 天内心肌梗死、LVEF < 20%、严重右心室功能不全、主动脉根部解剖形态不适合 TAVR。

对于外科手术风险低（STS 评分或 EuroSCORE II < 4%）有症状和无症状的严重 AS 患者以及年龄 < 65 岁或预期寿命 > 20 岁的患者建议使用 SAVR。若射血分数正常的无症状患者外科手术风险低，且出现以下任一情况时，应考虑行 SAVR：①峰值流速大于 5.5 m/s，即非常严重的 AS；②重度瓣膜钙化及峰值流速进展每年 ≥ 0.3 m/s；③反复测量脑尿钠肽水平明显上升（> 3 倍正常值）；无法解释的重度肺动脉高压（静息肺动脉收缩压 > 60 mmHg）。未出现上述情况的患者应密切观察病情，早期手术干预可能无法受益。临床上出现心绞痛、晕厥或心力衰竭者，一旦出现症状，病情往往进展迅速，在 2 ~ 3 年内有较高的猝死率，应尽早行手术治疗。

与 SAVR 相比，TAVR 的死亡风险略低，这与住院时间短、恢复正常活动更快、阵发性或永久性房颤风险低、出血少、疼痛少相关[36]。对于 AS 患者而言，TAVR 是一种安全有效的治疗方法[37]。在一项随机对照试验的荟萃分析中，经股动脉 TAVR 的死亡率低于 SAVR，还可降低卒中、大出血和房颤风险，缩短住院时间，减少疼痛和更快地恢复正常活动[38]。

二、二尖瓣治疗

MR 的发病率远高于主动脉瓣疾病，是所有瓣膜病中发病率最高的，在 75 岁以上的人群中发病率可达 10% 左右。MR 可以分为原发性（结构性）及继发性（功能性）两大类。二尖瓣介入治疗为这些患者带来希望。目前经导管二尖瓣介入治疗器械可分为三大类：①瓣叶的缘对缘修复系统；②瓣环或腱索修复系统；③二尖瓣置换系统。近年来，TEER 已经成为外科手术高危的重度原发性或继发性 MR 患者的主要治疗手段之一。根据 2020 年 AHA/ACC VHD 治疗指南[39]，对于外科高危（或禁忌）的原发性 MR 患者，如果解剖合适，可以考虑采用 TEER 进行治疗。对于继发性 MR 患者，如果经过优化药物治疗仍然为重度 MR 且有症状，在解剖合适的情况下可以考虑 TEER 治疗。对于中重度或重度继发性 MR 的心衰患者，所有患者均应接受指南指导的药物治疗（guideline-directed medical therapy，GDMT），以治疗射血分数降低的 HF（heart failure with reduced ejection fraction，HFrEF）：①血管紧张素转化酶抑制剂（angiotensin-converting enzyme inhibitors，ACEI）推荐用于 HFrEF 以降低心衰再住院率和死亡率（Ⅰ类推荐，A 级证据）；② β 受体阻滞剂（beta-blockers）用于稳定的 HFrEF 以降低 HF 再住院率和死亡率（Ⅰ类推荐，A 级证据）；③盐皮质激素受体拮抗剂（mineralocorticoid receptor antagonists，MRA）推荐用于 HFrEF 以降低 HF 再住院率和死亡率（Ⅰ类推荐，A 级证据）；④达格列净或恩格列净推荐用于 HFrEF 以降低 HF 再住院率和死亡率（Ⅰ类推荐，A 级证据）；⑤血管紧张素受体Ⅱ阻滞剂-脑啡肽酶抑制剂（angiotensin receptor Ⅱ blocker-neprilysin inhibitor，ARNI）已被证明比单独应用 ACEI/ 血管紧张素受体阻滞剂（angiotensin receptor blockers，ARB）在改善左心室重构程度

上更显著（Ⅰ类推荐，B 级证据）；此外，对于有容量负荷的患者，应用利尿剂；对于终末期肾病患者可考虑进行超滤治疗；血管扩张剂（如硝酸酯类、肼屈嗪）可改善左心室前负荷和后负荷，亦有助于降低 MR 的严重程度。经上述标准化治疗后仍存在二尖瓣重度关闭不全者，行导管二尖瓣修复术可降低 2 年内因心衰住院率和全因死亡率[40]。最新的研究显示，即使在合并心源性休克的患者中，TEER 也可以取得很好的疗效，显著降低 1 年死亡率[41]。

然而，对于瓣叶或瓣环有钙化或合并 MS 的患者，TEER 治疗并不适合。因此，经导管二尖瓣置换术（transcatheter mitral valve replacement，TMVR）成为近年来研究的热点。TMVR 与外科手术相比其创伤性更小，与 TEER 相比其适应证更广泛。早期经股静脉路径的 TMVR 结果比较理想。同时，TMVR 也面临很多挑战，包括：经股静脉路径的 TMVR 要求瓣膜置换系统有非常好的弯曲性能，可以通过房间隔到达二尖瓣环；MR 的病因有多种，瓣膜形态、钙化程度差异化很大；二尖瓣瓣下结构复杂，不损伤这些结构难度较大；二尖瓣没有锚定区，固定人工瓣膜更加困难；TMVR 可能造成左心室流出道阻塞等。

除了 TEER 及 TMVR 技术外，经导管二尖瓣瓣环或腱索修复系统也成为治疗重度 MR 的有力方式。如近期报道的国产人工腱索植入装置（Mitralstitch 系统）可显著改善退行性 MR，显示出良好的修复效果。此外，中国原创的全超声引导二尖瓣介入治疗技术可以减少放射线的使用，避免对医生、患者的损伤，减少对大型放射线设备的依赖，使更多患者能享受优质的医疗服务。

对于无症状重度原发性 MR 而言，外科手术干预时间很关键。MR 将导致心室和瓣环扩张，后两者反过来又会进一步增加 MR（"MR 导致 MR"）。这个恶性循环如果不被及时切断，将最终导致不可逆的左心室功能不全和不良预后。近期研究提示，等到左心室功能不全出现时才进行干预为时已晚[42]。来自国际二尖瓣反流数据库注册研究的数据显示，LVEF < 60% 是原发性 MR 患者死亡的独立预测因素。与随访观察相比，早期

手术可明显改善患者长期预后、降低心力衰竭的风险[43]。2017 年 VHD 管理指南推荐将二尖瓣修复用于病变局限于前叶或前叶及后叶且预期可成功、持久修复的重度原发性 MR 患者（Ⅰ类推荐，B 级证据）或病变局限于后叶的重度原发性 MR 患者。事实上，病变仅累及后叶且累及范围不超过后叶 1/2 的重度原发性 MR 被视为二尖瓣置换的禁忌证，除非尝试修复失败。继发性 MR 的预后很大程度上取决于潜在的心肌病和左心室功能状态，这类患者是否能够从外科手术或经皮介入治疗中获益仍然存在疑问。既往研究显示：尽管接受二尖瓣修复与二尖瓣置换的患者术后 2 年生存率和左心室重构的情况无明显差异，但修复组中，重度 MR 复发率明显高于置换组[44]。研究还发现对于中度缺血性 MR 患者，同期进行冠状动脉旁路移植术（coronary artery bypass grafting，CABG）和二尖瓣修复相对于单纯 CABG 并未改善患者 2 年生存率或左心室重构，反而提高了脑卒中和室上性心律失常的发生率[45]。

虽然外科手术具有满意、持久的临床效果，然而，至少有 50% 的重度 MR 患者因为手术风险高等原因而未接受手术治疗。经导管二尖瓣修复术创伤小、安全性好，对于这类患者而言是一种十分具有吸引力的替代治疗方案。目前，MitraClip 缘对缘修复系统是 FDA 批准的唯一一种经导管二尖瓣修复器械，批准的适应证为无法接受外科手术的原发性退行性 MR 患者。在退行性二尖瓣关闭不全患者中使用 Mitralclip 系统进行经皮缘对缘修复是安全的，操作死亡率、30 天死亡率及并发症（脑卒中、出血、心脏压塞或心脏复苏）发生率均较低，且平均住院时间短。术后 MS 极为罕见，二尖瓣夹脱落的风险低于 2%。术后随访研究发现，手术即刻成功率（最终二尖瓣关闭不全 ≤ 2 级）达 80% ~ 85% 且可以保持到术后 1 年及 4 年[46]。目前继发性二尖瓣关闭不全是经皮缘对缘修复术的主要适应证。TMVR 目前尚处于起步阶段，多款具有不同设计特点的器械目前处于临床前早期可行性试验阶段。与主动脉瓣相比，二尖瓣的解剖和病理都要复杂得多，因此经导管二尖瓣置换技术的发展势必会明显慢于 TAVR。

不过在将来，对于二尖瓣解剖条件不佳或手术风险过高而不适合进行修复或外科置换的重度 MR 患者，TMVR 有望成为优选治疗方式。

三、三尖瓣治疗

TR 是仅次于 MR 的发病率排在第二位的反流性瓣膜病。大部分的 TR 都属于功能性的[47]，通常是由于左心病变导致的肺动脉高压或右心扩张造成的。原发性 TR 并不常见，主要病因包括风湿性心脏病、先天性疾病、黏液瘤样改变、其他影响三尖瓣瓣叶疾病或情况（钝性胸部创伤、类癌、药物和放疗）等。对鉴别原发性或继发性 TR，超声心动图具有重要意义。在药物治疗基础上，近年来，多种经导管三尖瓣介入治疗技术问世，为重度 TR 患者带来希望。

和二尖瓣介入治疗技术相似，目前经导管三尖瓣介入治疗器械也可分为三大类：①瓣叶的缘对缘修复系统；②瓣环或腱索修复系统；③三尖瓣置换系统。初步数据显示，这些三尖瓣介入治疗器械并发症发生率低、成功率相对较高[47]。因为三尖瓣介入治疗无需进入左心房，因此脑血管并发症发生率较低，操作相对容易。除三尖瓣环明显扩张或固有疾病外，三尖瓣修复术要优于置换术。如果存在严重的右心室收缩功能障碍或不可逆的肺动脉高压，术后可能出现右心室功能衰竭，因此应仔细考虑三尖瓣手术的风险和益处。

目前很多研究已经显示，经导管三尖瓣介入治疗可以带来临床获益，改善患者的心功能。但这些研究很少设立对照（如优化的药物治疗），而且多数为短期结果，缺乏中长期临床随访数据。此外，很多患者术后仍然残留中度的 TR，因此减少术后残余三尖瓣反流量也是目前各种器械有待提高的一个方面。相对于修复治疗，经导管三尖瓣置换可以更好地降低反流量，但其安全性还有待提高。

欧洲（ESC/EACTS）和美国（AHA/ACC）指南均指出，有症状的严重原发性 TR 患者行独立三尖瓣手术为Ⅰ类推荐，无症状或轻度症状的右心室扩大或右心室功能恶化行孤立三尖瓣手术为Ⅱa

类推荐。虽然这类患者对利尿剂治疗反应良好，但延迟手术很可能导致不可逆的右心室损伤、器官衰竭等不良结果。对于接受左心房、左心室瓣膜手术的患者，不管是否有症状，建议行三尖瓣手术，推荐等级为Ⅰ类。虽然对于三尖瓣中度关闭不全至重度关闭不全进展过程中是否行修补术尚无定论，但对于显著瓣环扩张的中重度患者仍建议行三尖瓣手术。对于已行左心瓣膜手术的严重三尖瓣关闭不全进展为晚期有症状的患者和无症状但右心室扩张或功能障碍患者，建议尽早手术治疗。

对于TS出现明显血流动力学变化的患者，可采取内科药物治疗，应用袢利尿剂以及限钠限水可能有助于缓解全身和肝脏淤血，但可能出现低灌注状态而使病情更复杂。此外，也可以通过采取控制心率增强舒张期充盈等方法改善症状。其他治疗主要针对原发病因和系统性疾病（如感染性心内膜炎），但这些均为临时应对办法，如有严重症状，无论是单纯性重度TS还是需行左心瓣膜手术的患者，三尖瓣手术才是行之有效的治疗方法。

对于TR的患者，应根据患者的临床状态和TR病因制订恰当的治疗策略，识别并处理TR的可矫正因素。在没有肺动脉高压的情况下，轻度至中度的TR通常可以长期耐受。TR出现症状后应以右心衰竭为中心进行治疗，主要为使用利尿剂，同时限制液体和钠盐摄入以控制容量。由于肝脏淤血可以促进继发性醛固酮增多，因此，醛固酮拮抗药可能具有一定的益处。伴有左心功能不全的患者，应加用其他治疗左心衰竭的药物。但是，随着心力衰竭的进展，疲劳和低血压等心排血量降低的症状可能占据主导地位，从而限制了这些药物的使用。对于轻度和中度TR患者不建议进行外科手术［美国心脏病学会/美国心脏协会（ACC/AHA）Ⅲ类推荐］。

四、肺动脉瓣治疗

首例经导管肺动脉瓣置换术（transcatheter pulmonary valve replacement，TPVR）是2000年由Bonhoeffer等报道的[48]，目前已经成为肺动脉瓣功能不全（如法洛四联症外科术后）患者的首选治疗。TPVR所使用的瓣膜主要分为球扩式及自膨式两种。很多研究显示，TPVR与外科肺动脉瓣置换相比，死亡率及无事件生存率相似[49]。与TAVR手术相比，接受TPVR治疗的患者年龄更轻，因此，此项技术的长期疗效更加令人关注。最近的一项多中心注册性研究提示，TPVR术后发生感染性心内膜炎的概率高于外科手术，这是影响这项技术发展的一个重要因素[50]。TPVR面临的另一个挑战是适应证及患者人群的选择，如自体流出道明显增宽的患者，需要新一代的TPVR瓣膜才能得到有效治疗。

第四节　常见问题及解答

1. 如何能更早期发现及确诊心脏瓣膜病？

VHD的早期诊断方式主要依靠超声心动图来诊断，并检测病情的进展。VHD主要可以分为器质性（原发性）瓣膜病变和功能性（继发性）瓣膜病变。器质性VHD病情发展较快，症状出现得较为迅速且明显，常常诱发心脏功能的显著下降，结合超声心动图进行初步的诊断便可明确病因。而功能性心脏瓣膜疾病常因为心脏功能下降、心脏植入物衰败、人体器官功能衰竭而引起。由于我国人口老龄化加重，功能性心脏瓣膜疾病的发生率也逐步上升，所以对于高龄人群应该定期进行超声心动图检查，检测心脏瓣膜功能，这也有利于早期发现并确诊VHD。

2. 目前针对心脏瓣膜疾病的手术器械和治疗方式不断涌现，如何根据患者情况选择手术器械和治疗方式？

由于材料学和生物工程学技术的快速发展以及介入技术的不断精进，心脏瓣膜疾病的治疗从外科手术方式发展到了现在全介入治疗，这为面临高风险外科手术的患者带来了更加安全且有效的选择。但是并不是所有患有心脏瓣膜疾病的患者都可以选择介入治疗，这需要根据不同心脏瓣膜疾病的特点及患者特性进行评估。例如对于主动脉瓣狭窄和关闭不全的患者所选的介入瓣膜器械及入路就各有不同，我国目前针对主动脉瓣重度狭窄患者的治疗方式为经股动脉植入球囊扩张式瓣膜或自膨式瓣膜，而这需要了解 AS 及钙化情况并评估患者血管情况是否方便经股动脉入路。而对于主动脉瓣关闭不全的患者我国大部分使用的是拥有自主产权的经心尖主动脉瓣置换系统，而第二代经股动脉入路的治疗主动脉瓣关闭不全的器械也在临床试验阶段，为广大主动脉瓣单纯反流的患者又增添了更多的临床治疗选择。当然，如果患有严重的瓣膜疾病合并其他严重的心脏及血管器质性病变，依然要选择外科手术进行治疗。

3. 相对年轻的患者在外科手术或介入手术之间如何选择？

以 AS 为例，目前已有长达 8 年的随访结果，TAVR 不劣于 SAVR，随着 TAVR 手术瓣膜耐久性得到逐步证实，扩展至相对低龄患者指日可待。根据目前指南，TAVR 手术已经扩展至低危患者，同时已经有越来越多的证据涌现，TAVR 在 65～75 岁的相对年轻患者中是安全、有效的，所以这类患者可以选择介入/微创治疗；而 65 岁以下的患者，目前还是更推荐行外科开胸换瓣手术。同时，患者的共病情况、衰弱状况、对麻醉的耐受性、主观意愿、经济条件等因素也是选择两种手术方式时需要全面考虑的因素。

4. 对于超高龄患者，如何掌握瓣膜介入治疗的适应证？

对于目前瓣膜介入治疗的适应证已经逐渐在拓展，介入瓣膜技术很大程度上已经可以覆盖高、中、低危患者，并且患者的可选择性也在逐步增加。但是对于超高龄的患者，即使介入手术的风险较低，也会面临着巨大的挑战。超高龄的患者，要对肝肾功能进行检测，并且利用术前 CTA 成像详细评估患者的血管情况及瓣膜形态。超高龄患者的心功能可能出现下降的情况，在术前应该仔细地评估，或者评估是否在术中使用 ECMO 进行辅助，保证手术平稳进行。

5. 对于瓣膜介入手术如何进行更好的评估从而指导手术的顺利进行？

对于瓣膜介入手术，最基础的也是最重要的是根据患者的 CTA 图像进行评估，掌握瓣膜及周围结构形态。并且随着数字化技术在结构性心脏病的微创与介入治疗中的应用与推广，在术前可以根据患者的 CTA 图像进行快速的人工智能分割并形象立体地展示出数字化的瓣膜结构，利用 3D 打印技术，等比例实物还原患者瓣膜结构，并可用于术前的模拟和术后可能出现的瓣周漏或冠脉阻塞、瓣膜压迫等并发症的评估。目前，已经可以应用融合成像技术，在抽象的二维显影画面上显示出瓣膜所在位置及周围结构，这有利于在术中导航，顺利完成瓣膜释放。

6. 如果心脏瓣膜疾病同时合并冠心病、房颤、心衰等多种心脏病，如何选择手术及药物治疗策略及手术治疗顺序？

主动脉瓣疾病患者中合并冠心病的比例是较高的，二尖瓣疾病患者中合并房颤的比例是较高的，同时瓣膜疾病患者发展到出现症状更多是以心衰为主要表现，患者合并其他心脏疾病会加重患者的表现和疾病的复杂程度，同时对医生的治疗提出更多的挑战。

随着心衰药物近些年的快速进展及指南的不断更新，优化的抗心衰治疗对改善继发性 VHD，如部分 FMR 具有逆转作用，所以这类患者需要先在明确瓣膜疾病病因的基础上强化抗心衰治疗，决定下一步是否需要接受手术治疗。

合并房颤的患者多数病因和瓣膜疾病相关，除了需要进行抗凝治疗，多数患者需要优先解决瓣膜问题，否则消融术对于房颤的治疗效果欠佳；而少数二三尖瓣反流患者为继发于房颤的，如能长期维持窦性心律甚至手术治愈可以逆转瓣膜的严重程度。

合并冠心病的患者，建议在瓣膜手术前积极进行冠脉的评估，目前推荐以冠脉 CTA 及冠脉造影为评估方法。对于介入手术，冠脉近段病变狭窄＞70%，建议瓣膜介入术前行冠脉介入治疗；

对于外科手术，冠脉狭窄≥70%，建议换瓣术中同台行CABG。

7. 不同类型瓣膜术后抗凝抗血小板药物如何应用？

对于外科置入机械瓣的患者，术后需常规并终身服用维生素K拮抗剂（vitamin K antagonist，VKA），如华法林；对于外科置入生物瓣的患者术后只需要抗凝3～6个月，目前主要推荐VKA，而对于合并房颤或有抗凝指征的患者，长期新型口服抗凝药（new oral anticoagulants，NOAC）为后续推荐方案。

对于经导管介入治疗的生物瓣膜术，现较为成熟的主要为TAVR及TEER。目前证据显示长期单联抗血小板药物（SAPT）为TAVR及TEER术后的推荐治疗方案，而对于合并房颤或有抗凝指征的患者，NOAC为术后推荐治疗方案。

8. 置换后的生物瓣膜使用寿命如何？出现衰败后如何处理？

随着材料学的进步，生物瓣膜的耐久性逐渐提升，目前所使用的生物瓣膜的瓣叶基本以牛心包和猪心包组织进行制作加工及后处理，其寿命平均可达8～10年。但是在瓣膜达到其使用寿命或者出现瓣叶钙化使得瓣膜功能失效后，依然要再次进行介入治疗。目前应用的技术是"瓣中瓣"技术，即以原有的生物瓣为锚定区，重新进行介入评估，选择合适尺寸的瓣膜进行介入。因为实施过瓣膜置换的患者大多有外科手术高风险，而选择再次介入瓣膜无疑使得患者面对较小的风险，所以"瓣中瓣"技术是临床中患者较为愿意接受的处理方式。

9. 瓣膜手术后的随访非常重要，如何规范化进行？

心脏瓣膜介入手术后的随访非常重要，因为它可以实时检测介入瓣膜的功能，瓣膜术后心脏功能的恢复及监测是否有瓣周漏、瓣膜位移、瓣叶血栓、瓣叶钙化等并发症存在。根据不同的介入瓣膜手术，美国学术研究联盟就已经制定出相应的试验随访时间点：在介入瓣膜术后的30天、6个月、1年需要进行超声心动图检查并评估患者的生活质量及运动功能的恢复情况，并且在1年时进行CTA检查。之后每年定期进行门诊面访及超声复查，详细掌握患者的生存情况及相关不良事件。

第五节　典型病例

病例一　AS患者TAVR手术一例

病史简介：患者男，74岁，因"间断胸痛20年，胸闷1年，加重伴晕厥1.5个月"入院。患者自20年前始于快走后发作胸痛，疼痛向后背放射，休息8～10 min后缓解，口服"丹参片"5～6 min后缓解。近1年前始患者活动后出现胸闷、气短、呼吸困难，口服"硝酸甘油或速效救心丸"8～10 min后缓解。2023年7月1日患者突发晕厥，5～6 min自行恢复意识后发作胸闷、气短，呼吸困难，伴出汗。2023年7月当地医院超声心动图提示主动脉瓣中-重度伴轻-中度反流。2023年8月11日我院复查超声心动图示：左心房40 mm，左心室58 mm，射血分数42%，主动脉瓣重度狭窄伴中度关闭不全，二尖瓣轻-中度反流。既往糖尿病病史。2021年因肺部鳞癌行放疗、化疗及免疫疗法后未复发。

体格检查：体温正常，心率97次/分，律齐，血压122/82 mmHg，双肺听诊呼吸音清，未闻及干湿啰音。心尖搏动位于第5肋间左锁骨中线外0.5 cm，心脏浊音界向左下扩大，主动脉瓣听诊区可闻及收缩期3/6级杂音。入院心电图示：窦性心律，完全性左束支传导阻滞。

术前超声心动图：左心房46 mm，左心室舒张内径57 mm，射血分数37%，升主动脉内径约38 mm，主动脉瓣收缩期血流速度3.8 m/s，峰值压力阶差（PG）57 mmHg，平均PG 37 mmHg，主动脉瓣瓣口面积0.75 cm²，有效主动脉瓣瓣口面积0.38 cm²/m²，主动脉瓣似为三叶，瓣叶增厚、增粗、钙化，回声增强，开放受限。提示主动脉瓣退行性变：狭窄（重度）伴关闭不全（中-重度），二尖瓣反流（轻-中度）。术前肝肾功能、心肌酶、离子、凝血、血常规、心肌酶未见异常，术前 NT-proBNP 2450 pg/ml。心功能 Ⅱ～Ⅲ级。

诊断：主动脉瓣重度狭窄伴中重度关闭不全，二尖瓣轻-中度反流；心律失常，阵发性心房颤动，完全性左束支传导阻滞；2 型糖尿病；肺癌。

术前 CT 影像评估：冠脉 CT：LAD 中段 40% 狭窄。主动脉瓣 CTA：主动脉瓣为三叶瓣，主动脉瓣环：23.3 mm×28.8 mm，瓣环周长直径：26.2 mm，左心室流出道：24.6 mm×30.6 mm，左心室流出道周长直径：28.3 mm，Valsalva 窦：30.1 mm×26.9 mm×31.6 mm，窦管结合部：26.9 mm×27.5 mm，周长直径：27.2 mm，心脏角度：44°，钙化积分：378 mm³，左冠高度约 11.2 mm，右冠高度约 33.1 mm（图 24-1）。外周血管 CTA：主动脉弓走行平缓，血管内壁可见钙化斑块，降主动脉走行较平直，管腔未见狭窄，双侧股动脉走行可，管腔未见狭窄，双侧股动脉分叉均在股骨头下缘（图 24-2）。

治疗策略：患者明确诊断重度 AS 合并中-重度 AR，曾出现晕厥，建议尽早行瓣膜置换手术治疗。根据目前指南并结合患者术前 CT 评估，患者符合 TAVR 术适应证。

手术策略：超声指导下穿刺，右侧股动脉为主入路，左侧为辅入路，预计采用 25 mm 球囊扩张，植入 Venus-A L29 mm 自膨式瓣膜。

手术过程：

（1）患者取平卧位，静脉麻醉后，建立左桡动脉有创压力监测通道，双侧腹股沟区、下腹部前胸部及右前臂常规消毒、铺巾。

（2）右股骨头骨性标志透视下穿刺后，分别先后送入股动脉鞘管，行左侧股静脉穿刺，放置

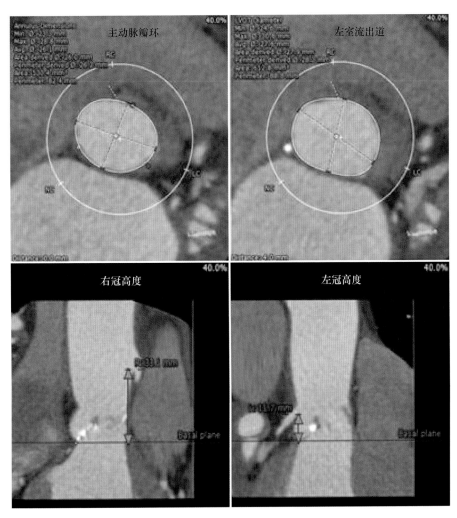

图 24-1　主动脉瓣 CTA 影像评估

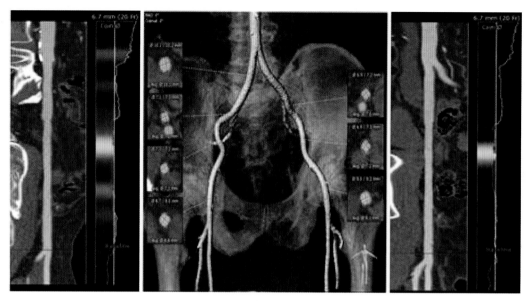

图 24-2　外周血管 CTA

临时起搏电极至右心室心尖部，测试起搏良好，经右侧股动脉、沿导丝送导管至升主动脉，换150 mm 直头导丝跨瓣进入左心室，后将导管沿超滑导丝送入左心室，测压力阶差后，调整导丝处于左心室满意位置，退出猪尾导管。

（3）沿导丝推送 Venus-A plusL29 经导管入人工主瓣膜置换系统通过主动脉瓣口，骑跨于主动脉瓣，推送猪尾导管至无冠窦内指引，精确定位后缓慢释放，临时起搏器 180 次 / 分起搏稳定系统，前 1/3 缓慢释放并反复造影观察和调整主动脉瓣膜植入位置，并用力推送导丝以稳定操作系统，瓣膜释放 1/3 后，第一助手迅速释放支架，

观察支架膨胀充分。

（4）退出主动脉瓣膜输送系统，沿导丝推送BAV 25 mm×50 mm 球囊穿过主动脉瓣，在起搏下行球囊扩张，见球囊扩张充分，退出球囊；猪尾导管行主动脉根部造影显示：人工瓣膜位置合适、开合良好、冠脉开口未受影响。瓣膜释放后经胸超声显示瓣膜位置良好，少量瓣周漏，中心微量反流，无心包积液，跨瓣压由 60 mmHg 降至0 mmHg，血流动力学稳定。

（5）退出鞘管、导丝，右侧股动脉均予ProGlide 缝合器缝合，包扎双侧术区（图 24-3）。

术后评估：出院前复查超声心动图示：左心

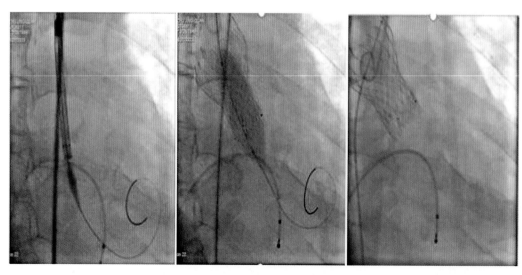

图 24-3　生物主动脉瓣膜（自膨瓣）植入

房 45 mm，左心室收缩内径 58 mm，左心室舒张内径 47 mm，射血分数 39%，升主动脉内径约 38 mm，主动脉瓣收缩期血流速度 1.9 m/s，峰值 PG 15 mmHg，平均 PG 9 mmHg，主动脉瓣瓣口面积 2.09 cm²。心功能、主动脉瓣口面积、主动脉瓣跨瓣压均较前明显改善。心功能恢复至 I 级。

讨论：无症状主动脉瓣膜狭窄者，3% ~ 5% 的患者可发生猝死。胸痛、胸闷、晕厥三联征出现提示预后不良，若不行手术治疗，有心绞痛者 5 年内死亡率约为 50%，出现晕厥者，3 年死亡率为 50%，出现心力衰竭者约半数于 2 年内死亡。成功经皮主动脉瓣置换术可使 1 年死亡率从 50% 降至 30%。结合此例患者，主动脉瓣重度狭窄诊断明确，且已出现胸痛、胸闷、气短、晕厥等临床症状，除常规药物治疗外，建议尽早行手术治疗。植入人工瓣膜明显改善主动脉瓣瓣口面积，降低主动脉瓣跨瓣压，并明显缓解临床症状。

病例二　MR 患者 TEER 手术一例

病史简介：患者男性，86 岁，于 2021 年 4 月始无明显诱因出现反复胸闷气短，2021 年 11 月胸闷气短症状较前加重，伴有呼吸困难，于外院就诊完善超声心动图后诊断为"MR、二尖瓣脱垂"后进行正规药物保守治疗，症状略缓解。2022 年 3 月 9 日因再次心衰症状加重就诊于我院瓣膜微创门诊，以"VHD、二尖瓣脱垂伴关闭不全"收治入院。既往慢性肾功能不全、脑梗死病史多年，入院后完善相关检查，补充肺气肿、胸腔积液、低氧血症诊断。

体格检查：双肺呼吸音弱，双肺肺底未闻及呼吸音，双肺中叶吸气末可闻及散在湿啰音，二尖瓣听诊区可闻及收缩期吹风样杂音，向左腋下传导，心律齐，双下肢可见水肿，血压 122/70 mmHg，心率 67 次 / 分，呼吸 18 次 / 分。

冠脉 CT 示：左主干非钙化斑块形成，管腔 30% 狭窄，余冠脉未见明确狭窄及斑块。

入院诊断：心脏瓣膜疾病，二尖瓣脱垂伴关闭不全；慢性心功能不全（NYHA III 级）；陈旧性脑梗死；肺气肿；胸腔积液；低氧血症。

术前经食管超声心动图（TEE）评估：二尖瓣后叶收缩期脱向左心房侧，与前叶对合不良，可见大面积反流束，左心室 52 mm，左心房 42 mm，右心房 35 mm×42 mm，心房未见血栓，EF 62%。二尖瓣见大面积偏心性反流束，速度 3.9 m/s，PG 60 mmHg，二尖瓣前叶长度 21 mm，后叶长度 16 mm，提示二尖瓣后叶脱垂伴关闭不全（重度 4 ＋）（图 24-4）。

治疗策略：患者虽经 GDMT，但仍反复发作心衰，同时经过 TEE 详细评估解剖结构适合行 TEER 手术。

手术过程（全程 TEE 引导）：

（1）房间隔穿刺：观察穿刺点位于远离主动脉瓣的位置，确保穿刺点距离二尖瓣瓣环 4 ～ 4.5 cm。

（2）送入可操控导引导管：可操控导引导管到达位置后，将稳定器放置在支撑架上，固定可操控导引导管，旋钮位置对准术者，回撤扩张器，同时保持负压抽吸。

（3）送入瓣膜夹及输送系统：瓣膜夹置入前确保捕获臂处于抬起状态，再次检查输送系统排气情况，置入时，保持负压抽吸。

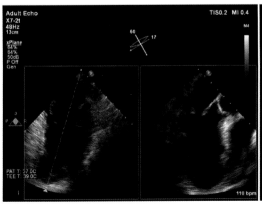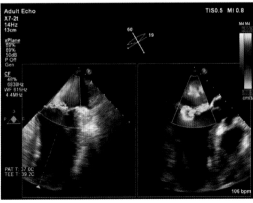

图 24-4　术前 TEE 评估

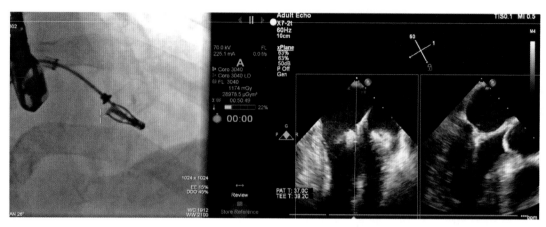

图 24-5　术中瓣膜夹释放，瓣膜夹稳定

（4）送入输送系统，直至套管骑跨，置入稳定器上。

（5）瓣上瓣膜夹位置调整，若调整过程中出现套管短缩现象，重新骑跨。

（6）调整瓣膜夹使其垂直于瓣叶对合缘，将瓣膜夹打开到 120°～ 180°，边抖动边旋转输送系统，使瓣膜夹张开方向垂直于瓣叶对合缘。

（7）瓣膜夹跨瓣由左心房进入左心室：进入左心室前，充分释放输送系统扭矩，以避免跨瓣后，扭矩突然释放，导致瓣膜夹出现旋转，可通过透视图像，判断瓣膜夹位置是否发生偏转。

（8）捕获瓣叶（同时捕获瓣叶）：瓣膜夹打开至 120°～ 150°，如有需要，捕获瓣叶时可降低潮气量，回撤瓣膜夹，轻轻托起瓣叶（超声左心室流出道可以清晰看到前后瓣叶及瓣膜夹）。

（9）关闭瓣膜夹：关闭瓣膜夹到 60° 左右，降下锁定杆锁定瓣膜夹，继续关闭瓣膜夹，同时观察超声，直至反流减少，关闭瓣膜夹的过程中将输送系统向内送入少许，从而降低瓣叶牵拉（图 24-5）。

术后情况：患者术后次日下地活动，自诉胸闷气短症状较前明显缓解，平卧入睡未存在憋醒现象，术区换药无渗血及血肿，生命体征平稳。

术后复查超声：二尖瓣 A2、P2 区可见钳夹器样强回声，位置及稳定性良好，二尖瓣瓣口舒张期流速 1.21 m/s，峰值跨瓣压差 6 mmHg，平均跨瓣压差 3 mmHg，二尖瓣反流量由 4 ＋降至 1 ＋。术后 3 日康复出院。

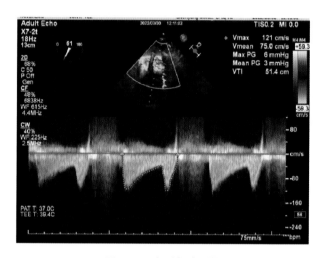

图 24-6　术后超声测量

讨论：患者术前反复心衰发作且伴有体循环淤血等症状，病史较长、合并症较多且属于高龄高风险患者，外科评估无法耐受外科二尖瓣瓣膜置换术，通过经 TEER 患者临床症状得到明显减轻，超声心动图评估反流程度明显降低，且整体住院时间短，术后恢复快。术后建议患者完善四联抗心衰药物规范化治疗，给予健康宣教，同时进行密切跟踪随访，延缓心衰的进展，改善患者的临床预后。

参考文献

［1］Vahanian A，Beyersdorf F，Praz F，et al.，2021 ESC/EACTS Guidelines for the management of valvular heart disease. Eur Heart J，2022，43（7）：561-632.

［2］Roth GA，Mensah GA，Johnson CO，et al.，Global burden of cardiovascular diseases and risk factors，1990-

2019: Update From the GBD 2019 Study. J Am Coll Cardiol, 2020, 76（25）: 2982-3021.

［3］Timmis A, Vardas P, Townsend N, et al., European Society of Cardiology: cardiovascular disease statistics 2021. Eur Heart J, 2022, 43（8）: 716-799.

［4］Meyer AC, Drefahl S, Ahlbom A, et al., Trends in life expectancy: did the gap between the healthy and the ill widen or close? BMC Med, 2020, 18（1）: 41.

［5］Chen J, Lyu L, Shen J, et al., Epidemiological study of calcified aortic valve stenosis in a Chinese community population. Postgrad Med J, 2023, 99（1174）: 868-874.

［6］Aluru JS, Barsouk A, Saginala K, et al., Valvular heart disease epidemiology. Med Sci（Basel）, 2022, 10（2）: 32.

［7］Delesalle G, Bohbot Y, Rusinaru D, et al., Characteristics and prognosis of patients with moderate aortic stenosis and preserved left ventricular ejection fraction. J Am Heart Assoc, 2019, 8（6）: e011036.

［8］Kontogeorgos S, Thunström E, Basic C, et al., Prevalence and risk factors of aortic stenosis and aortic sclerosis: a 21-year follow-up of middle-aged men. Scand Cardiovasc J, 2020, 54（2）: 115-123.

［9］Banovic, M., L. Athithan and G.P. McCann, Aortic stenosis and diabetes mellitus: An ominous combination. Diab Vasc Dis Res, 2019, 16（4）: 310-323.

［10］Candellier A, Hénaut L, Morelle J, et al., Aortic stenosis in patients with kidney failure: Is there an advantage for a PD-first policy? Perit Dial Int, 2021, 41（2）: 158-167.

［11］Maurer MS, Bokhari S, Damy T, et al., Expert consensus recommendations for the suspicion and diagnosis of transthyretin cardiac amyloidosis. Circ Heart Fail, 2019, 12（9）: e006075.

［12］Yang LT, Enriquez-Sarano M, Michelena HI, et al., Predictors of progression in patients with stage B aortic regurgitation. J Am Coll Cardiol, 2019, 74（20）: 2480-2492.

［13］Kato N, Guerrero M, Padang R, et al., Prevalence and natural history of mitral annulus calcification and related valve dysfunction. Mayo Clin Proc, 2022, 97（6）: 1094-1107.

［14］Iung B, Delgado V, Rosenhek R, et al., Contemporary presentation and management of valvular heart disease: The EURObservational Research Programme Valvular Heart Disease II Survey. Circulation, 2019, 140（14）: 1156-1169.

［15］Liu PY, Tsai KZ, Lin YP, et al., Prevalence and characteristics of mitral valve prolapse in military young adults in Taiwan of the CHIEF Heart Study. Sci Rep, 2021, 11（1）: 2719.

［16］Bakkestrøm R, Banke A, Christensen NL, et al., Hemodynamic characteristics in significant symptomatic and asymptomatic primary mitral valve regurgitation at rest and during exercise. Circ Cardiovasc Imaging, 2018, 11（2）: e007171.

［17］Grigioni F, Clavel MA, Vanoverschelde JL, et al., The MIDA Mortality Risk Score: development and external validation of a prognostic model for early and late death in degenerative mitral regurgitation. Eur Heart J, 2018, 39（15）: 1281-1291.

［18］Buzzatti N, Van Hemelrijck M, Denti P, et al., Transcatheter or surgical repair for degenerative mitral regurgitation in elderly patients: A propensity-weighted analysis. J Thorac Cardiovasc Surg, 2019, 158（1）: 86-94.

［19］Topilsky Y, Maltais S, Medina Inojosa J, et al., Burden of tricuspid regurgitation in patients diagnosed in the community setting. JACC Cardiovasc Imaging, 2019, 12（3）: 433-442.

［20］Wang TKM, Akyuz K, Mentias A, et al., Contemporary etiologies, outcomes, and novel risk score for isolated tricuspid regurgitation. JACC Cardiovasc Imaging, 2022, 15（5）: 731-744.

［21］Tribouilloy C, Bohbot Y, Kubala M, et al., Characteristics, management, and outcomes of patients with multiple native valvular heart disease: a substudy of the EURObservational Research Programme Valvular Heart Disease II Survey. Eur Heart J, 2022, 43（29）: 2756-2766.

［22］Unger, P. and C. Tribouilloy, aortic stenosis with other concomitant valvular disease: aortic regurgitation, mitral regurgitation, mitral stenosis, or tricuspid regurgitation. Cardiol Clin, 2020, 38（1）: 33-46.

［23］Vahanian A, Beyersdorf F, Praz F, et al. 2021 ESC/EACTS Guidelines for the management of valvular heart disease. European Heart Journal, 2022, 43（7）: 561-632.

［24］苗齐主译. 心脏瓣膜病临床指南. 北京: 中国科学技术出版社, 2021: 11-30.

［25］宋光远主译. 结构性心脏病介入治疗. 济南: 山东科学技术出版社, 2019: 99-115.

［26］朱鲜阳主译. 心脏瓣膜疾病. 北京: 北京大学医学出版社, 2023: 260-393.

［27］谢明星主译. 超声心动图学. 8 ed. 北京: 中国科学技术出版社, 2022: 773-849.

［28］Carroll JD，Mack MJ，Vemulapalli S，et al. STS-ACC TVT registry of transcatheter aortic valve replacement. J Am Coll Cardiol，2020，76（21）：2492-516.

［29］Nasso G，Santarpino G，Di Bari N，et al. Cardiac surgery in nonagenarians following the TAVI/TMVI era：A Multicenter 23-Year Comparative Analysis. Clin Med，2023，12（6）：2177.

［30］Siontis GCM，Overtchouk P，Cahill TJ，et al. Transcatheter aortic valve im-plantation vs. surgical aortic valve replacement for treatment of symptomatic severe aortic stenosis：an updated meta-analysis. Eur Heart J，2019，40：3143-3153.

［31］Foroutan F，Guyatt GH，Otto CM，et al. Structural valve deterioration after transcatheter aortic valve implantation. Heart，2017，103（23）：1899-1905.

［32］Liu XB，Jiang JB，Zhou QJ，et al. Evaluation of the safetv and efficacy of transcatheter aortic valve implantation in patients with a severe stenotic bicuspid aortic valve in a Chinese population. J Zhejiang Univ Sci B，2015，16：208-214.

［33］Yousef A，Simard T，Webb J，et al. Transcatheter aortic valve implantation in patients with bicuspid aortic valve：a patient level multi-center analysis. Int J Cardiol，2015，189：282-288.

［34］Wendt D，Kahlert P，Pasa S，et al. Transapical transcatheter aortic valve for severe aortic regurgitation：expanding the limits. JACC Cardiovase Interv，2014，7：1159-1167.

［35］Roy DA，Schaefer U，Guetta V，et al. Transcatheter aortic valve implantation for pure severe native aortic valve regurgitation.Am Coll Cardiol，2013，61：1577-1584.

［36］Foroutan F，Guyatt GH，O'Brien K，et al. Prognosis after surgical replacement with a bioprosthetic aortic valve in patients with severe symptomatic aortic stenosis：systematic review of observational studies. BMJ，2016，354：i5065.

［37］Damian H，Radosław T，Wojciech W，et al. Comparison of transcarotid versus transapical transcatheter aortic valve implantation outcomes in patients with severe aortic stenosis and contraindications for transfemoral access.Cardiol J，2023，30（2）：188-195.

［38］Foroutan F，Guyatt GH，Otto CM，et al. Structural valve deterioration after transcatheter aortic valve implantation. Heart，2017，103：1899-1905.

［39］Singh JP，Evans JC，Levy D，et al. Prevalence and clinical determinants of mitral，tricuspid，and aortic regurgitation（the Framingham Heart Study）. Am J Cardiol，1999，83（6）：897-902.

［40］Asmarats L，Taramasso M，Rodés-Cabau J. Tricuspid valve disease：diagnosis，prognosis and management of a rapidly evolving field. Nat Rev Cardiol，2019，16（9）：538-554.

［41］Chang JD，Manning WJ，Ebrille E，et al. Tricuspid valve dysfunction following pacemaker or cardioverter-defibrillator implantation［J］. J Am Coll Cardiol，2017，69（18）：2331-2341.

［42］Tribouilloy CM，Enriquez-Sarano M，Schaff HV，et al. Impact of preop-erative symptoms on survival after surgical correction of organic mitral regurgitation：rationafe for optimizing surgical indications. Circulation，1999，99：400-405.

［43］Magne J，Mahjoub H，Dulgheru R，et al. Left ventricular contractile reserve in asymptomatic primary mitral regurgitation. Eur Heart J，2014，35（24）：1608-1616.

［44］Suri RM，Clavel M-A，Schaff HV，et al. Effect of recurrent mitral regurgitation following degenerative mitral valve repair：long-term analysis of competing outcomes. J Am Coll Cardiol，2016，67（5）：488-498.

［45］Chatterjee S，Tripathi B，Virk HU，et al. Does surgical repair of moderate ischemic mitral regurgitation improve survival? A Systematic Review，2016，18（3）：22.

［46］Schnitzler K，Hell M，Geyer M，et al. Complications following MitraClip implantation. Curr Cardiol Rep，2021，23（9）：131.

［47］Suri RM，Schaff HV，Enriquez-Sarano M. Mitral valve repair in asymptomatic patients with severe mitral regurgitation：pushing past the tipping point. Semin Thorac Cardiovasc Surg，2014，26（2）：95-101.

［48］Otto CM，Nishimura RA，Bonow RO，et al. 2020 ACC/AHA Guideline for the management of patients with valvular heart disease：a report of the American College of Cardiology/American Heart Association Joint Committee on Clinical Practice Guidelines. Circulation，2021，77（4）：e25-e197

［49］Stone GW，Lindenfeld J，Abraham WT，et al. Transcatheter mitral-valve repair in patients with heart failure. The New England Journal of Medicine，2018，379（24）：2307-2318.

［50］Simard T，Vemulapalli S，Jung RG，et al. Transcatheter edge-to-edge mitral valve repair in patients with severe mitral regurgitation and cardiogenic shock. J Am Coll Cardiol，2022，80（22）：2072-2084.

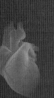

第二十五章
主动脉扩张性疾病的诊断和治疗进展

（王效增　张权宇　孙鸣宇）

第一节　概述

主动脉扩张性疾病包括主动脉瘤、主动脉夹层（aortic dissection，AD）、主动脉穿透性溃疡和主动脉壁内血肿等一系列主动脉疾病。其发病凶险，无预兆性，已成为威胁国民健康的"隐形杀手"，且防治面临严峻挑战。AD是高致命性的临床急症，如未及时诊治升主动脉夹层，患者发病48 h内病死率达50%，1周时达70%，居危重心血管疾病之首。腹主动脉瘤（abdominal aortic aneurysm，AAA）是一种常见的动脉退行性病变。腹主动脉瘤在大于50岁的人群中发病率约为5%，且发病率随着年龄增长而增加。AAA一旦瘤体发生破裂，病死率可高达70%～85%，严重威胁患者的生命安全，需要手术积极治疗以阻止瘤体扩张或破裂。

一、疾病分类

（一）主动脉夹层

主动脉夹层指主动脉腔内血液从主动脉内膜撕裂处进入主动脉中膜，使中膜分离，沿主动脉长轴方向扩展形成主动脉壁的真假两腔分离状态。临床特点为急性起病，突发剧烈疼痛、休克和血肿压迫相应主动脉分支血管时出现的相应缺血症状。

（二）主动脉瘤

主动脉病理性扩张超过正常血管直径的50%，

称之为主动脉瘤。按照主动脉管壁是否完整，可以将主动脉瘤分为真性主动脉瘤和假性主动脉瘤。真性动脉瘤是血管变宽，涉及血管壁的3层结构。假性动脉瘤是动脉局部破裂，由血块或临近组织封住而形成；按照主动脉瘤的发生部位可以将主动脉瘤分为升主动脉瘤、主动脉弓动脉瘤、胸主动脉瘤、胸腹主动脉瘤、腹主动脉瘤等。本节重点介绍胸主动脉瘤和腹主动脉瘤的病因、发生机制、临床表现及诊断、治疗。

二、病因及发病率

（一）主动脉夹层

1. 病因

正常成人主动脉壁具有很强的耐受压力，主动脉内壁可承受66.7 kPa（500 mmHg）以下的压力。而AD发生的主要原因为主动脉壁缺陷，尤其是中膜缺陷；AD形成的驱动力主要源于两方面，血流经过内膜撕裂口进入中膜或中膜滋养动脉破裂产生血肿后压力升高导致内膜撕裂，其发病与多种因素有关[1]：①遗传因素，以遗传性结缔组织病（马方综合征、Loeys-Dietz综合征、主动脉瓣二叶式畸形）为主。②血管紧张素Ⅱ，可增高血压，促进主动脉内膜增生，产生纤维化，进而引起内膜改变，加速细胞外基质的降解、凋亡，形成AD；血管紧张素Ⅱ可导致内皮功能失调，使其内皮变脆弱，最终减弱主动脉的内皮弹性，诱发 AD，同时血管紧张素还可通过诱导血管外膜为炎性介质作用，促进 AD 的形成。③炎症机制，如炎性细胞、炎性因子、基质金属蛋白酶（MMP）均参与 AD 的发生。AD 发生时，巨噬细胞和 T 淋巴细胞易浸润主动脉壁，尤其是分泌于巨噬细胞的 MMP，可降解弹性纤维，降低血管壁弹性，引发主动脉中层组织变性而失去弹性，形成 AD。此外，干扰素 γ、白细胞介素 -6 等炎性因子也是 AD 发生的重要原因。④氧化应激反应引发组织损伤，参与细胞的生长、凋亡、衰老，以及心血管疾病的发生、发展。另外，AD 时缺氧可借助缺氧诱导因子 1a/E26 转录因子 -1 作用，上调 MMP-2、MMP-9 的高表达，进而参与 AD 的发生、发展过程。⑤非编码 RNA 是主动脉夹层机制研究的热点。大量研究表明，超过 97% 的基因组编码的是非编码转录本。这些转录产物大多被加工为非编码 RNA 并参与 AD 的发生 circ-RNA 作为生物标志物有一定的优势可能。

2. 发病率

欧美国家统计本病年发病率为（2.5～3）/10 万，男女发病率之比为 2.5∶1，而中国大陆报道该病发病率约 2.8/10 万，中国台湾地区报道其发病率约 4.3/10 万[2]。发病与年龄呈正相关，50～70 岁为高发人群，其中升主动脉夹层多见于 50～55 岁，降主动脉夹层多见于 60～70 岁。中国主动脉夹层注册研究显示，中国 AD 的平均年龄约 51 岁，其中 A 型夹层约占 40%，男性占 76%。从发生部位看，约 70% 内膜撕裂口位于升主动脉，20% 位于降主动脉，10% 发生于主动脉弓部三大血管分支处。

3. 分型和分期

（1）分型：分型依据夹层内膜裂口的解剖位置和夹层累及的范围而定。1965 年 DeBakey 等人提出的三型分类法：①Ⅰ型：主动脉夹层累及范围自升主动脉到降主动脉甚至腹主动脉；②Ⅱ型：主动脉夹层累及范围仅限于升主动脉；③Ⅲ型：主动脉夹层累及降主动脉，如向下未累及腹主动脉者为ⅢA 型；向下累及腹主动脉者为ⅢB 型。1970 年，Stanford 大学的 Daily 等人提

出了一种更为简捷的分型方法，Stanford A 型相当于 DeBakey Ⅰ型和Ⅱ型，Stanford B 型相当于 DeBakey Ⅲ型。近年来，随着腔内血管外科技术的发展，使得 Stanford 分型与临床手术方法关系越来越密切。国内分型是北京安贞医院孙立忠教授团队根据我国 AD 的发病特征，在 Stanford 分型的基础上提出了 AD 细化分型（亦称孙氏分型）：

Stanford A 型 AD 分为 3 个亚型：

①A1 型，窦管交界及其近端正常，无主动脉瓣关闭不全；

②A2 型，主动脉窦部直径小于 3.5 cm，夹层累及右冠状动脉，致其开口处内膜部分剥离或全部撕脱，轻至中度主动脉瓣关闭不全；

③A3 型根部重度受累型，窦部直径大于 5.0 cm，或直径为 3.5～5.0 cm 但窦管交界结构破坏，及严重主动脉瓣关闭不全。

根据病因及弓部病变情况分为 C 型（复杂型）和 S 型（简单型）：

C 型：符合以下任意一项。①原发内膜破口在弓部或其远端，夹层逆行剥离至升主动脉或近端主动脉弓；②弓部或其远端有动脉瘤形成（直径大于 5.0 cm）；③头臂动脉有夹层或动脉瘤形成；④TEVAR 术后逆撕 A 型 AD；⑤套筒样内膜剥脱和广泛壁内血肿；⑥主动脉根部或升主动脉术后残余夹层或新发夹层；⑦病因为遗传性结缔组织病，如马方综合征。

S 型：原发内膜破口位于升主动脉且不合并上述任何一种 C 型病变。临床诊断时根据实际情况组合分型。

Stanford B 型 AD 分为 3 个亚型：

①B1 型：降主动脉无扩张或仅近端扩张，中、远端直径接近正常；

②B2 型：全胸降主动脉扩张，腹主动脉直径接近正常；

③B3 型：全胸降主动脉、腹主动脉均扩张。

根据病因及弓部有无夹层累及亦分为 C 型和 S 型：

C 型：符合以下任意一项。①夹层累及左锁骨下动脉开口或远端主动脉弓；②合并心脏疾病，如心脏瓣膜疾病、冠心病等；③合并近端主动脉病

变，如主动脉根部瘤、升主动脉或主动脉弓部瘤等；④病因为遗传性结缔组织病，如马方综合征。

S型：不合并上述任何一种情况者。

（2）分期：传统的AD分期，以14日为界，发生夹层14日以内为急性期，超过14日为慢性期。2014欧洲心脏病学会主动脉疾病指南指出，14日以内为急性期，15·90日为亚急性期，大于90日为慢性期。

（二）主动脉瘤

1. 胸主动脉瘤

（1）病因：胸主动脉瘤又包括胸降主动脉瘤和胸腹主动脉瘤两种，其中胸降主动脉瘤是胸主动脉瘤中最常见的类型，发生在近段降主动脉，位于左锁骨下动脉的远侧，病变的主动脉多呈梭状扩大，长度不一，有时可涉及降主动脉全长甚至延伸入腹主动脉近段。胸降主动脉瘤主要由动脉粥样硬化病变引起，其他如动脉中层坏死、创伤和细菌性感染等也可以导致降主动脉瘤的形成。本病发展缓慢，早期可无任何症状，动脉瘤长大后可压迫周围组织产生相应症状，最终穿破血管，出血致死。

胸腹主动脉瘤是一类同时侵犯胸主动脉以及腹主动脉的凶险病例，其病变范围复杂且广泛，动脉瘤从胸延伸至腹，累及肋间动脉、腹腔动脉、肠系膜上动脉及两侧肾动脉等重要内脏血管，可发生致死性动脉瘤破裂，约占所有主动脉瘤的10%。胸腹主动脉瘤病因尚未明确，与腹主动脉瘤相似，吸烟、高血压、慢性阻塞性肺疾病和外周血管疾病等是此病的危险因素[3]。与男性相比，女性出现胸腹主动脉瘤的年龄更晚，瘤体破裂的风险更高。年龄增加与动脉瘤破裂直接相关。此外，动脉瘤直径＞5 cm时，每增加1 cm，瘤体破裂的风险会增加1倍，同时慢性阻塞性肺疾病也会使动脉瘤的破裂风险增加至3.6倍。胸腹主动脉瘤也可能继发于主动脉夹层，多为夹层后期的自然进化或腔内治疗后仍有假腔扩张导致的夹层动脉瘤。但大多数胸腹主动脉瘤是退行性的，可能与动脉粥样硬化有关。另外，感染性疾病如梅毒和真菌等，自身免疫性疾病大动脉炎和巨细胞动脉炎等也会导致此病发生。部分已知先天性遗传性疾病，如结缔组织病马方综合征、Ehler-Danlos综合征和Loeys-Dietz综合征，常因先天性的动脉中层结缔组织发育缺陷、胶原纤维薄弱致血管脆弱，容易发生胸腹主动脉瘤。截至目前，已有29个已鉴定的基因被证明与胸腹主动脉瘤的发生相关，如ACTA2、BGN、COL1A2、E FFEMP2、FBN1及ELN等。这些基因通常编码细胞外基质成分（ECM），即转化生长因子途径（TGF-β），或参与平滑肌细胞（SMC）的功能。

（2）发病率：胸降主动脉瘤的发病率较低，因此其单独的流行病学资料较少。而胸腹主动脉瘤的发病率却随着近年人们寿命延长，逐渐升高。随着检出手段进步，其检出率约为10.4/10万以上。研究提示高达80%胸腹主动脉瘤患者瘤体会破裂，未经治疗的患者5年生存率不足20%。当胸腹主动脉瘤瘤体直径达到7 cm时，未经治疗的患者瘤体破裂的可能性为40%以上，2年病死率为76%，5年病死率超过95%。

2. 腹主动脉瘤

（1）病因：腹主动脉瘤为腹主动脉壁发生永久性、局限性扩张，腹主动脉直径相比临近的正常腹主动脉扩大50%以上，或者腹主动脉直径＞3 cm，是受遗传与环境因素共同影响的复杂性疾病。该病隐匿性强，早诊率较低，仅在破裂前较短时间内或发生破裂后才出现症状。

（2）发病率：英国经过15年随访大样本临床随机对照试验发现，接受手术治疗的腹主动脉瘤患者中，超过50%因瘤体破裂而被诊断；香港大型筛检研究发现，腹主动脉瘤破裂前择期手术施行率仅为8%，而破裂后急诊手术施行率高达56%，提示有较大比例的腹主动脉瘤患者直到破裂才接受治疗。低诊断率将造成漏诊，导致患者腹主动脉瘤持续扩张，带来极大危害。Vega等随访小腹主动脉瘤患者发现直径小于40 mm的腹主动脉瘤，年扩张率仅为1.6～2.8 mm/年，破裂风险仅为0.9/100人年；直径为40～50 mm的腹主动脉瘤年扩张率上升至3.0～6.9 mm/年，2年内有2/3的腹主动脉瘤直径超过50 mm；直径大于55 mm的腹主动脉瘤破裂风险上升至28/100人·年[4]。

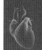

第二节　诊断

一、临床表现和体征

（一）主动脉夹层

1. 临床表现

（1）疼痛：急性主动脉夹层最常见的临床症状是疼痛，好发于背部、腹部或胸部。超过93%的患者发病时有疼痛症状，其中85%的患者症状是突然发作的。A型主动脉夹层患者的疼痛通常集中于胸前区，而B型主动脉夹层患者的疼痛更经常出现在背部（分别为78%和64%）。典型的主动脉夹层相关性疼痛表现为胸背部撕裂样疼痛，也有患者将这种疼痛描述为刺痛（68%）或游走性疼痛（19%）。21%的A型夹层患者和43%的B型夹层患者以腹痛为主要表现，应高度怀疑合并肠系膜血管受损表现。主动脉夹层相关疼痛通常十分严重，超过90%的患者将这种疼痛描述为从未有过的疼痛，甚至是濒死样疼痛。采用降压药物快速将血压降至合理区间是早期治疗的主要方法之一，而当患者表现为反复发作或者顽固性疼痛时，常提示疾病进展，应进一步行影像学检查以明确病情。

（2）晕厥：5%～10%的主动脉夹层患者出现晕厥表现，往往预示心脏压塞或弓上分支动脉受累导致颅内血供下降。根据IRAD研究结果显示，出现晕厥症状的患者更多集中于A型主动脉夹层患者（19% *vs.* 3%，*P* < 0.001），其发生心脏压塞的风险更高（28% *vs.* 8%，*P* < 0.001）。与此同时，这部分患者发生脑卒中（18% *vs.* 4%，*P* < 0.001）和院内死亡（34% *vs.* 23%，*P* = 0.01）的概率更高。但需要注意的是，并不是所有晕厥都与上述并发症相关，其他容易导致晕厥症状的病理生理变化还包括由于假腔形成引起血管迷走反射或主动脉压力感受器张力增加。

（3）神经系统症状：肋间动脉缺血所致脊髓缺血在B型主动脉夹层中更为常见，在总体人群中的发病率为2%～10%。主动脉夹层直接压迫周围神经的情况相对少见，主要是以夹层假腔扩张压迫周围神经所导致的麻痹、声音嘶哑（压迫喉返神经）或霍纳综合征（压迫交感神经节）为主要表现。

（4）血压波动：研究表明，70%的B型主动脉夹层患者血压升高，但只有25%～35%的A型夹层患者存在高血压表现。低血压症状在B型主动脉夹层患者中很少见（< 5%的患者），而在A型主动脉夹层患者中更为常见，且通常预后不良，血压的下降可能与主动脉瓣破裂或心脏压塞有关。需要注意的是，弓上分支动脉受累时，袖带血压测量结果通常不准确。左锁骨下动脉受累，左右手动脉压差常大于20 mmHg，如果头臂干动脉受累，则双上肢血压均会明显低于真实血压。顽固性高血压多见于B型主动脉夹层患者（64%），但其通常与肾动脉受累或主动脉扩张无关，因此仍有必要继续进行药物治疗。

（5）外周血管相关症状：30%～50%的主动脉夹层患者表现出外周血管受累的相关症状。有研究证实，在B型主动脉夹层患者中，14%的患者累及头臂动脉干，21%的患者累及颈总动脉，14%的患者累及左锁骨下动脉，35%的患者累及腹主动脉各分支及下肢动脉。还有研究表明，出现无脉表现的患者更容易出现神经功能缺损、昏迷和低血压，颈动脉搏动减弱与致命性脑卒中密切相关。根据IRAD研究数据显示，发病后的第一个24 h内，无外周动脉受累患者死亡率为9.4%，1～2支外周血管受累患者的死亡率为15.8%，如果合并三支以上外周动脉受累，死亡率超过35%。

主动脉夹层发生后出现下肢动脉受累导致搏动消失、缺血甚至死亡的病例并不罕见，尽管这部分患者预后较弓上分支或腹部内脏区分支动脉受累的患者似乎更好，但由急性主动脉夹层引起的腿部缺血仍然是复杂性夹层的标志，并可能伴有其他重要脏器的缺血改变,并且这部分患者的临床表现差异很大,因为多达1/3的患者在病程中可能会表现出动脉搏动的自主恢复,从而影响专科医生的判断。

2. 体征

疑似 AD 的患者出现以下体征有助于临床诊断。①血压异常:AD 常可引起远端肢体血流减少,导致四肢血压差别较大。若测量的肢体是夹层受累一侧,将会误诊为低血压,从而导致误诊和错误治疗。因此对于 AD 患者,应常规测量四肢血压。50.1% ~ 75.9% 的 AD 患者合并高血压,但也有部分患者就诊时表现为低血压,此时应考虑心脏压塞可能。②主动脉瓣区出现舒张期杂音且患者既往无心脏病史,则提示夹层所致急性主动脉瓣反流可能。③胸部体征:AD 大量渗出或者破裂出血时,可出现气管向右侧偏移,左胸叩诊呈浊音,左侧呼吸音减弱;双肺湿啰音提示急性左心衰。④腹部体征:AD 导致腹腔脏器供血障碍时,可造成肠麻痹甚至坏死,表现为腹部膨隆,叩诊呈鼓音,广泛压痛、反跳痛及肌紧张。⑤神经系统体征:脑供血障碍时出现淡漠嗜睡、昏迷或偏瘫;脊髓供血障碍时,可有下肢肌力减弱甚至截瘫。

(二)主动脉瘤

1. 胸主动脉瘤

(1)临床表现

1)疼痛:肾区是最常见的疼痛部位,通常在动脉瘤破裂时疼痛较严重,同时伴有低血压。约50%的胸腹主动脉瘤患者因肾脏和内脏动脉硬化闭塞症的存在而有明显的肠绞痛或肾血管性高血压。

2)邻近脏器压迫症状:胸腹主动脉瘤对邻近器官的压迫可产生相应的症状,动脉瘤增大可致胸闷、腹胀。压迫喉返神经或压迫迷走神经可致声带麻痹、声音嘶哑;压迫肺动脉可致肺动脉高压和肺水肿;压迫食管可致吞咽困难;压迫支气管可致呼吸困难;压迫胃时患者无饥饿感而致体重减轻。

3)多发动脉瘤:约有20%的患者同时有多部位的动脉瘤,最广泛者为主动脉动脉瘤,可发生于升、降主动脉和胸腹主动脉。

4)其他症状:可有其他合并病的症状,如高血压、阻塞性肺疾病、冠心病、肾衰竭、动脉瘤破裂、糖尿病。动脉瘤分层可引起腰背部撕裂样疼痛,截瘫和休克。

(2)体征:90.4%患者在腹部可扪及膨胀性搏动性肿物,但不像腹主动脉瘤可在腹部清楚确切扪及瘤体上缘。瘤体轻度压痛且在相应的内脏血管开口区(如肾动脉及腹腔动脉开口,双髂动脉处)可闻及收缩期杂音。

2. 腹主动脉瘤

(1)临床表现:多数患者无症状,常因其他原因查体而偶然发现。典型的腹主动脉瘤是一个向侧面和前后搏动的膨胀性肿块,半数患者伴有血管杂音。少数患者有压迫症状,以上腹部饱胀不适为常见。症状性腹主动脉瘤多提示需要手术治疗,其症状主要包括:①疼痛:为破裂前的常见症状,多位于脐周及中上腹部。动脉瘤侵犯腰椎时,可有腰骶部疼痛,若近期出现腹部或腰部剧烈疼痛,常预示瘤体濒临破裂。②破裂:急性破裂的患者表现为突发腰背部剧烈疼痛,伴有休克表现,甚至在入院前即死亡。若破入后腹膜,出血局限形成血肿,腹痛及失血休克可持续数小时或数天,但血肿往往有再次破裂入腹膜腔致死可能。瘤体还可破入下腔静脉,产生主动脉静脉瘘,可出现心力衰竭。瘤体偶尔可破入十二指肠引起胃肠道大出血。③其他严重并发症:瘤内偶可形成急性血栓,血栓脱落可造成下肢动脉栓塞。十二指肠受压可发生肠梗阻,下腔静脉受压阻塞可引起周围水肿。

(2)体征:根据病史及腹部脐周或中上腹扪及膨胀性搏动的肿块,有时有轻压痛,可同时伴有下肢急性或慢性缺血症状,一些患者可以闻及腹部血管杂音及震颤等,即可怀疑腹主动脉瘤。进一步行彩色超声检查、CTA 或 MRA 检查,可确立诊断。

二、影像学特征

（一）主动脉夹层

1. 胸部立位平片

在急性胸痛鉴别诊断过程中，通常首先选择胸部平片进行筛查，但这种检查方法的特异性较低，难以作为诊断依据，主动脉夹层相关的影像学表现包括心脏或主动脉影增宽、主动脉钙化斑内移和胸腔积液。其中，纵隔增宽是最常见的表现，主动脉钙化斑内移常见于A型主动脉夹层，而B型主动脉夹层患者出现胸腔积液的比例更高。

2. 主动脉造影

主动脉造影术诊断主动脉夹层的敏感度为86%～88%，特异度为75%～94%，但如果假腔出现血栓化，则可能导致假阴性结果出现。典型的主动脉夹层造影表现包括造影管腔异常扭曲，造影剂在假腔中滞留、重要分支动脉未显影和主动脉瓣反流。但由于主动脉造影术是一种相对昂贵的有创检查，且耗时较多，还有导致造影剂肾病的风险，因此目前已不推荐将其作为诊断方式。尤其是对于A型夹层，不推荐在术前进行该项检查，而对于B型主动脉夹层而言，主动脉造影也应作为手术治疗的一部分来完成。

3. CTA

随着CT技术的不断推广，目前超过75%主动脉夹层患者采用CT作为首选影像学评估手段。有研究表明，CT对急性主动脉夹层诊断的敏感度为83%～95%，特异度为87%～100%。尽管CTA对于升主动脉病变的敏感性会降至80%左右，但可以联合经食管超声心动图（TEE）等其他影像学手段提升诊断准确率。目前推荐对怀疑主动脉夹层的患者进行全主动脉CTA，以保证提供足够的影像学诊断依据。薄层CT可精确判断主动脉真假腔范围以及夹层裂口的位置，以便于腔内治疗方案的制订（图25-1）。在大多数情况下，真腔可从近端未受累的主动脉管腔向远端延续来进行判定，但在主动脉根部环形夹层或主动脉弓顶部影像信息缺失的病例中，真腔的判定相对复杂。血栓化是主动脉夹层假腔的一个重要标志，但在合并动脉瘤的夹层患者中，瘤腔内附壁

血栓可能会对假腔的判定造成干扰，此外，在超过90%的主动脉夹层病例中，胸主动脉段假腔直径明显大于真腔直径。

薄层CT还可以对主动脉夹层内膜片进行详细评估，通过评估内膜片的方向和活动性，提供更多的病变血管特征以便于制订最佳的治疗方案。如果内膜片凹向假腔，代表真腔压力偏低，其敏感度为91%，特异度为72%（图25-2）。在急性夹层中，内膜片通常处于弯曲状态（63%病例），而在慢性期，超过75%的内膜片相对平直。此外，如果真腔被压缩成为月牙形，则应高度怀疑内脏区重要脏器或下肢灌注不良风险的增加。与

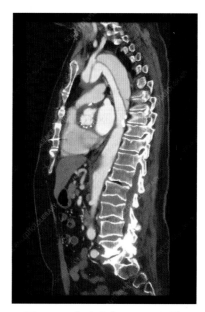

图 25-1　主动脉夹层 CTA 影像

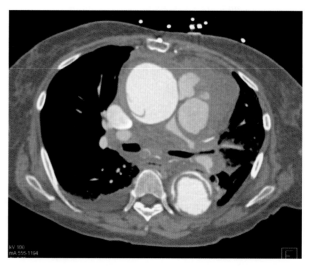

图 25-2　主动脉夹层（内膜片凹向假腔）

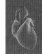

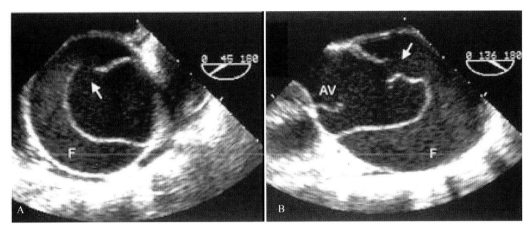

图 25-3 主动脉夹层 TEE 影像

其他方式相比，CT 检查对操作者经验的依赖程度最低，能够很便捷地为外科手术及腔内治疗提供有价值的参考依据，同时也能够为后续随访和测量提供可靠保障。

4. 超声心动图

经胸超声心动图诊断主动脉夹层的敏感度为 35% ～ 80%，特异度为 40% ～ 95%。但经胸骨上及肋间行超声检查，容易受到肋间隙宽度、肥胖及肺气肿的影响而出现精准度下降。此外，经胸超声评估升主动脉时，会由于伪影的存在而导致假阳性结果的出现，而 TEE 可以克服经胸超声心动图的局限性。研究表明，TEE 的敏感度为 98%，特异度为 63% ～ 96%。此外，TEE 还可以评估夹层裂口位置、假腔血栓化情况、动脉弓及冠脉受累情况、主动脉瓣反流程度和心包积液（图 25-3）。通过彩色多普勒模式，还可以通过显示真腔和假腔中的不同流速降低假阳性率。但是 TEE 对于远端升主动脉和主动脉弓的评估会受到气管和左主支气管的影响，同时无法对膈肌平面以下的主动脉进行评估。此外，对于血流动力学不稳定的升主动脉夹层患者，可在手术室进行 TEE 检查以加快诊断效率。

5. MRI

MRI 可以同时对主动脉夹层进行解剖形态和功能学评估，其诊断主动脉夹层的敏感度和特异度均在 95% ～ 100%。MRI 可显示主动脉夹层裂口位置、累及范围、重要分支动脉受累情况及真假腔血流的差异（图 25-4）。MRI 诊断分支血管受累的敏感度和特异度分别为 90% 和 96%。增强 MRI 采用的钆造影剂对于肾功能的影响要优于CTA 使用的含碘造影剂，更适合于肾功能不全的患者。但 MRI 受到检查时长及检查过程中缺乏监护手段的影响，并不适用于危重患者的评估。此外，有心脏起搏器植入史、颅内动脉瘤夹闭史及晶体植入史的患者也无法进行 MRI 评估。

（二）主动脉瘤

1. 胸主动脉瘤

和前述其他主动脉瘤一样，根据患者动脉瘤各种症状及伴发症状，首先行无创检查，然后依

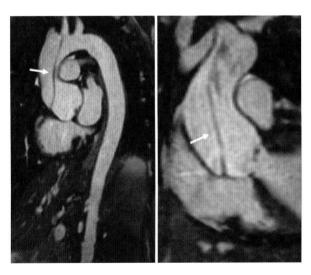

图 25-4 主动脉夹层 MRI 影像

次选择 2～3 项辅助检查，至今动脉造影还是最好的检查手段。疑有夹层或动脉瘤破裂时，可选择用 MRI、CT 等检查代替动脉造影。

2. 腹主动脉瘤

根据病史及腹部脐周或中上腹扪及膨胀性搏动的肿块，有时有轻压痛，可同时伴有下肢急性或慢性缺血症状，一些患者可以闻及腹部血管杂音及震颤等，即可怀疑腹主动脉瘤。进一步行彩色超声检查、CTA 或 MRA 检查，即可确立诊断。CTA 可作为腹主动脉瘤明确诊断的手段。

三、实验室检查

（一）主动脉夹层

1. D- 二聚体及纤维蛋白降解产物（FDP）

目前，得到广泛认可的主动脉夹层相关生物标志物只有 D- 二聚体。D- 二聚体是纤维蛋白降解产物，可用于评估肺栓塞和急性主动脉夹层[5]。D- 二聚体诊断主动脉夹层的敏感度为 97%，特异度为 47%，这意味着可以将 D- 二聚体作为主动脉夹层阴性排除指标。但当患者假腔完全血栓化、夹层累及范围小及患者年龄较为年轻时，D- 二聚体含量可能会偏低。FDP 是另外一种可用于急性主动脉夹层诊断的生物标志物。与急性冠脉综合征相比，急性主动脉夹层中纤维蛋白降解产物浓度显著升高，诊断敏感度为 98%，特异度为 54%，以 2.05 μg/ml 为界值，阴性预测值为 97%。研究显示，FDP 浓度升高与假腔部分血栓化密切相关，急性期 FDP 的升高与肌张力蛋白 C 浓度相关。

2. 平滑肌肌球蛋白重链

平滑肌肌球蛋白是血管平滑肌细胞的主要成分。有研究证实，在急性夹层患者体内平滑肌肌球蛋白含量快速达峰后在 24 h 内迅速降低，而急性冠脉综合征患者的平滑肌肌球蛋白重链则没有

任何增加。与远端夹层相比，主动脉近端受累的夹层患者体内含量更高，这可能预示该蛋白沿主动脉管壁延伸，表达浓度存在差异。

3. 基质金属蛋白酶 -9

基质金属蛋白酶是一组重要的细胞外基质酶，维持主动脉壁合成与降解的平衡。特别是基质金属蛋白酶 -9（matrix metalloproteinase-9，MMP-9），多项研究证实其在主动脉夹层患者体内表达明显升高。在 A 型和 B 型主动脉夹层患者中，MMP-9 浓度在症状出现后 1 h 内升高，而在 B 型夹层患者中，MMP-9 浓度升高的现象可持续到发病后 2 个月，这提示 MMP-9 也参与了血管重构。因此，MMP-9 不仅可用于主动脉夹层的快速诊断，还可用于长期随访评估。

4. 弹力蛋白降解产物

弹力蛋白板层断裂是急性主动脉夹层的主要病理特征。弹性蛋白降解产物在发病时释放入血，且发病后 72 h 以内，仍有升高趋势。目前认为，以高于健康人群平均值 3 个标准差作为阳性预测值，主动脉夹层阳性预测率为 94%，阴性排除率为 98%。

5. 钙调蛋白

钙调蛋白是血管平滑肌肌钙蛋白对应物。在不同类型的主动脉夹层中，血清钙调蛋白浓度均有所增加，发病后第一个 24 h 内的阴性排除率为 84%，但其阳性预测率很低，因此该生物标志物还需要进一步评估其临床效能。

6. 转化生长因子 β

急性主动脉夹层患者血清转化生长因子 β（transforming growth factor beta，TGFβ）浓度升高。TGFβ 可作为评估主动脉夹层后扩张风险的生物标志物，因此可用于预测夹层破裂风险。肾素 – 血管紧张素系统抑制剂可通过作用于 TGFβ 影响主动脉重塑，这一发现为主动脉夹层治疗提供新的可能。

第三节 治疗

一、介入治疗

（一）主动脉夹层

1. 手术适应证

（1）Stanford A 型 AD：目前，升主动脉夹层腔内治疗虽有探索，但仍然局限于极少数符合解剖适应证的患者，升主动脉夹层腔内治疗在解剖适应证上有严格的要求。目前的升主动脉腔内治疗基本适应证包括[6]：升主动脉破口位置要求距离窦管交界 25 mm 以上，以保证足够的锚定区，同时保留冠状动脉血流；由于目前支架最大口径的限制，近端血管管径≤ 40 mm；破口位置距离无名动脉＜ 15 mm，则必须覆盖无名动脉以获得额外的锚定区，并在无名动脉植入烟囱支架。就腔内治疗时机而言，由于夹层近端血管常伴血肿，目前主张度过急性期，在亚急性期或慢性期行腔内治疗。

（2）Stanford B 型 AD：胸主动脉腔内修复术（TEVAR）目前虽应用广泛，但其具有严格的影像学指征：①锚定区主动脉直径小于 4.0 cm。②股动脉无狭窄扭曲。③腹主动脉主要分支假腔供血，但附近有较大再破口。④支架远端锚定区内膜片完整。⑤既往 AD 腔内介入治疗在技术上要求主动脉近端至少有 1.5 cm 的锚定区，以防止因封堵不完全而导致内漏。在锚定区不足的情况下，可选择性封闭左锁骨下动脉，必须仔细评估椎动脉的发育和 Willis 环的情况，以免造成脑缺血损伤。

2. 治疗方法

（1）Stanford A 型 AD：

1）完全血管 TEVAR：完全血管 TEVAR 治疗升主动脉夹层的方法主要有分支支架技术、烟囱技术、豁口技术、开窗技术和多层裸支架技术等[7]。①分支支架技术：分支支架技术是指将分支支架与覆膜支架主体预先缝合，通过分支动脉预置导丝，引导分支动脉移植物进入主动脉弓分支动脉，

从而将累及主动脉弓上分支的夹层完全隔绝。该设计对病变解剖要求相对较低，能有效降低内漏发生率，但脑卒中风险显著增加。②"烟囱"支架技术：利用普通覆膜支架先将重要分支血管覆盖，然后在被覆盖的分支血管内和近端主动脉间植入裸支架或覆膜支架来恢复被覆盖分支血管的血流。该技术希望通过延长主动脉锚定区来防止内漏，但同时又增加了内漏的可能性。③"豁口"技术：将支架型血管末端做成"豁口"形，将其朝向重要的分支血管，保证分支血管通畅。但是豁口精确定位困难，内漏风险高。④"开窗"技术：按照主动脉弓上分支血管开口的位置，分别在覆膜支架相应位置开"窗口"，使得"窗口"准确对应分支血管开口，从而达到隔绝夹层同时保留分支血管的目的。这种对病变解剖要求十分严格。⑤多层裸支架技术：多层裸支架技术是通过多层裸支架网孔可以调控改变进入夹层假腔内的血流动力学，将层流变为湍流从而促进血栓形成，而分支血管内层流方式不变从而保持通畅，但由于目前缺乏长期随访结果和比较性研究，其安全性还有待进一步验证。

2）升主动脉-主动脉瓣一体化支架移植物（支架型 Bentall 术）有学者提出设计支架型 Bentall 术以解决锚定区过短的问题。但是，瓣环在生理情况下与升主动脉间存在相对非同向运动，长期的支架移植物植入可能会导致瓣环和升主动脉的双向损伤，这也是多年研究未能取得进展的原因。2020 年，Gaia 等报道使用主动脉瓣-升主动脉一体化的支架移植物成功隔绝病变、重建冠状动脉并置换主动脉瓣的经验。目前，临床上支架型主动脉瓣膜的应用已趋于成熟，将升主动脉支架移植物和主动脉瓣膜支架进行分体式组合可作为治疗策略之一[8-10]。

（2）Stanford B 型 AD：

1）平行支架技术（烟囱/潜望镜技术），可

直接使用现有的血管腔内移植物进行治疗，通过在主动脉管腔内释放主体支架，并在弓上分支动脉中置入小支架保证管腔通畅。其中，"烟囱"技术通过弓上分支动脉逆血流方向将小口径支架导入主动脉弓，支架前端伸至主动脉支架近端锚定区外。"潜望镜"技术则是从股动脉导入支架，顺血流方向进入分支血管，支架近端延伸到主体支架远端锚定区外。有研究报道烟囱技术治疗主动脉弓部夹层 5 年随访结果。采用单烟囱技术重建主动脉弓，Ⅰa 型内漏发生率为 48.5%，脑卒中率为 12.1%，1 年、3 年和 5 年生存率分别为 82.3%、69.0% 及 57.7%。第 1 年、第 3 年和第 5 年免于再干预率分别为 80.2%、64.7% 和 47.2%。由于平行支架技术治疗的远期效果不佳，目前指南不推荐在择期手术病例中使用平行支架技术，仅将该项技术用于急诊手术治疗（Ⅲ类证据）。

平行支架技术治疗时最需要关注的问题是如何降低术中 Ⅰa 型内漏的发生率，即尽可能降低支架之间的缝隙面积。主体支架与平行支架相互重叠区域较长、平行支架位于主动脉夹层裂口对侧管壁以及多枚平行支架相互之间不交叉都有助于降低 Ⅰa 型内漏的发生率，但由于缺乏随机对照研究数据，平行支架技术应选择何种类型的支架，平行支架放大率如何选择以及如何减少支架间缝隙，只能根据医生的临床经验进行判断，无法得到统一结论。

采用烟囱技术重建头臂干动脉和左颈总动脉时，需穿刺 / 切开右肱动脉及颈总动脉，预置导丝作为分支动脉支架导入通道（图 25-5）。待经股动脉导入主动脉支架输送器，准确定位后释放主动脉主体支架，随即释放分支动脉支架，必要时还可行球囊扩张。经股静脉穿刺至右心房内植入临时起搏器，在释放主动脉主体支架的过程中将心率提升至 150 ～ 180 次 / 分，以利于精确释放。如果术中需要对主动脉锚定区进行球囊扩张，则应同时对平行支架进行扩张，避免分支动脉支架塌陷导致严重脑缺血事件发生。

"潜望镜"技术通常用于重建左锁骨下动脉血运，从股动脉入路经主动脉弓，顺血流方向进入左锁骨下动脉，分支支架释放过程与烟囱技术类似（图 25-6）。采用潜望镜技术治疗主动脉夹层的优点包括：①所有手术操作可由股动脉入路完成；②采用潜望镜技术植入的分支动脉支架末端位于主动脉主体支架远心端，理论上降低了 Ⅰa 型内漏的发生率。

平行支架技术最常见的并发症为 Ⅰ 型内漏（见下文"3. 术后并发症"部分），据报道，0 区

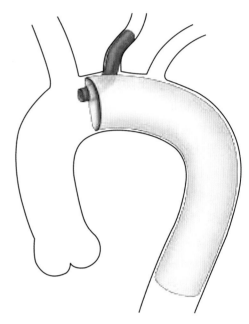

图 25-5　烟囱技术治疗胸主动脉夹层

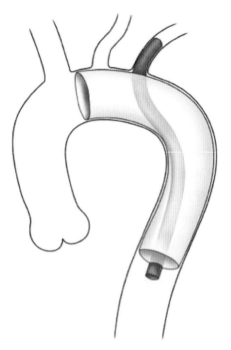

图 25-6　潜望镜技术治疗主动脉夹层

TEVAR 手术中Ⅰa型内漏发生率为77.8%。尽管Ⅰa型内漏风险较大，但受到主动脉弓部移植物的影响过多，平行支架技术后出现的Ⅰa内漏多采用保守治疗，再次行腔内治疗相对少见。

2）主动脉支架开窗技术：采用开窗技术辅助 TEVAR 治疗主动脉夹层，在保证弓上分支动脉血运的同时，可以缩短手术时间，降低窗口与分支开口对不准的风险（图 25-7）。无论是锐器（导丝或针头）还是热消融技术（激光和射频消融）都可以用于腔内原位开窗。目前可应用于原位开窗技术的主动脉覆膜支架类型较多，常用的以Valiant（Medtronic，Minneapolis，MN）或 Zenith Alpha（Cook Medical，Bloomington，IN）支架为主，并选择热消融技术进行原位开窗，因为在体外试验中发现，在这种涤纶覆膜上使用热能技术可以降低织物"磨损"现象的发生。

有研究回顾了采用原位开窗技术辅助 TEVAR 治疗的148名复杂性主动脉弓病变患者。其中，单开窗124例，双开窗13例，三开窗11例。患者平均随访时间为（15±5）个月，手术总体成功率为97.3%，其中内漏7例（4.7%）、脑卒中5例

（3.4%）、医源性逆撕夹层3例（2.0%），30天死亡率为2.9%，术后随访期间均未发生分支血管闭塞或脊髓缺血。但需要注意的是，随着开窗数量的增加，手术并发症发生率会有明显增加，因此采用该项技术治疗累及0～2区的主动脉夹层时需要根据精准的术前测量结果制订详尽计划，以降低围术期并发症发生率。

在主动脉弓置入支架时，会暂时阻塞弓上分支动脉开口，因此手术期间需要根据手术和麻醉原则维持原位开窗期间的脑供血。开放手术暴露双侧颈动脉有助于在直视下进行分支动脉逆行入路的建立。暴露双侧颈总动脉和左肱动脉后，我们将 7F 可调弯鞘由分支动脉通过导丝逆行引入到预开窗的分支动脉起始部，沿超硬导丝将主动脉移植物经股动脉入路导入主动脉弓。在释放主动脉移植物前，先沿导丝导入激光开窗系统，将其输送至 7F 鞘头端以备开窗。为了精准释放支架，需通过临时起搏器将心率维持在150～180次/分，释放支架的全过程应持续透视以保证定位良好。然后将需要开窗的第一个分支血管内的 7F 鞘在 DSA 引导下与支架覆膜处于正交位置，因为

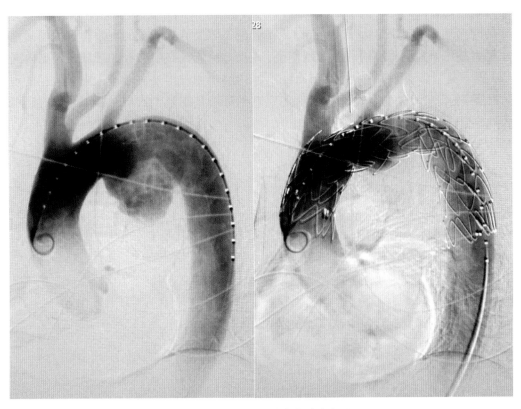

图 25-7　开窗技术治疗主动脉夹层

激光导管必须以垂直的方式直接对准覆膜，以便"烧穿"覆膜建立通道。在确认可调弯鞘处于适当位置后，便可进行激光灼烧，此过程中需要施加一定压力。当激光"熔化"涤纶覆膜时，术者会感到阻力突然消失。随后，将一根0.035英寸的导丝通过激光导管引入主动脉腔，以保证开窗的通畅，再通过渐进式球囊扩张或通过激光导管旋转来扩大窗口。在确认导丝在位后，将预选的分支动脉支架送至开窗部位，分支支架近端1/3位于主动脉腔内，远端2/3在分支血管内即可。根据支架释放后形态决定是否行后扩张，需要注意急性夹层的血管壁较脆弱，应避免过度扩张造成的夹层破裂。重复此过程，直到完成所有分支动脉的重建。

3）分支支架技术：由于平行支架技术及开窗技术会增加术中操作时间，同时对现有支架进行改装仍然存在伦理学风险，因此采用这两种方式治疗累及Z0-Z2区主动脉夹层仍有较大争议，因此，采用更加符合生理学特征的分支型主动脉腔内移植物成为这一类疾病治疗的发展方向。应用分支型主动脉腔内移植物治疗Z0-Z2区主动脉夹层时要考虑近端锚定区的问题，夹层近端裂口到窦管交界处的距离理想情况下应大于10 mm，尽管有部分小样本临床研究已将腔内移植物延伸至主动脉根部，甚至是冠状动脉水平，但目前而言，累及主动脉根部或冠脉开口处的主动脉夹层，由于缺乏合适的锚定区，仍然需要选择开放手术治疗。

分支型主动脉移植物操作的技术难点在于如何解决弓上分支导丝缠绕的问题，因此目前只有单分支型主动脉腔内移植物获批上市。单分支型支架可满足弓上单一分支动脉重建的需要，多用于累及Z2区主动脉夹层的腔内治疗，但也可根据实际病变特点，将分支支架定位于头臂干动脉或左颈总动脉，并联合开窗技术或人工血管旁路技术重建其他弓上分支动脉。

目前获批的单分支型主动脉腔内移植物包括Castor分支型胸主动脉覆膜支架，Gore TAG胸主动脉分支支架（TBE）、Medtronic Valiant Mona LSA和Cook Zenith主动脉弓分支支架，但目前在国内可用的单分支型主动脉腔内移植物仅有上海微创心脉公司研发的Castor分支型胸主动脉覆膜支架（图25-8）。

3. 术后并发症

TEVAR治疗相关并发症包括如下几个。

（1）逆行性Stanford A型AD：是Stanford B型AD行TEVAR术后最严重的并发症，其发生率为1.4%～10.0%。可能与主动脉壁病变（如合并结缔组织病、急性期主动脉壁水肿等）、术中操作不当、覆膜支架选择不当等因素有关。可发生于术中、术后或随访期，部分患者没有症状，仅在复查CTA时发现[11]。该并发症显著增加了患者住院死亡及并发症发生率，一经发现应按Stanford A型AD治疗原则进行处理。因此，应严格把握Stanford B型AD患者TEVAR手术适应证，避免在急性期或对合并遗传性结缔组织病患者行TEVAR；术中覆膜支架直径选择不宜过大，避免反复球囊扩张支架或推拉调整位置。

（2）内漏：内漏是指TEVAR后从各种途径继续有血液反流入瘤腔的现象。内漏分为四型：Ⅰ型内漏是指血流经腔内移植物近心端与自体动脉之间的裂隙流入瘤腔的现象；Ⅱ型内漏是指TEVAR后血液经腔内移植物远端与自体动脉之间的裂隙反流入瘤腔的现象；Ⅲ型内漏是指从肋间动脉反流入夹层假腔的现象；Ⅳ型内漏是指从腔内移植物破损处血液流入夹层假腔的现象。内漏的处理是衡量TEVAR技术水平的最重要的标志。

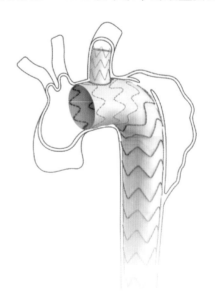

图 25-8 Castor 分支型胸主动脉覆膜支架

国内 TEVAR 术后内漏发生率 9.7%，以 I 型内漏多见。锚定区过短、覆膜支架头端与主动脉内壁贴合不严导致血液从两者的间隙进入原发破口是形成内漏的主要原因。术中发现中、大量的 I 型内漏应积极处理。可行球囊扩张或置入另一短覆膜支架消除；少量的内漏术后可自行吸收，术中无需即刻处理，但需密切随访。近端有足够的锚定区是避免术后内漏的关键。

（3）卒中：TEVAR 术后卒中发生率为 1%～3%。可能与操作过程中主动脉弓或头臂血管开口处斑块脱落、左锁骨下动脉开口被覆膜支架遮挡、术中低血压状态持续时间过长等因素有关。术前充分评估主动脉弓及头臂血管病变情况，术中尽量减少操作及控制低血压时间，避免覆盖左锁骨下动脉开口（可附加烟窗技术或头臂血管间转流技术）。

（4）截瘫：脊髓血供呈节段性，胸腰段脊髓的血供主要来源于相应肋间动脉及腰动脉后分支所形成的脊髓前动脉，其中根最大动脉是脊髓前动脉的主要滋养血管，保留它可避免截瘫；TEVAR 可能影响脊髓动脉血供，保留根最大动脉可避免截瘫。但该动脉的起源位置不固定，75% 发自左侧第 6 肋间动脉至第 12 肋间动脉，15% 发自上三个腰动脉之一，起源于第六胸椎以上肋间动脉的概率较小。因此行 TEVAR 时，移植物最好选用能完全隔绝夹层裂口的最短长度，必要时还应行脊髓液测压和减压处理，以降低截瘫发生率。临床实践表明 B 型夹层行 TEVAR 截瘫发生率极低，发生率在 1% 以下。因此术中、术后均需监测患者下肢活动，一旦出现运动障碍，尽快行脑脊液测压引流，维持脑脊液压力 $\leq$ 10 mmHg。其他治疗措施包括提高动脉压、适当抗凝、应用糖皮质激素等。术中应避免同时封闭锁骨下动脉及根最大动脉；长段胸主动脉覆膜支架置入手术前可行预防性脑脊液测压引流。

（5）发热：TEVAR 后短期内患者会出现一过性 C 反应蛋白升高，发热（常见于术后第二天起，午后发热，体温常不超过 38.5℃），红细胞、白细胞、血小板三系轻度下降等表现。体检时无感染症状，因其原因不明故暂称之为 TEVAR 后综合

征。可能的原因为移植物的异物反应、瘤腔内血栓形成后的吸收、移植物对血细胞的机械破坏影响等。可小剂量使用肾上腺糖皮质激素及消炎镇痛类药物对症处理。

（二）主动脉瘤

1. 手术适应证

（1）胸主动脉瘤：胸主动脉瘤腔内手术治疗适应证包括：①瘤体破裂；②急性夹层形成；③临床症状持续不缓解；④瘤体直径迅速增大；⑤瘤体直径达到干预标准。

（2）腹主动脉瘤：根据欧洲心脏病学会（ESC）公布的有关主动脉疾病的指南，腹主动脉瘤的手术适应证包括：①有腹痛等症状；②无症状，但是动脉瘤的直径 $\geq$ 5.5 cm；③无症状，但动脉瘤的直径 > 4.0 cm，且增长速度每年大于 1 cm[12]。

2. 治疗方法

（1）胸主动脉瘤：胸主动脉瘤的治疗分为胸降主动脉瘤治疗和胸腹主动脉瘤治疗。自 20 世纪 90 年代以来，血管腔内治疗技术的出现使胸降主动脉瘤的微创腔内治疗最先成为可能。近年来，随着腔内治疗技术和设备的不断进步，微创技术已逐步取代传统的手术治疗，成为胸腹主动脉瘤治疗的主流方法。具体方法为：在 X 线透视下，将压缩在一根输送系统内的支架经过大腿根部的股动脉输送到病变的降主动脉，撤出输送系统，释放出导管内的支架，依靠支架头端的扩张金属丝固定在正常血管的管壁上（又称"锚定区"），支架也因此能够与血管紧密贴合，血流从支架内通过，从而隔绝了扩张的降主动脉，瘤腔内的血液凝结成血凝块，压力降低，瘤腔本身也逐渐萎缩。

与传统的外科手术相比，胸降主动脉瘤的腔内治疗创伤明显减小，手术并发症发生率和死亡率也明显降低，是许多高龄、合并多种慢性基础性疾病患者的治疗首选。关于胸腹主动脉瘤的腔内治疗，目前主要包括开窗动脉瘤腔内修复术、分支支架腔内修复术和八爪鱼支架技术[13]。

1）开窗动脉瘤腔内修复术和分支支架腔内修复术：开窗动脉瘤腔内修复术是指在覆膜支架主体上存留与需要被覆盖区域分支动脉相对应的侧

孔，在术中从该侧孔导入球扩式或自膨式覆膜支架至目标动脉，从而重建分支动脉血运。1996年，Park等学者首次报道了2例使用开窗技术治疗动脉瘤的患者，2例分别为在肠系膜下动脉处开窗和肾动脉处开窗。2018年，陈岩等学者回顾性随访分析7例台上开窗动脉瘤腔内修复术治疗胸腹主动脉瘤患者，6例术后主体开窗支架和内脏分支支架均保持通畅，1例术后2天死于心肌梗死，在随访期间，4例出现Ⅱ型和Ⅲ型内漏。分支支架腔内修复术采用的覆膜支架由主体及其相连接分支支架组成。2001年，Chuter等成功地应用分支型支架治疗Ⅲ型胸腹主动脉瘤。随后，如何实现胸腹主动脉瘤全腔内治疗成为全球研究热点。

Verhoeven等报道了应用Zenith定制分支架治疗30例胸腹主动脉瘤患者（动脉瘤平均直径为70 mm，Ⅰ型8例，Ⅱ型5例，Ⅲ型12例，Ⅳ型5例），结果显示手术成功率为93%（28/30），2例（6.7%）出现靶动脉闭塞，30天死亡率为6.7%（2/30），6个月、1年生存率分别为89.3%、76.0%。由于既往定制支架需花费大量工艺制作时间，为了节省该时间以及增加胸腹主动脉瘤腔内治疗范围，Sweet等尝试采用标准化分支支架技术。他们认为标准化分支支架适用范围包括：①须重建的内脏动脉不超过4支；②腹腔干和肠系膜上动脉直径为6～10 mm；③肾动脉直径4～8 mm；④所有目标动脉重建入路需经肱动脉；⑤每枚延长型支架（cuff）和对应动脉开口距离≤50 mm；⑥沿主动脉长轴，延长型支架与内脏动脉开口偏差≤45°。

Schneider等学者对50例（194支内脏动脉）行开窗动脉瘤腔内修复术/分支支架腔内修复术治疗胸腹主动脉瘤的患者进行了前瞻性、非随机化、单因素研究，结果显示技术成功率99.5%（193/194支），30天主要不良事件发生情况为3例（6%）死亡，1例（2%）新发病透析，3例（6%）遗尿症/截瘫，2例（4%）脑卒中。开窗支架分为商品化订制和医生台上自制两种，商品化订制开窗支架需要对主动脉解剖有较高要求，在解剖不良的胸腹主动脉瘤中置入订制开窗支架时会遇到诸多问题。且订制支架价格高昂，时限较长，一般需要4～6周。医生台上自制开窗支架是指

许多医生会在手术台上根据血管状况现场制作开窗支架，国内刘昭等采用3D打印技术引导支架开窗位置，提高了手术安全性及疗效，但对于主动脉明显扭曲的病变，在分支动脉的精准对位方面仍存在挑战。支架置入定位的不精准，不仅会导致内脏动脉缺血、脏器功能丢失、远期分支支架闭塞，而且可能会因内漏导致封堵失败。分支支架与开窗支架相同，也需要在术前进行定制或台上自制。一般来说，与开窗支架相比，分支支架的内漏发生率较低。可以根据瘤体管腔大小、分支动脉位置等调整分支支架的长度和路径。为了更好地适应解剖形态，减少内漏发生，也可以将分支支架设计为内嵌式。但同样要求分支支架对位精准，这对主动脉及分支动脉的解剖形态也有一定要求。

开窗动脉瘤腔内修复术/分支支架腔内修复术围手术期动脉瘤相关死亡率和发病率较低，但开窗动脉瘤腔内修复术操作复杂、费时以及内漏发生率高。标准化分支支架腔内修复术目前仍处于探索阶段，台上自制分支支架重建胸腹主动脉瘤技术需要术者有丰富的经验，仅有部分临床中心可开展，且远期分支通畅率、内漏率、支架移植物完整性等均需进一步评估。

2）平行支架/八爪鱼支架技术：由于商品化的开窗或分支支架存在的时效问题，以及台上自制支架存在破坏产品构造、潜在伦理因素、无统一标准等不足，而平行支架技术利用现有支架，通过八爪鱼、烟囱、潜望镜等技术，为腔内治疗胸腹主动脉瘤提供了另外一种选择。

八爪鱼支架技术（图25-9）是一种新颖的胸腹主动脉瘤腔内治疗手段。它重新组合目前上市的主动脉和外周动脉覆膜支架，来实现动脉瘤腔内隔绝和内脏动脉血供重建。八爪鱼支架技术在2011年首次被应用于胸腹主动脉瘤的治疗，由美国医师Kasirajan完成。国内谷涌泉等最早应用八爪鱼支架技术治疗1例胸腹主动脉瘤患者，术中未出现并发症及不良事件，随访期间内脏区分支动脉通畅，未发现内漏、支架闭塞及脊髓缺血等并发症。该技术所采用的支架由2枚或多枚主体覆膜支架加上多枚外周覆膜支架组合而成，因最终

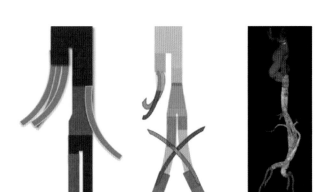

图 25-9 八爪鱼支架技术示意图

左：经典八爪鱼支架技术重建方式；中：改良八爪鱼支架技术；右：改良八爪鱼支架技术随访期主动脉 CTA 示主动脉病变隔绝良好，分支动脉通畅

组合完成后伸入至内脏动脉内的覆膜支架外形酷似章鱼触角而得名。该术式基本操作步骤：①选择合适的主体支架植入胸腹主动脉瘤上方健康的主动脉部位，向后延伸的腹主动脉主体覆膜支架短腿支作为腹腔分支血管支架的共同开口（支架入路经由肱动脉、腋动脉、锁骨下动脉及颈动脉）；②选择适合长度、内径的覆膜支架植入对应内脏动脉内；③连接第 2 枚腹主动脉主体覆膜支架，如同常规腹主动脉瘤支架植入术。

相对而言，平行支架更为简便易施，但采用平行支架技术治疗胸腹主动脉瘤，存在的缝隙造成的 Ⅰa 型内漏是其天生缺点，八爪鱼分支技术因桥接的分支支架较多，暴露在瘤腔内的多段支架在血流冲击下的摆动，可能导致后期的 Ⅲ 型内漏发生率增加，甚至桥接支架脱落。

王文闻等回顾开窗 / 分支支架腔内修复技术治疗共 16 例，结果显示：临床技术成功率 100%，1 例患者术后发生近端 Ⅰ 型内漏，二期腔内处理后内漏消失。Gallitto 等报道了腔内治疗的 33 例胸腹主动脉瘤，Ⅰ 型、Ⅱ 型、Ⅲ 型和Ⅳ 型的比例分别为 4%、21%、57% 和 18%。分别采用开窗或分支支架腔内修复技术，无术中死亡，术后 30 天病死率为 6.6%，内脏动脉通畅率为 97%，术后 6 个月、12 个月和 24 个月生存率分别为 90%、85% 和 68%，内脏动脉在术后 3 个月、6 个月和 24 个月的通畅率分别为 95%、90% 和 90%，

术后没有出现内漏，无胸腹主动脉瘤相关死亡。Spanos 等报道 42 例分支支架腔内修复技术治疗先兆破裂或破裂胸腹主动脉瘤，内脏动脉分支支架成功重建率为 97%。术后脊髓缺血的发生率为 21%，术后肾功能不全发生率为 23%，其中包括 2 例需要永久性透析；30 天病死率为 14%，没有发生术中死亡；术后 1 个月，Ⅰ 型、Ⅱ 型内漏发生率分别为 0 和 43%；分支支架通畅率为 99%[14]。这提示全腔内治疗胸腹主动脉瘤同样有不低的并发症发生率和病死率，应值得重视。

（2）腹主动脉瘤：目前腹主动脉瘤腔内修复术应用的支架型血管都是把人造血管缝合固定于金属支架而制成的，以防止人造血管发生扭曲和异位，保持稳定性。目前大多数支架移植物产品都采用模块化设计以适应主动脉分叉结构和增加支架血管的稳定性。主体和一侧髂支通过一侧股动脉置入，另一侧髂支通过对侧股动脉置入，定位对接。该术式实施的一个重要前提是肾动脉下方有足够长度的正常主动脉，可以作为支架的近段锚定区，以防止支架移植物向远端异位，并防止术后发生内漏。

3. 术后并发症

（1）胸主动脉瘤：胸腹主动脉瘤腔内修复术治疗围术期并发症主要包括术后内漏（9% ～ 38%）、心血管并发症（6% ～ 14%）、支架移位或闭塞（0.7% ～ 3.9%）、脑卒中（3.1% ～ 4.8%）、截瘫（2.3% ～ 10%）、支架塌陷（罕见）、瘤体持续扩大（7.1% ～ 14.5%）和肾功能损伤（8% ～ 14.5%）等，具体如下[15]：

1）内漏：内漏是胸腹主动脉瘤腔内治疗后最为常见的并发症之一。目前将内漏分为 5 型。Ⅰ型：覆膜支架两端与血管壁间贴服不紧密（近端为 Ⅰa 型，远端为 Ⅰb 型）。其预防需要基于术前测量分析选择适当的支架，有效处理方法是植入额外支架，延长锚定区或增大锚定力，以更好地贴附支架移植物，隔绝内漏。Ⅱ型：血液自肋间动脉、腰动脉和肠系膜下动脉反流入假腔。可定期随访，若内漏血流量较大，可经肠系膜下动脉、腰动脉和髂动脉等分支行栓塞治疗。Ⅲ型：血液自移植物连接处流入瘤腔，处理原则是选用合适

口径的移植物将连接处再次隔绝修复。Ⅳ型：血液自覆膜支架自身途径流入瘤腔（如支架覆膜材料孔隙），反流血流量不大，往往可自闭。Ⅴ型：未见明显造影剂外溢，但瘤腔始终增大，提示血液可能通过未知的途径进入瘤腔。因此，术中准确评估、手术技术改进和器械改良是预防内漏发生的关键。

2）支架塌陷或血栓闭塞：支架塌陷往往导致脊髓、内脏器官和肢体缺血损害。文献报道髂支闭塞发生率较高，为3%～5%。支架释放区主动脉内径过小、髂支并行段两侧髂支口径相差悬殊、一侧髂支在开口处遮蔽另一侧髂支、一体化腹主动脉支架移植物在分叉部扭曲、内脏动脉平行支架塌陷或狭窄导致栓塞闭塞等均为支架塌陷的潜在危险因素，通常需要紧急再次手术治疗，目前对大多支架塌陷或血栓闭塞均可予以腔内治疗二次处理，但也有严重患者需外科手术干预。

3）血管并发症：髂动脉明显狭窄或严重钙化易引起手术入路相关血管并发症，如血管破裂、血管撕裂、血栓形成、动静脉瘘形成和器械推送取出受阻等。因此，术前影像学检查确定手术路径非常重要，必要时可通过球囊预扩张或放置髂支移植物后扩张等方法处理高度狭窄、钙化、扭曲的入路。

4）神经系统并发症：神经系统并发症包括脑卒中和截瘫。脑卒中可能与升主动脉或主动脉弓血栓形成并脱落、覆膜支架导致颈动脉分支闭塞等相关。截瘫是腔内治疗最严重的并发症。近期研究表明，相较于传统开放手术，胸腹主动脉瘤腔内治疗脊髓缺血损伤或截瘫发生风险下降2.3%～10%，通过术中降低颅内压、避免血压过低、围术期纳洛酮抑制神经过度兴奋性、预防性脑脊液引流等积极措施，可使围术期脊髓缺血发生风险控制在1%左右。也有研究表明，分期手术可减少截瘫发生，该结果可能与脊髓前动脉侧支循环形成有关。

5）肾功能不全和对比剂肾病：胸腹主动脉瘤患者腔内隔绝治疗后对比剂肾病发生率与对比剂用量、术前存在肾功能不全病史密切相关，其他危险因素包括糖尿病、年龄超过75岁、围术期体

重下降、心功能不全、肝硬化、高血压、蛋白尿、围术期应用非甾体镇痛抗炎药。对比剂肾病发病率高、治疗困难、后果严重，除了予以及时透析治疗外，目前尚未发现特异性治疗，因此预防对比剂肾病发生显得尤其重要。有研究证实术前术后水化、适当碱化尿液等是对比剂肾病预防金标准。

（2）腹主动脉瘤

1）内漏：内漏指腹主动脉瘤腔内修复术后被封闭的瘤腔内持续有血流进入（详见胸腹主动脉瘤相应描述）。正是由于存在内漏等不确切因素，腹主动脉瘤腔内修复术后患者需要定期随访。随访间期一般为术后3个月、6个月、12个月，以后每年1次。如果影像学资料发现瘤体进行性增大，需要进一步检查以明确原因。

2）支架移植物闭塞：早期的腹主动脉瘤腔内修复术后，支架移植物闭塞的发生率很高。发生闭塞的一个重要原因是移植物扭曲成角，后来有人发现用金属支架作为外支撑可以减少血管移植物的扭转，从而大大降低移植物闭塞的发生率。

3）瘤颈扩张：腹主动脉瘤腔内修复术后，近端锚定区的主动脉可能随时间延长而进一步扩张，从而可以导致支架移植物向远端发生异位。目前在进行腹主动脉瘤腔内修复术时，一般选择支架主体直径比近端瘤颈直径超出10%～20%。

二、外科治疗

（一）主动脉夹层

1. 手术适应证

（1）Stanford A型AD：适应证为主动脉夹层急性期应用内科药物治疗不能有效控制的高血压、胸痛，或不断进展的夹层动脉瘤；累及升主动脉，或伴重度主动脉瓣反流；累及重要脏器，灌注不良；夹层形成最大直径≥5.5 cm的动脉瘤，有破裂征兆或夹层分离症状。

（2）Stanford B型AD：急性B型主动脉夹层在主动脉腔内覆膜支架广泛应用之前，其外科治疗常用的方法是降主动脉人造血管置换术。随着介入技术的广泛应用，近年已经很少施行外科手术置换降主动脉。以往对急性B型主动脉夹层外

科手术治疗的指征为：①左侧胸腔出现大量血胸，夹层破裂风险极大；②并发腹部或下肢灌注不良综合征，如一侧下肢缺血、腹部脏器血液灌注不足等；③药物难以控制的高血压，往往表明有肾动脉灌注不良的存在。目前随着介入手术在急性 B 型夹层的应用，即使出现上述情况，也很少再有心脏外科医师实施降主动脉置换术。

慢性 B 型主动脉夹层目前已经很少采取外科手术置换降主动脉。常用的方法是介入治疗行腔内隔绝术，部分累及左锁骨下动脉或弓部的患者，采用杂交手术取代了开放手术。只有当真腔狭小、局部破口很大等情况时，才采取外科开放手术。

2. 治疗方法

（1）Stanford A 型 AD：

1）主动脉根部手术策略：破口位于升主动脉、主动脉窦部扩张，并累及主动脉瓣或冠脉开口时多采用 Bentall 手术，应用带瓣人工血管行主动脉根部置换术，并吻合冠脉开口；主动脉窦部直径小于 3.5 cm 的轻度受累，伴主动脉瓣轻中度反流，多采用主动脉瓣交界悬吊成形术＋升主动脉置换术或 David 手术；主动脉窦部、窦管交界和其近端正常，或仅有一个主动脉瓣交界撕脱，无明显主动脉瓣关闭不全，常采用升主动脉替换，保留主动脉窦部；在夹层影响到主动脉窦部以上且同时存在主动脉瓣病变的患者应用 Wheat 手术，具体来说，就是将患者的主动脉瓣叶切除，主动脉瓣的替换物为人工心脏瓣膜，使主动脉窦部及冠脉开口得以保留，发生病变的升主动脉的替换物为人造血管。如果患者的夹层对主动脉窦部造成影响，但左右冠脉开口未受累及，则可以对此类患者的冠脉开口上窦部或者窦管交界处进行修整，对此类患者实施升主动脉置换术。

2）主动脉弓部手术策略：目前，针对主动脉弓部手术的方式主要有半弓置换、全弓置换、全弓置换＋冰冻象鼻支架、全弓替换及降主动脉支架象鼻人工血管置入术（孙氏手术）及杂交手术（去分支技术）等。①内膜破口位于升主动脉，但主动脉根部、主动脉弓和头臂血管病变相对较轻的患者，为减少弓部手术的风险，可行升主动脉置换或同期做右半弓置换。此类术式虽然手术时间较短，术后死亡和并发症发生率相对较低，远期随访显示，近 70% 行半弓置换的患者远端主动脉仍存在夹层病变。随着时间推移，患者远端主动脉扩张甚至形成动脉瘤，仍需要再次手术。10 年内再次手术率为 15%～60%，且二次手术难度更大。因此目前国内多家单位采取更为积极的手术策略，即行升主动脉置换＋全弓置换。②对于破口位于弓部合并累及降主动脉远端的 A 型夹层，或破口位于升主动脉，但弓部和头臂血管严重受累患者，目前多采用孙氏手术。该术式由孙立忠自 2003 年开始，根据我国主动脉疾病的形态学特点，发明了全新的术中支架血管及全新的主动脉弓置换＋支架象鼻手术术式，改良了传统"象鼻手术"。由于传统"象鼻手术"的"象鼻"血管周围易形成血栓，并且"象鼻"在主动脉内可随血流摆动，容易导致重要器官血管栓塞甚至出现截瘫等严重并发症。孙氏手术术中支架血管的应用有效改善了这一情况，并将手术范围由局部切除延伸至全弓部切除并替换，术后假腔闭合率由 40% 提高至 95% 以上，再次手术率下降 20% 左右，近期和中期疗效显著。③随着医学技术的进步，杂交手术在 AD 中的术式占有率在逐渐增加，并且初步取得较好的效果，因为杂交手术的方法扩大了近端锚定区，避免了因近端锚定区不足而施行开放性手术所带来的巨大创伤和手术风险；又能减少内漏及封堵左锁骨下动脉所带来并发症的发生，因此杂交手术对于锚定区不足的累及弓部的 AD 患者是一种有效可行的方法。目前杂交手术的术式主要可以分为 4 型。Ⅰ型采用弓上分支血管转流或旁路移植（搭桥）联合主动脉弓、降部腔内支架置入，通过分支血管转流或搭桥，拓宽了传统腔内隔绝技术有效锚定区；Ⅱ型采用常规升主动脉置换、弓部分支血管重建联合主动脉弓、降部 TEVAR；Ⅲ型采用升主动脉、全弓血管置换，联合 TEVAR，即通常所说的象鼻手术，联合血管腔内支架置入术，避免了传统第二期手术所需的侧开胸修复降主动脉。Ⅳ型杂交采用体外循环下升主置换，联合主动脉弓、降部 TEVAR＋弓上分支对应开窗[16]。

需要特别注意患者术前肝肾功能情况，如术

前出现肝肾功能异常，往往提示其术后预后不良，应根据患者指标选择合理的治疗方式。若患者必须行手术治疗，则应缩短术中停循环时间，术后严密观察患者肌酐、尿量和肝功能指标。

（2）Stanford B 型 AD

1）人造血管置换术：主动脉置换术适用于急性 Stanford B 型夹层，目标包括：切除病变最严重、风险最大的主动脉段；关闭夹层远端出口；重建远端主动脉和分支血流。Stanford B 型夹层中降主动脉上段是最常见的置换部位，术中维持主动脉远端的血供是减少脊髓缺血发生的重要原因。对于降主动脉下端伴有扩张性动脉瘤的患者，需要置换降主动脉全程。如果夹层远端吻合口的重建位于膈肌水平，就需要行胸腹联合切口。急性期夹层不适合行全胸腹主动脉置换，对于慢性期夹层可采用 Crawford 技术置换胸腹主动脉，以预防 Crawford Ⅰ型和Ⅱ型胸腹主动脉瘤的形成。如夹层累及主动脉分支血管，可以行局部主动脉置换术，不但可以预防主动脉的扩张、破裂，且可以重建受累主动脉分支的动脉血供。

2）"象鼻"技术：由于"象鼻"技术其避免了技术上的困难和降主动脉置换术中移植物近端吻合的风险，因此被广泛用于慢性胸主动脉瘤和 Stanford A 型主动脉夹层的治疗。近来逐渐拓展到 Stanford B 型主动脉夹层的治疗中。该方法采用胸骨正中切口，心脏停跳深低温麻醉，将人造血管插入降主动脉并将其近端锚定于相对正常的主动脉壁组织上，主动脉切口可以取纵行或者横行，将 10～15 cm 长的人造血管插入降主动脉。对大多急性夹层，真腔一般可以容纳移植物并恢复远端正常的血流，夹层隔膜往往完整，假腔不再由远端再入口供血。

3）胸主动脉夹闭术：胸主动脉夹闭术由 Carpentier 提出，适用于 Stanford B 型夹层，主要包括两个阶段：第一阶段将人造血管移植物通过胸腹正中切口行升主动脉和腹主动脉旁路术，第二阶段是自左侧锁骨下动脉远端阻断主动脉。由于腹主动脉反流血促使夹层的真腔和假腔的贴合。降主动脉近端，包括入口和夹层主动脉的近端，被形成的血栓所隔绝，理论上对脊髓血供的影响

很小。

4）主动脉分支重建术：如果主动脉夹层开窗术失败，可以选择特殊主动脉分支重建术。理想的供血动脉应该开口于夹层的近端，甚至可以来自锁骨下动脉、腋动脉或升主动脉。这类手术比较复杂，远期通畅率不高。

3. 术后并发症

Stanford B 型 AD：开放性手术术后常见的并发症有肺部并发症、截瘫、肾衰竭、出血等，多器官功能衰竭是术后早期主要的致死原因。AD 合并胸腹主动脉瘤行胸腹主动脉替换术的早期死亡占 2%～20%。术中应用快速输血装置加温加压输血，保证大出血时血液能及时回输，有助于保护凝血机制[17]。术中低温、分支动脉灌注等措施有助于降低术后脏器缺血并发症发生率。

（二）主动脉瘤

1. 手术适应证

（1）胸腹主动脉瘤手术适应证：破裂或有破裂前兆的胸腹主动脉瘤；出现急性夹层并有灌注不良或其他并发症；有症状的胸腹主动脉瘤；每年瘤体直径增长 ＞ 1 cm；虽直径 ＜ 6.0 cm，但合并结缔组织疾病者。

（2）腹主动脉瘤的手术适应证：①有腹痛等症状。②无症状，但是动脉瘤的直径 ≥ 5.5 cm。③无症状，但动脉瘤的直径 ＞ 4.0 cm，且增长速度每年大于 1 cm[18]。

由于开放手术的创伤巨大，因此手术前，要对患者的情况进行全面谨慎的评估，以下患者不能进行开放手术：①心肌梗死后不到 3 个月。②难以纠正的心力衰竭和心律紊乱。③严重心肌供血不足。④进展期恶性肿瘤。

2. 治疗方法

胸降主动脉瘤的外科治疗方法是切除动脉瘤，以人造血管替换。术中需阻断降主动脉，为了避免由此而引起的躯体上半部高血压和脊髓、内脏发生缺血、缺氧损害，可在动脉瘤近、远侧主动脉之间置入直径 7～9 mm 的硅胶临时外分流导管，从左锁骨下动脉或主动脉弓分流部分血液入股动脉或远段降主动脉，完成人造血管替换术后，

拔除外分流导管[19-20]。另一个术式是进左心转流术，可采用以下方法。

（1）左心房股动脉转流术：全身肝素化后，在左心房插入导管，股动脉插入给血导管，从左心房引出的部分氧合血液通过血泵注入股动脉，供血到躯体下半部，而由心脏搏出的血液则供应躯体上半部。

（2）股静脉股动脉转流术：全身肝素化后，在左侧股静脉插入引血导管，左侧股动脉插入给血导管，从股静脉引出的血液进入氧合器进行氧合，氧合后的血液通过血泵输送入股动脉。应用左心转流术，躯体下半部灌注量应维持在每分钟1000 ml左右，灌注压力在4 kPa（30 mmHg）以上即可保护肾功能。

动脉瘤病变若比较局限，阻断主动脉血流的时间在30 min以内，仅需应用体表降温以增强脊髓对缺血、缺氧耐受力，术中静脉滴注硝普钠，控制上半身高血压，无需应用外分流或左心转流等方法。进入胸腔后，先局部游离动脉瘤近、远侧主动脉。大多数病例动脉瘤近端在左锁骨动脉下方，仅需在主动脉弓远段放置阻断钳。如动脉瘤近端紧靠左锁骨下动脉开口，则需在左颈总动脉与左锁骨下动脉之间钳夹主动脉弓，同时钳夹左锁骨下动脉，在动脉瘤远侧放置降主动脉阻断钳。阻断血流后，纵向切开动脉瘤。缝扎主动脉后壁肋间动脉开口。对于降主动脉动脉瘤的长段应注意尽可能保留数支肋间动脉。可斜向切断降主动脉的一端，保留肋间动脉开口部位的主动脉后壁，用口径比主动脉略小、长度适当并经过预凝处理的人造血管，分别与主动脉近、远段切端作不漏血对端吻合术。吻合术完成后，先放松远段主动脉阻断钳，排尽人造血管内存留的气体，并观察吻合口有无漏血，缓慢地取出主动脉远段和近段阻断钳，用动脉瘤壁包绕裹紧人造血管缝合切缘。

胸腹主动脉瘤病变累及范围广，自然预后差，尤其当涉及多支内脏动脉，给治疗带来极大难度。其手术治疗方式主要有3种：传统开放手术、腔内修复术和杂交手术治疗。

1955年，Etheredge等在美国首次进行了胸腹主动脉瘤开放手术，随后DeBakey等采用主动脉置换技术证实治疗胸腹主动脉瘤的外科方法，后续对该术式进行改良并证实治疗胸腹主动脉瘤的可行性。因当时受相关辅助技术及器械、材料的限制，采用近远端分流方式，采用人工血管行降主动脉与腹主动脉或髂动脉的吻合，切除瘤体并重建腹腔动脉、肾动脉等重要分支，未对肋间动脉和腰动脉进行重建，不过，该手术时间长，出血多，术后病死率较高，截瘫风险大。

随着对胸腹主动脉瘤认识增加及器械材料的进展，1978年Crawford等报道采用改良手术治疗82例胸腹主动脉瘤，首次通过主动脉内吻合完成近端重建，并采用脑脊液引流、体外循环、深低温停循环等现代技术，依次完成主动脉和分支血管片的吻合。该术式不切除瘤体，重建或保留了肋间动脉和腰动脉，降低了病死率和截瘫率，是现代胸腹主动脉外科手术方式的基石。国内Wang等对Crawford术式进行改良，降低了手术创伤，提高了手术安全性。Coselli等报导近30年共3346例通过传统开放手术治疗胸腹主动脉瘤的数据资料，＜50岁组的手术病死率和并发症发生率较低。Kahlberg等报道胸腹主动脉瘤采用开放手术治疗患者382例，住院期间病死率和截瘫率分别为7.6%和8.1%，5年随访内脏动脉均保持很高的通畅率（腹腔干98%、肠系膜上动脉100%、右肾动脉96%，左肾动脉82%），显示胸腹主动脉瘤的开放手术具有理想的中远期疗效。

胸腹主动脉瘤经典开放手术需要医生有较高的技术，同时Crawford分型也与术后并发症相关，Ⅱ型和Ⅲ型术后不良事件发生率最高，达20%，其中Ⅲ型有高达7.6%的永久性截瘫发生率[21]。随着外科技术和术后监护技术的发展，手术病死率和后期并发症发生率已经降到了最低点，预后一般良好。在技术成熟的医生和中心，可接受的手术病死率应低于5%，截瘫发生率低于5%。对于较为年轻的胸腹主动脉瘤患者推荐开放手术治疗，这些患者能良好耐受手术创伤，术后并发症发生率相对较低，远期效果好，但仍建议这类患者集中在手术量较大的中心进行治疗。

腹主动脉瘤传统的开放手术方法是充分暴露

主动脉及病变的动脉瘤，用人工制作的血管替换膨胀的动脉瘤。选用正中切口和脐下弧形切口开腹，充分显露分离出腹主动脉瘤，阻断动脉瘤两端的血管，将腹主动脉瘤及病变血管切除，选取直径和长度大小合适的人工血管与原来动脉瘤两端的切口缝合起来。这种方法的优点在于开腹后，腹部暴露多，能够仔细探查腹腔，可能发现其他伴随的疾病。缺点在于开放手术创伤大，出血多，术后并发症发生率和死亡率高，尤其对于心、肺功能较差的

老年人来说，手术危险性大，手术并发症很多。

3. 术后并发症

胸主动脉瘤术后并发症包括出血、脑缺血或脑栓塞引起起脑损害、截瘫、心律失常及心力衰竭、乳糜胸、喉返神经损伤、感染等。

腹主动脉瘤术后并发症主要包括：吻合口出血、假性动脉瘤、结肠缺血、移植物闭塞、移植物感染、合并十二指肠瘘等，发生率为0.5%～5.0%不等[22]。

第四节　常见问题及解答

问题1：主动脉夹层的"真腔"和"假腔"有什么区分？

主动脉夹层是指由各种原因造成的主动脉内膜破裂，血流进入主动脉壁内，导致主动脉壁分层，剥离的动脉内膜将主动脉分隔形成"真假"两腔。"真腔"是指主动脉原有的正常腔隙，"假腔"是由异常血流从夹层"入口"冲入主动脉壁，进而在主动壁的更远端穿出形成"出口"。有的患者没有出口，形成夹层主动脉瘤。确定真腔是保证TEVAR成功实施的关键环节。确定真腔需要充分结合术前CTA检查，根据真腔和假腔位置关系、重要分支血管真假腔供血情况等重要信息，结合术中造影情况综合评判。自股动脉逆行向上、分段造影是确定真腔常用的方法，需要确保造影导管全程在真腔逆行向上至升主动脉，然后通过预先建立的造影通道连接高压注射器造影再次确认导管全程位于真腔；假如逆行向上难以进入真腔，可选择自上而下的方式顺行寻找真腔，同样需要多次造影确认导管全程走行于真腔之内。

问题2：胸主动脉瘤及主动脉夹层是否为基因遗传病？

目前已经确定出至少31种遗传性TAAD的候选基因，包含11种核心基因ACTA2、COL3A1、FBN1、MYH11、SMAD3、TGFB2、TGFBR1、TGFBR2、MYLK、LOX、PRKG1；以及FLNA、

MAT2A、MFAP5、NOTCH1、TGFB3、BGN、COL1A1、COL4A5、COL5A1、COL5A2、EFEMP2、ELN、FBN2、PLOD1、SKI、SMAD2、SMAD4、FOXE3、GATA5、SLC2A10等。随着新一代测序技术的发展，此类患者的基因遗传谱将不断扩展。

问题3：胸主动脉夹层分型

Debakey将胸主动脉夹层动脉瘤分为三型：Ⅰ型，胸主动脉夹层动脉瘤起源于升主动脉并累及腹主动脉；Ⅱ型，胸主动脉夹层动脉瘤局限于升主动脉；Ⅲ型，胸主动脉夹层动脉瘤起源于胸降主动脉，向下未累及腹主动脉者称为ⅢA，累及腹主动脉者称为ⅢB。Stanford大学的Daily等将胸主动脉夹层动脉瘤分为两型：无论夹层起源于哪一部位，只要累及升主动脉者称为A型；夹层起源于胸降主动脉且未累及升主动脉者称为B型。Stanford A型相当于Debakey Ⅰ型和Ⅱ型，Stanford B型相当于Debakey Ⅲ型。

问题4：主动脉夹层分区

0区：主动脉窦-升主动脉移行处至无名动脉开口远端；1区：无名动脉开口远端至左颈总动脉开口远端；2区：左颈总动脉开口远端至左锁骨下动脉开口远端；3区：左锁骨下动脉开口远端至左锁骨下动脉开口以远2 cm处；4区：左锁骨下动脉开口以远2 cm处至胸降主动脉中点（约第6胸椎水平）；5区：胸降主动脉中点（约第6胸椎水平）至腹腔干开口近端；6区：腹腔干开口近端至

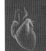

肠系膜上动脉开口近端；7区：肠系膜上动脉开口近端至高位肾动脉开口近端；8区：高位肾动脉开口近端至低位肾动脉开口远端；9区：低位肾动脉开口远端至主动脉分叉处；10区：主动脉分叉处至髂总动脉分叉处；11区：髂外动脉段。

问题5：主动脉夹层分期

主动脉夹层通常根据发病时间进行分期。传统上根据发病时间≤14日或＞14日将主动脉夹层笼统地分为急性期和慢性期。近年来，随着影像学的发展及对夹层认识的加深，亚急性期的概念被提出。VIRTUE Registry研究通过对比急性期（＜15 d）、亚急性期（15～92 d）和慢性期（＞92 d）对B型主动脉夹层（TBAD）行胸主动脉腔内修复术（thoracic endovascular aortic repair，TEVAR）的效果，结果显示亚急性期主动脉重塑率明显优于慢性期，同时严重并发症发生率较急性期显著降低。ESC于2014年发布的《主动脉疾病诊断和治疗指南》中推荐的TBAD分期方法为：发病时间≤14日为急性期；14～90日为亚急性期；＞90日为慢性期。目前，该分期方法已被多个国内外指南推荐。

问题6：远端破口如何处理？

TBAD发展过程中常存在多个远端破口，且以内脏动脉分支开口处多见。尽管覆膜支架封堵近端破口后，远端夹层往往较为稳定，但部分情况下由于远端破口的存在导致假腔持续灌注，进一步将引起假腔扩张甚至破裂。目前，是否同期处理远端破口及如何处理尚无共识。对于术前或术后影像提示存在远端破口者，可根据各中心经验制订个体化的手术方案或指导患者积极随访观察。

问题7：内脏或肢体缺血如何处理？

约80%的TBAD患者因为脏器灌注不良引起血流慢性梗阻表现；约20%急性TBAD患者发生脏器灌注不良综合征，其中5%～7%合并内脏严重缺血。IRAD研究指出内脏缺血与院内死亡强烈相关（30.8%），远高于无内脏缺血患者引起的院内死亡（9.1%）。TEVAR通过覆盖原发破口和其他真假腔之间重要的沟通改善真腔血流，从而解决脏器灌注不良问题。主动脉支架植入后根据造影的情况判断腹腔脏器和远端肢体的血流情况，如果血流改善不理想，可能需要进一步处理，一般通过介入的方法即可解决此类问题，往往需要在相应血管植入支架来改善血流供应。个别情况下需要通过血管旁路手术来解决血供。需要注意的是，脏器缺血的时间和程度决定了患者的预后。有文献报道肠道缺血是TEVAR术后患者死亡的主要危险因素，需要给予足够的重视。

问题8：什么是"植入后综合征"

植入后综合征是一种介入术后非感染因素所致的机体过度炎症反应综合征，发病率为15.8%～34.0%，表现为发热、白细胞增多、血小板计数下降、凝血功能障碍、C反应蛋白升高等。可能与移植物的异物反应、移植物对血细胞的机械破坏、瘤腔内血栓形成后的吸收及X线的辐射影响等因素有关。年龄、高血压、支架数量、弓上分支转流术是植入后综合征的独立预测因素。植入后综合征与多种不良事件关联，其治疗目前没有达成共识，建议在确认无细菌感染的前提下对症处理，轻症患者小剂量肾上腺糖皮质激素及消炎镇痛类药物治疗后，一般2周内可逐渐恢复，症状较重者应及时积极对症处理。

第五节　典型病例

一、急性主动脉夹层

王某，男，61岁，主因"突发胸背部疼痛8 h"入院，患者无明显诱因突发胸前区疼痛，呈撕裂样疼痛，伴后背部放射，症状持续不缓解。于外院就诊后考虑"急性主动脉夹层"给予患者药物对症治疗，后患者就诊于我院急诊，完善胸腹主动脉CTA提示：主动脉夹层（Stanford B型），腹腔干起始段、左肾动脉受累（图 25-10）。既往史：高血压病史 10 余年，最高血压 180/100 mmHg；否认糖尿病、脑血管病、消化道疾病及肾脏疾病等病史。体格检查：体温 36.2 ℃，脉搏 99 次 / 分，血压 148/69 mmHg。心电图：窦性心律，Ⅰ、aVL 导联 ST 段压低 0.05 ～ 0.1 mV，T 波低平，V4 ～ V6 导联 T 波倒置。临床诊断：①主动脉夹层（Stanford B 型）；②高血压 3 级（很高危）。给予重症监护，持续心电、血压监测，氧气吸入，记录 24 h 出入量，并予控制血压、控制心率、调脂、镇静、通便等治疗。2022 年 10 月 4 日患者于导管室行"降主动脉覆膜支架腔内隔绝术"（图 25-11）：降主动脉夹层，破口位于左锁骨下动脉开口 5 mm，参考血管直径 32 mm，植入 HT3430-160-2000 覆膜支架（上海，微创公司）。术后第 3 天出院。

二、主动脉瘤

（一）胸主动脉瘤

陈某，男，39 岁，主因"阵发性胸背部疼痛

1 月余"入院，患者自述 1 个月前无明显诱因出现胸、背部疼痛，无放射，伴胸闷、无气短。休息半小时可缓解，未在意。近半个月上述症状加重，2021 年 6 月 30 日，诊于北部战区总医院，行胸腹主动脉 CTA 提示：胸主动脉瘤，最大内径约 7.6 cm（图 25-12）。既往史：银屑病病史 20 余年。否认高血压、糖尿病、脑血管病、消化道疾病及肾脏疾病等病史。体格检查：体温 36.2 ℃，脉搏 78 次 / 分，血压 110/82 mmHg。入院心电图：窦性心律，大致正常心电图。临床诊断：①降主动脉瘤；②银屑病。2021 年 7 月 9 日患者于导管室行"主动脉瘤腔内隔绝术"（图 25-13）：胸主动脉巨大瘤，瘤体直径 87 mm，参考血管直径 28 mm。术中植入 HT3632-160-2000 覆膜支架及 HT3430-160-2000 覆膜支架（上海，微创公司），2 枚覆膜支架重叠 80 mm。术后患者症状好转 3 天后出院。

（二）腹主动脉瘤

史某，男性，70 岁，主因"发作性腹部不适半年余，加重 1 天"入院。患者自述半年前，无明显诱因反复发作腹部不适，外院 CTA 示腹主

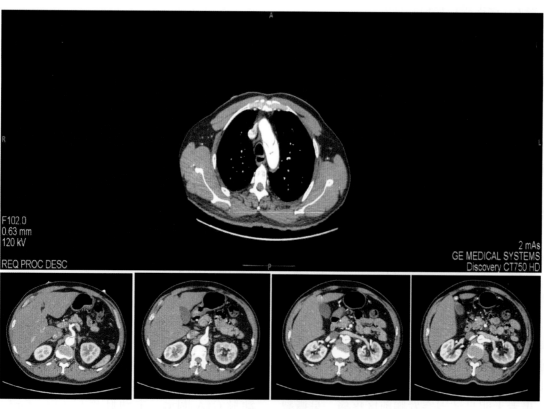

图 25-10 胸腹主动脉 CTA 提示：主动脉夹层（Stanford B 型）

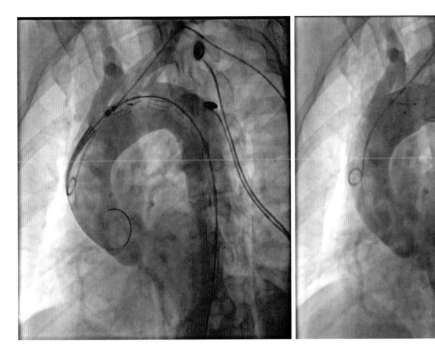

图 25-11　降主动脉覆膜支架腔内隔绝术

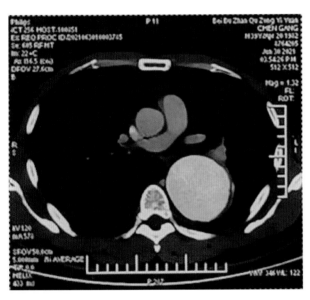

图 25-12　胸腹主动脉 CTA 示胸主动脉瘤

动脉瘤。2020 年 3 月 26 日北部战区总医院复查 CTA 示：腹主动脉瘤伴溃疡形成累及左肾动脉，瘤体最大直径 5.5 cm。既往史：高血压病史 20 年，糖尿病病史 10 年。无脑血管、消化道疾病及肾脏疾病等病史。吸烟史 45 年，饮酒史 50 年。体格检查：体温 36.2 ℃，脉搏 76 次 / 分，呼吸 20 次 / 分，血压 122/84 mmHg。颈静脉无怒张，双肺呼吸音清，未闻及干湿啰音。心律齐，未闻及

杂音。腹平坦，下腹部触及波动性包块，无压痛、反跳痛及肌紧张，肝脾正常。入院心电图：窦性心律，大致正常心电图。临床诊断：①腹主动脉瘤伴溃疡；②高血压 2 级（很高危）；③糖尿病。2020 年 4 月 2 日患者于导管室行"主动脉瘤覆膜支架腔内隔绝术"：腹主动脉瘤累及左肾动脉，瘤体直径 55 mm，参考血管直径 27 mm（图 25-14）。于左肱动脉穿刺，植入 6F 动脉鞘。切开双侧股动脉前壁，充分扩皮。经肱动脉顺利送 EBU 3.0 6F 指引导管至左肾动脉开口，经导丝推送 PRECISE 7.0 mm×30.0 mm 自膨胀支架（美国，Codis 公司）预埋至肾动脉近段。经右股动脉加硬导丝送 ENBF 2816C170EE 覆膜支架主体（美国，Medtronic 公司）近端至右肾动脉水平下，准确定位后逐节释放覆膜支架至短肢张开，停止继续释放覆膜支架主体。释放左肾动脉自膨胀支架，造影示支架膨胀满意。于左股动脉经导丝送 6F 右冠造影导管穿覆膜支架短肢顺利至降主动脉，交换 260 cm 支架专用加硬导丝，经加硬导丝送 ENLW 1620C120EE 覆膜支架分支，与覆膜支架主体重叠 30 mm，准确定位后逐节释放支架。造影示支架膨胀满意，无内漏。经左股动脉内加硬导丝送 AB46 球囊（美国，Medtronic 公司）至腹主动脉覆膜支架近端，经

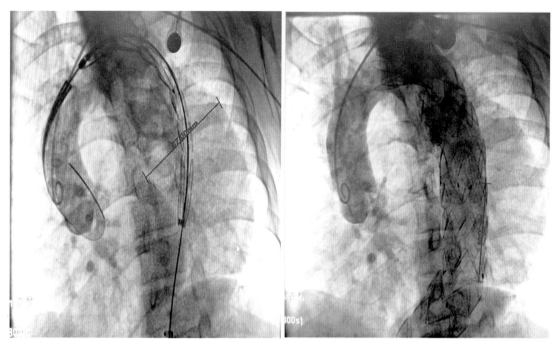

图 25-13　胸主动脉瘤腔内隔绝术

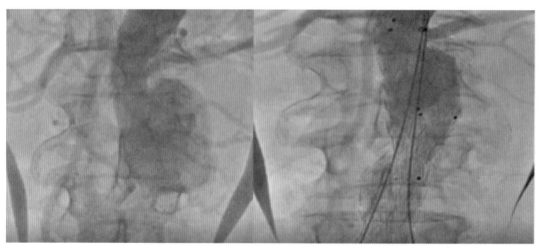

图 25-14　腹主动脉瘤覆膜支架腔内隔绝术

左肾动脉指引导管内导丝推送 AVIATOR 5 mm× 20 mm 球囊（美国，Codis 公司）至左肾动脉支架内，对吻扩张。复查造影，腹主动脉支架主体膨胀满意，肾动脉未受压。术后患者症状好转 2 天出院，嘱其定期复诊。

参考文献

［1］Akutsu Koichi. Etiology of aortic dissection ［J］. Gen Thorac Cardiovasc Surg, 2019, 67（3）: 271-276.

［2］Melvinsdottir IH, Lund SH, Agnarsson BA, et al. The incidence and mortality of acute thoracic aortic dissection: results from a whole nation study ［J］. Eur J Cardiothorac Surg, 2016, 50（6）: 1111-1117.

［3］Chen SW, Chan YH, Chien-Chia WV, et al. Effects of fluoroquinolones on outcomes of patients with aortic dissection or aneurysm ［J］. J Am Coll Cardiol, 2021, 77（15）: 1875-1887.

［4］Pál D, Szilágyi B, Berczeli M, et al. Ruptured aortic aneurysm and dissection related death: an autopsy database analysis ［J］. Pathol Oncol Res, 2020, 26（4）: 2391-2399.

［5］Bima P, Pivetta E, Nazerian P, et al. Systematic review of aortic dissection detection risk score plus D-dimer for diagnostic rule-out of suspected acute aortic syndromes［J］. Acad Emerg Med，2020，27（10）：1013-1027.

［6］Czerny M，Schmidli J，Adler S，et al. Current options and recommendations for the treatment of thoracic aortic pathologies involving the aortic arch：an expert consensus document of the European Association for Cardio-Thoracic surgery（EACTS）and the European Society for Vascular Surgery（ESVS）［J］. Eur J Cardiothorac Surg，2019，55（1）：133-162.

［7］Elbadawi A，Elgendy IY，Jimenez E，et al. Trends and outcomes of elective thoracic aortic repair and acute thoracic aortic syndromes in the United States［J］. Am J Med，2021，134（7）：902-909.e5.

［8］Grewal N，Velders BJJ，Gittenberger-de GAC，et al. A systematic histopathologic evaluation of type-A aortic dissections implies a uniform multiple-hit causation［J］. J Cardiovasc Dev Dis，2021，8（2）：12.

［9］Hill JM，Murphy TG，Fermann GJ，Aortic dissection detection risk score：a clinical decision rule that needs some parenting［J］. Acad Emerg Med，2019，26（6）：695-697.

［10］Khachatryan Z，Leontyev S，Magomedov K，et al. Management of aortic root in type A dissection：Bentall approach［J］. J Card Surg，2021，36（5）：1779-1785.

［11］Kageyama S，Mitake H，Nakajima A，et al. A novel risk score on admission for predicting death or need for surgery in patients with acute type A intramural hematoma receiving medical therapy［J］. Heart Vessels，2020，35（6）：1164-1170.

［12］Khan H，Hussain A，Chaubey S，et al. Acute aortic dissection type A：Impact of aortic specialists on short and long term outcomes. J Card Surg，2021，36（3）：952-958.

［13］Leone O，Pacini D，Foà A，et al. Redefining the histopathologic profile of acute aortic syndromes：Clinical and prognostic implications［J］. J Thorac Cardiovasc Surg，2018，156（5）：1776-1785.e6.

［14］Lombardi JV，Hughes GC，Appoo JJ，et al. Society for Vascular Surgery（SVS）and Society of Thoracic Surgeons（STS）reporting standards for type B aortic dissections［J］. J Vasc Surg，2020，71（3）：723-747.

［15］Murillo H，Molvin L，Chin AS，et al. Aortic dissection and other acute aortic syndromes：diagnostic imaging findings from acute to chronic longitudinal progression［J］. Radiographics，2021，41（2）：425-446.

［16］Xiaoye Li，Longtu Zhu，Lei Zhang，et al. Anatomical feasibility study on novel ascending aortic endograft with more proximal landing zone for treatment of type A aortic dissection. Frontiers in Cardiovascular Medicine，2022. doi：10.3389/fcvm.2022.843551.

［17］Roselli EE，Atkins MD，Brinkman W，et al. ARISE：First-In-Human evaluation of a novel stent graft to treat ascending aortic dissection［J］. J Endovasc Ther，2022 May 19：15266028221095018.

［18］Salmasi MY，Al-Saadi N，Hartley P，et al. The risk of misdiagnosis in acute thoracic aortic dissection：a review of current guidelines［J］. Heart，2020，106（12）：885-891.

［19］Shao T，Bornak A，Kang N. Penetrating aortic ulcer and aortic intramural hematoma：Treatment strategy［J］. Vascular，2022 May 16：17085381221102785.

［20］Smedberg C，Steuer J，Leander K，et al. Sex differences and temporal trends in aortic dissection：a population-based study of incidence，treatment strategies，and outcome in Swedish patients during 15 years［J］. Eur Heart J，2020，41（26）：2430-2438.

［21］Timmis A，Vardas P，Townsend N，et al. European Society of Cardiology：cardiovascular disease statistics 2021［J］. Eur Heart J，2022，43（8）：716-799.

［22］Lei Zhang，Wei Zhao，Meng-tao Wu，et al. Long term outcome of sac filling with fibrin sealant following EVAR for abdominal aortic aneurysm with challenging aortic neck anatomy. Journal of Vascular Surgery，2019，S0741-5214（18）：32655-32657.

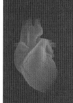

第二十六章
外周动脉疾病的诊断和治疗进展

（王效增　彭程飞　高　阳）

第一节　概述

外周动脉疾病（peripheral arterial disease，PAD）包括一系列由供应脑部、内脏器官和肢体的动脉的结构和功能改变而导致的非冠状动脉系统综合征，即指除冠状动脉之外的主动脉及其分支动脉的狭窄、闭塞或瘤样扩张疾病[1]。多种病理生理学机制可导致这些非冠状动脉血液循环发生狭窄或瘤样病变，但动脉粥样硬化仍是主动脉及分支动脉受累的主要原因。其他不常见的引起外周动脉疾病的原因包括退行性变、外周压迫、肌纤维结构不良、外周血栓形成等。

一、病理生理学

（一）外周动脉粥样硬化

动脉粥样硬化指动脉壁上沉积了一层小米粥样的脂类，使动脉弹性降低、管腔变窄，主要牵涉到血管内环境恒定性的破坏，包括内皮细胞的功能不良、血小板的活化不良、脂质代谢异常、炎症反应、平滑肌活化和血栓形成等因素[2]。吸烟可使动脉粥样硬化的发生率增加5倍以上；血糖控制不佳的糖尿病患者其动脉粥样硬化的发生率可增加4倍以上；高血压、高脂血症也是明确的动脉粥样硬化的危险因素[3-4]。

内皮细胞的功能不良是动脉粥样硬化病理学发展的第一步。血管内皮是分隔循环血流与皮下基质和血管中膜的薄层结构，是保持血管功能动态平衡、调节血管舒张和收缩、保持凝血和抗凝平衡、控制炎症反应调节的关键核心[5]。功能不

良的内皮细胞表现为抗炎和抗血栓介质（包括一氧化氮、血栓调节蛋白、纤溶酶原激活物抑制因子-1）的减少，多种免疫细胞因子（如血管细胞黏附分子-1、E-选择素、P-选择素、γ-干扰素、肿瘤坏死因子β等）的产生分泌、血流动力学改变，导致血液循环动态失衡，引起局部炎症反应[6]。炎症反应是通过选择素和细胞因子吸引血液中的巨噬细胞并移行入基质而诱发形成的。这些巨噬细胞摄取循环中的氧化低密度脂蛋白形成富含脂质的"泡沫细胞"。细胞因子继而刺激平滑肌细胞分裂并通过内弹性膜移行入内皮下层，从而形成富含脂质的斑块。斑块的细胞外基质由平滑肌细胞分泌的蛋白多糖、胶原、弹性蛋白和纤维连接蛋白等成分组成。活化的平滑肌细胞在动脉粥样硬化的形成过程中促进胶原的沉积，并通过胶原纤维的成熟和缩短导致管壁纤维化和管腔狭窄。

动脉粥样硬化是一种进行性疾病。临床病症是粥样硬化发展导致管腔狭窄，血流减慢，斑块破裂，从而造成急性血栓形成，导致管腔闭塞或者动脉栓塞[7]。下肢动脉狭窄会使患者在运动或者休息时出现下肢缺血；肾动脉狭窄造成肾功能不全或高血压；肠系膜动脉狭窄造成肠缺血，继而引起餐后疼痛和体重减轻的症状[8-10]。当斑块脱落随血液运行，可引起阻塞部位的急性缺血，包括心肌梗死、卒中和肢体或内脏器官的急性缺血[11]。而从斑块上脱落的胆固醇结晶可导致弥散性中小动脉缺血，临床表现为高热、肌肉疼痛、蓝趾综合征和肾功能不全[12]。

（二）动脉瘤

动脉瘤是外周动脉疾病的重要组成部分，定义为与邻近正常的动脉相比，动脉直径增加＞50%[13]。小于该程度，称为扩张。动脉瘤分为梭状动脉瘤和囊状动脉瘤，梭状动脉瘤为动脉整个周径增宽，而囊状动脉瘤为动脉壁局部向外呈袋状扩张。动脉的扩张强度主要取决于中膜的结构以及中膜内的弹性蛋白和胶原纤维的量。动脉粥样硬化是重要的原因之一，其他病因包括动脉壁基质随年龄的变化、蛋白水解作用、金属蛋白酶的改变、炎症、感染（如梅毒、真菌感染）以及遗传倾向（如马方综合征）[14]。真性动脉瘤的血管壁所有三层结构均发生扩张，而假性动脉瘤为血管壁的一层或数层破裂所致，常见于医源性损伤和创伤。

动脉粥样硬化疾病中，动脉瘤的发展包括炎症介质产生、基质金属蛋白酶蛋白质降解。然而，动脉瘤形成的过程，和引起动脉粥样硬化的动脉闭塞的内膜增生过程有本质的区别。外膜和间质的削弱，降低了动脉抗拉强度，使其变薄、扩张并且断裂，引起动脉瘤疾病。动脉抗拉强度受弹性蛋白影响。动脉瘤的弹性蛋白是断裂的，葡糖胺多糖、胶原、纤连蛋白沉积下来，都会导致主动脉僵硬，血管壁脆化。动脉瘤常发生在腹主动脉的远心端，至少有三个原因：①来自心脏的弹性纤维含量逐渐减少；②腹主动脉的血管滋养物质的密度降低，主动脉壁灌注减少；③腹主动脉暴露于一个高水平的震荡流中，产生压力波，使其主动脉壁长期处于高张力状态[15]。

（三）肌纤维发育不良

肌纤维发育不良（fibromuscular dysplasia，FMD）是一种非炎症的、非动脉粥样硬化的血管疾病，1938 年由 Leadbetter 和 Urkland 首次报道，最初被描述为肾动脉疾病。后来发现肌纤维发育不良几乎侵袭所有动脉血管床。这种血管病变通常是由于动脉结构形成异常造成的，主要以纤维增生为特点，80%～95% 发生于动脉中膜，但也可累及内膜及外膜。纤维或肌层增生可以造成向心性肥厚或是边缘组织突出于腔内而致动脉狭窄。在已确诊的肌纤维发育不良患者中，肾动脉损害占 60%～75%，脑血管损害占 25%～30%，内脏动脉损害占 9%，肢体动脉损害占 5%。最常见于年轻白人女性。

肌纤维发育不良病因尚不明确，但雌激素、机械性缺血、吸烟以及自身抗体都可能与其发病相关。许多病例呈家族性，并提示该病可能为常染色体显性遗传。尽管病因不明，但与其他一些血管病变的关系已经确定，包括动脉瘤和动脉夹层。

二、流行病学

外周动脉疾病按类型可分为动脉硬化闭塞、动脉瘤；按部位可分为下肢动脉疾病、肾动脉疾病、肠系膜动脉疾病、颈部动脉疾病等。各种部位外周动脉疾病的流行病学情况差异较大，需分组讨论。

流行病学研究显示美国有 800 万～1200 万下肢外周动脉疾病患者[16]。多数流行病学研究用踝/肱指数（ABI）来评价外周动脉疾病的患病率，以踝/肱指数定义的外周动脉疾病发病率随着年龄递增，小于 50 岁者发病率＜5%，小于 65 岁者发病率＜10%，大于 80 岁者发病率＞25%[7]。在高危（如糖尿病、吸烟）人群中，PAD 发病率甚至更高，大约为 30%[9]。黑人比非拉丁裔白人患病率更高，原因尚不明确。基于踝/肱指数，尚不能证实外周动脉疾病以男性发病为主，因为研究报道结果不一。据美国国家健康和营养检测调查的数据，踝/肱指数＜0.9 的人群，PAD 男女发病率相似，但处于临界值（＞0.9 而＜1.0）的发病情况是女性比例高于男性[10]。另一基于踝/肱指数的 PAD 研究结果显示，男性在 40～54 岁这个年龄段的年发病率为 1.7/1000，55～64 岁为 1.5/1000，大于 65 岁为 18/1000[11]。女性的年发病率更高，相应年龄段的年发病率分别为 6/1000、9/1000、23/1000[12]。另有一些研究显示男性的跛行发生率比女性高，但并非所有研究的结果都如此[13]。

腹主动脉瘤占动脉瘤的 90%。不到 5% 的动脉瘤是胸腹主动脉瘤。腹主动脉瘤的发病率为

0.7% ～ 8.4% 不等。男性发病率高于女性。腹主动脉瘤的发病率随年龄的增长而增高。25 ～ 44 岁的男性腹主动脉瘤的发病率小于 1%，55 ～ 65 岁时则增加到 6%，75 ～ 84 岁上升至 19%。家族遗传史也是一个非常重要的因素，男性同胞患病时受影响的风险增加 10 倍，如有女性同胞患病，受影响的风险增加 23 倍[10]。腘动脉瘤是最常见的外周血管动脉瘤，其发生率是腹主动脉瘤的4% ～ 12%[12]。双侧同时出现的概率 > 50%，并发腹主动脉瘤的概率为 30% ～ 50%。男性腘动脉瘤患者在流行病学上更为多见。

肾血管狭窄中 75% ～ 90% 是因为动脉硬化，其次是肌纤维发育不良。25% 的肾性高血压及所有高血压病例中约 2% 是由于肾血管狭窄。≥ 65 岁的人群中发生率大约为 6.8%，双侧肾血管狭窄常见，占所有病例的 40% ～ 50%；在进行心血管导管术的患者中，11% ～ 18% 患有肾血管狭窄，狭窄程度 > 50%[16]。25% ～ 60% 的颈动脉或者下肢

动脉硬化患者伴有肾血管狭窄。

肠系膜动脉狭窄的发病率在美国年龄 > 65 岁人群中约为 18%。70% 患有动脉粥样硬化慢性肠系膜缺血的患者是女性，都伴有心血管疾病史。30% ～ 50% 的患者在其他部位有动脉粥样硬化闭塞的既往史。腹腔干动脉压迫综合征的发病率还不清楚；大多数的研究都不能清楚地判断狭窄是内部因素还是外部因素造成的。

由颅外段颈内动脉狭窄所引起的缺血性卒中占 15% ～ 30%。有较高卒中风险的颈动脉狭窄患者包括：狭窄 > 75%，进展性颈动脉狭窄或者心脏病患者。狭窄程度 > 50% 的颈动脉狭窄病例中，10% 是男性，7% 是年龄 > 65 岁的女性。颈动脉狭窄是全身外周动脉粥样硬化的表现。事实上，无症状的颈动脉狭窄患者，心脏意外的发生率比卒中要高。胸痛的患者，颈动脉疾病往往和冠状动脉疾病并存。40% 实施了血管成形术的肾血管狭窄患者都有中度到重度的颈动脉狭窄。

第二节　诊断

一、临床病史

临床病史包括心血管危险因素、合并症评估及不同血管区域相关症状的回顾。生活饮食习惯、步行距离和体力活动都需要进行系统的调查。对活动耐力进行评估。患者可存在动脉硬化高危因素，如吸烟、糖尿病、高血压、高脂血症。有时会出现心绞痛、间歇性或永久性神经功能丧失、腹痛。下肢动脉疾病患者会出现间歇性跛行，静息时疼痛，严重时坏疽。此外，还需评估个人史和家族史。家族史包括冠心病、脑血管病、主动脉瘤和下肢动脉疾病等。

二、临床表现

（一）间歇性跛行

间歇性跛行（intermittent claudication，IC）又

称运动性疼痛，在整个下肢均可发生，但多发生于小腿腓肠肌部位，特征是患者行走一段距离后肢体出现怠倦、压迫感、麻木感、钝痛或痉挛性剧痛等，休息一段时间后可缓解，但再次行走同样的距离，可产生同样的症状。该症状为肢体慢性缺血的典型表现，多在病情的早期出现。从开始行走到出现疼痛的时间，称为跛行时间，其行程称为跛行距离。如果行走速度恒定，跛行时间和距离越短，提示血管阻塞的程度越严重间歇性跛行的发病机制：肌肉运动时，可能释放一种化学性或生物化学性物质（P 因子）。在正常情况下，运动时肌肉血流量增加，随时将这些代谢物质运走；但在缺血性肢体中由于血运不足，不能将这类代谢产物（P 因子）及时运走，P 因子在组织间隙内积聚，随着每次肌肉运动而增加，直至达到一定浓度时，就会刺激局部末梢神经感受器，引起疼痛。活动停止后，代谢需要回复到静息水

平，血流量又能满足组织的基础代谢需要，不再有新的 P 因子生成；已经聚积的 P 因子在局部被氧化而破坏，或者弥散于血流中而被带走。随着代谢产物的下降，末梢神经感受器不再受刺激，疼痛症状随即消失。

间歇性跛行的出现对功能受损程度和死亡率具有重要的预测价值。3/4 的间歇性跛行患者在未来 10 年内症状保持稳定；约 1/4 进展为不稳定的跛行或严重肢体缺血，需要进行血运重建或最终导致截肢。

（二）静息痛

严重的动脉病变，多能引起肢体持续性疼痛，疼痛甚为剧烈。动脉性静息痛主要是缺血性神经炎引起的。静息痛可突然发生，如急性动脉栓塞，也可逐步发展而来，如血栓闭塞性脉管炎和动脉粥样硬化闭塞症等。动脉性静息痛在抬高患肢后症状可加剧，夜间疼痛明显加重，因此不少病情严重的患者，终夜呈端坐抱膝体位，不能平卧入睡。当患肢发生溃烂或坏死后，疼痛的程度更加剧烈。

（三）皮肤温度改变

皮肤温度与通过肢体的血流量相关。急性或慢性动脉主干闭塞的时候，闭塞远侧皮温降低的范围，随闭塞平面的高低而不同。急性动脉栓塞时，皮肤温度降低的平面要比栓塞平面低一掌宽至一个关节的范围，而皮色改变、感觉和运动障碍的平面常较栓塞部位低 1～2 个关节平面。慢性股浅动脉闭塞的患者，由于股深动脉代偿性扩张，膝关节侧支动脉形成良好者，其膝部皮肤温度可明显升高，出现"暖膝征"。末梢动脉强烈痉挛，如雷诺综合征者，也会在发作时出现指（趾）端发凉，但在痉挛缓解后，皮肤温度可恢复。末梢动脉暂时性过度扩张，如红斑性肢痛症，则使患足潮热、灼痛。皮肤温度的改变除患者自己可以觉察外，可进行皮肤测温检查。用指背比较肢体两侧对称部位，可以感觉出皮温的差别，或在同一肢体的不同部位可以查出皮温改变的平面。亦可利用测温计测试，在恒温环境下，对比测试双侧肢体对应部位的皮温，如相差 2℃ 以上有临床意义。

（四）皮肤色泽改变

静息时皮色呈苍白色或发绀，伴有皮温降低，提示动脉供血不足。若静息时正常，但在运动后肢体远侧皮肤苍白，亦提示动脉供血不足，这是由于原已减少的皮肤供血，选择性分流入运动的肌肉，乳头下静脉从血液排空所致。

（五）感觉异常

动脉闭塞性病变时，肢体寒冷，患者多穿衣服也不会感到温暖。雷诺综合征患者由于小动脉强烈痉挛，末端血流量减少而诸趾（指）寒冷。动脉栓塞可影响神经干的营养，可能出现麻木、麻痹、针刺或蚁行感觉。小动脉栓塞或痉挛时，可能出现麻木或疼痛，或麻木与疼痛同时存在。严重的动脉狭窄激发血栓形成或急性动脉阻塞时，缺血肢体远侧浅感觉减退或丧失。如病情进展，深感觉随之丧失，则导致足（腕）下垂及主动活动不能。

（六）血管形态改变

可有三方面改变：①动脉搏动减弱或消失：见于管腔狭窄或闭塞性改变。②杂音：动脉狭窄或局限扩张，或在动静脉间存在异常交通，血液流速骤然改变，在体表位置听到杂音，扪及震颤。③肿块：如果肿块边界清楚，表面光滑，又带有搏动性，可提示为动脉瘤、假性动脉瘤或外伤性动静脉瘘；搏动性肿块边界不甚清楚，可能为蔓状血管瘤；与动脉走向一致的管状搏动性肿块，多由动脉扩张所致，最常见于颈动脉。

（七）皮肤及附件和肌肉的改变

患肢慢性缺血时，皮肤松弛，汗毛脱落，指（趾）甲生长缓慢、增厚，并有平行崤形成，在病情改善后，这些病变可随之消失。动脉痉挛性改变，如雷诺综合征和战壕足综合征等，最常见的改变为邻近甲皱襞的指（趾）甲变薄，并潜入表皮，表皮则显著变宽，形成翼状胬肉。指（趾）

背的毛发也可停止生长或脱落，在循环改善后可再生长。缺血性肌肉组织症状开始时表现为间歇性跛行（小腿部肌肉组织酸痛、抽搐、痉挛），进一步发展为肌肉萎缩（肌肉松软无收缩能力，指压后塌陷，整个患肢明显萎缩），最后导致痉挛性抽缩痛。

（八）溃疡和坏疽

急、慢性动脉供血不足可造成肢体溃疡和坏死。溃疡是伴有皮下组织受侵蚀的皮肤破溃，这种破溃可以扩散到邻近深部肌肉和骨骼。肢体主干动脉闭塞性疾病所引起的溃疡，多起于足趾、足跟或手指，伴有持续和剧烈的静息痛，夜间尤甚。溃疡开始时不规则，后来呈锯齿状，溃疡底部常有不健康的灰白色肉芽组织覆盖，周围组织常有慢性缺血性改变。

溃疡若继续恶化即发生缺血性坏疽，成为不可逆的变化，并向近侧进行性扩展。缺血性坏疽常为干性坏疽，在干性坏疽的基础上并发感染，由于细菌的作用，化脓而形成湿性坏疽。湿性坏疽引起周围炎性反应，邻近小血管易有血栓形成，导致局部组织缺血缺氧更加严重，加速坏疽进展。

三、体格检查

尽管体格检查的敏感性和重复性相对较差，但是全身体检是必需的。除了具有诊断意义以外，临床体征还具有预后价值。如果闻及颈动脉杂音，心肌梗死和心血管死亡危险会增加2倍。双臂血压不对称（相差≥15 mmHg）是血管疾病与死亡危险的标志物。股动脉杂音是缺血性心脏病独立的危险因素。

四、实验室检测

首次诊断外周动脉疾病时，应常规安排适当的实验室检查，以发现外周动脉疾病高危因素（如糖尿病、高脂血症等），以及动脉硬化所致器官损害。需检查血细胞计数（血红蛋白浓度、血红蛋白增多症、红细胞增多症、血小板增多症）；空腹和餐后2 h血糖，糖化血红蛋白；尿液检测；血清肌酐；血脂（如TC、HDL-C、LDL-C、TG等）。患者发病年纪轻、缺乏动脉硬化危险因素、多次发生血栓性事件、有外周动脉疾病家族史、血管闭塞部位异常或治疗后复发时，需要进行外周动脉疾病实验室检查。这些患者需要考虑非动脉硬化疾病的可能性。通常病因是炎症、高凝状态或代谢缺陷，如心磷脂抗体综合征、TC栓塞、高同型半胱氨酸血症等。

五、辅助检查

（一）踝/肱指数（ankle-brachial index，ABI）

ABI是一种无创性诊断和检测下肢动脉疾病的方法，具有价格低廉、无创、简便易行的优点，广泛用于动脉粥样硬化和心血管疾病危险评估。ABI可用血压计分别测定双侧肱动脉和双侧踝动脉收缩压后计算得出：右侧ABI＝右踝收缩压高值/双上肢收缩压高值，左侧ABI＝左踝收缩压高值/双上肢收缩压高值。ABI的正常值为1.0～1.4。静息ABI≤0.9诊断外周动脉疾病敏感性为90%，特异性为95%，ABI 0.91～0.99是临界值，ABI＞1.4有较高的心血管事件和死亡率增加危险，需接受进一步的检查和治疗。

（二）影像学检查

多普勒超声广泛用于检测和诊断血管损害，并可定位血管损害、量化损害范围和严重程度。血管造影在诊断上则多被无创诊断方法替代，仅在血管介入治疗操作时应用。多层螺旋CT血管造影可缩短检查时间和减少运动以及呼吸伪像的干扰，使血管和脏器良好显像。因高剂量射线和潜在造影剂肾损害，故不推荐用于筛查。磁共振血管造影用于心血管形态和功能学研究，有很高的信噪比，可快速获取资料。

第三节 治疗

一、外周动脉疾病治疗目标

外周动脉疾病是系统性动脉粥样硬化的常见表现，治疗目标不仅要维持患肢功能，减少或消除症状，防止疾病进展，更要降低心、脑血管事件风险。治疗措施包括改善生活方式、药物治疗、介入治疗及外科手术。对于所有外周动脉疾病患者，需尽力纠正可能导致血管阻塞的危险因素，以减缓疾病进展。需要综合运用多种治疗方式，包括改变不良生活习惯，进行饮食和运动干预，接受必要的药物治疗。对于间歇性跛行加重或严重肢体缺血患者，还需要考虑进行血运重建。

二、生活方式改善和危险因素控制

（一）戒烟

大量研究证明，戒烟可减少心血管事件和死亡，特别是合并脑血管疾病和下肢动脉疾病患者戒烟的益处更大。指南推荐外周动脉疾病患者应戒烟（证据等级：ⅠB）[16]。此外，被动吸烟也应该予以评估和预防。

（二）有氧步行

合适的步行锻炼在外周动脉疾病患者中的疗效已经得到广泛认可，不仅可增加无痛行走距离，还能减少心脑血管疾病相关死亡。指南推荐所有外周动脉疾病患者应接受健康饮食和体育锻炼（证据等级：ⅠC）[16]。每周步行锻炼≥2次能提高间歇性跛行患者的行走距离。间歇性跛行患者应进行有计划的步行锻炼。虽然，每次运动时间和每周运动频率并不是独立的预测因素，但外周动脉疾病患者应至少每次运动30 min，每周运动3次。该运动强度显著好于其他轻微运动的效果。

（三）控制高血糖

虽然在糖尿病患者中进行的研究尚未证实积极控制血糖能降低外周动脉疾病风险，但鉴于高血糖在动脉粥样硬化中的重要作用，外周动脉疾病患者应进行严格的血糖控制（证据等级：ⅠC）[16]。目前指南以糖化血红蛋白＜7%作为血糖控制目标。合并有糖尿病神经病变的外周动脉疾病患者需特别注意维持糖化血红蛋白在正常范围。

（四）调脂

血脂紊乱是外周动脉疾病发生、发展的重要危险因素。他汀类药物能调节血脂、抗动脉粥样硬化，指南建议外周动脉疾病患者长期坚持服用他汀类药物（证据等级：ⅠA）[16]。心脏保护研究表明，外周动脉疾病患者每天服用辛伐他汀40 mg可使心血管疾病病死率下降17%，非冠状动脉血运重建需求减少16%。无论是否合并冠心病，外周动脉疾病患者均建议常规服用他汀类药物治疗，调脂目标是LDL-C＜1.8 mmol/L或如果治疗前LDL-C在1.8～3.5 mmol/L，需要将LDL-C降低≥50%（证据等级：ⅠC）[16]。如果饮食、运动不能使血脂达标，则需接受他汀类药物治疗。

（五）抗高血压

严格控制血压，能使外周动脉疾病患病风险降低50%。建议将血压控制在＜140/90 mmHg，以降低心脑血管事件风险（证据等级：ⅠA）[16]。推荐血管紧张素转换酶抑制剂或血管紧张素受体拮抗剂作为外周动脉疾病合并高血压的一线降压药物（证据等级：ⅡaB）[16]。老年、虚弱患者需要考虑到对降压治疗的耐受性，防止体位性低血压。此外，降压使严重外周动脉疾病患者患肢血流下降，症状加重，故重症患者在降压时需考虑这种可能性，避免过度降压。

三、药物治疗

（一）抗血小板治疗

抗血小板治疗能减少外周动脉疾病患者心脑血管疾病死亡风险。有症状的外周动脉疾病患者应接受抗血小板治疗（证据等级：ⅠC）[17]。有症状的颈动脉狭窄患者，推荐长期单一抗血小板治疗（证据等级：ⅠA）[17]。颈动脉支架置入术后应予以双联抗血小板治疗至少1个月（证据等级：ⅠB）[17]。有症状的下肢动脉疾病患者或已经进行再血管化的下肢动脉疾病患者应予以单一抗血小板治疗（证据等级分别为：ⅠA和ⅠC）[17]。腹股沟以下旁路移植术后下肢动脉疾病患者应予以单一抗血小板治疗（证据等级：ⅠA）[17]。下肢动脉疾病患者优先推荐氯吡格雷（Ⅱb）[17]。在腹股沟以下动脉行支架置入术的患者，术后应接受双联抗血小板治疗≥1个月（证据等级：ⅡaB）[17]。

（二）抗凝治疗

外周动脉疾病患者应用华法林抗凝并不能减少缺血性心脑血管事件危险，华法林与阿司匹林联用也未能改善支架再狭窄，大出血发生率反而增加2倍。指南推荐，存在口服抗凝药物指征的外周动脉疾病患者（如心房颤动或机械瓣膜移植术后），可考虑口服抗凝药物单药治疗（证据等级：ⅡaB）[17]。如果患者出血危险小于支架或移植物闭塞危险，阿司匹林或氯吡格雷联合口服抗凝药物至少1个月（证据等级：ⅡaC）；如出血危险高于支架或移植物闭塞危险，可考虑口服抗凝药物单药治疗（证据等级：ⅡaC）[17]。推荐自体静脉腹股沟以下旁路移植术后下肢动脉疾病患者应用华法林抗凝（证据等级：ⅡbB）[17]。下列患者推荐口服抗凝药物：合并心房颤动的外周动脉疾病，且CHA_2DS_2-VASc评分≥2分（证据等级：ⅠaA）；心脏机械瓣移植术后的外周动脉疾病患者（证据等级：ⅡaB）[17]；近期发生复发性深静脉血栓形成或肺栓塞、复发性深静脉血栓形成或肺栓塞史（证据等级：ⅡaB）[17]。

四、手术治疗

血运重建术适用于严重间歇性跛行影响生活质量、药物治疗无效、伴有静息疼痛、皮肤溃疡及坏疽等的患者。血运重建术方法有血管内介入治疗和外科手术治疗2种，前者包括经皮球囊扩张、支架置入和激光血管成形术。外科手术包括人造血管和自体血管旁路移植术。

（一）颈动脉血运重建术

指南推荐颈动脉狭窄70%～99%的有症状患者行颈动脉内膜切除术（证据等级：ⅠA）[18]；颈动脉狭窄50%～69%的有症状患者也应考虑行颈动脉内膜切除术（证据等级：ⅡaA）；近期有症状的颈动脉狭窄50%～99%患者，解剖学特征不佳或合并临床并发症，且颈动脉内膜切除术高危，可考虑行颈动脉支架置入术（证据等级：ⅡaB）；当我们决定对颈动脉狭窄50%～99%的有症状患者行血运重建时需尽快手术（证据等级：ⅠA）[19-20]。无症状颈动脉狭窄60%～99%、外科手术中危患者也应考虑行颈动脉内膜切除术（证据等级：ⅡaB）[19-20]；颈动脉狭窄60%～99%无症状、颈动脉内膜切除术高危患者可考虑行颈动脉支架置入术（证据等级：ⅡaB）[19-20]。

（二）锁骨下动脉血运重建术

指南推荐有症状锁骨下动脉狭窄或闭塞患者可考虑血运重建术（证据等级：ⅡaC）；有症状锁骨下动脉狭窄或闭塞患者是选择支架置入术还是外科手术取决于病变特点和患者危险分层（证据等级：ⅡaC）[19-20]。接受内乳动脉冠状动脉旁路移植术的无症状锁骨下动脉狭窄患者，如出现锁骨下动脉近端狭窄或有心肌缺血证据可考虑行血运重建术（证据等级：ⅡaC）；无症状锁骨下动脉狭窄患者，如行同侧动静脉瘘透析术，可考虑行血运重建术（证据等级：ⅡaC）[19-20]。

（三）肠系膜动脉血运重建术

指南推荐肠系膜上动脉急性血栓性闭塞患者，优先考虑血管腔内治疗（证据等级：ⅡaB），亦可考虑外科手术（证据等级：ⅡaB）。有症状多支血管慢性肠系膜缺血患者，推荐血管重建术（证据等级：ⅠC）[19-20]。

（四）肾动脉血运重建术

指南不推荐动脉粥样硬化导致的肾动脉狭窄常规进行血管重建术（证据等级：ⅢA）[19-20]。指南推荐高血压或存在肾动脉纤维肌性发育不良导致肾损害的患者可考虑进行球囊支架成形术（证据等级：ⅡaB）；对于存在血运重建术指征患者，如果肾动脉解剖复杂，血管腔内成形术失败或者期间接受主动脉开放性手术，可考虑进行外科血运重建术（证据等级：ⅡaB）[19-20]。

（五）下肢动脉血运重建术

指南推荐主髂动脉短的闭塞病变（＜5cm）优先进行血管腔内成形术（证据等级：ⅠC）；主髂动脉闭塞适合外科手术患者可进行主股动脉旁路移植术（证据等级：ⅠaB）；如果是较长主髂动脉病变或者双侧病变优先考虑进行血管腔内成形术（证据等级：ⅡaB）[19-20]。股腘动脉短的闭塞病变（＜25cm）优先进行血管腔内成形术（证据

等级：ⅠC），可以考虑进行支架置入术（证据等级：ⅠaA）。自体大隐静脉可用于股腘动脉旁路移植（ⅠA）[19-20]。腘动脉以下闭塞性病变，如果存在慢性缺血可考虑行血管腔内成形术（证据等级：ⅠC）；腘动脉以下病变行血运重建时可考虑大隐静脉（证据等级：ⅠA），亦可考虑行血管腔内成形术（证据等级：ⅡaB）[19-20]。

五、预后

外周动脉疾病是全身性疾病的一部分，并存冠心病、脑血管疾病患者的预后较差。一项包含17项研究11391例患者的系统评价显示，63%无症状颈动脉狭窄≥50%患者死亡与心血管事件有关，每年心源性死亡率为2.9%[17]。许多研究显示[14-18]，下肢动脉疾病患者全因死亡率、心血管死亡率和发病率增加。ABI≤0.9的患者10年内冠状动脉事件、心血管死亡和全因死亡成倍增加。20%间歇性跛行患者5年后心肌梗死、脑卒中和死亡危险为10%～15%。这些研究结果[12,14-16]提示我们，进行整体心血管事件预防的重要性，而不是仅仅关注局部动脉粥样硬化病变。

第四节　常见问题及解答

1. 外周动脉疾病的发病率是多少？

外周动脉疾病更常累及50岁以上的人群。下肢动脉疾病（采用无创的检查评估）的患病率在男性中为13.9%～16.9%，在55岁以上的女性中为11.4%～20.5%。上述估计值既包括有症状的患者也包括无症状的患者。

2. 间歇性跛行的整体年发病率是多少？

在男性中为（4.1～12.9）/1000；在女性中为（3.3～8.2）/1000。

3. 与外周动脉疾病的发病存在关联的风险因素有哪些？

年龄、性别、吸烟、肥胖症、缺乏体力活动、糖尿病、高血压、高脂血症。其中，关联性最大的两个因素是吸烟（相对风险为2.0～4.0）和糖

尿病（相对风险为2.0～3.0）。

4. 哪些药物可以减少四肢的血流从而导致雷诺氏现象？

可乐定、麦角胺、环孢霉素、可卡因。

5. 急性下肢缺血的处理原则是什么？

急性下肢缺血可能是由外周动脉内血栓形成或发生栓塞造成的。如遇到急性下肢缺血患者，应该立即将他们转至医院进行血运重建治疗，以免发生截肢。如不及时转诊，则可能会导致不必要的病残，比如截肢或在血运重建术后仍需接受筋膜切开术。

6. 如何计算踝/肱指数（ABI）及应用ABI评判病情？

用在踝关节处记录到的血压值除以在手臂上

记录到的血压值。通过计算静息和运动状态下的ABI，即可确定外周动脉疾病的严重程度。ABI在静息状态下的正常值是1.0。若运动后出现降低或静息时低于0.9，则表明存在外周动脉疾病。如果患者的动脉发生高度钙化（比如糖尿病患者、终末期肾衰竭患者甚或是老年患者），他们的ABI通常会呈假性升高，有时可能会超过1.3，这是因为他们的动脉不易压缩。如果ABI超过1.3，则应视为无效，此时需另选其他检查方法，比如趾／肱指数或频谱波形分析。

7. 外周动脉疾病如何与血栓闭塞性脉管炎区别？

血栓闭塞性脉管炎多发于重度吸烟的年轻人，该病患者通常有浅表性游走性血栓性静脉炎病史，该病会导致血管闭塞性疾病，造成四肢发冷、手指和脚趾出现缺血性溃疡。

8. 采用什么方法评估外周动脉疾病严重程度？

可以采用Fontaine分类法评估疾病的严重程度

Ⅰ. 无症状

Ⅱ. 间歇性跛行

Ⅱ-a. 无疼痛，间歇性跛行距离超过200 m

Ⅱ-b. 无疼痛，间歇性跛行距离低于200 m

Ⅲ. 静息痛或夜间痛

Ⅳ. 坏死或坏疽

9. 经皮血管成形术的并发症都有哪些？

穿刺部位大出血（3.4%）

假性动脉瘤（0.5%）

截肢（0.2%）

静脉注射造影剂导致的肾衰竭（0.2%）

心肌梗死等心脏并发症（0.2%）

死亡（0.2%）

第五节　典型病例

病例1

【主诉】发作性左眼黑矇3个月，加重10余天。

【现病史】患者3个月前始常于转头或低头时出现左眼黑矇，缓慢发作，缓慢缓解，每次发作持续约5 min，平均每月发作1～2次，未系统诊治。10余天前，患者自觉左眼黑矇症状发作较前频繁，2020年12月2日就诊于沈阳市第四人民医院，行眼底检查未见明显异常，行头部CT检查未见明显异常，行颈动脉超声检查示：右侧颈内动脉70%～99%狭窄，2020年12月4日于岫岩县中心医院行颈动脉超声检查示：左侧颈内动脉70%～80%狭窄，右侧颈内动脉70%～80%狭窄，给予抗血小板聚集等药物治疗，上述症状无明显缓解。今为求进一步系统诊治，就诊于我院，门诊以"双侧颈内动脉狭窄"收入院。患者近来无发热，无咳嗽、咳痰，无夜间阵发性呼吸困难，无头晕、头痛，无晕厥、意识丧失，精神、食欲可，睡眠可，二便未见异常，体力正常，体重近一个月无明显变化。

【既往史】高血压病史5年，血压最高170/110 mmHg，现口服坎地沙坦酯片降压，平素血压控制可；否认糖尿病、脑血管疾病、肾病、消化道出血、支气管哮喘、青光眼等病史；否认肝炎、结核、疟疾等传染病史，否认手术史，否认外伤史，否认输血史，否认药物、食物过敏史，预防接种随当地进行。

【入院查体】体温：36.2℃，脉搏：97次／分，呼吸：20次／分，血压：113/90 mmHg。

【入院辅助检查结果】入院心电图示：窦性心律，Ⅲ、aVF导联呈QS型、T波倒置，V_1～V_3导联呈rS型，V_7～V_9导联呈qR型。颈动脉超声（2020-12-03）：右侧颈内动脉70%～99%狭窄。颈动脉超声（2020-12-04）：左侧颈内动脉70%～80%狭窄，右侧颈内动脉70%～80%狭窄。

【入院诊断】1. 双侧颈内动脉狭窄　2. 高血压病3级（很高危）

【手术过程】2020-12-09冠脉造影示：冠脉右优势型，左主干（LM）正常，左前降支（LAD）中段30%狭窄，远段动脉硬化改变，第一对角支（D1）中段50%狭窄，血流TIMI 3级，左旋支

（LCX）动脉硬化改变，高位钝缘支（OM）动脉硬化改变，血流 TIMI 3 级，右冠（RCA）近中段 90% 狭窄，远段 90% 狭窄，血流 TIMI 3 级。颈动脉造影示：右侧颈内动脉 95% 狭窄，左侧颈内动脉 100% 闭塞，伴血栓影（图 26-1）。PTA：于左侧颈内动脉预扩后置入 PRECISE 7 mm×30 mm 支架 1 枚（图 26-2）。

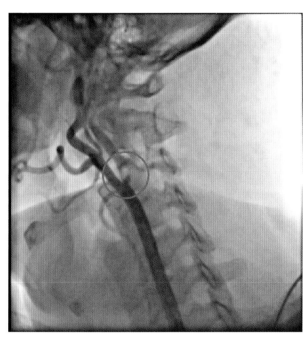

图 26-1　介入手术前颈动脉造影示左侧颈内动脉闭塞伴血栓影

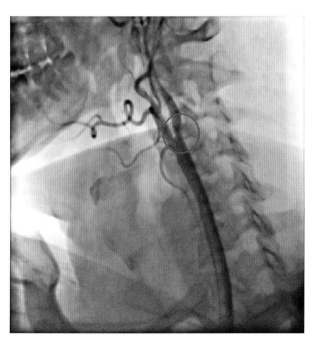

图 26-2　左侧颈内动脉病变处介入手术后

【出院用药】

（1）抗血小板聚集：阿司匹林肠溶片（拜阿司匹灵）100 mg，口服，1 次 / 日，长期；硫酸氢氯吡格雷片（波立维或泰嘉）150 mg，口服，1 次 / 日，手术 2 周后改为 75 mg，口服，1 次 / 日，服用至支架置入术后 1 年；注意皮肤黏膜及重要脏器有无出血倾向，如有出血倾向请及时就诊；注意定期化验血常规、便潜血（每 1～3 个月复查），如有异常请及时就诊；若出现停服或漏服将会增加心肌梗死、支架血栓和死亡风险。

（2）调脂、稳定斑块：瑞舒伐他汀钙片（可定）10 mg，口服，1 次 / 晚；注意定期化验肝功能、血脂、肌酶（每 1～3 个月复查），如出现肌肉疼痛、肌肉无力、肝酶升高、肌酶升高等情况请停药就医。

（3）扩冠：单硝酸异山梨酯缓释片 30 mg，口服，1 次 / 日；无胸痛、胸闷等不适可停用。

（4）抑酸、保护胃黏膜：雷贝拉唑钠肠溶片 20 mg，口服，1 次 / 日；无胃部不适可停用。

病例 2

【主诉】发作性胸痛 9 余年，加重 1 个月。

【现病史】患者自述 2011 年始常于走急路、爬楼梯后出现胸痛症状，未系统诊治。2019 年 12 月因上述症状再发加重，就诊于我院，于 2019 年 12 月 25 日于我院行冠脉造影检查示：右优势型，LM（左主干）正常，LCX（左旋支）远段 90% 狭窄，伴造影剂淡染，LAD（左前降支）近中段长病变，50% 狭窄，D1（第一对角支）口部 100% 闭塞，血流 TIMI 0 级，RCA（右冠）大致正常，RCA 向 D1 发出 3 级侧支，PCI：于 LCX 远段预扩后置入 Tivoli 4.0 mm×15 mm 支架 1 枚。近一个月患者因天气转凉，上述症状再发来我院。

【既往史】高血压病史 6 年余，血压最高 160/110 mmHg，目前应用"络活喜""阿罗洛尔片"控制血压，血压控制可。2018 年行左侧肾上腺切除术。

【入院查体】体温：36.3 ℃，心率：70 次 / 分，呼吸：20 次 / 分，血压：148/90 mmHg，心肺查体未见明显异常。

【入院辅助检查结果】心电图示：窦性心律，

Ⅲ、aVF 导联 rS 型，伴 T 波低平倒置。外院 2020 年 12 月 6 日肾动脉彩超提示：左侧肾动脉 60% 狭窄。血常规及肝肾功能正常。

【入院诊断】1. 冠状动脉粥样硬化型心脏病 1.1 不稳定型心绞痛 1.2 心功能 Ⅱ 级 2. 高血压病 3 级（很高危） 3. 左侧肾动脉狭窄 4. 冠状动脉支架置入术后

【手术过程】2020-12-11 冠脉造影示：LM 正常，LCX 原支架无再狭窄，LAD 近段 50% 狭窄，D1 口部 100% 闭塞（细小），RCA 动脉硬化改变。肾动脉造影：左肾动脉 95% 狭窄（图 26-3）。IVUS（血管内超声）示：LAD 近段最小管腔面积 3.94 mm^2，斑块负荷 50%。PTA：于左肾动脉置入 PALMAZ BLUE 7 mm×15 mm 支架 1 枚（图 26-4）。

【出院用药】

（1）阿司匹林肠溶片 100 mg，口服，1 次/日，长期；硫酸氢氯吡格雷片 75 mg，口服，1 次/日，服用至支架置入术后半年（2021-06-11）。

（2）调脂、稳定斑块：瑞舒伐他汀钙片 10 mg，口服，1 次/晚。

（3）控制血压：苯磺酸氨氯地平片 5 mg，口服，1 次/日。

（4）控制心率、降低心肌耗氧量：阿罗洛尔片 10 mg，口服，1 次/日。

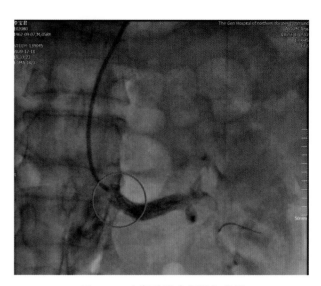

图 26-4　左肾动脉支架置入术后

参考文献

［1］Aboyans V，Ricco J B，Bartelink M L E L，et al. 2017 ESC Guidelines on the Diagnosis and Treatment of Peripheral Arterial Diseases，in collaboration with the European Society for Vascular Surgery（ESVS）：Document covering atherosclerotic disease of extracranial carotid and vertebral，mesenteric，renal，upper and lower extremity arteriesEndorsed by：the European Stroke Organization（ESO）The Task Force for the Diagnosis and Treatment of Peripheral Arterial Diseases of the European Society of Cardiology（ESC）and of the European Society for Vascular Surgery（ESVS）［J/OL］. European heart journal，2018，39（9）：763-816.

［2］Kirchhof P，Benussi S，Kotecha D，et al. 2016 ESC Guidelines for the management of atrial fibrillation developed in collaboration with EACTS［J/OL］. European Heart Journal，2016，37（38）：2893-2962.

［3］Piepoli M F，Hoes A W，Agewall S，et al. 2016 European Guidelines on cardiovascular disease prevention in clinical practice：The Sixth Joint Task Force of the European Society of Cardiology and Other Societies on Cardiovascular Disease Prevention in Clinical Practice（constituted by representatives of 10 societies and by invited experts）Developed with the special contribution of the European Association for Cardiovascular Prevention & Rehabilitation（EACPR）［J/OL］. European Heart Journal，2016，37（29）：2315-2381.

［4］Lim S S，Vos T，Flaxman A D，et al. A comparative risk assessment of burden of disease and injury

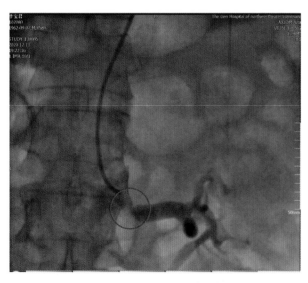

图 26-3　左肾动脉介入手术前

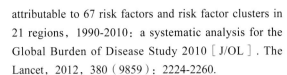

attributable to 67 risk factors and risk factor clusters in 21 regions，1990-2010：a systematic analysis for the Global Burden of Disease Study 2010［J/OL］. The Lancet，2012，380（9859）：2224-2260.

［5］Armstrong E J，Chen D C，Singh G D，et al. Angiotensin-converting enzyme inhibitor or angiotensin receptor blocker use is associated with reduced major adverse cardiovascular events among patients with critical limb ischemia［J/OL］.Vascular Medicine，2015，20（3）：237-244.

［6］Lamberts M，Lip G Y H，Ruwald M H，et al. Antithrombotic Treatment in Patients With Heart Failure and Associated Atrial Fibrillation and Vascular Disease［J/OL］. Journal of the American College of Cardiology，2014，63（24）：2689-2698.

［7］Clark C E，Taylor R S，Shore A C，et al. Association of a difference in systolic blood pressure between arms with vascular disease and mortality：a systematic review and meta-analysis［J/OL］. The Lancet，2012，379（9819）：905-914.

［8］Beaulieu R J，Arnaoutakis K D，Abularrage C J，et al. Comparison of open and endovascular treatment of acute mesenteric ischemia［J/OL］. Journal of Vascular Surgery，2014，59（1）：159-164.

［9］ESC Guidelines on diabetes，pre-diabetes，and cardiovascular diseases developed in collaboration with the EASD：The Task Force on diabetes，pre-diabetes，and cardiovascular diseases of the European Society of Cardiology（ESC）and developed in collaboration with the European Association for the Study of Diabetes（EASD）［J/OL］. European Heart Journal，2013，34（39）：3035-3087.

［10］Khaleghi M，Isseh I N，Bailey K R，et al. Family History as a Risk Factor for Peripheral Arterial Disease［J/OL］. The American Journal of Cardiology，2014，114（6）：928-932.

［11］Bonati L H，Dobson J，Featherstone R L，et al. Long-term outcomes after stenting versus endarterectomy for treatment of symptomatic carotid stenosis：the International Carotid Stenting Study（ICSS）randomised trial［J/OL］. The Lancet，2015，385（9967）：529-538.

［12］Laird J R，Katzen B T，Scheinert D，et al. Nitinol Stent Implantation vs. Balloon Angioplasty for Lesions in the Superficial Femoral and Proximal Popliteal Arteries of Patients With Claudication：Three-Year Follow-up From the RESILIENT Randomized Trial［J/OL］. Journal of Endovascular Therapy，2012，19（1）：1-9.

［13］Bavry A A，Anderson R D，Gong Y，et al. Outcomes Among Hypertensive Patients With Concomitant Peripheral and Coronary Artery Disease：Findings From the INternational VErapamil-SR/Trandolapril Study［J/OL］. Hypertension，2010，55（1）：48-53.

［14］Lammer J，Zeller T，Hausegger K A，et al. Sustained Benefit at 2 Years for Covered Stents Versus Bare-Metal Stents in Long SFA Lesions：The VIASTAR Trial［J/OL］. CardioVascular and Interventional Radiology，2015，38（1）：25-32.

［15］Criqui M H，McClelland R L，McDermott M M，et al. The Ankle-Brachial Index and Incident Cardiovascular Events in the MESA（Multi-Ethnic Study of Atherosclerosis）［J/OL］. Journal of the American College of Cardiology，2010，56（18）：1506-1512.

［16］Vlachopoulos C，Xaplanteris P，Aboyans V，et al. The role of vascular biomarkers for primary and secondary prevention. A position paper from the European Society of Cardiology Working Group on peripheral circulation［J/OL］. Atherosclerosis，2015，241（2）：507-532.

［17］Hiatt W R，Fowkes F G R，Heizer G，et al. Ticagrelor versus Clopidogrel in Symptomatic Peripheral Artery Disease［J/OL］. New England Journal of Medicine，2017，376（1）：32-40.

［18］Scheinert D，Werner M，Scheinert S，et al. Treatment of Complex Atherosclerotic Popliteal Artery Disease With a New Self-Expanding Interwoven Nitinol Stent［J/OL］. JACC：Cardiovascular Interventions，2013，6（1）：65-71.

［19］王深明，常光其. 外周动脉疾病介入治疗. 北京：北京大学医学出版社，2012：3-9.

［20］李世军，司全金. 2017 年欧洲心脏病学会外周动脉疾病诊断与治疗指南解读［J］. 中华老年心脑血管病杂志，2018，20（6）：669-672.